新编临床
儿科疾病诊断治疗学

（上）

卫　丽等◎主编

吉林科学技术出版社

图书在版编目（CIP）数据

新编临床儿科疾病诊断治疗学/ 卫丽，张体健，石
建莉主编. -- 长春 :吉林科学技术出版社，2016.5
ISBN 978-7-5578-0582-1

Ⅰ．①新…Ⅱ．①卫…②张…③石…Ⅲ．①小儿疾
病—诊疗 Ⅳ．①R72

中国版本图书馆CIP数据核字(2016)第104557号

新编临床儿科疾病诊断治疗学
XINBIAN LINCHUANG ERKE JIBING ZHENDUAN ZHILIAOXUE

主　　编　卫　丽　张体健　石建莉
出 版 人　李　梁
责任编辑　许晶刚　陈绘新
封面设计　长春创意广告图文制作有限责任公司
制　　版　长春创意广告图文制作有限责任公司
开　　本　787mm×1092mm　1/16
字　　数　940千字
印　　张　38
版　　次　2016年5月第1版
印　　次　2017年6月第1版第2次印刷

出　　版　吉林科学技术出版社
发　　行　吉林科学技术出版社
地　　址　长春市人民大街4646号
邮　　编　130021
发行部电话/传真　0431-85635177　85651759　85651628
　　　　　　　　　　85652585　85635176
储运部电话　0431-86059116
编辑部电话　0431-86037565
网　　址　www.jlstp.net
印　　刷　虎彩印艺股份有限公司

书　　号　ISBN 978-7-5578-0582-1
定　　价　150.00元
如有印装质量问题　可寄出版社调换
因本书作者较多，联系未果，如作者看到此声明，请尽快来电或来函与编辑
部联系，以便商洽相应稿酬支付事宜。
版权所有　翻印必究　举报电话：0431-86037565

编 委 会

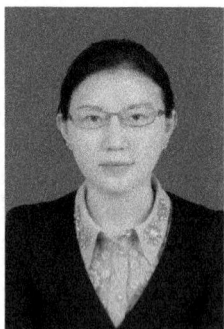

卫丽,女,1983年2月出生,硕士研究生学历,主治医师。2010年毕业于西安交通大学,同年于陕西省人民医院从事儿科临床工作,至今已5年余。参与数期药物临床研究,在国内外刊物上发表过多篇学术论文,多次参加各种学术活动,积累了丰富的临床经验,擅长治疗各种呼吸、消化系统疾病及免疫性疾病,尤其对大叶性肺炎合并肺脓肿、过敏性哮喘、手足口病、炎症性肠病、川崎病等有一定的诊治经验。选择医学可能是偶然,但你一旦选择了,就必须用一生的忠诚和热情去对待它。从医数年,一贯崇尚大医精诚,奉行医德为先,爱岗敬业,廉洁行医。恪守病人至上,人命至重之旨,为病人热情服务,悉心施治。热爱儿科事业,坚持继承发展,创新提高。

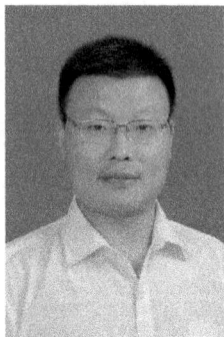

张体健,男,1974年12月出生。1997年自泰山医学院临床专业毕业,分配至枣庄市台儿庄区人民医院,一直从事儿科临床一线工作,对儿科急诊急救,呼吸哮喘,新生儿专业有专长,担任山东省妇幼保健协会儿童保健分会委员,枣庄市儿科医学会新生儿分会委员。独立完成科研4部,其中(柏矾敷剂治疗流行性腮腺炎临床研究)获枣庄市科学技术进步奖二等奖,发表省级以上核心期刊论文5篇,主编著作(小儿肝脾肿大诊断与鉴别)(临床血液病问答)2部。

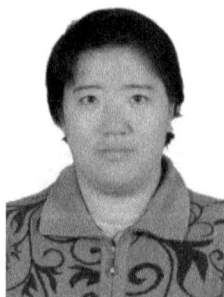

石建莉,一九九七年毕业于山东省泰山医学院临床医学系,本科学历,现工作于济南市第四人民医院儿科,主治医师。曾在国家级及省级医学杂志发表论文4篇,擅长儿科呼吸系统、消化系统疾病及新生儿疾病。

前　言

　　临床儿科学涉及范围广泛,包括:儿童保健、新生儿、血液、心血管、呼吸、消化、肾脏、神经和传染等学科内容,因而要求儿科临床医师掌握医学知识全面且丰富。掌握儿童生长发育的一般规律,不同时期儿童预防保健的重点,掌握儿童常见病和多发病的临床诊断、鉴别诊断要点和治疗原则,尤为重要的在于掌握儿童疾病诊断和鉴别诊断的正确的临床思维方法。

　　本书共分为十六章,内容涉及小儿各系统临床常见疾病诊治,包括:新生儿疾病、小儿神经疾病、小儿心血管疾病、小儿呼吸疾病、小儿消化疾病、小儿内分泌和代谢性疾病、小儿免疫疾病、小儿泌尿疾病、小儿血液病、小儿皮肤病、小儿感染病、小儿营养性疾病、儿科常见急危重症救治、中医儿科、小儿药学、小儿保健与儿童营养。

　　对于涉及的各种临床疾病书中均进行了详细叙述,包括病因病理、诊断检查、鉴别诊断、内科治疗方法、手术操作步骤、护理技术以及相关预防措施,强调本书临床实用性,为广大儿科医护人员起到一定的参考借鉴用途。

　　为了进一步提高儿科医务人员诊疗水平,本编委会人员在多年临床经验基础上,参考诸多书籍资料,认真编写了此书,望谨以此书为广大儿科临床医护人员提供微薄帮助。

　　本书在编写过程中,借鉴了诸多儿科相关临床书籍与资料文献,在此表示衷心的感谢。由于本编委会人员均身负儿科一线临床工作,故编写时间仓促,难免有错误及不足之处,恳请广大读者见谅,并给予批评指正,以更好地总结经验,以起到共同进步、提高儿科临床诊治水平的目的。

《新编临床儿科疾病诊断治疗学》编委会

2016 年 5 月

目　　录

第一章　新生儿疾病

第一节　新生儿窒息与复苏

一、窒息

(一)定义

新生儿窒息指患儿出生后无自主呼吸或呼吸抑制而导致低氧血症、高碳酸血症和代谢性酸中毒者。窒息的本质是缺氧。严重窒息时呼吸功能障碍,氧和二氧化碳交换能力丧失,导致血氧浓度降低,二氧化碳集聚及酸中毒,是导致围生期小儿死亡或伤残的重要原因之一。

(二)原因

凡能造成胎儿或新生儿血氧浓度降低的任何因素均可引起窒息。

1. 孕母因素　母亲患心、肾疾病,慢性肺疾病、妊娠高血压综合征(孕毒症)、糖尿病,严重贫血,感染,妊娠高血压综合征或多胎,孕母年龄>35 岁或<16 岁,吸烟或吸毒、以及应用降压药、镇静剂或麻醉剂等。

2. 胎盘因素　如胎盘功能不全、前置胎盘、胎盘早期剥离等。

3. 脐带因素　如脐带扭转、绕颈、打结、过短、脱垂、畸形等。

4. 胎儿因素　如畸形(心、肺、纵隔、脑)、颅内出血等。各种畸形如后鼻孔闭锁、喉蹼、肺膨胀不全、先天性心脏病及宫内感染所致神经系统受损等。早产儿、巨大儿、小于胎龄儿;胎儿有严重呼吸道、心血管畸形者,胎粪吸入致使呼吸道阻塞等。多数发生在产程开始以后,胎儿因缺氧首先出现胎动增加,胎心增快,肠蠕动亢进,肛门括约肌松弛,排出胎粪;随后进入抑制状态,胎心减慢和节律不齐,少数缺氧严重者可导致死亡。

5. 分娩因素　手术产,如高位产钳、臀位、胎头吸引不顺利;产程中的麻醉、镇痛药使用不当等。

(三)发病机制

1. 原发性呼吸暂停　当胎儿或新生儿发生低氧血症和酸中毒时,呼吸和心率增快,机体血流重新分布:次要组织、器官,例如肠、肾、肌肉、皮肤等的血流量减少,而供给生命器官,如脑、心肌、肾上腺等器官的血流量增多,以优先保证其供氧量。血压增高,心输出量增加。如果窒息病因持续存在,很快出现呼吸停止,心率减慢,称为原发性呼吸暂停。此时心功能尚好,肌张力存在,如及时去除病因,合理复苏,可以恢复自主呼吸。

2. 继发性呼吸暂停　缺氧持续存在,则出现喘息样呼吸,心率继续减慢,血压下降,肌张力消失,苍白,呼吸运动减弱进而出现继发性呼吸暂停。在本阶段,生命器官供血减少,脑损伤发生。心、肾等多器官受到缺氧缺血损伤,并出现严重代谢性酸中毒、电解质紊乱。患儿对刺激无反应,不能自发地恢复自主呼吸,如无外界正压呼吸帮助则无法恢复而死亡。

3. 血液生化和代谢改变　窒息可导致 $PaCO_2$ 升高,PaO_2 和 pH 下降。应激情况下早期血糖增高,晚期出现低血糖症。因窒息、酸中毒抑制胆红素与白蛋白结合,肝酶活性下降,可致高间接胆红素血症。

（四）临床表现

新生儿窒息的症状，可分轻度窒息（青紫型窒息）及重度窒息（苍白型窒息）两种：

1. 轻度窒息　呼吸浅表而不规则或无呼吸；哭声轻或经刺激时才有哭声；皮肤青紫、患儿无力，但肌肉张力尚能保持，刺激反应较差，心率正常或稍慢，约每分钟 80～100 次。

2. 重度窒息　表现为无呼吸，或偶尔有呼吸，皮肤呈苍白色或灰紫，肌肉极度松弛，肌体软弱，刺激无反应，心率为每分钟 60 次以下，心率甚至听不清。

（五）诊断依据

①新生儿面部与全身皮肤青紫；②呼吸浅表或不规律；③心跳规则，强而有力，心率 80～120 次/min；④对外界刺激有反应，肌肉张力好；⑤喉反射存在；⑥具备以上表现为轻度窒息，Apgar 评分 4～7 分；⑦皮肤苍白，口唇暗紫；⑧无呼吸或仅有喘息样微弱呼吸；⑨心跳不规则，心率<80 次/min，且弱；⑩对外界刺激无反应，肌肉张力松弛；⑪喉反射消失；⑫具备 7～11 项为重度窒息，Apgar 评分 0～3 分。

（六）辅助检查

1. 实验室检查　血液气体分析可显示呼吸性酸中毒或代谢性酸中毒。当胎儿头皮血 pH ≤7.25 时提示胎儿有严重缺氧征，需准备各种抢救措施。出生后应多次测 pH、$PaCO_2$ 和 PaO_2，为应用碱性溶液和供氧的依据。根据病情需要还可选择性测血糖、血钠、钾、钙。

2. X 线检查　胸部 X 线可表现为边缘不清，大小不等的斑状阴影，有时可见部分或全部肺不张，灶性肺气肿，类似肺炎改变及胸腔可见积液等。

3. 心电图检查　P－R 间期延长，QRS 波增宽，波幅降低，T 波升高，ST 段下降。

二、复苏

1. 目的　建立呼吸，确保肺泡通气，提高氧张力，恢复心脏正常跳动，保证重要器官供血。

2. 原则　迅速而有效地实施 A、B、C、D、E 方案，要坚决摒弃旧法复苏中不良做法，积极采取各种措施达到 A（畅通呼吸道），应用正确方法建立 B（有效呼吸）和 C（正常循环），D 药物治疗，E（评价、监护）必不可少。

3. 复苏步骤

（1）最初复苏步骤

①保暖：娩出婴儿置于远红外或其他预热方法的保暖台上。

②用温热干毛巾揩干头部及全身。

③摆好体位，肩部用布卷垫高 2～2.5cm，使颈部微伸仰。

④立即吸净口、咽及鼻部粘液。

⑤触觉刺激：拍打足底 2 次及磨擦婴儿背部，促使呼吸出现。

（2）复苏步骤：上述初步复苏后，婴儿出现正常呼吸，心率>100 次/min，肤色红润或仅手足青紫者予以观察。如无自主呼吸和心率<100 次/min，应立即用复苏器加压给氧，15～30s 后心率>100 次/min，出现自主呼吸者可予以观察；心率在 80～100 次/min，有增快趋势者宜继续用复苏器加压给氧。如心率<80 次者，同时加胸外按压心脏 30s，无好转者行气管插管术，同时给予 1∶10000 肾上腺素 0.1～0.3ml/kg，由静脉或气管内注入，如心率仍<100 次/mm，应依据病情给予纠酸、扩容及抗休克等措施。

（3）复苏技术

①复苏器加压给氧法：面罩应密闭遮盖下巴及口鼻，通气率30～40次/min，手指压与放的时间比为1：1.5。

②胸外按压心脏：按压速率为120次/min（每按压3次，间断加压给氧1次）。

③喉镜下经口气管插管：指征如胎粪粘稠或声门下有胎粪颗粒需吸净者、重度窒息需要较长时间加压给氧人工呼吸者、应用气囊面罩复苏器胸廓扩张效果不佳者、心率在80～100次/min并不继续增快者及怀疑有膈疝者。

（张体健）

第二节　新生儿出血症

新生儿出血症是由于新生儿体内缺乏维生素K，体内维生素K依赖的凝血因子（Ⅱ、Ⅶ、Ⅸ、Ⅹ）下降所致的自限性出血性疾病，以往也称为新生儿自然出血。轻微的新生儿出血往往会不治而愈，但如果症状比较严重，可能会对新生儿的健康造成更大的影响。本病临床特点是婴儿突然发生出血，无严重的潜在疾病，血小板计数、出血时间和纤维蛋白原正常，凝血酶原时间、部分凝血活酶时间延长。

一、病因

病因为维生素K缺乏。维生素K缺乏的原因有：

1.维生素K储存量低　由于维生素K经过胎盘的通透性差，孕母维生素K很少进入胎儿体内，孕母维生素K只有10％可通过胎盘达到胎儿，胎儿维生素K贮量少，故婴儿出生时血中维生素K水平普遍较低，肝内维生素K储存量亦低。早产儿、小于胎龄儿等低出生体重儿血中维生素K水平更低。

2.摄入不足　母乳中维生素K的含量（15μg/L）仅为牛奶（60μg/L）的1/4，同时母乳喂养儿肠道菌丛产生维生素K也较少，初生母乳量又不足等等，因此，母乳喂养者发病率较牛奶喂养者高15～20倍。母亲饮食中缺乏维生素K，如绿色蔬菜、豆类、肝及蛋等，更至维生素K的缺乏。

3.合成不足　维生素K主要由正常肠道菌群合成，初生新生儿肠道菌群尚未建立，影响维生素K的合成。肠道炎症或口服抗生素等可抑制肠道正常菌群，致使维生素K合成不足。

4.其他　患儿有肝胆疾患，先天性胆道闭锁等，因胆汁分泌减少，可影响维生素K的吸收，加重维生素K缺乏。某些因素可促使维生素K不足的新生儿发生出血，比如母亲产前应用某些药物，如抗惊药、抗凝药（双香豆素）、利福平、异烟肼等，妊娠或分娩过程发生合并症等，可加重维生素K缺乏。

二、发病机制

维生素K缺乏之所以导致出血，是由于某些凝血因子的凝血生物活性直接依赖于维生素K的存在。凝血因子Ⅱ、Ⅶ、Ⅸ、Ⅹ的谷氨酸残基需要经过羧化过程，它们的谷氨酸残基需羧化为γ-羧基谷氨酸，具有更多的Ca^{2+}结合位点，增加钙结合位点，才具有凝血的生物活性。这一羧化过程需要一种依赖于维生素K的羧化酶参与，故这4种凝血因子又名维生素K依赖因子。如发生维生素K缺乏，这4种凝血因子就没有活性，上述4种凝血因子只是无功能

— 3 —

的蛋白质,不能参与凝血过程,发生凝血功能障碍,导致出血。

三、临床表现

本病分为早发型、经典型和迟发型 3 型,迟发型也叫晚发型。下面分别加以介绍。

1. 早发型 出血常常发生在出生 24h 之内,出血可轻可重,轻者仅仅表现为皮肤少量出血点、脐带残端渗血、头颅血肿,而严重者可有大量胃肠道出血,表现为呕血、黑便或大便中有鲜血;还可有严重的颅内出血、胸腔或腹腔出血。其发生与母亲分娩前用过影响维生素 K 代谢的药物有关。但是严重的新生儿出血临床罕见。

2. 经典型 出血发生在生后 1～7 天,多数在生后第 2～3 天发病。可表现为脐带残端渗血、胃肠道出血。胃肠道出血时表现为呕血或者大便中带血;也可以有皮肤受压处、穿刺部位的出血、阴道出血、鼻出血和肺出血。多数患儿出血不多,可自行停止。但是也有少数患儿出血严重,可有皮肤大片瘀斑和血肿、胃肠道或脐残端大量出血、肾上腺皮质出血而引起休克。颅内出血多发生在早产儿,严重者导致死亡,存活者可以遗留脑积水等后遗症。本型的发生与单纯母乳喂养、肠道菌群紊乱、肝脏发育不全导致维生素 K 合成不足有关。

3. 迟发型(晚发型) 是指发生在出生 8 天后的新生儿出血。多发生在生后 2 周至 2 个月,多以突发颅内出血为主要表现,颅内出血可以是硬膜下出血、蛛网膜下腔出血、硬膜外出血,临床上表现为惊厥,俗称抽风,伴有呕吐、前囟门隆起等颅内压增高的症状,还可伴有其他部位出血,例如皮肤、注射部位、胃肠道和黏膜下出血。颅内出血量常常较大,压迫周围神经导致脑细胞坏死或导致脑积水。出血严重者常常导致死亡,存活者也常常留下神经系统后遗症。例如发育落后、运动功能障碍、脑瘫和癫痫等,给家庭和社会造成很大的负担。这种患者主要发生在单纯母乳喂养并且出生后没有补充过维生素 K 的婴儿。也可以继发于有肝胆疾病、慢性腹泻和长期应用抗生素的婴儿。

四、辅助检查

1. 凝血酶原时间和部分凝血活酶时间均延长,血小板正常。

2. 测定活性 Ⅱ 因子与 Ⅱ 因子总量比值两者比值小于 1 时提示维生素 K 缺乏。

3. 测定无活性凝血酶原 用免疫学方法(PIVKⅡ法,protein induced invitam in K absence)直接测定无活性凝血酶原,阳性提示维生素 K 缺乏。

五、鉴别诊断

根据有高危病史、发病时间、临床表现、实验室检查及维生素 K 治疗有效即可诊断,需与以下疾病鉴别。

1. 新生儿咽下综合征 婴儿在分娩过程中咽下母血,生后不久即呕血和(或)便血。但本病无其他部位出血及贫血,凝血机制正常;经 1% 碳酸氢钠洗胃 1～2 次后不再呕血;可行 Apt 试验鉴别呕吐物中之血是否来自母体:即取 1 份呕吐物加 5 份水,离心 10min 后取上清液 4ml,加入 1% 氢氧化钠 1ml,液体变为棕色为母血,粉红色为婴儿血。

2. 新生儿消化道出血 坏死性小肠结肠炎、应激性溃疡、先天性胃穿孔等可出现呕血或便血。但患儿常有窒息、感染或使用激素等原发病史,一般情况较差,腹部体征明显,易与新生儿出血症鉴别。

3.新生儿其他出血性疾病 血小板减少性紫癜有血小板明显减低；DIC常伴有严重原发疾病，纤维蛋白原和血小板减少；血友病患儿以男性多见，且多有家族史，主要表现为外伤后出血不止。

六、疾病治疗

具有出血情况应立即肌注或缓慢静脉推注维生素K，$1\sim5$mg/天，每天1次，根据病情连用$3\sim5$天，出血严重时应立即输注新鲜血或血浆$10\sim20$ml/kg。消化道出血时应禁食，给予肠外营养支持；脐部出血时可局部应用止血消炎药粉；穿刺部位渗血不止时可压迫止血。

七、疾病预防

1.应对所有早产儿、小于胎龄儿，在生后6h内肌注单次剂量的维生素K_1 $1\sim3$mg，有出血倾向者可连用$2\sim3$天。

2.所有健康的新生儿生后6h内肌注维生素K_1 $1\sim3$mg。

3.母乳喂养儿在生后头3个月，肌注维生素K_1 $1\sim2$mg，每月1次。

4.对慢性腹泻、肝胆疾病或长期应用抗生素的患儿，每月应肌注维生素K_1 1mg。

妊娠期有使用抗凝药、抗癫痫药或抗结核药的孕妇在妊娠最后3个月期间应肌注维生素K_1 10mg/次，共$3\sim5$次；或临产时肌注维生素K_1 10mg。

（张体健）

第三节 肺透明膜病

肺透明膜病（HMD）又名特发性呼吸窘迫综合征或新生儿呼吸窘迫综合征（RDS），系指生后不久由于进行性肺不张而出现的进行性呼吸困难、青紫、呼气性呻吟、吸气性三凹及呼吸衰竭；病理上以终末细支气管至肺泡壁上附有嗜伊红性透明膜为特征。一般见于早产儿，主要因表面活性物质不足而导致肺不张，故又称"表面活性物质缺乏综合征"它是引起早产儿早期呼吸困难及死亡的最常见原因。

一、病因和发病机制

Ⅱ型肺泡上皮细胞分泌的肺表面活性物质由多种脂类、蛋白质和碳水化合物组成；脂类为主要成分，约占85%，其中磷脂酰胆碱（卵磷脂）和磷脂酰甘油各占75%和9%，其他尚有鞘磷脂等；蛋白质约占表面活性物质的13%（有SPA、SPB、SPC等）。

表面活性物质具有降低肺表面张力、保持呼气时肺泡张开的作用。肺表面活性物质缺乏时，肺泡表面张力增加，肺泡半径缩小，吸气时必须增加压力，因而造成呼吸困难。由于增加压力亦不能使肺泡维持原有直径，遂使肺泡逐渐萎陷、通气降低、通气与灌注血流比失调。造成低氧血症和二氧化碳蓄积；严重的低氧血症和酸中毒使肺血管收缩又致肺灌注不足；肺萎陷和肺血管收缩所致的肺动脉高压又导致动脉导管和卵圆孔的右向左分流，加重了低氧程度；而低氧血症、酸中毒和肺灌注不足等又抑制表面活性物质的合成及分泌，使病情进一步加重，导致肺组织缺氧、毛细血管通透性增高、细胞外液漏出、纤维蛋白沉着于肺泡表面形成透明膜，严重妨碍气体交换。

肺表面活性物质在胎龄 20～24 周时初现,35 周后始迅速增加,故本病多见于早产儿,出生时胎时愈小,发病率愈高。在围生期窒息,急性产科出血如前置胎盘、胎盘早剥、双胎第二婴和母亲低血压时,肺透明膜病的发生率均显著增高。糖尿病母亲婴儿由于胰岛素拮抗肾上腺皮质激素对卵磷脂的合成作用,肺成熟延迟,其肺透明膜病的发生率可增加 5～6 倍。剖宫产婴儿因减除了正常分娩时子宫收缩使肾上腺皮质激素分泌增加而促进肺成熟的作用,故肺透明膜病的发生率亦明显高于正常产者。

二、临床表现

出生后一般情况尚好,6～12h 内逐渐出现呼吸增快,呼吸次数超过每分钟 60 次,鼻翼扇动,严重者呼吸次数减少,继而呼吸不规则,呼吸暂停。

随着病情的发展,呼吸困难呈进行性加重,出现吸气性三凹征和呼气性呻吟,明显发绀、反应迟钝,四肢肌张力下降,体温不升,皮肤苍白或青灰,全身浮肿伴尿少。胸廓在开始时隆起,以后随着肺不张逐渐加重而下陷,尤以腋下部更为明显。肺部呼吸音减低。心率开始增快,后变慢,心音由强到弱,胸骨左缘或心底可听到,Ⅰ～Ⅱ级收缩期杂音。肝可增大。病情一般较严重,如无人工辅助通气,常于 3 天内死亡。若存活 3 天以上而无并发症发生者,只要积极抢救,处理得法,有恢复的可能。

三、检查

1.实验室检查　由于通气不良,动脉血氧分压(PaO_2)低,二氧化碳分压($PaCO_2$)增高。血液 pH 明显下降,碱缺乏(BE)数字增加,碳酸氢根(HCO_3^-)减少,血清钠降低,钾早期正常,如持续酸中毒、低血糖、出血等,可使血钾暂时升高,血钙在 72h 后常明显降低。

2.X 线检查　两肺野透明度明显降低,可见均匀细小颗粒的斑点状阴影(肺泡萎陷与不张)和网状阴影(过度充气的细支气管和肺泡管)为特征。晚期由于肺泡内无空气、萎陷的肺泡互相融合形成实变,气管及支气管仍有空气充盈,故可见清晰透明的管状充气征。充气的气管与支气管伸张至节段及末梢气管,类似秃叶分叉的树枝。

Giedion 根据严重度将病情分为四级:

Ⅰ级:仅有小颗粒状阴影的轻微改变;

Ⅱ级:支气管充气征越过心脏边缘;

Ⅲ级:病变进一步加重,心膈模糊不清;

Ⅳ级:普遍密度增加称"白肺"。

四、诊断

1.早产儿、剖宫产儿及糖尿病儿,出生后 12h 内出现进行性呼吸困难乃至呼吸衰竭,呼吸大于 60 次/min,出现中心性紫绀,呼气时有呻吟声。

2.呼气时有三凹征,双肺有粗支气管音和弥散性啰音,心动过速(>140 次/min)心界轻度增大。

3.X 光胸片　吸气时 X 光片肺部网状粒型像,呼气时 X 光片肺野均匀的斑状阴影。

五、鉴别诊断

1.湿肺　湿肺多见于足月儿,临床呼吸困难等症状较轻,肺部 X 线表现很广泛,且与肺透明膜病不同,可资鉴别。

2.B组β溶血性链球菌感染 本病经宫内感染引起新生儿肺炎或败血症,症状和肺部X线表现与肺透明膜病相似,病理检查肺部也有透明膜形成。但本病婴儿的孕母在妊娠晚期有感染病史或分娩前有胎膜早破史。如无这些病史很难鉴别。可按败血症或肺炎用抗生素作诊断性治疗,有助鉴别。

3.持续肺动脉高压症 又称持续胎儿循环或持续过渡性血循环,是指新生儿出生后较长时间保持肺动脉高压,维持从胎儿型到成人型的过渡性血循环,存在右向左分流。

均发生于足月儿,多数无产时窒息。出生时或出生24h内即出现紫绀、气促,心脏听诊偶闻肺动脉高压所致的收缩期杂音。X线胸片可见心影增大,由于肺膨胀不全或羊水吸入,两肺可见斑点状阴影。超声心动图检测肺动脉高压可资鉴别。

4.吸入综合征 肺透明膜病发生于窒息儿时需与吸入综合征鉴别,后者X线表现为肺气肿和斑片阴影,可以鉴别。

六、检查

1.放射学检查 先天性肺气肿可见病变上叶多见,以左侧为主下叶极少见特征为单叶肺透亮度增加、血管纹理减少患叶体积明显增大、邻近健肺受压、不张,纵隔健侧移位膈肌下移或正常,透视可见纵隔吸气时移向患侧,呼气向健侧移位。偶尔也可见到患肺密度增加,而不是高透亮度,这是因为继发于支气管梗阻的液体排空障碍,但其他放射学所见的特征仍存在,液体可在24h到2周内清除此后放射学特征(高透亮度)恢复。特异性肺气肿X线表现为患肺透亮度增加、肺门血管纹理减少。支气管造影:支气管近端充盈,远端细小5～6级以下支气管不充盈透视见:吸气时纵隔患侧移位,患侧膈肌活动度减弱,患肺容积不随呼吸运动而改变。

2.心血管造影 先天性肺气肿可见异常血管或心脏畸形,放射性核素肺扫描可见患叶血液灌注减少,支气管镜及支气管造影用以除外其他病变。肺动脉造影:患侧肺动脉细小外周血管稀少。放射性核素检查:患肺灌注显著减少。

3.支气管镜检查 支气管黏膜充血、水肿、变厚等急、慢性炎症表现。

4.肺功能检查 提示通气功能障碍。

七、治疗

(一)一般治疗

1.注意保暖,保证体温在36～37℃,暖箱相对湿度50%左右。用监护仪监测体温、呼吸、心率,经皮测 PO_2、PCO_2 和 pH。

2.经常清除咽部粘液,保持呼吸道通畅。

3.保证营养和液体入量,不能哺乳者用1/5张含钠液60～80ml/(kg·天),第2日以后100～120ml/(kg·天),静脉滴注。使用人工呼吸机者,如果吸入气中水蒸汽已饱和,补液量应减少为50～60ml/(kg·天)。

4.吸氧和机械呼吸 使 PaO_2 维持在6.7～9.3kPa(50～70mmHg),PaO_2 过高可导致早产儿视网膜病(ROP)而失明。吸入氧度(FiO_2)>0.6,超过24h对肺有一定毒性,可导致支气管肺发育不良(慢性肺部疾病)。

（二）表面活性物质（PS）替代疗法

表面活性物质（PS）有天然、人工合成和混合制剂三种。由羊水、牛肺、猪肺或羊肺洗液中提取的天然制剂疗效较人工合成者为好，混合制剂系在天然制剂中加少量人工合成的二棕榈卵磷脂和磷脂甘油。

一般将表面活性物质（PS）制剂 100～200mg/(kg·次)混悬于 4ml 生理盐水中，尽早由气管导管分别滴入四个不同体位(仰卧、右、左侧卧，再仰卧)，分别用面罩气囊复苏器加压呼吸 1～2mm，使 PS 在两侧肺内均匀分布，用药后 1～2h 可见症状好转，隔 12h 重复同剂量。生后 2 天内多次(2～3 次)治疗的治愈率可提高到 90％以上，生后正常呼吸前就给 PS 可起预防作用。

（三）对症治疗

1.纠正水、电解质和酸碱平衡紊乱酸中毒时首选 5％碳酸氢钠 3～5ml/(kg·次)，或根据测定的 BE 和 CO_2-CP 计算：$BE×$体重(kg)＝Na^+ mmol(mEq)，但一日量不超过 6～8mmHg/kg＝高血钠时用 0.3MTHAM2～3ml/次，静脉注射。高血钾时用 15％葡萄糖50mg/kg，并按每 3～4g 葡萄糖加 1IU 普通胰岛素，静脉滴注。

2.控制心力衰竭用毛地黄快速制剂，如毒毛旋花子贰 K0.01mg/(kg·次)，或西地兰0.015mg/(kg·次)，缓慢静脉注射。动脉导管重新开放者可试用消炎痛 0.02mg/(kg·次)，共用 3 次，每剂间隔 12h；小于 2 天者后 2 剂的剂量减半。

3.严重缺氧出现抽搐时，用 20％甘露醇 5ml/(kg·次)，静脉注射。

4.呼吸衰竭时，及时用山梗菜碱或可拉明。

5.烦躁和抽搐者用安定 0.2～0.3mg/(kg·次)，静脉注射；或苯巴比妥钠 5～7mg,(kg·次)，肌肉注射。

6.关闭动脉导管在使用呼吸机时或治疗后恢复期，由于肺小动脉痉挛解除，肺动脉压力降低至低于主动脉压力，可出现由左向右分流，分流量大时可导致心衰及肺水肿，尤其是在体重<1500g 者。可用消炎痛静滴以关闭动脉导管：出生体重<1250g 者每剂 0.1mg/kg，>7天者则 0.2mg/kg，12 及 36h 后再各用 1 次；本药口服效果差，如经心导管直接滴入动脉导管口，则疗效更佳。用药无效时应考虑手术结扎。

（四）预防和控制感染

严格消毒隔离制度；选用有效抗生素，一般用青霉素(20～25)万 U/(kg·天)。

八、预防

做好孕妇保健，防止早产，及早治疗糖尿病孕妇，剖宫产尽可能推迟到分娩发作后施行，对可能早产，羊水振荡试验阴性，L/S<2 或 PG<20mg/L 的孕妇，如无严重高血压或感染者，可在分娩前 1～7 天口服倍他米松 0.5mg 或地塞米松 0.75mg，均 1 日 3 次，共 2 天；或静注氢化可的松 100mg，每 12h 1 次，共 4 次。

对可能发生本病的早产儿，尤其是气管内抽吸物无 PG 或胃液振荡试验阴性者可滴入 1次表面活性物质 150mg/kg，12h 后可再滴 1 次。

（张体健）

第四节　新生儿湿肺

新生儿湿肺(born)又称新生儿暂时性呼吸困难或第Ⅱ型呼吸窘迫综合征(RDStypeⅡ)，是一种自限性疾病。出生后出现短暂性气促，与新生儿呼吸窘迫综合征及羊水吸入综合征稍相似，但多见于足月儿或足月剖宫产儿，其症状很快消失，预后良好。1966年Avery首次叙述此症。近年来国内亦时有报道。

一、病因

本症与肺内的液体增加及肺淋巴引流不足有关，为一种暂时性呼吸功能不全，正常胎儿出生前肺泡内含液体约30ml，在正常生产过程中通过狭窄的产道，当头部娩出而胸廓受挤压时约有1/2～2/3的肺泡液被挤出体外，开始呼吸后，空气进入肺泡，剩下的肺泡液即被肺泡壁毛细血管所吸收，如肺泡内及间质内液体多，吸收延迟，或有液体运转困难，以致出生24h内肺泡存留较多液体而影响气体交换，出现呼吸困难，再加上转运功能不全，这是本病发生的主要机理，常多见于剖宫产儿，因其肺泡液未被挤出;亦多见于吸入过多羊水窒息儿。

二、临床表现及诊断

患儿大都为足月婴，多数在出生后6h内即出现呼吸加速(>60次/min)，轻症较多，症状仅持续12～24h，重症较少见，可拖延到2～5天，表现为哭声低弱，青紫，轻度呻吟，鼻扇，三凹征，呼吸急速(可超过每分钟100次)，肺部阳性体征不多，听诊可有呼吸音减低和粗湿罗音，PaO_2略下降，个别病例可见呕吐，$PaCO_2$上升及酸中毒均不常见，患儿一般情况较好，能哭，亦能吮奶。

1. 出生时呼吸大多正常，约于出生后6h内出现呼吸急促，发绀，轻者呼吸60～80次/min，一般情况好，吸乳无影响，偶尔有重者，呼吸可达100次/min，伴有呻吟，反应差，不吃，不哭等现象，窒息婴儿经抢救复苏后即出现症状，病情多较重。

2. 体温大都正常。

3. 肺部体征不明显，仅呼吸音降低或有粗湿啰音。

4. 气促多在24h内消失。

5. X线检查，X线检查可见两侧肺野透明度较低，肺纹理增多，增粗及斑点状密度增深的阴影，有时可见叶间或胸腔积液，因代偿性肺气肿而于肺野出现广泛而散在的小透亮区，胸廓前后径增宽，横膈顶扁平并降低位，第2天以后连续摄片时可见这些异常所见迅速恢复正常，其表现与体征不成正比，可有下列5种表现:①肺泡积液，为广泛性小斑片状密度浅淡或颗粒状结节状阴影;②间质积液，为粗短的条状密度增高阴影，边缘略毛糙;③叶间和(或)胸腔积液，多在右侧肺叶间，积液量不多;④肺血管淤血，致肺门影增深，肺纹增粗，向外呈放射状;⑤肺气肿，较多见，可同时具有上述数项表现。

三、检查

1. 血气分析　多在正常范围，较重者可出现呼吸性和代谢性酸中毒。

2. X线检查　肺部病变广泛多样，但吸收快，大部分4天内消失。

(1)肺泡积液症:两肺野密度淡而均匀的斑片状阴影,可融合成片或成结节状。

(2)肺气肿:由部分肺泡呈代偿性膨胀所致。

(3)肺间质积液:可见血管和细支气管周围增宽的条状阴影。

(4)叶间和/或胸腔积液:多为右侧叶间胸膜腔积液。

(5)肺纹理增多和增粗:因间质液的增加,使淋巴管和静脉的转运量增加,造成淋巴管和静脉扩张。

四、鉴别诊断

1.肺透明膜病 早产儿多见,一般情况差,呼吸困难与青紫呈进行性加重,病情重,预后差,肺成熟度检查及胸部X线检查均有特殊改变。

2.吸入性肺炎 多有窒息史及吸入史,常为复苏后出现呼吸急促,临床症状重,X线呈支气管肺炎改变,少有叶间和/或胸腔积液,病变消失时间较长。

3.羊水吸入综合征 此病有窒息或呼吸窘迫史,呼吸急促在复苏后发生,而新生儿湿肺则出生时正常,呼吸窘迫发生较晚,X线检查亦有助于鉴别。

4.脑性过度换气(Cerebral hyperventilation)此为脑水肿所致,常见于足月儿伴窒息,气促,但肺部无体征,预后与病因有关。

五、治疗

凡婴儿出生时正常,生后2~5h内出现呼吸急促,一般情况好,呼吸音减低或啰音者,均应疑及新生儿湿肺的可能。在治疗和护理上,应密切观察早期发现,并注意与呼吸窘迫综合征以及吸入性肺炎鉴别。产妇勿用过量的镇静药物,应限制不必要的剖宫产,需要时可及时作体位引流。

1.当呼吸急促和出现青紫时给予氧气,如果新生儿过小还不能吃奶,可静滴10%葡萄糖液60~80ml/(kg·天),注意要间歇给氧,不主张用持续正压呼吸,以免加重肺气肿。

2.当出现代谢性酸中毒时加用5%碳酸氢钠,一次可给2~3ml/kg,静滴或稀释后缓慢静注,必要时可重复,及时纠正酸中毒。

3.当新生儿出现烦躁、呻吟的症状,可用苯巴比妥每次3~5mg/kg。

4.新生儿两肺湿啰音多时可用速尿1mg/kg,并注意纠正心力衰竭。

5.静滴地塞米松,以减轻肺水肿。

6.病程超过2天的病例可用抗生素防止继发感染。

(张体健)

第五节 新生儿肺炎

新生儿肺炎(pneumonia of newborn)是新生儿期感染性疾病中最常见的疾病,发病率高、死亡率也较高。以弥漫性肺部病变及不典型的临床表现为其特点,需及早诊断和正确处理。大多数新生儿肺炎是生后感染引起的,称晚发型肺炎,主要是家庭中与新生儿密切接触的成员感冒或呼吸道感染后通过飞沫传播给新生儿的;少数是在宫内或分娩过程中感染的。如果不及时治疗会引起呼吸窘迫,甚至窒息,严重者会因为缺氧引起大脑损伤,留下永久的后遗症

（如癫痫），一旦确证，医生会根据患儿的实际情况使用抗生素或者抗病毒的药物，并及时辅助氧疗和气道处理，纠正缺氧和电解质紊乱，避免其他并发症。

一、病因及发病机制

（一）病因

1. 吸入性肺炎 多因吸入胎粪，羊水，乳汁等引起，也可因吞咽反射不成熟，吞咽动作不协调，食管反流或腭裂等因素引起乳汁或分泌物吸入而引起，早产儿及颅脑及患病儿因吞咽功能不协调，反射差或缺如，易发生呕吐物，乳汁吸入性肺炎。

2. 感染性肺炎 感染性肺炎分为宫内，产时感染和生后感染。

（1）产前，产时感染性肺炎：如为胎儿在宫内感染，多为母亲有感染，通过血行传播所致，产时感染性肺炎多与产科因素有关。

①产前感染：母孕期受病毒（如巨细胞病毒，单纯疱疹病毒，风疹病毒等），细菌，原虫（如弓形体病），衣原体和支原体等感染，病原体经血行通过胎盘和羊膜侵袭胎儿。

②产时感染：胎膜早破超过 6h，羊水可能被污染，若胎膜早破超过 24h 以上，发生感染的可能达 30%，或羊膜绒毛膜炎时，产道内细菌如大肠埃希杆菌，克雷白杆菌，李斯特菌，B族链球菌等，上行导致感染，或胎儿在宫内吸入污染羊水而致病，另外，急产，滞产或产道未彻底消毒等情况，胎儿在分娩过程中吸入产道内污染的分泌物而发生肺炎。

（2）出生后感染性肺炎

①呼吸道途径：接触新生儿者如患呼吸道感染，其病原体可经飞沫由婴儿上呼吸道向下传播至肺；也可因婴儿抵抗力下降时（如受凉等），其上呼吸道感染下行引起肺炎。

②血行传播感染：患脐炎，皮肤感染，败血症时，病原体经血行传播至肺而引起肺炎，病原体以 B组溶血性链球菌，金黄色葡萄球菌，大肠埃希杆菌及巨细胞病毒，呼吸道合胞病毒等多见。

（3）医源性传播感染：医源性感染可由铜绿假单胞菌，厌氧菌及某些致病力低的细菌引起，由于医用器械如吸痰器，雾化器，供氧面罩，气管插管等消毒不严，暖箱湿度过高使水生菌易于繁殖，或使用呼吸机时间过长等引起肺炎；病房拥挤，消毒制度不严，医护人员洗手不勤，将患儿的致病菌带给其他新生儿；广谱抗生素使用过久容易发生真菌性肺炎等，晚发型肺炎最常见于新生儿监护室内，由于慢性肺部疾病需要长期气管插管的新生儿中。

3. 其他 护理不当、受凉等也是发生肺炎的诱因。

（二）发病机制

吸入性肺炎主要因缺氧刺激，胎儿呼吸而使羊水，胎粪或阴道分泌物吸入，引起吸入性肺炎，其中以胎粪吸入性肺炎最为严重，参见胎粪吸入综合征，乳汁吸入常见于吞咽功能不全，吮乳后呕吐，食管闭锁和唇裂，腭裂等。

宫内，出生时感染性肺炎的病理改变广泛，肺泡渗出液中含多核细胞，单核细胞和少量红细胞，镜检可见到羊水沉渣，如角化上皮细胞，胎儿皮脂和病原体等，出生后感染性肺炎的病理改变以支气管肺炎和间质性肺炎为主，病变分散，影响一叶或数叶，有时融合成大片病灶，肺不张和肺气肿较易发生，镜检各病灶存在不同阶段的炎性反应，病原学不同，病理变化也不同。

二、症状

1. 吸入性肺炎　羊水,胎粪吸入者多有窒息史,在复苏或出生后出现呼吸急促或呼吸困难伴发绀,坤吟,胎粪吸入者病情往往较重,可引起呼吸衰竭,肺不张,肺气肿,肺动脉高压及缺氧缺血性脑病的中枢神经系统表现,一旦并发气胸,纵隔气肿,病情突变甚至死亡,乳汁吸入者常有喂乳呛咳,乳汁从口,鼻流出,伴气急,发绀等,严重者可导致窒息。

2. 感染性肺炎　细菌,病毒,衣原体等都可引起新生儿肺炎,起病可急可缓,产前,产时和生后感染性肺炎其临床表现不同,分述如下:

(1)产前感染性肺炎:宫内感染发病早,也称早发型肺炎,是全身性败血症的一部分,出现在出生时或生后数小时内,多在娩出后 24h 内发病,婴儿出生时多有窒息,复苏后可见呼吸快,呻吟,体温不稳定,反应差,逐渐出现啰音等表现,严重病例可出现呼吸衰竭,血行感染者常缺乏肺部体征,而以黄疸,肝脾大,脑膜炎等多系统受累为主,通过羊水感染者,常有明显的呼吸困难和肺部啰音。

(2)产时感染性肺炎:产时感染性肺炎常为出生时获得的感染,需经过数天至数周潜伏期后始发病,如细菌性肺炎常在出生后 3～5h 发病,疱疹病毒感染多在分娩后 5～10 天出现症状,而衣原体感染潜伏期则长达 3～12 周,出生时感染的肺炎,患儿因病原不同而临床表现差别较大,且容易发生全身感染。

(3)出生后感染:出生后感染发病较晚。

①症状不典型:由于新生儿咳嗽反射尚未完全形成,所以很少有咳嗽,又由于新生儿胸廓发育相对不健全,呼吸肌软弱,新生儿呼吸运动范围小,呼吸运动表浅,不会深呼吸等特点,其临床表现上缺乏特异性,临床症状往往不典型,呼吸困难仅表现为呼吸不规则,暂停或气促,缺氧严重时可出现青紫现象,肺部听诊时,可听不到肺部啰音,可不发热也可发热或体温不升等。

②一般特点:起病前有时有上呼吸道感染的症状,主要表现为一般情况差,呼吸浅促,鼻翼扇动,点头呼吸,口吐白沫,发绀,食欲差,呛奶,反应低下,哭声轻或不哭,呕吐,体温异常,肺部体征早期常不明显,少数可在脊柱两旁可闻及细湿啰音或在吸气末闻及捻发音等。

新生儿肺炎最有价值的症状是病儿口吐泡沫,这是新生儿咳喘的一种表现形式,其他表现有精神萎靡或烦躁不安,拒奶,呛奶等。

③重症:病情严重者可出现呼吸困难,呼吸暂停,点头呼吸和吸气时胸廓有三凹征,出现不吃,不哭,体温低,呼吸窘迫等,严重时发生呼吸衰竭和心力衰竭。

金黄色葡萄球菌肺炎在新生儿室中常有发生,并可引起流行,患儿中毒症状重,易并发化脓性脑膜炎,脓胸,脓气胸,肺大泡等,大肠埃希杆菌肺炎时患儿有神萎,脓胸之液体黏稠,有臭味,呼吸道合胞病毒肺炎可表现为喘憋,咳嗽,肺部闻及哮鸣音。

三、诊断

主要根据病史,如窒息等和临床特点做出诊断,新生儿出现发热,咳嗽,咳痰这些肺炎常见的症状很少,主要表现为精神差,呼吸增快,食欲减退,吐奶,呛奶和口吐泡沫,口周发绀等,大多数患儿不发热,或仅有低热,加上肺部 X 线片特点做出诊断,早发型肺炎即生后 1 周内的肺炎,常有 Apgar 评分低和围生期并发症史,如羊膜早破,早产,胎盘早剥,难产,产钳手术助产分娩和吸入史等,出生史可提示诊断,从气管插管中吸出的分泌物增多,常可提示医源性感染性肺炎,常逐渐起病。

四、检查

(一)实验室检查

1.血象 周围血白细胞可<5×10^9/L或>20×10^9/L,也可在正常范围。

2.荧光抗体和血清抗体检查 IgG,IgM增高,脐血IgM>$200 \sim 300$mg/L,或特异性IgM增高对宫内感染诊断有意义。

3.病原学诊断 应依据鼻咽部分泌物细菌培养,病毒分离,进行诊断,生后立即进行胃液涂片查找白细胞与抗原,或取血样,咽部分泌物,气管分泌物等进行涂片,培养,对流免疫电泳等检测,有助于病原学诊断。

(二)辅助检查

X线胸片检查所见及意义:

1.间质性肺炎 宫内病毒感染者,X线胸片表现为间质性肺炎改变。

2.支气管肺炎 通过羊水感染者,X线胸片可见两侧肺纹理增粗,多显示支气管肺炎改变,出生后感染性肺炎X线胸片常显示弥漫性,深浅不一的模糊影,也可表现为两肺广泛点状或大小不一的浸润影,偶见大叶实变影。

3.并发症 常见肺气肿,胎粪吸入者往往有明显阻塞性肺气肿,肺不张和两肺不规则斑片或粗大结节阴影,金黄色葡萄球菌感染者常伴脓胸,脓气胸或肺大泡。

五、鉴别诊断

需与下列疾病鉴别,尤其对产前感染性肺炎更属重要。

1.肺透明膜病 由于缺乏肺表面活性物质,呼吸困难发生在出生后12h以内,逐渐加重,病情进展较产前肺炎稍慢,但这两种疾病常不易从临床,X线片以及病理上鉴别,因此对肺透明膜病也可试作产前感染性肺炎(特别是B组链球菌肺炎)治疗,采用较大剂量青霉素。

2.缺氧缺血性脑病 在足月儿本症多由于窒息引起,在早产儿则不一定有缺氧史,发病开始即出现呼吸不规则,肌张力增高或降低,有时发生惊厥,但产前肺炎起病稍晚,神经系统症状较少。

3.先天性心脏病 一般需与复杂的先心或出生后不久即出现青紫的先心鉴别,先心在生后数天内出现呼吸增快或青紫,心脏有时可听到杂音,而肺部无啰音,胸部X线片可资鉴别。

4.横膈疝 腹腔内脏经过疝孔进入胸腔,压迫心肺,引起肺发育不良,出现气促,胸部X线片可帮助鉴别。

5.巨细胞病毒引起的肺炎 起病缓慢,症状有发热,干咳,气促,胸部X线片为典型的间质性肺炎,这些和衣原体肺炎相似,但巨细胞包涵体病患儿肝脾肿大明显,有时伴黄疸。

6.颅内出血 有产伤病史,发病初期即可出现呼吸不规则,烦躁,尖叫,哭及惊厥等症状,查体有前囟饱满,瞳孔大小不等,对光反应消失及眼球震颤等。

7.持续性肺不张 无感染症状,发绀常于啼哭时减轻。

六、并发症

1.全身感染 易引发全身感染,如败血症,化脓性脑膜炎,脑室膜炎和感染性休克。

2.肺部并发症 当患儿突然气促,呼吸困难,青紫明显加重时,可能并发脓胸,脓气胸,肺大泡或纵隔气肿等。

3.心力衰竭 患儿烦躁不安,心率加快,呼吸急促,肝在短时间内显著增大时,提示合并心力衰竭。

七、治疗

应采用综合措施,加强护理,保持呼吸道通畅,除保暖、供氧等外,应积极控制感染,针对不同病原予以抗生素治疗,适当限制液量,纠正酸中毒,对症处理,防治并发症。

1.一般治疗 保持呼吸道通畅:尽快清除吸入物,吸净口咽、鼻部分泌物,定期翻身拍背有利于痰液排出。

加强护理和监护,注意保暖。保持室内空气新鲜,有适宜的稳定的温度和湿度。

2.抗生素 新生儿出生后一旦发现呼吸增快即开始抗生素治疗:细菌性肺炎以早期静脉给予抗生素为宜,原则上根据病原菌选用抗生素。

(1)金黄色葡萄球菌感染:可用第一代头孢菌素、耐酶青霉素或氨苄西林(氨苄青霉素)。

(2)B族溶血性链球菌肺炎:可用氨苄西林(氨苄青霉素)和青霉素治疗3天,再改用大剂量青霉素,疗程10~14天。

(3)革兰阴性菌:铜绿假单胞菌、重症或对一般抗生素耐药者,可选第三代头孢菌素;肠道杆菌肺炎可用阿米卡星(丁胺卡那霉素)和氨苄西林。

(4)李斯特菌肺炎:可选用氨苄西林(氨苄青霉素)。

(5)衣原体肺炎:首选红霉素,剂量为每天50mg/kg,共2~3周。

(6)厌氧菌感染:首选甲硝唑(灭滴灵)静脉滴注。

(7)病毒性肺炎:可用利巴韦林或干扰素治疗。呼吸道合胞病毒肺炎可用利巴韦林(病毒唑)雾化吸入3~7天。单纯疱疹病毒可用阿糖腺苷或阿昔洛韦(无环鸟苷)静脉滴注。

3.供氧 重症并发呼吸衰竭者,可用持续正压呼吸或气管插管后机械通气。

对于低氧血症,可因情况进行供氧,维持血氧在6.65~10.7kPa(50~80mmHg),不超过16.0kPa(120mmHg)。

4.对症处理 根据具体病症进行对症处理。如烦躁、惊厥者及时进行镇静、止痉;体温不升者应保温等。

5.支持疗法

(1)增强抗病能力:输新鲜血或血浆,每次10ml/kg,根据天病情可少量多次应用;用人血丙种球蛋白或人血白蛋白增加免疫功能,500mg/(kg·天),可用3~5天。

(2)保证营养及液量:保证营养供给,维持水、电解质平衡。

(张体健)

第六节 新生儿肺漏气

由多种病因所致肺泡内气体外漏至体内,称为肺气漏。漏出的气体可积存在肺间质(间质性肺气肿)、胸膜腔(气胸),纵隔(纵隔气肿)、心包(心包积气)或扩展至腹腔(气腹)。发病率约为1%~2%。

一、病因及发病机制

(一)病因

少数为自发性气胸,找不到病因;绝大多数气漏均有肺部原发病,如胎粪吸入,肺透明膜病,肺大泡,局限肺气肿,肺炎及先天肺发育不良,先天肺囊肿等,多因肺泡过度充气而破裂导致气漏,人工通气时正压过高,也是常见原因。

(二)发病机制

胎儿期肺无气,由于肺泡液的黏度,表面张力高,肺弹力组织发育不成熟所致,因此要使新生儿肺扩张,保持正常的功能残气量,最初 1~2 次呼吸,肺泡内压 3.9kPa(40cmH$_2$O),一过性可达 9.8kPa(100cmH$_2$O),肺泡内压一般不超过 2.9kPa(30cmH$_2$O),内压过高可导致肺泡破裂,于是气体进入肺间质成为间质性肺气肿,气体多在淋巴管和血管附近,分弥漫性肺内型和胸膜内侧型,有时气肿扩大呈囊状称假性肺囊肿,间质性肺气肿可直接破入胸膜而成气胸,气肿的气体沿血管,淋巴管或支气管而达纵隔形成纵隔气肿,新生儿由于胸腺较大,纵隔较小,进入纵隔的气体主要聚集在前方肺血管和心脏连接的部位,如气体沿大血管进入皮下组织则成皮下气肿,如进入心包则成心包积气,如沿食管和血管间隙穿过横膈进入腹腔则成气腹,再进入阴囊成为阴囊气肿,间质性肺气肿和纵隔气肿的气体偶尔可进肺静脉及淋巴管形成全身性血管内空气栓塞,由于肺组织受压,气促,血容量降低,通气与灌流异常导致肺内分流,缺氧加重,致肺顺应性下降,继发性换气功能障碍,心脏受压,心搏出量减少,肺血管阻力和中心静脉压增加致心动过缓和低血压而发生休克。

间质性肺气肿时病理检查肺肿大,呈苍白色,胸膜表面紧张,按之有凹陷,气肿的部位,在纵隔,心包,胸腔和腹腔内见到游离气体,肺组织镜检见肺泡扩张,部分肺泡破裂,在血管及支气管周围及肺小叶结缔组织内有大量空气。

二、诊断

临床表现可随漏气的多少,速度的快慢及气体部位有明显差异。

1.气胸 轻者可无临床症状,体征也常不明显,多在 X 线检查时被发现,较重病例可仅表现呼吸增快;严重时病儿烦躁,呼吸困难,青紫,典型体征为患侧胸廓比健侧膨隆,肋间隙饱满,叩诊呈过空音,听诊呼吸音消失或减低,当胸膜腔内气压高于大气压时,称为高压气胸,可引起纵隔向健侧移位,横膈下移,当腔静脉受压迫时,可引起周围静脉扩张,肝大,心搏出量减少,脉压降低,脉搏减弱,血压下降。

2.纵隔气肿 比气胸少见,一般无症状,纵隔气体较多时也可引起呼吸窘迫及心包填塞症状,尤其并有心包积气时,颈或上胸部发生皮下气肿,局部有"压雪感",提示存在纵隔气肿。

3.气腹 气体可由纵隔进入腹腔,引起气腹,表现为腹部胀气,叩诊鼓音,需与消化道穿孔鉴别,但后者腹壁常有水肿,有指压迹,且有腹膜刺激体征,可与本病区分。

4.间质性肺气肿 气体可沿支气管及血管周围疏松间质向肺门扩展,严重时可压迫小气道,并降低肺的顺应性,导致呼吸困难,喘鸣,缺氧及 CO$_2$ 潴留。

根据病史,临床症状和体征加上 X 线检查即可确诊。

三、检查

血液气体值的变化中,高碳酸血症为早期变化,而后动脉血氧分压会逐渐下降,有感染时,外周血白细胞,中性粒细胞显著增高,可有核左移,出现中毒性颗粒。

常规作胸部 X 线片、心电图、B 超等检查。

1.X 线检查　确诊主要依靠 X 线检查,气胸时可见外带胸内积气处过度透光,无肺纹理,与其内侧被压缩肺间,形成一条清晰的边缘,高压气胸时,可见纵隔向健侧移位,同侧横膈低平,纵隔气肿时可见心缘外周有透明度较高的气体影,侧位位于心缘与胸骨之间,胸腺可被上纵隔气体抬高,正位片可呈风帆样阴影,心包积气时心影缩,心包腔可见积气,其外侧有见心包壁层影,气腹时可见膈下积气,需根据临床与消化道穿孔鉴别,间质性肺气肿可见窄条透光带由肺门顺气管,血管走向分布。

2.透照法　危重病儿不能搬动,可用冷光源透照以确定气漏部位,便于穿刺减压。

3.超声检查　超声检查可辅助诊断不典型的纵隔气肿,并可用于鉴别内侧气胸与纵隔气肿。

4.内镜检查　颈纵隔气肿可用五官科内镜检查协助诊断与治疗。

四、治疗

(一)治疗前注意事项

1.防止宫内及产时窒息。

2.应注意避免早产及过期产。

3.生后呼吸道的吸入物如胎粪应及时吸出。

4.应用肌肉松弛剂(Pancuronium)和应用肺表面活性物质可减少气漏的发生。

5.机械通气时应严密监护,吸气峰压不能太高,对疑似病例应观察动态变化,及时处理。

(二)新生儿肺气漏西医治疗方法

1.无症状或临床症状轻者采用保守治疗,安静,吸氧,避免哭闹,少量多餐防止腹胀,严密监护生命体征。

2.有需要可进行胸腔闭式引流。

3.肋间穿刺排气。

4.纯氧吸入治疗(注意氧中毒,对早产儿亦不适用,有可能引起视网膜病)。

5.严重气胸患儿往往同时需要机械通气治疗。

6.保持安静、密切观察临床无症状或症状较轻病例,只需密切观察,病儿保持安静,防止因哭闹使气漏加重。如肺气漏不再继续,游离气体多可自行吸收。气腹一般都能自行吸收,宜少量多次喂奶,以防胃胀影响通气。

7.吸氧　有呼吸困难时应予氧吸入,吸入纯氧可加速胸腔游离气体吸收,但有发生氧中毒的危险。

8.排气减压　对有大量积气已发生呼吸、循环衰竭的严重病例,应立即采取排气减压措施,如严重高压气胸,可于患侧前胸第二肋间行胸腔穿刺或置入导管减压排气;时间允许也可作闭式引流术。纵隔气胸、心包积气气体过多,可分别采用胸骨后穿刺及心包穿刺,用空针抽出气体。重症间质性肺气肿,采用选择性支气管插管常有效。

9.原发病治疗　另外,对肺部原发病应进行有针对性治疗。采用机械通气的病例,应降低正压,延长呼气时间,常可使症状改善。

10.保守治疗　无肺部基础疾病、无呼吸困难及其他症状者、无持续性气漏者仅需密切观察,监护生命体征,肺外气体常于 24～48h 减轻,某些婴儿需稍增加吸入氧浓度,但极低出生体重儿高氧易致晶体后视网膜病故应慎用。应尽量避免患儿哭闹,呼吸窘迫者应予以禁食,症状好转后应少量多次喂奶以防喂养后腹胀。

11. 治疗原发病和并存症。

12. 抗生素控制感染。

13. 排气减压 穿刺排气,紧急时用 24 号针在锁骨中线患侧第 2 肋间穿刺排气效果较好,张力性气胸或支气管胸膜瘘患儿应作闭式引流。纵隔积气常为多房性积气,可穿刺排气,若积气量大应立即行气管切开分离前筋膜以利排气。心包积气,气腹可穿刺排气,若气体持续进入心包腔,腹腔,则应切开引流。

14. 氧疗 用 80%～100% 氧吸入,可创造间质与血管间氮的梯复苏有利于间质氮气排出,从而促进气肿吸收,但应注意氧中毒,并应用镇静药和肌松剂(Pancuron)避免自主呼吸与呼吸机对抗。机械通气应选用压力型通气方式,频率 35～40 次/min,低压力,PIP<2.66kPa,PEEP<0.67kPa,参数调节过程中作系列胸片,可见过度充气的肺逐渐转为相对萎缩,血气指标维持在边缘水平 2～3 天,适当延长吸气,吸气末停留时间,应尽量降低平均气道压及吸气峰压。严重 PIE 治疗困难,可试用高频通气治疗。

单侧 PIE 可用选择性阻塞方法治疗,将气管导管插入健侧,在隆突下 1～2cm 作高频通气,受累侧气管因而阻塞,可减轻气肿和纵隔移位。

15. 针刺排气 正压通气或气漏导致呼吸、循环迅速恶化时,直接用穿刺针连三通开关接注射器,于前胸锁骨中线第 3 肋上缘穿刺排气可紧急挽救生命。

16. 胸腔引流管持续排气 张力气胸具有肺原发病并行机械通气者需以大口径多孔导管于第 3、4 肋间腋前线置入胸腔引流管,一端连水封瓶,亦可将水封瓶连负压吸引器,置负压于 0.1kPa(10cmH$_2$O)左右,做持续引流,引流期间应随时检查及调整管位,当胸引管中无气体逸出 24～48h 可停止吸引,夹管,再过 12～24h 无气体重新积集者,可移除胸引管。

17. 手术治疗 内科治疗失败者,可考虑手术治疗。

五、预后

病死率与诊断处理是否及时、肺部病变的严重度及并发症轻重有关,本病病死率高。

本症的预后与患儿孕周和孕龄密切相关,极低出生体重儿严重肺气漏往往发展至支气管肺发育不良,最后死亡。肺透明膜病患儿发生致死性肺间质气肿的危险因素是:

1. 出生体重<1500g,生后第 1 天用氧浓度超过 60%;

2. 生后 48h 内发生双侧 PIE;

3. 生后第 1 天正压通气所用的压力高,26cmH$_2$O 压力是危险界线,可作为改用新的治疗方案如高频通气的指标。

(张体健)

第七节 胎粪吸入综合征

胎类吸入综合征(meconium aspiration syndrome,MAS)是由胎儿在宫内或产时吸入混有胎粪的羊水,而导致以呼吸道机械性阻塞及化学性炎症为主要病理特征,以生后出现呼吸窘迫为主要表现的临床综合征。多见于足月儿或过期产儿。据文献报道,分娩时羊水混胎粪的发生率约为 $5\%\sim15\%$,但仅其中 $5\%\sim10\%$ 发生 MAS;而 MAS 中 $10\%\sim20\%$ 患儿并发气胸,5% 患儿可死亡。

一、病因和病理生理

1.胎粪吸入　胎儿在宫内或分娩过程中出现缺氧,其肠道及皮肤血液量减少,继之迷走神经兴奋,最终导致肠壁缺血痉挛,肠蠕动增加,肛门括约肌松弛而排出胎粪。同时缺氧使胎儿产生呼吸运动(喘息),将胎粪吸入气管内或肺内,或在胎儿娩出建立有效呼吸后,使其吸入肺内。也有学者根据早产儿很少发生羊水混有胎粪,而过期产儿发生率高于 35% 这一现象,推断羊水混有胎粪也可能是胎儿成熟的标志之一。

2.不均匀气道阻塞和化学性炎症　MAS 的主要病理变化是由于胎粪的机械性阻塞所致。①肺不张:部分肺泡因其小气道被较大胎粪颗粒完全阻塞,其远端肺泡内气体吸收,引起肺不张,使肺泡通气/血流降低,导致肺内分流增加,从而发生低氧血症。②肺气肿:黏稠胎粪颗粒不完全阻塞部分肺泡的小气道,则形成"活瓣",吸气时小气道扩张,使气体能进入肺泡,呼气时因小气道阻塞,气体不能完全呼出,导致肺气肿,致使肺泡通气量下降,引起 CO_2 潴留。若气肿的肺泡破裂则发生肺气漏,如间质气肿、纵隔气肿或气胸等。③正常肺泡:部分肺泡的小气道可无胎粪,但该部分肺泡的通换气功能均可代偿性增强。由此可见,MAS 的病理特征为不均匀气道阻塞,即肺不张、肺气肿及正常肺泡同时存在,其各自所占的比例决定患儿临床表现的轻重。

因胆盐是胎粪组成之一,故胎粪吸入除引起呼吸道的机械性阻塞外,也可刺激局部引起化学性炎症,进一步加重通换气功能障碍。胎粪尚有利于细菌生长,故 MAS 也可继发细菌感染。此外,近年来有文献报道,MAS 时 Ⅱ 型肺泡上皮细胞受损和肺表面活性物质减少,但其结论尚需进一步研究证实。

3.肺动脉高压　严重缺氧和混合性酸中毒导致肺小动脉痉挛,甚至血管平滑肌肥厚(长期低氧血症),导致肺动脉阻力增加,右心压力增加,发生卵圆孔水平右向左分流;肺血管阻力的持续增加,使肺动脉压超过体循环动脉压,从而导致已功能性关闭或尚未关闭的动脉导管发生导管水平的右向左分流,即新生儿持续肺动脉高压(persistent pulmonary hypertension ofnewborn,PPHN)。上述变化将进一步加重低氧血症及混合性酸中毒,并形成恶性循环。

二、临床表现

1.吸入混胎粪的羊水　是诊断 MAS 的前提。①分娩时可见羊水混胎粪;②患儿皮肤、脐带和指、趾甲床留有胎粪污染的痕迹;③口、鼻腔吸引物中含有胎粪;④气管插管时声门处或气管内吸引物中可见胎粪(即可确诊)。

2.呼吸系统表现　患儿症状轻重与吸入羊水的物理性状(混悬液或块状胎粪等)和量的多少密切相关。若吸入少量或混合均匀的羊水,可无症状或症状轻微;若吸入大量混有黏稠胎粪羊水者,可致死胎或生后不久死亡。常于生后数小时出现呼吸急促(>60 次/min)、发绀、鼻翼扇动和吸气性三凹征等呼吸窘迫表现,少数患儿也可出现呼气性呻吟。体格检查可见胸廓前后径增加,早期两肺有鼾音或粗湿啰音,以后出现中、细湿啰音。如呼吸窘迫突然加重,并伴有呼吸音明显减弱,应怀疑气胸的发生。

3. PPHN　多发生于足月儿,在有文献报道的 PPHN 患儿中,约 75% 其原发病是 MAS。重症 MAS 患儿多伴有 PPHN。主要表现为严重的发绀,其特点为:当 $FiO_2 > 0.6$ 时,发绀仍不缓解;哭闹、哺乳或躁动时发绀加重;发绀程度与肺部体征不平行(发绀重,体征轻)。部分患儿在胸骨左缘第 2 肋间可闻及收缩期杂音,严重者可出现休克和心力衰竭。

尽管发绀 PPHN 的主要临床表现,但常需与青紫型先天性心脏病或严重肺部疾病所导致的发绀相鉴别,故应做如下试验:①高氧试验(hyperoxia test):吸入纯氧 15min,如动脉氧分压(PaO_2)或经皮血氧饱和度($TcSO_2$)较前明显增加,提示为肺实质病变;PPHN 和青紫型先心病则无明显增加。②动脉导管前、后血氧差异试验:比较动脉导管前(右桡或颞动脉)和动脉导管后(左桡、脐或下肢动脉)的 PaO_2 或 $TcSO_2$,若动脉导管前、后 PaO_2 差值$>2kPa$(15mmHg)或 $TcSO_2$ 差值$>4%$,表明动脉导管水平有右至左分流。若无差值也不能除外 PPHN,因为也可有卵圆孔水平的右至左分流。③高氧-高通气试验(hyperoxic hyperventilation test):应用气管插管纯氧抱球通气,频率 60~80 次/min,通气 10~15min,使动脉氧化碳分压(PaO_2)下降和血 pH 值上升,若 PaO_2 较通气前升高$>4kPa$(30mmHg)或 $TcSO_2$ 升高$>8%$,则提示 PPHN 存在。

严重 MAS 可并发红细胞增多症、低血糖、低钙血症、HIE、多器官功能障碍及肺出血等。

三、辅助检查

1. 实验室检查　血气分析:pH 值及 PaO_2 降低,$PaCO_2$ 增高;血常规、血糖、血钙和相应血生化检查;气管内吸引物及血液的培养。

2. X 线检查　两肺透亮度增强伴有节段性或小叶肺不张,也可仅有弥漫性浸润影或并发纵隔气肿、气胸等。临床统计尚发现:部分 MAS 患儿胸片改变不与临床表现成正比,即胸片严重异常者症状却很轻,胸片轻度异常甚或基本正常,症状反而很重。

3. 超声波检查　彩色 Doppler 超声检查有助于 PPHN 的诊断。

四、治疗

1. 促进气管内胎粪排出　为促进气管内胎粪排出,可采用体位引流、拍叩和震动胸部等方法。对病情较重且生后不久的 MAS 患儿,可气管插管后进行吸引,胎粪黏稠者也可气管内注入 0.5ml 生理盐水后再行吸引,以减轻 MAS 的病变程度及预防 PPHN 发生。此外,动物实验结果表明,即使胎粪进入气道 4h 后,仍可将部分胎粪吸出。

2. 对症治疗

(1)氧疗:当 $PaO_2 < 8.0kPa$(60mmHg)或 $TcSO_2 < 90%$ 时,应依据患儿缺氧程度选用鼻导管、面罩或氧气涵等吸氧方式,以维持 PaO_2 8.0~10.6kPa(60~80mmHg)或 $TcSO_2$ 90%~95% 为宜。若患儿已符合上机标准,应尽早机械通气治疗。

(2)纠正酸中毒:①纠正呼吸性酸中毒:可经口、鼻或气管插管吸引,保持气道通畅,必要是进行正压通气;②纠正代谢性酸中毒:纠正缺氧,改善循环,当血气结果中碱剩余为-6~-10 时,应在保证通气的前提下予碱性药物。

(3)维持正常循环:出现低体温、苍白和低血压等休克表现者,应用血浆、全血、5% 白蛋白或生理盐水等进行扩容,同时静脉点滴多巴胺和(或)多巴酚丁胺等。

(4)其他:①限制液体入量:严重者常伴有脑水肿,肺水肿或心力衰竭,应适当限制液体入量；②抗生素：不主张预防性应用抗生素，但对有继发细菌感染者，根据血、气管内吸引物细菌培养及药敏结果应用抗生素；③肺表面活性物质：目前有应用其治疗 MAS 的临床报道，但病例数较少，确切疗效尚有待证实；④预防肺气漏：需机械通气病例，PIP 和 PEEP 不宜过高，以免引起气胸等；⑤气胸治疗：应紧急胸腔穿刺抽气，可立即改善症状，然后根据胸腔内气体的多少，可反复胸腔穿刺抽气或行胸腔闭式引流；⑥其他：保温、镇静，满足热卡需要，维持血糖和血钙正常等。

3. PPHN 治疗　去除病因至关重要。

（1）碱化血液：是治疗 PPHN 经典而有效的方法之一。采用人工呼吸机进行高通气，以维持动脉血气：pH 值 $7.45 \sim 7.55$，$PaCO_2$ $3.3 \sim 4.7kPa$（$25 \sim 35mmHg$），PaO_2 $10.6 \sim 13.3kPa$（$80 \sim 100mmHg$）或 $TcSO_2$ $96\% \sim 98\%$，从而降低肺动脉压力。

但应注意，低碳酸血症可减少心搏量和脑血流量，特别是早产儿增加了脑室周围白质软化的发生机会，PPHN 治疗中应避免造成过度的低 $PaCO_2$。此外，静脉应用碱性药物如碳酸氢钠，对降低肺动脉压也有一定疗效。

（2）血管扩张剂：静脉注射妥拉唑啉虽能降低肺动脉压，但也引起体循环压相应或更严重下降，鉴于妥拉唑啉可使肺动脉和体循环压同时下降，其压力差较前无明显改变甚或加大，非但不能减少反而可能增加右向左分流，目前目前临床已很少应用。近年来，磷酸二酯酶抑制剂，如西地那非（sildenafil）等，可选择性扩张肺血管，被试用于新生儿 PPHN，也取得一定疗效。

（3）一氧化氮吸入（inhaled nitric oxide，iNO）：NO 是血管舒张因子，由于 iNO 的局部作用，使肺动脉压力下降，而动脉血压不影响，故不乏是 PPHN 治疗的选择之一。近年来的临床试验也表明，iNO 对部分病例有较好疗效。

（4）其他：在 PPHN 的治疗中，有报道肺表面活性物质能使肺泡均匀扩张，降低肺血管阻力；关于是否应用激素及 CPAP 治疗尚存在争议；液体通所尚在试验中；高频震荡通气取得一定效果；体外膜肺（ECMO）对严重 MAS（并发 PPHN）疗效较好，但人格昂贵，人员及设备要求高。

五、预防

积极防治胎儿宫内窘迫和产时窒息；尽量避免过期产；及时纠正低氧血症和混合性酸中毒对预防 PPHN 至关重要。

（张体健）

第八节　新生儿惊厥

新生儿惊厥是新生儿期常见急症，它包括从出生至按孕龄计算的第 44 周内的惊厥发作，发病率为 $6.6\% \sim 34.3\%$，它既可为良性，也可为病情险恶的表现，对脑发育有一定影响，故一旦发生，应速查病因并迅速处理。

一、病因

1. 围生期并发症

（1）缺氧缺血性脑病：占惊厥病因的60％～75％,惊厥多见于生后12h内。

（2）缺板及产伤性颅内出血：惊厥多见于生后2～3天。

（3）脑梗塞：多为大脑中动脉梗塞,惊厥多见于生后1～4天。

（4）缺氧性脑损害：胎粪吸入、呼吸窘迫、高血压、红细胞增多症等,惊厥多见于生后3天内。

2.感染见于脑膜炎、脑炎、脑脓肿、破伤风及TORCH感染等,以化脓性脑膜炎及败血症为多。宫内感染者,惊厥见于生后3天内,生后感染者则多见于出生1周后。

3.代谢异常

（1）低血糖：多发生于生后3天内。

（2）低钙血症：包括惊厥发生于生后1～3天内的早发型及生后1～2周的迟发型。

（3）低镁血症：常与迟发型低钙血症并存。

（4）高或低钠血症。

（5）维生素B_6缺乏症：惊厥见于生后数小时至2周,镇静剂无效。

（6）高胆红素血症。

（7）氨基酸代谢异常：枫糖尿症、苯丙酮尿症、高甘氨酸血症、甲基丙二酸血症等。

4.药物

（1）药物过量或中毒：如兴奋剂、氨茶碱、有机磷等。

（2）撤药综合征：孕母用麻醉药,苯巴比妥类药物,通过胎盘进入胎儿。分娩后药物供应突然中断,常于生后6h内发生惊厥,24～48h恢复正常。

5.先天性中枢神经系统畸形　脑积水,脑发育不全,小头畸形等。

6.家族性良性惊厥　为自限性疾病,惊厥发生于生后3天内,发作频繁,但一般情况良好,87％于数周至数月后自愈,13％发展为癫痫。

7.其他　包括半乳糖血症,色素失禁症等,或原因不明。

二、发病机制

惊厥是由一群神经元不规则连续放电所致。估计下列因素破坏了神经细胞膜表面的高度极化,导致电流不稳定而发生放电。缺氧、缺血、低血糖等使能量产生减少,细胞膜钠泵功能失调;钙、铁离子抑制钠离子在神经元细胞膜上的转运,血清钠离子的减少,促使细胞膜产生非极化过程;维生素B_6缺乏,使抑制性神经介质γ-氨基丁酸减少,过多兴奋可自神经元传出。

新生儿大脑皮质发育不成熟,神经细胞的胞浆与胞膜分化不全,树状突、髓鞘、突触的发育未完善、神经胶质与神经细胞间的正常联系未能建立,故无论在皮质各部位间,在一个脑半球内或两脑半球间,其异常电活动均具很大局限性,不易向邻近部位传导。但大脑皮质下结构发育相对较成熟,异常电活动能兴奋邻近组织,在各种病因刺激下,易导致临床上的皮质下发作如口颊部抽动等微小型变化。皮质下结构对缺氧的易感性,亦使皮质下发作成为惊厥的常见类型。

三、临床表现

1.微小型　见于足月儿和早产儿,表现为：

（1）面—口—舌运动：皱眉、面肌抽动、咀嚼、吸吮、伸舌、吞咽、打哈欠。

（2）眼部异常运动：凝视、斜视、眨眼运动。

（3）四肢异常运动：单一肢体震颤，固定或四肢踩踏板或划船样运动。

（4）植物神经性发作：呼吸暂停、屏气、呼吸增强、心率增快、出汗、流涎、阵发性面红或苍白。

2.多灶性痉挛型　见于足月儿，以多个肢体振幅小，频率1～3次/s的肌肉痉挛为特征，可由一侧转到另一侧肢体，多伴意识丧失。

3.局灶性痉挛型　多见于足月儿，以同侧单或双肢体局限性痉挛为特征，但无定位意义，多不伴意识丧失。

4.强直型　多见于早产儿，为四肢强直性抽搐。表示病情严重，有脑器质性病变。

5.肌阵挛型　见于足月儿和早产儿，以单个或多个肢体同步，对称性急速屈曲痉挛为特征，上肢比下肢明显。表明有弥漫性脑损害。

6.混合型　上述各种类型中，以微小型多见（占惊厥发作的50%），次为多灶性痉挛型。近年来亦有根据脑电图多图像监护仪的研究，把新生儿惊厥分为：

（1）临床发作与脑电图信号一致。

（2）临床发作不伴脑电图信号。

（3）婴儿痉挛症。

四、诊断

病因诊断十分重要，是进行特殊治疗和估计预后的关键，有时几种病因并存，必须注意。

1.病史　了解孕母健康情况及用药史、癫痫家族史，以排除先天性、遗传性、药物性惊厥，了解围生期情况以判断围生因素之惊厥。了解惊厥发作时间，惊厥发作有两个高峰，生后3天内发作者多为围生期并发症及代谢因素，生后1～2周发作者多为感染性疾病。

2.体检　惊厥类型，头围大小，肌张力变化，黄疸程度，颅内压增高征等均有助诊断。

3.脑电图（EEG）　虽对病因诊断意义不大，但对减少惊厥漏诊及判断预后有一定价值。新生儿异常EEG有以下特点：

（1）双侧同步棘慢波少见，惊厥放电倾向局限于一侧脑半球，好发于枕部及中央区，有时两半球同时独立放电。

（2）阵发性放电既可见于有临床发作者（21%～30%），亦可见于无临床惊厥者（足月儿占63%，早产儿占54%），或有临床惊厥而EEG正常者（25%），故EEG正常不能排除惊厥诊断。

（3）围生期缺氧或产伤所致惊厥，生后1周内EEG诊断价值最大，此后即使婴儿发展为严重神经系统后遗症，EEG也可变为正常。新生儿很少见到惊厥持续状态，但近年来国外用脑电图多图像示波记录仪进行连续监测，可同时录下大脑异常放电和惊厥动作，发现约2/3患儿惊厥发作时不伴大脑癫痫波，或EEG呈癫痫持续状态而无惊厥发作，从而大大减少惊厥漏诊率。

4.其他　包括脑脊液、血糖、血电解质检查、头部照片、B超、CT、磁共振检查等。

五、鉴别诊断

1.颤抖　为大幅度、高频率、有节奏的活动，可由被动屈曲肢体所停止，也可由刺激而诱发,不伴异常眼或口、颊运动。紧握该肢体可使其停止。而惊厥为无节奏抽动,幅度大小不一,低频率,不受刺激或屈曲肢体影响,常伴有异常眼或口、颊运动。

2.非惊厥性呼吸暂停　此发作于足月儿为 10~15s,早产儿为 10~20s,伴心率减慢 40% 以上。而惊厥性呼吸暂停发作,足月儿>15s,早产儿>20s,无心率改变,但伴有其他部位抽搐及 EEG 改变。

3.快速眼运动睡眠相　有眼部颤动,短暂呼吸暂停,有节奏咀动,面部怪相,身体扭动等,但清醒后即消失。

以上现象如与惊厥难鉴别,可检 EEG。

六、治疗

(一)病因

治疗惊厥可引起新生儿严重换气不良和呼吸暂停,导致低氧血症和高碳酸血症;引起血压升高致脑血流增加;引起糖酵解增加使乳酸堆积及能量消耗增加,各因素均可导致脑损害。故对新生儿惊厥,应迅速作出病因诊断并给予特异治疗,这比抗惊厥治疗重要得多。病因治疗依原发病而异,有些病因一经消除.惊厥即停止而不必用止惊药。

1.低血糖　25%葡萄糖 2~4ml/kg 静脉注射后,10%葡萄糖 5~8mg/(kg·min)维持。

2.低血压　10%葡萄糖酸钙 2ml/kg 加等量葡萄糖稀释后缓慢静脉注射。

3.低血镁　25%硫酸镁 0.2~0.4ml/kg 肌内注射或 2.5%硫酸镁 2~4ml/kg 静脉注射,速度<1ml/(kg·min)。

4.维生素 B_6 缺乏症　维生素 B_6 50~100mg 静脉注射。

5.其他　针对不同病因给予治疗,如有感染者抗感染,红细胞增多症者作部分换血。

(二)对症处理

除禁食、补液 80~100ml/(kg·天)外,由于低体温,低载氧血症,高或低碳酸血症,高或低血压等,均可加重脑损害,故应予纠正。窒息、颅内出血常并发脑水肿,应限制水分为 50~70ml/(kg·天),供氧并用脱水剂如 20%甘露醇 0.5g/(kg·30min)内静脉滴注,并使用利尿剂,争取于 48h 内降低颅内压。

(三)控制惊厥

临床发作伴脑电图异常者,对止惊剂反应良好,预后亦较好,而不伴脑电图变者,常需用较大量止痉剂,且预后较差。临床发作不明显,仅有脑电图异常者,是否应即予抗惊厥治疗,尚有争论。

1.苯巴比妥　除有镇静作用外,对缺氧缺血性脑病尚有保护脑细胞作用,静脉注射快速达到血药有效浓度,半衰期长,疗效稳定确切,副作用少,为首选药物。苯巴比妥负荷量为 20~30mg/kg,有效血药浓度为 20~30mg/L,一般首次 10~15mg/kg,以 0.5mg/(kg·min)的速度静脉注射,如未止惊,每隔 10~15min 再注 5mg/kg,直至惊厥停止(有认为首次用药后止惊者,仍应作第二次用药以达有效血药浓度),12h 后用维持量 3~5mg/(kg·天),分两次肌内注射或口服,如使用 2 周以上,应根据血药浓度重新调整剂量。对缺氧缺血性脑病之惊厥,治疗剂量可偏大,维持量需用至神经症状完全消失,EEC 恢复正常才停药。如果累积量最达到 30mg/kg 仍未止惊,可改用苯妥英钠。

2.苯妥英钠　静脉注射效果好,其通过血脑屏障速度比苯巴比妥快 5 倍,肌肉注射及口服吸收不良,本药负荷量为 20mg/kg,有效血药浓度为 10～20mg/L,一般首次 10mg/kg,以 0.5mg/(kg·min)速度静脉注射,如未止惊,每隔 10～15min 再注 5mg/kg,止惊后维持且为 3～5mg/(kg·天),分两次静脉注射.如累积量达 20mg/kg 仍无效,改用利多卡因或安定。使用本药时注意发生心律失常。

3.利多卡因 上述两药用后仍未止惊,提示有严重颅内病变,可用利多卡因,此药能通过血脑屏障,可抑制大脑皮层异常放电,疗效发生快(1min 内止惊),少致意识低下,毒性及积蓄作用小,安全性大。首剂 2mg/kg 静脉注射,20～30min 后如无效,可重复上述剂量,缓解后用 4～6mg/(kg·h)维持 2～3 天。亦有建议第 1 天用 4mg/(kg·h),以后每天减少 1mg/(kg·h),直至第 5 天停药,只要维持血药浓度为 3～6mg/L,未发现有副作用,个别有心率减慢,血压下降,减慢滴注速度后即可恢复,因不会导致呼吸抑制,尤适用于惊厥伴呼吸衰竭者。由于有抑制心脏传导及 75%～80%经肝代谢后由肾脏排泄,故有心、肝、肾功能损害者慎用,有房室传导阻滞者禁用。

4.安定 除以 5mg/(kg·天)用于破伤风惊厥外,一般不作一线抗惊厥药使用,仅用于上述药物治疗无效之持续惊厥。本药作用快,消失也快,故作维持治疗效果不可靠,且有效剂量的个体差异大,剂量为 0.25～0.7mg/kg 静脉注射,可先从小剂量开始,如无效,逐渐加量,或用 0.3mg/(kg·h)静脉滴注,有效血药浓度为 0.15～0.3mg/L,注意会发生呼吸循环抑制及加重黄疸。

使用止惊药,要监测血药浓度,如无监测手段,用药后应密切观察,以惊厥停止,患儿安静入睡,呼吸、心跳平稳,掌指弯曲有一定张力为度。是否需用维持量或维持用药期限,视病因消除或惊厥控制情况而定,一般用至最后一次惊厥发作后 2 周,方可减量停药。新生儿惊厥后继发癫痫,常于癫痫发作前,有 5 个月至数年的潜伏期,此段时间不必作预防用药。但对 CT 为Ⅳ级的脑室内出血儿且于 1 个月内有惊厥发作者,拟抗癫痫治疗至少一年,然后逐渐减量停药。

七、预后

新生儿惊厥的预后取决于原发病及脑损害程度,发作间歇期脑电图,对判断预后最为有用,下列各点均与预后有关。①病种:按致脑损害的百分率算,依次为先天性中枢神经系统畸形(100%),脑室内出血,宫内感染(90%),先天代谢异常(80%),缺氧缺血性脑病,生后感染(50%～70%),后天代谢异常(40%～50%),硬膜下出血,撤药综合征,家族性良性惊厥(0～10%)。②惊厥类型:其对脑损害程度为:强直型>肌阵挛型>多灶性痉挛型>微小型,局灶痉挛型,此乃强直型与肌阵挛型,多见于脑部有明显病变且惊厥持续时间较长之故。③惊厥间歇期:有明显神志障碍、反射或其他神经系异常者预后差。④EEG:背景波呈爆发抑制或平段,频发癫痫波,或 EEG 异常时间大于 1 周者预后差。

(张体健)

第九节 新生儿颅内出血

新生儿颅内出血(intracranial hemorrhage of the newborn)主要由缺氧或产伤引起,早产儿多见,是新生儿死亡的重要原因之一,存活者后遗症较多。现今可在生前早期诊断,早期防治。

一、病因

1. 缺氧　多见于早产儿,胎龄越小发生率越高。可因宫内窘迫、产时和产后窒息缺氧导致血管通透性增加,血液外渗,出现室管膜下出血、脑实质点状出血、蛛网膜下出血。

2. 产伤　以足月儿、巨大儿多见。可因胎头过大,头盆不称、臀位产、急产、高位产钳、吸引器或产钳助产、负压吸引器助产等,使头部受挤压、牵拉而引起颅内血管撕裂。出血部位以硬脑膜下多见。近年由产伤引起的颅内出血发生率已明显下降。

3. 其他　快速输入高渗液体、血压波动过大、机械通气不当、项内先天性血管畸形或全身出血性疾病也可引起颅内出血。

二、发病机制

1. 产伤性颅内出血　分娩过程中胎头所受压力过大,局部压力不均或头颅在短时间内变形过速者均可导致大脑镰、小脑天幕撕裂而致硬脑膜下出血;脑表面静脉撕裂常伴蛛网膜下隙出血。

2. 缺氧缺血性颅内出血　①缺氧及酸中毒直接损伤毛细血管内皮细胞,使其通透性增加或破裂出血。②缺氧及酸中毒损伤脑血管自主调节功能,形成压力被动性脑血流,当体循环压力升高时,脑血流量增加,导致毛细血管破裂,相反在血压下降时,脑血流量减少而致缺血性改变,缺血坏死区内可有出血灶。③≤32 周早产儿有大脑侧脑室和第四脑室周围室管膜下以及小脑软脑膜下的外颗粒层均存在有胚胎生发层基质,该组织是一个未成熟的毛细血管网,其血管壁仅有一层内皮细胞,缺乏胶原组织支撑,小毛细血管呈直角进入大的终末静脉支,动脉压突然升高时易于造成毛细血管破裂出血。室管膜下血液向内可穿破室管膜引起脑室内出血,向外可侵及白质致脑实质出血。部分足月儿在室管膜下仍有残余生发层基质,故亦可能有出血,而其脑室内出血则大多来自脉络丛。

新生儿颅内出血常见症状有烦躁不安、脑性尖叫或惊厥等兴奋症状,或表现为嗜睡、昏迷、肌张力低下、拥抱反射减弱或消失等抑制症状,呼吸不规则或出现暂停。颅内压增高者前因紧张或隆起,瞳孔不等大,对光反射消失。诊断本病主要根据病史、临床表现、脑脊液检查(病情危重不宜作腰穿),其他检查如头颅 B 超检查、CT、磁共振等,有助于颅内出血的定性和定位诊断。治疗原则是控制惊厥、降低颅内压、控制出血、保护脑细胞、支持疗法。

三、临床表现

(一)颅内出血共同的临床表现

颅内出血的临床表现与出血部位、出血程度有关。主要表现为中枢神经系统的兴奋、抑制症状,多在出生后 3 天内出现。早期为兴奋症状,如烦躁、脑性尖叫、惊厥等。随着病情发展,则出现抑制状态,如嗜睡、昏迷、肌张力低下、拥抱反时减弱或消失等。常有面色苍白、青紫、前囟饱满或隆起,双眼凝视,瞬目,双瞳孔大小不等戒固定,对光反射消失,呼吸不规则或暂停等表现。

(二)各部位出血的临床特点

1. 硬膜下出血　多由于产伤引起。小脑幕上出血先表现为激惹、脑性尖叫、两眼凝视惊厥等兴奋表现,病情进一步发展,可出现抑制状态。小脑幕下出血因出血灶压迫延髓,可出现意识障碍、呼吸不规则、阵发性呼吸暂停甚至呼吸停止、肌张力低下。

2.蛛网膜下腔出血 多见于早产儿,常有窒息史,可为原发,也为脑室内出血或硬膜下出血时血液流入蛛网膜下腔所致。出血量少者可无症状,或仅有易激惹、肌张力低下,常在1周内恢复。出血量多者症状明显,可出现惊厥,但惊厥间期神志清楚。蛛网膜下腔出血不易压迫脑干,故预后较好,但出血严重者也可病情迅速恶化甚至死亡,可遗留有脑积水后遗症。

3.脑实质出血 多为早产儿。临床表现无特殊,当出血使脑干受压时,可表现为呼吸暂停及心动过缓。

4.脑室周围及脑室内出血 多见于早产儿和出生时有窒息史者。临床表现如上述,常发生于生后24~48h内,症状轻重不一。严重者可急剧恶化,在数分钟或数小时内进入昏迷、抽搐、四肢肌张力低下、前囟饱满、瞳孔对光反射消失、呼吸暂停等。出血量多者有贫血、血压不升。

5.硬膜外出血 常见于产钳助产者,常伴颅骨骨折。颅内压增高症状明显,严重者出现脑干功能障碍逐渐加重甚至死亡。

6.小脑内出血 多发生于极低体重儿。起病急,有呼吸暂停、心动过缓和脑干功能障碍。

四、诊断

1.病史 孕龄不满32周,体重不足1500g,易发生脑室管膜下出血及脑室出血,发病率可达40%~50%。多发生于3日以内。

2.临床表现 常无兴奋过程,而抑制症状明显,如拒奶、嗜睡、反应低下、肌张力低下、拥抱反射消失。经常出现阵发性呼吸节律不整及呼吸暂停,伴发绀。晚期出现惊厥及昏迷。面色苍白、前囟膨隆、双眼凝视、瞳孔不等或散大固定、光反射消失。

3.辅助检查 IVH的诊断除结合围生期缺氧或外伤病史及依靠临床表现的识别和影像学检查。早产儿临床症状和体征较少,影像学检查头颅CT、B超是IVH的主要诊断手段,根据头颅B超或CT检查结果能精确的了解病变类型、部位及程度,并做出分级诊断和对预后作出估价。

五、检查

(一)实验室检查

1.血象 出血严重者,可有贫血,血红蛋白、血小板、血细胞比容下降。

2.血液检查 生化检查有CPK-BB活性增高,血浆血栓素B_2和6-酮-前列腺素比值增高有助诊断。

血气分析呈代谢性及呼吸性酸中毒和低氧血症。其他可有间接胆红素增高,凝血酶原时间延长等。

3.脑脊液检查 在蛛网膜下腔出血及脑室内出血时可阳性,临床常因脑脊液检查发现均匀一致的血性脑脊液而提示蛛网膜下腔出血的诊断,表现为均匀血性,皱缩红细胞,早期脑脊液红细胞数量和蛋白含量增高,部分病例白细胞增高,以后脑脊液变为黄色和葡萄糖降低。

但是有些病例脑脊液不呈血性,如对硬膜下出血和脑实质出血诊断没有帮助,且有诱发脑疝可能。

因此,腰椎穿刺检查正常亦不能排除本病,且病情危重时不宜进行此操作。因此不能将腰椎穿刺作为 IVH 的确诊手段。

(二)辅助检查

1.颅透照　颅透照对诊断硬膜下血肿、脑穿通畸形或脑积水有一定意义。

2.头颅超声　是诊断 IVH 的首选方法。床旁连续头颅超声对早产儿 IVH 的开始时间、出血部位及严重程度提供可靠的信息,而且价廉方便,无须搬动患儿,又无放射线损伤。极低出生体重儿是易发生 IVH 的高危人群,应常规进行头颅超声的筛查。在生后 3 天、1 周、1 个月时各查 1 次。

通过头颅超声可将 IVH 分为 4 级。Ⅰ级:出血限于室管膜下,不伴脑室内出血。Ⅱ级:不伴脑室扩张的 IVH。Ⅲ级:IVH(>50%脑室区域)伴脑室扩大。Ⅳ级:脑室内出血合并脑实质出血或脑室周围出血性梗死。检测到伴中线移位的大脑表面的硬膜下血肿,对幕上出血的诊断不及 CT,对幕下出血的诊断不及 MRI。

3.头颅 CT　CT 是证实 IVH 的部位和程度的有效手段,对硬膜下出血、后颅凹出血、蛛网膜下腔出血和某些脑实质的损害,CT 的诊断价值优于超声。但 CT 不能床旁进行,还有使患儿暴露于放射线的缺点,对后颅凹硬膜下出血和小脑出血的诊断价值不及 MRI。

4.头颅 X 线摄片　枕骨分离和颅骨骨折可通过头颅 X 线摄片证实。

5.经颅脑阻抗法　近年来有应用经颅脑阻抗法(transcephalic cerebral impedance)及 Doppler 技术测脑血流速度以检查颅内积液及预测治疗效果。

6.头围　连续观察头围有助于监测脑室体积的变化。

六、鉴别诊断

1.颅内出血的脑性缺氧以呼吸浅表不规则或暂停为多见;而肺性缺氧以气急、鼻煽和三凹征为主,给氧和啼哭后青紫改善;心性缺氧往往呼吸深度增加,吸氧后青紫如归。

2.抽搐应与窒息缺氧后脑水肿、低糖、低钙、低钠、低镁血症、维生素 B_6 依赖症、颅内畸形、感染、核黄疸等鉴别。

3.肌张力低下应与先天愚型、重症肌无力,先天性肌弛缓综合征、心型或肌型糖原累积病等相鉴别。

4.腰椎穿刺损伤　血性脑脊液是提示蛛网膜下腔或脑室内出血的一个线索,但需与腰椎穿刺损伤鉴别。

5.细菌性脑膜炎　IVH 非急性期颅内出血的脑脊液特征为脑脊液黄色、红细胞数量增多和蛋白含量增高,脑脊液糖常常降低(30mg/dl),甚至可低达于 10mg/dl,并可持续数周甚至数月。脑脊液中糖的降低可能系出血损伤葡萄糖向脑脊液转运的机制。当脑脊液糖降低,伴淋巴细胞增多和蛋白含量增高时,很难与细菌性脑膜炎鉴别。

七、并发症

1.常合并肺透明膜病、肺出血。

2.经常出现阵发性呼吸节律不整及呼吸暂停,伴发绀。晚期出现惊厥及昏迷。面色苍白、前囟膨隆、双眼凝视、瞳孔不等或散大固定、光反射消失。极度严重者可死于产程中或生后仅有微弱心跳,虽经积极复苏,最后仍告无效。

3.发生不同程度的神经系统后遗症,存活者常留有癫痫、脑瘫、智力低下、视力或听力障碍、共济失调等后遗症。

八、治疗及预后

(一)治疗

1.加强护理 保持安静,减少搬动,头中位或右侧卧位,头肩略垫高 $30°$。保持患儿体温在 $35.5\sim36.5℃$。出生时即有症状者,宜推迟喂奶。供氧,及时清除呼吸道分泌物。控制入液量,宁少勿多,每天 $50\sim60ml/kg$。

2.控制出血

(1)维生素 K:可选择使用维生素 K_1 $1\sim5mg/次$,肌内注射,1 次/天,连续 3 天。也可选择酚磺乙胺(止血敏)、卡巴克络(安络血)和血凝酶(立止血)、氨甲苯酸或氨基己酸等。

(2)输新鲜血浆或全血:每天 $10\sim20mg/kg$。

(3)维生素 C:改善血管通透性,有利于止血。

3.抗惊厥 有利于止血和防止新的出血,应及时止惊,需用抗惊厥药物。原则上选择一种药物,剂量要足,或两种药物交替使用。用药期间经常监测药物血浓度,用药后密切观察,以惊厥停止、安静入睡、呼吸、心率平稳、掌指弯曲有一定张力为度。

(1)苯巴比妥:控制新生儿惊厥首选。首次给以负荷量 $15\sim20mg/kg$,肌内注射或静脉缓慢注射。如惊厥仍未控制,可每隔 $10\sim15min$ 再给 $5mg/kg$,直到惊厥停止,总量可达 $30mg/kg$。惊厥控制后,$12\sim24h$ 开始给予维持量,按每天 $5mg/kg$,分两次静脉或肌内注射,每 12h 1 次,$2\sim3$ 天后改为口服维持。与安定合用时注意到对呼吸抑制。

(2)地西泮(安定):为治疗新生儿惊厥持续状态的首选药物,剂量为每次 $0.3\sim0.5mg/kg$,缓慢静脉注射。此药半衰期为 15min,通过血脑屏障快,消失也快,因此可于 $15\sim20min$ 后重复使用,一天之内可应用 $3\sim4$ 次。对难于控制的惊厥可每天给 $3\sim12mg/kg$ 连续性静脉滴注。

4.降低颅内压

(1)肾上腺皮质激素:对伴有颅内高压者早期应用有持续缓解脑水肿的作用,可减少甘露醇的重复使用。常用地塞米松,每次 $0.5\sim1.0mg/kg$,每 $6\sim12h$ 1 次,静脉滴注。多在 48h 内应用,48h 后根据病情决定停用或减量。

(2)20%甘露醇:如已为晚期发生了脑疝,有瞳孔不等大、呼吸节律不整、叹息样呼吸或双吸气时,可使用 20%甘露醇,剂量根据病情决定,一般每次 $0.25\sim0.5g/kg$($1.25\sim2.5ml/kg$),可 6h 使用一次,静脉推注或快速静脉滴注,颅内压的高低及意识状态可作为是否需要重复给药的指标。

(3)控制液量:因脑水肿致颅内高压时,控制液体量每天 $60\sim80ml/kg$,并根据电解质、血浆渗透压及尿量、体重变化进行调整。

5.维持正常脑灌注 大量 IVH 时,由于动脉压降低和颅内压增高,脑的灌流减少,因此必须维持血压在足够的水平上,同时避免血压的过度波动和脑血流速度的突然升高,没有必要的过分积极治疗反而会加重已经存在的脑损伤。

当收缩压低于 $6.67kPa(50mmHg)$ 时可给予静脉滴注多巴胺[$3\sim5\mu g/(kg\cdot min)$]和多巴酚丁胺[$2.5\sim10\mu g/(kg\cdot min)$],开始时用小剂量,渐增大至高量。

6. 脑代谢激活剂

(1)胞磷胆碱:出血停止后,可给予胞磷胆碱 100～125mg/次,加入 5%～10%葡萄糖液 50ml 内,1 次/天,10～14 天为 1 疗程,生后第 2 天开始,直至症状好转或出院时。

(2)脑蛋白水解物(脑活素):每天 1～2ml,稀释后静滴,或肌内注射,1 次/天,10～14 天为一疗程,可用 2～3 疗程。

(3)吡拉西坦(脑复康):恢复期可给脑复康,每天 0.2g,连续服药 3 个月。

(4)其他:可应用细胞色素 C、三磷腺苷(ATP)、辅酶 A 等。

7. 脑硬膜穿刺和外科治疗　手术指征取决于出血病灶的大小、颅压增高的体征和是否存在脑疝。大脑表面硬膜下出血伴中线移位,特别是临床症状恶化伴小脑幕切迹疝时,均是急诊硬膜下穿刺或切开引流的指征。脑硬膜穿刺 1 次/天,每次抽出量不超过 15ml。位于后颅凹的大量硬膜下出血也需外科手术。对于无明显症状的硬膜下出血患儿,外科手术并不能改善其远期预后,但需临床严密观察,若患儿病情稳定,勿需手术。

8. 高压氧治疗　可用高压氧舱全舱给氧法,每天治疗 1 次,氧浓度为 90%～100%,压力为 2kPa,每次 2h,视病情可连续进行 5～10 次,至临床症状及 B 超示脑水肿消失。颅内出血在病情稳定 6h 后入舱。有惊厥者,待抽搐停止、呼吸脉搏稳定后入舱。

9. 支持疗法　维持正常的通气,维持水、电解质和酸碱平衡,维持体温和代谢正常等。颅内出血至新生儿惊厥时,首先是排除可能存在的代谢紊乱如低血糖症,低钙血症、低镁血症、低钠血症等,如为代谢紊乱引起,则应立即处理。

10. 预防出血后脑积水　脑脊液中的血液和蛋白质可引起蛛网膜炎及粘连,导致出血后脑积水。

(1)腰椎穿刺放脑脊液:可连续腰椎穿刺放出血性脑脊液,在病情稳定后,每天或隔天 1 次,每次放 2～3ml/kg,但连续腰椎穿刺对预防出血后脑积水的价值还有争议。

(2)纤溶药物:用纤溶药物已被尝试预防出血后脑积水的发生,但需要进一步证实。

(3)脑室穿刺引流:可进行脑室穿刺引流,维持 7 天后撤除,如头围继续增大,可考虑脑积水分流术。

(二)预后

新生儿颅内出血的预后与其原因、出血量、部位、类型、脑损害程度及其他围生期因素而异。Ⅰ～Ⅱ级颅内出血者若能早期诊断和及时治疗,预后较好,90%均能存活,约 10%～20%可发生脑积水Ⅱ～Ⅳ级颅内出血者病死率超过 50%,约 2/3 存活者可发生脑积水或其他神经系统后遗症。一般认为足月儿、急性缺氧、20min Apgar 评分正常、蛛网膜下腔出血、室管膜下腔出血、小量脑室内出血及额叶小血肿等预后较好;早产儿或小于胎龄儿、慢性缺氧、20min Apgar 评分过低、大量脑室内出血伴脑室扩大、顶枕部脑实质出血或同时伴有顽固低血糖者预后差。新生儿原发性蛛网膜下腔出血预后较好,90%随访正常。大量蛛网膜下腔出血可致患儿迅速恶化和死亡,主要后遗症是出血后脑积水,但其发展过程比脑室内出血后脑积水缓慢,预后比脑室内出血好。严重小脑幕和大脑镰撕裂者病死率较高,存活者常发生脑积水和其他后遗症。早产儿严重小脑出血预后极差,即使存活也都有明显的运动和认知障碍。低出生体重儿颅内出血患者中 10%～15%发生脑积水,颅内压增高症状可有可无,其中 65%患儿可能停止发展或恢复。

(张体健)

第十节 新生儿缺氧缺血性脑病

新生儿缺氧缺血性脑病是指围产期窒息导致脑的缺氧缺血性损害,患者常在生后 1 周尤其头 3 天内出现一系列脑功能障碍表现。如烦躁不安或嗜睡、吐奶、尖叫、抽搐等症状。轻症患者预后良好,病情危重者,病死率高,幸存者可遗留后遗症,如智力低下、癫痫和脑性瘫痪。围产期缺氧主要发生在宫内,约 80%～90% 发生在产前或产时,10% 发生在产后。缺氧缺血性脑病多见于胎儿宫内缺氧、胎盘功能异常、脐带脱垂、受压及绕颈;异常分娩如急产、滞产、胎位异常;胎儿发育异常如早产、过期产及宫内发育迟缓,新生儿有严重肺部感染也可致此病。因此,预防本症首先应在怀孕后定期到医院进行产前检查并在医院分娩。

一、临床表现

1.意识障碍 表现为中枢神经系统兴奋或抑制状态,或两者交替出现。前者表现为烦躁不安,易激惹、吐奶、尖叫;后者表现为嗜睡、反应迟钝、昏迷。

2.肌张力改变 增高、降低甚至松软,轻症患者肌张力正常。

3.原始反射异常 拥抱反射、握持反射过分活跃、减弱或消失,吸吮反射减弱或消失。

4.病情较重 可有惊厥,新生儿惊厥多表现在面部、肢体不规则、不固定的节律性抽动,如反复眨眼、眼球偏斜、震颤、凝视;口舌做吸吮、咀嚼、咂嘴等阵发性活动,上肢或下肢做类似划船或踩自行车样周期性活动以及阵发性呼吸暂停等。

5.重症病例 出现中枢性呼吸衰竭、瞳孔改变、间隙性肌张力增高等脑损伤表现。

6.部分患者 出现前囟饱满、紧张。

7.并发症 以吸入性肺炎最多见。

二、诊断依据

1.有明确围产期缺氧史,特别是围产期重度窒息史患儿。

2.生后 1 周尤其头 3 天内出现异常神经症状,病情较重时前囟饱满、惊厥、中枢性呼吸衰竭等。

3.常合并吸入性肺炎,严重时可同时存在颅内出血。

4.颅脑 CT 及颅脑 B 超检查对诊断、分度、估计预后及鉴别诊断有一定意义。

三、检查

(一)实验室检查

1.生化指标测定 神经烯醇化酶(NSE),S-100 蛋白(S-100)和脑型肌酸磷酸激酶(CK-BB)存在于神经组织的不同部位,HIE 后 6～72h 它们在血液和脑脊液中的升高和脑损害程度呈正相关,能敏感地作为 HIE 早期诊断和评估预后的标志物。

2.其他 根据病情选择动脉血气分析,血糖,电解质,尿素氮,血小板,凝血酶原时间,凝血时间,纤维蛋白原等检测。

(二)辅助检查

1.胸部 X 线检查 常有吸入性肺炎。

2. 头颅 CT 检查

(1)轻度:散在、局灶性低密度影分布于 2 个脑叶。

(2)中度:低密度影超过 2 个脑叶,白质灰质对比模糊。

(3)重度:弥漫性低密度影,灰质白质界限消失,但基底节及小脑尚有正常密度。中、重度者常有颅内出血,正常新生儿尤其是早产儿脑水分多,髓鞘发育不成熟,可存在广泛的低密度,因此低密度的诊断 CT 值应在 18 以下,在 HIE 急性期,脑水肿比较明显,可能会掩盖脑细胞损伤,并且病情还在变化之中,所以早期影像学检查不能反映预后,需在 2～4 周后复查。

3. 颅脑超声检查

(1)普遍回声增强,脑室变窄或消失,提示有脑水肿。

(2)脑室周围高回声区,多见于侧脑室外角的后方,提示可能有脑室周围白质软化。

(3)散在高回声区,由广泛散布的脑实质缺血所致。

(4)局限性高回声区,表明某一主要脑血管分布的区域有缺血性损害。

4. 磁共振成像(MRI)　MRI 不仅能检出急性期 HIE 的存在,分布和严重性,而且能帮助判断预后,还能发现髓鞘形成是否延迟或异常,以判断神经发育情况。

5. 脑功能检查

(1)脑电图(EEG)检查:表现为节律紊乱,低波幅背景波上的棘慢波爆发或持续弥漫性慢活动;出现"爆发抑制","低电压"甚至"电静息",则为重度 HIE,脑电图异常程度与病情轻重程度相平行,脑电图正常或单灶者,预后好;持续异常(等电位,低电位,快波,暴发抑制波形等)脑电图,尤其是周期性,多灶性或弥漫性改变者,是神经系统后遗症的信号。

(2)脑干听觉诱发电位(BAEP):表现为出波延迟,潜伏期延长,波幅变平及波脱失,动态观察 V 波振幅及 V/I 振幅比值,若持续偏低提示神经系统损害。

(3)多普勒超声脑血流速度(CBV)测定:有助于了解脑灌注情况,高 CBV 提示存在脑血管麻痹和缺乏自主调节,低 CBV 提示存在广泛的脑坏死,低灌注,甚至无灌流。

6. 脑代谢监测

(1)磁共振频谱(MRS):MRS 是一种无创伤性检测体内化学成分(如脑组织的 ATP,磷酸肌酸,乳酸等)的方法,能在活体上测得脑组织的代谢情况,比 MRI 能更早期敏感地反映缺氧缺血脑损伤程度。

(2)近红外光谱测定技术(NIRS):NIRS 是近年来国外新兴的光学诊断技术,可直接测出脑组织中氧合血红蛋白及还原血红蛋白的变化,实际了解脑内氧合情况,间接反映脑血流动力学状况及细胞内生物氧化过程。

四、治疗原则

1. 加强围产期监护,防治窒息,及时复苏。

2. 消除低氧血症,鼻导管或头罩给氧,鼻塞 CPAP 或人工通气。

3. 减轻组织缺氧缺血引起的多脏器损伤。尤其注意脑、心、肺、肾功能的维持。

4. 预防治疗感染。

五、治疗

(一)治疗原则

本病的预防重于治疗。主要在于预防围产期窒息的发作，要不断提高产科技术，及时处理宫内窘迫，尽快结束分娩。生后窒息的婴儿要及时复苏，以减少 HIE 的发生。

孕妇应定期做产前检查，发现高危妊娠应及时处理，避免早产和手术产；提高产科技术；对高危妊娠进行产时胎心监护，及早发现胎儿宫内窘迫并进行处理；产时，当胎头娩出后，立即挤净口鼻内黏液，生后再次挤出或吸出口、鼻咽部分泌物，并做好一切新生儿复苏准备工作。

一旦发现胎儿宫内窘迫，立即为产妇供氧，并准备新生儿的复苏和供氧。新生儿出生后宜平卧，头部稍高，少扰动。

1. 在分娩过程中要严密监护胎儿心率，定时测定胎儿头皮血 pH 和血气，发现宫内窘迫须及时给氧及静注葡萄糖等药物，并选择最佳方式尽快结束分娩。

2. 生后窒息的新生儿，要力争在 5min 内建立有效呼吸和完善的循环功能，尽量减少生后缺氧对脑细胞的损伤。

3. 窒息复苏后的新生儿要密切观察神经症状和监护各项生命体征，一旦发现有异常神经症状如意识障碍、肢体张力减弱、以及原始反射不易引出，便应考虑本病的诊断，及早给予治疗，以减少存活者中后遗症的发生率。

（二）治疗方法

治疗的目的在于尽可能改善已经受损害神经元的代谢功能；维持体内环境的稳定；同时应予以控制惊厥、减轻脑水肿、改善脑血流和脑细胞代谢等特殊治疗。

1. 一般治疗

（1）纠正低氧血症和高碳酸血症，必要时使用人工呼吸器。

（2）纠正低血压：保证充分的脑血流灌注，常用多巴胺每分钟 $5\sim10\mu g/kg$，静脉滴注。

（3）供给足够的葡萄糖以满足脑组织能量代谢需要：可按每分钟 $6\sim8mg/kg$ 给予。

（4）纠正代谢性酸中毒：碳酸氢钠 $2\sim3mEg/kg$ 10% 葡萄糖稀释后缓慢静滴。

（5）血钙低于 1.9mmol/L 时可静脉葡萄糖酸钙。

（6）适当限制液体入量：每日量 $50\sim60ml/kg$。输液速度在 4ml/kg/h 以内。

2. 控制惊厥　首选苯巴比妥钠，首次剂量给 $15\sim20mg/kg$，如未止惊可按每次 5mg/kg 追加 $1\sim2$ 次，间隔 $5\sim10min$，总负荷重为 $25\sim30mg/kg$。第 2 日开始维持量每日 $4\sim5mg/kg$（一次或分两次静脉注射）。最好能监测血药浓度，惊厥停止后一周停用。如惊厥频繁发作可加用安定或水化氯醛。

3. 控制颅压增高　选用地塞米松 0.5mg/kg，速尿 1mg/kg 静注，$4\sim6h$ 后重复应用。连用 $2\sim3$ 次后若颅压仍高，改用甘露醇 $0.25\sim0.5g/kg$ 静注，间歇 $4\sim6h$。力争在 $48\sim72h$ 内使颅压明显下降。

4. 中枢神经系统兴奋药等　可用细胞色素 C、三磷酸腺苷、辅酶 A 等，每日静脉滴注，直至症状明显好转；也可使用胞二磷胆碱 $100\sim125mg/$天，稀释后静点，生后第 2 天开始每日一次静滴；脑活素 5ml 以生理盐水稀释后静滴，均可改善脑组织代谢。

治疗必须持续至症状完全消失。中度 HIE 应治疗 $10\sim14$ 天，重度 HIE 应治疗 $14\sim21$ 天或更长。治疗开始得愈早愈好，一般应在生后 24h 内即开始治疗。尽量避免生后各种病理因素加重脑损伤。

六、预后

导致不良预后的一些因素有：

1. 重度 HIE。

2. 出现脑干症状　如瞳孔和呼吸的改变。

3. 频繁惊厥发作药物不能控制者。治疗一周后症状仍未消失者。

4. 治疗二周后脑电图仍有中度以上改变。

5. 脑 B 超和脑 CT 有Ⅲ～Ⅳ级脑室内出血,脑实质有大面积缺氧缺血性改变,尤其在 1～2 周后出现囊腔空洞者。

（张体健）

第十一节　新生儿先天性心脏病

先天性心血管病是先天性畸形中最常见的一类。轻者无症状,查体时发现,重者可有活动后呼吸困难、紫绀、晕厥等,年长儿可有生长发育迟缓。症状有无与表现还与疾病类型和有无并发症有关。根据血液动力学结合病理生理变化,可发为三类:①无分流类。②左至右分流类。③右至左分流类。

一、病因

由于胎儿心脏在发育过程中受到干扰,使部分发育停顿或缺陷,以及部分该退化者未能完全退化所致。

1. 胎儿周围环境因素　妊娠早期子宫内病毒感染,以风疹病毒感染后多见,常引起动脉导管未闭及肺动脉口狭窄,其次为柯萨奇病毒感染(Coxsakie)可引起心内膜弹力纤维增生症,此外羊膜病变,胎儿周围机械压迫,母体营养障碍,维生素缺乏及代谢病,母体用细胞毒类药物或较长时间放射线照射,均可能与本病发生有关。

2. 遗传因素　5% 先心病患者发生于同一家族,其病种相同或近似,可能由于基因异常或染色体畸变所致。

3. 其他　高原地区动脉导管未闭及房间隔缺损发病率较高,发生可能与缺氧有关。有些先心病有性别倾向性。

二、早期症状

轻者无症状,查体时发现,重者可有活动后呼吸困难、发绀、晕厥等,年长儿可有生长发育迟缓。症状有无与表现还与疾病类型和有无并发症有关。

根据血液动力学结合病理生理变化,可发为三类:

1. 无分流类　左、右两侧无分流,无紫绀,如肺动脉口狭窄,主动脉狭窄,主动脉缩窄,原发性肺动脉扩张,原发性肺动脉高压或右位心等。

2. 左至右分流类　在左、右心腔或主、肺动脉间有异常通道,左侧压力高于右侧,左侧动脉血通过异常通道进入右侧静脉血中—左向右分流,如心房间隔缺损,心室间隔缺损,动脉导管未闭,主肺动脉隔缺损,部分肺静脉畸形引流,瓦氏(Valsalva)窦动脉瘤破入右心。一般无

— 33 —

发绀,若在晚期发生肺动脉高压,有双向或右到左分流时,则出现发绀,又叫晚期发绀型。

3.右至左分流类　右心腔或肺动脉内压力异常增高,血流通过异常通道流入左心腔或主动脉。一般出生后不久即有紫绀,如法乐氏四联症,法乐氏三联症,三尖瓣闭锁,永存动脉干,大血管错位,艾森曼格氏综合征等。

三、检查

常见典型先心病,通过症状、体征、心电图,X线和超声心动图即可作出诊断,并能估计其血液动力学改变,病变程度及范围,以定治疗方案。对合并其他畸形、复杂先心病,可结合心导管或心血管造影等检查,了解其异常病变程度,类型及范围,综合分析,作出明确的诊断,并制定治疗方案。

四、鉴别诊断

主要鉴别属于哪种先天性心脏病。

1.动脉导管未闭、室间隔缺损、房间隔缺损:在疾病早期由于是动脉的血分流到静脉,属于左向右分流型,因此无发绀;但到了晚期,心脏左侧的压力超过了右侧,就出现了发绀。

2.法洛四联症、大动脉转位、肺动脉瓣闭锁:由于部分或全部静脉血直接分流入动脉,属于右向左分流型,因此出生后就有发绀。

3.肺动脉狭窄、主动脉狭窄、主动脉缩窄:尽管存在心脏畸形,但左右两侧之间无异常通道,属于无分流型,因此,终身不出现发绀。

五、治疗

(一)治疗前注意事项

一般取决于畸形的类型和严重程度,适合手术矫正者的手术时机及术前心功能状况,有无合并症而定。无分流类或者左到右分流类,轻者无症状、心电图和X线无异常者,以及中,重度均可通过手术矫正,预后较佳,若已产生严重肺动脉高压双向分流则预后较差,右至左分流或复合畸形者,病情较重者,应争取早日手术。轻者可选择手术时机,以10岁左右为佳。先天性心脏血管病中室间隔缺损,动脉导管未闭和法洛四联症较易并发感染性心内膜炎,影响预后,需注意防治。

(二)术前术后护理

1.术前护理

(1)合并有其他疾病:如肝肾功能损伤,急性传染性疾病,感染性皮疹等。发现异常应及时就医,治愈后再去医院行心脏手术治疗。

(2)防止呼吸道感染:患有动脉导管未闭,房、室间隔缺损等先天性心脏病患儿要预防肺部感染。一旦感染要积极治疗。

(3)发绀型先心病患儿:要控制患儿活动量,多休息,多饮水,避免剧烈运动和哭闹。

2.术后护理

(1)术后要预防感染。

(2)三至六个月内要限制剧烈活动和重体力劳动。

(3)饮食以普食,半流质高蛋白低盐高纤维素饮食为主,少量多餐,勿暴饮暴食。尤其控制液体入量(1～5岁儿童入量20～40ml/h,5～10岁儿童入量40～80ml/h,10～14岁80～120ml/h)。

(4)遵医嘱按时服药,不可随意停药,增减药物用量。

(5)一般术后3～6个月可以去上学,手术后遵医嘱去医院复查。

3.营养调理 饮食以普食,半流质高蛋白低盐高纤维素饮食为主,少量多餐,勿暴饮暴食,限制烟、酒、茶、咖啡及刺激性食物。

(三)最佳治疗时间

手术最佳最佳治疗时间取决于多种因素,其中包括先天畸形的复杂程度、患儿的年龄及体重、全身发育及营养状态等。一般简单先天性心脏,建议1～5岁,因为年龄过小,体重偏低,全身发育及营养状态较差,会增加手术风险;年龄过大,心脏会代偿性增大,有的甚至会出现肺动脉压力增高,同样增加手术难度,术后恢复时间也较长。对于合并肺动脉高压、先天畸形严重且影响生长发育、畸形威胁患儿生命、复杂畸形需分期手术者手术越早越好,不受年龄限制。

(四)能否愈合

先心病一般是无法自行愈合的,均需通过手术或者介入的方法根治。但是对于缺损口径小于0.5cm的室缺或房缺,可以无需治疗,它不会对患儿心脏功能及生长发育产生不良影响。但由于孩子存在心脏杂音,对将来升学、就业、婚姻有一定影响,而现在手术又非常成熟,有些家长由于这些社会因素还是选择手术。还有一些小的缺损,比如干下部位的室缺,由于靠近主动脉瓣,就是小于0.5cm,也需要积极手术治疗。对于缺损口径大于0.5cm的患儿建议行手术治疗。

(张体健)

第十二节 新生儿肺出血

新生儿肺出血系指肺的大量出血,至少影响2个肺叶,常发生在一些严重疾病的晚期。随着监护技术的发展,肺出血发病率有所下降,但早产儿肺出血病死率仍较高。

一、病因及发病机制

(一)病因

本病的病因尚未完全明确,多见于早产儿、低体重儿。男多于女,约为1.5～3.6∶1。肺出血表现为肺水肿极期,一些资料表明,肺出血和下列因素有关:窒息缺氧、感染、败血症、低体温,充血性心力衰竭,新生儿高粘滞综合征,Rh溶血,外伤性引起的气管及支气管糜烂,一些医源性因素如复苏过程中应用碱性药物,氧中毒,机械通气峰压过高,应用表面活性物质治疗肺部疾病等。其中窒息/缺氧是出生后第一天发生肺出血最常见的原因,而感染是出生后3～4天发生肺出血的重要原因,应用肺表面活性物质引起肺出血也是一个值得重视的原因。凝血障碍在肺出血中的作用尚不清楚,伴有DIC的病例并不多见,而在血小板减少症、新生儿出血性疾病并不发生肺出血。上述的原因导致:①肺毛细血管压力增加;②静脉内膨胀压下降;③肺淋巴液排出减少;④肺毛细血管渗透性增加。从而增加液体流进肺间质,增加肺的淋巴流量,但肺水肿通常发生在抗水肿系统受损时,肺间质水分增加,由于肺上皮受损或渗漏,或者是间质液膨胀进入肺泡。

新生儿肺水肿,常见是肺毛细血管压力增加,引起间质液增加,最后通过内皮孔液体进入肺泡,起初仅是白蛋白分子,当内皮孔增大时则 IgG、IgM、纤维蛋白原,红细胞也漏出,但出血量一般较少,血细胞比容减少一般少于 10%。

(二)病理

主要病变在肺脏,也可以合并其他脏器出血,以颅内出血多见。肉眼见肺体积增大,可见大块红色出血区,常见肺二叶以上受累,严重者整个肺脏充满血液,质地坚实,切开暗红色出血区有大量血液流出。镜下出血区肺泡内有大量血液成分存在,其中部分红细胞变性,外形不清。间质中常有血细胞渗出现象,病情严重者可见不到原有肺结构,通常无炎性细胞浸润。免疫荧光检查见肺组织有 IgG 及 C_3 沉着,电镜下可见毛细血管基底膜有致密团块,似为抗原抗体复合物。

大多数肺出血病例,从气道流出的血性分泌物,其血细胞比容比静脉血的血细胞比容明显降低,病理上血管改变主要在毛细血管。因而认为:肺出血是继发于肺水肿,由于肺毛细血管压力急剧增加所致。部分病例/从气道流出的血性分泌物,其血细胞比容和静脉血的红细胞相似,病理上炎症可以直接损伤血管,表明部分患者的肺出血,是由于血管遭直接损伤所致。

二、症状

早发型在出生后 24h 内发病,甚至出生后即发病;晚发型多在出生后 2～4 天后发病,2 周后极少发生。

肺出血有两项突出的临床表现:

1.病情突然恶化　患儿突然烦躁不安,无力,很快衰竭及无反应呼吸不规则、呼吸暂停,发绀迅速加重,氧饱和度急剧下降;心率变慢,由于液体及血液丢失,心力衰竭,低氧血症及酸中毒的存在常有低血压;肺部听诊出现局部或弥漫性小水泡音,并迅速增多,也有部分病例,从发病至死亡,肺部均未闻及小水泡音。

2.几乎在病情突然恶化的同时,从口、鼻流出血性分泌物,或从气管插管中吸出大量的血性分泌物,是诊断肺出血的最有力依据,但约 50% 患儿始终无血性分泌物从鼻或口腔流出。

三、诊断

(一)X 线改变

无特异性,表现多种多样,可表现为细网状肺纹理改变或斑片状阴影,有时有支气管充气征,大量肺出血时表现为均匀致密阴影,有时呈“白肺”改变。当肺出血改善时,肺部改变逐渐清晰,或逐步消失或进入慢肺的改变。心脏轻度至中度增大,以左室增大较明显,此外。尚可见肺部原发性疾病的改变。

(二)实验室检查

1.周围血象　白细胞可正常、增高或降低。肺出血后,红细胞减少,血红蛋白降低,由于大量血液丢失,Hb 可跌至 100g/dl,甚至更低,血细胞比容降低。部分患儿血小板减少。

2.少部分患儿有凝血功能障碍。

3.血气分析　均有不同程度的酸中毒,以混合性酸中毒或代谢性酸中毒多见;可致 pH≤

7.10，PaO_2 降低，$PaCO_2$ 可增高。

4. 生化改变　在伴有严重 RDS 的早产儿，部分有低血糖，低血钙，低蛋白血症，以及肾衰竭。

（三）诊断

新生儿肺出血的早期诊断比较困难，需要提高警惕，才能及时诊断。

1. 存在可能发生肺出血的原发疾病及危险因素。

2. 在原发疾病的基础上，病情突然迅速恶化，并很快衰竭，呼吸困难。发绀加重，氧饱和度迅速下降，血压降低，从口腔及气管内吸出血性分泌物，Hb 降低，肺部可以出现小水泡音，并迅速增加。

少量血从气管内吸出，如果出血前 1～2h 无明显的原因，通常是外伤所致，要注意鉴别。

晚期肺出血症状严重，诊断较容易明确，表现为口鼻涌血或声门胃血，休克（失血性），胸部照片呈"白肺"改变。

四、治疗

1. 保持呼吸道通畅　当肺出血一旦诊断时，应立即进行气管插管，吸干净气道内的血性分泌物，以保持氧的供应。用 1：100000 肾上腺素生理盐水随时冲洗气道内的血性分泌物，以避免血液堆积，阻塞气道；待气道血性分泌物明显减少时，可减为每小时或更长时间冲洗一次。肾上腺素生理盐水冲洗气道，不仅可以保持气道的清洁和通畅，而且少量肾上腺素通过气管黏膜吸收后，对维持正常的心率可能有一定的作用。

在用肾上腺素盐水冲洗气道时，要注意肾上腺素盐水的浓度不宜过高，剂量不宜过大，否则可能由于血管收缩引起持续性肺动脉高压，或者肺内分流，使发绀加重，甚至导致死亡。

2. 机械通气　一旦诊断为肺出血，应立即采用机械通气（IPPV＋PEEP），使经皮测定氧饱和度维持在 90％左右。呼吸机参数选择如下：

氧流量（Flow）：早产儿 6～8L/min，足月儿 8～10L/min。

吸入氧浓度（FiO_2）：0.6～1，病情严重时选择较高的吸氧浓度，一旦经皮测试氧饱和度恢复正常并稳定，应逐渐将吸氧浓度降至 0.4，避免发生高浓度氧副作用。

呼吸机频率（RR）：30～40 次/min，频率太快不利于减少肺的水分。

吸氧峰压（PIP）：2.45～2.94kPa（25～30cmH_2O）个别患儿可用至 3.43kPa（35cmH_2O）。足月儿、体重大者可高些，早产儿、体重轻可低些；肺顺应性差、气道阻力大者可高些；同类疾病，病情好转时低些，应注意高吸气峰压的副作用，尽量缩短高吸气峰压使用时间。

呼气末正压（PEEP）：0.392～0.588kPa（4～6cmH_2O），一般不超过 0.686kPa（7cmH_2O），以免引起 CO_2 潴留。在 IPPV 期间 PEEP 4～6cmH_2O，虽然在试验研究中不能减少肺部的水分，但可使水分再分配进入间隙，改善氧供和通气灌注平衡。

气道平均压（MAP）：无心脏病患儿一般不应超过 1.37kPa（14cmH_2O），伴有心脏病患儿，一般不应超过 18kPa（12cmH_2O）；否则，容易导致心功能障碍。

当 PaO_2 稳定在 6.67kPa（50mmHg）以上时或经皮测氧饱和度稳定在 85％以上时，可逐渐降低呼吸机条件，如果从气管内吸不到血性分泌物，肺部罗音消失，胸廓三凹征消失，便可逐渐撤离呼吸机，改用头罩吸氧。

也有报道高频振荡通气成功治疗新生儿肺出血。

3.控制肺水肿,心力衰竭,维持正常的心脏功能尽快恢复正常血压,静脉滴注多巴胺 0.5~5μg/(kg·min),或同时合用多巴酚丁胺 2~5μg/(kg·min),如心率>160 次/min,双肺湿性罗音增多,肝脏增大,即加用洋地黄及速尿,注意液体平衡,水分供应为 60~80ml/(kg·天);部分患儿心率变慢后很快发生心跳骤停而死亡,因此,如患儿出现心率明显变慢时,要立即气管内滴入 1:10000 肾上腺素,每次 0.1~0.3ml/kg,或静脉滴入肾上腺素 0.5~5μg/(kg·min),使心率维持在正常范围内,保证全身脏器的氧供。由于气管内滴入肾上腺素,其吸收并不稳定,当气管内滴入途径效果不佳时,要立即改用静脉给药。

4.纠正休克 输新鲜血浆或全血,一般按每次 10ml/kg 给予。如出血量大,输血(血浆)量可酌情增加。除了输血或输液外,也可以同时静脉滴注多巴胺。

5.表面活性物质的应用 肺表面活性物质一方面可以促使肺出血的发生,如在 RDS 患者应用 EXOSURF 后,肺出血发生率约 5%~6%,但也可以治疗或预防肺出血,在肺出血患者,应用 IPPV+PEEP 后,病情稳定,但肺顺应性仍较差的情况下,或者由于肺出血后蛋白丰富的液体在肺泡表面抑制表面活性物质的功能,以及存在肺部疾病恶化时,可以单剂量应用,以改善氧的供应。

6.动脉导管开放(PDA)的处理 在发生肺出血的早产儿,常常有动脉导管开放的存在,由于 PDA 的存在,肺充血,会加重肺水肿,影响肺出血的治疗,处理好 PDA 可以提高肺出血的治愈率。一般应在肺出血 24~48h 后,凝血障碍得到控制,低氧血症和酸碱平衡失调得到纠正,就考虑用消炎痛来关闭动脉导管,在需要时也可行外科结扎。在患者处于肺出血的极期,应用消炎痛是禁忌的。

7.其他措施

(1)保暖:将患儿置于辐射保温床上,使患儿体温保持在中性温度范畴内,减少氧及能量的消耗。

(2)纠正酸中毒:呼吸性酸中毒用改善通气纠正,代谢性酸中毒可用 1.4% 的 $NaHCO_3$ 来纠正,剂量可按下面的公式计算:5%$NaHCO_3$(ml)－BEX 体重(kg)×0.5,先输入 1/2 剂量,其余 1/2 在 8h 内输入或者重新根据血气分析结果进行调整。

(3)供给能量:静滴葡萄糖 8~10mg/(kg·min),使血糖维持在 2.5~5.0mmol/L(45~90mg/dl)。如果有低钙,或低蛋白血症也应适当进行纠正。

(4)纠正凝血机制障碍:根据凝血机制检查的结果视不同的情况给以补充,补充新鲜冻干血浆在纠正凝血障碍通常是成功的,一般不需要输注血小板,当患儿在 IPPV+PEEP 时病情变得平稳,酸碱平衡得到纠正,败血症得到治疗,凝血障碍通常都会减轻,因此,不需要更多的因子替代治疗。

(5)原发病的治疗:如有感染,除应用敏感的抗生素外,可同时输注正常人血免疫丙种球蛋白;有免疫损伤存在时可小心加用皮质激素。

五、预防

1.做好围生期保健,减少早产,低体重儿,避免窒息发生。
2.先兆早产者应用肾上腺皮质激素以促进肺成熟,减少 RDS 发生。
3.预防和处理新生儿严重感染。
4.对新生儿注意保暖,避免发生寒冷损伤。

5.避免医源性因素引起肺出血。

(陈慧兰)

第十三节 新生儿败血症

新生儿败血症,系指细菌侵入新生儿血循环,并在其中生长繁殖、产生毒素造成的全身感染。其发病率及病死率较高,尤其是早产儿及长期住院者。

一、病因

菌血症是细菌短暂侵入血循环,并无毒血症等任何感染中毒表现。如气管插管可造成黏膜损伤而导致菌血症,机体免疫力强于细菌的致病力,则可将其迅速清除,但若免疫力弱于细菌的致病力,则可发展为败血症。

(一)病原菌

随不同地区而异,中国一直以葡萄球菌最常见,其次是大肠杆菌。21世纪以来因极低出生体重儿的存活率提高和气管插管等的普遍使用,表皮葡萄球菌等条件致病菌(克雷伯杆菌、沙雷菌、枸橼酸杆菌、微球菌、D群链球菌等)败血症增多。20世纪70年代后美国以B群链球菌占首位,大肠杆菌其次。厌氧菌中以脆弱类杆菌、产气荚膜梭菌等可致败血症,其他大多为菌血症。

(二)感染途径

1.产前感染 母孕期血内有细菌时可经胎盘感染胎儿,以李斯特菌、胎儿弯曲菌较多。因母发热时大多及时就医,且胎盘有一定屏障作用,故产前感染所致败血症较少。羊水穿刺或宫内抽血消毒不严时可致医源性败血症。

2.产时感染 胎膜早破、产程延长时,细菌上行污染羊水,或胎儿通过产道时吸入、吞入该处细菌使胎儿感染,再发展为败血症。细菌亦可由胎儿头皮取血处、放置电极处或产钳损伤处侵入血液。

3.产后感染 最常见,尤其是金黄色葡萄球菌(简称金葡菌)称细菌常从脐部、皮肤黏膜损伤处侵入,也可由呼吸道消化道等侵入血液。近年来医源性感染增多,与雾化器、吸痰器和暖箱内水箱的水易被绿脓杆菌等污染有关;或因各种导管、插管破坏皮肤黏膜屏障后使表皮葡萄球菌等易于侵入血循环所致。

二、发病机制

胎儿在宫内缺乏微生物抗原刺激,其免疫系统又处于一定程度的抑制状态,胎龄、日龄越小,其免疫功能、局限感染能力越差,感染越易扩散,越易发展成败血症。

(一)非特异性免疫

1.皮肤黏膜屏障功能差。表皮角化不良,真皮层薄,胶原纤维疏松;黏膜娇嫩,纤毛运动及腺体分泌不全;胃酸少、酸度低、胆酸少,黏膜通透性高,易破损,均有利细菌侵入血循环。

2.淋巴结缺乏吞噬细菌的过滤作用。常不能将细菌局限于淋巴结。

3.脐坏死组织有利细菌繁殖。脐残端是暴露伤口,离较粗血管最近,细菌易由此侵入血液。

4.血脑屏障功能差。败血症易并发脑膜炎。

5.非特异性体液免疫功能差。

(1)补体（C_{19}、C_2、C_9、C_3 激活前因子）的水平低于成人,胎龄越小越低,补体激活旁路途径较传统途径的活性更低下。

(2)调理素、纤维连接蛋白水平低于成人,影响中性细胞吞噬及杀灭细菌。

(3)溶菌酶含量低,产生 γ 干扰素的功能明显低下。

6.非特异性细胞免疫功能差

(1)新生儿中性位细胞储备少,其细胞膜的变形能力、粘附异物、趋化移动的距离能力均明显低于成人,吞噬、杀菌能力较差与其 C_3、C_5、纤维连接蛋白含且低与调理素不足有关。

(2)单核－吞噬细胞系统内各种游走和固定的巨噬细胞的吞噬作用较差,趋化作用不足,肺内的巨噬细胞出生时几乎没有,以后增多。

(3)自然杀伤细胞活性低下。

（二）特异性免疫

1.特异性细胞免疫功能差　新生儿 T 细胞对特异性外来抗原应答差,对真菌、病毒及细胞内寄生细菌（衣原体、麻风、结核、伤寒、布氏杆菌）易感性增高,且较难肃清。如胎内感染的风疹病毒生后可存活数月以上,并可感染无风疹免疫力的医护人员。

生后 5～10 天内致敏的 T 细胞不能充分发挥特异的细胞免疫功能。而且反应速度慢,产生各种淋巴因子及干扰素不足。加之巨噬细胞与自然杀伤细胞功能较差,故新生儿致敏 T 淋巴细胞杀伤病原体能力,淋巴因子增强巨噬细胞吞噬病原体作用都远不如成人。

2.特异性体液免疫　仅 IgG 能通过胎盘,妊娠 34 周后才明显增多,故胎龄越小,其血中 IgG 水平越低,过期产儿因胎盘功能异常,其 IgG 水平也低于母体。足月儿脐带血中抗体等于或略高于母血水平的有抗毒素、多种抗病毒抗体及沙门氏菌鞭毛抗体等;低于母血水平的有百日咳杆菌、流感杆菌抗体等;缺如的有大肠杆菌、志贺菌、沙门菌等肠道杆菌菌体抗体。IgG 的水平因地、因人、因时而异,如瑞典 1940 年时也仅有 9％母血中有白喉抗毒素。

新生儿缺乏 IgM 可能与其对大肠杆菌等革兰氏阴性杆菌易感有部分关系;因缺乏 IgA,不能阻止病原体在黏膜上黏附和聚集,故细菌易由呼吸道及消化道黏膜侵入血循环。新生儿产生抗体的能力较弱、较慢,因来自母亲的抗体有抑制作用。抑制 T 细胞（Ts 即 CD8）数较多,可抑制 B 细胞产生抗体;免疫系统不成熟,容易产生免疫耐受。

三、临床表现

早期出现精神食欲欠佳、哭声减弱、体温不稳定等,发展较快,可迅速进入不吃、不哭、不动、面色不好、神萎、嗜睡。体壮儿常有发热,体弱儿、早产儿常体温不升。如出现以下较特殊表现时,常提示败血症。

（一）黄疸
生理性黄疸消退延迟或退而复现,黄疸迅速加重与无法解释的黄疸均应怀疑本症。

（二）肝脾肿大
出现较晚。

（三）出血倾向
可有淤点、淤斑,甚至弥漫性血管内凝血（DIC）,抽血针孔处渗血、呕血、便血、出血。

（四）休克

表现为面色苍白，皮肤出现大理石样花纹，脉细速，尿少、尿闭、肌张力低下。血压降低［体重<2000g 者，<4kPa(30mmHg)，体重>3000g 者，<6kPa(45mmHg)]。指压皮肤发白后恢复原有肤色需时越长表明周围循环越差。

（五）其他

可出现中毒性肠麻痹（腹胀、肠鸣音消失）；可并发深部脓肿、骨髓炎、化脓性关节炎，尤其是金葡菌败血症；较易并发脑膜炎，尤其是大肠杆菌 K_1 及 B 群链球菌Ⅲ型。此外可有呼吸暂停、增快、青紫（产时感染由于吸入，常肺部受累），也可有呕吐、腹泻、便秘、腹胀、浮肿、硬肿、心律异常等表现。

四、实验室检查

（一）血培养

应在用抗生素前取血。用 2％碘酒消毒穿刺处从中心一点开始，以同心圆方式逐渐扩大向外消毒。待干后取血 0.5～1ml 立即注入去掉外盖后无菌的橡皮内盖盛有 10ml 培养液的瓶内，取血后再用 75％酒精将碘酒清除。也可采用刺破足跟几滴血或毛细玻管法做血培养。最好不从股静脉取血，因易被会阴部肠道菌污染，也有穿过髋关节囊危险。一见瓶内已有生长时，应立即作革兰氏染色镜检，将结果电告医生，随即转种作药敏试验。如培养液内含有^{14}C 标记的底物，细菌发酵底物产生的$^{14}CO_2$，可通过放射测定仪 Bactec 测出，比常规培养法快 12～24h 出报告。如患儿用过作用于细胞壁的抗生素（青霉素、头孢菌素类等），可用高渗培养基作 L 型细菌培养，但需 7～14 天，河南报告酶免疫法快速诊断金葡 L 型败血症仅需 48h，准确度 96.9％。怀疑厌氧菌感染时（出生时羊水发臭、感染性头皮血肿、消化道穿孔），可作厌氧菌培养。表皮葡萄球菌是血培养最常见的污染菌，重庆医科大学儿童医院双份血培养凝固酶阴性葡萄球菌（表面葡萄球菌为主）均阳性 31 例中，其质粒谱不同，表明污染者高达 67.7％(21/31)。

（二）直接涂片找细菌

取血离心吸掉上面血浆后，用红细胞上白细胞层作涂片染色后镜检。阳性者表明细菌多、感染重。用丫啶橙荧光染色效果更好。产时感染者于生后 12h 内取胃液、外耳道拭子作涂片镜检。

（三）检测细菌抗原

可用乳胶凝集试验、对流免疫等快速方法，以已知抗体检侧血浆、浓缩尿等标本中的致病菌抗原，已死细菌仍可阳性。

（四）其他检查

1.外周血象 新生儿白细胞总数生后 48h 内可达(9.0～38)×10^9/L。故白细胞数<5×10^9/L 或 100 个中性粒细胞中杆状核（包括晚幼粒细胞等）≥20 有诊断价值。

2.急相蛋白 C 反应蛋白（CRP）≥15μg/ml（乳胶法>8μg/ml 或微量法＋＋至＋＋＋）。提示败血症。炎症、组织损伤时 CRP 即迅速增高，有助于早期诊断，治疗有效则迅速下降。其敏感性及特异性超过 α_1 酸性糖蛋白、结合珠蛋白、纤维蛋白原、铜蓝蛋白等急相蛋白。但新生儿窒息、肺透明膜病、胎粪吸入综合征也可增高，正常新生儿有报告平均 8％增高。

3.血沉 微量血沉≥15mm/h 提示败血症（并发 DIC 时则可减慢），但任何贫血时血沉均可增快。

4.其他培养及涂片 脐部暴露感染灶涂片培养出的细菌与血培养结果常不一致,深部脓液、穿刺液涂片和培养更加可靠。最好从耻骨上穿刺作尿液涂片及培养,发现细菌即可诊断为尿路感染,但非穿刺尿液白细胞需$>0.2×10^9$/L或细菌数$>10^8$/L才能诊断。

5.质粒及限制酶分析 表葡菌最易污染血培养,双份血培养均为表葡菌,且质较谱相同,提示为同一菌株,但如限制酶谱不同仍非同一菌株,表明是污染。

6.细菌外膜蛋白电泳 外膜蛋白电泳图谱不同,表明并非同一菌株,而是污染。

五、治疗

1.抗生素治疗 新生儿败血症在未获得血培养结果之前即要选用抗生素治疗,以后根据血培养结果及细菌药敏试验选用抗生素。通常联合应用一种青霉素类和一种氨基糖苷类抗生素作为初选药物。因为这两种抗生素的配伍具有较广泛的抗菌谱并能产生协同作用。在严重感染的病例可选用第三代头孢菌素和青霉素类联合应用。

(1)大肠杆菌败血症:一般认为脂膜早破,产程延长,产时感染以及生后3天内发病的以大肠杆菌感染为主,可选用氨苄西林加用庆大霉素或阿米卡星。氨苄西林为新生儿期细菌感染的常用药物,不仅对球菌具有强大的抗菌作用,对新生儿感染常见病原菌如大肠杆菌、流感杆菌等革兰阴性杆菌具有较高的抗菌活性。剂量:日龄≤7天,用50mg/(kg·天)分2次静脉滴注;日龄>7天,用75mg/(kg·天),分三次静脉给药。庆大霉素剂量:$<1500g$:3mg/(kg·天),1天1次,1500~2500g,3mg/(kg·天)分为12h 1次,$>2500g$:5mg/(kg·天)分为每8h 1次。由于庆大霉素有耳毒副作用,使用时应作血药浓度的监测。因大肠杆菌各菌株的药敏差别较大,应以药敏试验结合临床选用抗生素。对上述抗生素耐药或临床疗效不佳,可改用第三代头孢菌素。第三代头孢菌素治疗各种革兰阴性和阳性需氧菌所致的败血症疗效满意。尤其是对革兰阴性细菌,疗效更为突出,有效率达84%~97%。如头孢噻肟和头孢曲松钠除有明显的杀菌作用外,还能透过有炎症的血脑屏障。上述二种头孢菌素的剂量:头孢噻肟:日龄:<7天,100mg/(kg·天),分2次静脉给药;>7天,150mg/(kg·天)分3次静脉给药。头孢曲松钠:50mg/(kg·天)分1~2次静脉应用。治疗的疗程为2~3周左右。

(2)金黄色葡萄球菌败血症:新生儿皮肤、黏膜有化脓性感染,以及医院出生且住院较长者常常以金葡菌感染为主。治疗可选用青霉素,但金黄色葡萄球菌大多数对青霉素耐药,故常用耐酶青霉素,或用万古霉素加上述耐酶青霉素。上述3种耐酶青霉素的剂量:$<2000g$,日龄为0~7天,50mg/(kg·天),分2次应用,>7天,100mg/(kg·天),分3次应用,$>2000g$,日龄为0~7天,75mg/(kg·天),分3次应用,>7天,150mg/(kg·天),分4次应用,均用静脉途径。万古霉素的剂量:孕37周以下早产儿每次15mg/kg每12h 1次,足月儿每次10~15mg/kg,每8h 1次均静脉应用。疗程为7~10天。亦可用第二代头孢菌素如明可欣,剂量为50~100mg/(kg·天),分2次静脉给药。

(3)链球菌败血症:B组链球菌败血症早期的临床表现和新生儿呼吸窘迫综合征相类似,不易区别,治疗上用大剂量青霉素20万~40万U/(kg·天),分2~3次静脉给药。

(4)厌氧菌败血症:近年来出现新生儿厌氧菌感染在逐渐增多,常见于胎膜早破,手术后并发症。治疗上以甲硝唑为首选药物。剂量:日龄≤7天,15mg/(kg·天),分2次静脉应用。>7天,30mg/(kg·天),分2~3次静脉给药。治疗疗程为7~10天。

(5)院内感染所致败血症:住院后有入侵式治疗(脐静脉插管、气管插管等)长期应用广谱抗生素、病房拥挤等都易发生院内感染。凝固酶阴性葡萄球菌引起的院内感染败血症应选用万古霉素,剂量同上所述,疗程为7～10天。

革兰阳性细菌引起的院内感染败血症选用氨基糖苷类抗生素、如庆大霉素,剂量同上。但庆大霉素的耐药性很普遍,而阿米卡星的耐药性较低,常被选用。阿米卡星剂量:<1500g:10mg/(kg·天)1天1次;>1500g<2500g:10mg/(kg·天)分为12h1次;>2500g:20mg/(kg·天)分为12h1次,静脉给药。由于氨基糖苷类抗生素共同的副作用是有耳毒作用和肾脏毒性作用。因此需监测血清药物浓度。

2. 一般治疗　注意保暖,维持水、电解质平衡及补充热卡,及时纠正酸中毒及缺氧,局部感染灶如脐部及皮肤的处理等。

3. 对症治疗　有抽痉时用镇静止痉药,有黄疸给予照蓝光治疗,有脑水肿及时给予降颅压处理。

4. 支持治疗　少量多次输血或输血浆以增加机体的抵抗力。

5. 免疫疗法　新生儿出生时免疫系统发育不完善,特别是低出生体重儿更明显,生后对各种抗原的刺激反应不敏感,感染后更削弱了自身免疫力。因此免疫治疗可提高新生儿的免疫力,增强抗感染能力。

(1)免疫球蛋白治疗:早产儿因免疫球蛋白水平低,生后极易发生低免疫球蛋白血症而致严重感染,败血症的发生率和病死率均较成熟新生儿为高,足月儿虽无明显的低免疫球蛋白血症,但也可因母体产生的免疫球蛋白缺乏某些特异性抗体如大肠杆菌、沙门菌抗体而不能控制这类感染。静脉用丙种球蛋白含有大量免疫球蛋白和特异型抗体,因此用于败血症的辅助治疗。国内外资料推荐剂量:每次0.2～0.5g/kg每周1次共用4周。

(2)白细胞的输入:重症败血症患儿,若血中性粒细胞数降低而骨髓储备白细胞又不能补充粒细胞的缺乏时,输入从正常成人血液中分离出来的多形核白细胞,可增强白细胞对病菌的吞噬功能和杀菌活性,从而降低病死率。

(3)交换输血:重症败血症患儿可通过换血除去血液中的细菌、毒素和酸性代谢产物;清除异常血凝物质,纠正异常血凝过程,供给大量新生儿所缺乏的抗体、补体以及吞噬细胞等,增强机体的抵抗力。交换输血主张用新鲜全血,换血量为160ml/kg,但要注意换血后可能发生的并发症如电解质平衡紊乱、感染、移植性抗宿主反应等。换血疗法适应于经抗感生素治疗无效的重症新生儿败血症。

六、并发症

新生儿败血症最易并发化脓性脑膜炎,有时神经系统症状并不明显,但已并发此症。因此要提高警惕,及早作脑脊液检查。其次易发生的并发症是肺炎或肺脓肿,出现呼吸系统症状。其他迁移性病灶如蜂窝组织炎、骨髓炎和肾盂肾炎也偶可发生。

七、预防

新生儿败血症的预防要重视孕期保健实行住院分娩掌握科学育儿知识做到防患于未然。

预防新生儿败血症要注意围产期保健积极防治孕妇感染以防胎儿在宫内感染;在分娩过程中应严格执行无菌操作对产房环境抢救设备复苏器械等要严格消毒;对早期破水产程太长

宫内窒息的新生儿出生后应进行预防性治疗；做新生儿护理工作应特别注意保护好皮肤黏膜脐部免受感染或损伤并应严格执行消毒隔离制度。

此外还要注意观察新生儿面色呛奶精神状况及体温变化，保持口腔脐部皮肤黏膜的清洁，如有感染性病灶应及时处理。

（张体健）

第十四节　新生儿呕吐

呕吐(vomiting)是新生儿期常见症状之一，管理呕吐的是延脑里的呕吐中枢。软腭、咽壁，胃肠的任何刺激，以及神经系统本身的某些疾病（脑炎、脑膜炎等）时发出的刺激都由神经传到呕吐中枢，是一系列复杂的神经反射活动。中枢发出反应，引起食管，胃或肠道自下向上蠕动，同时膈肌、腹肌收缩迫使胃中食物从口腔涌出，这就是呕吐动作。

新生儿消化系统解剖生理特点使很多情况下容易发生呕吐，尤以生后3、4天为多见。由于呕吐物常从口鼻同时喷出，容易呛入气道而引起窒息和(或)吸入性肺炎，也易引起水、电解质紊乱和酸碱平衡失调，甚至死亡，较长时间的呕吐还可以导致营养不良，所以要早诊断，及时治疗。首先要区别呕吐为内科性疾病还是外科性疾病，如为先天性消化道畸形，应争取早期手术治疗，以挽救患儿生命。

一、病因及发病机制

（一）病因

呕吐这个症状是由许多轻重不同的病因所引起的，这与新生儿的解剖生理特点有关，如大脑皮质发育不成熟，对呕吐中枢的控制能力差；食管肌层的弹力纤维发育差，贲门括约肌松弛而幽门括约肌力强；胃容量较小而需要的入量较多；胃黏膜对各种刺激较敏感等，消化道畸形也是引起呕吐的重要原因，应及时明确诊断，常见的病因有：

1.消化系统疾病各种消化系统疾病都可引起呕吐，主要有消化道先天畸形，梗阻，炎症，感染，出血，功能失调等。

(1)消化系统功能紊乱：如吞咽功能不协调，胃食管反流，贲门失弛缓症，幽门痉挛，胎粪性便秘，胎粪排出延迟等。

(2)消化道黏膜受刺激：如咽下综合征，胃出血，应激性溃疡，牛奶过敏等。

(3)消化系统炎症：如急性胃炎，急性肠炎，坏死性小肠结肠炎，腹膜炎等。

(4)消化道梗阻：多数为先天畸形所致。

①上消化道梗阻：食管气管瘘，食管闭锁，食管裂孔疝，胃扭转，幽门肥厚性狭窄，环状胰腺，先天性膈疝等。

②下消化道梗阻：如肠旋转不良，小肠重复畸形，肠狭窄，肠闭锁，先天性巨结肠，肛门闭锁等，少见疾病有嵌顿疝，肠套叠等。

2.全身性疾病　许多全身性疾病可引起呕吐，常见的有以下几方面：

(1)感染：新生儿感染常引起呕吐，如败血症，呼吸道感染，泌尿系统感染等。

(2)颅内压增高：引起颅内压增高的疾病会导致呕吐，如中枢神经系统感染，脑水肿，脑积水，颅内出血，颅内肿瘤等。

(3)先天性代谢性疾病：一些先天性代谢性疾病由于代谢紊乱而导致呕吐,如氨基酸代谢疾病(高氨血症,苯丙酮尿症,甘氨酸血症),糖代谢疾病(半乳糖血症,枫糖尿症),肾上腺皮质增生症等。

3.其他因素 一些非疾病因素也可引起新生儿呕吐。

(1)喂养不当:喂养不当是引起新生儿呕吐的常见原因,尤其婴幼儿时期,主要原因有:喂奶次数过于频繁,喂奶量太多,浓度不适合,牛乳太热或太凉,乳方多变;奶嘴孔过大或过小,妈妈乳头下陷;喂奶后平卧,体位多动,由于喂奶过多,或因吞咽过快,吞入空气等,常在喂奶完毕后不久发生吐奶。

(2)药物:许多药物可引起消化道反应,发生呕吐,如红霉素,两性霉素B等。

(二)发病机制

呕吐是由消化道及其他有关的一些脏器,器官藉一系列复杂的神经反射来完成的,在此反射弧上任何一个环节的兴奋冲动增加或加强时,就会产生呕吐,引起新生儿呕吐的原因与其他年龄组小儿不尽相同,此种差异取决于新生儿的解剖,生理特点及其出生后内,外环境的急剧变化,也取决于胚胎期各脏器,尤其是前,中,后原肠分化和发育的状况,第四脑室下的呕吐中枢及其更高级的中枢,受全身炎症或代谢障碍产生的毒素刺激,或颅内压升高,均可引起呕吐,内科一些常见情况引起的呕吐,如出生时咽下羊水或产道血液,刺激胃黏膜常引起呕吐;胃食管反流(GER)是新生儿呕吐的常见原因,主要与新生儿食管下端括约肌较松弛,胃排空延迟,腹内压增高等因素有关;幽门痉挛引起的呕吐,为幽门神经肌肉功能暂时性失调所致,常在喂奶后不久出现呕吐。

新生儿消化系统的解剖生理特点为食管松弛,蠕动功能较差,胃呈水平状(成人为垂直型),容量小,胃上端和食管连接处贲门较松弛,胃下端和十二指肠连接处幽门相对较紧等,使食管和胃形似一个长颈的敞口瓶,胃中的东西很容易通过食管倒流出来,肠道蠕动的神经调节功能较差,适应差,易感性高,分泌胃酸及蛋白酶的功能较差,由于上述种种解剖,生理及生后环境温度,营养摄取,代谢,排泄等的变化,使初生新生儿,尤其早产儿,很容易发生呕吐。

二、新生儿常见的呕吐分类

1.溢乳 大部分孩子在新生儿期都或多或少地了同现过溢乳,溢乳不属于真正的呕吐,不具有呕吐时神经肌肉参与的一系列兴奋反射过程,溢乳在出后不久即可出现,主要表现为喂奶后即有1~2口乳水返流入口腔或吐出,喂奶后改变体位也容易引起溢乳,溢出的成分主要为白色奶水,如果奶水在胃内停留时间较长,可以含有乳凝块,溢乳不影响新生儿的生长发育,随着年龄的增长逐渐减少,生后6个月左右消失,一般认为,溢乳的原因是新生儿食管的弹力组织及肌肉组织发育不全所致,无需给予特殊处理。

2.吞咽动作不协调 也不属于真正的呕吐,主要见一地早产儿,或见于有颅脑和颅神经病变的患儿,是咽部神经肌肉功能障碍,吞咽动作不协调所致,表现为经常有分泌物在咽部潴留,吞咽时部分乳汁进入食管,部分从鼻腔和口腔流出,部分流入呼吸道,引起新生儿肺炎,早产儿数周或数月后功能逐渐成熟,可以自行恢复,神经系统损伤引起者的预后,取决于神经系统本身的恢复。

3.喂养不当 约占新生儿呕吐的1/4,喂奶次数过频,喂奶量过多;乳头孔过大或过小,乳头下陷,致使吸入大量生产空气;奶头放入口腔过多,刺激了咽部;牛奶太热或太凉,奶方变更和浓度不合适;喂奶病后剧烈哭闹,奶后过多过早地翻动小儿等,都容易引起新生儿呕吐,呕吐可以时轻时重,并非每次奶后都吐,呕吐物为奶水或奶块,不含胆汁,以上情况多发生在第一胎,系其母亲缺乏喂养经验所致,改进喂养方法则可防止呕吐。

4.咽下综合征 约占新生儿呕吐的1/6,正常情况下,胎龄四个月时消化道已经完全形成,胎儿吞咽羊水到胃肠道,对胎儿胃黏膜没有明显的刺激,在分娩过程中,如有过期产,难产,宫内窘迫或窒息,胎儿吞入过多的羊水,污染的羊水,产道中的分泌物或血液,可以刺激胃黏膜引起呕吐,呕吐可以表现为生后即吐,喂奶后呕吐加重,为非喷射性呕吐,呕吐物为泡沫粘液样,含血液者则为咖啡色液体,多于生后1~2天内,将吞入的羊水及产道内容物吐尽后,呕吐即消失,如无其他并发症,小儿一般情况正常,不伴有发绀和呛咳,轻者不需特殊处理,重者用1%碳酸氢钠洗胃1~2次即可痊愈。

5.胃内出血 新生儿出血症,应激性消化道溃疡,弥漫性血管内凝血等引起的胃肠道出血时,血液刺激胃黏膜可以引起新生儿呕吐,呕吐时往往伴有原发病的症状和体征,选择适当的实验室检查,可以做出明确诊断。

6.药物作用 苦味药物可以刺激胃黏膜引起新生儿呕吐,如某些中药制剂,有些药物如红霉素,氯霉素,二性霉素 B,吐根糖浆,氯化钙等本身就可以引起呕吐,一般停用后自然缓解,孕妇或乳母应用洋地黄,依米丁等时,药物可以通过胎盘血行或乳汁进入新生儿体内,引起新生儿呕吐。

7.感染 感染引起的呕吐是新生儿内科最常遇到的情况,感染可以来自胃肠道内或胃肠道外,以胃肠道内感染多见,胃肠道内的几乎所有感染都可以引起新生儿肠炎,呕吐为新生儿肠炎的早期症状,呕吐物为胃内容物,少数含有胆汁,随后出现腹泻,容易合并水,电解质紊乱,经治疗后呕吐多先消失,引起新生儿胃肠道感染的病原菌包括细菌,病毒,真菌等,常见细菌为大肠埃希菌,沙门菌属,变形杆菌,金黄色葡萄球等,病毒感染以轮状病毒最多见,冠状病毒,星状病毒,腺病毒,柯萨奇病毒,埃可病毒等也都可以引起,真菌中最常见的是白色念新形势下菌,常引起新生儿鹅口疮和真菌性食管炎,直接引起新生儿呕吐,真菌性肠炎可能引起新生儿腹泻和呕吐,由于抗生素的广泛应用,真菌感染在临床上有增多的趋势。

胃肠道外感染引起的呕吐也很常见,凡上呼吸道感染,支气管炎,肺炎,脐炎,皮肤,黏膜,软组织感染,心肌炎,脑膜炎,泌尿系统感染和败血症等都可以引起呕吐,呕吐轻重不等,呕吐物为胃内容物,一般无胆汁,感染被控制后呕吐即消失。

8.新生儿肝炎 我国新生儿肝炎发生率较高,故单独列出,许多种病原体一切工作都可以引起新生儿肝炎,但以病毒感染引起居多,主要是巨细胞病毒和乙型肝炎病毒,EB 病毒,菌,李司忒菌,金黄色葡萄菌,大肠杆菌等可以引起肝脏病变,弓形虫,梅毒螺旋体和钩端螺旋体等也可以引起新生儿肝炎,新生儿肝炎出现于生后 28 天以内蒙古自治区,因此多数感染可能发生在胎内分娩时,母婴传播是新生儿感染的主要途径,新生儿肝炎起病常缓慢而隐匿,部分患儿在新生儿期表现为黄疸,发热,肝大,呕吐,食欲低下,体重不增等,有的患儿仅表现为呕吐,但其中少数患儿可以发展为严重的慢性肝脏疾病,个别患儿症状严重,重症黄疸,大便呈陶土色,肝脾肿大,腹水,甚至发生大出血,肝昏迷等。

9.新生儿坏死性小肠结肠炎 目前认为感染在本病发病过程中起主要作用,多见于早产儿和低出生体重儿,以腹胀,腹泻,呕吐和便血为主要表现,感染中毒症状严重,重者常并发败血症,休克,腹膜炎,肠穿孔等,X 线平片检查可见肠道普遍胀气,肠管外形僵硬,肠壁囊样积气,门静脉积气等特征征象,近年认为超声检查对门静脉积气,肝内血管积气,腹腔积液,气腹等都比 X 线敏感,已经成为本病的重要诊断手段。

10. **胃食管返流**　很多新生儿都出现过返流现象,但有明显征象的约占 1/300～1/1000,其原因可能与食管神经肌肉发育不全有关,有时和食管裂孔疝并存,90% 以上的患儿生后第一周内即可出现呕吐,常在平卧时发生,呕吐物为乳汁,不含胆汁,呕吐物内可混有血液,长期胃食管反流,可以引起返流性食管炎和食管溃疡,以往认为采取半卧位可以减少呕吐,现在的研究证明效果并不明显,相反可能增加婴儿猝死综合征的出现,有人认为少量多次喂养,可以减少胃内容物,从而减轻胃食管反流,如果没有解剖结构上的异常,生后数月可以自愈。

11. **贲门失弛缓**　多发生在青春期和成人,4 岁前儿童仅占 5% 以下,表现为间歇性吞咽困难,喂奶后可有乳汁溢出,体重增长缓慢,钡餐透视下可见食管扩张,贲门狭小,食管无或少蠕动波,食管内有时可见液平,胃内少或无气体。

12. **幽门痉挛**　为幽门的暂时性功能失调所致,多在生后一周内发病,呈间歇性喷射性呕吐,并非每次奶后都吐,呕吐物为奶水,可有奶块,不含胆汁,对全身营养影响较小,查体较少见到胃型和蠕动液,触诊摸不到增大的幽门括约肌,用阿托品治疗有效。

13. **胎粪性便秘**　正常新生儿 98% 在生后 48h 内排胎粪,如生后数日内不排便或排便很少,就会引起烦躁不安,腹胀,拒奶和呕吐,呕吐物含有胆汁,全腹膨隆,有时可见肠型,可触及到干硬的粪块,肠鸣音活跃,腹部 X 线片全腹肠管扩张,可见液平和颗粒状胎粪影,肛查时可触及干结的胎粪,生理盐水灌肠使大量粘稠的胎粪排出后,症状即可缓解。

14. **新生儿便秘**　多为肠道蠕动功能不良所致,少数新生儿 3～5 天才排便一次,以牛奶喂养儿多见,便秘时间延长,则出现腹胀和呕吐,呕吐特点与胎粪性便秘相似,通便后症状解除,不久后又出现,大多数于满月后自然缓解。

15. **颅内压升高**　新生儿较多见,新生儿颅内出血,颅内血肿,缺氧缺血性脑病,各种感染引起的脑膜炎,脑炎等,均可以引起颅内压增高,颅内压增高时的呕吐呈喷射状,呕吐物为乳汁或乳块,一般不含胆汁,有时带咖啡色血样物,患儿往往伴有烦躁不安或嗜睡,昏迷,尖叫,前囟饱满,颅缝开裂等神经系统症状和体征,给予脱水降颅压后呕吐减轻。

16. **遗传代谢病**　大多数有家族史。

(1)氨基酸代谢障碍:包括许多疾病,如苯丙酮酸尿症,胱氨酸血症,先天性赖氨酸不耐受症,甘氨酸血症,缬氨酸血症等均有呕吐现象,另外还有各种疾病特有的症状,如皮肤毛发颜色淡,尿有特殊霉味,生长不良,昏迷,酸中毒,眼球震颤等,做血液检查可以确诊。

(2)糖代谢障碍:如半乳糖血症,枫糖血症等,出生时正常,进食后不久出现呕吐,腹泻等,以后出现黄疸,肝肿大,白内障等。

(3)先天性肾上腺皮质增生症:有很多种类型,如 21－羟化酶缺乏,11β－羟化酶缺乏,18－羟化酶缺乏,18－氧化酶缺乏,3β－羟脱氢酶缺乏,17α 羟化酶缺乏,17,20 裂解酶缺乏等,其中以 21－羟化酶缺乏最为典型,生后不久出现嗜睡,呕吐,脱水,电解质紊乱,酸中毒等,外生殖器性别不清,男性阴茎大或尿道下裂,隐睾,女婴出现阴蒂肥大,大阴唇部分融合似男婴尿道下裂或隐睾的阴囊等,检查血浆皮质激素及其前体类固醇,如皮质醇,17－羟孕酮,脱氢异雄酮,雄烯二酮可以协助诊断。

17. **过敏性疾病**　小儿对药物、牛奶蛋白、豆类蛋白过敏时可以出现呕吐,新生儿比较常见的是对牛奶蛋白过敏,常在生后 2～6 周发病,主要表现为喂给牛奶后 24～48h 出现呕吐,腹胀,腹泻,大便中含有大量奶块和少量粘液,可以出现脱水,营养不良等,停用牛奶后呕吐消失。

18.食管闭锁及食管气管瘘　发生率为 1/3000～1/4500,早产儿约占 1/3,本病分为 5 种类型,Ⅰ型,Ⅱ型胃肠道不充气,Ⅲ,Ⅳ,Ⅴ型胃肠道均充气,临床上以Ⅲ型最多见,约占全部患儿的 85%～90%,由于胎儿食管闭锁,不能吞咽羊水,母亲常有羊水过多呛咳,青紫及吸入性肺炎,甚至发生窒息,下鼻胃管时受阻或由口腔内折回,X 线检查可以清楚观察到鼻胃管受阻情况,同时可以了解盲端位置,进一步检查可经导管注入 1～2ml 碘油造影,可以更清楚地显示闭锁部位,同时观察有无瘘管,摄片后应将碘油及时抽出,以免吸到气管内,目前国内手术存活率较低的原因,主要是诊断延误,直到发生了吸入性肺炎,甚至重症感染后才获得治疗,有人主张可疑患儿在产房内下鼻胃管,就可以得到及时的诊断和治疗,提高手术存活率。

19.膈疝　发生率国内 3.1/1000,国外 1/2200,临床分为后外侧膈疝,胸骨后疝和食管裂孔疝,后外侧膈疝又称胸腹裂孔疝,占所有膈疝的 70%～90%,多发生在左侧,常伴有肠旋转不良,先天性心脏病和肺发育不良等,出生后出现阵发性呼吸急促和紫绀,如伴有肠旋转不良或进入胸腔的肠曲发生嵌顿,表现为剧烈呕吐,重者全身状况迅速恶化,病死率很高,查体上腹部凹陷呈舟状,可见到反常呼吸,X 线检查可以确诊,胸腔内见到充气的肠曲和胃泡影,肺不张,纵隔向对侧移位,腹部充气影减少或缺如,后外侧膈疝应急症手术治疗,关于手术时机的问题尚有争议,因为常合并其他畸形,死亡率仍然比较高。

20.食管裂孔疝　它是一种先天性膈肌发育缺陷,使部分胃通过食管裂孔进入胸腔,食管裂孔疝分为食管裂孔滑动疝,食管旁疝和混合型,85%患儿生后第一周内出现呕吐,10%在生后 6 周内发病,立位时不吐,卧位时呕吐明显,可呈喷射性呕吐,呕吐物为乳汁,可含有棕色或咖啡色血液,有的患儿可引起继发性幽门痉挛,临床极似幽门肥厚性狭窄,1/3 婴儿可以出现吸入性肺炎,食管旁疝可发生胃溃疡,偶尔可以出现胃坏死,需要急诊手术处理,呕吐可持续 12～18 月,多数患儿待身体直立时可以消失,诊断主要依靠 X 线检查,钡餐发现膈上胃泡影或胃黏膜影可以诊断,滑动疝在婴儿生长发育过程中可以自己消失,一般采用体位疗法,对有严重贫血,生长障碍,胸腔内胃泡较大或食管旁疝者,主张手术治疗。

21.肥厚性幽门狭窄　占先天性消化道畸形的第三位,发病率 0.3/1000～1/1000,男婴发病高,男女之比 4:1,多见于足月儿,有遗传倾向,呕吐始于生后第二周左右,呕吐呈持续性,进行性,逐渐发展为喷射性呕吐,呕吐物为奶水和奶块,量多,有酸臭味,有胆汁,每次喂奶后不久或喂奶过程中呕吐,患儿食欲好,饥饿感强,反复呕吐后,患儿体重不增,大小便减少,腹部检查可见到明显的胃型和顺,逆两个方向的胃蠕动波,在右肋缘下腹直肌外侧可触橄榄大小的坚硬肿物,为肥厚的幽门括约肌,呕吐严重者出现脱水,低氧血症,低钾血症和酸碱平衡紊乱,钡餐检查可见胃扩大,胃排空时间延长,幽门部呈典型的鸟嘴样改变,及狭窄而延长的幽门管即可诊断,近年来在肥厚性幽门狭窄的诊断方面,超声检查有取代钡餐检查的趋势,超声检查可以直接看到肥厚的幽门括约肌,诊断的标准为幽门肌厚度超过 4mm 或幽门管的长度超过 14mm 即可诊断,诊断明确后即可手术治疗,效果良好。

22.幽门前隔膜　为较少的先天发育异常,隔膜多位于幽门疝 1.5～3cm 处,多数隔膜中央有孔,无孔隔膜生后即出现上消化道完全梗阻的症状,隔膜孔较小时在新生儿期就可发病,表现为进食后呕吐,常呈喷射状,呕吐性状和内容物类似肥厚性幽门狭窄,但腹部触诊摸不到肿物,钡餐检查见不到幽门管延长,弯曲及十二指肠球压迹等肥厚性幽门狭窄的特点,可以幽门前 1~2cm 处见到狭窄处的缺损,本病需手术切除隔膜。

23.胃扭转　胃扭转分为两型:器官轴型扭转和网膜轴型扭转以器官轴型多见,约占85%,新生儿因胃的韧带松弛,胃呈水平位,故容易发生胃扭转,多于生后即有吐奶或溢奶史,也可以在生后数周内开始呕吐,呕吐轻重不一,呈喷射状呕吐或非喷射状呕吐,多在奶后呕吐,奶后移动患儿时更为明显,呕吐物不含胆汁,呕吐严重者可以影响生长发育,钡餐造影后就可停止呕吐,症状严重者行胃固定术。

24.先天性肠闭锁　是新生儿期肠梗阻的常见病因,约占 1/3~1/4,男婴多于女婴,发生率 1/1500~1/2000,低出生体重儿占 1~3,闭锁可发生于肠管的任何部位,以回肠最多,占50%,十二指肠占 25%,空肠较少,结肠罕见,部分患儿合并其它畸形,如食管可分为膜型,索条型,两段型和多发型,发生在十二指肠和空肠上段的称为高位肠闭锁,多为膜型,高位时常常有羊水过多史,闭锁部位越高,呕吐出现得越早,十二指肠闭锁时生后第一次喂奶即发生呕吐,呕吐物为胃内容物及十二指肠分泌液,除少数闭锁发生在壶腹部近端者外,大多数呕吐物内均含有胆汁,随着喂奶次数的增多,患儿呕吐逐渐加重,呈持续性反复呕吐,可有少量的胎便排出,腹不胀或轻度膨隆,发生于空肠下段,回肠和结肠时称为低位肠闭锁,低位肠闭锁主要表现为腹胀,常在生 1~2 天开始呕吐,呕吐物呈粪便样,带臭味,无胎粪或仅有黏液样胎粪,高位肠闭锁时,腹部立位 X 线透视或摄片可见 2~3 个液平面,称为二泡征或三泡征,低位肠闭锁时可见多个扩大的肠袢和液平面,闭锁下端肠道不充气,钡灌肠可见胎儿型结肠,手术治疗是唯一有效的方法,但目前死亡率仍然很高,原因之一是患儿常合并其它畸形,另一方面是诊断过晚,患儿常死于继发性肠穿孔,腹膜炎,肠坏死,吸入性肺炎等,因此有人主张当羊水过多时,生后立即下胃管,如吸出 15~20ml 甚至更多胆汁污染的胃液时,提示上消化道梗阻,应该采取积极的措施。

25.肠狭窄　较肠闭锁少见,多为膜型狭窄,十二指肠发生最多,其次为回肠,空肠,结肠较少见,狭窄发生的部位越高,症状出现得越早,狭窄越明显著成绩,症状就越严重,主要症状为呕吐和腹胀,多数呕吐物内含有胆汁,可有正常大便排出,高位肠狭窄上腹部膨隆,可见胃液蠕动波,低位肠狭窄则全腹胀,可见肠型和肠蠕动波,伴有肠鸣音亢进,腹部 X 线检查可见狭窄上端扩大,钡餐造影可以明确诊断,确诊后积极改善患儿的一般状况,行狭窄部分切除术。

26.肠旋转不良　是比较常见的消化道畸形,占国内消化道畸形的第 4 位,70%以上在新生儿期出现症状,30%发生在低出生体重儿,在胚胎 10 周左右,中肠回纳回腹腔的过程中,有一个从左向右逆时针方向的旋转,中肠的旋转中止于任何时候均可造成肠旋转不良,由于中止旋转的时机不同,新生儿期可以发生以下情况:

(1)盲肠位于中上腹或右上腹,盲肠或由盲肠至右后腹壁的盲肠韧带压迫十二指肠第二,三部分,引起不完全梗阻。

(2)盲肠位于上腹或中腹部,小肠系膜根部未能固定在后腹壁,易发生肠扭转。

(3)盲肠已达右下腹,但肠系膜未完全与后腹壁融合而形成"游动盲肠",易发生结肠扭转,引起不完全性肠梗阻。

(4)少数病例十二指肠袢位于肠系膜动脉的前方,空肠第一段被腹膜系带牵缠,压迫,形成空肠不完全梗阻。

(5)肠反向旋转,使小肠系膜位于横结肠前方,造成横结肠梗阻,由于病理结构多样化,所以临床表现有很大差异,少数病例可终身无症状,多数症状出现于新生儿时期,主要表现为高位不完全梗阻症瘕,一般在生后 3～5 天开始呕吐,呕吐可为间歇性,时轻时重,呕吐物为乳汁,含有胆汁,生后有胎便排出,如扭转复位,则症状消失,如发生胃肠道出血,提示肠坏死,继之可出现肠穿孔和腹膜炎,腹膜刺激征阳性,中毒性休克等,如不及时手术,短期内即可死亡,X 线立位片可见胃和十二指肠扩张,有双泡征,空肠,回肠内少气或无气,钡灌肠显示大部分结肠位于左腹部,盲肠位于左上腹或中腹即可确诊。

27. 胎粪性腹膜炎　胎儿时期肠道穿孔导致胎粪流入腹腔,引起腹膜无菌性,化学性炎症,称为胎粪性腹膜炎,临床表现因肠穿孔发生的时间不同而异,结合 X 线特点,通常分为三型:

(1)肠梗阻型:出生后即可见到梗阻症状,如呕吐,拒奶,腹胀,便秘等,X 线立位片可见肠曲扩大,伴有多个液平面,可见明显的钙化斑片影。

(2)腹膜炎型:由于肠穿孔到出生时仍然开放,出生后迅速引起化脓性腹膜炎或气腹,根据气腹的类型有可分为两种,一种是游离气腹,肠穿孔为开放性,患儿一般状况差,可伴有呼吸困难和紫绀,腹胀显著,腹壁发红,发亮,腹壁静脉曲张,有时腹腔积液可引流到阴囊,引起阴囊红肿,腹部叩诊呈鼓音和移动性浊音,肠鸣音减少或消失,腹部 X 线片可见钙化影,有时阴囊内也见钙化点,另一种是局限性气腹,肠穿孔被纤维素粘连包裹,形成假面具性囊肿,囊内含有积液和气体,假性囊肿的壁上或腹腔内其它部位可见钙化点,此型可以发展为弥漫性腹膜炎或局限性腹腔脓肿。

(3)潜伏性肠梗阻型:出生时肠穿孔已经闭合,但腹腔内存在着肠粘连,表现为生后反复发作的肠梗阻,腹部 X 线片可见钙化影,轻症经禁食,胃肠减压,灌肠等处理,可以缓解,如果已经有气腹或肠梗阻症状不能缓解,应尽早手术治疗。

28. 先天性巨结肠　是一种常见的消化道畸形,占消化道畸形的第二位,我国的发病约为1/2000～1/5000,男女之比为 4∶1,有家族发病倾向,由于结肠末端肠壁肌间神经丛发育不全,无神经节细胞,受累肠段经常处于痉挛状态而狭窄,粪便堆积在近端结肠,狭窄以上肠壁扩张,增厚,造成巨大结肠,按照无神经节细胞肠段的延伸范围可分为 5 型:

(1)短段型:病变仅局限于直肠下端,约占 8%。

(2)普通段型:最多见,病变自肛门向上达乙状结肠远端,约占 75%。

(3)长段型:病变肠段延伸至降结肠以上,约占 20%。

(4)全结肠型:病变包括全部结肠及回肠末端,约占 2%。

(5)全肠无神经节细胞症,较少见,首发症状为胎粪排出延迟,便秘,约 90%病例生后 24h 内无胎便排出,多数在生后 2～6 天出现低位肠梗阻症状,出现呕吐,次数逐渐增多,呕吐物含胆汁或粪便样物质,腹部膨隆,皮肤发亮,静脉怒张,可见肠型及蠕动波,肠鸣音亢进,肛门指诊直肠壶腹部空虚,并能感到一缩窄环,当手指退出时,有大量粪便和气体随手指排出,压力很大,呈爆破式排出,症状随之缓解,数日后便秘,呕吐,腹胀复又出现,往往需洗肠或指诊才能再次缓解,晚期可并发小肠结肠炎,肠穿孔等,X 线立位腹部检查可见肠腔普遍胀气,直肠不充气,钡灌肠是主要的诊断方法,可见到直肠,乙状结肠远端细窄,乙状结肠近端和降结肠明显扩张,蠕动减弱,24h 后复查,结肠内常有钡剂存留,直肠测压检查,可见肛管内压力持续增高,直肠活检和肌电图检查也有助于临床诊断,但在新生儿使用较少,对于轻症和未确诊者,可采用内科疗法,即每日或隔日用温生理盐水洗肠,避免粪便淤积,采用特制的扩张器每日扩张痉挛的肠段一次,近年来主张在新生儿期采用一期根治术,能够取得较好的效果,对于并发感染或全身状况较差的患儿,应先采用内科疗法,待患儿一般状况好转后,再作根治手术。

29.肛门及直肠畸形　主要指肛门及直肠的闭锁或狭窄,是新生儿期发生率最高的消化道畸形,约为 0.75/1000,临床可分为 4 型:

(1)肛门狭窄。

(2)肛门膜状闭锁,肛门皮肤与直肠间有膜状物分隔,为低位肛门闭锁。

(3)肛门直肠发育不全,肛门处仅有一凹陷,直肠与肛门凹陷间有相当距离,为高位肛门闭锁。

(4)直肠闭锁,肛门,肛管正常存在,但肛管与直肠之间有不同距离,临床较少见,约有50％的肛门直肠闭锁合并有各种瘘管,男婴有直肠膀胱瘘,直肠尿道瘘和直肠会阴瘘,女婴有直肠阴道瘘,直肠前庭瘘和直肠会阴瘘等,肛门及直肠畸形的患儿常合并泌尿生殖道畸形和消化道其它部位的畸形,由于患儿畸形的形式较多,合并瘘管或其它畸形等,临床表现也有所不同,肛门直肠闭锁者生后无胎便排出,以后逐渐出现低位肠梗阻的症状,如腹胀,呕吐,呕吐物含胆汁和粪便样物质,症状逐渐加重,大多数患儿通过仔细查体都可以发现无肛门或肛门异常,临床可疑病例可以在出生 24h 以后,将患儿进行倒立位侧位摄片检查,摄片前先将患儿头朝下倒置几分钟,在肛门凹陷处皮肤上贴上一个金属标记物摄片,可以确定闭锁的类型和闭锁位置的高低,肠道盲端与肛门皱襞在 2cm 以下时为低位闭锁,手术较简单,大于 2cm 称为高位闭锁,手术较复杂,如合并瘘管者可以作瘘管造影,超声波检查也可以准确测出直肠盲端与肛门皮肤的距离,肛门狭窄可采用扩肛治疗,其余类型均需手术治疗。

三、检查

(一)实验室检查

1.血象　呕吐引起吸入性肺炎并迁延不愈时,可出现感染性血象,如原发病因为感染引起的呕吐,如败血症,呼吸道感染,泌尿系统感染等,也为感染性血象。

2.血气分析及血生化检查　可了解患儿是否存在酸中毒,电解质紊乱,血钠,钾,氯以及肝功能等,可结合具体病情选送。

3.尿、便常规　应做尿、便常规和大便潜血实验等。

4.脑脊液检查　中枢神经系统感染或颅内出血等,脑脊液检查有相应改变。

5.内分泌及遗传代谢病检查　如已排除消化道,中枢神经等疾病,而患儿仍然频繁呕吐,应进一步做内分泌,代谢病方面检查,一些先天性代谢性疾病由于代谢紊乱而导致呕吐,如氨基酸代谢疾病(高氨血症,苯丙酮尿症,甘氨酸血症),糖代谢疾病(半乳糖血症,枫糖尿症),肾上腺皮质增生症等,应作血氨,血糖等相应实验室检查。

(二)辅助检查

1.X线检查

(1)腹部透视和摄片:腹部透视和摄片是新生儿呕吐时最常用的诊断方法,为了更好地观察胀气的肠曲和液平,应该采用立位透视和摄片,也可以采用侧位水平投照法摄片。

(2)钡餐或钡灌肠检查:可以观察食管,胃和肠道的形态和功能,对消化道疾道德败坏的诊断有重要价值,疑有胃肠道完全性梗阻或穿孔的新生儿,禁用钡剂造影,疑有食管闭锁或食管气管瘘者可用水溶性碘剂造影,并于造影后及时将造影剂吸出。

(3)超声检查:超声检查对腹水的探查,腹部肿物部位和性质的诊断,腹腔内游离气体的存在等,都具有很高的敏感性和特异性,对胆总管囊肿,肾上腺皮质增生症,新生儿坏死性小肠结肠炎等疾病的诊断方面都优于 X 线检查,现在,肥大性幽门狭窄的超声检查已经基本取代了钡餐检查,超声检查不仅可以观察到胃肠道的某些改变,而且能直接观察肝胆系统,泌尿系统,循环系统等改变及其对消化道的影响,对呕吐病因的诊断有很大帮助。

(4)胃镜:新生儿常需在全身麻醉下进行,临床应用较少,胃镜检查可以对黏膜充血,出血,水肿,溃疡,瘢痕,肿瘤和先天畸形等情况进行直接的观察,对某些食管,胃部疾病具有确诊意义。

2.B超 因病因不同而异,对幽门肥厚性狭窄,可做腹部超声检查,颅内出血或其他占位病变,应做头颅 B 超。

3.脑CT 有颅内压增高表现时应作脑 CT 检查,以明确脑水肿,脑积水,颅内出血,颅内肿瘤等中枢神经系统病变引起的呕吐。

4.鼻胃管检查 是一种简单有效的检查上消化道畸形的方法,当遇到母亲羊水过多,或出生后短期内婴儿出现口吐螃蟹样泡沫时,应该在产房内下鼻胃管检查,正常时鼻胃管能够顺利进入胃内,并抽出少量液体,如鼻胃管下降受阻或从口腔或鼻腔内折返回来,提示食管闭锁。

四、诊断与鉴别

(一)诊断方法

新生儿全身各系统疾病均可出现呕吐症状,对呕吐的病因诊断须密切结合病史,母亲的孕产史,喂养史,仔细的体格检查和必要的辅助检查,以及密切观察呕吐的情况,加以全面分析,才能得出明确的诊断。

1.发病日龄 生后几小时内呕吐多见于咽下综合征,第一次喂奶后呕吐要注意有无食管闭锁,生后几天内呕吐多为先天性消化系统畸形和生产性颅脑损伤,晚期新生儿呕吐以喂养不当和感染性疾病多见。

2.呕吐性质

(1)溢乳:溢乳不属于真正的呕吐,不具有呕吐时神经肌肉参与的一系列兴奋反射过程,大多数表现为喂奶后即有 1～2 口乳水反流回口腔和口角边。

(2)典型呕吐:具备有上述呕吐动作的三个步骤,临床最多见,主要见于非梗阻性消化道疾病,消化道外感染性疾病等。

(3)喷射性呕吐:为剧烈的典型呕吐,大量胃内容物由口鼻喷涌出,见于各种颅内病变和消化道高位梗阻。

3.呕吐物内容

(1)呕吐物不含胃酸和乳凝块:应考虑食管梗阻性疾病。

(2)呕吐物含有胆汁:一般较轻的呕吐不含胆汁,呕吐量大且含有胆汁时,提示梗阻在十二指肠壶腹部以下。

(3)粪性呕吐物:见于低位器质性肠梗阻。

(4)血性呕吐物或呕血:见于新生儿自然出血症,全身出血性疾病,严重的感染性疾病,以及少见的先天性胃壁肌层缺损等。

4. 呕吐与进食的关系　消化道的病变部位越高，呕吐距离进食后发生的时间越短，食管和贲门疾病，通常于进食过程中或进食后立即发生，消化道外疾病所致的呕吐与进食无明显关系。

5. 呕吐与体位的关系　胃食管返流，食管裂孔疝，胃扭转等，常在卧位时呕吐明显，改变体位可以缓解，消化道梗阻，颅脑病变时呕吐与体位没有明显的联系。

6. 伴随症状和体征　应注意是否有其它消化道症状，如腹痛，腹泻，胎便排出延迟，便秘，便血等，有无全身症状，如精神状态，食欲，生长发育，发热，哭闹等情况。

7. 母亲的孕产史　母亲孕早期的感染，有可能影响胚胎的分化和发育，形成消化道和全身多脏器的畸形，羊水过多提示胎儿消化道闭锁，产时的宫内窘迫和窒息，可以造成颅脑损伤，引起呕吐。

8. 喂养史　应询问喂奶情况，母亲和新生儿的服药史，喂养不当可以引起呕吐。

9. 体格检查

(1)全面检查：除一般情况外，要做好全面体格检查，要注意有无肛门闭锁，有无心肺和神经系统异常或其他畸形。

(2)腹部检查：注意有无腹胀及腹胀部位，全腹胀提示低位性肠梗阻，或麻痹性肠梗阻，上腹胀，下腹空虚提示高位肠梗阻；但有时由于呕吐剧烈或脱水，虽为高位肠梗阻可无腹胀，此外还应观察有无胃蠕动波及肠型，能否触及肠块，以及肠鸣音是否正常。

(3)直肠指检：对无胎便排出的患儿应作肛门指检，先天性巨结肠患儿在肛门指检后常呈爆破性排出较多的气体和胎便，脂粪性便秘在肛检后带出胎粪可使症状缓解，检查时用小指涂油或肥皂液后缓缓进入，以防引起肛门裂伤。

10. 辅助检查

(1)鼻胃管检查：是一种简单有效的检查上消化道畸形的方法，当遇到母亲羊水过多，或出生后短期内婴儿出现口吐螃蟹样泡沫时，应该在产房内下鼻胃管检查，正常时鼻胃管能够顺利进入胃内，并抽出少量液体，如鼻胃管下降受阻或从口腔或鼻腔内折返回来，提示食管闭锁。

(2)X线检查

①腹部透视和摄片：腹部透视和摄片是新生儿呕吐时最常用的诊断方法，为了更好地观察胀气的肠曲和液平，应该采用立位透视和摄片，也可以采用侧位水平投照法摄片。

正常新生儿出生后 15～60min，肠道内气体可到达空肠，2～3h 到达回肠，3h 后到结肠，5～6h 后横结肠，降结肠均有气体分布，出生 24h 后胃，小肠，结肠均有气体分布，正常新生儿肠道内气体比儿童多，且小肠内气体较多，气体多不能视为肠梗阻的表现，主要应该观察肠道气体分布情况，有无胀气的肠曲和液平，根据胀气肠曲的形态和分布情况，可以推测梗阻性疾病的性质和部位，还应该重视肠道气体出现的时间，如生后 24h 直肠内仍无气体，往往提示肠道梗阻性疾病，腹腔内出现游离散气体，提示胃肠道穿孔，肠腔或腹腔内发现钙化影，有助于胎粪性肠梗阻和胎粪性腹膜炎的诊断。

②钡餐或钡灌肠检查：可以观察食管，胃和肠道的形态和功能，对消化道疾道德败坏的诊断有重要价值，疑有胃肠道完全性梗阻或穿孔的新生儿，禁用钡剂造影，疑有食管闭锁或食管气管瘘者可用水溶性碘剂造影，并于造影后及时将造影剂吸出。

③超声检查:超声检查对腹水的探查,腹部肿物部位和性质的诊断,腹腔内游离气体的存在等,都具有很高的敏感性和特异性,对胆总管囊肿,肾上腺皮质增生症,新生儿坏死性小肠结肠炎等疾病的诊断方面都优于X线检查,现在,肥大性幽门狭窄的超声检查已经基本取代了钡餐检查,超声检查不仅可以观察到胃肠道的某些改变,而且能直接观察肝胆系统,泌尿系统,循环系统等改变及其对消化道的影响,对呕吐病因的诊断有很大帮助。

④胃镜:新生儿常需在全身麻醉下进行,临床应用较少,胃镜检查可以对黏膜充血,出血,水肿,溃疡,瘢痕,肿瘤和先天畸形等情况进行直接的观察,对某些食管,胃部疾病具有确诊意义。

(二)诊断要点和分析

呕吐的原因非常复杂,只有在详细地询问病史,全面的体格检查和必要的辅助检查之后,才能作出初步诊断,总体上要从两方面考虑:第一,呕吐的原发病是属于消化系统本身的疾病还是消化系统以外的疾病;第二,呕吐的原因是属于功能性病变所致还是器质性病变所致。

首先应该根据新生儿的临床表现确定是哪个系统发生了病变,如神经系统,呼吸系统,循环系统,血液系统,泌尿系统等,这些系统的疾病多属于非器质性呕吐,可以按照各系统疾病处理原则治疗。

如果属于消化系统疾病,主要根据呕吐的特点,时间和呕吐物的性状,以及呕吐伴随的症状,进行进一步定位。

1.上消化道 食管和贲门疾病时,呕吐物中无胆汁和乳凝块,常伴有溢孔和吞咽困难,多在生后第一天或进食后短期内出现呕吐,先天性上消化道闭锁时常伴有羊水过多,胃和幽门疾病时,呕吐物为乳块或乳水,可混有血液,但不会出现胆汁,上消化道疾病时,钡餐或胃镜检查大部分会得出明确的诊断。

2.中消化道 中消化道病变时出现的呕吐物都含有胆汁,生后早期出现呕吐,腹胀不明显或仅有胃型,提示病变在空肠上段,呕吐物为黄绿色粪便样物质,腹胀明显,则病变多在空肠下段和回肠。

3.下消化道 主要表现为便秘和腹胀,可见到粗大的肠型,有时能触及到粪块,呕吐常在生后一周出现,呕吐物为粪便样物质,病变大多在乙状结肠,直肠或肛门,手指肛查和钡餐灌肠有助于诊断。

鉴别功能性呕吐或器质性呕吐:呕吐发生的时间,呕吐的特点,呕吐物的性状,呕吐与饮食关系等,对呕吐定性的诊断具有参考价值,呕吐出现早,呕吐较重,呕吐顽固,呕吐物中含有胆汁,血液和粪便,又有明显的消化道以外的症状和体征时常为功能性呕吐。

鉴别机械性肠梗阻或麻痹性肠梗阻:机械性梗阻时腹胀伴有明显的肠型,肠鸣音亢进,可闻气过水音,新生儿可以表现为阵发性哭闹,呕吐后哭闹可暂时缓解,麻痹性肠梗阻时,腹胀但肠型不清,肠鸣音减弱或消失,新生儿往往没有哭闹,而表现为痛苦呻吟貌,但是,新生儿表现不典型,尤其是早产儿缺乏特异性的表现,这就要求临床医生密切观察病情变化,及时做出正确的处理。

4.胃镜 新生儿常需在全身麻醉下进行,临床应用较少,胃镜检查可以对黏膜充血,出血,水肿,溃疡,瘢痕,肿瘤和先天畸形等情况进行直接的观察,对某些食管,胃部疾病具有确诊意义。

(三)鉴别诊断

1.溢乳和呕吐　首先确定是溢乳还是呕吐。

(1)溢乳:新生儿溢乳比较常见,但溢乳没有神经反射参与,不属于真正的呕吐,溢乳的原因与食管弹力组织和肌肉发育不完善有关,溢乳多发生在喂奶后不久,乳汁从口角边溢出,量少,喂奶后体位改变可引起溢乳,小儿一般情况好。

(2)呕吐:有神经反射参与,乳汁常从口,鼻涌出,量多。

2.喂养不当和疾病引起

(1)喂养不当:喂养不当引起新生儿呕吐非常多见,有喂养不当史,新生儿一般情况较好,改进喂养方法后呕吐可停止。

(2)疾病引起:除呕吐外,有其他伴发症状和体征,原发疾病不解除,呕吐不易止住,且影响小儿发育和营养状况。

3.各种病因的鉴别

(1)定位:根据呕吐发生的时间,呕吐特点,呕吐物,是否有腹胀,肠型,便秘等情况,初步判断消化道疾病的位置。

①上消化道疾病:呕吐出现时间早,呕吐物为乳汁或乳凝块,不含胆汁,腹胀不明显。

②下消化道疾病:生后1~2天即呕吐,呕吐物含较多胆汁,腹胀不明显,提示病变在十二指肠或空肠上段,如呕吐物为黄绿色粪便样物质,腹部有较细的肠型和肠蠕动,提示病变在空肠下段或回肠,而直肠病变的呕吐,常发生在出生3天以后,呕吐物含棕色粪便样物质,腹胀明显,肠型较粗大,可触及粪块。

(2)定性:为使呕吐原发病得到及时治疗,要鉴别是内科疾病还是外科疾病所致。

①内科疾病:呕吐症状不剧烈,呕吐次数不频繁,呕吐物常不含胆汁或粪便,有较明显的消化系统以外的症状和体征,常提示呕吐为内科疾病所致。

②外科疾病:呕吐出现早,频繁,较剧烈,呕吐物含胆汁,血液或粪便,伴脱水和电解质紊乱,常提示呕吐为外科疾病所致。

(3)进一步检查:对呕吐原发病的位置和性质有初步判断后,应及时做进一步的检查,以明确诊断。

①消化道影像学检查:对消化道先天畸形,对肠道炎症,肠梗阻等诊断,鉴别诊断有很大的帮助。

②脑脊液和头颅B超或CT检查:对中枢神经系统感染,颅内出血或其他占位病变可做出诊断,鉴别诊断。

③内分泌及遗传代谢病:如已排除消化道,中枢神经等疾病,而患儿仍然频繁呕吐,应进一步做内分泌和代谢方面检查,如血氨,血糖等,以助诊断,鉴别诊断。

五、治疗

(一)对症治疗

1.改善喂养方法　选择孔大小适当的奶嘴。

喂奶时:奶瓶有一定倾斜,使奶充满奶嘴。

喂奶后:将婴儿抱起伏在肩上,轻拍其背部,使空气通过打饱嗝排出来。之后将婴儿上部垫高,右侧平卧。

2.禁食

适应证:病因未清楚、怀疑外科疾病、消化道出血,同时给予补液,保证营养供给。

3.调整体位　提高头部和上身的体位,一般 30°左右。

4.纠正水、电解质紊乱。

5.洗胃

适应证:咽下综合征。

用温生理盐水洗 2～3 次。

注意:洗胃后仍呕吐,应考虑其他疾病。

6.胃肠减压

适应证:外科疾病、呕吐较频繁、腹胀。

7.解痉止吐适应证

(1)胃食管反流:用胃动力制剂或解痉剂。

(2)幽门痉挛:用解痉挛药。

常用药物:阿托品 1/10000 溶液。

用法:喂奶后 15min 给药,从每次 5～10 滴开始,逐渐增加到控制呕吐为止。

注意事项:须稍许减量以不引起脸红为宜,否则药量多大。

幽门肥厚用此法无效,可用手术治疗。

(二)病因治疗

1.抗感染对有感染者给抗生素治疗。

2.止血对消化道出血者用维生素 K_1、酚磺乙胺(止血敏)等止血。

3.解除颅内高压　脑水肿:

(1)20％甘露醇每次 0.5g/kg,每 6～8h 1 次。

(2)呋塞米每次 0.5mg/kg,1～2 次/天。颅内占位性病变:进行脑积水行引流术。

(张体健)

第十五节　新生儿黄疸

新生儿黄疸(neonatal jaundice)是因胆红素在体内积聚引起的皮肤或其他器官黄染。若新生儿血中胆红素超过 5～7mg/dl(成人超过 2mg/dl),即可出现肉眼可见的黄疸。部分高未结合胆红素血症患儿可发生胆红素脑病(核黄疸),一般多留有不同程度的神经系统后遗症,重者甚至死亡。

一、新生儿胆红素代谢特点

1.胆红素生成过多　新生儿胆红素是血红素的分解产物,约 80％来源于血红蛋白,约 20％来源于肝脏和其他组织中的血红素及骨髓中红细胞前体。新生儿每日生成的胆红素明显高于成人(新生儿 8.8mg/kg,成人为 3.8mg/kg),其主要原因是:①胎儿血氧分压低,其红细胞数量代偿性增加,出生后血氧分压升高,大量红细胞破坏;②新生儿红细胞寿命短(早产儿低于 70 天,足月儿约 80 天,成人为 120 天),且血红蛋白的分解速度是成人 2 倍;③肝脏和其他组织中的血红素及骨髓红细胞前体较多。

2.血浆白蛋白联结胆红素的能力差　单核－吞噬细胞系统的胆红素进入血循环,与血浆中白蛋白联结后,运送到肝脏进行代谢。与白蛋白联结的胆红素不能透过细胞膜或血脑屏障,故不引起细胞和脑组织损伤。刚娩出的新生儿常有不同程度的酸中毒,可减少胆红素与白蛋白联结;早产儿胎龄越小,白蛋白含量越低,其联结胆红素的量也越少。

3. 肝细胞处理胆红素能力差　未结合胆红素(unconjugated bilirubin)进入肝细胞后,与Y、Z蛋白结合,在滑面内质网,主要通过尿苷二磷酸葡萄糖醛酸基转移酶(UDPGT)的催化,形成水溶性、不能透过半透膜的结合胆红素(conjugated bilirubin),经胆汁排泄至肠道。新生儿出生时肝细胞内Y蛋白含量极微(生后5~10天达正常),UDPGT含量低(生后1周接近正常)且活性不足(仅为正常的0%~30%),故生成结合胆红素的量较少(即未结合胆红素水平高);出生时肝细胞将结合胆红素排泄到肠道的能力暂时低下,早产儿更为明显,可出现暂时性肝内胆汁淤积(即结合胆红素水平高)。

4. 肠肝循环(enterohepatic circulation)增加　在成人,肠道内的结合胆红素被细菌还原成尿胆原及其氧化产物,其中大部分随粪便排除,小部分被结肠吸收后,极少量由肾脏排泄,余下的经门静脉至肝脏重新转变为结合胆红素,再经胆道排泄,即胆红素的"肠肝循环"。出生时肠腔内有β—葡萄糖醛酸苷酶,可将结合胆红素转变成未结合胆红素,加之肠道内缺乏细菌,导致未结合胆红素的产生和吸收增加。此外,胎粪约含胆红素80~180mg,若排泄延迟,可使其重吸收增加。

当患儿饥饿或伴有缺氧、脱水、酸中毒、头颅血肿及颅内出血时,则更易发生黄疸或使原有黄疸加重。

二、新生儿黄疸分类

1. 生理性黄疸(physiologicaljaundice)　由于新生儿胆红素代谢特点,约50%~60%的足月儿和80%的早产儿出现生理性黄疸,其特点为:①一般情况良好。②足月儿生后2~3天出现黄疸,4~5天达高峰,5~7天消退,但最迟不超过2周;早产儿黄疸多于生后3~5天出现,5~7天达高峰,7~9天消退,最长可延迟到3~4周。③每日血清胆红素升高<85μmol/L(5mg/dl)。

以往规定足月儿血清胆红素的上限值为205μmol/L(12mg/dl),但国内、外研究资料表明此值偏低,故国外将血清胆红素:足月儿<221μmol/L(12.9mg/dl)和早产儿<257μmol/L(15mg/dl)定为生理性黄疸的界限。但有资料表明:亚洲足月儿生理性黄疸的血清胆红素值高于西方足月儿;也有小早产儿血清胆红素<171μmol/L(10mg/dl)即可发生胆红素脑病的报道。因此,有关足月儿和早产儿生理性黄疸的上限值,尚需进一步研究。但需注意,生理性黄疸始终是一除外性诊断,必须排除引起病理性黄疸的各种原因后方可确定。

2. 病理性黄疸(pathologic jaundice)　①生后24h内出现黄疸;②血清胆红素足月儿>221μmol/L(12.9mg/dl)、早产儿>257μmol/L(15mg/dl),或每日上升>85μmol/L(5mg/dl);③黄疸持续时间足月儿>2周,早产儿>4周;④黄疸退而复现;⑤血清结合胆红素>34μmol/L(2mg/dl)。若具备上述任何一项者均可诊断为病理性黄疸。

三、病因

病理性黄疸根据其病因分为如下三类。

1. 胆红素生成过多　因过多红细胞的破坏及肠肝循环增加,使血清未结合胆红素升高。

(1)红细胞增多症:即静脉血红细胞$>6\times10^{12}/L$,血红蛋白$>220g/L$,红细胞比容$>65\%$。常见于母-胎或胎-胎间输血、脐带结扎延迟、青紫型先天性心脏病及糖尿病母亲所分娩出的婴儿等。

(2)血管外溶血:如较大的头颅血肿、皮下血肿、颅内出血、肺出血和其他部位出血。

(3)同族免疫性溶血:见于血型不合如 ABO 或 Rh 血型不合等,我国以 ABO 溶血病较为多见。

(4)感染:细菌、病毒、螺旋体、衣原体、支原体和原虫等引起的重症感染皆可致溶血,以金黄色葡萄球菌及大肠杆菌引起的败血症多见。

(5)肠肝循环增加:先天性肠道闭锁、先天性幽门肥厚、巨结肠、饥饿和喂养延迟等均可使胎粪排泄延迟,使胆红素吸收增加;母乳性黄疸,可能与母乳中的 β-葡萄糖醛酸苷酶进入患儿肠内,使肠道内未结合胆红素生成增加有关,见于母乳喂养儿,黄疸于生后 3~8 天出现,1~3 周达高峰,6~12 周消退,停喂母乳 3~5 天,黄疸明显减轻或消退有助于诊断。

(6)红细胞酶缺陷:葡萄糖-6-磷酸脱氢酶(G-6-PD)、丙酮酸激酶和己糖激酶缺陷均可影响红细胞正常代谢,使红细胞膜僵硬,变形能力减弱,滞留和破坏于单核-吞噬细胞系统。

(7)红细胞形态异常:遗传性球形红细胞增多症、遗传性椭圆形红细胞增多症、遗传性口形红细胞增多症、婴儿固缩红细胞增多症等均由于红细胞膜结构异常使红细胞在脾脏破坏增加。

(8)血红蛋白病:α 地中海贫血,血红蛋白 F-Poole 和血红蛋白 Hasharon 等,由于血红蛋白肽链数量和质量缺陷而引起溶血。

(9)其他:维生素 E 缺乏和低锌血症等,使红细胞膜结构改变导致溶血。

2.肝脏胆红素代谢障碍　由于肝细胞摄取和结合胆红素的功能低下,使血清未结合胆红素升高。

(1)缺氧和感染:如窒息和心力衰竭等,均可抑制肝脏 UDPGT 的活性。

(2)Crigler-Najjar 综合征:即先天性 UDPGT 缺乏。Ⅰ型属常染色体隐性遗传,酶完全缺乏,酶诱导剂治疗无效,很难存活;Ⅱ型属常染色体显性遗传,酶活性低下,酶诱导剂治疗有效。

(3)Gilbert 综合征:即先天性非溶血性未结合胆红素增高症,属常染色体显性遗传,是由于肝细胞摄取胆红素功能障碍,黄疸较轻。也可同时伴有 UDPGT 活性降低,此时黄疸较重,酶诱导剂治疗有效。预后良好。

(4)Lucey-Driscoll 综合征:即家族性暂时性新生儿黄疸,由于妊娠后期孕妇血清中存在一种孕激素,抑制 UDPGT 活性所致。本病有家族史,新生儿早期黄疸重,2~3 周自然消退。

(5)药物:某些药物如磺胺、水杨酸盐、维生素 K_3、吲哚美辛、毛花苷丙等,可与胆红素竞争 Y、Z 蛋白的结合位点。

(6)其他:先天性甲状腺功能低下、垂体功能低下和 21-三体综合征等常伴有血胆红素升高或黄疸消退延迟。

3.胆汁排泄障碍　肝细胞排泄结合胆红素障碍或胆管受阻,可致高结合胆红素血症,但如同时伴有肝细胞功能受损,也可有未结合胆红素增高。

(1)新生儿肝炎:多由病毒引起的宫内感染所致。常见有乙型肝炎病毒、巨细胞病毒、风疹病毒、单纯疱疹病毒、肠道病毒及 EB 病毒等。

（2）先天性代谢缺陷病：α_1－抗胰蛋白酶缺乏症、半乳糖血症、果糖不耐受症、酪氨酸血症、糖原累积病Ⅳ型及脂质累积病（尼曼匹克病、戈谢病）等可有肝细胞损害。

（3）Dubin－Johnson 综合征：即先天性非溶血性结合胆红素增高症，是由肝细胞分泌和排泄结合胆红素障碍所致。

（4）胆管阻塞：先天性胆道闭锁和先天性胆总管囊肿，使肝内或肝外胆管阻塞，结合胆红素排泄障碍，是新生儿期阻塞性黄疸的常见原因；胆汁黏稠综合征是由于胆汁淤积在小胆管中，使结合胆红素排泄障碍，见于严重的新生儿溶血病；肝和胆道的肿瘤也可压迫胆管造成阻塞。

四、鉴别黄疸的实验室检查

由于新生儿黄疸常见、产生原因较多并且发病机制复杂，除要详细询问病史、全面体格检查和必要的组织和影像学检查外，按照一定步骤选择适当的实验室检查对黄疸的诊断和鉴别诊断甚为重要。

五、治疗

（一）光照疗法（phototherapy）

是一种降低血清未结合胆红素的简单易行的方法。光疗通过转变胆红素产生异构体，使胆红素从脂溶性转变为水溶性，不经过肝脏的结合，经胆汁或尿排出体外。

胆红素能吸收光线，以波长 450～460nm 的光线作用最强，由于蓝光的波长主峰为 425～475nm，故认为是人工照射的最好光源。绿光波长主峰为 510～530nm，由于皮肤的光学特性，波长较长的光易于穿透皮肤，绿光较蓝光更易穿透皮肤。有研究报道光疗最有效的光源是波长较长的蓝－绿光（490～510nm），能对胆红素转变成光红素起到联合效应。目前使用的光源有荧光灯、光纤毯及发光二极管等。

光疗方法有双面和单面光疗：①单面光疗：用蓝色或绿色荧光灯 6～8 支，呈弧形排列置于患儿的上方，灯管距患儿正面皮肤 25～875px，患儿裸体睡于中央（保护好眼部和生殖器）。单面光疗仪有固定于暖箱和移动式两种，多用于不宜双面光疗的患儿，例如在开放辐射台或闭式暖箱中的患儿。对于胆红素水平较高又不宜接受双面光疗者，除上方单面光疗外，可在患儿两侧增加单面光疗加强疗效；②双面光疗：光疗箱内上下各设置一组蓝光灯，婴儿位于上下光源当中。目前多数采用双面光疗，因被照射面积大，疗效优于单面光疗。现国内普遍采用的是双面光疗箱，箱温可根据需要设定，能保证相对恒定的温度，箱温过高或过低可报警。光疗时不显性失水增加，故光疗时注意补充生理维持液体。

光疗期间定期监测血清胆红素浓度，光疗后胆红素值复升达干预标准时再进行光疗，直至胆红素水平下降并稳定在安全水平。

光疗相当安全，虽有副作用，但一般并无危险。常见副作用有发热、腹泻、皮疹。因为光能穿透薄的阴囊皮肤，甚至到达卵巢，虽然有限深度引起生殖腺损伤的可能性极小，但光疗期间要用尿布遮盖生殖腺。由于强光线照射能够损伤视网膜，结膜充血、角膜溃疡等，故光疗时必须用眼罩保护眼睛，只要做好保护，并无影响。

（二）交换输血

换血是治疗高胆最迅速的方法。主要用于重症母婴血型不合的溶血病,可及时换出抗体和致敏红细胞、减轻溶血;降低血清胆红素浓度,防止胆红素脑病;同时纠正贫血,防止心力衰竭。换血偶有心脏停搏等危险,并有继发感染可能,所以必须严格掌握指征。除上述特殊情况外,换血还用于G—6—PD缺乏或其他原因导致的严重高胆。

2001年制订了我国的新生儿黄疸干预推荐方案(包括光疗和换血的标准),在我国首次提出以不同日龄的胆红素值对新生儿黄疸进行干预。此方案是在借鉴美国儿科学会新生儿黄疸管理指南基础上,结合我国情况所制定的。

(石建莉)

第十六节　新生儿先天性胆道闭锁

先天性胆道闭锁(congenital biliary atresia)是新生儿时期梗阻性黄疸的主要病因之一,并非少见,发病率在日本和我国较欧美高,病因尚不清楚,本病的临床症状(黄疸、大便灰白色)往往在出生后1周至数周有表现,一些患儿出生后大便一直呈正常颜色,直到满月才逐渐变白,因此,认为胆道闭锁为出生后形成,而非先天疾病。

一、病因及发病机制

(一)病因

胆道闭锁病因较复杂,仍不十分清楚,有先天性胆道发育不良,病毒感染,胰胆管合流异常,胆汁酸代谢障碍等学说。

1. 先天性发育异常　本病以往多认为是一种先天性胆管发育异常,但近年来经病理及临床研究认为这一学说并非完全可靠,临床上常见的先天畸形,如肛门闭锁,肠闭锁,食管闭锁等,常伴发其他畸形,而胆道闭锁则少有伴发畸形;在胎儿尸解中,亦从未发现胆道闭锁畸形,本病的临床症状有时在生后数周后才开始出现,或在生理性黄疸消退后再现黄疸,有人在做胆道闭锁手术时,探查肝门部,即使在所谓"不能手术型"中也能见到细小的索条状胆道残迹,组织切片可见胆管内腔,胆管上皮,残存的胆色素及炎性细胞浸润等,进一步说明胆道闭锁并不是一种先天性发育畸形,而是在出生前后出现的一种疾病。

2. 感染因素　有人提出胆道闭锁,新生儿肝炎及胆总管囊肿均系病毒感染引起,属同一病变,只是病变部位不同而已,肝脏及胆道经病毒感染以后,肝脏呈巨细胞性变,肌管上皮损坏,导致管腔阻塞,形成胆道闭锁或胆总管囊肿,炎症亦可因产生胆管周围纤维性变和进行性胆管闭塞,目前有较多的报告提到巨细胞病毒感染与胆道闭锁,胆总管囊肿发病关系密切。

3. 先天性胰管胆管合流异常　胰管胆管合流异常是指在胚胎期胰管和胆管不在十二指肠壁内汇合而在壁外汇合的先天畸形,它不仅是先天性胆总管囊肿,胆管结石,胰腺结石,胰腺炎,胆道癌,胰腺癌的重要病因之一,亦有报告胰管胆管合流异常亦可导致胆道闭锁。

(二)发病机制

分为肝内型和肝外型两类,前者发病极少,国内尚未见报道;肝外型又分6型,通常将Ⅰ,Ⅱ,Ⅲ型称为"不可吻合型",或手术效果不理想型,占80%～90%,治疗乏术,预后甚差;而Ⅳ,Ⅴ,Ⅵ称为可吻合型,占10%～20%,6型胆道闭锁中,认为Ⅰ,Ⅱ型为胆道发育不良,是炎症损害胆管上皮,发生纤维性变,管腔逐渐狭窄,但未完全闭锁,如病变逐渐好转,有恢复通畅的可能,若炎症继续发展,则整个胆道完全闭锁,第Ⅲ型为真正的胆道闭锁,外胆道严重受累,上皮完全损坏,全部结构发生纤维化,因胆管完全消失,在肝,十二指肠韧带中及肝门处均无肉眼可见有腔隙的通道,组织切片偶可见少量的黏膜组织,不能施行吻合手术,第Ⅳ,Ⅴ,Ⅵ型则为胆道中断,即肝外胆道终于盲闭部位,盲袋内有胆汁与肝相通,故可施行吻合手术,本症患儿肝脏呈胆汁性肝硬化,肝内胆小管增生,管内有严重胆栓,有时小胆管胀破,胆汁泛滥成片,肝细胞及毛细胆管内亦严重淤胆,肝细胞可有巨细胞变,门脉区纤维化。

二、临床表现及诊断

1. 黄疸　黄疸为首发症状,一般在生后 1～2 周开始逐渐显露,少数病例要到 3～4 周后才开始,但亦有在第 1 周内出现黄疸的病例,黄疸出现后,通常即不消退,且日益加深,皮肤变成金黄色甚至褐色,黏膜,巩膜亦显著发黄,至晚期甚至泪液及唾液也呈黄色。

2. 粪色改变　小儿出生后初数天大多数无异常表现,粪便色泽正常,粪便在黄疸出现的同一时期变成淡黄色,逐渐更趋黄白色,或变成陶土样灰白色,但是在病程进行中,有时又可转变为黄白色,据报道胆道闭锁病儿有 15% 在生后 1 个月才排白色便,到晚期,由于胆色素在血液和其他器官内浓度增高,少量胆色素能经过肠腺而排入肠腔,使部分大便呈淡黄色。

3. 尿色改变　尿的颜色随着黄疸的加重而变深,犹如红茶色,将尿布染色成黄色。

4. 皮肤瘙痒　皮肤可因瘙痒而有抓痕。

5. 肝脏肿大　腹部异常膨隆,肝脏肿大显著,可比正常大 1～2 倍,尤其肝右叶,其下缘可超过脐平线达右髂窝,病程越长(4～5 个月或更长者)肝脏亦越大,边缘非常清晰,扪诊时肝质地坚硬,几乎所有病例脾脏均有肿大,边缘在肋缘水平或以下数厘米,腹壁静脉均显露,极晚期病例,腹腔内可有一定量的腹水,以致叩诊有移动性浊音。

6. 全身情况　病儿的营养发育一般在 3～4 个月内尚无多大变化,进奶好,无恶心,呕吐等消化道症状,身长,体重与正常婴儿无甚差别,偶尔小儿精神倦怠,动作及反应较健康婴儿稍为迟钝;病程到 5～6 个月者,外表虽可能尚好,但体格发育已开始变慢,精神萎靡,由于血清中凝血酶原减少的结果,有些病例已表现有出血倾向,皮肤瘀斑,鼻出血等,各种脂溶性维生素缺乏的现象均可表现出来;维生素 A 缺乏时,出现于眼病和身体其他部分的上皮角质变化;维生素 D 缺乏可伴发佝偻病或其他后遗症,胆道闭锁病儿大多数在 1 岁左右,因肝硬化,门脉高压,肝昏迷而死亡。

胆道闭锁主要症状是持续黄疸,灰白色粪便,黄疸尿,腹部隆起,肝脾大,血清胆红素升高,总胆红素,直接胆红素显著升高,碱性磷酸酶升高,ALT 轻度升高,尿胆红质阳性,粪胆素阴性,据此可做出诊断,B 型超声波腹部检查,肝脏核素动态检查及十二指肠液胆红素检查,可判断胆道闭锁的病理类型,显示胆道形态与功能,并与肝炎鉴别。

三、检查

1. 血清胆红素测定　血清胆红素升高,特别是直接胆红素显著升高,血清胆红素达 85～340μmol/L(5～20m/dl),动态观察可持续升高。

2. 肝功能测定　生后 3 个月做硫酸锌浊度试验(ZnTT)和麝香草酚浊度试验(TTT),多数呈阳性,脑磷脂絮状试验比 ZnTT,TTT 较晚,呈阳性,ALT,AST 多数显示轻度或中等度升高,很少超过 500U,乳酸脱氢酶及亮氨酸氨基酞酶多为正常或轻度升高,碱性磷酸酶在出生3个月后,全部病例均升高,一般在20U(金氏)以上,超过40U(金氏)即有诊断意义,并随着月龄的增加而增高。

3.尿胆素、尿胆原测定 粪便尿胆素及粪胆素反应阴性,尿中亦不含尿胆红素及粪胆素,后期部分血清胆红素可通过肠壁渗入肠腔内,并生成少量尿胆原及粪胆原,氧化后变为尿胆素及粪胆素。

4.血清5-核苷酸酶测定 5-核苷酸酶活性明显增高,胆道闭锁病儿均高于正常值上限15U,33.33%病儿高于50U,新生儿肝炎病儿均低于50U,这一结果与病理组织学改变亦相一致,即胆道闭锁胆管增生严重,与新生儿肝炎比较差异显著,可测定5-核苷酸酶,有助于胆道闭锁的早期诊断。

5.血清胆酸测定 胆道闭锁病儿血清中胆酸明显增高,动态观察有助于与新生儿肝炎的鉴别诊断。

6.血清甲胎蛋白(AFP)测定 AFP为正常胎儿肝脏所制造,出生1个月后自然消退,胆道闭锁主要为胆管上皮增生,无肝细胞增生,不能合成AFP,定性试验为阴性,偶为阳性,其平均值很低,新生儿肝炎时肝细胞增生,AFP的合成增加,血中AFP增高,用放射免疫扩散法,连续定量测定,高峰大于4mg/dl可诊断为新生儿肝炎。

7.血浆低密度脂蛋白(LP-X)试验 LP-X是阻塞性黄疸患者血清中的一种正常的低比重脂蛋白,在胆道闭锁时胆汁在肝内淤滞,血清中LP-X明显增高。

8.红细胞过氧化氢溶血酶试验 在胆道梗阻时脂溶性维生素E缺乏,红细胞膜缺乏维生素E时,失去维生素E的氧化作用,不能防止H_2O_2所诱发的溶血,如果溶血率增高,间接证明维生素E缺乏,说明梗阻的程度,正常婴儿溶血<20%,若溶血在80%以上者则为阳性。

9.十二指肠引流液中胆红素测定 本方法原理是胆道闭锁病儿胆汁不能进入消化道,十二指肠液中不含胆色素,采用带金属头的新生儿十二指肠引流管,经鼻腔(或口腔)插入胃内,抽尽胃液,置病儿于右侧卧位,髋部略垫高,注入清水20ml以刺激胃蠕动,在X线荧光屏下继续插管,使金属头进入十二指肠第二段,抽取十二指肠液,在抽完第1管后(胆汁装入试管),从引流管注入33%硫酸镁2~5ml/kg,随后每隔15min抽取十二指肠液,分别装入"甲","乙","丙"管,检查pH值,白细胞和胆红素,某人报告19例十二指肠液不含胆红素者中,18例确诊为胆道闭锁,11例十二指肠液含胆红素者中2例确诊为胆道闭锁,此2例为重度黄疸病儿,与血清胆红素过高,从肠壁渗入肠腔有关,此法可获90%确诊率,有助于胆道闭锁的早期诊断。

10.B型超声 肝外胆道多不能探查,胆囊多不显像或显著瘪小,动态观察胆囊进食前后的变化,更有助于诊断。

11.肝胆核素动态检查

(1)[131]I标记玫瑰红排泄试验:90%以上的胆道闭锁[131]I随粪便的排泄量在5%以下,新生儿肝炎几乎全部都在10%以上。

(2)[99m]Tc肝胆显像:有报告在26例胆道闭锁病儿中24例行肝胆核素检查,全部肝外胆道和肠道均无放射性[99m]Tc出现,诊断为胆道闭锁,无一例漏诊。

12.肝脏穿刺检查 经皮肝穿活检由于穿刺针及操作技术的改进,少有出血及胆汁漏等并发症,可有效地诊断本病,诊断率达60%~92%。

13.经皮肝穿胆管造影(PTC) PTC检查不受黄疸程度及肝外胆道引流状态的影响,成功的造影可清晰显示完整的肝内,外胆管影像,新生儿及婴幼儿期因其胆管解剖学特点,PTC成功率较年长儿为低。

(1)术前做PTC检查的目的:胆道闭锁病儿术前做PTC检查的目的是:

①鉴别新生儿肝炎与胆道闭锁。

②了解肝内胆管结构。

③判断胆道闭锁的类型。

④为选择手术方法提供依据。

(2)术后做PTC的目的:术后做PTC的目的是:

①了解吻合口有无狭窄。

②估计预后。

③再次手术的选择。

PTC比较安全,操作较简易,但仍有一定的创伤性,且可并发胆汁漏性腹膜炎,腹腔内出血,高热及气胸,有人报告前两种并发症的发生率为1%~2%,应严格掌握指征。

14. 腹腔镜检查 在麻醉下做人工气腹后,经腹壁小切口插入腹腔镜,观察腹腔器官及组织,在检查上腹部时,应安置胃管吸空胃内容,腹腔镜对鉴别新生儿肝炎与胆道闭锁有一定意义,可观察肝脏的颜色,大小及形态结构,找不到胆囊或胆囊苍白瘪小时,多可确诊为胆道闭锁,若尚未见到胆囊,可用一细针穿刺行胆管造影术,亦可用细针或细塑料管经过腹壁肝脏及胆囊床插入胆囊腔内行造影,从而获悉胆道情况,若造影显示肝外胆管开放,并有造影剂流注十二指肠者,可排除肝外胆道闭锁,亦可在腹腔镜下取肝组织活检。

15. 经纤维内窥镜逆行性胰管,胆管造影检查(ERCP)该项检查不仅能对胆道闭锁,胆道发育不良及新生儿肝炎做出诊断(即胆道未显影者应考虑胆道闭锁),并可显示胰管的形态及走行,为有无胰管,胆管合流异常提供影像特征。

四、鉴别诊断

主要与以下疾病相鉴别:

1. 新生儿肝炎 本病与新生儿肝炎的鉴别最困难,约20%的新生儿肝炎在疾病发展过程中,胆道完全性阻塞,有阻塞性黄疸的表现,除黄疸不退外,也可有尿色加深,灰白色粪便,极似胆道闭锁,但此类病儿大部分肝外胆管正常,很少脾肿大,经一般治疗有80%可痊愈,多数新生儿肝炎经4~5个月后,由于胆汁疏通排泄,黄疸逐渐减退,所以通过长时间的临床观察,可做出鉴别诊断,但是胆道闭锁于生后2个月内,若能接受胆道重建手术治疗,一般可以获得良好的胆汁引流效果,而超过2个月行手术时,胆汁性肝硬化常已造成不可逆的肝脏损害,尽管可以重建胆道,但预后不佳,胆道闭锁与新生儿肝炎临床鉴别的要点:

(1)性别:肝炎男婴比女婴多,而胆道闭锁女婴较男婴多。

(2)黄疸:肝炎一般较轻,黄疸有波动性改变,胆道闭锁的黄疸为持续性加重,无间歇期。

(3)粪便:肝炎为黄色软便,胆道闭锁较早出现白陶土色便且持续时间较久。

(4)体征:肝炎者肝大不及胆道闭锁,胆道闭锁者肝常在肋下4cm以上,质坚韧,边缘钝,常伴脾肿大。

(5)病程:新生儿肝炎于生后半年,多能逐渐好转,痊愈,而胆道闭锁少有活1年以上者。

2. 新生儿溶血症 在我国主要病因是ABO血型不合,而Rh血型不合者少见,此症早期表现与胆道闭锁相似,有黄疸,肝脾肿大等,但其特点是在出生时,婴儿皮肤呈金黄色,有显著贫血表现,肌张力松弛及神经系统症状,产生核黄疸可危及生命,末梢血象检查有大量有核红细胞,随着病儿长大,血象多自行或在输血后恢复正常,黄疸逐渐减轻,粪便色泽正常。

3.母乳性黄疸 一般在生后4~7天黄疸明显加重,2~3周黄疸渐减轻,维持低水平3~12周,停止哺乳2~4天后,高胆红素血症迅速消退,哺乳停止后6~9天黄疸消失,本病临床上无肝脾肿大及灰白色粪便。

4.先天性胆总管扩张症 本病亦可在新生儿时期出现黄疸,多为囊肿型,常以腹胀或上腹部包块而就诊,B型超声可见胆总管囊性扩张,当囊肿较小而不易扪及时,临床上有误诊为胆道闭锁者。

5.胆总管下端淋巴结肿大压迫及上部肠道梗阻所致黄疸 肝外胆管附近的肿物或胆总管下端旁淋巴结肿大,可以压迫胆道而发生阻塞性黄疸,这类病例胆总管及胆囊皆有轻度扩张,可经B型超声证实,此外,先天性十二指肠闭锁,环状胰腺及先天性肥厚性幽门狭窄等部分病例亦可并发黄疸,此类疾病除黄疸外,临床上有原发病的表现,不难鉴别。

除上述黄疸病儿外,亦应与感染性黄疸及酶代谢异常所引起的黄疸进行鉴别。

五、治疗及预后

(一)治疗

1.手术治疗 一旦确诊胆道闭锁,手术是唯一的治疗方法,凡确定诊断或未能排除本病均应及早行手术治疗,进行胆道重建。出生60天内是重建胆道适宜的手术时机,超过3个月继发成胆汁性肝硬化,肝功能损害不可逆,手术后效果差。

(1)手术适应证

①直接胆红素持续升高3周以上。

②排白陶土或淡黄色大便2周。

③肝脏明显硬于同龄儿。

(2)手术方式:吻合术为主要手术方式,分别为:

①肝门—十二指肠吻合术。

②肝门—空肠Roux—Y吻合术。

③肝门—胆囊吻合术。

④肝移植术:晚期肝损害不可逆时,可施行肝移植术。

2.术后治疗 术后需促进胆汁分泌,预防术后胆管炎,术后宜静滴头孢菌素及氨基糖苷类等抗生素。术后利胆可用去氢胆酸与泼尼松龙,效果较好,亦有报道推荐用前列腺素E和高血糖素的,术后若黄疸不退,或退而复现,均应在2个月内再作手术。纠正术后氨基酸代谢异常,保证热量、必需脂肪酸、氨基酸、脂溶性维生素及铁、锌等微量元素的供给。

(二)预后

有报告在生后60天以内手术者其黄疸消退率在90%以上,而在生后90~120天以上手术者,黄疸消退率在30%以下,即使手术做到良好的胆汁引流,也难免术后死于肝功能衰竭,故胆道闭锁手术的时间,最好在生后6~10周,不宜超过生后90天。

六、预防

目前因病因尚不清楚,尚无确切预防措施,预防措施应从孕前贯穿至产前:

婚前体检在预防出生缺陷中起到积极的作用,作用大小取决于检查项目和内容,主要包括血清学检查(如乙肝病毒,梅毒螺旋体,艾滋病病毒),生殖系统检查(如筛查宫颈炎症),普通体检(如血压,心电图)以及询问疾病家族史,个人既往病史等,做好遗传病咨询工作。

孕妇尽可能避免危害因素,包括远离烟雾,酒精,药物,辐射,农药,噪音,挥发性有害气体,有毒有害重金属等,在妊娠期产前保健的过程中需要进行系统的出生缺陷筛查,包括定期的超声检查,血清学筛查等,必要时还要进行染色体检查。

一旦出现异常结果,需要明确是否要终止妊娠;胎儿在宫内的安危;出生后是否存在后遗症,是否可治疗,预后如何等等,采取切实可行的诊治措施。

(石建莉)

第十七节　新生儿流行性腹泻

新生儿流行性腹泻(epidemic diarrhea of newborn)是指由于新生儿免疫功能不完善及环境因素,易发生感染爆发流行的腹泻。病原以细菌、病毒、真菌、寄生虫较为常见,主要通过孕母产道、被污染的乳品、水、乳头、食具、成人带菌者等传播。在婴儿室或新生儿病室内暴发的腹泻,迅速蔓延,形成流行,有时甚至由一个产院或医院传至另一产院或医院,引起大面积流行。因此必须严格预防和控制扩散。

一、病因及发病机制

(一)病因

不少细菌和病毒可引起新生儿流行性腹泻。

1. 埃希大肠杆菌　以致病性大肠杆菌(EPEC)最多见。埃希大肠杆菌在正常情况栖居于胃肠道,当它具有移生性,肠毒性,细胞毒性或侵袭毒力特性时,便可成为水样,炎症性或血性腹泻的主要致病菌。偶尔也可引起溶血－尿毒症综合征。如正常解剖屏障被破坏,便可扩散至邻近组织或进入血流。

尿路是埃希大肠杆菌最常见的肠外感染部位,一般是从体外移生而至的,肝胆、腹膜、皮肤和肺部感染也可发生。该菌也是菌血症的一个重要原因,这种菌血症的发生往往无明显的入侵门户。该菌也是一种机会病原菌,它可使因其他疾病而抵抗力低下的患者(如癌肿,糖尿病,肝硬化)或接受皮质类固醇,放射疗法,抗癌药物或抗生素治疗的患者致病。

中国报道的有^{127}O、^{111}O、^{55}O、^{128}O 等引起的流行,也有产毒性大肠杆菌(ETEC)引起的暴发流行的报道。

2. 沙门菌　沙门菌为革兰阴性杆菌,无芽胞,无荚膜。多数细菌有周身鞭毛和菌毛,有动力,在普通培养基上呈中等大小,无色半透明的光滑菌落,不分解乳糖、蔗糖和水杨苷,能发酵葡萄糖,吲哚、尿素分解及 V－P 试验为阴性。沙门菌在简单的培养基上即能生长,含有煌绿或亚硒酸盐的培养基可抑制大肠杆菌生长而起增菌作用,沙门菌生长的最佳温度为 35～37℃,最佳 pH 为 6.5～7.5,沙门菌对外界环境的抵抗力较强,在水、牛乳或肉类食品中能存活一年以上,不耐高温和干燥,加热 65℃ 15～20min 即被杀死,5%苯酚或 1：500 升汞 5min 可灭活,pH 为 4.5 可使细菌死亡。沙门菌无荚膜,但其细胞外膜包被的多糖层十分黏稠,具有阻止吞噬,逃避补体系统破坏的作用,沙门菌的主要抗原成分为菌体抗原[O]和鞭毛抗原

［H］,O抗原是细菌胞壁的脂多糖,目前已发现60多种,每种菌常有数种O抗原,与致病密切有关的多属A、B、C、D和E组,H抗原是蛋白质,有特异性较高的第1相和特异性较差的第2相,O抗原刺激机体产生IgM型抗体,H抗原则产生IgG型抗体,按照O抗原和H抗原的搭配,沙门菌可分为2000多种血清型,各血清型致病力的强弱可有很大差异。

20世纪80年代中国有些地区多次发生鼠伤寒沙门菌引起的暴发流行性腹泻,病情相当严重,但也有阿哥纳沙门菌引起的极轻型小流行。

3.其他细菌如空肠弯曲菌、绿脓杆菌、变形杆菌等虽可引起新生儿腹泻,但很少引起大流行。

4.轮状病毒(Rotavirus) 轮状病毒是引起婴幼儿腹泻的主要病原体之一,其主要感染小肠上皮细胞,从而造成细胞损伤,引起腹泻。轮状病毒每年在夏秋冬季流行,感染途径为粪一口途径。

秋冬交接时期谨防轮状病毒;据介绍,轮状病毒有明显的季节性,它特别喜欢在20℃左右气温下活跃。

(二)发病机制

按照病原体是否引起肠壁发生炎症性反应,将发病机制分为炎症型(黏膜型)和非炎症型(肠腔型)两大类。

1.炎症型 也称黏膜型,侵犯部位主要在结肠,侵袭肠黏膜上皮细胞,并在细胞内繁殖,引起炎症,甚至溃疡,表现为痢疾样腹泻。代表性病原菌有志贺菌、鼠伤寒沙门菌相ETEC。

(1)志贺菌产生肠毒素除致肠道分泌增多外尚可致肠壁固有层发生急性炎症反应,微小溃疡形成以及脓、血性渗出物。

(2)ETEC的发病机制与志贺菌相似。其膜表面含有由质粒所调控的定居因子抗原CFA Ⅰ和CFA Ⅱ有促进细菌的黏附能力。ETEC也具有黏附在小肠黏膜上的能力,并可产生一种类似志贺菌素,这种毒素表现有细胞毒性、神经毒性和肠道毒性。肠道毒性可使肠腔液体分泌增加。ETEC感染也可使小肠双糖分解酶分泌减少,发生继发性双糖吸收不良,使腹泻迁延不愈。

(3)鼠伤寒沙门菌除有侵袭性外,还可产生霍乱样肠毒素,引起回肠炎、结肠炎以及水、电解质运转的异常。

2.非炎症型 也称肠腔型,侵犯部位主要在小肠,以水样泻为主要表现,机制为肠毒素或肠壁吸收面积减少。代表性病原为产毒性大肠埃希杆菌、轮状病毒及产气单胞菌。

轮状病毒肠炎的发病机制目前认为,腹泻是由于轮状病毒的多重活动。因为称之为肠黏膜细胞(enterocyte)的肠细胞遭到该病毒的破坏而导致吸收不良(malabsorption)。产生肠毒素(enterotoxin)的病毒蛋白质NSP4制造了倚赖钙离子的氯化分泌物,破坏了钠一葡萄糖协同运输蛋白1(sodium—glucose transport 1,SGLT1)载体居中调节的水分再吸收,这个显然降低了刷状缘(brush border)薄膜双糖酶(disaccharidase)的活动,而且可能激化肠神经系统中依赖钙离子的分泌(secretion)的反射作用。健康的肠黏膜细胞会分泌乳糖酶进入小肠;所以因乳糖酶缺乏而造成的乳糖不耐症也是轮状病毒感染经常出现的症状,这个症状可以持续数周。乳糖不耐症的再次发生通常与牛奶再次引入儿童的日常饮食有关,因为细菌发酵了在肚子内的双糖乳糖。

产毒性大肠埃希杆菌能产生两种肠毒素。有3类菌株,一种为产耐热肠毒素(ST);一种为产不耐热肠毒素(LT);另一种为同时产不耐热肠毒素和耐热肠毒素的 LT/ST 株。

(1)ST 是一种多肽,其作用机制与 LT 不同,它激活细胞膜上的鸟苷酸环化酶,使细胞内的鸟苷酸腺苷(cGMP)水平增高引起肠道分泌增加而发生腹泻。可因双糖酶分泌减少,发生继发性双糖吸收不良,使腹泻迁延。

(2)LT 为一种蛋白质,它通过激活肠壁上皮细胞膜上的腺苷酸环化酶,使细胞内的兰:磷酸腺苷(ATP)转变成环磷酸腺苷(cAMP),促使大量水电解质从肠壁上皮细胞膜的毛刷面排出小肠而发生水泻。

二、检查

1.疑有轮状病毒肠炎时　早期大便培养阳性率较高,可做大便涂片电镜检查或做患者血清补体结合试验,或测抗体、抗原。

2.疑有败血症或化脓性脑膜炎或泌尿系感染者　应及时做相应的检查、培养及药敏试验。如发生继发性乳糖(或其他双糖)吸收不良症,可测新鲜大便中的还原物质。

3.新生儿腹泻导致电解质代谢或酸碱平衡紊乱而又缺乏典型临床表现,故应及时测血气、血生化或心电图观察低钾表现,以及时发现及时纠正。

4.其他　对重症或不易判断者应测血清钠钾氯化物和血气分析或测二氧化碳结合力出现惊厥时可测血清;注意必须根据病史和临床表现对水分电解质紊乱进行分析心电图检查有助于了解血钾情况:低钾时 T 波平坦,然后代倒置,ST 段降低,常出现 U 波,有时与 T 波融合。严重低钾时可出现室性早搏及室性心动过速,个别重症有心室纤颤。

三、临床表现及诊断

(一)临床表现

1.消化道症状　不同病原所致的新生儿流行性腹泻各有一定特点,并且患儿常有食欲不振、腹胀、呕吐。

(1)大肠埃希杆菌肠炎:致病性大肠埃希杆菌肠炎大便为水样、蛋花汤样,有腥臭味;产毒性大肠埃希杆菌肠炎大便为稀水样;侵袭性大肠埃希杆菌肠炎大便呈黏液脓血样,有腥臭味,大便量不多。

(2)轮状病毒肠炎:起病急,常发热,大便稀水样,量多,腥臭味可不明显。

(3)鼠伤寒沙门菌肠炎:大便性状多变,可呈水样、黏冻样、黑绿色或灰白色,有明品的腥臭味。

(4)真菌性肠炎:大便呈黄绿色稀水样,或豆腐渣样,泡沫多。

(5)金黄色葡萄球菌肠炎:大便多为黄绿色、暗绿色、水样,有腥臭味。

2.全身症状　常有精神萎靡、发热、哭吵不安,严重者出现面色苍白、嗜睡、唇周发绀。

3.其他症状

(1)并发症:水、电解质平衡紊乱,新生儿腹泻常在短时间内发生脱水、酸中毒、低钠血症、低钾血症等并发症,严重者面色发灰、皮肤花纹、四肢发凉、尿少,出现休克。

(2)并发感染:有些患儿同时伴有其他部位感染,如肺炎、尿路感染、鹅口疮、中耳炎、败血症等。

(二)诊断标准

1.病史及流行情况　要详细询问病史,了解流行病学情况,有助于诊断。

2.临床表现　要详细观察大便性状。同时要密切观察病情发展,新生儿脱水程度较难估计,尤其对早产儿,皮下脂肪少,用皮肤弹性估计脱水并不准确,最好根据连续的体重记录、尿量测量。

3.血气分析和电解质检查　新生儿腹泻易发生酸中毒和电解质紊乱,应及时做血气分析和电解质检查,做到及时治疗。

4.病原学检查　要及时留取标本做细菌培养。如怀疑轮状病毒感染,要同时查病毒抗原。如怀疑真菌感染,大便镜检可见真菌孢子和菌丝。

四、鉴别诊断

感染与非感染性腹泻根据临床有无感染症状容易鉴别;肠内感染性腹泻和肠外感染性腹泻,前者腹泻症状重,后者只是症状性腹泻,有原发感染性疾病的表现,也易鉴别。新生儿流行性腹泻病根据流行病史和实验室检查可确诊。

1.非感染性腹泻　无感染表现。造成原因主要有:

(1)饮食不当:如吃得太多、太油、太冷,频繁地调换新食品,或吃了腐败变质有细菌、毒素污染的食物等。

(2)不良刺激:受凉、过热、精神情绪不佳,或过分紧张或受惊吓,也会引起腹泻。

(3)过敏性腹泻:因吃了容易引起过敏的食物面致腹泻。

(4)其他:如非特异性溃疡性结肠炎、糖原性腹泻病等。

2.肠内感染性腹泻　肠道内感染是指致病性微生物(细菌、病毒、霉菌或寄生虫)在消化道内增生繁殖,并产生毒素引起腹泻,多见于人工喂养儿。喂养时所用的器皿和食物被污染,若不经过消毒或消毒不佳,即有感染的可能。病毒也可通过呼吸道传染,所致的腹泻多见于秋季,故又名"秋季腹泻"。

(1)流行病学史:根据病史特点进行鉴别分析,母亲有发热、早期破水、产程长或窒息史等,要考虑有感染性腹泻的可能。婴儿室有腹泻流行,提示有大肠杆埃希菌、鼠伤寒沙门菌、变形杆菌或病毒性肠炎之可能。

(2)临床表现:根据症状体征特点进行鉴别分析,腹泻早期即出现体温异常、发热或体温过低,面色不佳、呕吐、大便含黏液或脓血,镜检有红、白(脓)血球,提示为感染性腹泻,进一步便涂片染色检查、培养或病毒分离,可鉴别肠炎性质(病原)。

3.肠外感染　肠道外感染指的是消化道外的器官受到感染所引起的腹泻,常见的有中耳炎、咽炎、肺炎、泌尿道感染和皮肤感染等。这种情况儿童年龄越小越多见。

有感染中毒症状,有原发感染性疾病表现,便镜检有少量白细胞。

五、治疗

(一)控制治疗

1.控制感染　根据病原及药敏结果,选用抗生素,对革兰阴性杆菌。

用药:可选用头孢第三代抗生素或阿莫西林/克拉维酸钾(安美汀)。

注意:病毒性腹泻不必使用抗生素。真菌性肠炎应停用抗生素,用制霉菌素口服。

2.腹泻治疗

用药:可用双八面体蒙脱石(思密达),每次 0.5g,2～3 次/天。腹泻时间较长者需用微生态调节剂,如双歧杆菌(丽珠肠乐)口服。

(二)对症治疗

1.纠正酸中毒 用碳酸氢钠,根据血气分析 BE 值计算,5%碳酸氢钠(ml)＝－Be×体重(kg)×0.5,先用计算量的一半。纠正酸中毒的目标是使 pH 不低于 7.25。

用药:用 5%葡萄糖等量稀释静脉滴注。

2.纠正电解质紊乱 新生儿腹泻易发生低钠血症和低钾血症;补钾不宜操之过急。

如血钾<3.5mmol/L 时,用药:可给氯化钾 1.5～3mmol/(kg·天),用 10%氯化钾 1～2ml/(kg·天),稀释成 0.15%～0.2%,持续静脉滴注。

(三)补液

补液性质,等渗脱水补 1/2 张,低渗脱水补 2/3 张,高渗脱水补 1/3 张。

1.补液量 新生儿个体差异较大,不同出生体重,不同日龄,需要量均不同,要个体化,对轻、中度脱水补液量不宜过多。对重度脱水,有循环衰竭者,先给 2:1 等张液 20ml/kg,静脉滴注。

2.补液速度输液总量的一半,以 8～10ml/(kg·h)速度静脉滴注,约需 8h,另一半以 5～6ml/(kg·h)速度静脉滴注。

早产儿补液速度应<7ml/(kg·h)。

(石建莉)

第十八节　新生儿肝脾肿大

新生儿肝脾肿大,是指临床上新生儿肝大(hepatomegaly)和脾脏增大(splenomegaly)。即肝脾大小超出正常范围(正常新生儿肝脏的上界一般在右锁骨中线第 4 肋间,下界一般在右肋缘下 1～2cm,剑突下更易触及,约 2cm。脾脏在左锁骨中线肋缘下不能触及或不超过 1cm,质地柔软)。在新生儿期,肝脾肿大是较常见的临床症状,应尽快查找原因,区别是良性自限性疾病,或是恶性病变。引起肝脾肿大的疾病较多,诊断和治疗也较为困难。

一、病因及发病机制

(一)病因

新生儿肝脾肿大的原因很多,新生儿脾脏肿大最常见的病因是感染和溶血。新生儿败血症和新生儿肝炎可使肝脾均肿大。新生儿血型不合溶血病是新生儿期最常见的溶血性疾病,其次是 G-6-PD 缺陷、遗传性球形红细胞增多症、地中海贫血和镰状红细胞贫血。其他可引起脾大的疾病如大理石骨病、戈谢病、黏多糖病等均少见。按临床是否常见,排列顺序如下。

1.感染性 如由各种细菌感染引起的败血症,宫内或产时感染引起的新生儿肝炎,原虫感染的弓形体病等。引起新生儿肝炎的病毒较常见的有乙型肝炎病毒、巨细胞病毒、风疹病毒和带状疱疹病毒等。陶奇(TORCH)感染是指几种传染源引起的胎儿感染并造成新生儿发育异常或先天性畸形,常有肝脾肿大。毒浆原虫感染可引起小头畸形、脑积水、脑钙化症、脉络膜视网膜炎、脑炎、心肌炎、肝脾肿大、腹泻、黄疸和抽搐等。巨细胞病毒感染时,新生儿有肝脾肿大、黄疸、紫癜、贫血、发热、嗜睡、惊厥，也可有小头畸形、脑积水、视网膜炎等。风疹病毒感染时，新生儿可表现肝脾肿大、白内障、视网膜病、血小板减少症、青光眼和心脏缺陷。新生儿肝炎综合征也是新生儿时期最常见的肝脾肿大的原因。大都在生后1～2周开始发病，除黄疸外，尿色深呈浓茶色，大便逐渐变为灰白色，肝脾肿大轻度至中度，质地韧，表面光滑。血清胆红素明显增高，甲种胎儿蛋白可以强阳性。应注意和胆道闭锁相区别，必要时做肝活组织检查和^{131}I—玫瑰红排泄试验。还有疟疾也是引起肝脾肿大的一个很重要原因。新生儿期的疟疾可分为先天性和后天性两种。先天性者系疟原虫由母体通过胎盘传给小儿，可于生后发病或延迟至生后2个月发病。后天性新生儿疟疾是指生后自然感染或通过输血感染，主要特点有不典型的热型，四肢冷，面色苍白，口唇发绀，出汗多，也可有呕吐、惊厥等，脾肿大明显。如果在血或骨髓涂片中发现疟原虫即可确诊。

2.血液病　如新生儿母婴血型不合溶血病，遗传性球形红细胞增多症，地中海贫血等。

3.心脏病　肝脏增大由充血性心力衰竭引起，可见于窒息后缺氧缺血性心肌损害，也可见于各种先天性心脏病如大型室间隔缺损、大血管移位、左心室发育不良和主动脉狭窄等。

4.胆道疾病　主要为先天性胆道畸形。

5.遗传代谢性疾病　如肝糖原贮积症、半乳糖血症、高脂血症、酪氨酸血症和类脂质沉积症等。

6.细胞增生及肿瘤　如先天性白血病、恶性组织细胞增生症、淋巴网状细胞肉瘤、肝脏囊肿与肝脏肿瘤等。

7.糖原贮积病Ⅰ型　本病是一种先天性糖代谢异常，常染色体隐性遗传，有家族史。主要是由于肝肾组织缺乏葡萄糖－6－磷酸酶，以致糖原分解发生障碍，糖原在肝脏累积而使肝脏肿大。糖原也常累积于肾脏、心肌等处。临床表现是新生儿期即可发病，有低血糖惊厥，出生时有明显的肝脏肿大，质地韧，表面光滑，不伴有黄疸和脾肿大。重者可出现呕吐，不吃奶，脱水、酸中毒，或引起死亡。化验检查有尿酮体阳性，空腹血糖低，血清胆固醇、酮体和乳酸增高。肝活组织检查可见肝细胞含大量糖原（可达5％～15％，正常值仅为1％～5％）。皮肤成纤维细胞培养可鉴定酶缺陷的类型。

8.半乳糖血症　本病是常染色体隐性遗传性糖代谢异常，小儿出生时可以正常，吃奶后逐渐出现症状，表现呕吐、嗜睡、腹泻、低血糖惊厥、喂养困难，重症黄疸或生理性黄疸时间延长，肝大明显。如不停止乳类喂养，肝逐渐增大，也可引起脾肿大。多有白内障。

9.α$_1$—抗胰蛋白酶缺乏症　α$_1$—抗胰蛋白酶缺乏是一种先天性遗传性疾病，可能为常染色体隐性遗传。α$_1$—抗胰蛋白酶正常含量200mg/100ml，严重缺乏时仅为正常含量的10％～15％。临床表现似新生儿肝炎综合征和胆汁淤积，最后发展成肝硬化。有人报道，在诊断为新生儿肝炎综合征的病例中20％～40％的病例为α$_1$—抗胰蛋白酶缺乏症。

诊断要点：①生后黄疸逐渐加重，且有肝硬化。②血清凡登白试验直接阳性，血清蛋白电泳中缺乏球蛋白。本症应注意和新生儿肝炎综合征、胆道阻塞等相区别。

10.门静脉狭窄所致的门静脉高压　门静脉高压多由肝硬化引起，但先天性门静脉狭窄、门静脉血栓形成、肠系膜上静脉或脾静脉栓塞，均可引起门静脉高压而致脾肿大。主要特点有食管静脉曲张、呕血、贫血，肝脾肿大、白细胞减少及血小板减少。

新生儿肝脏肿大的病因按是否伴有黄疸分为两大类。

（1）伴有黄疸的有新生儿肝炎、新生儿溶血病、败血症、肝外胆道闭锁、胆总管囊肿、遗传代谢性疾病等；

（2）不伴有黄疸的有心力衰竭、免疫性与非免疫性胎儿水肿，糖原贮积症，溶酶体病和肝脏囊肿等。

肝脏中度到重度肿大者要考虑由各种病原体引起的感染，充血性心力衰竭，先天性胆道畸形，肝糖原贮积症，黏多糖病，类脂质病和半乳糖血症等。

（二）发病机制

肝和脾是腹腔内两个重要的器官，在生理功能方面既有独特之处，又有共同点。两者在血液循环上互相关联，因此，在临床病理上也常常密切相关。

正常新生儿肝和脾相对较大。肝脏的重量为 $120\sim130g$，为体重的 4%，而成人为 2%。脾脏的重量约 $10g$，为成人的 $1/30$。

1.肝脏肿大　新生儿期易发生肝脏肿大，此与病理生理特点有关：

（1）容易发生淤血而肿大：新生儿的肝细胞及肝小叶分化不全，血管丰富，容易发生淤血而肿大。肝脏的血液循环很丰富，在严重的心脏功能不全，特别是有心功能不全及下腔静脉回流受阻时，均可致淤血性肝大。

（2）髓外造血：在胚胎期，肝脏为主要的造血器官，出生后若有贫血，肝脏则重新参加髓外造血而引起肝大。

（3）代谢和解毒功能：肝脏是人体最大的代谢器官，负担着蛋白、脂肪、糖及其他物质的代谢和毒素的解毒功能，因此一些先天性代谢病、毒素等均可致肝大。

（4）胆红素代谢和排泄功能：肝脏是胆红素的代谢和排泄器官，胆红素的代谢障碍和胆道的先天性畸形可引起严重的肝大。

（5）网状内皮系统：肝脏是网状内皮系统极为丰富的器官，具有防御功能，在急慢性感染致组织本身受累时，可造成肝大或网状内皮系统增生而肿大。

2.脾肿大　新生儿脾肿大的病理生理因素有：

（1）网状内皮系统：脾脏是重要的网状内皮系统器官之一，担负着机体的防御功能。细菌、病毒、寄生虫感染都会引起脾脏肿大，但脾脏本身感染极为少见。

在网状内皮系统疾病以及代谢性疾病时，网状内皮细胞吞噬大量异常代谢物质，均可造成脾脏肿大。另外，脾脏还是破坏血循环中衰老、损伤和异常血细胞的场所，当血细胞破坏增加时（如先天性溶血性贫血、先天性疟疾等），可造成脾脏明显肿大。

（2）造血器官：脾和肝脏一样，亦是胎儿时期造血器官之一，在生后因感染等因素造成造血代偿功能亢进时，可引起脾大。

（3）贮血器官：脾脏是贮血器官，脾静脉流入门静脉。当门静脉受阻时，致使脾脏淤血，造成充血性脾肿大。

（4）淋巴器官：脾脏又是一个淋巴器官，故脾脏的恶性肿瘤（主要是淋巴瘤及各型非淋巴性白血病），可有脾浸润而致脾肿大。

二、检查

新生儿肝脾肿大的检查，包括临床检查和实验室检查。

（一）临床检查

肝脏的特点是随呼吸运动而移动；位置表浅；肝脏与右肋弓之间手指不能插入深处。脾脏的特点是随呼吸运动而上下移动;位置表浅;脾脏与左肋弓之间手指不能插入深处;脾脏前缘有切迹;脾肿大方向是向右下而不是直向下;如有必要,可酌情注射肾上腺素,可使脾脏缩小。首先确定是否有肝脾肿大和肿大的程度。查体时最好在新生儿安静时进行,触诊动作要轻。触到肝脾大时,应注意其肿大的程度和质地,要注意肝脾本身的特点。不仅要注意肝脾肿大的程度、硬度,还要注意其表面的光滑程度。肝脾肿大的程度可作为诊断和治疗效果的观察及判断预后的参考。除注意肝脾肿大的特点外,查体仍要按系统详细进行检查。特别注意发育营养情况,有无心肺异常,有否腹胀和腹内其他包块,有否腹水征。皮肤黏膜检查注意有无出血点和黄疸。最后结合相应的实验室检查和辅助诊断,做出病因诊断。

(二)实验室检查

实验室检查对确定肝脾肿大原因和判定肝脏功能极为重要,有时临床症状并不明显但化验检查已显肝功能异常。实验室检查对评估肝脏损害程度及其预后也是必不可少的。

1.血液检查

(1)血象:白细胞计数和细胞形态观察对感染性疾病、白血病有诊断价值。血红蛋白、红细胞减少,网织红细胞增加,提示溶血性贫血。

(2)血液胆红素定量、定性检查:对诊断黄疸伴有肝脾肿大是不可缺少的检查项目。测定血清胆红素浓度是新生儿肝大最常做的化验,新生儿期血液病是新生儿黄疸最常见原因之一,很多肝大伴有黄疸的病都需要与其鉴别,尤其在生后第1周内。若血清胆红素持续增高至生后2周以上,并且以直接胆红素增高为主,便应考虑为肝脏疾病。

(3)病原学检查:血液细菌培养、病毒分离及特异性抗体的检测,可帮助确定引起感染的细菌和病毒的种类。

(4)肝功能检查:肝功能、乙型肝炎表面抗原(HBsAg)、乙型肝炎核心抗原和E抗原的检查,对诊断新生儿肝炎综合征是否由乙型肝炎病毒引起,是重要的依据。肝功能试验中的脑磷脂絮状试验、硫酸锌浊度试验等,在新生儿期常不呈阳性反应。谷丙转氨酶和谷草转氨酶在心脏和肌肉组织中含量也较多,窒息缺氧后此类酶可大量释放至血流。乳酸脱氢酶在肝炎时增高,阻塞性黄疸时不增高,提示胆汁郁积的酶有碱性磷酸酶、亮氨酸氨基转肽酶和γ—谷酰转肽酶等,血清5′—核苷酸酶在胆道闭锁时也明显增高。

2.肝活组织检查 对诊断不明的肝脾肿大或疑为肿瘤者可考虑肝脾穿刺后取活体组织检查,对确定新生儿肝肿大的性质很有帮助。如确诊肝原发性肿瘤或继发性肿瘤,区别新生儿肝炎综合征和肝内胆管闭锁等。

3.其他试验 如疑有糖代谢异常者应测定血糖及糖耐量试验。为确诊血型不合溶血病须做抗人球蛋白直接试验、游离抗体测定和抗体释放试验。血清蛋白电泳(用电泳方法测定血清中各类蛋白占总蛋白的百分比)、甲种胎儿蛋白、免疫球蛋白等检查可根据需要酌情选做。

4.骨髓检查 考虑有血液病或恶性细胞增生时应做骨髓穿刺,对诊断白血病、血小板减少性紫癜、疟疾等是很有价值的。

5.B超检查 超声波检查可帮助确定肝脾的大小,特别在小儿腹胀严重而使肝脾触及不清时尤为必要。应用超声扫描可观察肝脏位置、形态、大小,检查横膈运动,显示肝脏与相邻器官的关系。超声波检查还可提供病因学资料,如新生儿肝炎时基本波型呈密集微波和密集微小波;新生儿肝癌为丛状波、迟钝波和出波衰减;肝脓肿可见液平段等。B型超声对肝囊肿、肝脓肿和肝肿瘤等肝内肿物的鉴别极有用,肝硬化、脂肪肝和淤血肝也能在超声图像下区别。胆囊超声波检查可发现胆总管囊肿的存在。

超声检查可以观察脾脏的位置、形态和大小,新生儿合作程度、腹肌紧张和腹水等因素对其影响较小。利用超声检查判断脾大较触诊更敏感和正确,并可显示内部结构,可区别淤血性脾肿大、淋巴肉芽肿、脾的原发性肿瘤和脾被膜下血肿等。

6. 放射性核素检查　放射性核素检查也可用于肝脾肿大的诊断,胶体^{99m}Tc用于了解肝脏的位置、形态、大小和探测肝内有无占位病变。脾脏可与肝同时显影,脾功能正常时,脾影较肝右叶淡,脾功能亢进时,脾影可浓于肝影,对脾内占位病变和浸润病变的诊断,也很有用。

三、临床表现

在临床实践中,各种原因所致的肝脾肿大,其表现程度不尽一致,多表现为以肝或脾受累为主。有些疾病在临床上只出现单纯肝大或脾大,如肝糖原贮积病为肝大,脾静脉栓塞只出现脾大。

1. 母亲孕期产期感染史　母亲孕期感染史,如陶奇感染(即母体感染毒浆原虫、风疹、巨细胞病毒和疱疹病毒等),会引起新生儿的先天性异常和肝脾肿大。母亲于产前患有乙型病毒性肝炎,对新生儿肝炎综合征的诊断有帮助。母亲产前有疟疾史,可引起新生儿疟疾。母亲产时感染可引起新生儿败血症而致肝脾肿大。如遗传性代谢性疾病引起的肝脾肿大,其家族成员可能患同样的疾病。新生儿溶血症所致的肝脾肿大,前几胎即有黄疸病史。

2. 患儿症状　由于导致肝脾肿大的原因不同,新生儿临床症状不一。

(1)因感染发病的:如新生儿败血症、新生儿肝脓肿、新生儿肝炎综合征等。症状为发热或体温不升、不吃奶、体重不增加、腹胀、黄疸等。

(2)半乳糖血症:患儿有低血糖惊厥、呕吐、黄疸、白内障等。

(3)阻塞性黄疸、新生儿肝炎综合征:有严重的黄疸、灰白色大便和肝脾肿大。

(4)新生儿溶血症、疟疾:有贫血、黄疸伴有肝脾肿大。

(5)新生儿血小板减少性紫癜和白血病:伴有出血倾向和紫癜。

3. 体格检查

(1)触诊:首先确定是否有肝脾肿大和肿大的程度。查体时最好在新生儿安静时进行,触诊动作要轻。触到肝脾大时,应注意其肿大的程度和质地,要注意肝脾本身的特点。不仅要注意肝脾肿大的程度、硬度,还要注意其表面的光滑程度。肝脾肿大的程度可作为诊断和治疗效果的观察及判断预后的参考。除注意肝脾肿大的特点外,查体仍要按系统详细进行检查。特别注意发育营养情况,有无心肺异常,有否腹胀和腹内其他包块,有否腹水征。皮肤黏膜检查注意有无出血点和黄疸。最后结合相应的实验室检查和辅助诊断,做出病因诊断。

①检查肝脏:肝脏的特点是随呼吸运动而移动;位置表浅;肝脏与右肋弓之间手指不能插入深处。

Ⅰ.注意肝脏移位问题:首先确定肝是否肿大,应注意有否移位。新生儿期扪到肝脏并不表示肝大,新生儿肝脏的位置可受腹胀和胸腔疾患的影响。肝脏位置下降见于肺过度膨胀、胸廓变形、胸腔占位性病变如积液、气胸或脓肿;此外,当腹壁肌肉松弛如周身肌张力减退或先天性腹壁缺损时,肝脏位置也下降;严重腹水可使肝脏的位置上移。因此,在观察新生儿肝脏的大小时,要同时注意肝脏上界和下界的位置,除外使肝脏移位的其他因素。

Ⅱ.注意手法问题:触诊新生儿肝脏时用力要轻。新生儿腹壁很薄,肝组织质地较软,用力触诊时,使指尖位置过深,到达肝脏边缘的下面,因而在呼吸时指尖无法感觉到肝脏的边缘。肝脏上缘通常由叩诊确定,若肝上缘在右锁骨中线第五肋间,扣到肝下缘在肋弓下2.0cm以上,表明肝脏确实增大;若肝上缘低于第五肋间,扣到肝脏可能是因胸腔疾病将肝脏向下推移所致。若肝脏上缘无法清楚地从叩诊确定,可采用抓刮法检查,即将听诊器放在肝脏中央部位,用手指轻轻抓刮胸部皮肤,从肝区外逐渐向肝区内移动,当听到的声音从遥远、低钝变成清晰的抓刮声时,肝脏边缘便可确定。声音的变化是因肝脏为实质性脏器,对声音的传导较周围充气组织更好。

Ⅲ.肝大的程度:肝脏长度即肝脏在右锁骨中线上的高度,每个有肝脏增大的婴儿都必须测量。新生儿正常肝脏长度有个体差异,最高可达8.0cm。

肝脏肿大的程度可分轻、中、重三度。

轻度:指肝脏在右锁骨中线肋缘下不超过3cm;指肝在肋下可以触知或肝脏下缘在锁骨中线肋缘点与脐连线的中点水平线以上。

中度:指肝脏在右肋缘下超过3cm,但不超过脐水平者;为肝脏下缘在该连线中点以下到脐水平之间。

重度:指肝脏在右肋缘下超过脐水平以下者。

Ⅳ.肝脏的质地:除了确定肝脏大小和位置外,还应检查肝脏的硬度,表面是否光滑或有结节,以及肝脏边缘是否锐利。如肝脏质地硬而有结节,提示肝癌(新生儿少见);囊样感见于肝囊肿;脂肪肝的特点是质地软,表面光滑,边缘钝;在新生儿肝炎综合征、新生儿溶血症、代谢病等所致的肝脾肿大,表面光滑;纤维化肝质地硬,表面有结节,边缘清楚锐利;糖原贮积症的肝脏像干土样硬;肝脏有血管瘤时在肝区可听到血管音。

②检查脾脏:正常新生儿约四分之一可触及脾的下缘,其特点为质地软,位置表浅,不被结肠遮盖,脾的上部在肋弓后面,不能触及。脾脏的特点是随呼吸运动而上下移动;位置表浅;脾脏与左肋弓之间手指不能插入深处;脾脏前缘有切迹;脾肿大方向是向右下而不是直向下;如有必要,可酌情注射肾上腺素,可使脾脏缩小。

Ⅰ.脾肿大分为3度:

轻度:指脾脏在左锁骨中线肋缘下不超过3cm。

中度:指脾脏肿大超过左肋缘下3cm,但不超过脐水平。

重度:指脾脏肿大超过脐水平以下。

Ⅱ.脾脏的质地:脾脏肿大时也有质地的改变,临床上将触诊时的硬度分为3度:

一度(Ⅰ°):质地柔软,如指按唇,此为正常硬度。

二度(Ⅱ°):质地略硬,如指按鼻尖。

三度(Ⅲ°):硬度明显增加,如指按眉间。

四、鉴别诊断

引起新生儿肝脾肿大的原因多种多样。其表现程度不尽一致,多表现为以肝或脾受累为主。有些疾病在临床上只出现单纯肝大或脾大,如肝糖原贮积病为肝大,脾静脉栓塞只出现脾大。最常见的病因是感染和溶血。需与下列疾病鉴别诊断:

1.陶奇(TORCH)感染　本症是指几种传染源引起的胎儿感染并造成新生儿发育异常或

先天性畸形,常有肝脾肿大。T 指毒浆原虫(Toxoplasma),R 指风疹(Rubella),C 指巨细胞病毒(Cytomegalovirus),H 指疱疹病毒(Herpesviru),O 解释为其他(Other),如梅毒。以上几种感染主要是由孕期母体感染而引起的胎儿感染。毒浆原虫感染可引起小头畸形、脑积水、脑钙化症、脉络膜视网膜炎、脑炎、心肌炎、肝脾肿大、腹泻、黄疸和抽搐等。巨细胞病毒感染时,新生儿有肝脾肿大、黄疸、紫癜、贫血、发热、嗜睡、惊厥,也可有小头畸形、脑积水、视网膜炎等。风疹病毒感染时,新生儿可表现肝脾肿大、白内障、视网膜病、血小板减少症、青光眼和心脏缺陷。

诊断要点:①母亲孕期感染史。②上述症状和体征。③双份血清抗体滴度增加 4 倍可以帮助诊断。因为新生儿期血清试验对诊断或排除先天性感染是最好的方法,但渡过新生儿期后,血清试验对先天性感染已无诊断价值。疱疹病毒、巨细胞病毒、风疹病毒感染除血清试验外,病毒分离也能帮助诊断。巨细胞病毒感染从新鲜尿沉渣中发现巨细胞包涵体也很有诊断意义。另外,血清中有免疫球蛋白 M 增加时,应考虑有胎儿期感染,因为免疫球蛋白 M 不能通过胎盘。值得注意的是约有 3% 的正常新生儿脐带血免疫球蛋白 M 效价为阳性,且试验证明有先天性陶奇感染者只有 20% 的效价增高,因此,并非所有先天性感染都有免疫球蛋白 M 增高。

2.肝脏疾病

(1)肝脓肿:新生儿肝脓肿多因脐部感染引起。脓肿常为多发性,表现有发热、腹胀、肝大,触摸肝区时患儿哭闹严重。血液检查白细胞明显升高。肝超声波检查可见液平段。

(2)肝硬化:新生儿期的肝硬化并不少见,可由胆道闭锁、新生儿肝炎综合征、新生儿溶血症、半乳糖血症等很多疾病引起。因此,对新生儿肝硬化应做出病因学诊断。

主要临床表现有:呕吐、腹泻、体重不增加、黄疸、大便色淡或呈灰白色。少数患儿可有惊厥、水肿、腹胀或腹水,肝脾肿大明显且质地硬,也可有出血倾向。化验检查可有直接胆红素升高,白蛋白低,白蛋白和球蛋白之比(A/G)倒置,转氨酶轻度升高。肝活组织检查可见肝组织广泛纤维化,肝细胞有空泡、中心静脉扩张及胆管增生。

(3)胆总管囊肿:本病多因输胆总管壁有弱点,容易胀大,同时胆管有阻塞,管腔内压力增加。其主要表现为间歇性黄疸,吃奶少,体重不增加,大便灰白色,肝下缘有包块,有波动感。若胆总管轻度扩张可能摸不到包块。化验尿胆红素阳性,血清直接胆红素升高。对可疑病例做超声波检查或胆囊造影可以帮助诊断。

(4)肝血管瘤:小的肝血管瘤可以没有症状。血管瘤大者可有消化道出血或腹腔出血,肝脏呈进行性肿大。血管内皮性血管瘤可为单发或多发性,有的病例皮肤表面也可有血管瘤,或由子动脉-静脉瘘而出现心力衰竭症状。有的伴有血小板减少。X 线检查可见肝脏有钙化点。核素肝扫描可帮助诊断。

(5)原发性肝癌:新生儿肝癌甚少见。其主要表现为进行性肝大,质地硬,表面不光滑似结节状,发热,吃奶少,消瘦,腹胀,腹水,黄疸。晚期可见淋巴结及肺转移,如锁骨上淋巴结肿大及压迫症状。超声波检查、肝扫描和肝组织检查可帮助确诊。

(6)肝转移瘤:新生儿肝转移瘤较多见。可来自肾上腺瘤、肾胚细胞瘤、恶性畸胎瘤、横纹肌肉瘤等。发现原发瘤者容易确诊,否则需要做肝活组织检查方能确诊。

(7)肝囊肿:肝囊肿可仅累及肝脏,或伴有肾脏及其他器官的多发性囊肿。主要临床表现有肝脏肿大,表面不光滑,触之有弹性感。若为单个或大的囊肿且较为表浅者,透光试验可为阳性。超声波和肝扫描可以帮助诊断。

3. 疟疾　新生儿期的疟疾可分为先天性和后天性两种。先天性者系疟原虫由母体通过胎盘传给小儿,可于出生后发病或延迟至生后 2 个月发病。

先天性疟疾的诊断要点:

(1)其母和新生儿的感染由同一种疟原虫引起。

(2)生后有防蚊设备,除外后天性感染。

(3)被疟原虫感染的胎盘有水肿、淤血,明显的色素沉着;可见发育各阶段的疟原虫。

(4)临床表现有贫血、黄疸、发热且热型不典型,肝脾肿大,以脾肿大为主。

后天性新生儿疟疾是指生后自然感染或通过输血感染,主要特点有不典型的热型,四肢冷,面色苍白,口唇发绀,出汗多,也可有呕吐、惊厥等,脾肿大明显。如果在血或骨髓涂片中发现疟原虫即可确诊。

4. 糖原贮积病 Ⅰ 型　本病是一种先天性糖代谢异常,常染色体隐性遗传,有家族史。主要是由于肝肾组织缺乏葡萄糖－6－磷酸酶,以致糖原分解发生障碍,糖原在肝脏累积而使肝脏肿大。糖原也常累积于肾脏、心肌等处。临床表现是新生儿期即可发病,有低血糖惊厥,出生时有明显的肝脏肿大,质地韧,表面光滑,不伴有黄疸和脾肿大。重者可出现呕吐,不吃奶,脱水、酸中毒,或引起死亡。化验检查有尿酮体阳性,空腹血糖低,血清胆固醇、酮体和乳酸增高。肝活组织检查可见肝细胞含大量糖原(可达 5%～15%,正常值仅为 1%～5%)。皮肤成纤维细胞培养可鉴定酶缺陷的类型。

5. 半乳糖血症　本病是常染色体隐性遗传性糖代谢异常,小儿出生时可以正常,吃奶后逐渐出现症状,表现呕吐、嗜睡、腹泻、低血糖惊厥、喂养困难,重症黄疸或生理性黄疸时间延长,肝大明显。如不停止乳类喂养,肝逐渐增大,也可引起脾肿大。多有白内障。

6. α_1－抗胰蛋白酶缺乏症　α_1－抗胰蛋白酶缺乏是一种先天性遗传性疾病,可能为常染色体隐性遗传。α_1－抗胰蛋白酶正常含量 200mg/100ml,严重缺乏时仅为正常含量的 10%～15%。临床表现似新生儿肝炎综合征和胆汁淤积,最后发展成肝硬化。有人报道,在诊断为新生儿肝炎综合征的病例中 20%～40% 的病例为 α_1－抗胰蛋白酶缺乏征。

诊断要点:

(1)生后黄疸逐渐加重,且有肝硬化。

(2)血清凡登白试验直接阳性,血清蛋白电泳中缺乏 α_1－球蛋白。本症应注意和新生儿肝炎综合征、胆道阻塞等相区别。

7. 门静脉狭窄所致的门静脉高压门静脉高压　多由肝硬化引起,但先天性门静脉狭窄、门静脉血栓形成、肠系膜上静脉或脾静脉栓塞,均可引起门静脉高压而致脾肿大。主要特点有食管静脉曲张、呕血、贫血,肝脾肿大、白细胞减少及血小板减少。

8. 脾囊肿　脾囊肿很少单独存在,易伴有肝肾囊肿。查体可见脾区有囊性包块,多位于脾下极或脾被膜下脾扫描或选择性脾动脉造影可明确诊断。

五、治疗与预后

(一)治疗

新生儿肝脾肿大的治疗,因原发疾病的不同而不同,参见各疾病相关内容。如感染性疾病引起的肝脾肿大,需应用对症抗生素,但由于小儿体质特殊,多种抗生素慎用或禁用:

1. 氨基糖苷类　对儿童的不良反应是耳毒性和肾毒性。耳毒性一方面损害内耳的运动平衡系统，表现为眩晕、恶心、呕吐、眼球震颤和共济失调；另一方面损害内耳的听神经系统，表现为听力减退、迟发性和永久性耳聋。肾毒性是由于此类药物与肾组织亲和力极高，从而引起肾组织肿胀，出现蛋白尿、管型尿、血尿、甚至肾脏急性坏死。

2. 四环素类抗生素　例如：四环素、土霉素、多西环素等，8 岁以下儿童禁用。此类药物能与新生成牙齿中的钙结合形成黄色结合物沉着，逐渐变成无荧光的棕色沉着，导致牙釉质发育不良，俗称"四环素牙"。

3. 喹诺酮类　对年幼者的软骨有危害，可抑制软骨的生长。

4. 氯霉素　易引起早产儿和新生儿循环系统衰竭，表现为呕吐、腹胀、腹泻、休克、虚脱、皮肤呈灰紫色、甚至死亡，称为"灰婴综合症"。此药还可抑制骨髓，导致儿童发生不可逆性再生障碍性贫血。

5. 磺胺类药物　例如：磺胺嘧啶、增效联磺等，早产儿和新生儿慎用。此类药物与人体血液中的胆红素竞争血浆蛋白，使胆红素游离，引起早产儿和新生儿黄疸、粒细胞减少等。

6. 一代头孢　有肾毒性。

（二）预后

新生儿肝脾肿大常随原发病的好转而减轻，随原发病的治愈而恢复正常。肝脾的大小常为疾病转归的观察指标之一。如肝脾持续增大、质地增硬，常反映预后不好。

六、并发症

肝脾肿大并发症视原发病不同而不同。如新生儿感染性疾病引起的肝脾肿大疾病，可并发：

1. 新生儿败血症　新生儿败血症（septicemia of newborn）是指新生儿期致病菌经各种途径侵入新生儿血循环，并在其中生长繁殖、产生毒素而造成全身性的感染。新生儿时期该病的发生率和病死率均较高。随着全身炎症反应综合征研究的深入，败血症的定义也在不断的扩大，包括内源性感染因子（如肠道菌丛）启动以后所引起的全身炎症与感染。新生儿败血症一般主要是指血液中有细菌存在并持续繁殖，通过血培养可获得阳性细菌结果的一种病理过程，在具有细菌—免疫学诊断方面的证据，而并未获得阳性血培养结果时也可做出诊断。仍是目前新生儿期很重要的疾病，其发生率约占活产婴儿的 $1‰ \sim 10‰$，早产婴儿中发病率更高。

2. 化脓性脑膜炎　由化脓性细菌所引起的脑膜炎。由于此类感染主要波及蛛网膜下腔，所以脑、脊髓、脑神经以及脊神经均可受累，而且还常常伴有脑室壁及脉络丛的炎症。

3. 肺炎　小儿肺炎是临床常见病，四季均易发生，以冬春季为多。如治疗不彻底，易反复发作，影响孩子发育。小儿肺炎临床表现为发热、咳嗽、呼吸困难，也有不发热而咳喘重者。其病因主要是小儿素喜吃过甜、过咸、油炸等食物，致宿食积滞而生内热，痰热壅盛，偶遇风寒使肺气不宣，二者互为因果而发生肺炎。

4. 肺脓肿　由于多种病因所引起的肺组织化脓性病变。早期为化脓性炎症，继而坏死形成脓肿。多发生于壮年，男多于女。根据病因有经气管感染型、血源性感染型和多发脓肿及肺癌等堵塞所致的感染型 3 种。肺脓肿也可以根据相关的病原进行归类，如葡萄球菌性、厌氧菌性或曲霉菌性肺脓肿。自抗生素广泛应用以来，肺脓肿的发生率已大为减少。

5. 迁移性病灶（如蜂窝组织炎、骨髓炎，肾盂肾炎等）和多脏器功能障碍综合征等。

（陈慧兰）

第二章　小儿神经疾病

第一节　癫痫持续状态

癫痫持续状态是小儿常见的危重急症,迅速诊断、紧急而正确地处理此症,是减少病死率及神经系统后遗症的关键。一般认为,癫痫一次发作长达30min以上,或反复频繁发作30min以上,患者于间歇期意识仍不恢复者,均为癫痫持续状态。小儿癫痫持续状态多见于急性病的并发症或高热惊厥综合征。成人癫痫持续状态的病因则多是癫痫或其他疾病的并发症。

一、病因

1.高热惊厥　高热惊厥系指任何颅外感染所致的热性惊厥,是小儿常见急症。高热惊厥与小儿癫痫持续状态之间有密切关系。有人指出,原因不明的小儿癫痫持续状态病例中,约1/2与高热惊厥有关。约5%高热惊厥患儿至少曾有一次惊厥时间超过30min。

2.感染　包括各种热性病、败血症及颅内感染如脑膜炎、脑炎、脑寄生虫病等。

3.代谢紊乱　水中毒、高血钠症、低血钠症、低血糖症、低血镁症、低血钙症以及碱中毒、抗利尿激素分泌失调等。

4.癫痫　小儿癫痫很容易导致持续状态。癫痫持续状态常为癫痫的首发症状,也常是症状性癫痫的一种表现。因此,努力寻找病因极为重要。脑器质性损伤虽多为癫痫持续状态的病因,但值得重视的是某些因素常可诱发癫痫持续状态,如一些患儿在长期服用抗癫痫药物过程中突然停药。或服药不正规均为诱发癫痫持续状态的因素。

5.缺氧性疾病　呼吸、循环系统疾病,窒息及一氧化碳中毒等。

6.脑血管病及头部外伤　颅内出血、硬脑膜下血肿、颅骨骨折、蛛网膜下隙出血、脑动静脉瘘等。

7.脑的进行性或非进行性疾病　产伤、神经皮肤综合征、脑瘤、脑变性病及先天性脑发育畸形等。

8.中毒　包括药物、食物及重金属中毒。

应当指出,尚有少数患儿癫痫持续状态原因不明,仍需远期随访,继续探讨病因。

病因与发病年龄的关系:

新生儿癫痫持续状态几乎均为症状性,主要由缺氧缺血性脑病、颅内出血、代谢紊乱及先天性脑发育缺陷所致。小于1岁者多为中枢神经系统感染及代谢性疾病。应强调指出,对惊厥发作的婴儿,须常规检测血中钙、钠及糖的含量。3岁以下者多见伴有发热而原因不明的癫痫持续状态。3岁以上则以癫痫及慢性脑病多见。如神经-皮肤综合征、先天性脑发育异常等。

总之,癫痫持续状态多见于婴幼儿,并常是癫痫首次发作的表现。导致癫痫持续状态的可逆性急性病因的发生率,常随着年龄的增长而降低。其原因可能是婴幼儿未成熟脑更有发生癫痫的倾向,并对中枢神经系统感染(如细菌性脑膜炎)、低血钙症、低血糖症、低血钠症等易感性强。在较大儿童癫痫持续状态的病因中,慢性发作性疾病占优势,而急性全身性疾病则少见。

二、临床分型

各型癫痫患者均可出现持续状态,因此,癫痫持续状态不是癫痫的一种发作类型。可根据临床表现及脑电图对癫痫持续状态进行分类。首先分为全身性的及部分性的,进而分为惊厥性的及非惊厥性的。癫痫持续状态的国际分类如下:

(一)全身性癫痫持续状态

1. 全身惊厥性癫痫持续状态

(1)强直－阵挛性癫痫持续状态(大发作)。①全身型癫痫持续状态。②开始为部分性的,继发为全身型的癫痫持续状态。

(2)强直性癫痫持续状态。

(3)阵挛性癫痫持续状态。

(4)肌阵挛性癫痫持续状态。

2. 全身非惊厥性癫痫持续状态

(1)典型失神性癫痫持续状态。

(2)非典型失神性癫痫持续状态。

(3)失张力性癫痫持续状态。

(二)部分性癫痫持续状态

1. 部分性惊厥性癫痫持续状态。

(1)简单部分性癫痫持续状态。

(2)持续性部分性癫痫持续状态。

2. 部分性非惊厥性癫痫持续状态　指复杂部分性癫痫持续状态(精神运动癫痫持续状态)。

三、临床表现

(一)全身惊厥性癫痫持续状态

1. 强直－阵挛性癫痫持续状态　是小儿时期最常见的也是最严重的一种发作。开始表现为短的强直期,继而转为持续性阵挛,或每小时 4～5 次短暂发作,间歇期意识不清。患儿可从开始即表现为全身性发作,也可由部分性发作转为全身性发作,后者多见于成人。发作可持续数小时至数日,多因呼吸循环衰竭、脑水肿或过高热死亡。

2. 强直性癫痫持续状态　以长时间强直发作为特征,通常表现为上肢屈曲,下肢伸直,常呈间歇性。多见于婴儿痉挛症(West 综合征)及 Lennox 综合征等。

3. 阵挛性癫痫持续状态　患儿开始即为持续性阵挛发作,但无强直表现。特点是阵挛幅度低,非对称性且无规律。婴幼儿多见,常伴有发热,也可见于慢性脑病。如病因不明。多属原发性,一般预后较好。

4. 肌阵挛性癫痫持续状态　发作特点为双侧肌阵挛性抽搐,间歇无规律。与阵挛性癫痫持续状态不同点是发作时无意识丧失,发作间歇时可记忆并叙述发作过程。预后较强直－阵挛性癫痫持续状态好。此型较罕见。

（二）全身非惊厥性癫痫持续状态

1.典型失神性癫痫持续状态　小儿失神发作很少发生癫痫持续状态，主要见于少年和成人。发作特点是有意识障碍而无肌强直的阵挛性或肌阵挛性发作。可突然表现为缄默不语、少动、定向少丧失，神志恍惚，或频发短暂失神。发作时脑电图持续出现两侧同步性、对称性、对称性 3 次/s 棘慢波，短者持续数分钟，长者持续数日。此型必须与复杂部分性癫痫持续状态相鉴别。

2.不典型失神性癫痫持续状态　多见于幼儿期发生 Lennox 综合征的患儿，除意识障碍外，脑电图可呈阵发性 1～4 次/s 棘慢波。或多波。偶也伴有肌阵挛性或失张力性癫痫。

3.失张力性癫痫持续状态　主要表现于热性惊厥幼儿，表现意识不清及跛行。可间歇出现或表现为轻症肌阵挛发作。脑电图显示双则漫波、偶可见棘波。大多数患儿无后遗症。

（三）部分性癫痫持续状态

1.简单部分性癫痫持续状态

（1）简单部分运动性癫痫持续状态：表现持续性限局性发作，或频繁的反复限局性发作，无意识丧失，可持续 30min 以上。也可由限局性发作很快泛化为全身强直－阵挛癫痫持续状态而出现意识丧失。此型癫痫持续状态多有一侧脑急性损伤，如炎症、外伤、出血及肿瘤等。

（2）持续性部分性癫痫：可见于成人及小儿。发作表现为任一小肌群的抽搐，如口角、面部、颈、躯干、肢体及手指及足趾等。抽搐特点是低波幅、不规则、非对称性的缓慢肌肉收缩，甚至逐渐发展为进行性偏瘫、单瘫等。一般患者入睡后症状减轻。开始误诊为肢体震颤或某些锥体外系疾患。持续性部分性癫痫多由于大脑皮层中央区的限局性病灶引起、但病变也可能波及皮层下组织。脑电图多有限局性异常，少数患儿也可正常。成人多因脑肿瘤或脑血管病变所致，小儿则常因原因不明的限局性脑炎所致，局限性脑炎首先由 Aguilar 及 Rasmassen 所描述，由于症状可持续数月甚至数年，故考虑为慢性局灶性进行性脑炎。持续性部分性癫痫也可因全身代谢障碍或电解质紊乱所致；也可发生于原来就有癫痫的患儿，原来的发作类型可以是强直阵挛性发作或其他类型的发作。而持续性部分性癫痫发作可在原来发作的类型以外独立出现。但也有原因不明者。抗癫痫药物对治疗本病效果欠佳。

（3）半身惊厥－偏瘫－癫痫综合征（HHES）：多见于婴儿，约 80% 的患儿以半身惊厥持续状态为首发症状，可持续发作数分钟至数小时，发作后出现偏瘫症状。这种在半身持续发作后出现的固定偏瘫称为半身惊厥－偏瘫综合征（HHS）。HHS 若以后仍有频繁癫痫发作，则为 HHES。近十余年来，HHES 较少见，可能与正确诊断及治疗及时有关，其病因可为热性的或无热性的疾病，如由脑血管病变引起的急性小儿偏瘫综合征、中枢神经系统感染、中毒性脑病、预防接种反应及脑外伤等。据报道，婴儿的限局性惊厥持续 90min 以上可发展为半身惊厥－偏瘫综合征或 HHES。

2.复杂部分性癫痫持续状态（精神运动型）　本型少见。表现为持续性意识混乱、精神运动性兴奋，可连续数小时或数日，有时易误诊为小儿精神病。患儿也可表现情感异常，如时有精神恐怖及自动症。还可有不自主咀嚼、吞咽等动作。本型可见于病毒性脑炎、中毒性脑病等急性期患儿，脑电图一般为局灶性颞区癫痫样放电；异常放电偶见于颞叶深部，表面电极难以记录，故脑电图也可正常。

四、病因诊断

(一)有关诊断的重要因素

1. 年龄 不同年龄患儿中引起癫痫持续状态的原发病不同,持续状态的发作类型也与年龄有关。故进行病因诊断时,首先应考虑年龄因素。

2. 是否伴有发热 癫痫持续状态如伴高热,多为急性感染所致,此时首先应慎重排除颅内感染。典型病例诊断多无困难,但 6 个月以下婴儿可无脑膜刺激征,应及时行脑脊液检查明确诊断。据认为,18 个月以下的患儿,高热呈持续状态,或惊厥前发热已持续 2～3 天者,务须认真排除颅内感染的可能。无热性惊厥持续状态的患儿,则应详细询问患儿出生史、智力、体格发育状况,及既往有无类似发作,有无误服毒物及药物史,有无脑外伤、突然停用抗癫痫药物史等。

3. 发作情况 收集完整现病史是诊断癫痫最重要的手段。进一步了解发作为全身性或限局性、痉挛性或强直性,有无意识丧失等,有助于明确癫痫持续状态的发作类型。

4. 全面检查 如患儿发作前后均无神经系统阳性体征,则考虑原发性癫痫持续状态或因代谢异常所致。伴有其他特殊体征时,常可作为鉴别诊断的重要线索。如特殊面容、头颅、皮肤、骨关节、眼底及眼的异常,多发性畸形等,常提示先天性或遗传代谢性疾病。对癫痫持续状态患儿应强调检查生命体征及瞳孔改变,以便及时给予紧急处理。

(二)实验室及辅助检查

根据病情进行必要的化验及辅助检查。

1. 血液检查 包括血常规,血中钙、磷、钠、氯含量,而糖,二氧化碳结合力,血气分析以及肝、肾功能,凝血酶原时间、血培养、抗癫痫药物血浓度测定等。

2. 尿便检查 尿常规、粪常规、尿糖、酮体、三氯化铁、尿二胆及尿氨基酸筛查等。

3. 脑脊液检查 一般包括脑脊液常规、生化检查及细菌培养等。如有颅压增高征象时,应在紧急降颅压后再行腰穿,以防形成脑疝。如疑有颅内肿物则切忌腰穿。

4. 头颅 X 线检查 如证实存在颅骨骨折,常有助于对外伤性癫痫的诊断。脑回压迹增多与增深是慢性颅压增高的表现;由于正常变异范围较大,故需结合临床表现全面分析。X 线检查对限局性颅骨缺损亦有诊断价值。脑肿瘤及宫内感染等患儿头颅 X 线所示病理性钙化影,远不如 CT 扫描的阳性率高。

5. 硬膜下穿刺 前囟未闭的小儿,当疑有硬膜下积液、积脓或血肿时,经颅骨透光检查证实后,可进行硬膜下穿刺明确诊断。

6. 脑电图检查 常规脑电图检查有助于对癫痫的诊断。癫痫异常波形如棘波、尖波、棘慢波、高幅阵发慢波等的出现,可排除非癫痫性发作疾病,并可根据波形区分发作类型,以选择相应抗癫痫药物进行治疗,还可结合临床判断预后,尚有助对颅内肿瘤、脓肿、瘢痕形成等颅内病灶的定位。但对定性诊断无意义。如经多次脑电图检查,并附加各种诱发试验,80%～90%患儿的脑电图常有异常表现。目前国内尚未广泛开展 24h 脑电图监测,一般多用于临床上难以与癫痫鉴别者。由于记录时间长,易发现异常放电,可提闻癫痫诊断率。特别应强调的是,对非惊厥性癫痫持续状态(如失神癫痫持续状态)及复杂部分性癫痫持续状态(精神运动癫痫持续状态),应用脑电图连续观察十分重要,常有助于诊断与治疗。但脑电图正常并不能排除脑病变的可能,脑电图异常程度与病情严重性也不完全一致。

7. 脑超声波检查　脑超声波检查是诊断婴幼儿脑部病变安全而简便易行的诊断技术。可用于诊断脑室扩大、脑内出血、脑肿瘤等脑实质性病变。适用于天幕上占位病变的诊断,可根据中线波移位的情况,判断病变所在部位。

8. 电子计算机X线断层扫描(CT)对幕上肿瘤、脑室系统扩张、脑萎缩及脑结构改变诊断率最高;对颅内出血、脑脓肿、颅内钙化等也有诊断价值。据报道,脑电图局灶异常放电者,CT检查阳性率约为63%。值得注意的是,CT扫描有助于简单部分性发作(SPS)的病因诊断。特别是临床有异常神经体征,脑电图呈局灶性异常者,CT阳性率较高。典型失神发作、伴中央—颞区棘波灶的小儿良性限局性癫痫及高热惊厥者,一般CT扫描无异常改变。此外,CT检查对确立癫痫患儿的手术适应证有指导意义。如临床有难以控制的发作,或随访中发现患儿出现异常神经体征,则有必要重复CT检查。

9. 核磁共振影像(MRI)　近年来在临床应用上已取得迅速进展。其优点在于不需经静脉或鞘内注射造影剂,且不通过离子性辐射即能辨别中枢神经系统的对比差别,特别是核磁共振影像能显示后颅凹肿瘤及其血管性质。由于对软组织的对比度和血流的差异很敏感,常能诊断应用CT难以辨别的脑水肿和血块。此外,尚能显示婴儿发育过程中脑部髓鞘的形成。总之,核磁共振影像对小儿中枢神经系统病变很敏感,能早期检出微小病变,并为非侵入性诊察手段,无射危害。凡患儿以惊厥为主要症状,临床疑有颅内病变,CT检查正常者,以及为了证实脑发育异常、脱髓鞘脑病、脑血管病等为癫痫持续状态的病因时,均可进行核磁共振影像检查。

五、治疗

(一)治疗原则

1. 尽快控制癫痫发作,选择作用快、疗效好的抗癫痫药物,并采用静脉途径足量给药。

2. 维持脑及呼吸循环功能,保证氧的充分供应,避免发生缺氧缺血性脑损伤。

3. 预防及控制并发症,应避免过高热、低血糖、酸中毒、水和电解质紊乱及脑水肿。并应维持药物的有效血浓度,

4. 发作停止后,应立即开始长期抗癫痫药物治疗,防止惊厥反复。

5. 尽快明确病因,及时进行病因治疗。

(二)一般治疗

1. 确保患儿呼吸道通畅,及时清除鼻咽腔的分泌物。患儿头部应转向一侧,以防误吸与窒息。

2. 常规给氧,并注意退热,积极控制感染,纠正水和电解质代谢紊乱等。

3. 保持安静,禁止一切不必要刺激。

(三)抗癫痫药物的应用

全身强直—阵挛性癫痫持续状态的抗癫痫药物主要如下:

1. 安定　可作为首选药物,治疗癫痫持续状态有效率可达85%,由于本药静脉注射后可迅速分布于脑组织,一般于静脉注入3～5min内抽搐即可停止,但维持时间短暂,必要时于用药15～30min后应重复给药一次,或加用苯巴比妥钠,以巩固疗效。安定一次剂量为0.5～0.6mg/kg(最大量10mg),注入速度应缓慢,以每分钟1mg为宜。每14可重复2～4次。副作用为呼吸抑制、血压下降、血栓性静脉炎等。如与苯巴比妥钠合用,更易抑制呼吸,故苯巴

比妥钠剂量宜偏小,可在注射安定后即刻给苯巴比妥钠 5～8mg/kg 肌肉注射,此药作用虽然较慢,但作用时间较长;二药联合应用互补不足,可达到更好的止惊效果。在治疗期间应密切监视患儿生命体征。

2.氯硝西泮　一般剂量 0.03～0.06mg/kg,静推或肌注,可维持 2～6h。

3.劳拉西泮 0.05～0.1mg/kg,1～2min 内静脉推注。10～15min 可重复,维持时间达 12～48h。

4.咪哒唑仑 0.2mg/kg 静推,以后按 0.1～0.6mg/(kg·h)维持静滴。

5.苯妥英钠　治疗癫痫持续状态有效率达 60%～70%。发挥作用较安定慢,故常作为用安定后的第 2 次或第 3 次用药。静脉给药负荷量为 15～20mg/kg,给药速度小于每分钟 1mg/kg,6h 后改为维持量,即每日 5～6mg/kg,分 2～3 次给予。静脉给药时,尽可能用心电图监测。

6.苯巴比妥　一般用其钠盐,每次 5～10mg/kg,肌内注射。由于作用较慢,注射后 20～60min 方在脑内达到有效浓度高峰。因此用药后不能使发作立即停止。但在用安定等控制发作后,苯巴比妥仍是最基本的抗惊厥药物。因其半衰期长维持时间可达 6～12h,对意识有显著影响,若应用大剂量患儿可深睡数日之久,往往影响对病情的观察。副作用有呼吸抑制、低血压等。目前国内尚未广泛应用静脉注射制剂,如静脉给药时,其负荷量为 20mg/kg(最大量可达 300mg),一般在 20min 内即可控制癫痫发作。

7.丙戊酸治疗难治性癫痫持续状态患儿有效,静脉注射可用于 2 岁以上小儿。此药是一种短链脂酸,口服或直肠给药后可迅速吸收,2～4h 即达峰值,抗癫痫作用可持续数小时。目前国内仅有口服制剂,负荷量为 20mg/kg,维持量为 10～15mg/kg,每 8h 一次,可连续多次使用。本药可引起肝脏损害,应引起注意。

(四)降低颅内压

应注意减轻脑水肿、降低颅内压,应常规采用脱水剂治疗,首选药物为甘露醇。用药同时须注意水电解质代谢平衡,保证营养及热量。

(五)病因治疗

应及时明确病因,予以积极治疗。某些原发病的治疗是控制癫痫持续状态的关键。如低血糖症、低血钙症、低血钠症、获得性凝血酶原复合体缺少症、细菌性脑膜炎、脑脓肿及硬膜下血肿等的治疗。对于治疗无效的病例,须认真分析原因,在寻找原发病的同时,积极处理并发症,并监测抗癫痫药物的血浓度。

(冯梅)

第二节　昏迷

昏迷是最严重的意识障碍,临床上可分为浅昏迷和深昏迷。浅昏迷时患儿对周围光、声刺激等反应消失,但对较强的刺激如压痛、针刺等仍有反应,且尚有部分浅或深反射;深昏迷时患儿对机体内外环境的任何刺激均无反应,一切反射消失,仅保留维持生命的呼吸、心跳和脉搏,为意识障碍的极期。昏迷是多种疾病的严重而危急的症状,必须及早明确诊断。积极抢救。

维持正常人的意识状态的主要神经结构为大脑皮质、丘脑弥散投射系统和脑干上行激活系统。当上述三者或任何一部分受损害时均可产生昏迷。

一、昏迷的分期标准

美国耶鲁大学制定昏迷分期标准如下：

1.4期　弛软,对疼痛刺激无反应、无深触反射及瞳孔对光反应,无自发呼吸。

2.3期　自发地或于剧痛刺激时出现去大脑(伸展)姿态,对光反应仍可保持。

3.2期　疼痛刺激时有躲闪动作,虽不能唤醒,但有自发运动。

4.1期　轻刺激时自发运动较多,但对简短命令无任何反应。

其中4期与3期为深昏迷,而2期与1期为浅昏迷。昏迷是多种疾病的严重、危重症状,必须积极抢救。

二、病因

(一)颅内疾病

1.感染　包括各种细菌、病毒、霉菌引起的脑炎、脑膜炎,传染病与预防接种伴发的脑病,颅内寄生虫病(如脑型疟疾)等;常伴有发热与神经系统症状,如呕吐、头痛、嗜睡、烦躁、惊厥。查体常有脑膜刺激症状和其他病理反射。化验血常规、脑脊液可助诊断。

2.脑外伤　如严重脑震荡、脑挫伤。常有外伤史,不伴发热,可有惊厥和颅压高症状。

3.颅内出血　多有产伤、外伤、维生素K缺乏史。起病急缓不一,多伴有惊厥、局灶症状、贫血,可有病理反射、腰穿、硬膜下穿刺、CT检查、维生素K试验治疗可助诊断。

4.颅压增高综合征及脑疝。

5.颅内肿瘤　多为晚期肿瘤。起病缓慢,有颅压增高和定位症状,不发热或有低热。眼底检查可有视乳头水肿、颅骨拍片、CT检查、脑血管与脑室造影可助诊断。

6.癫痫持续状态　与抽搐发作同时出现昏迷。

7.脑血管疾病　脑栓塞、高血压脑病、先天性脑血管异常伴出血(烟雾病)。多突然起病,不发热。测血压、CT检查、脑血管造影可助诊断。

(二)全身性疾病

1.感染　多在原发病基础上逐渐发生。如败血症、病毒性肺炎、细菌性痢疾、伤寒、流行性出血热、钩端螺旋体病等。多有感染中毒症状和原发病临床表现,常见发热,脑脊液除有时压力增高、蛋白略增加外,无明显异常。

2.代谢性疾病　低血糖昏迷、糖尿病酮中毒昏迷、尿毒症、瑞氏综合征、低钠血症、高钠血症、严重酸中毒等。原发病临床表现及既往史常有助于诊断。实验室检查如血电解质、渗透压、血氮、肝肾功能、血糖、尿糖、尿酮体、血气分析等可酌情选择。

3.中毒　除慢性中毒外多突然发病。仔细询问病史及详细体格检查多可发现原因:①农药:有机磷、汞、砷、有机氯等。②药物:镇静剂、麻醉剂、酒精、山道年、水杨酸、奎宁等。③植物食物中毒:白果、曼陀罗、苦杏仁、桃仁、毒覃、木薯、蓖麻子等。④动物中毒:河豚、蛇咬伤、蜂刺伤。⑤工业化学毒物:一氧化碳、硫化氢、氰氢酸等。

4.意外电击、雷击、溺水、中暑、低气压窒息等,均可突然发生,病史确切。

5.心肺功能不全　低血压、严重青紫型先天性心脏病、休克、呼衰、心源性脑缺氧综合征。不同年龄昏迷的常见病因依发病率高低顺序排列如下。

1. 婴儿期　中枢神经系统感染、急性中毒性脑病、Reye 综合征、脑外伤、惊厥后、代谢性脑病与各种中毒(包括休克所致者)。

2. 幼儿期　脑外伤、惊厥后、中枢神经系统感染、急性中毒性脑病与 Reye 综合征、代谢性脑病与各种中毒。

3. 学龄儿童期　脑外伤、中毒性脑病与 Reye 综合征、中枢神经系统感染、代谢性脑病与各种中毒(包括一氧化碳中毒、休克等)。

三、病理

1. 昏迷的解剖生理学基础　临床上所谓意识清楚是指觉醒状态,它取决于大脑半球与脑干上端激活系统之间连续不断的相互作用是否受损。大脑半球主宰意识"内容",即接受特异性感觉冲动,综合为序列化整体意识的信息;脑干处的网状结构则控制"觉醒程度",即接受非特异性感觉冲动,形成"意识"。两种冲动同时被接受,尔后各自发挥作用,正常意识才得以保持。已经证实,一则性或局限性、亚急性或慢性大脑半球损害,一般不直接引起意识障碍或昏迷。若病损仅限于脑桥下部、延髓或脊髓,通常也无意识障碍。如果病损累及的是脑桥上端嘴侧水平,或者从脑桥上端经中脑、丘脑、间脑与基底核等处的网状结构,及其投向大脑皮质通路中的任何平面,则均可发生昏迷,因此,昏迷是由于广泛的双侧大脑半球功能衰竭,或者脑干的上行激活系统功能障碍,或者两者同时存在而产生的。

2. 昏迷的神经病理学基础　昏迷是多种病因或不同性质疾病所致的一种病理状态,有的在早期,可能仅有生理生化方面的改变,但随着病情的进展,结构性损害愈加明显。一般说来,病理形态改变可随不同病因而有差异。但不论病因如何,大多数终会导致脑水肿,其基本病理反应与其他器官一样,仍然是充血与水肿,两者都能增加颅内容积。容积过大必致颅内压增高。严重者继而发生脑疝。不同类型的脑水肿,临床表现各有差异。其中以细胞毒性脑水肿所致的意识障碍较为常见,轻者嗜睡,重者昏迷。常见的病因为脑缺氧、水中毒、各种毒素中毒、化脓性脑膜炎等。不论是弥漫性脑水肿,还是局灶性脑水肿,病情进一步恶化多有脑疝形成。其中小脑幕切迹疝造成昏迷的主要原因是该疝压迫中脑、间脑网状结构,使其受到三种性质的损害;①早期为中脑继发性缺血、缺氧的病理生理的改变;②中期为中脑继发性出血与水肿;③中脑因受该疝的压迫而变形、移位及扭曲等所致的脑干血液循环障碍。上述分别或共同影响脑干上行网状激活系统的功能,是造成昏迷的重要因素。同时,该疝使大脑导水管受压后阻碍了脑脊液循环,使颅内压更加增高,脑血液循环障碍与脑缺氧加重,这是引起昏迷的另一个重要因素。枕骨大孔疝形成昏迷的机制是因为该疝嵌塞枕骨大孔,阻断延髓功能,形成呼吸循环衰竭后继发性脑缺氧所致。

3. 昏迷的神经生化机制　引起脑细胞功能障碍的生化机制基本上可归纳为两类:①以能量代谢障碍为主,如各种脑循环障碍,中枢神经系统感染,各种内、外因素的中毒,维生素缺乏,低血糖等,都可能产生脑代谢降低,氧和葡萄糖消耗量减少,使脑细胞能量衰竭,从而导致昏迷;②以神经元膜通透性障碍为主,如脑外伤或肿瘤所致的脑水肿、电解质紊乱及酸碱平衡失调、癫痫发作、毒素等,可引起神经元膜的通透性异常,改变了膜内外离子分布,从而降低膜的兴奋性和突触的传递功能。在多数情况下,脑能量代谢障碍也会影响神经元膜的通透性。目前认为突触传递功能障碍同昏迷发生的关系最大,而神经介质代谢紊乱则起着重要的作用。

四、病史与实验室检查

昏迷的病史对原发疾病的诊断具有十分重要的意义。询问病史的主要项目包括：

1. 现病史（包括体格检查）　①意识障碍的程度、分期与病因分类；②呼吸形式；③脉搏（快慢、强弱、节律等）；④皮肤（注意苍白、发绀、黄疸、出血点、皮疹、外伤等）；⑤体温（注意低温或超低温以及发热）；⑥血压；⑦瞳孔（注意大小、形状及对光反应）；⑧眼底的改变。

2. 询问家属　①昏迷的起始及被发现的过程；②昏迷的现场所见；③昏迷发生的年龄与季节；④既往史（有无癫痫及其他慢性病或目前正在治疗中的其他疾病等）；⑤有无药物过敏或中毒（须详尽询问品种、剂量及误服等）；⑥有无颅脑外伤。

3. 实验室检查　除脑电图、X线颅部摄片、脑血管造影、颅脑CT及磁共振酌情选用外，尚须结合病情检查尿（尿毒症和糖尿病）、血（糖、电解质、尿素氮、氨、肝功能及血气分析等），必要时要检查脑脊液。然而，迄今尚未发现任何生化检查项目可以作为意识障碍及其程度判断的特异性指标。

五、诊断与鉴别诊断

1. 昏迷患儿的主要体征　原发性颅内疾病所致昏迷的主要特点为：①有神经定位体征；②肌张力与腱反射增高和（或）姿态异常；③有病理反射；④有颅内高压症。全身性疾病引起的昏迷则多表现为：①无神经定位体征，偶或有多种多样难以定位的体征；②肌张力与腱反射减弱；③无颅内高压症或急性颅内高压症。通常根据病史、伴发症状、体征等可初步作出昏迷程度的评定和原发病的诊断。然后，根据意识功能定位的生理解剖知识，按照定位诊断的步骤，综合分析可以观察到的体征，确定昏迷患儿的病灶部位。若能判明主要病灶在间脑、中脑、脑桥或双侧大脑皮层之广泛区域，则对进一步判断病变性质及病因有重要意义。再结合有关实验室检查，诊断即可确立。然而，有些神经或精神疾病，其临床表现为对刺激无反应或极少反应，貌似昏迷。

2. 鉴别诊断　通常应特别注意排除下列几种：①闭锁综合征（locked－in syndrome）：主要是脑桥腹侧的局限性病变，使双侧皮质脊髓束和皮质延髓束（多在支配三叉神经核水平以下）受损所致。常见于缺血性梗死（基底动脉闭塞），或脑桥的肿瘤、炎症、外伤，或脑桥中央髓鞘溶解症以及运动系统疾病（如多发性神经根炎、脊髓灰质炎）等。患儿虽然意识清楚，能理解语言，但无法表达，有时仅能对别人的提问用眼睑的睁开与闭合，或以眼的垂直运动来示意，并非真正的昏迷。②癔症性昏睡：表现为深度睡眠状态。患儿卧床不动，双眼紧闭，呼之不应，有时呈木僵状态，对痛觉刺激的反应迟钝或消失。多数是在高度情感性、易暗示性和自我显示性的性格基础上，因精神因素而诱发。呈阵发性，多属一过性病程。可因暗示治疗迅速恢复。易与昏迷相鉴别。③木僵：是一种综合征。临床表现为不言、不动、不食、甚至对强烈刺激也无反应。常伴有蜡样屈曲、违拗症等。常见于精神分裂症、癔症和反应性精神病等。与昏迷的区别在于患儿意识清楚，且在木僵缓解后可清楚回忆当时见闻的一切事物。

六、治疗

（一）病因治疗

治疗原发病是根本。感染性疾病所致者，须及时抗感染。内分泌和代谢障碍所致昏迷，须针对特殊病因治疗。如系低血糖昏迷,一经确诊,迅速补充葡萄糖液则可立即见效。外源性中毒,须采取特殊的有针对性的解毒等措施。脑肿瘤、脑外伤或颅内血肿所致者,若条件许可时应尽早开颅手术,也常使昏迷转为清醒。总之,尽可能明确病因并及时针对性治疗。

(二)过度换气和高压长疗法

1.控制性过度换气疗法 临床实践中发现 $PaCO_2$ 在 3.3~3.99kPa(25~30mmHg)时脑血管收缩,颅内压随着脑血容量减少而下降。此时终末毛细血管压力也降低,消除乳酸血症的不良影响,从而减轻酸中毒对血脑屏障的损害作用,均有利于脑水肿的消退。神经元膜的去极化也于此时受到限制,细胞能量得以贮存。现已证实, $PaCO_2$ 每降低 0.133kPa(1mmHg),脑容积即减少 0.049ml/100g 脑组织。该疗法有改善氧供应,减轻组织酸中毒,恢复脑血管主动调节机能,减轻脑水肿,降低颅内压等作用。通常用呼吸机等机械方法,并通过吸氧,维持 PaO_2 在 11.97~19.95kPa(90~150mmHg)的水平,增加患儿肺通气,使 $PaCO_2$ 保持 3.32~3.99kPa,危重时可降到 2.66kPa(20mmHg)。每次使用时间一般不超过 1h,但在重型 Reye 综合征时可维持较久。

2.高压氧疗法 在 3 个大气压下吸纯氧,血中物理溶解氧比常压下呼吸空气时增加 21 倍,且颅内压可降低 40%~50%。因此,该疗法可纠正脑缺氧和乳酸血症,改善血脑屏障的机能,减轻脑水肿,降低颅内压,从而促进脑细胞功能的恢复。尚有人观察到,在高压氧下椎动脉血流反而增加,脑干的 PaO_2 相对较高,有利于网状结构机能的恢复,改善觉醒状态和生命机能。该疗法在高压氧舱内进行,一般治疗 3~5 次即可,过多或过久可致氧中毒。

(三)低温疗法

体温每下降 1℃,脑代谢率可降低 6.7%,且颅内压降低 5.5%;当体温 30℃时,脑代谢降低 50%左右,且脑耗氧量只有正常时的 58%。因此该疗法可降低脑细胞的耗氧量及代谢率,提高脑组织对缺氧的耐受性,并且可降低脑血流量、减轻脑水肿、降低颅内压。此外还有保护中枢神经系统的作用,即可防止或减轻脑损害后的反应性高热,使颅内出血者停止出血,还可延长高渗性脱水剂的作用时间。主要采用头部降温(冰槽、冰帽或冰袋等)。只是在达不到要求时才加用体表和体内降温,以增强效果。人工冬眠因其操作及护理较复杂,且并发症多,临床已逐渐少用。通常要求脑温降至 28℃(肛温 32℃)时才能达到满意效果。应尽早施行,以不短于两天为宜。降温过程要平稳,并且要及时处理副作用。为了防止寒战和控制抽搐,可用小剂且肌肉松弛剂或镇静剂。可选用氟哌啶醇和东莨菪碱,前者阻滞。受体的作用较轻,又可降低脑耗氧量,使颅内压降低 26%左右,且作用时间较长;后者可扩张血管,改善微循环而不影响血液动力学,便于降温。尽量不用氯丙嗪,以免抑制三磷酸腺苷酶系统活动,不利于脑水肿的消除和脑功能的恢复。当低温坚持到患儿出现听觉反应、四肢活动等大脑皮层功能恢复时,才可逐渐复温。先自下而上撤离冰袋,以保持体温每 24h 上升 1~2℃为宜。若体温不升,可采用保暖措施,也可静脉注射阿托品 0.3~0.5mg,有助于复温。

(四)降低颅内压、消除脑水肿

脑水肿是昏迷的重要病理基础,继之出现的颅内高压和脑疝形成,常成为致死的原因,故消除脑水肿,降低颅内压是脑功能复苏的一个重要措施,概括起来,主要方法有:①祛除病因,如抗感染、纠正休克与缺氧等。②脱水疗法,可使用渗透性脱水剂、利尿剂及液体疗法。③过度通气、控制性脑脊液引流,可缩小颅腔内容物体积。④肾上腺皮质类固醇的应用。⑤充分给氧或高压氧舱治疗。⑥人工冬眠。⑦保护和维持脑代谢功能。

(五)脑保护剂

近年来已发现巴比妥类、苯妥英钠、甘露醇、肾上腺皮质激素、甲苄咪酯、富马酸尼哇苯酮等对动物的缺氧、缺血性脑损害有保护作用,并已应用于临床取得一定疗效。巴比类最先用于临床,其主要作用为:①收缩脑血管,减少 CBV;②降低脑组织代谢率;③清除自由基,维护神经元膜的完整性以及与膜相连的酶;④抑制辅酶 Q 的释放,减少自由基的形成,从而防止脑缺氧病变的发生;⑤保持内皮细胞膜的完整,防止血管内血栓形成;⑥大剂量时可使血压下降,故只有在其他疗法难以控制颅内高压症时,才考虑使用大剂量,而且必须在充分地监护下实行。

(六)促进脑代谢和苏醒剂的应用

临床上主要用促进脑细胞代谢,改善脑功能的药物,称神经代谢调节剂或脑代谢活化剂。现主张早期应用。包括胞磷胆碱、吡拉西坦、细胞色素 C、ATP、辅酶 A、左旋多巴、氨乙异硫脲、甲氯芬酯及其他如肌苷、谷氨酸、氨酪酸及维生素 B 族等药物。下面仅简单介绍脑活素:它是由生物过程获取的无蛋白质的标准化器官特异性氨基酸混合物的水溶液。其中含有 85%游离氨基酸和 15%分子量在 1 万以下的低分子肽。因此,它具有:①透过血脑屏障,直接进入脑细胞中,作用于蛋白质并影响其呼吸链;②具有抗缺氧的能力;③使紊乱的葡萄糖转运工作正常化;④含有神经递质、肽类激素及辅酶的前体物;⑤激活腺苷酸环化酶及催化其他激素系统;⑥改善记忆。由于其副作用小且耐受良好,被广泛用于治疗急、慢性脑功能紊乱及其后遗症。剂量与用法依年龄、体重及病情而定,儿童通常用 5ml 加入适量的 0.9%盐水或 5%~10%葡萄糖中静脉滴注,10 天为一疗程。也可与低分子右旋糖酐、强心或循环系统药物合用,可反复用几个疗程,也可 2ml 肌内注射。肾功能严重障碍者禁用,过敏体质者慎用。

(七)其他对症治疗

昏迷时可能发生多种并发症,诸如水电解质紊乱、酸中毒、惊厥、锥体外系症状、循环障碍及呼吸衰竭等,均应及时作出相应治疗。

(冯梅)

第三节　小儿急性偏瘫

小儿急性偏瘫(acute hemiplegia in infant and childhood)现称为脑动脉血栓形成(cerebral artery thrombosis),是一组临床综合征,现在多以其病理命名,即脑动脉血栓形成,由于脑动脉血栓形成的部位多累及锥体束的供血,所以急性偏瘫是其最主要的临床症状。发病原理主要是由于脑血流灌注不足而累及一侧锥体束的功能,小儿急性偏瘫可见于能引起闭塞性脑动脉病变的各种疾患。临床除急性偏瘫外,可伴有惊厥,意识障碍、颅内压增高等症状。

一、病因及发病机制

(一)病因

有 30%~50%的病例找不到致病原因,属于特发性小儿急性偏瘫,其余的病例可以找到原发疾病,称为症状性(继发性)小儿急性偏瘫,继发性小儿急性偏瘫常见于感染,免疫性疾病,颅内血管畸形,颅脑创伤,心脏病,血液病,代谢性疾病等,这些疾病均可造成脑血管的闭塞性病变,从而引起偏瘫。

（二）发病机制

1. 发病机制

（1）感染：各种感染引起的脑血管炎可使动脉管腔狭窄，血栓形成，闭塞，引起局部脑血流量减少，脑组织血流灌注不足，致使神经细胞变性，坏死，病毒或细菌可能直接侵犯脑血管而引起脑血管炎；也可能在感染后或接种后发生免疫反应而引起免疫性脑血管炎或脑血管周围脱髓鞘病变，感染的病原有：

①病毒：如单纯疱疹，水痘，麻疹，腮腺炎，腺病毒，肠道病毒等感染均可发生急性偏瘫综合征，近年来又发现人类免疫缺陷病毒（HIV）感染也可引起典型的急性偏瘫，并证明有脑梗死或颅内动脉炎。

②细菌：如脑膜炎双球菌，流感杆菌，肺炎双球菌，结核杆菌等引起的化脓性脑膜炎，肺炎，鼻窦炎，中耳炎，心内膜炎，结核性脑膜炎等，均可因脑动脉炎或静脉血栓而引起急性偏瘫。

③寄生虫，真菌病：如脑型肺吸虫病，钩端螺旋体病，新型隐球菌病等感染。

④其他：如川崎病引起小儿急性偏瘫的病例也有报道，本病的病因尚不清楚，可能与反转录病毒感染和免疫机制有关。

（2）颅内病变：颅内动脉瘤，动静脉畸形，烟雾病，脑占位病变等，由于出血，血管闭塞或压迫而致偏瘫。

（3）颅脑创伤：脑挫裂伤，硬膜下或硬膜外血肿，脑实质出血及伴发的脑水肿均可引起偏瘫，咽后壁外伤引起颈内动脉损伤不可忽视，咽后壁钝器伤可使颈内动脉血栓形成或使血管撕裂，形成夹层动脉瘤，小儿头，颈部轻伤，或口含筷子等物伤及软腭，均可致颈内动脉血栓形成，颈内动脉夹层动脉瘤的症状在外伤后数小时，数天后（或更晚）出血，表现为急性偏瘫，头痛，血管杂音和霍纳症，颈椎外伤，颈椎过伸或寰枢椎半脱位时，可引起椎动脉夹层动脉瘤，可致双偏瘫。

（4）心脏病：青紫型先天性心脏病可因感染，脱水时引起血液黏稠度增加而形成脑血栓；从右至左分流时，栓子可进入脑血循环而形成脑栓塞，多发生于2岁以下小儿，也可由于并发脑脓肿而引起偏瘫，心律失常如心房纤颤时，可并发附壁血栓而引起脑梗死，少见的心脏肿瘤也可发生偏瘫，风湿性心脏病或心内膜炎赘生物脱落，可形成栓子而引起脑栓塞，二尖瓣脱垂的无菌性栓子也可引起脑缺血发作，医源性栓子可来自心导管，心脏手术，肠道外营养的脂肪栓子等。

（5）血液疾病：白血病，血栓性血小板减少性紫癜，血友病等均可能出现脑局部供血障碍，凝血功能异常可引起静脉和动脉血栓形成，有些遗传病可引起血栓形成，如蛋白C和蛋白S缺乏，活化型蛋白C抵抗症，抗凝血酶缺乏等，蛋白C是一种重要的抗凝因子，蛋白S是蛋白C的辅因子，当其缺乏时，则易凝血，蛋白C的基因位于2号染色体长臂，可发生多种点突变或缺失，引起血栓形成，凝血因子V的基因突变可引起另一种显性遗传病，叫做活化型蛋白C抵抗症（APC－R），是小儿自发性脑血栓形成的最常见的遗传原因，APC－R时，凝血因子V的灭活速率减慢，从而引起"嗜凝血状态"，后天性凝血功能异常也可引起脑栓塞，见于肾病，肝病，发热，脱水时的蛋白S和蛋白C缺乏，以及抗磷脂抗体综合征（APLS），在APLS患者中，25%～30%有血小板减少症，后者可为良性，也可引起脑静脉窦血栓形成，其他可引起脑血栓的血液病还有血小板增多症，缺铁性贫血，镰状细胞贫血等，后者25%有脑血管并发症，在我国少见。

(6)结缔组织病:结节性动脉周围炎,全身性红斑狼疮,多发性大动脉炎等疾病当其病变侵及脑动脉或其分支时,即可发生偏瘫,全身性红斑狼疮约20%以上有血管炎,主要是小动脉,引起脑的微血栓,发生 TIA,结节性多动脉炎累及中,小血管,血管造影不易发现,动脉纤维肌层发育不良是全身性疾病,当其累及颈内动脉时可发生脑动脉瘤,血栓,栓塞,皮肌炎,Wegener 肉芽肿,少年颞动脉炎,无脉症,白塞病等都是小儿脑梗死的可能原因。

(7)遗传性疾病和代谢紊乱:近年来由于神经影像学技术(CT,MRI)的发展以及动态脑血流分布和脑代谢检测(SPECT,PET)的应用,发现了一些遗传病和代谢紊乱可并发脑血管异常,脑血流量改变或局部脑代谢异常,如同型胱氨酸尿症,有机酸血症,高氨血症,乳酸酸中毒,线粒体病(线粒体脑肌病－乳酸酸中毒－卒中样发作等),一些脱髓鞘变性病,血红蛋白病,神经皮肤综合征(神经纤维瘤病Ⅰ型,结节性硬化)等均可发生急性偏瘫,此外,水电解质紊乱特别是严重脱水时的颅内静脉窦血栓,亦可致偏瘫,维生素 K 缺乏引起的颅内出血而致急性偏瘫的病例在国内屡有报道,糖尿病小儿当其血糖偏低时,可有短暂的轻偏瘫发作,持续数小时自然缓解,或为交替性轻偏瘫,可能是脑血管痉挛。

(8)发作性疾患:癫痫发作或偏头痛发作可出现急性偏瘫。

2.病理改变 小儿急性偏瘫的病理改变主要是脑动脉的血栓形成,栓塞和血管炎,引起脑血管的闭塞性病变,其中以脑血栓形成最为多见,其阻塞的部位各病例有所不同,可发生于脑的大血管,也可发生于小血管,在小儿,大血管和小血管发生血栓的几率大致相等,大血管血栓形成可见于颈内动脉的颅外部分,但多发生于颈内动脉的分支,即大脑中动脉或前动脉的近端,少数可见椎－基底动脉血栓形成,脑的小动脉血栓常为多发性,发生于大脑动脉的深穿支,供血给脑的深层结构(基底节,内囊,丘脑,脑干),由于小动脉是终动脉,缺乏吻合支和侧支循环,加以该区神经径路和功能密集,所以常引起永久性功能损伤。

二、临床表现及诊断

小儿急性偏瘫可见于小儿任何年龄,但以 6 岁以下多见,根据起病开始时的症状及病程可分以下类型:

1.暴发性起病 较多见,症状立即达到高峰,患儿突然偏瘫,常合并惊厥发作和意识障碍,惊厥限于一侧,偶可扩展至全身,偏瘫发展迅速,惊厥停止后即可显现,1～2 天内达顶点,上肢和面肌瘫痪为主,下肢较轻,开始时呈弛缓性瘫痪,肌张力低,腱反射引不出,但可有病理反射,2～3 周后变为痉挛性瘫痪,肌张力增高,病理反射明显,如不及时处理,2～3 个月后往往出现肌腱挛缩,运动功能的恢复多在 6 个月以内,但多数病例有后遗症,此外,也可见偏身感觉障碍,偏盲等。

2.急性起病 偏瘫在 3～7 天(可达 10 余天)内发展到顶点,一般不伴惊厥发作,意识障碍不明显或仅为一过性,运动功能恢复较完全,一部分遗有轻的运动障碍。

3.轻型 只有暂时性一侧肢体软弱无力,于数天内即可恢复。

4.复发性偏瘫 指一侧肢体在瘫痪恢复后,该侧又发生多次瘫痪,两次偏瘫之间的间隔时间各例不一,多数病例的运动功能恢复完全。

小儿急性偏瘫的首发症状常因年龄而不同,在年长儿多以偏瘫开始,一部分伴有惊厥;婴幼儿常以惊厥开始,然后出现偏瘫,多数病儿在起病时意识清楚,只少数有不同程度的意识障碍,生命体征多无明显变化。

5. 腔隙性脑梗死(lacunar cerebral infarcts) 是脑动脉深穿支闭塞引起的缺血性微栓塞,常为多发,晚期坏死组织被清除而形成多个小囊腔,病因在成人以动脉硬化为主,在小儿常找不到特异病因,可见于烟雾病,病毒感染(特别是水痘后),梗死部位多见于大脑皮质下,如基底节,内囊,丘脑,脑干,小脑等,临床表现因梗死部位而不同,有的无明显症状,有的是单纯偏瘫,或为共济失调伴轻偏瘫,也可能为偏身舞蹈手足徐动,或出现注视麻痹,构音不清,吞咽困难等。

6. 短暂性脑缺血发作(transient ischemic attack,TIA) 是指脑局部因供血不足而引起的暂时性脑功能障碍,小儿TIA越来越受到重视,因其可发展为典型脑梗死,TIA的临床特点是突然出现偏瘫,持续时间短(数分钟至数小时),在24h内完全恢复,影像学检查看不到病变,易复发,小儿颈动脉系统TIA较多见,表现为偏瘫,失语,偏身感觉异常,视力障碍等,小儿椎-基底动脉系统TIA主要表现为眩晕,呕吐,复视,视力或视野症状,共济失调,吞咽困难,构音障碍等,交叉性麻痹(一侧脑神经麻痹伴对侧偏瘫),是一侧脑干缺血的表现。

小儿脑动脉血栓形成的诊断主要靠详细病史,体检和实验室及辅助检查,首先应区分脑梗死的类型,是缺血性还是出血性;同时也应尽量做出病因诊断,病史要详尽,特别要了解发育史,家族史(心脑血管病,脂类代谢,凝血障碍,偏头痛,癫痫等),此次疾病有无惊厥,意识障碍,外伤,服药,有无代谢病,血液病,智力发育障碍,一般检查应重视心血管症候(心杂音,血压,头颅和颈部血管杂音),皮肤有无血管瘤,色素异常(神经纤维瘤病),结节硬化,其他皮疹(Fabry病),神经检查应包括眼底检查(出血,水肿,色素异常),并应根据神经症候区分梗死部位,是颈内动脉系统还是椎基底动脉,是主干还是分支,基于上述初步结果再选择进一步的检查方法。

三、检查

(一)实验室检查

根据年龄,临床表现,病史,体检,选择损伤小而获益多的方法。

1. 脑脊液检查 在特发性小儿急性偏瘫一般不做腰穿,因脑脊液没有特异改变,除非确认有脑膜炎或蛛网膜下腔出血时才检查脑脊液。

2. 血液学检查 全血计数,血气,血沉,凝血酶原时间,纤维蛋白原等,必要时血红蛋白电泳,疑有高凝状态时,检查蛋白C,S,抗凝血酶Ⅲ有无缺乏。

3. 代谢病检查 可根据各例特点检查血电解质,血或尿中氨基酸,乳酸,尿糖,有机酸,血脂,尿素,肝功能等。

4. 其他 疑有自身免疫病时,测狼疮抗体,抗磷脂抗体等。

(二)其他检查

1. 神经电生理检查 伴有惊厥时脑电图可见痫样放电。

2. 神经影像学检查 可显示血管病变部位,范围和性质,应明确区分梗死和出血,颅脑CT可见缺血区呈低密度灶,出血区为高密度影,CT检查在早期有脑梗死和脑水肿时,可见偏瘫对侧大脑半球的病变部位有不均匀的低密度区,严重者可见中线移位,约1周后,低密度区变为均匀,边缘较前清楚,符合某一动脉的分布区,多发性梗死常提示有栓塞,或有较广泛的血管炎,偏瘫持续长期以后,CT可见对侧大脑半球萎缩,CT也可看出颅内动静脉畸形的钙化灶,CT的缺点是不能在起病后关键的几小时内显示病变,而是在12～24h后开始显示缺血灶,5～7天最清楚,MRI的分辨力高,早在梗死后6～12h即可见缺血改变(T_2相为信号增强,T_1相信号减低),亦可显示基底节,脑干,后颅凹病变,新型MRI,如灌注成像,可显示小血管病变及脑局部血流动态变化;弥散加权成像可在起病数分钟内即可显示脑缺血,磁共振血管成像(MRA)可显示血流,可清楚辨认大血管狭窄或闭塞,可显示脑动脉瘤和畸形,但对小血管或血管炎显示不充分,磁共振波谱(MRS)可测特异生化值以评估局灶性脑缺血部位的代谢异常,系列检查可测知梗死进展情况,神经元脱失和髓鞘崩解情况,常规脑血管造影仍是小儿脑梗死的重要检查手段,特别有助于发现能够治疗的脑血管异常,如血管炎(管腔粗细不匀,串珠样狭窄),夹层动脉瘤(双血管腔),侧支循环形成(烟雾病等),SPECT和PET检查可发现血流灌注和代谢改变,有助于诊断和随访,脑超声检查适用于婴儿,特别是测查脑实质和脑室内出血,但对蛛网膜下腔出血的检查不满意,经颅多普勒超声可测颅底动脉情况,系列检查可测知动脉血流变化。

3.心脏检查 疑有心源性栓子或血栓者,可查心超声,多普勒,心电图等。

四、治疗

急性期的治疗主要是对症和支持疗法。治疗原则是增加脑血流灌注、防止病情进展及治疗病因。

1.对症和支持治疗

(1)支持治疗:首先要注意全身情况,稳定生命体征,防止高热,支持血压,纠正代谢紊乱,维持血糖于正常水平,改善血循环,必要时用低分子右旋糖酐等扩容。

(2)脑水肿治疗:多在发病后24h明显,有严重脑水肿或颅内压增高者,可用甘露醇、地塞米松等脱水剂或利尿药。

(3)止惊:有严重惊厥发作者,应注射地西泮(安定)或苯巴比妥等药物以控制惊厥,必要时继续口服维持量以防惊厥复发。

(4)病因治疗:应尽一切可能寻找病因,并及早进行特异治疗,以防止脑缺血的加重并预防以后的复发。

(5)其他对症治疗:有脑膜炎者,应及早用抗生素;有外伤性颅内血肿、脑瘤、脑血管畸形者,应请外科会诊;代谢异常引起的脑血栓形成,应纠正代谢紊乱;有心脏、血液、自身免疫性疾病者,应采取相应措施。

2.抗凝剂的应用 要注意选择适应证,不宜用于有出血倾向、颅内出血、血小板减少的患儿;主要是应用于血栓形成过程正在继续发展的病例、有多发性血管梗死的病例以及有梗死复发的可能时。

(1)蝮蛇抗栓酶(清栓酶):国内用蝮蛇抗栓酶(清栓酶)于治疗脑血栓、闭塞性脉管炎,取得较好疗效。

(2)其他的抗凝药物:其他的抗凝药物有阿司匹林、肝素等,也宜慎用。

(3)低分子量肝素(low molecular weight heparin):在小儿应用渐广,可用于小儿缺血性脑梗死的早期(周水珍等,2001)。DeVeber(1999)认为,低分子量肝素较安全,应用方便,适用于小儿脑动脉梗死、夹层动脉瘤、凝血病、高凝状态等,对于有肾功能障碍者慎用。注射肝素后,应取血检测抗第Ⅹ因子α的浓度,以保安全。

3. 血管扩张药的应用　尚有不同看法。因其疗效不肯定,现多不主张在急性期应用,认为应在发病 3 周后,当脑血管自动调节功能恢复时,才慎重使用。血管扩张药物可选用川芎嗪、丹参等活血化淤中药,或用罂粟碱。据认为,用右旋糖酐作为扩容剂以稀释血液,增加脑血流量可以减少后遗症。

4. 保护脑功能

(1)钙离子通道阻滞药:在急性偏瘫起病 12h 内应用时,认为可扩张脑血管、增加脑血流、保护脑细胞。常用药为尼莫地平(Nimodipine);对于反复发生的交替性偏瘫可选用氟桂利嗪。

(2)谷氨酸拮抗剂:也可以减少缺血性脑损伤,如犬尿喹啉酸制剂(Kynurenate)。

(3)脑保护剂的药物:此外,还有多种称为脑保护剂的药物,认为可以减少脑组织损伤,例如清除自由基的维生素 E、苯巴比妥、钠络酮、前列腺素、兴奋性神经递质受体阻断剂、抑制性神经递质促进剂、脑代谢抑制剂、氧化氮拮抗剂等,其效果尚待进一步研究。

(4)脑细胞活化剂:此外,也有的作者推荐脑细胞活化剂,如二磷酸果糖、甲磺酸双氢麦角毒碱(喜得镇)、吡拉西坦(脑复康)等。

5. 恢复期　小儿急性偏瘫的恢复期,宜做按摩、理疗、体疗、运动功能锻炼等康复治疗,病情稳定即应开始,以尽量发挥代偿潜力。瘫痪严重者,应每天做各关节的被动活动,功能锻炼。可辅以针灸。应给以心理支持和行为治疗,鼓励患儿主动参加治疗,注意生活技能的锻炼。有失语者宜进行语言训练。康复治疗要保证那些在日常生活中特别需要的活动,以及对于以后学习和工作有影响的活动。在康复治疗的过程中,病儿家长也应参加。对于有先天性、遗传性病因的病儿应进行遗传咨询。

五、预后

预后决定于原发病的性质和程度、年龄、有无惊厥发作、瘫痪程度和治疗开始的早晚等因素。以严重惊厥发作为起病表现的患儿预后较差,难以完全恢复正常,多数仍将有持续多年的癫痫发作,且难以用药控制,瘫痪也不易恢复,多有智力发育落后和行为异常。婴幼儿偏瘫伴有失语者,语言障碍的恢复较快,持久性失语少见,但偏瘫常常只有部分性恢复,易遗有轻偏瘫。一般说,运动的恢复主要在起病 6 个月以内开始,下肢活动恢复较早、较完全,而手的精细动作恢复较差。偏瘫严重者,患肢以后可有萎缩,其发育明显落后于对侧的正常肢体。有的作者统计,在急性小儿偏瘫存活的病例中,约有一半有不同程度的后遗症状,表现为运动、智力、行为等异常或癫痫发作。特发性脑闭塞性病变引起的小儿急性偏瘫的预后较好,较易于恢复,但可有后遗的肌张力不全、不自主运动等。

(冯梅)

第四节　小儿脑瘫

小儿脑瘫为脑性瘫痪的简称,是指小儿因多种原因(如感染、出血、外伤等)引起的脑实质损害,出现非进行性、中枢性运动功能障碍而发展为瘫痪的疾病。严重者伴有智力不足。癫痫、肢体抽搐及视觉、听觉、语言功能障碍等表现。

一、小儿脑瘫的病因

在出生前到出生后一月内的脑发育过程中,可导致非进行性脑损伤,继而引起中枢性运动障碍的因素都可视为脑瘫的高危因素。众多的研究表明,脑瘫的病因是多因性的。正确认识脑瘫的高危因素对于早期发现和早期诊断、早期医学干预至关重要。脑瘫的病因大致归纳为以下几个方面:出生前(胎儿期因素)、出生时因素(产时因素)、出生后(新生儿期因素、婴幼儿期因素),不明原因约 1/5～1/4。

(一)出生前(胎儿期因素)

1.遗传因素 当染色体出现数目畸变或结构畸变、基因突变或先天性代谢缺陷时就可产生先天性畸形,表现出个体的发育异常。近年来的研究认为,遗传因素在脑性瘫痪中影响越来越大。某些患儿可追溯出家族遗传病史,在同辈或上辈的母系及父系家族中有脑瘫、智力障碍或先天畸形等。

2.妊娠期因素

(1)母体遭受感染:孕期母体遭受风疹病毒、巨细胞病毒、单纯疱疹病毒和弓形体等感染,由于内分泌改变和免疫力下降而易被激活,通过胎盘引起宫内感染危及胎儿,可造成流产、早产、死胎、发生出生缺陷,导致脑瘫或成残疾儿。做好优生八项(TORCH)尤其重要。

(2)妊娠时的环境因素:胚胎在母体宫内发育时,极易受外界环境因素如物理、化学或生物因子的影响,尤其对 8 周以内的胚胎更为敏感,引起胚胎的分化发育障碍,产生先天性畸形。

1)物理因素:最常见的物理性致畸因子有放射线、机械因素、高温、严寒、微波、缺氧等。

①放射线:X 线和放射性同位素的 α、β、γ 射线对人胚神经系统发育有致畸作用。家电、手机、计算机的广泛应用,对人类的伤害越来越大,特别是胚胎发育期。

②高温:高温对早期胚胎神经系统发育有致畸作用。当受精后 20～28 天内,孕妇如发烧至 39℃以上时,胎儿容易出现后头部脑疝畸形,而在妊娠 4～14 周时孕妇接触高温后,胎儿出生后可出现精神呆滞,肌张力低下等中枢神经系统损害。

2)化学因素:许多药物和环境污染物对胎儿发育有致畸作用。这和药物的性质、毒性、剂量、给药方式、作用时间等有关,也和胚胎月龄有关。致畸药物的种类繁多,常见的有:抗肿瘤药、抗凝血药、有机汞、酒精等。家庭装修中的甲醛、苯类对人类危害越来越普遍。氨基糖苷类抗生素应用产生的毒性损害很常见。

(3)母体患慢性疾病:妊娠期的低氧血症、营养障碍,是直接或间接导致脑性瘫痪的原因。如妊娠高血压综合征、心力衰竭、大出血、休克、重度贫血、胎盘异常、糖尿病、肺结核、慢性肝炎、慢性肾炎等。

3.出生时(产时因素)

(1)滞产:如头盆不称、骨盆狭窄、胎位不正、高龄初产、巨大儿、子宫收缩乏力等使产程延长,发生滞产,引起胎儿宫内窘迫,未能及时处理者;

(2)手术操作不当:如高位产钳、胎头吸引;

(3)脐带血流阻断:如脐带脱垂、压迫、打结、扭曲、水肿或绕颈等;

(4)胎盘异常:如胎盘早剥、前置胎盘或胎盘功能不良等;

(5)新生儿窒息、胎儿与母亲血型不合等。

4.出生后(新生儿期因素)

(1)新生儿期呼吸障碍、惊厥：新生儿呼吸窘迫综合征、吸入性肺炎、肺不张、肺透明膜病、肺水肿及持续惊厥抽搐，都可影响脑组织的供血供氧，导致缺氧缺血性脑病。

(2)高胆红素血症：如新生儿败血症等造成核黄疸，脑组织细胞线粒体的氧化磷酸化的解偶联作用发生障碍，脑细胞能量产生不足，而变性坏死。

(3)中枢神经系统感染：急性脑炎、脑膜炎、败血症、头部外伤等感染引起的新生儿休克等导致脑组织缺氧缺血。

(4)新生儿维生素 K 缺乏，引起颅内出血等。

总体来讲，脑性瘫痪的出生前原因约占 20% 左右，围产期与分娩原因占 70%～80%，出生后的原因为 15%～20%。一般认为，早产、窒息、重症黄疸为脑性瘫痪的三大主要致病因素。

二、小儿脑瘫的早期诊断

脑瘫(CP)作为一种运动性伤残，主要影响儿童生长发育，也很影响心理社会和情绪成熟。上学可出现许多特殊的困难，工作的训练、就业和融入成人社会也面临挑战。CP 患儿将增加损伤的危险和易于患病，在保健、康复和教育方面都将有大量经济负担。平均寿命也明显缩短。是个人、家庭和社会的沉重负担，因此，我们应寻找减少 CP 发生率，减轻其严重性的解决办法。预防是首选的。CP 的两个主要伴随情况是窒息和早产。预防窒息和早产并使之得到最优的处理以减少脑损伤，这对减少脑瘫发生有重要意义。

脑瘫是一种在出生后 1 个月内发育时期非进行性脑损伤所致的综合征，主要表现为中枢性运动障碍及姿势异常。可伴有智力低下、惊厥、行为异常或感知觉障碍等，并需要除外进行性疾病所致的中枢性瘫痪及正常小儿一过性的发育落后。

脑瘫病儿存在以下 4 方面异常：运动发育落后；肌张力和姿势异常；主动运动减少和/或出现异常运动；反射异常。

但是脑瘫征象可延迟出现和复杂的发育性质使早期确诊脑瘫有一定的困难。脑瘫儿童在新生儿时期在一定程度上是正常和健康的。由于伸肌张力过高，可使婴儿在俯卧位能提早抬头，下肢张力过高，5～6 月前，表现为拉孩子坐位时，髋和膝关节伸展而站立起来，这时期正常儿只能拉到坐位。脑瘫是一种运动功能异常，是一种残疾。作为脑瘫的运动功能异常没有定量标准，没有早期能确定诊断的征象、影像学或实验室试验。脑瘫总是一个探测性诊断，因为肯定的证据是间接的，只是按某时期的行为和发育为依据。脑瘫虽然是一种非进行性疾病，但它的性质是发展的，必需看作和生长中的婴儿变化有关，应看到病变静止性和发展动态变化的双重特征。运动异常在婴儿期出现较晚。当神经通路变得有功能时表现出来，如上肢瘫要等手的功能出现时才表现。神经选择性生长发育的过程，使运动缺陷出现不同速度和顺序。只有当受损神经系统成熟时出现异常运动特征。如痉挛性脑瘫证据可能到 7～9 个月时才能看到。高胆红素脑病婴儿一个月后出现肌张力低下，正常反射保持 1 年，运动发育延迟，直到 1～2 岁逐渐从低张力变为强直，然后伴有手足徐动样运动。共济失调一般在 30 个月到 3 岁以后才表现出来。中枢神经系统发育不成熟可导致激惹、喂养困难和睡眠障碍，这些发现可能和以后真正的运动感觉障碍有关，也可能是一时性神经缺陷。由于脑瘫早期干预更有效，不能等到出现痉挛性足、张力障碍的姿势或共济失调的步态才作诊断和开始治疗。又不能过早的没有足够依据的诊断脑瘫,以免对家长带来精神上和物质上沉重负担。必需用发育的方法作为诊断的基础,要求儿科医生、妇幼保健人员有宽厚的生理和病理知识,熟悉儿童运动和智能发育方面的规律,才能尽可能早的认识发育异常,并使用适当的方法直接有效的纠正神经系统的各种缺陷。

发育诊断方法及步骤

1.发育历史　主诉;家庭及遗传史,如妊娠,临产/分娩,围产/新生儿;发育指标,何时出现微笑、俯卧抬头、手抓握、坐、爬和站立等;其他发育特征,社会交往、生活自理和情绪;既往史,特别是惊厥、头痛和行为异常等;

2.发育性体格检查　头围大小、异常体征、对环境反应、各感觉器官功能活动情况和行为特点。

3.发育性神经检查　包括一般性观察;一般运动(GMs)质量,GMs有两种类型:①扭动运动(Writhing Movement)从孕9周至生后第8周;②不安定运动(Fidgety Movement)足月后6~9周开始到生后20周。GMs质量的改变是脑功能障碍的可靠指针。预测2岁预后有很高的敏感性和特异性。敏感性:94.5%(从早产、足月到第3个月);特异性:早期较低,逐渐增加,足月~3个月,达82%~100%;肌张力:运动行为型包括原始运动型即原始反射;姿势运动型即姿势反射;感觉:触摸、疼痛;颅神经;小脑功能;张力障碍,运动征象,上神经元,下神经元。

4.发育筛查　如NBNA,Ameil-Tison和CDCC等等

5.实验室评价　有选择性血尿常规、血清铅、TORCH筛查、甲状腺功能、PKU、尿液氨基酸筛查、CT、MRI等,有抽风者做EEG。

6.诊断　发育延迟,当发现有怀疑指标,但不能确诊为脑瘫者,最好告知父母孩子有发育延迟,使家长在思想上加以重视。这个初步诊断为进一步处理打下基础。告知家长要定期来门诊,便监察变化,建议进一步的诊断和实验室检查;指导家长如何照看发育延迟的孩子;开始干预,指导家长如何促进婴儿神经系统正常发育,纠正和克服发育延迟的征象。必须强调脑瘫确诊应在1岁以后。但是如果有窒息和早产等高危因素。在3~4个月内有GMs肯定异常,肌张力不正常,原始反射延迟消失,姿势运动出现延迟或不完全。即使在明显脑瘫征象出现以前,早期可以做出可能是脑瘫的诊断。利用这种连续的发育评价步骤能在生后头几个月内为诊断脑瘫提供系统的基础。随中枢神经系统生长发育,必然会看到脑瘫固定的运动病变。这是一个动力过程,至少从出生即刻开始,在早期非常轻的病例运动征象也可消失。只有当一系列运动发育障碍出现后才考虑为脑瘫。脑瘫特殊型的确定也常和年龄一致,如9~10个月不能形成拇食指捏取,这可能是偏瘫上肢异常的第一个指征。当孩子成长才能做出脑瘫特殊类型、受累的程度和范围的诊断。

三、小儿脑瘫治疗

(一)脑瘫儿的家庭早期康复治疗

早期干预是指对发育偏离正常或可能偏离正常的高危儿的有组织、有目的的综合康复治疗活动。由于新生儿及小婴儿脑功能发育不完善,即使有脑损伤,也不一定很快出现神经系统症状,高危儿的定期随访检查可早期发现某些异常神经系统症状,指导脑损伤儿尽早开始干预治疗。

1. 干预目的 抓住脑发育及智能发育的关键时期,利用药物或环境刺激的方法减轻或修复脑组织病变,阻断神经细胞凋亡,从而减轻或防止神经后遗症,提高人口未来素质。

2. 干预内容 包括药物干预及非药物干预。

3. 药物干预 常用的有高压氧治疗,脑活素、胞二磷胆碱等脑代谢活化药物,神经营养因子类药物,复方丹参注射液,各种维生素、微量元素及中药等。

(二)非药物干预

1. 早期教育 主要根据 0～3 岁婴幼儿体格、动作、感知觉、语言、注意、记忆、思维以及情绪、情感的发育规律,分阶段对婴幼儿进行个别化针对性教育训练。

2. Doman－Delecato 治疗法 由物理治疗师 Doman 与教育心理学家 Delecato 合作于 70年代创建于美国,主要通过对视觉、听觉、触觉、浅触觉、平衡觉、温度觉六通道的全面康复及强化训练,促使患儿全面发育。

3. Vojta 诱导疗法 由 Vojta 博士创导应用,有反射性翻身及反射性腹爬两种基本手法,对促进小儿正常运动反射和纠正异常姿势有良好效果。

4. 其他还有传统医学治疗,矫形器具、手术治疗,物理因子治疗等方法。

5. 干预疗程 脑损伤的恢复依赖于脑细胞功能的可塑性和代偿性,运动功能、智力的康复也有赖于神经功能的恢复,这些都要长期的康复治疗才能达到目的。

四、脑性瘫痪的早期治疗

脑性瘫痪是造成儿童运动功能障碍的主要原因之一,常并存有智力低下、癫痫、视听障碍、语言障碍等。因此当诊断为脑性瘫痪后,应立即开始治疗,而早期治疗则可以最大限度减轻脑损伤程度,获得最佳的治疗效果。早期治疗指生后 6 个月内的治疗,3 个月以内的治疗又称超早期治疗。

1. 目的 促进脑细胞的发育和髓鞘形成;发展正常姿势反射和抗重力肌的肌张力,促进正常运动功能的形成和发育,防止异常姿势反射和异常肌张力的发展;预防由于姿势及运动异常引发的继发性损害(关节挛缩,肌肉萎缩,肢体变形)。

2. 早期治疗的重要意义 小儿是生长发育中的机体,脑组织在出生时尚未发育成熟,大脑皮质较薄,细胞分化较差,神经髓鞘未完全形成。3 岁时神经细胞才基本分化完成,神经纤维至 4 岁时才完成髓鞘化。生后 6 个月内大脑处于迅速生长发育阶段,神经细胞数目增加不多,主要是体积增大,树突增多,以及神经髓鞘的形成和发育,而脑损伤也处于初期阶段,异常姿势和运动还未固定化,治疗后运动功能较易恢复;在这一时期及时治疗,可得到最佳的治疗效果。

3. 方法 目前国内外均采用综合康复治疗,主要包括物理疗法、躯体训练疗法、药物疗法、推拿按摩疗法、康复护理等。

(1)物理治疗:是以粗大运动及下肢功能训练为主,利用机械的、物理的刺激针对脑性瘫痪遗留的各种运动障碍及异常姿势进行一系列的训练。目的在于改善功能,抑制不正常的姿势反射,诱导正常的运动发育。国内外目前较常用的方法主要包括:物理治疗(PT)、作业治疗(OT)、语言治疗(ST)、音乐治疗(Music Therapy)。

(2)药物疗法:西药治疗主要选用营养脑细胞、改善脑代谢药物;中药治疗主要选用舒筋通络、醒脑开窍、健脾益肾等功效的药物;还可选用中药制剂来进行药浴以调节肌张力,促肌力提高,缓解肌肉痉挛。

(3)按摩疗法:是根据传统中医的经络学说采用循经取穴法进行按摩治疗的方法。主要手法有节段性按摩法,捏脊治疗法,促肌力按摩法,关节活动度按摩法,异常姿势矫正法等。

五、脑性瘫痪的运动发育干预

运动发育异常是脑性瘫痪的主要障碍,同时也影响着智力、语言等功能的发育。运动发育干预可有效促进运动功能恢复,带动患儿身、心健康全面发展。Bobath法是由英国学者Karel Bobath、Berta Bobath夫妇共同创立的,主要是根据儿童神经发育的规律,采用抑制异常姿势运动、促进正常的姿势反射及运动发育的手法治疗脑性瘫痪的方法。其概念为:认为小儿脑性瘫痪的康复治疗是神经发育学的治疗,由于脑损伤妨碍了脑的正常发育,从而使运动发育落后停滞;由于异常姿势反射活动的释放而出现了异常姿势及异常运动模式,并阻滞了正常运动发育。所以治疗的重点在于抑制异常反射活动,促进正常运动的出现。

目的:①提高抗重力、保持正常姿势与控制运动姿势的能力。②控制异常姿势反射及异常姿势紧张的增长。③通过游戏和训练的方式,发展儿童的能力,使儿童在日常生活中能够自己完成动作。④预防关节挛缩和变形,从而达到康复。

方法:Bobath治疗学认为异常姿势的存在是影响正常运动发育的最大障碍,其治疗的基本原则是抑制异常姿势运动和促通正常运动模式。主张康复治疗应贯穿到脑性瘫痪儿童的日常生活中去,注意日常护理的每一个体位,围绕脊柱这条中线,时刻保持对称居中。

抑制异常姿势运动主要包括三个方面。抑制异常姿势反射,如非对称性紧张性颈反射(ATNR)、对称性紧张性颈反射(STNR)、紧张性迷路反射(TLR);抑制异常姿势,如消除过度紧张,减轻尖足、剪刀步态等;抑制异常运动模式,如双上肢前方跪位伸展支撑模式、双下肢硬直模式、角弓反张模式整体运动模式促通正常运动模式是指使患儿获得正常的反应和自发动作,最大限度诱发患儿潜在能力的方法。主要是指坐位立直、站位立直等立直反射的出现及平衡反射的促通,以达到人生最基本动作翻身、坐、爬、站、走的完成。

(一)运动发育干预方案(按发育规律进行运动功能康复训练)

1.零至三个月前

(1)主要目标:视、听、触觉发育,前庭功能训练,身体翻转,头部控制,手握物。

(2)主要方法:视、听、触信息刺激。觉醒时用语言、玩具、图卡、音乐等进行视、听刺激;用亲切的目光注视、一直伴有语言的交流也是以后各项训练的基础;注视红球不好的,每天多次用红光手电引导注视;听反应差的加强声音刺激;触觉刺激主要采用抚触、捏脊、婴儿体操等。视、听、触信息刺激不仅是提高智能、建立良好情绪的重要方法,也是运动功能训练的基础。

(3)前庭功能训练:可采用悬吊被单内左右侧翻、荡悠,举高高,摇篮/摇床,转椅,充气大球训练等。这个月龄充气大球训练可进行俯卧及仰卧球上的颠、滚。孩子俯卧球上,操持者俯压双大腿,亦可由助手协助扶持双臂。颠弹大球同时和孩子亲切交流,待孩子放松后,上下、左右、顺时针、逆时针滚动大球3~5min,再翻成仰卧同时进行。俯卧/仰卧球上的颠、转,不仅可向前庭系统输入水平头正位各方向转动的信息,也可促进头部控制及躯干抗重力伸展。

(4)身体翻转及头部控制:扶持双腿/双臂由仰卧翻到侧卧,用语言、玩具引导孩子翻成俯卧,左右交替;翻成俯卧后引导肘支撑及头部控制。头部控制训练还可采用拉坐及抱立位等。

手握物,扶持双手中线相碰,将小物放在手中促手握、放。

可扶持立位踏步训练每日 5～10min。

我国感觉统合失调小儿比例较高,如有报告 1622 名学龄儿童中感觉统合严重失调者占12.9％。脑损伤、脑性瘫痪者感觉统合失调的比例就更高。感觉统合训练多与游戏相结合,不仅正常孩子愿意接受,更是需要长期训练的脑损伤、脑瘫孩子的理想途径。欣喜游戏可以激发孩子放松地参加反复进行的训练。近年美国出版的脑瘫专著已将感觉统合治疗(Sensory integrative therapy)列为脑瘫主要治疗项目之一。

感觉统合失调是多因素促成的,婴儿发育早期各种感觉信息输入不够是主要因素之一。在科学育婴中,目前我国对视、听、触及本体觉的信息刺激已比较重视,前庭觉信息的输入还不够,因此在育婴中应加强前庭信息的输入。前庭系统由内耳的两个前庭感受器、脑干、小脑、前庭神经核组成,和大脑也密切相关。内耳的两个前庭感受器是重力感受器和运动感受器。当头的位置发生变化时,重力感受器中的小碳酸钙结晶体就离开原来的位置,运动感受器三对半规管中液体就流动,将信息传至小脑、大脑。如果在婴儿期头部各种位置变化的前庭信息输入充分,脑的统合功能就强,孩子就会有好的平衡及其他功能。前庭觉不仅与平衡有关,还参与机体多方面的功能的完善,如前庭功能不好的孩子,眼肌、颈肌运动亦有障碍,眼不能很好地注视和随物移动,手眼协调功能也差。还有报告,电生理检测显示以阅读、书写和拼写颠倒等障碍为特征的综合征,主要是小脑—前庭系统功能障碍或病变。研究也显示,前庭—小脑功能也影响情绪及认知能力的完善,情绪不稳、注意力欠佳、学习障碍、语言能力不足、自闭等,前庭—小脑功能缺陷是原因之一。已有不少研究证实,前庭信息的输入不仅能增强平衡功能,也可促进婴儿多方面发展。有人用抱婴儿坐转椅的方法观察到,每周 4 次转椅刺激 4 周后,该组比不坐及坐而不转两个对照组反应、运动都发育都好,在坐、爬、站、走方面尤其明显。还有学者证实,接受额外前庭刺激的早产儿体重上升快、不易哭闹、睡眠好。充气大球协助的各种运动,可输入包括头下位等各种体位及运动的前庭信息,同时也输入触觉、本体觉、视觉、听觉等信息,是提高婴儿前庭功能、感觉统合能力和运动功能的理想方法。在婴幼儿期,其他感统项目都不能安全输入头下位的前庭信息,这使大球运动更加珍贵。

(5)踏步训练:有学者对生后 1 周的孩子开始研究,1 组每天 10min 抱成立位,脚踩桌面练习踏步反射;2 组每周测一次踏步反射;3 组每天仰卧做拉腿踏步体操;4 组无任何检查或干预。结果 2、3 组第 8 周踏步反射减退:

1 组踏步反射保持且踏步次数增加,比 2、3 组早走 1 个月,比 4 组早走两个月。研究观察到,2～6 个月婴儿踏步反射消失后,抱成立位躯干浸入浴盆,又会引出踏步反射;在踏步反射未消失前,脚上加重可消失;统计还表明体重相对高的踏步反射消失早,显示踏步反射消失是与体重增加有关。我们临床观察到,脑瘫儿早期进行踏步训练对肌张力过高的孩子可诱发尖足、剪刀步提前显现,但同时进行按摩、牵拉等治疗可阻抑异常步态,踏步训练可将下肢强直样发紧的发展趋势引导到踏步动作上。我们体会到异常早暴露比晚暴露更易控制,不仅可预防肌肉关节的二级损伤,而且较易在脑中以正确模式代替错误模式。国外亦有学者提出尽早干预错误模式有助于正确模式形成。他们观察到 3 个月开始训练的孩子走的更早,并且是稳定的步态。虽然踏步反射延迟消退可以是脑瘫征象之一,但研究证实,许多原始反射都与以后某些功能有关,踏步反射就是以后行走的基础,脑瘫时延迟消退与肌张力过高等因素有关。对肌张力低的脑损伤、脑瘫儿,常引不出踏步动作,宜先仰卧扶持双小腿做踏步体操。

2.四至六月

（1）主要目标：主动翻身，促独坐、伸手抓物，继续前庭等感统训练，开始良好习惯和情绪的培养并贯彻在以后训练中。

（2）主要方法：用语言、玩具引导翻身。用语言、玩具引不出翻身的加穴位刺激促进翻身。扶成侧卧后加头后仰压推双风池穴，或者按压上侧肩井或环跳穴。拉双臂由仰卧至坐位，训练控头及独坐；扶持坐或独坐弓背较显时可按压双腰眼穴。用小玩具在孩子手、眼前引导其伸手抓。抱位髋关节屈伸训练。五个月时可抱住孩子骨盆直立位面朝前，用玩具、语言引导弯腰及抬起动作。感统训练中球上运动在先前动作基础上增加：侧卧上下滚：侧卧球上，扶大腿及肩部上下滚，左右交替。侧卧球上的滚动，不仅可向前庭系统输入水平头侧位滚动的信息，也促进躯干的侧弯功能。六个月加俯卧前后滚时用玩具、语言引导双手交替向前够物，不仅可向前庭系统输入头下位的信息，也促进保护性降落伞反射形成。扶坐垫弹并向前倾倒，引导坐位倾倒时的双手保护性支撑。六个月加扶持孩子双腋部成直立位，在球面蹦蹦跳，训练下肢持重及膝、髋关节屈伸运动，为走、跳打下基础。相关研究：翻身与爬相比，是成年以后还有的动作，是此阶段的重项目。超过此年龄段还不会翻身，往往在障碍造成翻身的异常在脑中形成较固定的模式，较难以被正确模式取代。必须对抗异常于早期，引导正常运动于该出现时，翻身及其他功能均是如此。

3.七至九月

（1）主要目标：俯爬、膝手爬，开始立位训练，向立位过渡的体位转换，拇指/食指捏小物，咀嚼及发音训练，感统训练增加新项目。

（2）主要方法：用语言、玩具引导俯爬。穴位刺激促进俯爬俯卧肘支撑位，一前臂稍向前手背向上，固定该手同时按压该侧肩井穴，引发上肢用力；同时或稍后屈对侧下肢，扶足拇指蹬地同时按压该侧涌泉穴。左右交替、刺激俯爬。推足/推位/俯爬模式促进俯爬。会俯爬后可用爬过妈妈大腿等方法向膝手爬过渡。用扶持蹦蹦跳、扶站、靠站等锻炼下肢持重。不能持重的用立板捆站协助站立：经过一段捆站训练后，用玩具引导弯腰取物，训练髋关节屈伸运动。坐起训练锻炼髋、膝关节屈伸，下肢持重，坐立位转换。完成不好可用坐起椅。蹲起训练。蹲起姿势异常或完成不好，应予扶持，1人扶持双臂协助做蹲下、起来动作，另两人坐于垫上用双足、双手扶持固定踝、膝关节在正确位置上运动。扶迈步足跟不着地加扶蹲足前后重心转换。引导/扶持由卧/坐位向半跪位一立位转换。引导/扶持拇指/食指捏小物。口腔运动面对面示范发音及咀嚼，用手帮助下颌活动，按揉咀嚼肌及相关穴位或用手指做口腔内按摩，利用"磨牙饼干"等促进咀嚼、吞咽、发音等。感统训练中球上运动增加。扶坐颠弹并左右倾倒，引导作为倾倒是的双手保护性支撑。扶持孩子双腋部呈自立位，在球面蹦蹦跳，训练下肢持重及膝、髋关节屈伸运动，为走、跳打下基础。侧卧颠弹大球时，一手扶骨盆，一手扶肩，交替做肩、骨盆向相反方向的牵拉，左右侧卧交替，锻炼体轴回转。扶持孩子蹲于球面，颠弹大球同时做从足跟到足掌的重心转换，促进正确的迈步时足跟先着地的正确动作。相关研究：爬行不仅是更协调的移动，是以后立位移动和其他协调动作的基础，也有助于认知能力的提高和情绪改善。美国哈佛地区调查，较晚会走的多没有经过爬。临床总结出，会爬后爬行量不易过多，一方面由于此阶段也是开始立位训练的月龄，时间有限；另方面膝手爬过多可致手腕关节变形。一般每日爬行总量50～100米较为适宜。1岁后不会爬、走的孩子，主要应进行立位训练，咀嚼等口腔运动是易被忽视的第三方面运动，咀嚼训练不仅有助于牙齿及齿槽骨发育,有助于营养改善,也给正确发音打下基础。

4.十至十二个月

(1)主要目标:独站、扶走/独走,手眼协调伸手抓物。

(2)主要方法:扶站、靠站、保护下独站;牵手走、扶平行杆走,保护下独走。不能独站、扶走或扶走姿势异常的,继续上述训练,并加拥站跨步站、拥站踢物等。进行上述训练时,有足内/外翻的用适宜楔形板矫正,有尖足的楔形板垫于前脚掌;有膝反张的捆站时膝后加垫;坐起椅训练起立时膝内弓的膝间加垫。立位训练必须在矫正异常姿势的基础上,立位训练与矫正同时进行不仅可增强肌力和骨关节稳定性,也有助于姿势异常的纠正。感统训练中球上运动增加。背靠球枕颈贴球站立,缓慢撤动球并用语言引导头前倾立直。面朝球站立/扶立,双手扶球,向前滚球引导手前伸扶球的保护性反射。

(冯梅)

第五节　偏头痛

偏头痛(migraine)是儿童最常见的发作性头痛,一般普通人群本病发生率约为10%,约4%儿童经历过偏头痛。小儿偏头痛最早可在婴儿期发生,但以7～15岁多见。由于婴幼儿的病史采集较困难,只能根据家长的描述来判断,给婴幼儿偏头痛的诊断造成困难。小儿偏头痛家族史明显高于成人。与成年患者相比,小儿偏头痛先兆症状的发生率低得多,并且以双侧头痛更多见。

一、病因及发病机制

偏头痛的发病机制尚不清楚,一般认为由于个体遗传性神经内分泌异常,在某些因素作用下,颅内与颅外血管发生了异常收缩与舒张所致。临床上偏头痛表现为常染色体显性遗传性疾病。近年来研究发现一些生化因素参与了偏头痛发生,如发作时尿中5-羟吲哚与高香草酸排泄增加,血中5-羟色胺、缓激肽、前列腺素E及多巴胺β羟化酶亦增加。这些物质均有强烈的扩张血管作用。有特异性素质的儿童在一些诱因作用下可出现偏头痛发作,常见的诱发因素包括:紧张、运动、脑部外伤和月经前期。此外,含酪氨酸高的食物如奶酪、巧克力等也与偏头痛发作有关。

二、诊断要点

目前尚无客观的生物学指标诊断偏头痛,多根据临床症状进行诊断。小儿偏头痛诊断可参照 Prensky 提出的下列标准:

1.反复发作的头痛,间歇期完全正常。

2.具备以下六项中至少三项 ①一侧头痛;②头痛为搏动性;③有视觉异常等先兆;④头痛或不头痛时伴发作性腹痛,头痛时伴有恶心呕吐;⑤休息或睡眠后完全或基本缓解;⑥有偏头痛家族史。

三、临床表现

偏头痛发作时颅血管最初收缩,继之扩张,此两个不同阶段的症状有区别。与成人相比,小儿偏头痛主要特点是偏侧头痛较少见,而对称性两侧头痛多见;先兆症状较少,并且因年龄小不易发现;胃肠道症状较为突出。

小儿偏头痛临床表现主要分为三类。

1.经典型偏头痛　即有先兆的偏头痛,发作呈双相过程。在头痛发生前 20～30min 出现视觉症状,如闪电、幻觉,通常是一些闪烁的暗点、彩色线条或眼前冒金星,暗点的形状各不相同,出现在同视野范围内,可伴有畏光、视力模糊、偏盲或暂时性全盲,视物变形等。每个患儿的视觉症状通常是固定的,可以局限在一只眼、一个视野或双眼。先兆期还可有短暂的肢体感觉迟钝,局部运动障碍、眼肌麻痹或失语,多在 24～72h 内完全恢复。视觉先兆症状在头痛即将开始前达到高峰,随之消失。头痛开始为一侧头部钝痛,逐渐加重,转变成搏动性或跳动性痛,眼、额、颞部疼痛最严重。约 1/3 经典型偏头痛患儿表现为双侧性头痛。头痛持续时间不定,数小时或 1～2 天,以 2～6h 多见,可伴面色苍白、疲乏、畏光、畏声、恶心、呕吐或腹痛。发作后入睡,醒后神经功能恢复正常。偏头痛发作的频率不定,有精神紧张等诱因时可每周发作,一般间隔 1 个月或更长时间发作 1 次。

2.普通型偏头痛　最多见,先兆期不明显,多无视觉症状。头痛与呕吐是最常见症状。部分患儿在头痛出现前数小时至数天可有非特异性表现,包括情绪异常、性格改变或恶心呕吐等消化道症状。头痛可为单侧或双侧额、颞部跳动性痛,持续时间比经典型长。在症状持续期间头痛的强度不变。睡眠后头痛消失。

3.偏头痛等位症　主要特点是出现短暂性神经系统功能紊乱症状,而头痛为次要表现或不出现。小儿常见的偏头痛等位症有以下几种表现。

(1)偏瘫型偏头痛:往往有偏头痛家族史,青少年多见。头痛程度中等,在头痛发作前后出现对侧肢体轻瘫,可伴感觉障碍。头痛停止后轻瘫仍可持续一段时间,多在数日内恢复。婴幼儿可表现为交替性偏瘫,多次发作后可出现智力发育落后。本型应与小儿急性偏瘫、Moyamoya 病、癫痫发作后 Todd 麻痹等疾病相鉴别。

(2)基底动脉型:女孩较多见,发病高峰为青春期。以椎一基底动脉供血不足为最初表现,反复发作,脑干和小脑功能异常,出现视觉先兆和脑干功能紊乱症状,如闪光、眩晕、耳鸣、步态不稳,双侧手足及口周感觉异常等。10～15min 后出现搏动性头痛,常位于枕区,伴恶心呕吐。约 1/4 患儿在头痛高峰期有短暂意识障碍。应与癔症相鉴别。

(3)良性阵发性眩晕:主要发生于婴儿及学龄前儿童。发作特点为突然出现眩晕,不能维持原来姿势,患儿面色苍白,有惊恐表情,眼球震颤,但意识存在。发作持续数分钟缓解。本型不易被认为是偏头痛,随年龄增长逐渐出现典型头痛及呕吐。

(4)眼肌麻痹型:婴幼儿多见,初始症状为眼眶疼痛伴动眼神经完全或不全性麻痹及瞳孔散大,头痛可在眼肌麻痹前后出现,也可与其同时发生,持续数小时后缓解。眼肌麻痹多持续数日至数周,偶有眼肌未能完全恢复的病例。

(5)急性意识模糊偏头痛:5～16 岁小儿多见,有意识模糊和焦虑不安,可伴随偏头痛发作或无头痛。患儿突然兴奋、激动、坐立不安、恐惧、定向力和记忆力障碍、反应迟钝,偶呈木僵状态,有时出现自动症样表现。症状持续数十分钟至 24h,患儿睡眠后恢复正常,醒后对发作无记忆。以后可演变为典型偏头痛发作。发作时脑电图可出现一侧颞区或枕区局限性慢波。本型发生机制可能由于偏头痛发作时血管收缩,血脑脊液屏障功能破坏,在间脑、网状结构及边缘系统等部位发生脑水肿所致。

四、鉴别诊断

1.癫痫　癫痫与偏头痛关系密切,均为发作性疾病,头痛可以是癫痫发作的先兆或为发作后症状,仅以发作性头痛为癫痫唯一表现者极为罕见。癫痫的发病机制为大脑神经元群的过度异常放电,脑电图可以描记到痫样波。癫痫发病率较偏头痛低,为0.4%～0.5%。临床上癫痫发作时多伴有意识障碍,发作持续时间比偏头痛多短暂。但二者之间有交叉,如均有发作性疾病家族史,偏头痛发作时40%～70%脑电图有非特异性异常,以慢波增多为主,其中2%～9%有痫样波发放。因此,小儿偏头痛常误诊成癫痫,应当注意鉴别。

2.颅内血管畸形及颅内动脉瘤　也可表现为偏头痛样发作,每次发作头痛恒定出现于一侧,间歇期可不固定。有颅底动脉瘤者发作后可伴眼肌麻痹。脑血管造影可确诊。

五、治疗

1.头痛发作时治疗　及时应用强力收缩颅外血管的药物麦角胺制剂,可有效地缓解头痛。在出现先兆症状或头痛刚开始时即用有效,而头痛已达高峰时再用则无效。根据病情可选择酒石酸麦角胺注射液或口服麦角胺咖啡因。此外,服用半乳糖二酸甲异辛烯胺有助于改善恶心呕吐。

2.偏头痛预防性治疗　可酌情选用下列一种或联合应用几种药物。

(1)普萘洛尔(心得安):为β受体阻滞药,每日0.5～1.0mg/kg,最大剂量2mg/kg。有哮喘病史者慎用。

(2)赛庚啶:为H_1受体拮抗药,其对抗5-羟色胺的作用较强。每日0.2～0.4mg/kg。

(3)尼莫地平或硝苯地平:为钙离子通道阻滞药,每日0.5～1.0mg/kg。以上药物应连续服至少3个月,应坚持服用6～12个月。

(张艳芳)

第六节　流行性乙型脑炎

流行性乙型脑炎是由乙脑病毒引起的以实质炎症为主要病变的急性中枢神经系统传染病。属自然疫源性疾病,经蚊虫媒介传播,发生于夏秋季节,具有严格的季节性(7、8、9三个月份),儿童多见。

一、诊断要点

根据临床高热、头痛、呕吐、意识障碍、惊厥、脑膜刺激征及呼吸衰竭之特征,结合血常规、脑脊液、血清学检测等实验室检查及流行病学资料,可做出临床诊断。特异性抗体IgM抗体的测定有助于早期诊断。

本病的早期须与中毒性细菌性痢疾、化脓性脑膜炎、结核性脑膜炎相鉴别。

二、临床表现

1.主要表现　起病即有发热,持续时间为10～14天。神志改变,由嗜睡至半昏迷、昏迷。中枢神经系统症状有头痛、呕吐、惊厥,以及各种病理反射。

2.临床分期

(1)潜伏期:4～21 天,大多为 10～14 天。

(2)初热期:发病初的 3～4 天内,相当于病毒血症期。主要表现为高热、头痛、嗜睡、呕吐、精神萎靡、食欲减退、易激惹、惊跳、凝视等。极重病例初热期很短,仅 1～2 天就迅速进入极期。

(3)极期:为病程的第 4～14 天。中枢神经系统症状更为突出,表现为高热、各种意识障碍、惊厥或抽搐、呼吸节律改变,有脑膜刺激征和脑实质症状,严重者可引起中枢性呼吸衰竭。

(4)恢复期:体温下降,神经精神症状好转,一般在 4 周后恢复正常。重症病例症状可持续较长时间,甚至持续 6～12 个月才恢复正常。

(5)后遗症期:少数患儿病程 6～12 个月后,仍留有意识障碍、失语、瘫痪、锥体外系症状等神经精神症状,如反应迟钝、精神异常、痉挛性瘫痪、失语、失明、耳聋、去皮质强直等,多见于极重病例。

3.临床分型　根据体温、神经精神症状及呼吸衰竭等情况可分为 4 型。

(1)轻型:发热 38～39℃,神志清醒或轻度嗜睡、头痛及呕吐,无惊厥。多在 1～2 周后恢复,无后遗症。

(2)普通型:体温 39～40℃,常有烦躁、嗜睡、半昏迷、昏迷,可伴有惊厥,但次数不多,呕吐、头痛及脑膜刺激征比较明显,病理反射阳性。病程 2～3 周,恢复期大多无症状或仅有轻度神经精神症状。

(3)重型:持续高热 40℃以上,反复或持续惊厥,颅内压增高症状明显,多有明显的恢复期症状,部分病例留有后遗症。

(4)极重型:体温迅速上升达 40～41℃,反复或持续惊厥,短期内呈深昏迷,出现呼吸衰竭,亦可伴有循环衰竭;常发生脑疝,病死率高。生存者多有较明显的后遗症。

三、实验室检查

1.血常规　白细胞总数增高,中性粒细胞可高达 80%以上。

2.脑脊液　外观无色透明或微浊,压力增高。白细胞数多在(50～500)×10^6/L,个别可达 1000×10^6/L 以上,早期以中性粒细胞为主,短期内转为以淋巴细胞为主,蛋白稍高,糖正常或略高,氯化物正常。10%患者脑脊液正常。

3.血清学检查　常用血和(或)脑脊液做血凝抑制试验和补体结合试验,在恢复期效价升高 4 倍以上,可做本病的血清学诊断。特异性 IgM 抗体的测定,多在病程第 3～6 天可获阳性结果,可作早期诊断。

四、治疗概述

本病治疗的重点是处理高热、惊厥与呼吸衰竭,应采取综合措施,对症处理。加强护理,防治并发症,注意营养与支持治疗。

1.一般治疗与护理　输液量必须合理、准确,防止输液过多加重脑水肿,一般每日总量 50～80ml/kg。应严密观察病情变化,特别要保持呼吸道通畅、避免褥疮和继发感染等。

2.对症治疗　防治高热、惊厥、呼吸衰竭是抢救乙脑的关键,针对不同的情况,采取综合措施,给予相应的处理。人工冬眠疗法、抗惊厥治疗、呼吸衰竭治疗等。

五、预防

本病的预防重点是推广乙脑疫苗的接种及灭蚊、防蚊的工作,近年来本病发病率有明显下降。

(张艳芳)

第七节　小儿急性小脑性共济失调

正常的随意运动需要若干组肌肉的协同收缩肌肉间这种巧妙的配合动作称为协同运动或共济运动。共济运动需要功能完整的深感觉前庭、小脑和锥体外系的参与。上述任何部位的损害所致的运动协调障碍称为共济失调。不同部位的损害引起的共济失调特点各异,如感觉性、前庭性、小脑性和大脑性共济失调等。根据病因的不同又可分为急性小脑性共济失调、先天性代谢异常性共济失调及遗传性共济失调症等。急性小脑性共济失调是一组以小脑性共济失调为主要表现的小儿时期所特有的综合征健康搜索。流行病学:本症为小儿特有的综合征,较常见健康搜索,多发生于急性病毒性感染或细菌性感染之后。

一、病因

急性小脑性共济失调健康搜索是一种多病因的综合征。病毒感染后的自身免疫反应所引起的小脑损害是最常见的病因。常见的引起急性小脑性共济失调的病毒包括水痘、带状疱疹病毒、肠道病毒、风疹 DNA 病毒、腮腺炎病毒等支原体及细菌性感染也可引起本症。其他病因还有小脑肿瘤、药物或重金属中毒(如苯妥英钠铅)、先天性代谢异常等。

二、发病机制

多数作者认为感染后发生的急性小脑性共济失调属于感染后脑炎一类疾病,是自身免疫反应,而此种免疫过程只限于小脑系统。也有人认为本病是病毒直接侵入小脑组织所引起的急性病毒性小脑炎(acuteviralcerebellitis)。以上两种意见均未得到最后证实。

三、实验室检查

多数脑脊液无明显异常。少数病儿在急性期出现脑脊液的轻微异常,如蛋白和细胞轻度增高(白细胞 20～60)或免疫球蛋白增高。病原直接感染脑组织的病例脑脊液可能有明显的炎性反应,可找到病原或相应的抗体。PCR 技术可帮助发现特异病原脑脊液寡克隆 IgG 常为阴性。近年发现在水痘后小脑性共济失调的病例有小脑的脱髓鞘病变。

四、其他辅助检查

1.脑电图检查　多为正常,脑电图急性期可能出现慢波增多等非特异性改变。
2.脑 MRI 检查　脑 MRI 可排除脑占位病变＞免疫球蛋白 G＞脑脊液＞血小板。

五、临床表现

本病多见于 1～4 岁小儿,偶见于 10 岁以上。主要表现为共济失调,常伴有四肢震颤、眼震、肌张力减低、腱反射减弱等。

1. 前驱感染史 约80%病例在共济失调发生以前1~3周有前驱感染史,如发热呼吸道或消化道症状。约50%病例有发疹性病毒感染史。有的无前驱感染,在完全健康的基础上发生共济失调。还有少数病例先有共济失调,10~20天后出现发疹性疾病。

2. 起病特点 本病起病急,多以躯干和四肢共济失调开始,很快发展到症状的高峰,表现为站立不稳,步态蹒跚,易于跌倒。严重者不能站立,完全不能走路健康搜索,甚至不能独坐、不能竖头。不能行走需与瘫痪鉴别。

3. 体检特点 肢体共济失调还表现为指鼻试验和跟膝胫试验不稳、轮替试验不能辨距不良及意向性震颤等。常伴构音障碍。肌张力及腱反射的减低常不典型肌力正常。感觉检查正常,脑神经多不受累。少数病儿有健康搜索一过性锥体束征。半数病儿有明显的水平眼震部分病儿有眼球辨距不良及斜视眼阵挛。

六、并发症

运动障碍,不能站立、行走等常伴构音障碍眼球辨距不良及斜视眼阵挛等。

七、诊断

主要依据典型临床表现,以下特点有助于诊断:

1. 前驱感染史。

2. 急性发病

3. 主要表现为急性小脑性共济失调。

4. 除外其他神经系统疾患全身症状及其他方面的神经系统症候不明显。

八、鉴别诊断

鉴别时要注意其他特异性疾病:

1. 特异性神经系统感染 如脑炎、脑膜炎等脑脊液病原学检查可确诊。

2. 药物中毒 药物中毒引起的共济失调见于苯妥英钠等抗癫痫药物过量。根据病史和测定血中药物浓度可助诊断停用该药则症状消失。

3. 先天性代谢异常 先天性代谢异常引起的共济失调多反复发生如高氨血症、色胺酸转运异常等。可根据家族史、代谢特点、智力低下等诊断。后天性代谢异常,如低血糖、低血钠等,也可致急性小脑共济失调。

4. 后颅凹占位病变 如肿瘤脓肿、血肿等有时表现为急性小脑症状,可根据影像学检查、颅内压增高等症状进行鉴别。

5. 遗传性显性共济失调 也可能反复发生急性症状,可根据家族史病程经过等鉴别。

6. 感染性多神经根炎或多发性硬化 也可表现为急性或一过性共济失调。

7. 其他 低血糖、缺氧、颅脑外伤、迷路疾患等也应注意鉴别。至于小脑变性病或小脑发育不全所致共济失调是慢性的或进行性的,易与本病鉴别。

九、治疗

病因明确者应进行针对性治疗。一般病儿予对症治疗。急性期应卧床健康搜索加强护理及支持治疗。

十、预后

感染后的急性小脑性共济失调预后较好,多数在 1 周内好转。少数在 3～4 个月内完全恢复个别严重病例共济失调震颤、语言不清等症状持续更长时间,或成为后遗症。

十一、预防

1. 预防各种感染性疾病,做好各种预防接种工作。
2. 防止药物过量(如苯妥英钠)引致本症。
3. 防止重金属中毒(如铅)。

(张艳芳)

第八节　脊髓空洞症

脊髓空洞症(syringomyelia)是一组缓慢进行性的脊髓变性疾病,偶尔发生于儿童。因多种原因导致脊髓中央管附近区域发生病变,产生脊髓内空洞形成和胶质细胞增生的病理特征,临床表现为节段性、分离性感觉障碍、节段性肌肉萎缩和传导束性运动、感觉及局部营养障碍。病变累及延髓者称为延髓空洞症。

一、病因及发病机制

脊髓空洞症的病因目前尚未明确,可能有先天性发育异常、脑脊液循环的机械性压力改变和继发于肿瘤、脊髓血管病后形成的脊髓积水等。

近数十年,较为公认者系 Gardner 的机械性压力冲击理论,其基本观点为第四脑室出口的先天性发育异常、脑脊液不能流入脊髓中央管,而脑室中脑脊液波动对脊髓中央管周围血管间隙的冲击,导致中央管扩大和空洞形成。其二,认为脊髓空洞症是胚胎期神经管闭合不全或先天性脊髓中央部变性等因素所造成,因脊髓空洞症常伴有神经系统其他畸形,如脑积水、扁平颅底、枕颈交界处畸形等。其三,脊髓空洞症的临床表现可继发于脊髓外伤、肿瘤、血管病等疾病,可能系中央管周围区域的血管供应异常。因此,脊髓空洞症是一组有多种病因作用的综合征。

二、诊断要点

(一)诊断要点概述

病程进展缓慢,单侧或双侧节段性分离性感觉障碍,单侧上肢或手部肌肉萎缩、神经营养障碍以及其他先天缺陷,MRI 检查可确诊。

(二)临床表现

1. 感觉障碍　因空洞最常起自一侧颈膨大后角基底部,故早期突出症状为节段性分离性感觉障碍,即痛、温觉丧失而触觉及深感觉存在。患儿多因手指无痛觉,局部皮肤被烫伤而就诊。当空洞向灰质前联合扩展,则出现双侧"马甲"型分离性感觉障碍。有时患儿自诉在感觉缺失区有自发性难以形容的烧灼样疼痛,呈持续性,称为"中枢性痛"。空洞如继续扩大,侵及脊髓丘脑束,则损害平面以下对侧痛、温度觉丧失;脊髓后索常最后受侵,出现损害平面以下深感觉缺失。

2.运动障碍 脊髓空洞症多出现上肢的下运动神经元性萎缩和无力。病变常累及上肢末端,以爪形手最多,极少影响前臂及上臂,相应节段的肌肉萎缩及肌束颤动。如空洞在颈膨大区,则双手小肌肉萎缩最突出,上肢腱反射减低甚至消失。锥体束受侵则损害平面以下的上运动神经元,同侧肢体痉挛性瘫痪。有时脊髓空洞中合并出血,则症状可迅速加重。

3.营养障碍 最常见关节肿大、关节面磨损、骨皮质萎缩和骨质脱钙,多侵犯上肢关节,不伴疼痛,活动时有响声。神经源性关节病变称为夏科(Charcot)关节。此外,皮肤营养障碍,包括出汗异常、青紫、过度角化、皮肤增厚。因无痛觉,故手指或足趾常受伤而形成顽固性溃疡,甚至指、趾节末端发生无痛性坏死、脱失,形成莫旺(Morvan)征。

4.延髓症状 延髓空洞症多伴有脊髓空洞症,为脊髓空洞症的延续。症状多不对称,累及一侧延髓,可有构音障碍、吞咽困难等单侧型体征;累及三叉神经脊髓束和脊束核则可以有交叉性感觉障碍,并有累及小脑通路的纤维。

5.其他 疾病晚期可有膀胱、直肠功能障碍。此外,本病常合并多种先天性畸形,如颈肋、高弓状腭、脊椎后凸或侧凸,脊柱裂和颈枕畸形(Arnold-Chiari 畸形),弓形足等。

三、检查

(一)实验室检查

脑脊液检查常无特殊发现,如空洞较大偶可导致脊髓腔部分梗阻,脑脊液蛋白含量增高,脊髓造影常可发现病变呈梭形膨大。

(二)影像学检查

骨骼 X 线检查可发现夏科关节,颈枕区畸形及其他骨骼畸形。近年采用延迟脊髓 CT 扫描(DMCT),即在蛛网膜下腔注入水溶性造影剂,延迟一定时间,如 6h,12h,甚至 24h 后再进行脊髓 CT 检查,可显示高密度的空洞影像,此法可作为鉴别诊断。MRI 技术可在纵、横断面清晰显示空洞的位置及大小,为目前诊断本病最准确的方法。

四、鉴别诊断

本病应与运动神经元病、颈椎病、麻风性神经病以及梅毒等鉴别。

五、治疗

目前尚无特殊治疗,一般采用支持疗法,如 B 族维生素及其他神经营养剂,防止烫伤和关节挛缩等。空洞大于 4cm 应予切开引流。对较小空洞,仍采用非手术疗法。

(张艳芳)

第九节 多发性硬化

多发性硬化是累及中枢神经系统白质的自身免疫性脱髓鞘性疾病。本病较少在儿童时期发病,发病率为 0.4%～2.7%,男女比率为 1:3～5,平均发病年龄为 13 岁,发病高峰为 11～14 岁。由于脑和脊髓内存在着多灶的脱髓鞘斑块,临床表现为神经系统多部位的功能障碍。

一、病因及发病机制

本病病因尚不清楚,目前认为是由病毒感染诱发的自身免疫性疾病。患者的自身反应 T 细胞被白质抗原致敏。此种自身反应 T 细胞进入中枢神经系统后与非特异性 T 细胞和巨噬细胞共同导致髓鞘破坏。遗传和环境因素在发病机制中亦有一定作用。

二、诊断要点

1. 临床表现提示中枢神经系统白质内同时存在两处以上病灶。
2. 缓解与复发交替发生的病史,两次发作间隔至少 1 个月,每次持续 24h 以上;或呈缓慢进展,病程超过半年。
3. 起病年龄 10~50 岁。
4. 可排除其他病因。

如符合上述条件则诊断为"临床确诊之多发性硬化。"

如 1、2 两项中缺少一项则诊断"临床高度疑似多发性硬化。"

如仅有一个好发部位,首次发作,则只能作为"临床可能"或"临床可疑"的多发性硬化。

随着检查方法的改进,国外对诊断标准不断有所修改。如将诱发电位、CT 或 MRI 所发现的病灶亦作为一处病灶计算;而且如果脑脊液电泳有少克隆 IgG 带或有鞘内合成 IgG 增加,则诊断可向上升一级,例如,按传统标准诊断为"临床高度疑似"者,改为"检验支持诊断"。

三、临床表现

起病可急可缓,首发症状各不相同。如肢体无力、头晕、视力模糊、步态蹒跚、眼球震颤、痉挛性偏瘫、分离性斜视、遗尿、肢体异常感觉等。以后逐渐出现共济失调、构音障碍,常有肢体不对称性痉挛性瘫痪或偏瘫、视神经炎(常为球后视神经炎)、复视、失明,初次失明时眼底多正常,当乳头颞侧苍白或视神经萎缩时表明疾病已发生数月。急性或亚急性发病者,发病后症状可以完全缓解或近乎正常,约 68% 患者以后反复发病,可遗留固定的神经系统缺陷,常有痉挛性瘫痪与共济失调,正常智能可保持至晚期。

本病 2/3 患者的典型病程呈缓解与复发交替发生,少部分患者表现为良性型,即发作次数少(1~2 次),神经损害轻,近乎完全恢复;另有部分病例病情持续进展而无明显缓解,称为进展型;极少数病例起病急骤,发展迅速常于发病数周或数月后死亡,称为急性型或恶性型。

四、实验室检查

至今尚无特异性诊断方法,但脑脊液检查可发现自身免疫抗体;借助脑干诱发电位、CT 或 MRI 可发现某些尚无临床表现的脱髓鞘病灶,有助提高确诊率。

1. 脑脊液检查 细胞数轻度升高或正常,常为转化型淋巴细胞和浆细胞;蛋白质正常或轻度升高;70%~90% 病例免疫球蛋白可增高;90% 病例可见少克隆 IgG 带;于病情复发或恶化期可测得髓鞘碱性蛋白抗体阳性。

2. 诱发电位 视觉、听觉、体感诱发电位有助于发现相应传导通路中之临床下病灶,或可作为预测病情复发的指标。

3.CT 或 MRI　可显示脑室周围白质内的脱髓鞘病灶,一般为低密度病灶,常无肿块效应,亦可表现为脑萎缩,以上变化有助本病诊断。MRI 更为敏感,阳性率比 CT 高 5～6 倍。

五、治疗概述

目前缺乏特效治疗方法,激素及免疫抑制剂有一定疗效。可给予 ACTH 80U/天,静注,1 周后改为隔日 1 次,2 周后改为每周 1 次维持,可减轻病情;亦可用泼尼松口服或甲泼尼龙(甲基强的松龙)冲击治疗。硫唑嘌呤可长期服用。

应注意生活护理,恢复期可进行体育疗法,促进神经功能的恢复。

（张艳芳）

第三章　小儿心血管疾病

第一节　病毒性心肌炎

病毒性心肌炎(viral myocarditis)是由多种病毒侵犯心肌所引起的、以心肌局灶性或弥散性炎性病变为主要表现的疾病。现已知 20 余种病毒可引起心肌炎,包括柯萨奇病毒(B 组和 A 组)、埃可病毒、脊髓灰质炎病毒、腺病毒、合胞病毒、传染性肝炎病毒、流感和副流感病毒、麻疹病毒、水痘病毒、单纯疱疹病毒及流行性腮腺炎病毒等。其中以柯萨奇病毒 B 组(1~6型)最常见(占 43.6%),其次为腺病毒(21.2%)和埃可病毒(10.9%)。少数可伴有心包或心内膜的炎症改变。临床表现轻重不一,预后大多良好,极少数患者可并发心力衰竭、心源性休克或严重心律失常,甚至猝死。

一、临床表现

多数前期有上呼吸道或肠道感染症状,如发热、咽痛、肌痛、周身不适、腹泻、皮疹等。心肌炎主要表现为乏力、活动受限、面色苍白、胸闷、心悸、心前区痛或不适。重症患儿发生心力衰竭时有呼吸困难、肝大、水肿。心源性休克时血压下降、脉搏细弱、四肢末梢发绀。

二、诊断

(一)诊断要点

1.临床诊断依据

(1)主要指标:①急、慢性心功能不全或心脑综合征。②有心脏扩大(X 线、超声心动图检查具有表现之一)。③心电图(包括 Holter 监测),以 R 波为主的 2 个或 2 个以上主要导联(Ⅰ、Ⅱ、aVF、V₅)的 ST-T 改变持续 4 天以上伴动态变化,有明显其他心律失常,如窦房、房室传导阻滞、完全左或右及双、三束支传导阻滞。多形、多源、成对或并行性期前收缩,非房室结及房室折返引起的异位性心动过速,低电压及异常 Q 波。④发病 1 个月内血清肌酸磷酸激酶同工酶(CK-MB)增高。⑤心肌肌钙蛋白(cTnI)阳性。

(2)次要指标:①发病同时或前 1 个月有病毒感染史;②有明显乏力、苍白、多汗、心悸、气短、胸闷、头晕、手足凉、肌痛或腹痛等症状(至少 2 项),小婴儿可有拒食、发绀、四肢凉;③心尖区第一心音明显低钝或安静时心动过速;④心电图有轻度异常;⑤发病数月内血清 LDH-1、α-HBDH,AST 增高。

2.病原学诊断依据

(1)患儿心包穿刺液、心包、心肌或心内膜组织分离到病毒,或特异性抗体阳性。

(2)患儿粪便、咽拭子或血液分离到病毒,且恢复期血清同型抗体滴度较第一份血清升高或下降 4 倍以上。

(3)病程早期患儿血清特异性 IgM 抗体滴度在 1∶128 以上。

(4)聚合酶链反应或病毒核酸探针原位杂交法,自患儿心肌或血中查到病毒核酸。

3.确诊条件

(1)凡具有主要指标两项,或主要指标1项及次要指标2项者(含心电图指标1项)可临床诊断为心肌炎。

(2)同时具备病原学指标1项者,可诊断为病毒性心肌炎。在发病同时伴有其他系统病毒感染者(如腮腺炎)而无条件进行病毒学检查时,结合病史可考虑心肌炎系病毒引起。

(3)凡不完全具体确诊条件,但临床怀疑为心肌炎时,可作为"疑似心肌炎"给予必要的治疗并长期随访,在随访过程中,根据病情变化确诊或除外心肌炎。

(4)在考虑上述条件时,应除外其他器质性心脏病,如先天性房室传导阻滞、Q—T间期延长综合征、川崎病、β受体功能亢进和迷走神经亢进以及电解质紊乱或药物引起的心电图改变。

(二)鉴别诊断

本病注意与风湿性心肌炎、先天性心脏病及心内膜弹力纤维增生症相鉴别。

三、治疗

病毒性心肌炎目前尚无有效治疗方法。一般多采用休息、营养心肌、免疫调节和抗心源性休克、心力衰竭等综合性治疗措施。

(一)一般治疗

1.卧床休息 对病毒性心肌炎的患儿,卧床休息可减轻心脏负担及减少耗氧量,对疾病的治疗有至关重要的作用。急性期至少应卧床休息至热退后3~4周,有心功能不全、心脏扩大或并发心力衰竭者更应注意休息,卧床休息的时间可延长至3~6个月,待病情好转或心脏缩小后方可逐步开始活动,但恢复期的活动仍应受到限制,随病情的好转活动量逐渐增加,时间至少3个月。

2.防治诱因 应严防各种诱因,尤其是细菌感染,一旦发生,必须及时治疗。一般情况下,常规应用青霉素1~2周,若耐药可选用氨苄西林或头孢菌素类抗生素,以防治链球菌感染。如青霉素过敏,可用红霉素或阿奇霉素等代替。

(二)药物治疗

1.抗病毒治疗 在疾病的早期可应用抗病毒药物。

(1)利巴韦林(病毒唑):剂量为10~15mg/(kg·d),静脉滴注,也可口服、滴鼻或经雾化吸入,5~7天为1个疗程。

(2)α—干扰素:具有广谱的抗病毒能力,可抑制病毒繁殖。用法为每日1支,肌内注射,5~10天为1个疗程,若病情需要可再重复应用1~2个疗程。

(3)双嘧达莫(潘生丁):剂量为3~5mg/(kg·d),分2~3次口服,3天为1个疗程。

2.抗氧化剂治疗

(1)维生素C:快速静脉滴入大剂量维生素C,可有效消除氧自由基,具体用法为维生素C,每次100~200mg/kg快速静脉滴入,每日1次;重症患者,还可将同等药量的维生素C加入20~50ml葡萄糖液中缓慢静脉推注,3~4周为1个疗程。病情好转后,可改为口服维生素C,并加用维生素E同服,每次50mg,每日1~3次。

(2)维生素E:维生素E可与细胞内的线粒体、内质网等处的酶结合,保护膜的结构,防止脂质的过氧化,有明显的抗氧化作用。剂量为每日200~300mg,口服。

(3)辅酶Q_{10}:辅酶Q_{10}对感染的心肌细胞有保护作用,常用剂量5~10mg/(kg·d),肌内注射,每日 1 次,连用 10～14 天;之后口服 20mg/(kg·d),每日 2 次,持续用 2～3 个月。

(4)丹参:有研究发现,丹参能降低氧自由基的产生,具有抗氧化作用。常用丹参注射液,每日 2～4ml 加入 10％葡萄糖液 50～100ml 中静脉滴注,每日 1 次,连用 15 天,休息 3 天,此为 1 个疗程。若病情未恢复者,可继续再重复用药 2～3 个疗程。

(5)卡托普利:新近发现,卡托普利也具有直接清除氧自由基作用,可试用。剂量为 1～6mg/(kg·d),分 3 次服用。

3.营养心肌治疗

(1)果糖:1,6-二磷酸果糖可改善心肌代谢,有保护心肌、减轻组织损伤程度的作用。剂量为每日 100～250mg/kg,10ml/mm 速度静脉快速滴入,每日 1 次,连用 2 周。轻者可口服瑞安吉,剂量 5～10mg/(kg·次),每日 2～3 次。

(2)能量合剂:为提供心肌细胞代谢的能量,常用为三磷腺苷 20mg、辅酶 A50～100U,静脉滴注,也可同时加用 10％氯化钾 6～8ml,胰岛素 4～6U 联合静脉滴入,每日 1 次。

(3)注射用环磷酸腺苷:2.0～3.0mg/(kg·d),加入 10％葡萄糖液 50～100ml 中静脉滴注,每日 1 次,疗程 10～14 天。

(4)中药治疗:黄芪有抗病毒和保护心肌的作用,可较长期口服或肌内注射。另外还用麦冬、五味子、党参等中药对心肌也有营养作用,并且可抑制病毒、调节免疫,也可作为临床辅助用药。

4.免疫制药治疗

(1)免疫调节药:免疫球蛋白是一种免疫调节药,近些年来开始应用于急性重症病毒性心肌炎的治疗中。常用剂量为重症患儿每次 2g/kg,单剂在 24h 内缓慢静脉注射;或 400mg/(kg·d),静脉滴注,连用 3～5 天。因静脉输入大剂量免疫球蛋白,可增加心室前负荷,故输入速度宜慢,且有心力衰竭患儿应慎用,必要应用时应密切观察心力衰竭症状是否恶化,并注意有无过敏反应。

(2)免疫抑制药

①糖皮质激素:轻症患儿多不主张应用。对重型患者合并心源性休克、致死性心律失常(Ⅲ度房室传导阻滞、室性心动过速)、心力衰竭经洋地黄等治疗未能缓解者,或心肌活检证实慢性自身免疫性心肌炎症反应者应早期足量应用。常用药物有泼尼松,开始用量每日 1.5～2mg/kg,分 3 次口服,持续 2～3 周后逐渐减量,至 8 周左右减至每日 0.3mg/kg,维持用药至16～20 周,后再逐渐减量至 24 周停药。对反复发作或病情迁延者,可考虑泼尼松长期应用,用药时间在 6 个月以上。对急性严重患儿在抢救时,可先应用地塞米松静脉滴注,每日 0.2～0.4mg/kg;或氢化可的松,每日 5～10mg/kg,病情好转后逐渐减量,一般应在 1 周内停药。危重病例甚至可以采用甲泼尼龙冲击疗法,剂量为每日 10mg/kg,2h 静脉输入,连用 3 天,然后逐渐按上法减量或改为口服。

②硫唑嘌呤:用法每日 2mg/kg,分 2 次口服,疗程同糖皮质激素。应用过程中应注意监测白细胞,维持在 $4×10^9$/L 以上,并密切观察不良反应,注意预防和治疗继发感染。

③精制胸腺素:有增强细胞免疫功能和抗病毒的双重作用,剂量为每日 2～4ml 肌内注射或静脉滴注,7～10 天为 1 个疗程。细胞免疫功能低下者,也可每次 2ml,隔日肌内注射 1 次,连用 2～3 个月,以增强细胞免疫功能。

5.对症治疗

（1）镇静及镇痛治疗：部分病毒性心肌炎患儿可出现烦躁不安、心前区痛、腹痛及肌痛等不适，应选用解热镇静剂，常用药物有苯巴比妥、阿司匹林、索米痛、可待因等，必要时可注射吗啡。

（2）抗心源性休克治疗：在常规镇静、吸氧及扩容治疗的同时，及时应用血管活性药物和升压药，多巴胺和间羟胺各 20mg，加入维持液 200～300ml 中静脉滴注，应用输液泵，速度初控制在 $1～5\mu g/(kg \cdot min)$，之后根据血压调整滴速，待病情稳定后逐渐减量停药。激素的用法同上，可选用地塞米松或氢化可的松。此处需特别提出是维生素 C，在此时大剂量维生素 C，还具有维持血压的作用，多采用静脉推注，每次 100～200mg/kg。如应用后血压仍低，可在 0.5～1h 内重复 1 次；待血压稳定后，以同剂量每 6～8 小时继续应用 1 次，即在头 24h 内应用 4～6 次，后改为每日 1 次，可连用 1 个月。

（3）抗心律失常治疗：对期前收缩次数多，有自觉症状或心电图上呈多源性改变的心律失常，应予以积极治疗。室上性期前收缩及心动过速，可应用普萘洛尔、洋地黄或普罗帕酮；室性期前收缩及部分室上性期前收缩，可应用胺碘酮、普罗帕酮、利多卡因、美西律等，少数可 2 种药物联用；严重房室传导阻滞，除应用肾上腺皮质激素外，尚可应用异丙肾上腺素 0.5～1.0mg 加入葡萄糖溶液 250ml 中静脉滴注；有阿斯综合征发作者，可安置心脏起搏器。

（4）抗心力衰竭治疗：心肌炎患者对洋地黄耐受性差，易出现中毒而发生心律失常，一般心力衰竭不重、发展不快者用地高辛口服，用饱和量的 2/3 量即可，可用每日口服维持。重症者先用毛花苷 C，用饱和量的 1/2～2/3 量即可，根据病情用地高辛口服维持，可加用利尿剂，烦躁不安者给予苯巴比妥、地西泮等镇静药。

（廉婕）

第二节　高血压急症

原发性高血压（essential hypertension）是成人常见的心血管疾病，可导致脑卒中、冠心病，病死率高。至今病因不明。20 世纪 70 年代以来国内外进行了儿童血压流行病学的纵向研究，发现儿童在成长过程中血压有轨迹现象，即个体血压在一定期间内持续在相应的百分位数不变的现象，推论原发性高血压可能从儿童时期开始，同时提出应在儿童时期进行干预，以预防或推迟高血压的发生而提高人民健康水平。儿童高血压的评定标准目前倾向于用百分位法。收缩压和/或舒张压值超过其所在年龄、性别第 95 百分位数者为高血压，在 90～95 百分位数者为正常血压偏高。儿童于首次测量血压时常处于紧张状态，影响测值，故必须于数周内反复测定，至少 3 次超过此值者才能诊断为高血压。

在儿童期高血压急症的主要表现为：①高血压脑病；②急性左心衰竭；③颅内出血；④嗜铬细胞瘤危象等。

一、高血压脑病

高血压脑病为一种综合征，其特征为血压突然升高伴有急性神经系统症状。虽任何原因引起的高血压均发生本病，但最常见为急性肾炎。

（一）临床表现

头痛并伴有恶心、呕吐，出现精神错乱，定向障碍，谵妄，痴呆；亦可出现烦躁不安，肌肉阵挛性颤动,反复惊厥甚而呈癫痫持续状态。也可发生一过性偏瘫,意识障碍,如嗜睡、昏迷;严重者可因颅内压明显增高发生脑疝。眼底检查可见视网膜动脉痉挛或视网膜出血。脑脊液压力可正常亦可增高,蛋白含量增加。

本症应与蛛网膜下腔出血、脑肿瘤、癫痫大发作等疾病鉴别。蛛网膜下腔出血常有脑膜刺激症状,脑脊液为血性而无严重高血压。脑肿瘤、癫痫大发作亦无显著的血压升高及眼底出血。临床确诊高血压脑病最简捷的办法是给予降压药治疗后病情迅速好转。

(二)急症处理

一旦确诊高血压脑病,应迅速将血压降至安全范围之内为宜(17.4/12.1kPa 左右),降压治疗应在严密的观察下进行。

1.降压治疗 常用的静脉注射药物如下。

①柳胺苄心定:是目前唯一能同时阻滞 α、β 肾上腺素受体的药物,不影响心排出量和脑血流量。因此,即使合并心脑肾严重病变亦可取得满意疗效。本品因独具 α 和 β 受体阻滞作用,故可有效地治疗重症甲状腺功能亢进和嗜铬细胞瘤所致的高血压危象。

②二氮嗪:因该药物可引起水钠潴留,可与呋塞米并用增强降压作用。又因本品溶液呈碱性,注射时勿溢到血管外。

③硝普钠:也颇为有效,但对高血压脑病不做首选。该药降压作用迅速,维持时间短,应根据血压水平调节滴注速度。使用时应避光并新鲜配置,溶解后使用时间不宜超过 6h,连续使用不要超过 3 天,当心硫氰酸盐中毒。

常用口服或含化药物如下。

①硝苯地平:通过阻塞细胞膜钙离子通道,减少钙内流,从而松弛血管平滑肌使血压下降。神志清醒,合作患儿可舌下含服,意识障碍或不合作者可将药片碾碎加水 0.5～1ml 制成混悬剂抽入注射器中缓慢注入舌下。

②卡托普利(巯甲丙脯酸):为血管紧张素转换酶抑制药,对于高肾素恶性高血压和肾血管性高血压降压作用特别明显,对非高肾素性高血压亦有降压作用。

2.保持呼吸道通畅、镇静、制止抽搐 可用苯巴比妥钠(8～10mg/kg,肌内注射,必要时 6h 后可重复)、地西泮(0.3～0.5mg/kg 肌内注射或静脉缓注,注射速度<3mg/min,必要时 30mm 后可重复)等止惊药物,但须注意呼吸。

3.降低颅内压 可选用 20％甘露醇(每次 1g/kg,每 4h 或 6h1 次)、呋塞米(每次 1mg/kg)以及 25％血清白蛋白(20ml,每日 1～2 次)等,减轻脑水肿。

二、颅内出血(蛛网膜下腔出血或脑实质出血)

(一)临床表现及诊断

蛛网膜下腔出血起病突然,伴有严重头痛、恶心呕吐及不同程度意识障碍。若出血量不大,意识可在几分钟到几小时内恢复,但最后仍可逐渐昏睡或谵妄。若出血严重,可很快出现颅内压增高的表现,有时可出现全身抽搐,颈项强直是很常见的体征,甚至是唯一的体征,伴有脑膜刺激症。眼底检查可发现新鲜出血灶。腰椎穿刺脑脊液呈均匀的血性,但发病后立即腰穿不会发现红细胞,要等数小时以后红细胞才到达腰部的蛛网膜下腔。1～3 天后可由于无菌性脑膜炎而发热,白细胞增高似与蛛网膜下腔出血的严重程度呈平行关系,因此,不要将诊断引向感染性疾病。CT 脑扫描检查无改变。

脑实质出血起病时常伴头痛呕吐,昏迷较为常见,腰椎穿刺脑脊液压力增高,血性者占80%以上。除此而外,可因出血部位不同伴有如下不同的神经系统症状。

1.壳核—内囊出血 典型者出现"三偏症",出血对侧肢体瘫痪和中枢性面瘫;出血对侧偏身感觉障碍;出血对侧偏盲。

2.脑桥出血 初期表现为交叉性瘫痪,即出血侧面瘫和对侧上、下肢瘫痪,头眼转向出血侧。后迅速波及两侧,出现双侧面瘫痪和四肢瘫痪,头眼位置恢复正中,双侧瞳孔呈针尖大小,双侧锥体束征。早期出现呼吸困难且不规则,常迅速进入深昏迷,多于24～48h内死亡。

3.脑室出血 表现为剧烈头痛呕吐,迅速进入深昏迷,瞳孔缩小,体温升高,可呈去大脑强直,双侧锥体束征。四肢软瘫,腱反射常引不出。

4.小脑出血 临床变化多样,但是走路不稳是常见的症状。常出现眼震颤和肢体共济失调症状。

颅内出血可因颅内压增高发生心动过缓,呼吸不规则,严重者可发生脑疝。多数颅内出血的患儿心电图可出现巨大倒置 T 波,QT 期间延长。血常规可见白细胞升高,尿常规可见蛋白、红细胞和管型,血中尿素氮亦可见升高。在诊断中尚需注意,颅内出血本身可引起急性高血压,即使患儿以前并无高血压史。此外,尚需与癫痫发作、高血压脑病以及代谢障碍所致昏迷相区别。

(二)急症处理

1.一般治疗 绝对卧床,头部降温,保持气道通畅,必要时做气管内插管。

2.控制高血压 对于高血压性颅内出血的患儿,应及时控制高血压。但由于颅内出血常伴颅内压增高,因此,给予降压药物应避免短时间内血压下降速度过快和幅度过大,否则脑灌注压将受到明显影响。一般低压不宜低于出血前水平。舒张压较低,脉压差过大者不宜用降压药物。降压药物的选择以硝苯地平、卡托普利和拉贝洛尔较为合适。

3.减轻脑水肿 脑出血后多伴脑水肿并逐渐加重,严重者可引起脑疝,故降低颅内压,控制脑水肿是颅内出血急性期处理的重要环节。疑有继续出血者可先采用人工控制性过度通气、静脉注射呋塞米等措施降低颅内压,也可给予渗透性脱水药如 20%甘露醇(1g/kg,每 4～6h1 次)以及 25%的血清白蛋白(20ml,每日 1～2 次)。短程大剂量激素有助于减轻脑水肿,但对高血压不利,故须慎用,更不宜长期使用。治疗中注意水电解质平衡。

4.止血药和凝血药 止血药对脑出血治疗尚有争议,但对蛛网膜下腔出血,氨甲苯酸和氨基己酸能控制纤维蛋白原的形成有一定疗效,在急性期可短时间使用。

5.其他 经检查颅内有占位性病灶者,条件允许时可手术清除血肿,尤其对小脑出血、大脑半球出血疗效较好。

三、高血压合并急性左心衰竭

(一)临床表现及诊断

儿童期血压急剧升高时,造成心脏后负荷急剧升高。当血压升高到超过左心房所能代偿的限度时就出现左心衰竭及急性肺水肿。急性左心衰竭时,动脉血压,尤其是舒张压显著升高,左室舒张末期压力、肺静脉压力、肺毛细血管和肺小动脉楔压均升高,并与肺淤血的严重程度呈正相关。当肺小动脉楔压超过 4kPa(30mmHg)时,血浆自肺毛细血管大量渗入肺泡,引起急性肺水肿。急性肺水肿是左心衰竭最重要的表现形式,患儿往往面色苍白、口唇发绀、皮肤湿冷多汗、烦躁、极度呼吸困难,咯大量白色或粉红色泡沫痰,大多被迫采取前倾坐位,双肺听诊可闻大量水泡音或哮鸣音,心尖区特别在左侧卧位和心率较快时常可闻及心室舒张期奔马律等。在诊断中应注意的是,即使无高血压危象的患儿,急性肺水肿本身可伴有收缩压及舒张压升高,但升高幅度不会太大,且肺水肿一旦控制,血压则自行下降。而急性左心衰竭肺水肿患儿眼底检查如有出血或渗出时,考虑合并高血压危象。

(二)急症处理

1. **体位** 患儿取前倾坐位,双腿下垂(休克时除外),四肢结扎止血带。止血带压力以低于动脉压又能阻碍静脉回流为度,相当于收缩压及舒张压之间,每 15min 轮流将一肢体的止血带放松。该体位亦可使痰较易咳出。

2. **吗啡** 吗啡可减轻左心衰竭时交感系统兴奋引起的小静脉和小动脉收缩,降低前、后负荷。对烦躁不安、高度气急的急性肺水肿患儿,吗啡是首选药物(皮下注射盐酸吗啡 0.1~0.2mg/kg),但休克、昏迷及呼吸衰竭者忌用。

3. **给氧** 单纯缺氧而无二氧化碳潴留时,应给予较高浓度氧气吸入,活瓣型面罩的供氧效果比鼻导管法好,提供的 FiO_2 可达 30%~60%。肺水肿时肺部空气与水分混合,形成泡沫,妨碍换气。可使氧通过含有乙醇的雾化器,口罩给氧者乙醇浓度为 30%~40%,鼻导管给氧者乙醇浓度为 70%,1 次不宜超过 20min。但乙醇的去泡沫作用较弱且有刺激性。近年有报道用二甲基硅油消泡气雾剂治疗,效果良好。应用时将瓶倒转,在距离患儿口腔 8~10cm 处,于吸气时对准咽喉或鼻孔喷雾 20~40 次。一般 5min 内生效,最大作用在 15~30min。必要时可重复使用。如低氧血症明显,又伴有二氧化碳潴留,应使用间歇正压呼吸配合氧疗。间歇正压呼吸改善急性肺水肿的原理,可能由于它增加肺泡压与肺组织间隙压,降低右心房充盈压与胸腔内血容量;增加肺泡通气量,有利于清除支气管分泌物,减轻呼吸肌工作,减少组织氧耗量。

4. **利尿药** 宜选用速效强效利尿药,可静脉注射呋塞米(每次 1~2mg/kg)或利尿酸钠(1mg/kg,20ml 液体稀释后静脉注射),必要时 2h 后重复。对肺水肿的治疗首先由于呋塞米等药物有直接扩张静脉作用,增加静脉容量,使静脉血自肺部向周围分布,从而降低肺静脉压力,这一重要特点在给药 5min 内即出现,其后才发挥利尿作用,减少静脉容量,缓解肺淤血。

5. **洋地黄及其他正性肌力药物** 对急性左心衰竭患儿几乎都有指征应用洋地黄。应采用作用迅速的强心药如毛花苷 C(西地兰)静脉注射,1 次注入洋地黄化量的 1/2,余 1/2 分为 2 次,每隔 4~6h1 次。如需维持疗效,可于 24h 后口服地高辛维持置。如仍需继续静脉给药,每 6h 注射 1 次 1/4 洋地黄化量。毒毛花苷 K,1 次静脉注射 0.007~0.01mg/kg,如需静脉维持给药,可 8~12h 重复 1 次。使用中注意监护,以防洋地黄中毒。多巴酚丁胺为较新、作用较强、不良反应较小的正性肌力药物。用法:静脉滴注 5~10μg/(kg·min)。

6. **降压治疗** 应采用快速降压药物使血压速降至正常水平以减轻左室负荷。硝普钠为一种强力短效血管扩张药,直接使动脉和静脉平滑肌松弛,降低周围血管阻力和静脉贮血。因此,硝普钠不仅降压迅速,还能减低左室前、后负荷,改善心脏功能,为高血压危象并急性左心衰竭较理想的首选药物。一般从 1μg/(kg·mm)开始静脉滴注,在监测血压的条件下,无效时每 3~5min 调整速度渐增至 8μg/(kg·min)。此外,也可选用硝苯地平或卡托普利,但忌用拉贝洛尔和肼屈嗪,因拉贝洛尔对心肌有负性肌力作用,而后者可反射性增快心率和心输出量,加重心肌损害。

(廉婕)

第三节　严重心律失常

心律失常是因心脏激动产生和(或)传导异常,致使心脏活动变为过慢、过快、不规则或各部分活动的顺序改变,或在传导过程中时间延长或缩短。在小儿心律失常中,窦性心律失常最为多见,过早搏动等异位心律亦较常见,其次是传导阻滞。

严重心律失常是指那些引起心排血量降低,心功能不全等血流动力学紊乱并导致或有可能导致严重后果乃至心脏停跳的心律失常。

一、严重心律失常的分类

心律失常按其发生原理主要分为冲动起源失常和冲动传导失常两大类。而从治疗角度可将严重心律失常分为三类。

(一)致死性心律失常(应立即治疗)

致死性心律失常包括心室颤动或扑动,极缓慢心律(<30 次/分、极缓慢心室自主心律和极缓慢窦性心动过缓),心脏停搏等。

(二)严重警告性心律失常(应尽快治疗)

严重警告性心律失常容易转变为致死性心律失常,包括频发多源性室性期前收缩,形态方向相反的成对室性期前收缩或室性期前收缩发生在 T 波上(RonT 现象),室性心动过速(包括尖端扭转型室性心动过速),严重窦房传导阻滞,高度或完全性房室传导阻滞,三束支传导阻滞以及心室率<40 次/分的心律失常等。这类心律失常易引起严重血流动力学改变和阿—斯综合征。

(三)警告性心律失常(应积极治疗)

警告性心律失常向致死性心律失常发展的危险性相对较小,包括心房颤动或扑动,频发期前收缩,阵发性室上性心动过速,第二度Ⅱ型房室传导阻滞和双束支阻滞等。

RonT 现象被认为是室性早搏的一个危险征兆,易引起持续快速性室性心律失常。但最近有学者通过动物实验及临床观察指出,该现象并非一定是引起快速室性心律失常的原因。只有当 R 波落在 T 波易损期且这一个室性期前收缩的电流较大时,才容易诱发持续快速性室性心动过速或心室颤动。

二、心律失常的发生机制

1.快速型心律失常　　主要系折返与自律性增高所致,折返是由于心脏组织的传导性和不应期失去平衡,当心脏内小冲动抵达处于不应期的组织时,这一冲动会偏离方向,通过双重传导途径,再次进入邻近心肌组织。此外,某一部位的心肌的传导性不一致,可发生单向传导阻滞,亦可形成折返激动。自律性增高可能系正常自动调节机制发生变化或由于心肌缺血、损伤、低血钾、低血钙、缺氧等产生了自律性异常的病灶所致。尤其是这些原因造成了窦房结以外的起搏点自律性增高,超过窦房结而控制部分或整个心脏活动,即形成过早搏动或异位心动过速。

2.缓慢型心律失常　主要是心脏传导系统有不同程度的传导阻滞所致。窦房结或房室结病变引起起搏与传导功能低下可发生病态窦房结综合征。

三、严重心律失常的病因及诱因

严重心律失常多发生于心脏疾病。先天性心脏病中,三尖瓣下移畸形易并发阵发性室上性心动过速、心房扑动。大血管错位常并发完全性房室传导阻滞。发生室性心动过速最常见的心瓣膜病是主动脉瓣狭窄和二尖瓣脱垂,亦见于已行外科矫正的法洛四联症。单纯的心脏传导系统发育畸形可引起先天性完全性房室传导阻滞。Q-T间期延长综合征易发生室性期前收缩,室性心动过速,尖端扭转型室性心动过速以及心室颤动。后天性心脏病中以风湿性心肌炎、风湿性心瓣膜病和感染性心肌炎最为多见,可引起室性早搏、室上性心动过速、心房颤动及房室传导阻滞。室性心动过速还可发生于所有类型的心肌病以及急性心肌梗死或无心肌梗死的急性心肌缺血。心脏以外的原因引起严重心律失常常见的有电解质紊乱、药物反应或中毒、内分泌代谢疾病等。其中低钾血症、高钾血症、低镁血症最为常见。几乎任何一种抗心律失常药物都可直接引起或加重心律失常,其发生率为 $5.9\% \sim 15.8\%$。奎尼丁、普鲁卡因胺、双异丙吡胺、吩噻嗪类药物可引起室性心动过速、尖端扭转型室性心动过速。静脉注射维拉帕米(异搏停)、胺碘酮甚至可造成心脏停搏。洋地黄中毒可致房室传导阻滞及室性期前收缩,有机磷农药中毒的心脏毒性表现可有窦速或房室传导阻滞-QT间期延长,甚至为尖端扭转型室性心动过速,这类心律失常是有机磷农药中毒猝死的重要原因。中枢神经系统病变,尤其是颅内出血亦可发生心律失常。此外,心脏手术、心导管检查、喉镜显露气管插管过程中均可能出现严重心律失常。

四、诊断

1.病史　了解有无器质性心脏病、心脏手术史和用药史。了解心律失常发作时有无伴有拒食、脸色苍白、呼吸急促、恶心、呕吐或晕厥等表现。

2.体格检查

(1)心脏检查:心率、心律、心音及器质性杂音。

(2)颈静脉搏动。

(3)心电图检查。

(4)运动试验。

(5)食管心房调搏术。

(6)动态心电图。

(7)心内电生理检查:包括希氏束电图、心房和心室调搏试验。

五、治疗

小儿心律失常有不需治疗的如良性期前收缩、窦性心律不齐、房性游走心律等。对需治疗者要针对心律失常不同性质、不同病因进行分析鉴别,给予治疗。

(一)病因和诱因治疗

一般在去除病因或诱因后,心律失常可消失、减轻或增强心律失常药物治疗的疗效。对已能确定病因的心律失常者,除各种器质性心脏病外,如急性感染、呼吸功能衰竭或心力衰竭、低血钾、低血镁、严重酸中毒和缺氧、地高辛中毒等引起或并发严重心律失常,应予计对性治疗。若能完全除去,则不一定进行抗心律失常治疗。病因治疗十分重要,否则单用抗心律失常治疗不一定能成功。如治疗尖端扭转型室性心动过速需同时纠正低血钾就是最好的例证。

(二)抗心律失常的药物

1.抗快速心律失常药　根据 Vaughan Williams 分类分为四类。

(1)Ⅰ类抗心律失常药:为钠通道阻滞药,又分为Ⅰa、Ⅰb、Ⅰc 三类。

1)Ⅰa 类药物有下述作用:①抑制异位起搏细胞异位搏动的自律性;②抑制心房、心室和浦肯野纤维细胞 0 相上升速率,减慢传导,使应激阈提高;③延长动作电位时间和有效不应期,膜反应性降低,使单向阻滞变为双向阻滞,消除折返激动。这类药包括奎尼丁、普鲁卡因胺、丙吡胺等,对室上性心动过速、房扑、房颤、快速室性心律失常有效。此类药物不良反应较大,疗效也不够理想,在儿科很少应用。

2)Ⅰb 类药物作用:①抑制钠离子的通透性,促进钾离子外流,减慢舒张期除极而抑制心肌细胞的自律性;②缩短动作电位时间和有效不应期,消除单向或双向阻滞和折返激动。这类药物有利多卡因、苯妥英钠、美西律(慢心律)、妥卡胺、莫雷西嗪、阿普林定(安搏律定)等,对室上性及室性心律失常有效。

3)Ⅰc 类药物电生理效应与Ⅰa 类药相似,与Ⅰb 类药不同。轻度影响复极,显著抑制传导。这类药包括普罗帕酮(心律平)、思卡尼、氟卡尼、氯卡尼等。近年普罗帕酮在儿科应用广泛,对室上性、室性快速心律失常和预激综合征的快速心律失常以及其他顽固性快速型心律失常有良好疗效。

(2)Ⅱ类抗心律失常药:为β肾上腺素受体阻断药。以普萘洛尔为代表。这类药能抑制心肌β受体,阻滞β肾上腺素能产生的各种应激反应;亦具有阻滞钠通道和缩短动作电位时间和有效不应期的作用;能降低窦性和异位起搏点自律性,减慢心率,减慢房室传导,抑制心肌收缩性,降低心肌耗氧量。适用于窦性心动过速、室上性心律失常、室性心律失常以及先天性 Q-T 间期延长综合征所致快速心律失常的治疗,对房扑、房颤可减慢室性心率。β受体阻断药目前已开发出几十种,如阿普洛尔、吲哚洛尔等。还有一些长效和短效制剂如阿替洛尔(氨酰心安)、倍他洛尔、艾司洛尔和氟司洛尔等。本类药物的不良反应有心动过缓、低血压、心力衰竭和哮喘等。

(3)Ⅲ类抗心律失常药:为复极抑制药。该类药通过抑制动作电位钾离子外流而延长心肌细胞动作电位时间和有效不应期,但不减慢传导,有利于消除折返性心律失常。以胺碘酮、溴苄胺为代表。胺碘酮尚可扩张冠状动脉,对房性、室性心律失常均有较好的效果。但不良反应较多,除常见的消化道症状外,还有 Q-T 间期延长、传导阻滞、角膜色素沉着、甲状腺功能亢进症或减退症等,停药后可好转。偶尔可引起严重的不可逆转的肺纤维化和免疫性肺炎,故用药期间应定期作 X 线检查。近年来开发出新药如索他洛尔(兼有Ⅱ类和Ⅲ类药理特性)等疗效较好,上述不良反应明显减少。

(4)Ⅳ类抗心律失常药:为钙拮抗药。以维拉帕米(异搏定)、地尔硫䓬、苄普地尔(苄丙洛)为代表。这类药的主要作用是阻滞细胞膜的钙离子通道,抑制窦房结和房室结细胞的自律性;延长房室结的不应期,延长房室结传导,因而阻断折返激动。还有类似Ⅰa、β受体阻断药以及扩张冠状动脉的作用。维拉帕米适用于室上性心律失常,可以减慢心室率,尤其对阵发性折返性室上性心动过速效果较好。不良反应是注射过快、剂量过大可发生低血压，甚至发生心源性休克和房室传导阻滞。小婴儿慎用或不用，这是因为小婴儿的血流动力学状态不稳定，极易发生上述不良反应。不宜与β受体阻断药合用。有学者认为这类药对预激综合征旁道作用不大。

（5）其他治疗快速心律失常的药物：洋地黄类药物除可增强心肌收缩力和兴奋迷走神经，尚可减低心房肌细胞静息电位，减慢0相上升速率，延长有效不应期，减慢传导速度；缩短预激综合征旁道的有效不应期，增快其传导。还可降低细胞膜的钾离子通透性，延长复极时间。主要用于室上性心律失常及伴有心力衰竭的心律失常。宜选用快速作用的制剂，静脉给药，用快速洋地黄饱和法，可较快地达到疗效。其他还有新斯的明、依酚氯胺、苯肾上腺素、甲氧明、间羟胺、去甲肾上腺素、氯化钾、硫酸镁、腺苷、三磷腺苷以及有抗心律失常作用的中药等。

（6）治疗快速性心律失常的药物的选择：临床上可根据心律失常的类别以及抗心律失常药物作用的不同部位来选择药物（表3-1）。

表3-1 各种治疗快速心律失常的药物选择

心律失常分类	治疗药物
房颤/房扑	
急性	奎尼丁、丙吡胺（电复律）
慢性	强心苷、普萘洛尔（心得安）、美托洛尔等
控制心室率	维拉帕米（异搏定）
阵发性	奎尼丁、丙吡胺、普罗帕酮（心律平）、胺碘酮类
阵发性室上性心动过速	
急性	强心苷、腺苷、升压药、普萘洛尔或维拉帕米
窦房结和房室结内折返	强心苷、普萘洛尔、维拉帕米、奎尼丁、丙吡胺、普鲁卡因胺、胺碘酮类（导管消融术）
异位房性	奎尼丁、丙吡胺、普鲁卡因胺、强心苷、房室折返性奎尼丁、双异丙吡胺、普鲁卡因胺、胺碘酮、普罗帕酮、普萘洛尔、维拉帕米、恩卡尼（电复律、导管消融术）
室性心动过速/室颤	
急性	利多卡因、普鲁卡因胺、溴苄胺、大仑丁（洋地黄中毒）
阵发性	奎尼丁、丙吡胺、普鲁卡因胺、普萘洛尔、美西律、妥卡尼、恩卡尼、氟卡尼、氯苄胺、胺碘酮类、（导管消融术）
房性期前收缩	胺碘酮、普萘洛尔、普罗帕酮
室性期前收缩	胺碘酮、普罗帕酮、美西律

2.抗缓慢心律失常药 有异丙肾上腺素、麻黄碱、肾上腺素和阿托品等，视病情的缓急，可采用静脉注射、静脉滴注，也可口服。肾上腺皮质激素亦可用于治疗缓慢性心律失常。必要时用起搏器治疗。

六、各种心律失常的治疗方法

（一）心室颤动

凡遇脉搏及心音消失，先叩击心前区或进行体外心脏按压。如心电图证实为心室颤动，应立即采用非同步直流电击除颤；如颤动波微弱，可在除颤前经心腔内注入肾上腺素0.3～

1mg,使颤动波变粗才进行电击。起始电能平均为 2～4J/kg。在无除颤器的情况下,可用利多卡因或溴苄胺等药物除颤,亦可与电击除颤同时应用。及时纠正病因及诱因,安置埋藏式自动除颤起搏器。

(二)复杂性室性期前收缩

Lown 分级法将室性期前收缩分为:Ⅰ级,为偶发室性期前收缩;Ⅱ级,为频发室性期前收缩(≥6 次/分);Ⅲ级,为多形或多源性室性期前收缩;Ⅳ级,为成对或成串(连续 3 个或以上)室性期前收缩;Ⅴ级,为 R 落在 T 上的室性期前收缩。分级愈高,猝死危险性愈大。对Ⅲ～Ⅴ级复杂性室性期前收缩以及室性期前收缩并发于完全性房室传导阻滞或 T-T 间期综合征者,应及时选用利多卡因(每次 1mg/kg)静脉注射,必要时持续静脉滴注 20～40μg/(kg·min)。该药最大优点是在常规剂量下不抑制心肌收缩力,此外,它恶化正在治疗中的心律失常的可能性比Ⅰa 类药物要小得多。主要不良反应是嗜睡、神志错乱甚至癫痫大发作。对心室率缓慢者可慎用异丙肾上腺素或阿托品静脉滴注。复杂性室性期前收缩降级后可酌情选用普萘洛尔、苯妥英钠、普罗帕酮等口服药。

(三)阵发性室性心动过速

对紧急病例除洋地黄中毒或正在使用洋地黄者外,直流电击复律是首选急救措施,尤其在伴有心力衰竭或休克时。电能量为 1～2J/kg。也可做超速心室起搏 5～10s 或短阵快速起搏 2～3s。药物治疗中,静脉注射利多卡因为首选,控制后静脉滴注维持或静脉注射溴苄胺维持以防复发,低血压者忌用溴苄胺。如以上处理无效,尚可选用美西律(每次 2mg/kg,5～10min 静脉注射),但缓慢心律失常、低血压、心源性休克、重度左心衰竭者忌用。若系洋地黄中毒所致,可先给予苯妥英钠(每次 3～5mg/kg),总量不超过 150mg,5～10min 静脉注射。如无效,15min 后再给予首剂半量。苯妥英钠和胺碘酮对先天性心脏病(尤其是法洛四联征)术后发生的室速疗效较好,且不抑制心肌收缩力。室性心动过速伴休克者,还可先用升压药物如多巴胺、间羟胺等后再用利多卡因治疗。

(四)尖端扭转型室性心动过速

尖端扭转型室性心动过速是由于心室内传导障碍,心室肌极化不均匀所致,血流动力学改变介于室性心动过速与心室颤动之间。大多发生于奎尼丁治疗后,也可见于其他类的抗心律失常药物如吩噻嗪类。此外,低钾血症、低镁血症、遗传性 Q-T 间期延长综合征、急性中枢神经系统损害和心肌缺血都可伴这种心律失常。其心电图特点为:①阵发性出现 160～280 次/分快速宽大畸形的 QRS 波;②QRS 波振幅不断变化,每 3～20 个 QRS 波发生轴向扭转;③发作间期多为缓慢性心律失常,均有明显 Q-T 间期延长,T 波宽大畸形或 TU 融合。

使用常规抗心律失常药物如普鲁卡因胺通常无效,甚至可能进一步加重这种心律失常,而首选药物为异丙肾上腺素。该药稀释后以 1～4μg/min 速度给予。开始宜用最低速度,无效时每 3～5min 增加 1μg/min。非常危急时可用 0.1～0.3mg/次静脉缓注,有效后以上述速度静脉滴注维持。用药时必须进行监测,注意窦速或因心肌收缩力增强发生高血压或因周围血管作用发生低血压。与此同时还应纠正低血钾,注意补镁。对 10 岁以上儿童还可静脉注射 25%硫酸镁 3～4ml,对少部分病例已证明有效。此外,心室起搏可用于所有患者,包括缺血性心脏病患者,该法有效率高。经静脉插入右室导管后,起搏心律,应比基础窦性心率高 10 次/分。

(五)阵发性室上性心动过速

对无并发症者可试用兴奋迷走神经方法。潜水反射法可强烈兴奋迷走神经,对婴儿或新生儿效果较好。用 4℃ 左右冰水浸湿毛巾或用较大薄塑料袋 1/3 盛水,1/3 盛冰覆盖整个面部,每次 10～15s,1 次无效每隔 3～5min 可再试 2 次。亦可将面部浸入冰水盆中。能合作儿童可自行浸入,对婴儿可让其俯卧并骑跨在操作者左前臂,再将其面部以耳前为限浸入冰水中。1 次最长不超过 7s。治疗过程应在心电监护下进行并常规准备阿托品。转复后用地高辛口服维持,三磷腺苷(ATP)静脉快速注射。ATP 不仅可增强迷走神经张力,而且通过延长或阻滞房室结的前向传导,终止折返环路。这种作用是通过腺苷与心脏的特异性受体结合而实现的。婴儿每次 3mg,儿童每次 10mg,5s 内推入,无效时分别增至 5mg/次和 15mg/次。注射有效时,心率立即减慢,在室上性心动过速突然终止后有时可见短暂(一般 2～4s)心室停搏,其后第一个 QRS 波可为窦性,也可为结性或室性波。需在心电监护下进行。病态窦房结综合征所致室上性心动过速不宜用此法。常备阿托品以防意外。

对合并充血性心力衰竭者宜选快速洋地黄化法(12h 达化量)。室上性心动过速并有低血压或心源性休克者首选去氧肾上腺素(新福林)、甲氧胺等升压药物,治疗中边注射边监测血压和心率。有高血压、器质性心脏病和急性心肌梗死者禁用。对无预激综合征的室上性心动过速可选用维拉帕米(异搏停)每次 0.1～0.2mg/kg,静脉缓注(<1mg/min),1 次量不超过 3mg。病态窦房结综合征、严重心力衰竭、明显低血压、Ⅱ度以上房室传导阻滞或近日接受 β 受体阻滞药治疗的病例不宜使用维拉帕米(异搏停),对小婴儿应慎用。预激综合征并发室上速可选用胺碘酮,紧急情况下用每次 2.5～5mg/kg 静脉缓注(10～20min)。不宜用于低血钾者。

对药物治疗无效或伴有明显血流动力学改变(休克、心力衰竭等)可立即同步电复律治疗,但在洋地黄中毒、低血钾等时忌用。对难治性室上性心动过速可试用利多卡因、美西律、电起搏法超速抑制等阻止发作。

(六)心房颤动与扑动

对于房颤,若心室率太快,症状明显者,尤其是伴有心力衰竭的患儿,均应用快速洋地黄化,其后口服地高辛维持。洋地黄治疗的目的为减慢心室率,少数可恢复窦性心律。应用胺碘酮(每次 2.5～5mg/kg 静脉注射)也可转复为窦性心律,好转后口服维持治疗[5mg/(kg·d),分 2 次]。如上述方法无效,可采用同步直流电击转复治疗,效果较好,但仍需用奎尼丁维持以防复发。有病态窦房结综合征或洋地黄中毒者禁用。对于房扑,如室率太快,用洋地黄治疗也能使心室率减慢,患者症状明显改善。部分患儿在维持用洋地黄或停药过程中心房扑动转为窦性心律。经药物治疗无效的病例,可采用同步直流电击转复治疗。

(七)房室传导阻滞

房室传导阻滞应做病因治疗和对症治疗。对二度Ⅱ型房室传导阻滞,虽可注射阿托品改善房室传导,但由于偶尔阿托品提高心房率,却加重房室传导阻滞,反使室率减慢,故应慎用。对完全性房室传导阻滞,当心室率<40 次/分时(或合并室性心律失常)易导致阿-斯综合征。因此,当心室率儿童<50 次/分,婴儿<80 次/分时应给予阿托品每次 0.01～0.03mg/kg 静脉注射,疗效不明显,室率进一步减慢则改用异丙肾上腺素,根据心室率按 1～4μg/min 速度调整,使室率维持在 60～80 次/分。由于肾上腺皮质激素有增强交感神经兴奋性、加速房室传导且抑制或消除心肌和传导系统的炎症与水肿,故严重心肌炎伴完全性房室传导阻滞时应加用肾上腺皮质激素治疗。

心室率经常在 40 次/分以下(新生儿室率持续 55 次/分以下)或伴有阿一斯综合征或充血性心力衰竭以及伴室性心律失常,药物治疗无效者应安装永久性心脏起搏器。

(彭艳松)

第四节　感染性心内膜炎

感染性心内膜炎(infective endocarditis)是由于致病微生物侵入心瓣膜、心内膜及大血管内膜而发生的炎症性疾病。根据起病缓急和病情程度,本病可分两类:①急性感染性心内膜炎,原无心脏病,发生于败血症时,细菌毒力强,病程<6 周;②亚急性感染性心内膜炎,在原有心脏病的基础上感染毒力较弱的细菌,病程≥6 周。

一、临床表现

起病缓慢,症状多种多样。大多数患者有器质性心脏病,部分患儿发病前有龋齿、扁桃体炎、静脉插管、介入治疗或心内手术史。

1.感染症状　发热是最常见的症状,几乎所有的病例都有过不同程度的发热,热型不规则,热程较长,个别病例无发热,此外患儿有疲乏、盗汗、食欲减退、体重减轻、关节痛、皮肤苍白等表现,病情进展较慢。

2.心脏方面的症状　原有的心脏杂音可因心脏瓣膜的赘生物而发生改变,出现粗糙、响亮、呈海鸥鸣样或音乐样的杂音。原无心脏杂音者可出现音乐样杂音,约一半患儿由于心瓣膜病变、中毒性心肌炎等导致充血性心力衰竭,出现心音低钝、奔马律等。

3.栓塞症状　视栓塞部位的不同而出现不同的临床表现,一般发生于病程后期,但约 1/3 的患者为首发症状,皮肤栓塞可见散在的小淤点,指(趾)屈面可有隆起的紫红色小结节,略有触痛,此即欧氏小结。内脏栓塞可致脾大、腹痛、血尿、便血,有时脾大很显著。肺栓塞可有胸痛、咳嗽、咯血和肺部啰音。脑动脉栓塞则有头痛、呕吐、偏瘫、失语、抽搐甚至昏迷等。病程久者可见杵状指、趾,但无发绀。

同时具有以上三方面症状的典型患者不多,尤其 2 岁以下婴儿往往以全身感染症状为主,仅少数患儿有栓塞症状和/或心脏杂音。

4.实验室检查

(1)血培养:血细菌培养阳性是确诊感染性心内膜炎的重要依据.凡原因未明的发热、体温持续在 1 周以上,且原有心脏病者,均应反复多次进行血培养,以提高阳性率若血培养阳性,尚应做药物敏感试验。

(2)超声心动图:超声心动图检查能够检出直径大于 2mm 以上的赘生物,因此对诊断感染性心内膜炎很有帮助,此外在治疗过程中超声心动图还可动态观察赘生物大小、形态、活动和瓣膜功能状态,了解瓣膜损害程度,对决定是否做换瓣手术有参考价值。该检查还可发现原有的心脏病。

(3)CT 检查:对怀疑有颅内病变者应及时做 CT,了解病变部位和范围。

(4)其他:血常规可见进行性贫血,多为正细胞性贫血,白细胞数增高和中性粒细胞升高,红细胞沉降率快,C 反应蛋白阳性,血清球蛋白常常增多,免疫球蛋白升高,循环免疫复合物及类风湿因子阳性。尿常规有红细胞,发热期可出现蛋白尿。

二、诊断

(一)诊断要点

1.临床指标

(1)主要指标:①血培养阳性,分别 2 次血培养有相同的感染性心内膜炎常见的微生物(如金黄色葡萄球菌、肠球菌等)。②心内膜受累证据,应用超声心动图检查,有以下征象之一,即附着于瓣膜或瓣膜装置,或心脏、大血管内膜,或置植人工材料上的赘生物;心内脓肿;瓣膜穿孔、人工瓣膜或缺损补片有新的部分裂开。③血管征象,重要动脉栓塞,脓毒性肺梗死或感染性动脉瘤。

(2)次要指标:①易感染条件,基础心脏疾病,心脏手术、心导管术,或中心静脉内插管;②较长时间发热(≥38℃),伴贫血;③原有心脏杂音加重,出现新的反流杂音,或心功能不全;④血管征象,瘀斑、脾肿大、颅内出血,结膜出血,镜下血尿或 Janeway 斑;⑤免疫学征象,肾小球肾炎、Osler 结、Roth 斑,或类风湿因子阳性;⑥微生物学证据,血培养阳性,但未符合主要指标中的要求。

2.病理学指标

(1)赘生物(包括已形成的栓塞)或心内脓肿经培养或镜检发现微生物。

(2)存在赘生物或心内脓肿,并经病理检查证实伴活动性心内膜炎。

3.诊断依据

(1)具备以下①～⑤项任何之一者可诊断为感染性心内膜炎:①临床主要指标 2 项;②临床主要指标 1 项和次要指标 3 项;③心内膜受累证据和临床次要指标 2 项;④临床次要指标 5 项;⑤病理学指标 1 项。

(2)有下列情况可排除感染性心内膜炎诊断:有明确的其他诊断解释临床表现;抗生素治疗≤4 天,手术或尸检无感染性心内膜炎的病理依据。

(3)临床考虑感染性心内膜炎,但不具备确诊依据时仍应进行治疗,根据临床观察及进一步的检查结果确诊或排除感染性心内膜炎。

(二)鉴别诊断

1.本病如以发热为主要表现者须与伤寒、败血症、结核、风湿热和系统性红斑狼疮等鉴别。

2.本病如以心力衰竭为主要表现者须与伴有低热的先天性或后天性心脏病并发心力衰竭者相鉴别。

3.与活动性风湿性心肌炎的鉴别比较困难,但感染性心内膜炎有栓塞、脾肿大、杵状指(趾)及血培养阳性,特别是二维超声心动图检查发现较大赘生物等均可与上述诸病相鉴别。

4.手术后感染性心内膜炎须与心包切开综合征及术后灌注综合征鉴别,后两者均为自限性疾病,经休息、服用阿司匹林或糖皮质激素治疗后可痊愈。

三、治疗

积极抗感染,加强支持疗法,在应用抗生素前多次进行血培养和药敏等试验,以期对选用抗生素及剂量做指导,必要时进行手术治疗。

(一)一般治疗

卧床休息,加强营养,保证足量热量的供应,补充维生素和铁剂,维持水和电解质平衡,病情严重者可输用鲜血、血浆或免疫球蛋白等支持治疗。

（二）药物治疗

药物治疗主要是抗生素治疗。原则是早期、足量、长疗程,联合应用具有杀菌作用的抗生素,不必等待血培养结果而延误治疗,但在治疗之前必须先做几次血培养,因培养出病原菌及其药物敏感试验结果,对选用抗生素及剂量有指导意义。一般用药疗程为4周,对伴有严重并发症或病情顽固者疗程可延长至8周。

1.致病菌不明者 常用方案为青霉素、苯唑西林（新青霉素Ⅱ）和奈替米星三者联用,剂量为青霉素,每日30万~40万U/kg,分4次静脉滴入;苯唑西林,每日200mg/kg,分4次静脉滴入,4~6周为1个疗程;奈替米星,每日6~7.5mg/kg,每日静脉滴入1次,6~8周为1个疗程。若为术后患者可选用万古霉素加庆大霉素治疗,疗程6~8周。

2.致病菌明确者

（1）草绿色链球菌感染者:首选青霉素20万~30万U,/(kg·d),每4~6h静脉滴入1次,疗程4~6周,或头孢曲松2g/d,静脉注射,连用4周。对6岁以上患儿,可联合应用链霉素20~40mg/(kg·d),每12h1次。或联合应用庆大霉素4~6mg/(kg·d),每8h1次。对青霉素耐药者,可选用万古霉素40~60mg/(kg·d)(≤2g/d),分2~4次缓慢静脉滴注,4周为1个疗程,但不良反应较大,应慎重。还可选用替考拉宁（壁霉素）,每次12mg/kg,第1日每12h1次,以后每日6mg/kg,该药不良反应较小。

（2）金黄色葡萄球菌感染者:非耐药甲氧西林金葡菌感染者,可选用青霉素（用法同上）联合利福平,每日10mg/kg,顿服治疗,连用6~8周。对青霉素耐药者,可选用苯唑西林200mg/(kg·d),每4~6h静脉用药1次,4~6周为1个疗程,同时联合应用庆大霉素治疗;也可选用头孢菌素类抗生素,如头孢唑啉,每日100mg/kg,每6~8h静脉滴入1次,疗程6~8周,或应用万古霉素,剂量同上。耐甲氧西林金黄色葡萄菌感染者,可选用万古霉素或去甲万古霉素、替考拉宁,联合应用利福平。

（3）革兰阴性杆菌感染者:大肠杆菌感染者,可选用氨苄西林,每日200~300mg/kg,每6h静脉滴入1次,疗程4~6周,青霉素耐受者可改用头孢类抗生素,疗程4~6周,另加用庆大霉素2周。嗜血杆菌感染者可选用替卡西林,每日200~400mg/kg,每6h1次静脉滴入,加用庆大霉素,疗程4~6周。

（4）真菌感染者:应停用抗生素,选用两性霉素B,每日0.1~0.25mg/kg,以后逐渐增加至每日1mg/kg静脉滴注,可加用氟胞嘧啶,每日50~150mg/kg,分3~4次服用。

（三）其他治疗

早期外科治疗是近年来治疗感染性心内膜炎又一有效措施,效果良好。对心脏赘生物和污染的人造代用品清创、修复或置换损害的瓣膜,挽救了许多患儿的生命。具体手术指征为:①瓣膜功能不全引起的难治性心力衰竭;②行瓣膜置换术后患感染性心内膜炎,经内科治疗不能控制感染者,应手术切除感染的瓣膜和人造组织;③先天性心脏病患儿,如动脉导管未闭、室间隔缺损等合并感染性心内膜炎,经内科治疗无效者,应进行导管结扎或缺损修补术;④反复发生的严重或多发性栓塞,或巨大赘生物(直径1cm以上),或赘生物阻塞瓣口;⑤内科无法控制的心力衰竭患儿,或经最佳抗生素治疗无效,或真菌感染者;⑥新发生的心脏传导阻滞。

（彭艳松）

第五节 急性心脏压塞

正常心包腔内有少许液体,起着润滑的作用,当心包腔内液体迅速增加,心包腔内压力升高到一定程度时,心脏受压,心室舒张期血液充盈受阻,引起一系列血流动力学异常,如静脉压升高、循环衰竭、休克等,称急性心脏压塞(acute cardiac tamponade,又称急性心包填塞)。在小儿相对较少见,且多为全身疾病的一部分或其他疾病的并发症。心包渗液的性质有浆液纤维蛋白性、浆液血性、出血性、化脓性等多种。根据病因分为感染性与非感染性两类:①感染性,包括细菌、病毒、寄生虫、真菌、立克次体等。婴儿以化脓性居多,尤易继发于金黄色葡萄球菌感染,如肺炎、脓胸及败血症等;年长儿以结核性较常见,四川地区肺吸虫也为常见病因之一。②非感染性,包括结缔组织病(风湿热、类风湿、系统性红斑狼疮等),代谢性疾病,如尿毒症、甲状腺功能减退症,其他如心脏创伤(心包切开后综合征)、过敏反应(血清病)、肿瘤、药物反应(肼屈嗪、苯妥英钠)等。

一、诊断

(一)病史

近期有皮肤化脓性感染,或邻近器官有感染灶(如肺炎、肺结核、胸膜炎),或全身性感染存在;有食生蟹史和/或皮下游走性包块;年长儿有多发性游走性关节痛及皮疹。

(二)临床表现

1.症状 起病急骤,可有发热、气急、多汗、面色苍白,有胸闷及心前区疼痛,并可向左颈、左肩、背或腹部放射。重者不能平卧,呈急性重病容,极度烦躁、呼吸困难、发绀、神志不清甚至休克。婴幼儿往往缺少上述典型症状,因此如在肺炎、脓胸及败血症的过程中出现不能解释的呼吸困难、心动过速、心脏扩大等,要考虑并发心包炎的可能。

2.体征 由于心搏出量不足,动脉压下降,静脉压上升,表现为体循环静脉淤血:端坐位,颈静脉充盈,肝颈静脉征阳性;呼吸困难、发绀、心动过速、脉搏细弱,有奇脉、心尖搏动消失、心浊音向两侧扩大、心音遥远;肝大伴触痛、腹水、水肿;严重者出现休克等。如为感染引起的可见心外感染灶存在;如为全身性疾病(如风湿热)或其他疾病(如肺结核)引起的急性心包填塞可见其原发病的临床相关表现。

3.辅助检查

(1)实验室检查:化脓性心包炎时,白细胞增多。结核性心包炎时即便有发热,白细胞仍可正常。其他化验结果取决于原发病。

(2)X线:心影增大,呈烧瓶状,心缘各弓消失,卧位时心底部增宽;透视下心缘搏动减弱或消失;肺野清晰。

(3)超声心动图:可见心脏外围有大片液性暗区,是诊断心包积液的最安全可靠的方法,可确定积液量及部位。

(4)心电图无特征性表现。可见低电压、T波低平或倒置、ST段抬高等。

(5)诊断性心包穿刺:可确定积液的性质并做相关病原学检查。

(6)核素扫描:同位素心脏血池扫描,心脏与肝脏之间出现空白区;X线胸片心脏影如大于扫描图,则表示增大的部分是渗液,可帮助了解积液量。

二、治疗

1.一般处理 取半卧位卧床休息、给氧、镇静,胸痛明显者可给予水杨酸钠、可待因等镇痛药,并加强全身支持治疗。

2.心包穿刺引流 急性心脏压塞时病情危急,应立即做心包穿刺抽液。有条件者,可以心电监护或超声心动图监测下进行。将患儿置于半卧位,选剑突与左侧肋缘形成的交角处为穿刺点,用血管钳夹闭心包穿刺针尾部橡胶管,针尖指向左锁骨中点,针体与腹壁成 30°～40°角向上、向后缓慢刺入;亦可选心尖区心浊音界内侧 1～1.5cm 处为穿刺点,将穿刺针向后、内、脊柱方向刺入,当感觉前方阻力突然消失时,即达心包腔。若感觉穿刺针尖有心脏搏动,则说明进针过深,已刺到心脏,可稍退出穿刺针并将穿刺针固定于胸壁,用 20～50ml 空针进行抽液。每次取下针筒前应先夹闭橡胶管,防止空气进入。注意大量心包积液时抽液量每分钟勿超过 20～30ml。操作过程中应注意患儿面色、呼吸、心率等。必要时可重复进行心包穿刺抽液或作闭式引流。穿刺抽液后在拔出针头前,可注入 10～20ml 空气,以便 X 线检查时判断心包内残余液量、心包膜增厚及粘连情况,也有利于减少渗出和易于引流。

3.病因治疗 针对病因或原发病进行治疗。化脓性心包炎应选择对病原菌敏感的抗生素,坚持早期、足量、联合、长疗程使用抗生素原则,疗程一般 4～6 周。结核性心包炎以抗结核治疗为主,辅以肾上腺皮质激素,有助于渗液的吸收。风湿性心包炎主要用肾上腺皮质激素进行抗风湿治疗,疗程 8～12 周。

4.手术治疗 经积极抗感染及反复心包穿刺抽液疗效不满意,心脏压塞反复出现甚至发生缩窄性心包炎者应及早考虑心包切除术。

(彭艳松)

第六节 青紫型先天性心脏病缺氧发作

青紫型先天性心脏病(cyanotic congenital heart disease),尤其是伴右室流出道梗阻者,如法洛四联症、大血管错位伴肺动脉瓣狭窄或右室双流出道伴肺动脉瓣狭窄、肺动脉瓣闭锁等,常有突然缺氧发作(又称阵发性呼吸困难),轻者为时短暂且呈自限性,重者可危及生命,为先天性心脏病常见急症之一,须积极进行抢救。以下重点讨论法洛四联症缺氧发作的特点及其处理。

一、临床特点

1.诱因 法洛四联症缺氧发作常见于 2 岁以下的婴儿,而年长儿较少见。发作最常出现在体循环血管阻力处于最低时,如常在晨起或喂奶后不久,啼哭及大便也可诱发。此外,贫血、体位性低血压(如蹲踞后突然站立)、脱水、发热等致体循环血管阻力急速下降时也可促使缺氧发作。情绪激动、酸中毒、心血管造影等可刺激右室流出道肌肉发生痉挛,引起一过性肺动脉阻塞,肺血流量突然减少,也可促使缺氧发作。

2.症状及体征 缺氧发作开始表现为呼吸加快、加深、烦躁、发绀逐渐加重,继之呼吸减慢、心动过缓,若持续时间稍长可致神志不清、抽搐、偏瘫、甚至死亡。听诊时可发现心脏原有的杂音变轻或消失,待发作终止后,杂音又可重现。严重的缺氧发作伴有 pH 值下降,出现明显的高碳酸血症和代谢性酸中毒。

二、紧急处理

1.膝胸位　发作时应置婴儿于膝胸位,这种体位一方面可增加小动脉的阻力,以维持体循环的压力,减少心腔内右向左分流,另一方面可减少腔静脉血回流。

2.吸氧　给氧是必要的,严重发绀时应经面罩给 100%浓度的氧。

3.药物

(1)吗啡:可镇静呼吸中枢及缓解右室流出道痉挛,剂量为 0.1～0.2mg/kg 皮下注射,或用葡萄糖液稀释后缓慢静脉注射。

(2)β—受体阻滞药:严重缺氧发作时,可给予普萘洛尔 0.05～0.1mg/kg 溶于葡萄糖液中缓慢静脉滴注。为预防发作,可口服普萘洛尔 1～3mg/(kg·d),分 2 次,对大部分患儿可减少缺氧发作。

(3)升压药:如上述药物效果不明显,可应用升压药如去氧肾上腺素(新福林)(每次 0.05mg/kg)、间羟胺(阿拉明)等,以增高血压,尤其伴低血压患儿,可减少心内右向左分流,改善冠状血管灌注和全身情况。

(4)碱性药物:为快速纠正酸中毒,可给予碳酸氢钠静脉滴注,常用 5%碳酸氢钠每次 1.5～5ml/kg,有条件时,应做血气分析,根据碱缺失计算碳酸氢钠用量。

(5)禁用地高辛等正性收缩能药物,以免加重右室流出道梗阻。

4.手术治疗　如经上述处理后,仍然未能控制症状发作,可做急诊外科姑息手术,通常应用体肺循环分流术或右室流出道疏通术。

5.对相对贫血者,应及早给予铁剂以预防或减少缺氧发作。

(彭艳松)

第七节　小儿血管迷走性晕厥

晕厥是儿童的常见病症,据美国的一项流行病学调查发现,其发病率呈上升趋势。晕厥病因复杂,可由血管迷走性晕厥(vasovagal syncope,VVS)、中枢神经系统疾病、心血管疾病、代谢性疾病等许多因素引起。VVS 是儿童晕厥中最常见病因,约占晕厥患儿的 80%。

一、血管迷走性晕厥的临床表现、诊断

诊断主要依赖于:①发病年龄多为年长儿(一般在 5 岁以上);②晕厥发作前可有某些精神刺激、疼痛刺激或持久站立等诱因;③晕厥发作前部分患者可伴有先兆,如头晕、恶心、多汗等;④晕厥发作时间短暂,意识丧失,肌张力丧失;⑤直立倾斜试验(HUT)阳性;⑥除外中枢神经系统疾病、心血管疾病、代谢性疾病。

HUT 是目前国内外公认的诊断和鉴别 VVS 患者的主要方法。因为是激发试验,有一定的危险性。对大多数症状明显.尤其对于有头晕、恶心、多汗前驱症状患儿无须进行 HUT,如果经详细的心脏及神经检查无异常,就可以初步诊断为 VVS,给予治疗。

二、血管迷走性晕厥的鉴别诊断

随着 HUT 在诊断不明原因晕厥患者的应用，人们发现了一组自主神经功能紊乱的疾病，其临床表现与 VVS 患者基本相同，但其发生机制，血流动力学改变及治疗均不同于 VVS，在诊断时应予以鉴别。

1. 体位性心动过速综合征　此综合征是指直立后心率过度增快。这种心动过速可伴有轻度的体位性低血压。此患儿可发生晕厥。主要症状有轻度的头痛，头晕、疲乏、晕厥先兆等。其病理机制尚不清楚，有几种不同的机制假设，如受体功能亢进，血容量减低，自主神经功能失调等。其与 VVS 儿童的鉴别主要为在 HUT 中患儿表现为心率的过度增快，并达以上标准。

2. 直立性低血压　这种患儿一般有头晕，有时会发生晕厥或晕厥先兆。但该病患儿往往有无症状的直立后血压的下降，因此很难将其晕厥的发生归之为血压下降。但此类患儿应进一步做 HUT 来评价。因一些此类患儿在做 HUT 的过程中表现为进行性持续血压下降，从而出现明显的低血压和晕厥的发生。

三、血管迷走性晕厥的治疗

1. 盐及液体疗法　饮食中增加盐和液体的摄入是治疗 VVS 的基础。因为增加盐和液体的摄入能增加细胞外液量和血浆量，从而减少由于体位变化而引起的血液动力学改变。

2. 药物疗法

(1)β—受体阻滞药：是治疗 VVS 的最常用药物。可选用阿替洛尔 $1\sim2\text{mg}/(\text{kg}\cdot\text{d})$ 口服。

(2)氟氢可的松：通过增加肾脏对钠盐的重吸收来发挥其扩充血容量的作用。$0.3\text{mg}/\text{d}$ 口服。

(3)卡托普利：国内有应用卡托普利治疗血管迷走性晕厥的报道。

(4)对于仅发作过 $1\sim2$ 次的患儿，可以暂时不选择药物治疗，可通过训练、避免发作的特定环境等非药物治疗。

3. 起搏治疗　北美血管迷走性神经性晕厥起搏治疗研究组采用随机、对照、前瞻性的研究，表现安装永久性的起搏器能减少 VVS 患者的晕厥发作，能够提高患者的生存质量，减少危险事件的发生。但关于应用起搏器治疗儿童 VVS，经验尚少。

（彭艳松）

第四章　小儿呼吸疾病

第一节　急性上呼吸道感染

急性上呼吸道感染系由各种病原引起的鼻、咽、腭扁桃体及喉部的急性炎症,简称上感。该病90%以上为病毒感染,病毒感染后可继发细菌和支原体的感染。上感是小儿最常见疾病,其发病率占儿科疾病首位,占急性呼吸道疾病的50%以上,婴幼儿每人每年可发病数次,四季均可发病。婴幼儿上呼吸道炎症易向口腔、鼻旁窦、中耳等临近器官扩散,部分引起并发症可迁延不愈。

一、诊断

(一)病史

1.发病诱因　是否有冷暖失宜、过度疲劳、居住拥挤、被动吸烟、接触上感患者等经历,是否有营养障碍性疾病,如维生素D缺乏性佝偻病、维生素A缺乏症、锌缺乏症、铁缺乏症等。

2.既往史　有无反复上感、过敏性鼻炎及哮喘病发作史,有无高热惊厥家族史及既往惊厥发作的详细情况,以判断此次上感有无惊厥发生的可能性。

3.传染病史　询问既往传染病史和预防接种史,近期有无急性传染病接触史。

(二)临床表现

由于年龄大小、体质强弱、病变部位不同,病情轻重程度可不同。年长儿多较轻,婴幼儿多较重。

1.一般类型上感

(1)局部症状如鼻塞、流涕、喷嚏、干咳、咽部不适和咽痛等。

(2)全身症状如发热、烦躁不安、头痛、全身不适、乏力等。部分患儿有食欲缺乏、呕吐、腹泻、腹痛等消化道症状。

2.特殊类型上感

(1)疱疹性咽峡炎病原体为柯萨奇A组病毒。好发于夏秋季。起病急骤,临床表现为高热、咽痛、流涎、厌食、呕吐等。

(2)咽结合膜热病原体为腺病毒3及7型。以发热、咽炎、结膜炎为特征。好发于春夏季。临床表现为高热、咽痛、眼部刺痛,有时伴消化道症状。

(三)体格检查

1.一般类型上感　可见咽部充血、腭扁桃体肿大。可有下颌和颈淋巴结肿大。腹软,无压痛。

2.两种特殊类型上感

(1)疱疹性咽峡炎体检可见咽部充血,咽腭弓、软腭、腭垂的黏膜上可见数个至十数个2~4画大小灰白色的疱疹,周围有红晕,1~2d后破溃形成小溃疡。病程为1周左右。

(2)咽结合膜热体检可见咽部充血、白色点块状分泌物,周围无红晕,易于剥离;一侧或双侧滤泡性跟结合膜炎,可伴球结合膜出血;颈及耳后淋巴结增大。病程1~2周。

（四）实验室检查

1.外周血象　病毒感染者白细胞计数正常或偏低，中性粒细胞减少，淋巴细胞计数相对增高。细菌感染者白细胞计数可增高，中性粒细胞增高。

2.病毒分离和血清学检查可明确病原，近年来免疫荧光、免疫酶及分子生物学技术可作出早期诊断。

3.咽拭子培养可发现致病菌，在使用抗菌药物前进行可提高阳性率。

4.链球菌引起者于感染2～3周后ASO滴度可增高。

5.反复上感者可检测免疫功能和血微量元素。

6.根据病情选择心电图和X线检查。

二、鉴别诊断

急性上呼吸道感染是小儿最常见疾病，根据病史及临床表现，不难诊断，但由于许多急性传染病早期表现与上感类似，且急性上感亦有一些其他系统的表现，所以在诊断过程中应注意鉴别。

（一）流行性感冒

由流感病毒、副流感病毒引起。有明显的流行病史，全身症状较重，而上呼吸道局部症状往往较轻。常有高热、头痛、四肢肌肉酸痛等，病程较长。

（二）急性传染病早期

麻疹、百日咳、猩红热、流行性脑脊髓膜炎等急性传染病初期均可表现为上呼吸道炎症的症状，根据临床表现难以鉴别，需结合流行病学资料、病原接触史和病程发展情况全面考虑，动态观察，以免误诊。

（三）反复流清涕症状

应考虑到以下2种疾病：①过敏性鼻炎。有反复发生的"感冒"病史，全身症状缺如。经常打喷嚏，流清水鼻涕，鼻黏膜苍白水肿。鼻拭子涂片可见嗜酸粒细胞增多。②脑脊液鼻漏。无其他感冒症状，仅在头低体位时流清水样鼻涕，伴有反复中枢神经系统感染，颅脑CT及MRI可见颅底骨质缺损。

（四）腹痛

部分患儿在发病早期有腹痛症状。多为脐周阵发性疼痛，为暂时性的肠痉挛所致。腹痛严重者一般为病原体进入血循环继而侵犯肠系膜淋巴结所致，可表现为持续性右下腹痛，压痛范围较广且偏于内侧，常伴高热，应注意与急性阑尾炎鉴别。急性阑尾炎腹痛常先于发热，部位以右下腹为主，呈持续性，有固定压痛点、反跳痛及腹肌紧张、腰大肌试验阳性等体征，白细胞总数及中性粒细胞增高。

（五）疱疹性口腔炎

疱疹多分布于唇、舌、颊黏膜、口腔前部，而疱疹性咽峡炎起病急骤，表现为高热、流涎、咽痛以至不敢吞咽。咽腭弓、软腭、腭垂的黏膜上可见数个至十数个灰白色的小疱疹或溃疡。

（六）各种原因所致的结膜炎

仅有眼症状，无咽炎表现。而咽结合膜热咽部炎症与结膜炎同时发生且伴高热、结膜充血、水肿明显，但无脓性分泌物。

三、治疗

（一）一般治疗

病毒性上感有一定的自限性。注意休息，多饮水，补充大量维生素 C，给予清淡、易消化而富于营养的饮食。婴儿食欲不佳可适当减少哺乳量。注意口腔、眼部和鼻腔的清洁。保持良好的周围环境，室内空气清新，适当的温度和湿度。

（二）抗感染治疗

1.抗病毒药物　常用利巴韦林（病毒唑），也可选用中药双黄连、炎琥宁等。

2.抗生素　用于细菌性上感或病毒性上感继发细菌感染者。常选用青霉素类及大环内酯类抗生素。若证实为链球菌感染，或继往有风湿热、肾炎病史者，青霉素疗程应为 10～14d。

（三）对症治疗

1.退热　高热时可给予物理降温（头部冷敷、温水擦浴）及退热药，如对乙酰氨基酚或布洛芬。也可用中药，如羚羊角口服液等。

2.镇静　伴有烦躁者可在退热的同时给予镇静药，如苯巴比妥或水合氯醛。既往有高热惊厥史的患儿给苯巴比妥预防。如已发生惊厥，应给予地西泮、苯巴比妥钠、水合氯醛等止惊。6 个月内婴儿应慎用地西泮，因偶可引起呼吸暂停。

3.鼻塞　婴儿可因鼻塞影响吮奶和睡眠，可先清除鼻腔分泌物后，用 0.25%～0.5%麻黄碱溶液滴鼻，1d 内次数不要超过 4～6 次，持续时间不超过 3d。

4.局部给药　咽痛者可含服咽喉片。口腔溃疡者局部可用珠黄散或锡类散涂抹，以促进溃疡愈合。咽结合膜炎患儿可用阿昔洛韦眼药水滴眼（患侧）。

（四）支持治疗

对反复上感患儿，可使用细胞、体液免疫调节药或非特异免疫调节药，如胸腺肽、丙种球蛋白、中药等。适当补充微量元素及维生素 A 和维生素 C，有助于增强抗感染能力。

四、注意事项

（一）抗生素的应用

该病 90%以上为病毒感染所致，抗生素的应用只限于高度怀疑细菌、支原体感染以及继发细菌感染的患儿。

（二）对症治疗中注意的问题

1.对小婴儿忌用大剂量药物降温，以免因体温骤降、出汗过多，发生虚脱。对高热、饮水少的患儿应注意补充液体。

2.对鼻塞患儿尽量少用麻黄碱等减充血药。如必须要用也应尽量减少用药次数及疗程，因此，类药物可引起药物性鼻炎。婴儿忌用油剂滴鼻，以防吸入肺部引起类脂性肺炎。

3.口腔溃疡者局部用药时，不可将粉末制剂吹入小婴儿咽部，以防误吸发生剧烈呛咳甚至窒息。

（三）病情观察

1.一般情况　注意患儿的精神状态和饮食情况，如饮食正常，玩耍良好，预后多良好；如精神萎靡、嗜睡、烦躁不安、面色苍白，应提高警惕，注意有无并发症发生。

2.惊厥　对突发高热或既往有高热惊厥史的患儿，应监测体温，防止惊厥的发生。单纯性高热惊厥多在起病初期体温骤升时发生,1次病程中多仅发生1次;少数复杂性高热惊厥可随体温升高再次发生,1次病程中发作数次。惊厥控制后,全身情况良好,预后则较好。若精神萎靡或嗜睡则提示病情重,应进一步检查有无中枢神经系统体征,排除颅内感染。

3.体温持续不退 应考虑炎症扩散,波及其他部位。如高热不退伴哭闹不安、摇头,应考虑有急性中耳炎的可能;拒食、吞咽困难、张口呼吸,则提示有咽壁脓肿形成。应注意动态观察外周血白细胞计数的变化。发热高而白细胞偏低时,应首先考虑上感,同时注意排除流感、伤寒、疟疾、结核等。白细胞计数明显升高,一般考虑细菌感染,持续升高时应注意感染是否扩展至其他部位。

4.皮疹 病程中若有皮疹出现,应注意观察皮疹出现的时间,顺序,皮疹的形态和性质,出诊与发热的关系,并结合流行病学资料和病情发展情况,与急性传染病相鉴别。

5.心肌炎 对年长儿,病程中注意询问有无心悸、胸闷、心前区不适或疼痛,查体中注意听诊心音有无减弱,心率的快慢,有无心律失常,注意心脏有无扩大,判断有无心肌炎的发生。对怀疑有心肌炎的患儿应尽快做常规或动态心电图检查,以明确诊断,及时调整治疗方案。

6.咳嗽加重,有气急、青紫出现时应警惕支气管炎和肺炎的发生。对听诊中可闻及中、细湿啰音而X线胸片无相应改变时,不应轻易否定下呼吸道炎症的存在,因胸片的改变往往落后于临床体征的出现。

(四)病情转归

1.痊愈 绝大多数患儿很快痊愈。

2.病程迁延 多为年幼体弱的患儿。既往可能有反复呼吸道感染病史,治疗效果差;有些患儿可在口、鼻、咽部查到慢性感染灶,易迁延不愈;也可能为肺炎支原体感染,临床症状持续时间较一般上感长。

3.病情反复 部分患儿经治疗病情好转后再次出现上感症状,可能有以下原因:①呼吸道隔离未做好。呼吸道感染患儿与健康儿童居于一室,或家长及陪护人员患上感均可使即将康复的患儿再次感染。②家长护理不当。过分保暖或不合时宜地给患儿洗澡引起受凉,使尚未完全康复的患儿再次感染。③擅自停药。

针对这些常见原因,应多做卫生宣教,重视呼吸道隔离,病房内多进行空气消毒,指导家长正确护理患儿。

4.病情加重 一般见于有先天性缺陷、慢性营养性疾病或免疫功能低下的患儿,应及早查清基础疾病,给予相应的支持疗法,增强机体抵抗力。少数为医源性因素,如频繁用糖皮质激素退热,滥用抗生素等均可使患儿免疫力下降,致病原扩散。应强调合理治疗,杜绝滥用药物。

(五)其他

年长儿A组溶血性链球菌感染后可导致急性肾炎、风湿热等疾病,应在上感好转后注意随访。

(卫丽)

第二节 急性感染性喉炎

急性感染性喉炎是指喉部黏膜急性弥漫性炎症,为小儿常见的急性喉梗阻原因之一。好发于冬春季节,以婴幼儿多见,新生儿则极少发病。

一、病因

多为急性上呼吸道病毒或细菌感染的一部分,有时可在麻疹、流感、肺炎或其他传染病的病程中并发。常见病毒为副流感病毒、流感病毒和腺病毒,常见细菌为金黄色葡萄球菌、链球菌和肺炎链球菌。

由于小儿喉腔相对狭小,软骨柔软,黏膜下有丰富的血管及淋巴,组织疏松,腺体丰富,感染后易充血、水肿,加之咳嗽反射差,受刺激后易致喉梗阻。

二、临床表现

起病较急,典型症状发生前1～2d有上呼吸道感染症状,多有声嘶、咳嗽等。如炎症侵及声门下区,则咳嗽呈犬吠样。严重者出现吸气性喉鸣、吸气性呼吸困难、鼻翼扇动及三凹征。如不及时处理,可出现烦躁不安、面色发绀或苍白、满身大汗、心率加快等现象。一般白天症状较轻,夜间加剧,因入睡后喉部肌肉松弛,分泌物潴留阻塞喉部,并刺激喉部发生喉痉挛所致。患儿中毒症状重,常极度衰竭,易窒息死亡。为便于观察病情,掌握气管切开的时机,按吸气性呼吸困难的轻重,将喉梗阻分为以下四度。

1. Ⅰ度　患儿安静时无症状,哭闹或活动时出现轻度吸气性喉鸣及呼吸困难,呼吸音清晰,心率无改变。

2. Ⅱ度　患儿在安静时出现轻度吸气性喉鸣及呼吸困难,活动时加重,缺氧症状不明显,肺部听诊可闻喉传导音或管状呼吸音,脉搏整齐,心率较快。

3. Ⅲ度　除Ⅱ度梗阻的症状外,患者因缺氧而出现阵发性烦躁不安,口唇及指、趾发绀,口周青紫或苍白、出汗,肺部听诊呼吸音明显减弱,心率加快,心音较钝。

4. Ⅳ度　经呼吸困难阶段的挣扎后,渐呈衰竭,半昏睡或昏睡状态。由于无力呼吸,表现暂时安静,三凹征也不明显,但面色苍白发灰。肺部听诊呼吸音消失,仅有气管传导音,心律不齐、心音微弱、低钝。

三、诊断和鉴别诊断

小儿急性喉炎发作快,出现声嘶、喉鸣、犬吠样咳嗽、吸气性呼吸困难等症状,一般诊断不难,但须与急性喉气管支气管炎、白喉、喉水肿、喉痉挛、喉或气管异物等所致的喉梗阻相鉴别。

四、治疗

（一）抗生素疗法

急性喉炎病情发展快,多为细菌感染,应早期使用足量抗生素控制感染,常用青霉素或红霉素等,病情严重者可选用广谱抗生素联合治疗,或根据咽拭子作细菌培养及药敏试验选用适当抗生素。

（二）肾上腺皮质激素治疗

激素具有抗炎、抗毒及控制变态反应的作用,凡Ⅱ度以上呼吸困难者均用激素治疗,常用泼尼松,每次1mg/kg,每4～6h口服1次,一般服药6～8次后,喉鸣及呼吸困难多可缓解或消失。呼吸困难缓解后可停药。严重者可用地塞米松 2～5mg/次,静脉注射,症状缓解后逐渐减量。

(三)吸氧、雾化吸入

视病情轻重,可间断或持续吸氧,不仅可增加氧气吸入,且可减少喉痉挛,减轻呼吸困难和心脏负担,避免心力衰竭。蒸气或雾化吸入湿化喉内黏膜,使喉内分泌物变稀易于咳出,有利于黏膜炎症和水肿消退。可用 1∶1000 肾上腺素 0.5～1ml 加生理盐水至 3～4ml 或 1‰麻黄碱 10～20ml 或普米克令舒 1～2ml 加沐舒坦 7.5～15mg 每天 1 次或每天 2 次雾化吸入,共 3～5d。

(四)镇静剂

烦躁不安者,宜用镇静剂,一般用异丙嗪口服或注射,有镇静和减轻喉头水肿及喉痉挛的作用。但少数患儿用药后反而出现兴奋,甚至呼吸困难加重,此时宜稍减用量,或改服 10% 的水合氯醛或肌内注射苯巴比妥钠等。冬眠灵有时可致喉肌松弛,加重呼吸困难,不宜使用。禁用吗啡及阿托品类药物,以免抑制呼吸或使分泌物干结不易咳出。

(五)气管切开术

凡Ⅲ度呼吸困难经治疗无效者应考虑气管切开,Ⅳ度呼吸困难者应立即行气管切开术抢救。术后应继续抗感染治疗,待炎症消退后拔除气管套管。

(卫丽)

第三节 急性支气管炎

一、概述

急性支气管炎是支气管黏膜发生急性炎症所致,常与气管同时受累,称为急性气管支气管炎。临床上以咳嗽伴或不伴有支气管分泌物增加为特征。常继发于上呼吸道感染以及麻疹、百日咳等急性传染病后。凡能引起上呼吸道感染的病原体皆可引起急性支气管炎。常在病毒感染的基础上,因黏膜纤毛受损而继发细菌感染。

二、诊断标准

(一)诊断依据

1.以咳嗽为主要症状。干咳,2～3d 后加重转为湿性咳嗽,从单声咳至阵咳,有痰声,可咳出白色黏痰或黄色脓痰。可有或无发热。年长儿可诉头痛、胸痛;婴幼儿可有呕吐、腹泻等消化道症状。

2.体检两肺呼吸音粗糙。有时可闻及干啰音或粗湿啰音,啰音不固定,随体位变动及咳嗽而改变。

3.胸部 X 线检查有肺纹理增粗,或肺门阴影增深,亦可正常。

4.血常规检查如白细胞、中性粒细胞增高,提示有细菌感染。病毒感染时血白细胞计数正常或降低,淋巴细胞正常或相对增加。

5.咽拭子或喉气管吸出物做细菌培养可阳性。鼻咽脱落细胞涂片做免疫荧光检查,可确定病毒感染。

具有上述 1.2 或 1～3 项可临床诊断为急性支气管炎,4.5 项可作为病原学诊断的参考条件。

(二)哮喘性支气管炎诊断标准

1.多见于 3 岁以下,常有湿疹或其他过敏史者。

2.咳嗽、气喘,呼气性呼吸困难,肺部叩诊呈鼓音,两肺满布哮鸣音及少量粗湿啰音,可有三凹征及鼻翼扇动。

3.反复发作倾向。

4.肺部 X 线检查有肺纹理增多、增粗或模糊及肺气肿改变。

三、治疗方案

(一)一般治疗

多饮水,休息,注意经常变换体位。

(二)基本药物治疗

1.控制感染

(1)病毒感染时不采用抗生素。可用利巴韦林(病毒唑)或双黄连口服液。

(2)疑有细菌感染时,可用青霉素 80 万 U/次,肌肉注射,每日 2 次,亦可口服头孢霉素等。

(3)如系支原体感染,应使用红霉素等大环内酯类药物。

2.对症治疗　①吸氧。②化痰止咳,可选用复方甘草合剂、溴己新(必嗽平)、小儿消积止咳糖浆、羚贝止咳糖浆等。③喘憋严重者,用氨茶碱每次 3～5mg/kg,每 6～8h 一次,口服或静脉滴注,有条件应进行血药浓度监测。④严重喘憋时可用氢化可的松每次 5～8mg/kg 或地塞米松每次 0.2～0.3mg/kg,静脉滴注,必要时重复。可溶亦可口服泼尼松每日 1～2mg/kg,用 1～3d。⑤超声雾化吸入,将糜蛋白酶、庆大霉素、地塞米松、利巴韦林或干扰素等加入生理盐水中雾化吸入。

四、疗效评估

(一)治愈

症状体征消失。

(二)好转

体温正常,咳嗽减轻,全身情况好转,肺部啰音明显减少。

五、预后评估

绝大多数患儿恢复健康,少数患儿因有呼吸系统先天畸形、胃食管反流、腺样体肥大、吸入异物等可致支气管炎反复发作。病毒感染者,病程呈自限性。年幼体弱儿可发展为肺炎,喘息性支气管炎喘息发作 3 次以上者,可能发展为支气管哮喘。

六、评述

在治疗中,应根据临床病原学合理选用抗病毒与抗生素治疗,注意清除隐匿的病灶及先天畸形等伴随病征。

七、摘要

急性支气管炎是小儿时期的常见病及多发病,临床主要特征是咳嗽,肺部干性啰音及不固定粗湿啰音。诊断主要依据有上呼吸道感染病史,临床表现及肺部听诊,胸部 X 线示肺纹理增粗。鉴别诊断应考虑肺炎、肺门淋巴结核、气管异物等。主要治疗为控制感染,加强护理,对症治疗。本病预后良好。

(卫丽)

第四节 支气管哮喘

支气管哮喘简称哮喘,是儿童时期最常见的呼吸道慢性疾病之一,是由嗜酸性粒细胞、肥大细胞和 T 淋巴细胞等多种炎性细胞参与的气道慢性炎症。这种炎症使易感者对各种激发因子具有气道高反应性,并可引起气道缩窄。近 10 年来儿童哮喘的发病率有增加的趋势,且趋向于婴幼儿期起病。

一、诊断

(一)病史

发病诱因本病是一种多基因遗传病,其中过敏体质与本病关系密切,应询问患儿既往有无婴儿湿疹、过敏性鼻炎、食物或药物过敏史及家族史。有无接触或吸入过敏原,近十几年调查表明,过敏原排在前六位的是螨、室内尘土、棉絮、真菌、烟和花粉。呼吸道感染、气候变化也是哮喘的诱发因素。

(二)临床表现

1.先兆期表现 常有胸闷、咳嗽、喷嚏、鼻塞、流涕、鼻痒、咽痒、眼痒和流泪等。

2.发作期表现 婴幼儿起病常较缓慢,年长儿多呈急性过程。发病时往往先有刺激性干咳,接着可咳大量白黏痰,伴有呼气性呼吸困难和哮吼声,出现烦躁不安或被迫坐位,咳喘剧烈时还可出现腹痛。哮喘发作以夜间更为严重,可自行或经治疗缓解。若哮喘急剧严重发作,经合理应用拟交感神经药物仍不能在 24h 内缓解,称为哮喘持续状态。随病情变化,患儿由呼吸困难的挣扎状态转为软弱、咳嗽无力、血压下降、出现发绀,甚至死于急性呼吸衰竭。

(三)体格检查

胸廓饱满,呈吸气状,叩诊呈过清音,听诊全肺布满哮鸣音。重症患儿呼吸困难加重时,呼吸音可明显减弱,哮鸣音随之消失。病程长而反复发作者可出现桶状胸,伴营养障碍和生长发育落后。

(四)辅助检查

1.过敏原检查 目的在于发现和明确诱发哮喘的原因,以便在日常生活中避免与之接触,以防哮喘发作。

2.激发试验 对于症状与哮喘一致,但肺功能检查正常的患者,乙酰胆碱和组胺的气道反应性测定或运动激发试验有助于确定哮喘诊断。

3.肺功能测定 哮喘患儿用力肺活量(FVC)和第一秒用力呼气容积(FEV_1)降低,FEV_1/FVC 减低,PEFR 减低,肺功能残气量(FRC)增加。

4.测定气道炎症的无创性标志物　可以通过检查自发生成痰液中或高渗盐水诱发痰液中的嗜酸细胞和异染细胞来评估与哮喘相关的气道炎症。

5.其他检查　X线胸片显示肺过度充气;血嗜酸性粒细胞增多(0.05～0.15)或绝对值增多(>300×10^6/L);T淋巴细胞亚群包括 Th$_1$/Th$_2$ 测定;嗜碱性粒细胞脱颗粒试验;嗜碱性粒细胞计数等。有些检查虽可符合哮喘诊断,但无特异性。

二、诊断标准

1.婴幼儿哮喘诊断标准

(1)年龄<3岁,喘息发作≥3次。

(2)发作时双肺闻及呼气相哮鸣音,呼气相延长。

(3)具有特应性体质,如过敏性湿疹、过敏性鼻炎等。

(4)父母有哮喘病等过敏史。

(5)排除其他引起喘息的疾病。

凡具有以上(1)(2)(3)条即可诊断哮喘。如喘息发作2次,并具有第(2)(5)条,诊断为可疑哮喘或喘息性支气管炎。如同时具有第(3)和(或)第(5)条时,可考虑给予哮喘治疗性诊断。

2.3岁以上儿童哮喘诊断标准

(1)年龄多3岁,喘息呈反复发作者或可追溯与某种变应原或刺激因素有关。

(2)发作时双肺闻及以呼气相为主的哮鸣音,呼气相延长。

(3)支气管舒张药有明显的疗效。

(4)排除其他引起喘息、胸闷和咳嗽的疾病。

对各年龄组疑似哮喘同时肺部有哮鸣音者,可做以下任何一项支气管舒张试验:①用 β$_2$ 受体激动药的气雾剂或溶液雾化吸入;②0.1%肾上腺素 0.01ml/kg 皮下注射,每次最大量不超过 0.3ml。在做以上任何一项试验后15min,如果喘息明显缓解及肺部哮鸣音明显减少,或一秒钟用力呼气容积(FEV$_1$)上升率≥15%,支管舒张试验阳性,可作哮喘诊断。

3.咳嗽变异性哮喘诊断标准(年龄不分大小)

(1)咳嗽持续或反复发作>1个月,常在夜间或清晨发作、痰少、运动后加重,临床无感染征象,或经较长期抗生素治疗无效。

(2)用支气管扩张药可使咳嗽发作缓解(基本诊断条件)。

(3)有个人过敏史或家族过敏史,变应原试验阳性可作辅助诊断。

(4)气道呈高反应性特征,支气管激发试验阳性可作辅助诊断。

(5)排除其他原因引起的慢性咳嗽。

三、在婴幼儿诊断中注意事项

1.一些婴幼儿发病的最初症状是反复或持续性咳嗽,或在呼吸道感染时伴有喘息,经常被误诊为支气管炎、喘息性支气管炎或肺炎,因此,应用抗生素或镇咳药物治疗无效,此时给予抗哮喘药物治疗是有效的,具有以上特点的婴幼儿可以考虑沿用"婴幼儿哮喘"的诊断名称。

2.如果患儿的"感冒"反复地发展到下呼吸道,持续 10d 以上使用抗哮喘药物治疗后才好转,则应考虑哮喘。

3.目前婴幼儿喘息常分为两种类型　有特应性体质(如湿疹),其喘息症状常持续整个儿童期直至成人。无特应性体质及特应性家族史,反复喘息发作与急性呼吸道病毒感染有关,喘息症状通常在学龄前期消失。不论以上哪一类型的喘息均可增加支气管反应性,部分出现特应性炎症。至今尚无一种确切方法可以预测哪些患儿会有持续性喘息。由于80%以上哮喘开始于3岁前,早期干预是有必要的。尽管一部分患儿存有过度应用抗哮喘药物的可能,但有效使用抗变应性炎症药物及支气管舒张药比应用抗生素能更好地缩短或减轻喘息的发作,亦符合儿童哮喘早期诊断和防治的原则。

四、鉴别诊断

(一)毛细支气管炎

主要是由呼吸道合胞病毒及副流感病毒感染所致,好发于2~6个月婴儿,常于冬春季流行。喘息是急性呼吸道感染最常见的症状,尤其以病毒感染为著。第1次婴幼儿喘息可能是毛细支气管炎,而1岁时出现多次喘息就可能是哮喘,如根据哮喘治疗有效,则有助于诊断。

(二)喘息性支气管炎

发生在3岁以内,临床表现为支气管炎伴喘息,常有发热、喘息,随炎症控制而消失,一般无呼吸困难,病程约1周。大部分到4~5岁时发作停止。现一般倾向如有典型呼气相喘息,发作3次,并排除其他引起喘息疾病,即可诊断为哮喘;如喘息发作2次,有特应性体质、家族哮喘病史、血清IgE升高,应及早进行抗哮喘治疗。许多国家已经取消此名称,我国的儿童哮喘常规将其纳入可疑哮喘。

(三)先天性喉喘鸣

先天性喉喘鸣是因喉部发育较差引起喉软骨软化,在吸气时喉部组织陷入声门而发生喘鸣及呼吸困难。于出生时或生后数天出现持续吸气性喘鸣,重者吸气困难,并有胸骨上窝及肋间凹陷。在俯卧位或被抱起时喘鸣有时可消失。喘鸣一般在6个月到2岁消失。

(四)异物吸入

好发于幼儿及学龄前期,有吸入异物史,呛咳可有可无,有时胸部X线摄片检查无异常,应作吸气及呼气相透视或摄片,可有纵隔摆动,或由于一侧气体滞留而两肺透光度不一致。如X线检查阴性,仍不能排除异物,可作支气管镜检查。

(五)支气管淋巴结核

支气管淋巴结核可由肿大淋巴结压迫支气管或因结核病变腐蚀和侵入支气管壁导致部分或完全阻塞,出现阵发性痉挛性咳嗽伴喘息,常伴有疲乏、低热、盗汗、体重减轻。可做PPD及X线检查、痰结核菌检查、测定血清抗体,疑有支气管内膜结核引起的气道阻塞应做支气管镜检。

(六)环状血管压迫

为先天性畸形,多发生于主动脉弓处,有双主动脉弓或有环状血管畸形。由一前一后血管围绕气管和食管,随后两者又合并成降主动脉,某些病例右侧主动脉弓和左侧主动脉韧带形成一个环,前者压迫气管及食管。

(七)胃食管反流

多数婴儿进食后发生反流,食管黏膜有炎症改变,反流可引起反射性气管痉挛而出现咳嗽、喘息,可行吞钡 X 线检查,近年来用食管 24h pH 监测以助诊断。

（八）先天性气管畸形

如喉蹼、血管瘤、息肉等,先天性气道发育异常造成喉部狭窄,若喉部完全阻塞者生后可因窒息而死亡。如喉部部分阻塞,哭声减弱、声音嘶哑或失声,有吸气及呼气时呼吸困难及发绀。体检局部无炎症表现,喉镜检查可见喉蹼;对息肉及血管瘤,X 线检查及支气管镜检查有助诊断。

五、治疗

（一）治疗原则

坚持长期、持续、规范、个体化的治疗原则。①发作期:快速缓解症状、抗炎、平喘;②缓解期:长期控制症状、抗炎、降低气道高反应性、避免触发因素、自我保健。

（二）治疗方法

1. 去除病因　避免接触过敏原,积极治疗和清除感染病灶,去除各种诱发因素。

2. 控制发作　主要是解痉和抗感染治疗,药物缓解支气管平滑肌痉挛,减轻气道黏膜水肿和炎症,减少黏痰分泌。

(1)拟肾上腺素类药物:β_2 受体激动药是目前临床应用最广的支气管舒张药。

短效 β_2 受体激动药:常用的有沙丁胺醇和特布他林。

长效 β_2 受体激动药:沙美特罗、福莫特罗、盐酸丙卡特罗、班布特罗。

目前推荐联合吸入糖皮质激素和长效 β_2 受体激动药治疗哮喘,联合应用具有协同抗炎和平喘作用,可获得相当于(或优于)吸入加倍剂量的糖皮质激素时的疗效,并可以增加患儿的依从性、减少较大剂量糖皮质激素的不良反应,尤其适用于中重度哮喘患儿的长期治疗。

(2)茶碱类药物:不是舒张支气管的首选药物。重症患者、24h 内未用过茶碱,首剂负荷量为 $4\sim6mg/kg$,加入萄葡糖注射液中 $20\sim30min$ 静脉滴完,然后以 $0.75\sim1mg/(kg\cdot h)$ 维持。<2 岁及 6h 内用过茶碱或病史问不清是否用过茶碱制剂者,不给负荷剂量,而直接以 $1mg/(kg\cdot h)$ 静脉滴注。长时间使用者,最好监测茶碱的血药浓度。

(3)抗胆碱能药物:临床应用以气雾剂及雾化吸入为主。爱喘乐气雾剂剂量为每次 $20\mu g$,每次 $1\sim2$ 次,$3\sim4$ 次/d。

(4)糖皮质激素:儿童吸入丙酸倍氯松或丁地去炎松每日 $200\sim400\mu g$ 是很大的安全剂量,重度年长儿亦可达 $600\sim800\mu g/d$,一旦病情控制、稳定则应降至常规吸入剂量。对于年幼儿哮喘及吸入定量气雾剂有困难或重症患儿可用丁地去炎松(普米克)悬液,$0.5\sim1mg/$次,$1\sim2$ 次/d,可合用 β_2 激动药及(或)抗胆碱类药物(爱喘乐)溶液一起雾化吸入。如病情能较快控制,则可停用平喘药,普米克悬液吸入可达数周至数月或更长时间,或酌情改用气雾剂吸入。吸入激素疗程偏长,达 1 年以上,现亦有主张轻、中患者疗程可达 $3\sim5$ 年。

(5)硫酸镁:每次 $0.1ml/kg$ 加 10% 葡萄糖注射液 20ml 在 20min 内静脉滴注,$1\sim3d$,可连续使用 $2\sim3d$,能取得支气管解痉及镇静作用。

3. 哮喘持续状态的处理　可选用吸氧及药物等治疗。

(1)吸氧:所有危重哮喘患儿均存在低氧血症,需用密闭面罩或双鼻导管提供高浓度湿化氧气,以维持氧饱和度≥0.95,初始吸氧浓度以 40% 为宜,流量 $4\sim5L/min$。在无慢性肺部疾患者,高浓度吸氧并不会导致呼吸抑制。

(2)β₂受体激动药:是儿童危重哮喘的首要治疗药物。首选吸入治疗,使用射流式雾化装置,如缺氧严重,应使用氧气作为驱动气流,以保证雾化治疗时的供氧,氧气流量 6~8L/min。第 1 小时可每 20min 吸入 1 次,以后每 2~4h 可重复吸入。药物量:每次沙丁胺醇 2.5~5mg或特布他林 5~10mg,亦可作连续雾化吸入。部分危重症或无法使用吸入治疗者,可静脉应用β₂受体激动药,药物剂量:沙丁胺醇 15μg/kg 静脉注射 10min 以上;病情严重需静脉维持滴注时剂量为 1~2μg/(kg·min),最大不超过 5μg/(kg·min)。静脉应用β₂受体激动药时容易出现心律失常和低钾血症等严重不良反应,使用时要严格掌握指征及剂量,并作必要的心电图、血气及电解质等监护。

(3)肾上腺能受体激动药:没有条件使用吸入型β₂受体激动药时,可考虑使用肾上腺素皮下注射,但应加强临床密切观察,预防心血管等不良反应的发生。药物剂量:每次皮下注射0.1%肾上腺素 0.01ml/kg,儿童最大量不超过 0.3ml。必要时可每 20min 使用 1 次,不能超过 3 次。

(4)糖皮质激素:全身应用糖皮质激素作为儿童危重哮喘治疗的一线药物,应尽早使用。常用琥珀酸氢化可的松 4~8mg/kg 或甲泼尼龙 0.5~2mg/kg,静脉注射,每 4~6h 使用 1次,好转后可口服泼尼松 1~2mg/(kg·d),每天最大量 60mg。治疗时间依病情而定,如连续用药超过 7d 应逐渐减量。儿童危重哮喘时大剂量吸入糖皮质激素可能有一定帮助,选用雾化吸入布地奈德悬液 0.5~1mg/次。但病情严重时不能以吸入治疗替代全身糖皮质激素治疗,以免延误病情。

(5)抗胆碱药:是儿童危重哮喘联合治疗的组成部分,其临床安全性和有效性已明确,对β₂受体激动药治疗反应不佳的重症者应尽早联合使用。药物剂量:溴化异丙托品 250μg,加入β₂受体激动药溶液作雾化吸入,治疗时间同β₂受体激动药。

(6)氨茶碱静脉滴注:氨茶碱可作为儿童危重哮喘一种附加治疗的选择,负荷量 4~6mg/kg,最大 250mg,静脉滴注 20~30min,继之持续滴注维持剂量 0.8~1.0mg/(kg·h)。如已用口服氨茶碱者,直接使用维持剂量持续静脉滴注。亦可采用间歇给药方法,每 6h 缓慢静脉滴注 4~6mg/kg,治疗时应注意不良反应的发生,有条件应作血药浓度监测。

(7)硫酸镁:硫酸镁是一种安全的危重哮喘治疗药物,有助于危重哮喘症状的缓解。剂量:25~40mg/(kg·d),最大剂量≤2g/d,分 1~2 次,加入 10%葡萄糖注射液 20ml 缓慢静脉滴注(20min 以上),酌情使用 1~3d。不良反应包括一过性面色潮红、恶心等,通常在药物输注时发生。如过量可静脉注射 10%葡萄糖酸钙注射液拮抗。

(8)辅助机械通气:儿童危重哮喘经氧疗、全身应用糖皮质激素、β₂受体激动药等治疗后病情继续恶化者,应及时给予辅助机械通气治疗。指征:持续严重的呼吸困难;呼吸音减低到几乎听不到哮鸣音及呼吸音;因过度通气和呼吸肌疲劳而使胸廓运动受限;意识障碍、烦躁或抑制,甚至昏迷;吸氧状态下发绀进行性加重;PaCO₂≥8.66kPa(65mmHg)。通气模式以定容型为宜,呼吸频率略慢于正常值,潮气量 8~12ml/kg,吸气峰压一般不宜超过 3.92kPa(40cmH₂O),必要时酌情加用呼气末正压通气。

(9)其他治疗:注意维持水电解质平衡,纠正酸碱紊乱。由于液体摄入量减少、呕吐及呼吸道非显性液体丢失增多,大多数哮喘患儿在就诊时已有不同程度的脱水,应予以及时纠正。但由于危重哮喘患儿多存在抗利尿激素分泌异常,故继续治疗时应注意避免因液体过多而导致的肺水肿加重,一般用 2/3 的生理需要量维持。危重哮喘时左右心室的后负荷明显增加,合并心力衰竭时慎用正性肌力药物,如确需使用,应作适当剂量调整。儿童哮喘发作主要由病毒引发,抗生素不作为常规应用,如同时发生下呼吸道细菌感染则选用病原体敏感的抗菌药物。

4.预防复发 可选用免疫治疗和抗过敏药物治疗。

(1)免疫治疗:目前通过正规应用各种药物及采取必要的预防措施基本上可以满意地控制哮喘,在无法避免接触过敏原或药物治疗无效时,可以考虑针对过敏原进行特异性免疫治疗,因反复呼吸道感染诱发喘息发作者可酌情加用免疫调节剂。

(2)色甘酸钠:为抗过敏药,能稳定肥大细胞膜,抑制肥大细胞释放组织胺及白三烯类过敏介质,抑制细胞外钙离子内流和抑细胞内储存的结合钙离子释放,阻止迟发反应和抑制非特异性支气管高反应性。在哮喘发作前给药,能防止 I 型变态反应和运动诱发哮喘。

(3)酮替芬:为碱性抗过敏药,对儿童哮喘疗效较成人稍好,其副作用为口干、困倦、头晕等。年幼儿口服 0.5mg,1~2 次/d;儿童 1mg,2 次/d。若困倦明显者可 1mg 每晚 1 次,对经激素吸入疗法能使哮喘缓解的患儿,应继续吸入维持量糖皮质激素,至少 6 个月至 2 年或更长时间。

六、注意事项

哮喘为气道慢性炎症,常有急性发作,治疗的目的在于规范用药,控制或减少发作,也是哮喘治疗的根本。这不但需要医护人员的正确指导,更需要患者的积极配合。但临床上常见很多患者缓解后或一段时间不发作,家长即误认为已痊愈,或担心药物副作用,自行停药,以致哮喘反复发作。所以如何对哮喘患儿和家长进行积极的宣传教育,使其自我管理,坚持用药,正确用药对有效控制哮喘非常重要。

1.加强宣传教育 通过多种方式对患儿及其家长进行哮喘知识的普及,使之对哮喘这个慢性疾病有较为全面正确的了解,消除患儿家长对哮喘的错误看法,消除对吸入性糖皮质激素副作用的担心,增强治疗的信心,提高其经常就诊的自觉性及坚持长期治疗的依从性,从而减少严重哮喘的发生,保证正常的生活,减少哮喘引起的死亡。

2.制定个体化的治疗方案。

3.指导患儿正确掌握吸药技术。

4.指导患儿家长做好家庭管理和监测。

5.婴幼儿哮喘的护理 急性发作期的护理要注意,婴幼儿的气道窄,很小的变化,如轻微阻塞、痰栓和支气管痉挛都很容易引起气道阻力增加,因此要密切观察病情。婴幼儿喘息的发作常与病毒感染有关,因此,平时应注意与环境中呼吸道病毒感染患者的隔离,同时应加强户外活动增强体质,并注意营养及维生素补充。

6.预防哮喘发作 应给小儿勤洗被罩褥单;采用湿式清扫,制作拉锁式卧具;改善居室环境,通风防潮;提倡无烟环境,减少被动吸烟;室内不养花鸟;发病高峰适当减少户外活动。一定要找出确切的过敏原,回避或控制哮喘的过敏原及其触发因素,是防治哮喘的重要手段,也是自身科学管理的重要内容。

(卫丽)

第五节　肺炎

肺炎系由不同病原体或其他因素所致的肺部炎症,以发热、咳嗽、气促、呼吸困难和肺部固定湿啰音为其主要临床特点。本病是儿科重要常见病,也是我国城乡婴儿及 5 岁以内儿童死亡的第一位原因。本病发病率和死亡率尤以婴幼儿居多,与此期小儿免疫功能低下及呼吸道解剖生理特点有关。故加强小儿肺炎的防治十分重要。

一、分类

对肺炎的分类尚未统一,目前主要包括以下分类。

1.病理分类　支气管肺炎、大叶性肺炎、间质性肺炎等。

2.病因分类　病毒性肺炎、细菌性肺炎、肺炎支原体肺炎、衣原体肺炎、真菌性肺炎、原虫性肺炎、吸入性肺炎等。

3.病程分类　急性肺炎(1 个月以内)、迁延性肺炎(1～3 个月)、慢性肺炎(3 个月以上)。

4.病情分类　轻症肺炎和重症肺炎。

5.临床表现典型与否分类　典型肺炎和非典型肺炎。

6.发生肺炎的地区分类　社区获得性肺炎和院内获得性肺炎。

临床上若病原体明确则以病原体命名,以便指导治疗,否则按病理分类命名。本节着重讲解支气管肺炎。

二、病因

常见的病原体为病毒和细菌,发达国家中小儿肺炎病原体以病毒为主,发展中国家则以细菌为主。病毒主要为呼吸道合胞病毒、副流感病毒、流感病毒、疱疹病毒、肠道病毒等。细菌主要为肺炎链球菌、流感嗜血杆菌、葡萄球菌、链球菌、肺炎杆菌、大肠埃希菌、绿脓假单胞菌等。部分患儿在病毒感染基础上继发细菌感染,称之为混合性感染。真菌性肺炎的病原体主要为白色念珠菌、新型隐球菌、曲真菌等,多见于体质虚弱、滥用抗生素或激素的病例。近年来肺炎支原体肺炎、衣原体肺炎也逐渐增多。病原体常由呼吸道入侵,少数经血行入肺。

三、发病机制

当病原体侵犯支气管、细支气管及肺泡时,支气管因黏膜炎症水肿,造成管腔变窄,导致通气功能障碍;肺泡壁因充血水肿而增厚,肺泡腔内充满炎性渗出物而导致换气功能障碍。严重的通气和换气功能障碍使各器官系统发生一系列变化。

(一)呼吸功能障碍

主要表现为低氧血症,重症可出现高碳酸血症。由于通气和换气功能障碍,氧进入肺泡及氧自肺泡弥散至血流减少,动脉血氧分压(PaO_2)及动脉血氧饱和度(SaO_2)降低,发生低氧血症。为代偿低氧,患儿呼吸和心率增快,以增强每分钟通气量;为增加呼吸深度,呼吸辅助肌也参与活动,因而出现鼻翼扇动和三凹征。若二氧化碳排出严重受阻,引起二氧化碳潴留,动脉血二氧化碳分压($PaCO_2$)可增高。严重低氧和二氧化碳潴留可致呼吸衰竭。

(二)心血管系统功能障碍

肺炎由于下列因素使心脏负担增加并引起心力衰竭。

1.肺内炎症充血、水肿以及低氧血症和二氧化碳潴留可引起肺小动脉收缩,使肺动脉压升高,右心负担加重。

2.低氧血症使心肌能量代谢障碍和 Na^+、K^+、Ca^{2+}、Cl^- 等分布及转运异常,降低心肌收缩力。

3.内皮素合成、释放增加,一氧化氮(NO)合成减少。

4.病原体毒素作用于心肌引起中毒性心肌炎。重症肺炎患儿还可有微循环障碍,严重者有弥散性血管内凝血(DIC)。

(三)神经系统损害

缺氧和二氧化碳潴留以及病原体毒素可以引起脑毛细血管扩张,通透性增加,引起脑细胞水肿、颅内压升高以及中毒性脑病,严重脑水肿可使呼吸中枢受到抑制而发生中枢性呼吸衰竭。

(四)胃肠道功能改变

低氧血症和病原体毒素作用,使胃肠道功能发生紊乱,出现厌食、呕吐及腹泻等症状,甚至产生中毒性肠麻痹,并使胃肠道毛细血管通透性增加,引起消化道出血。

(五)酸碱平衡紊乱

肺炎患儿因低氧发生代谢障碍,酸性代谢产物增加,加之感染发热、进食少,常有代谢性酸中毒。由于通气和换气障碍引起二氧化碳潴留,导致呼吸性酸中毒。因此严重肺炎患儿可同时存在不同程度的呼吸性和代谢性酸中毒。

四、临床表现

(一)一般症状

起病多数较急,发病前数日多先有上呼吸道感染症状。发热较高,可达 39～40℃,热型多数不规则,亦有表现为弛张热或稽留热者,新生儿及体弱儿可不发热,甚至体温低下。

重症除呼吸系统以外,还可累及循环、神经和消化等系统,出现相应的临床表现。

(二)循环系统

常见者为心肌炎及心力衰竭。前者表现为面色苍白、心动过速、心音低钝、心律不齐,心电图示 ST 段下移和 T 波低平、倒置。出现下列表现应考虑并发心力衰竭。

1.心率突然增快,婴幼儿>180 次/min,学龄前儿童>160 次/min,学龄儿童>140 次/min。

2.呼吸突然加快,婴幼儿>60 次/min,学龄前儿童>50 次/min,学龄儿童>40 次/min。

3.突然极度烦躁不安,经镇静治疗后症状无缓解。

4.面色明显发绀,皮肤苍白、发灰、发花、发凉。

5.心音低钝,有奔马律,颈静脉怒张,X 射线检查示心脏扩大。

6.肝脏在短期内增大超过 2cm 及颜面、眼睑或下肢浮肿,伴有少尿或无尿。具有其中 3 项者即可诊断为心力衰竭。

(三)神经系统

轻度低氧表现为烦躁或嗜睡。合并中毒性脑病时常出现不同程度的意识障碍,惊厥、昏迷、呼吸不规则,双眼凝视,前囟膨隆,或有脑膜刺激征。脑脊液检查除压力增高外,均在正常范围内。

（四）消化系统

常有纳差、吐泻、腹胀等。若发生中毒性肠麻痹，则腹胀明显，肠鸣音减弱或消失，腹胀严重时呼吸困难加重。重者呕吐咖啡样物，便血或粪便隐血阳性。

（五）几种特殊类型肺炎的临床表现

1. 呼吸道合胞病毒肺炎　呼吸道合胞病毒是引起小儿病毒性肺炎最常见的病原，可引起间质性肺炎及毛细支气管炎。常呈流行性，多见于2岁以内，尤以2～6个月婴儿多见。主要病变在毛细支气管，支气管及肺泡亦可累及。喘憋为临床突出表现。

临床上一般以上呼吸道感染症状开始，2～3d后出现持续性干咳和发作性呼吸困难，呼吸困难远较中毒症状严重，迅速出现发作性喘憋，低争中度发热。查体可见呼吸困难，明显的呼气性喘鸣及吸气三凹征，多数有发绀，双肺叩诊呈鼓音，可闻及广泛性喘鸣音，正常呼吸音减弱。喘憋缓解时可闻及细湿啰音。严重者可出现心力衰竭。胸部X射线以肺间质病变为主，常有不同程度的梗阻性肺气肿和支气管周围炎，有时可见小点片状阴影或肺不张。经随访观察，本病引起继发性喘息的患病率较高，应引起重视。

2. 腺病毒肺炎　3、7两型腺病毒是引起腺病毒肺炎的主要病原体，11、21型次之。多见于6个月～2岁小儿，骤起稽留高热，发热高达39℃以上，多为弛张热或不规则发热。轻症一般在起病后1～14d体温骤降，重症可持续2～3周。咳嗽较剧，多为频咳和阵咳，可出现喘憋、呼吸困难、发绀等现象。肺部体征出现较晚，发热4～5d后开始出现湿性啰音，以后因肺部病变融合而出现肺实变体征。早期易发生肝脾肿大，严重病例常并发心力衰竭、心肌炎或中毒性脑病。白细胞总数正常或偏低，分类以淋巴细胞为主，常有异形淋巴细胞出现。X射线肺部改变常较肺部体征出现为早，显示大小不等的片状阴影或融合成大病灶，肺气肿多见，有时出现胸膜反应或积液。

3. 金黄色葡萄球菌肺炎　多见于新生儿及婴幼儿。起病急骤，病情严重，发展迅速。多呈弛张热，婴儿可呈稽留热。中毒症状明显，面色苍白，咳嗽，呻吟，呼吸困难明显。肺部体征出现早，双肺可闻及中、细湿啰音或有实变体征。可合并循环系统、神经系统及胃肠道功能障得。皮肤常见猩红热样或荨麻疹样皮疹。易并发肺脓肿肺大疱、脓胸或脓气胸等，并出现相应体征。白细胞总数及中性粒细胞增高，核左移或有中毒颗粒，胸部X线片示肺内有大小不等斑片状阴影，可出现多发性肺脓肿、肺大疱、脓胸或脓气胸等。

4. 革兰阴性杆菌肺炎　多见于新生儿及免疫功能低下者。病情较重，治疗困难，预后较差。大多有发热、咳嗽、呼吸困难，全身中毒症状明显，面色苍白，唇周发绀，病情严重者有意识障碍，甚至发生休克，肺部有湿性啰音或实变体征。肺部X射线表现具有多样性，但基本改变为支气管肺炎征象，呈一叶或多叶节段性或大叶性炎性阴影，易见胸腔积液征。

5. 肺炎支原体肺炎　病原体为肺炎支原体，是一种介于细菌与病毒之间的微生物。主要通过呼吸道传染，占小儿肺炎的20%左右，常年均可发生，起病多数缓慢。全身中毒症状不明显，发热38～39℃，热型下规律，热程短者1～2周，长者可达1个月左右。咳嗽较重，呈刺激性咳嗽，重者呈百日咳样咳嗽。痰液黏稠，偶带血丝。呼吸困难不明显，可合并多系统肺外并发症，如溶血性贫血、心肌炎、脑膜炎、格林巴利综合征、肝炎、各型皮疹、肾炎等。肺部体征常不明显，部分可听到干湿性啰音，病灶融合时有实变体征。

白细胞正常或偏高，中性粒细胞偏高，血沉增快，血冷凝集试验阳性，大于1：32以上有诊断意义,一般1～2周升高,3～4周达高峰,注意动态复查。肺部X射线改变有4种:①以肺门阴影增大增浓为突出表现;②支气管肺炎改变;③间质性肺炎改变;④云雾状阴影或大片密度增高阴影。

6.嗜酸粒细胞性肺炎　是一种肺部过敏性表现,又称过敏性肺炎。常见过敏原有寄生虫、药物、食物、过敏物质等。其中以蛔蚴引起肺部浸润最多见。起病多缓慢,轻症无热或仅有低热、疲乏、轻咳,重症可有高热、阵咳、咯血、气急等症状。体征多不明显,肺部可有干湿性啰音。婴幼儿常有肝脏肿大。

肺部X线片可见大小不等絮状斑片影,且多变,阴影可很快消失,不久又可在其他部位复现,表现为游走性浸润的特征。周围血嗜酸粒细胞增多,可达20%～70%。

五、辅助检查

细菌性肺炎白细胞总数大多增高,一般可达$(15～30)×10^9$个/L以上,中性粒细胞增加。但婴幼儿、体弱儿及重症肺炎者,白细胞总数可正常或反而降低。病毒性肺炎白细胞总数正常或降低,分类以淋巴细胞为主。一般应于起病7d内取鼻咽拭子或下呼吸道分泌物(限气管插管者)作细菌培养和病毒分离,可明确病原学诊断。目前病毒病原学快速诊断技术已普遍开展,一类是直接测定标本中的病毒抗原或病毒颗粒,另一类是直接测定感染急性期出现的特异性IgM、IgG抗体以判定抗原。

胸部X射线改变早期为肺纹理增粗,以后可见两肺中下野有大小不等点片状或斑片状浸润,或融合成片状阴影,常并发肺气肿、肺不张等。

六、并发症

以脓胸、脓气胸、心包炎及败血症多见,常由金黄色葡萄球菌引起。肺炎链球菌、大肠埃希菌肺炎亦可引起化脓性并发症。若患儿体温持续不降,呼吸急促且伴中毒症状,提示发生并发症的可能,应及时摄胸片及其他相应检查明确诊断。

七、诊断和鉴别诊断

典型的支气管肺炎有发热、咳嗽、气促、呼吸困难,肺部有较固定的细湿啰音,据此可作出诊断。确诊后根据条件作相应的病原学检查,辨别病情轻重,有无并发症等。临床上常须与下列疾病鉴别。

(一)急性支气管炎

患儿症状较轻,一般无发热或仅有低热,以咳嗽为主要症状,肺部呼吸音粗糙或有不固定的干性啰音,少数患儿可闻及湿性啰音。喘息性支气管炎可伴有闷喘。如症状较重不易与肺炎区分者,则按肺炎处理。

(二)肺结核

患儿常有结核接触史及结核中毒症状,肺部啰音不明显,结核菌素试验及X射线胸片检查可供鉴别。

(三)支气管异物

多有异物吸入史,发病突然,呛咳剧烈,常有吸气性喉鸣或呼气性喘鸣,必要时可行支气管纤维镜检查术。

八、治疗

采取综合措施,积极控制炎症,改善肺通气功能,防治并发症。

(一)一般治疗

保持室内空气流通,室温 18～20℃,湿度以 60％为宜。饮食宜清淡,富含维生素和蛋白质,少量多餐,重症不能进食者可给予静脉营养。及时清除上呼吸道分泌物,定期拍背或改变体位以利痰液排出,保持呼吸道通畅。对营养不良或免疫力低下患儿可酌情输新鲜血液或血浆,每次 5～10ml/kg。重症患儿有条件者可静脉给了免疫球蛋白输注,以增强免疫功能。

(二)病原治疗

对细菌性肺炎和病毒性肺炎继发细菌感染或不易鉴别者宜用抗生素治疗。用药原则为选用敏感抗生素,及时足量,联合应用,静脉给药。

WHO 推荐 4 种第一线抗生素,即复方新诺明、青霉素、氨苄青霉素和羟氨苄青霉素,其中青霉素为治疗肺炎的首选药物。肺炎链球菌肺炎一般首选青霉素。金黄色葡萄球菌肺炎,应选用氯唑西林、苯唑西林、万古霉素或头孢菌素类等。革兰阴性杆菌肺炎可选用氨苄西林、林可霉素、庆大霉素、阿米卡星等。真菌性或真菌性肺炎可用制真菌素、克霉唑等。支原体肺炎可选用红霉素或阿奇霉素等。用药时间一般应持续至体温正常后 5～7d,临床症状体征基本消失后 3d。支原体肺炎疗程至少 2～3 周;葡萄球菌肺炎体温正常 2～3 周可停药,总疗程6 周。

病毒性肺炎可选用利巴韦林(病毒唑),每日 5～10mg/kg,肌内注对或静脉滴注。人工 α—干扰素对病毒性肺炎有效,雾化吸入局部治疗比肌内注射更好。其他尚有聚肌胞、丽科伟等。

(三)对症治疗

1.退热 高热时用物理降温或用退热药。

2.镇静 对烦躁不安或有惊厥者,可给镇静剂,常用苯巴比妥钠、异丙嗪、氯丙嗪或地西泮。

3.清理呼吸道 及时清除口、鼻腔分泌物和吸痰,注意翻身、拍背和体位引流,可酌情选用祛痰剂氯化铵、溴己新(必嗽平)、沐舒坦等口服,或沐舒坦、高渗盐水等雾化吸入,不宜选用镇咳剂。

4.止喘 喘憋严重者可用复方氯丙嗪每次 1mg/kg,每 6h 一次肌内注射;也可用氨茶碱每次 2～4mg/kg,稀释于 10％葡萄糖 20～40ml,缓慢静脉滴注。还可选用异丙基肾上腺素1mg,地塞米松 2.5～5mg,庆大霉素 2 万 U,糜蛋白酶 5mg,超声雾化吸入每 6～8h 一次。亦可选用受体激动剂沙丁胺醇、特布他林等。抗胆碱类药物与 β_2 受体激动剂有协同作用。

5.氧疗法 对病情较重、呼吸困难明显者给予吸氧。一般用鼻前庭导管给氧,氧流量为0.5～1L/min,氧浓度不超过 40％,若有三凹征及明显发绀者宜用面罩给氧,氧流量为 2～4L/min,氧浓度为 50％～60％。若出现呼吸衰竭,则应使用机械通气正压给氧。

6.心力衰竭的治疗 除给氧、镇静、休息外,常使用强心剂,必要时可加用利尿剂和血管扩张剂。

(1)强心剂:常用毛花苷丙(西地兰),<2 岁饱和量为 0.03～0.04mg/kg,>2 岁为 0.02～0.03mg/kg。首次用饱和量的 1/2,余量分 2 次,每间隔 4～6h 给药 1 次,依病情轻重肌内注射或加入 10％葡萄糖 10～20ml 缓慢静脉注射。一般经洋地黄制剂治疗 1～2d 后心力衰竭即可改善,故不需要维持量。伴有先天性心脏病或心力衰竭严重者须维持用药,剂量为饱和量的 1/4,每日 1 次。也可用毒毛花苷 K 或地高辛治疗。

(2)利尿剂:呋塞米每次 1～2mg/kg 肌内注射或静脉注射。

(3)血管扩张剂:常用酚妥拉明每次 0.3～0.5mg/kg,最大剂量不超过 10mg,加入 10％葡萄糖 20ml 静脉滴注。根据病情可 2～6h 给药 1 次,病情缓解后减量或停用。

7.中毒性脑病的处理 主要是纠正低氧,减轻脑水肿,可静脉注射 20％甘露醇每次 0.5～1g/kg,每 4～8h 可重复,一般不超过 3d。必要时可使用地塞米松,每日 2～5mg。其他亦可用利尿剂、冬眠药物和能量合剂等。

8.腹胀的治疗 伴低钾血症者,及时补钾。中毒性肠麻痹,禁食、胃肠减压或肛管排气;皮下注射新斯的明每次 0.04mg/kg;或联用酚妥拉明(0.5mg/kg)及间羟胺(0.25mg/kg)溶于 10％葡萄糖 20～30ml 静脉滴注,2h 后可重复使用,一般 2～4 次可缓解。

(四)肾上腺皮质激素的应用

一般肺炎无须用肾上腺皮质激素。对中毒症状明显,严重喘憋,并发脑水肿、中毒性脑病、感染性休克、呼吸衰竭等的重症肺炎患儿,在足量使用抗生素的前提下可短期使用肾上腺皮质激素。常用地塞米松,每次 0.2～0.3mg/kg 静脉滴注,疗程 3～5d。

(五)并发症的治疗

对并发脓胸、脓气胸者,及时抽脓、抽气,每日或隔日 1 次。遇下列情况则考虑胸腔闭式引流:①年龄小,中毒症状重。②脓液黏稠,经反复穿刺排脓不畅者。③张力性气胸。对并存佝偻病、营养不良者,应予相应治疗。

(六)物理疗法

对病程迁延者应用超短波等物理治疗有促进肺内炎症消散吸收作用,每日 1 次,5 次为一个疗程。也可使用松节油(稀释 1∶8)敷胸或拔火罐等。

(卫丽)

第六节 气胸

气胸是指各种原因引起的胸膜腔积气。当胸膜腔和外界大气有交流时如外伤或手术,空气经壁层胸膜进入胸腔时,以及任何原因引起的肺泡破裂或支气管胸膜瘘,空气从气道或肺泡逸入胸膜腔均可造成气胸。临床按病理生理变化分为闭合性气胸、开放性气胸、张力性气胸 3 类。

一、诊断

(一)病史

临床表现与发生的快慢、肺萎缩程度和肺部原有的病变有关。常有咳嗽、哭闹、剧烈运动等诱因,多为急骤发病。典型症状为突发同侧胸痛,继之出现呼吸困难和刺激性干咳。

(二)查体

少量气胸时体征不明显。大量气胸时患侧呼吸音减弱或消失,叩诊呈鼓音,心脏、气管向健侧移位。

（三）辅助检查

胸部 X 线表现为肺向肺门萎陷呈圆球形阴影，压缩的肺外缘可见气胸带，气胸处透亮度增加，无肺纹。发线状的脏层胸膜阴影随呼吸内外移动。少量气胸往往仅局限于肺尖。

（四）诊断要点

根据临床表现及胸部 X 线不难诊断。气胸的主要并发症为脓气胸、血气胸、慢性气胸。

（五）鉴别诊断

应注意与肺大疱、膈疝、支气管囊肿等鉴别。

二、治疗

（一）一般治疗

绝对卧床休息，氧疗，少量气胸可自行吸收；积极治疗原发病。

（二）胸腔减压

大量气胸紧急情况下，可用大号针头于患侧第二肋间行胸腔穿刺抽气，然后胸腔闭式引流 24～72h，直至裂口闭合，肺组织复张，换气功能恢复为止。反复发作气胸可用胸膜粘连术。大量气胸绝大多数经及时诊治可治愈。

三、预后

有支气管胸膜瘘或持续多日无吸收者预后差。

（卫丽）

第七节　胸膜炎

胸膜炎指由于各种原因引起的脏、壁两层胸膜的炎症性疾病。感染（细菌、病毒、真菌、原虫等）、肿瘤、变态反应、化学性和外伤性多种疾病均可引起。最常见为结核性胸膜炎，有干性胸膜炎、渗出性胸膜炎和化脓性脓胸之分。临床以咳嗽、胸痛为特征。

一、诊断

（一）病史

1.干性胸膜炎　大多由肺部感染所致。细菌或结核性均可。轻者无明显症状，或仅有轻微胸痛。较重者急性起病，有患侧胸痛，为针刺样剧痛，于深呼吸及咳嗽时加剧。

2.渗出性胸膜炎　大多为结核性。一般急性起病，有毒性症状，可中低热或高热，持续数日至数周。有时有畏寒、出汗、虚弱、全身不适等。胸腔积液量大时呼吸困难明显。

3.化脓性胸膜炎　大多高热不退，呼吸困难，中毒症状较重。

（二）查体

干性胸膜炎患侧呼吸运动减弱，听诊可闻及胸膜摩擦音。渗出性胸膜炎患侧呼吸运动减弱，触觉语颤减低或消失，患侧叩诊呈实音或浊音，呼吸音减低或消失。化脓性胸膜炎患侧叩诊大片浊音，听诊呼吸音明显减低。

（三）辅助检查

1.白细胞计数正常或增高，血沉增快。

2. 痰涂片检查及培养。

3. X 线检查,有小量积液示肋膈角变钝,中量胸腔积液示大片均匀上缘呈外高内低曲线的致密阴影,液气胸时可见液平面。

4. CT 检查能明确胸腔积液部位。

5. 胸膜腔穿刺及胸腔积液检查有助于病因诊断。

(四)诊断要点

根据病史、体征结合辅助检查可诊断。化脓性胸膜炎须胸膜腔穿刺抽出脓液才能确诊。

(五)鉴别诊断

与大叶性肺炎、肺脓肿、膈下脓肿、膈疝、肺大疱等疾病鉴别。

二、治疗

(一)病因治疗

结核性者正规抗结核治疗,有发热、中等以上积液时可加用泼尼松或地塞米松。化脓性者全身和局部应用敏感的抗生素,尽早引流排出脓液。癌性者采取综合治疗措施,如全身或局部化疗、放疗、手术、胸腔抽液和闭式引流等。

(二)对症治疗

酌情使用镇痛药;应用止咳祛痰药。

病因诊断较困难,需多种方法综合判断。结核性者要坚持正规治疗,坚持早期、适量、联合、规律、全程的用药原则。化脓性者注意尽早引流排脓。

三、预后

干性及渗出性胸膜炎预后较好,少数化脓性胸膜炎可有胸廓畸形,要注意积极改善维生素 D 缺乏、营养不良等基础疾病的状况,加强营养支持。

（卫丽）

第八节　阻塞性肺气肿

肺气肿是指终末细支气管远端(呼吸细支气管、肺泡管、肺泡囊和肺泡)的气道弹性减退,过度膨胀、充气和肺容积增大或同时伴有气道壁破坏的病理状态。按其发病原因肺气肿有如下几种类型:老年性肺气肿、代偿性肺气肿、间质性肺气肿、灶性肺气肿、旁间隔性肺气肿、阻塞性肺气肿。

一、病因

肺气肿病因极为复杂,简述如下:

(一)吸烟

纸烟含有多种有害成分,如焦油、尼古丁和一氧化碳等。吸烟者黏液腺者藻糖及神经氨酸含量增多,可抑制支气管黏膜纤毛活动,反射性引起支气管痉挛,减弱肺泡巨噬细胞的作用。

(二)大气污染

尸检材料证明,气候和经济条件相似情况下,大气污染严重地区肺气肿发病率比污染较轻地区为高。

（三）感染

呼吸道病毒和细菌感染与肺气肿的发生有一定关系。反复感染可引起支气管黏膜充血、水肿,腺体增生、肥大,分泌功能亢进,管壁增厚狭窄,引起气道阻塞。

（四）蛋白酶－抗蛋白酶平衡失调

体内的一些蛋白水解酶对肺组织有消化作用,而抗蛋白酶对于弹力蛋白酶等多种蛋白酶有抑制作用。

二、症状

慢性支气管炎并发肺气肿时,在原有咳嗽、咳痰等症状的基础上出现了逐渐加重的呼吸困难。最初仅在劳动、上楼或登山、爬坡时有气急;随着病变的发展,在平地活动时,甚至在静息时也感气急。当慢性支气管炎急性发作时,支气管分泌物增多,进一步加重通气功能障碍,胸闷、气急加剧,严重时可出现呼吸功能衰竭的症状,如发绀、头痛、嗜睡、神志恍惚等。

三、检查

（一）X线检查

胸廓扩张,肋间隙增宽,肋骨平行,活动减弱,膈降低且变平,两肺野的透亮度增加。

（二）心电图检查

一般无异常,有时可呈低电压。

（三）呼吸功能检查

对诊断阻塞性肺气肿有重要意义。

（四）血液气体分析

如出现明显缺氧、二氧化碳潴留时,则动脉血氧分压（PaO_2）降低,二氧化碳分压（$PaCO_2$）升高,并可出现失代偿性呼吸性酸中毒,pH值降低。

（五）血液和痰液检查

一般无异常,继发感染时似慢性支气管炎急性发作表现。

四、治疗

1.适当应用舒张支气管药物,如氨茶碱,β_2受体兴奋剂。如有过敏因素存在,可适当选用皮质激素。

2.根据病原菌或经验应用有效抗生素,如青霉素、庆大霉素、环丙沙星、头孢菌素等。

3.呼吸功能锻炼作腹式呼吸,缩唇深慢呼气,以加强呼吸肌的活动。增加膈的活动能力。

4.家庭氧疗,每天 12～15h 的给氧能延长寿命,若能达到每天 24h 的持续氧疗,效果更好。

5.物理治疗视病情制定方案,例如气功、太极拳、呼吸操、定量行走或登梯练习。

6.预防。首先是戒烟。注意保暖,避免受凉,预防感冒。改善环境卫生,做好个人劳动保护,消除及避免烟雾、粉尘和刺激性气体对呼吸道的影响。

（卫丽）

第九节　肺脓肿

肺脓肿是由各种感染引起的肺部化脓性炎症,肺组织坏死、液化形成脓腔,内含脓液,临床特点为高热、咯大量脓(臭)痰,可见于任何年龄。主要继发于肺炎,其次并发于败血症。偶自邻近组织化脓性病灶,如肝脓肿、膈下脓肿或脓胸蔓延至肺部。此外,肿瘤或异物压迫可使支气管阻塞而继发化脓性感染,肺吸虫、蛔虫及阿米巴等也可引起肺脓肿。病原菌以金黄色葡萄球菌、厌氧菌为多见,其次为肺炎链球菌、各型链球菌、流感嗜血杆菌及大肠杆菌、克雷白杆菌和绿脓杆菌等。原发性或继发性免疫功能低下和免疫抑制剂应用均可促使其发生。近年来肺脓肿已明显较前少见。本节主要介绍细菌感染引起的肺脓肿。

一、诊断步骤

(一)病史采集要点

1.起病情况　起病多隐匿,但急性肺脓肿起病急剧。

2.主要临床表现　发热无定型,有持续或弛张型高热,可伴寒战,咳嗽可为阵发性,有时出现呼吸困难或喘憋,胸痛或腹痛,常见盗汗、乏力、体重下降,婴幼儿多伴有呕吐与腹泻。如脓肿与呼吸道相通,咯出臭味脓痰,则与厌氧菌感染有关,可咯血痰,甚至大咯血。如脓肿破溃,与胸腔相通,则形成脓胸及支气管胸膜瘘。

3.既往病史　多数病儿在肺炎基础上发病,部分病儿有支气管异物史,部分继发于败血症、支气管扩张、先天性肺囊肿、肺结核空洞,故应仔细询问这方面的病史。

(二)体格检查

1.一般情况　可见中毒症状,可有多汗、乏力、体重下降,病程长者呈慢性病容,消瘦,苍白无力,生长发育迟缓。

2.肺部体征　肺部叩诊呈实音或浊音,若脓腔较大与支气管相通,叩诊呈空瓮音,听诊呼吸音减低,可闻及湿啰音或管状呼吸音。

3.其他　慢性病儿可见杵状指(趾)及贫血。

(三)门诊资料分析

1.血常规　急性期外周血白细胞总数可高达 20×10^9 个/L 或更高,中性粒细胞升高,慢性期白细胞接近正常,可有贫血。

2.痰液检查　静止后可分为 3 层,上层为泡沫,中层为清液,下层为黏液脓块。镜检可见弹力纤维,涂片及培养可发现致病菌。

3.X线检查　早期与细菌性肺炎相似。脓肿形成后可见脓腔及液气平面,空洞壁较厚,周围炎症浸润。脓肿可为单发,也可为多发。

(四)进一步检查项目

1.病原学检查　取痰液进行培养以了解病原菌。

2.纤维支气管镜检　是鉴别单纯性肺脓肿和肺结核的重要方法,同时还可获取与病因诊断有关的细菌学和细胞学证据,了解支气管内有无异物或肿瘤,又可吸痰引流,起到一定的治疗作用。

3.B超和CT检查　可协助鉴别肺脓肿和脓胸。

二、诊断

(一)诊断要点

根据患儿发热、阵发性咳嗽、咳大量脓痰等典型症状和相应肺部体征如局部叩诊浊音、语颤增强、呼吸音减低、可闻及湿啰音;血白细胞总数及中性粒细胞增多,结合上述 X 线正侧位胸片结果,诊断可基本明确,痰培养可明确病因,纤支镜、B 超和 CT 检查对鉴别疑难病例有较大帮助。

(二)鉴别诊断

1.肺大泡　　患儿有肺炎病史,但胸片表现与肺脓肿不同,肺大泡壁薄,形成迅速,并可在短时间内自然消失。

2.支气管扩张继发感染　　常表现为典型的清晨起床后大量咳痰,X 线胸片阴影呈卷发状,此外,CT 检查亦可帮助鉴别。

3.肺结核　　肺脓肿可与结核瘤、空洞型肺结核和干酪性肺炎相混淆,应询问有无结核接触史、卡介苗接种史并作结核菌素试验,痰液涂片或培养寻找结核菌。此外,肺结核空洞与肺脓肿不同,肺结核空洞周围有浸润影,一般无液平面,常有同侧或对侧结核播散病灶。

4.先天性肺囊肿　　其周围组织无浸润,液性囊肿呈界限清晰的圆形或椭圆形阴影。全气囊肿呈一圆或椭圆形薄壁透亮囊腔影。

5.阿米巴肺脓肿　　可有肠道、肝脏阿米巴病病史。本病主要表现为发热、乏力、盗汗、纳差、胸痛、咳少量黏液痰或脓性痰、血痰或脓血痰。肝源性阿米巴肺脓肿患者典型痰为巧克力样脓痰。X 线胸片上显示右肺中下野中心区密度浓厚,而周围呈云雾状浸润阴影,如与支气管相通,内容物被排出则会出现液平面。

(三)临床类型

1.吸入性肺脓肿　　多因吸入口腔或上呼吸道分泌物、呕吐物、异物等引起。本型好发于肺上叶后段或下叶背段,右侧多见。病原菌以厌氧菌多见,也可见混合感染。

2.血源性肺脓肿　　患儿其他部位感染引起败血症时,细菌经血行播散至肺,导致肺部炎症、坏死、液化从而引起肺脓肿。本型好发于两侧肺部,呈散在分布,病原菌以金葡菌多见。

3.继发性肺脓肿　　常继发于细菌性肺炎、支气管扩张、支气管囊肿、肿瘤及支气管异物引起的化脓性感染,病原菌多为需氧菌或兼性厌氧菌。

三、治疗

(一)治疗原则

1.积极控制感染,促进气道分泌物的排出。

2.彻底治疗原发病,防止形成慢性脓肿。

(二)治疗计划

1.抗生素治疗　　在经验用药的基础上根据痰液细菌培养及敏感试验选用抗生素。对革兰阳性菌选用半合成青霉素、一或二代头孢菌素类、大环内酯类及万古霉素等;对阴性杆菌则选用广谱青霉素、第二或第三代头孢菌素;甲硝唑对各种专性厌氧菌有强大的杀菌作用,常用剂量为 $20\sim50\text{mg/(kg·d)}$,分 3 次口服,重症或不能口服者应静脉滴注,$10\sim15\text{mg/(kg·d)}$,分 2 次静脉滴注。抗生素疗程为 $4\sim6$ 周。

2.痰液引流　根据脓肿部位和支气管位置采用不同体位进行痰液引流,每次 20min,每日 2～3 次。引流前可先作雾化吸入,再协助拍背,使痰液易于排出;引流效果不佳或引流不畅者,可进行支气管镜检查,吸出痰液和腔内注射抗生素;脓腔较大,与胸腔壁有粘连,可经胸壁穿刺排脓。也可通过支气管肺泡灌洗法排脓,术前充分给氧。鼓励患儿咳嗽和加用祛痰剂。

3.镇静剂和镇咳剂　原则上不使用镇静剂和镇咳剂,以免妨碍痰液的排出,对咯血者应酌情给予镇静剂,如苯巴比妥或水合氯醛等,并给予止血药物。此外,给予支气管扩张剂、气道湿化、肺部理疗等,均有利于痰液排出。

4.支持疗法　注意高蛋白、高维生素饮食,对重症或体质弱者必要时可静脉用丙种球蛋白。

5.手术疗法　多无需手术,对经内科治疗无效的慢性肺脓肿、并发支气管扩张、有反复感染、大量咯血者应考虑手术治疗。

(三)治疗方案的选择

1.吸入性肺脓肿　除按肺脓肿治疗原则处理外,应尽早应用支纤镜取出异物。

2.血源性肺脓肿　常为金黄色葡萄球菌感染所致,另应结合血培养及药敏试验对败血症进行有关治疗。此外,还需积极处理肺外化脓性病灶。

3.继发性肺脓肿　在治疗肺脓肿的同时,还应积极控制原发病的发展,由于本型病原体多为需氧或兼性厌氧菌感染,选择抗生素时,应予以注意。

(卫丽)

第十节　脓胸和脓气胸

脓胸指胸膜急性感染并胸膜腔内有脓液积聚。若同时有气体进入脓腔则形成脓气胸。脓胸多继发于肺部感染、邻近器官感染和败血症,少数为原发性。多见于 2 岁以下的小儿,年长儿也较常见。最常见的病原是葡萄球菌和大肠杆菌,其他如肺炎球菌、链球菌也可引起;厌氧菌也为重要致病菌;偶可见结核菌、阿米巴及真菌感染。

一、诊断

(一)病史采集要点

1.起病情况　多数患者急性起病,持续高热不退。因肺炎引起的表现为肺炎。持久不愈,体温持续不退或下降后复升,年长儿常诉胸痛。慢性脓胸者起病可较缓。

2.主要临床表现　除发热及胸痛表现外,大部分病儿呈轻度呼吸困难,少数病儿呼吸困难明显,可有发绀、鼻扇甚至端坐呼吸。晚期则见苍白、出汗、消瘦、无力等慢性消耗病容。发生张力性气胸时,可突然出现呼吸急促、鼻翼煽动,发绀、烦躁、持续性咳嗽、甚至休克。

3.既往病史　引起脓胸或脓气胸的疾病大致可分为 2 类:①由胸膜腔周围的组织和器官炎症蔓延引起:a.肺部感染病:如细菌性肺炎、肺脓肿、支气管扩张继发感染等;b.纵隔感染:如纵隔炎、食管炎、淋巴结破溃;c.膈下感染:如膈下脓肿、肝脓肿、腹膜炎等;d.胸壁的感染及创伤。②由血源性感染引起。因此要仔细询问患者有无这方面的病史。

(二)体格检查要点

1.一般情况　急性起病者呈急性病容,面色灰白、精神萎靡,可见呼吸困难,发绀。晚期多见贫血、消瘦。病程长者可有营养不良及生长发育迟缓。

2.肺部体征　与积液多少有关。大量胸腔积液时患侧胸廓饱满,肋间隙增宽,呼吸运动减弱,气管和心脏向健侧移位,纵隔向健侧和心尖搏动移位。叩诊浊音或实音,语颤减低,呼吸音减低或完全消失。少量胸腔积液时仅叩诊浊音、呼吸音减低或无明显体征。继发于肺炎者可闻干湿啰音。伴脓气胸时,胸上部叩诊为鼓音。脓胸病程超过2周以上可出现胸廓塌陷,肋间隙变窄,胸段脊柱凸向对侧或侧弯,这些畸形在感染完全控制后可逐渐恢复。

3.其他　可见杵状指(趾)。

(三)门诊资料分析

1.血常规　白细胞总数及中性粒细胞增多,可有核左移,严重者可见中毒颗粒。

2.血白细胞碱性磷酸酶和血清C反应蛋白　可升高。

3.X线检查　积液少者肋膈角消失或膈肌运动受限。有时胸腔下部积液处可见弧形阴影;积液较多则患侧呈一片致密阴影,肋间隙增宽,严重者可见纵隔和心脏移位。有脓气胸时可见液平面。包裹性脓胸可见较固定的圆形或卵圆形密度均匀阴影,不随体位移动。不同体位摄片或透视有助于判断胸膜积液量的多少、积液位置、有无包裹等。

(四)进一步检查项目

1.胸腔穿刺　若抽出脓液为诊断重要依据。脓液性状与病原菌有关。金黄色葡萄球菌引起者,常为黄绿色或黄褐色黏稠脓液;肺炎双球菌、链球菌引起者脓液稀薄呈淡黄色;大肠杆菌引起者,脓液为黄绿色,有腐败臭味;厌氧菌引起者,脓液有恶臭。胸水比重常高于1.018,蛋白质高于3.0g,Rivalta试验阳性。

2.脓液培养和直接涂片　有助于病原学诊断。

3.超声波检查　可确定胸腔积液的有无、部位及多少、胸膜的厚度及有无气体存在。在超声引导下进行诊断性和治疗性穿刺可提高准确性。

4.必要时也可做CT协助诊断。

二、诊断

(一)诊断要点

临床上出现高热、胸痛、咳嗽、呼吸困难表现,体检胸廓饱满、肋间隙增宽,叩诊浊音或实音,X线、B超有胸腔积液等表现,结合诊断性穿刺结果可确诊。

(二)鉴别诊断要点

常需与以下疾病鉴别:

1.大范围肺萎缩　脓胸肋间隙扩张,气管向对侧偏移;而肺萎缩肋间隙缩窄,气管向患侧偏,穿刺无脓液。

2.巨大肺大泡及肺脓肿　较难与本病鉴别。可根据穿刺减压后,肺组织复张分布情况进行鉴别。脓胸肺组织集中压缩在肺门,而肺大泡则外围有肺组织张开,并出现呼吸音。

3.膈疝　小肠疝入胸腔时胸片见多发气液影、胃疝入时见大液面易误为脓气胸,胸腔穿刺若为混浊或黏液、粪汁可资鉴别。

4.巨大膈下脓肿　胸腔可产生反应性积液,但肺组织无病变。穿刺放脓后无负压,或负压进气后X线摄片脓肿在膈下,B超检查可进一步鉴别。

5.结缔组织病并发胸膜炎　胸水外观似渗出液或稀薄脓液,白细胞主要为多形核中性粒细胞。肾上腺皮质激素治疗后很快吸收有助于鉴别。

(三)临床类型

1.根据起病急缓可分为　急性或慢性脓胸。急性脓胸一般起病急骤,病程不超过6周～3个月。急性脓胸经过4～6周治疗脓腔未见消失,脓液稠厚并有大量沉积物,提示脓胸已进入慢性期。

2.按病变累积的范围可分为全脓胸或局限性脓胸:全脓胸是指脓液占据整个胸膜腔,局限性脓胸是指脓液积存于肺与胸壁或横隔或纵隔之间,或肺叶与肺叶之间,也称包裹性脓胸。

3.根据感染的病原体分为化脓菌、结核菌、真菌及阿米巴脓胸。化脓菌引起的脓胸一般起病急,中毒症状明显,脓液培养可明确致病菌,一般以葡萄球菌多见。结核性脓胸:由结核菌从原发综合征的淋巴结经淋巴管到达胸膜,或胸膜下的结核病灶蔓延至胸膜所致,常有胸痛、气急及结核中毒症状。真菌性脓胸:多由放线菌、白色念球菌累及胸膜所致。阿米巴脓胸:多由于阿米巴肝脓肿破入胸腔所致。脓肿破入胸腔时可发生剧烈胸痛和呼吸困难,甚至发生胸膜休克。

三、治疗

(一)治疗原则

①尽可能在短时间内有效控制原发感染,迅速排出胸腔积脓、消除脓腔,促使肺复张,以减少并发症和后遗症。②应加强支持疗法,改善全身状况。

(二)治疗计划

1.一般治疗　脓胸时蛋白渗出量大,且感染本身对机体损害较大,患儿可很快出现营养不良,抵抗力低下及贫血,故应注意休息,加强营养,如给高蛋白高热量饮食,补充多种维生素,必要时配合静脉高营养及肠道营养,需要时可输血、血浆、多种氨基酸或静脉用丙种球蛋白等。咳嗽剧烈者给予镇咳剂。呼吸困难者氧气吸入。

2.抗感染治疗　根据脓液细菌培养及药物敏感试验,适当选用两种有效的抗生素联合应用。细菌培养结果未知之前,可选用广谱抗生素。一般抗生素治疗应持续3～4周,体温正常后应再给药2～3周。疑有厌氧菌感染者可用甲硝唑治疗,疗程4～6周。待体温、白细胞正常,脓液吸收后再渐停药。结核菌感染者应抗结核治疗,真菌感染者抗真菌治疗。

3.胸腔抽液　应及早反复进行,可每日或隔日一次。每次尽量将脓液抽尽,穿刺排脓后的次日,应行胸部透视,脓液增长较快的应每天一次将脓抽尽,否则可隔日一次,直到脓液消失为止。脓液黏稠可注入生理盐水冲洗,每次穿刺冲洗后可适当注入少量抗生素,一般常用青霉素20万U或庆大霉素1万～2万U,加生理盐水10～20ml稀释后注入。

4.胸膜腔闭式引流

(1)适应证:①患儿年龄小,中毒症状重;②脓液黏稠,反复穿刺排脓不畅或包裹性不易穿刺引流;③张力性脓气胸;④有支气管胸膜瘘或内科治疗1个月,临床症状未见好转或胸壁已并发较严重感染者。

(2)方法:①发生张力性气胸时,引流部位一般在锁骨中线外2～3肋间。在局麻下切开皮肤1cm,用套管针将引流管送入胸腔内2～3cm,套管针或导管外端连接水封瓶,导管在水中深度2cm,使胸内气体只能单方向引流出体外。直至引流管不再排气,胸腔内积液很少,肺大部分复张膨起时可将引流管夹住,再观察 1～2d 无其他变化时即可拔管。②引流是为了排脓,则引流部位应选择胸腔的偏下后方。病儿半仰卧位,患儿手术一侧的手臂上举,取腋中线右侧第 6 肋间,左侧第 7～8 肋间作引流,在局麻下切开皮层 1～2cm,用止血钳穿通肌层放引流管入胸腔,引流管远端接水封瓶。直到脓液残留很少量或无时可于引流后 3～7d 拔管,拔管前可试夹管观察一天,若体温正常,症状无加重即可拔管。拔管后应立即封闭切口,以免气体进入胸腔,引流期宜每日或隔日用生理盐水冲洗脓腔并注入适当抗生素。

5.电视辅助胸腔镜(VATS) 可分离包裹性脓胸使脓胸引流完全;也可清除肺表面的纤维素,直视下准确地放置引流管,达到促使肺复张和消灭脓腔的目的。

(三)治疗方案的选择

1.急性脓胸应尽早选择敏感抗生素,积极排除脓液,渗出期内用大号针头胸穿抽脓或胸腔闭式引流治疗,脓胸进入到纤维脓性期,适合于胸腔镜处理。同时应加强支持疗法。

2.慢性脓胸应改进原有脓腔的引流,根据情况选择开胸纤维板剥脱术,胸膜肺切除或胸廓成形术等。

(卫丽)

第五章　小儿消化疾病

第一节　口炎

口炎是指口腔黏膜的炎症,可单独发病也可继发于急性感染、腹泻、营养不良以及维生素B、维生素C缺乏等全身性疾病,可由病毒、细菌、真菌引起,亦可因局部受理化刺激而引起,若病变仅局限于舌、牙龈、口角,亦可称为舌炎、牙龈炎、口角炎。婴幼儿时期口腔黏膜薄嫩、血管丰富,唾液分泌少,口腔黏膜较干燥,有利于微生物繁殖;不注意食具及口腔卫生、不适当擦拭口腔、食物过高温度刺激或各种疾病导致机体抵抗力下降等因素均可导致口炎的发生。

一、鹅口疮

鹅口疮又名雪口病,为白念珠菌感染所致的口炎。多见于新生儿和婴幼儿,营养不良、腹泻、长期应用广谱抗生素或激素的患儿。大多通过不洁食具感染,新生儿在出生时亦可经产道感染。

（一）临床表现

在口腔黏膜上出现白色奶块样点状或片状物,可融合成片,略高于黏膜表面,不易拭去,强行擦拭剥落后,局部黏膜潮红粗糙,可有溢血。患处不痛,不流涎,一般不影响吃奶,也无全身症状。常见于颊黏膜、舌、齿龈、上腭、唇内黏膜等处,可蔓延至咽部,偶可累及消化道或呼吸道,引起真菌性肠炎或真菌性肺炎。取白膜涂片,加10%氢氧化钠1滴,镜检可见真菌菌丝和孢子。

（二）治疗

用2%的碳酸氢钠溶液清洗口腔每日2～4次,以餐后1h左右为宜,动作应轻、快、准,以免引起呕吐。局部可涂抹10万～20万U/ml制真菌素混悬液或1%甲紫溶液,每日2～3次。

二、疱疹性口炎

疱疹性口炎为单纯疱疹病毒感染所致,多见于1～3岁的小儿,冬、春季多见,传染性强,常在卫生条件差的托幼机构引起小范围流行。

（一）临床表现

起病时发热体温达38～40℃,1～2d后唇红部及邻近口周皮肤和口腔黏膜出现散在或成簇的小水疱,直径2～3mm,周围有红晕,可很快破裂形成浅溃疡,溃疡表面覆盖黄白色膜样渗出物,多个小溃疡可融合成不规则的较大溃疡。局部疼痛明显,出现流涎、拒食、烦躁、颌下淋巴结肿大。病程1～2周,发热可持续5～7d,局部淋巴结肿大可持续2～3周。本病应与疱疹性咽峡炎鉴别,后者由柯萨奇病毒引起,多发生于夏季,常骤起发热及咽痛,疱疹主要发生在咽部和软腭,有时见于舌面,但不累及齿龈和颊黏膜。

（二）治疗

多饮水,用3%过氧化氢溶液0.1%依沙吖啶(利凡诺)溶液清洁口腔,较大儿童可含漱等保持口腔清洁和黏膜湿润。局部可涂碘苷(疱疹净),亦可喷洒西瓜霜、锡类散、冰硼散等。为预防感染可涂 2.5％～5％金霉素鱼肝油软膏；伴口唇干裂可涂液状石蜡或抗生素软膏。疼痛重者，进食前用 2％利多卡因涂抹局部，同时避免摄入刺激性食物。

三、溃疡性口炎

由链球菌、金黄色葡萄球菌、肺炎链球菌、铜绿假单胞菌或大肠杆菌等感染引起。多见于婴幼儿，常发生于急性感染、长期腹泻等体弱患儿，在口腔不洁时有利于细菌繁殖而致病。

（一）临床表现

口腔各部均可发生，常见于舌、唇内及颊黏膜处，可蔓延到唇及咽喉部。初起时口腔黏膜充血、水肿，继而形成大小不等的糜烂和浅溃疡，溃疡表面有纤维素性炎症渗出物形成的灰白色或黄色假膜，边界清楚，易拭去，拭去后遗留溢血的创面，但不久又被假膜覆盖。患儿常因局部疼痛而哭闹、烦躁、拒食、流涎。常有发热，体温可达 39～40℃，伴颌下淋巴结肿大。溃疡性口炎假膜涂片染色可见大量细菌，血常规检查可有白细胞和中性粒细胞增高。

（二）治疗

1. 控制感染　注意口腔卫生，可用 0.1％～0.3％依沙吖啶溶液等清洁口腔后涂 2.5％～5％金霉素鱼肝油软膏，或用中药养阴生肌散等，1～2 次/d。病情较重者可选择敏感的抗生素控制感染。

2. 止痛　疼痛明显，可局部涂 2％利多卡因。

3. 饮食　给予温凉半流食或流食，富含足够营养和 B 族维生素及维生素 C，有利于疮口愈合。

4. 对症治疗　对发热者给予对症处理，烦躁者可酌情给予镇静剂，有脱水、酸中毒者应予以积极纠正。

（孟庆杰）

第二节　小儿厌食症

厌食，是指小儿长时期见食不贪，食欲减退或缺乏，甚至拒食，医学上称之为"小儿厌食症"。据调查资料表明，城镇中 60％的学龄前儿童均有不同程度的厌食。随着独生子女的增多，小儿厌食症有增无减。究其原因，与饮食习惯和饮食方式有密切的关系。同时，与缺少某些微量元素也有一定的关系。

一、诊断

（一）病史

喂养不当，嗜食高蛋白高糖饮食史。

（二）症状及体征

1. 不思纳食，食之无味，甚或拒食，大便正常或干结。食量明显少于同年龄正常儿童。

2. 病程持续 2 个月以上。

3. 体重下降不增，毛发稀黄、干枯。

4. 并发症　严重者可并发中度以上贫血、营养不良、维生素 D 缺乏病、智力发育障碍、机体抗病能力降低而反复感染。

5. 排除其他外感染、内伤慢性疾病。

(三)辅助检查

D 木糖吸收排泄率降低。尿淀粉酶降低。血、头发的锌、铜、铁等多种微量元素含量低。

二、治疗

(一)一般治疗

改变不规律的生活,尽可能改善或酌情改换生活环境。

(二)消化酶制剂

多酶片,每次 0.3～0.6g,3 次/d,饭后服。含淀粉酶、胰酶、胃蛋白酶,可促进糖类的消化。

(三)锌制剂

1.葡萄糖酸锌　儿童服用量为,3 岁以下 5～10mg,4～6 岁 10～15mg,6 岁以上 15～20mg。以上均为锌的剂量,1d 只需服 1 次,亦可以将 1d 量分 2～3 次服用。口服液:每瓶 10ml,含锌 10mg;冲剂:每袋 10g,含葡萄糖酸锌 70mg,相当于含锌 10mg。

2.甘草锌　儿童服用量按锌元素计算,1d 每千克体重 0.5～1.5mg,相当于 80mg 规格片剂的 1/8～1/3。一般常用量为(80mg 片剂)1～2 片。

(四)维生素

复合维生素 B,每次 1 片,2～3 次/d,饭后服。

(孟庆杰)

第三节　胃食管反流

胃食管反流病(GERD)是最常见的食管疾病,是因食管下端括约肌的功能缺陷,引起胃液或胆汁从胃反流入食管,是婴幼儿顽固性呕吐和生长发育迟缓的重要原因。病因与发病机制有:①食管下端括约肌抗反流屏障破坏食管下端环状肌有括约肌功能,因此能防止胃食管反流发生,其抗反流功能受神经及消化道激素的调节,如胃泌素、前列腺素等,当其抗反流因素受到破坏时,反流量增加,因此产生胃食管反流。②食管酸廓清延缓正常情况下,食管本身具有以下防御功能－食管下端括约肌能阻止反流作用;食管的蠕动向远端清除进入食管的反流液;吞咽含碳酸氢钠的唾液、中和酸度及清洗刺激物。当上述功能受到损伤时,使酸清除延缓。

一、诊断

(一)病史采集

1.婴儿　婴儿胃食管反流症有四大症状,即吐奶、体重不增、出血和肺部症状,其中以吐奶最常见。正常情况下,食管下端括约肌保持一定的张力,形成一个高压带,将胃和食管分隔开来,阻止胃内容物反流入食管,而且食管的蠕动波还能将反流物推回胃中。刚出生不久的婴儿食管下端括约肌还未发育完善,张力较低,5～7 周后才能建立起有效的抗反流屏障,并随年龄增长逐渐完善。此外,婴儿的食管下端括约肌到咽部的距离相对成人为短,卧位时间较长,哭闹时腹压升高。如果喂养不当,吞气过多,引起胃扩张,就容易发生胃食管反流。患儿出生后不久即出现反复呕吐,随年龄增大而加重,严重者甚至每次喂奶后均呕吐。呕吐多不费力,非喷射性,但也有部分为喷射性呕吐,平卧位和嗳气时更易出现。也有患儿不喂奶时也常呕吐。反复呕吐引起营养不良、体重不增或下降。由于胃食管反流,胃酸等腐蚀食管黏膜,还可造成食管炎,甚至引起食管黏膜血管破损、出血。此外,胃食管反流时,若胃内容物误入气管则可引起肺部反复感染。

(1)呕吐:新生儿及婴儿患者85%生后第1周即呕吐,逐渐成为食后呕吐,呈喷射状,吐出物为胃内容物,偶有呕血。

(2)生长发育落后:由于呕吐造成长期热量摄入不足而致营养不良、生长发育缓慢、消瘦。亦可因反流性食管炎引起痉挛与狭窄,少数病儿有贫血症状。

(3)其他:呕吐物或反流物如吸入肺部可致肺部感染,久之形成肺纤维化,产生原发性肺间质纤维化。个别患儿对酸性反流液高度敏感,可诱发支气管痉挛,引起哮喘发作。反流液刺激咽喉者,反射性喉痉挛,可造成窒息,甚至猝死。

2.较大儿童　年长儿可诉胸骨后烧灼痛、嗳气、上腹部不适。烧心、反流、非心源性胸痛和吞咽困难及一些肺部症状是 GERD 的常见表现。一旦出现上述症状时应首先想到 GERD 的可能,但 GERD 有时可有完全不同的临床表现。患儿有食管症状可伴或不伴食管黏膜损害,有或未证实病理性酸反流的量;另一些患儿有食管黏膜损害但不一定伴有反流症状;还有患儿表现为各种各样食管外表现,可无或很少伴有食管症状,因而给 GERD 的诊断带来一定的困难。在较大儿童直至成人患者,烧心和反流是 GERD 的主要症状,这 2 个症状对于GERD 有很高的特异性。

(1)烧心:烧心伴或不伴有胃内容物反流至口腔是最突出的症状。烧心典型者为胸骨后烧灼感,向咽喉或口放射,最常见于餐后,由于平躺、躯体弯曲过度或猛烈的抬举而发生,常因急剧进餐、吃柑橘、辛辣食品、高脂肪餐和饮酒而诱发。烧心的严重性与食管炎的严重度无关。在 Barrett's 食管或有食管外表现的 GRED 患者,烧心可能很轻或缺如。

(2)反流:反流是指胃内容物反流入食管,且常反流入口,应与呕吐相区别。反流常伴有烧心,反流物为典型的酸性物,更为重要的是反流可引起食管外表现。

(3)吞咽困难:是 GERD 的常见症状,若患者尚能吞咽肉食(肉片、牛排)、带皮的蔬菜和硬面食品等,吞咽困难的存在将被怀疑。吞咽困难可为机械性梗阻或非机械性梗阻引起。机械性梗阻可能继发于与反流有关的狭窄、癌(如 Barrett's 食管引起腺癌或鳞状上皮癌)或食管环;非机械性梗阻吞咽困难可继发于蠕动功能障碍含有低幅度收缩和传递不良,或继发于反流引起敏感性蠕动收缩和食管痉挛,糜烂性食管炎的存在和严重性也是重要的决定因素,糜烂性或溃疡性食管炎患者进硬食常有吞咽困难,给充分治疗后 GERD 可消失。

(4)非器质性上消化道症状表现:如消化不良、腹胀、嗳气或不消化,当缺乏烧心或酸反流主要症状时,上述症状对 GERD 无特异性,有些患者仅诉胃灼热。

(5)食管外表现:①哮喘:最为常见,抗反流治疗可改善哮喘症状。虽 1/3 哮喘患者有食管功能障碍而无食管症状,但询问有关反流和烧心史在哮喘患者是重要的。哮喘时存在GERD 的线索包括缺乏过敏源、哮喘开始在少年、哮喘前存在反流症状、夜间咳嗽、肥胖、哮喘发作前有烧心或激烈进食后烧心、对常用的哮喘治疗有对抗。②心绞痛样胸痛:又称为非心源性胸痛,是 GERD 的另一个突出表现。为位于胸骨下方烧灼样或压榨样痛,以下几点应考虑源于食管引起的胸痛:伴有食管症状,如烧心、吞咽困难或反流;疾病发生在餐后或仰卧位置;用抗酸剂疼痛减轻;疼痛持续几小时或几天而无心肺恶化。但值得注意的是不少冠心病和心源性胸痛患者常并存有食管症状,因此建议诊断食管源性胸痛时应首先排除心源性胸痛。③耳鼻喉疾病:有喉症状而缺乏典型食管症状或症状轻微的患者,内镜检查有低的食管炎检出率,少量的酸即可引起喉病理改变。牙糜烂是 GERD 最流行的口表现,牙糜烂和齿质丢失可引起颞下肌筋膜疼痛综合征,也可有口臭、口烧灼、舌过敏等表现。

3.并发症 胃食管反流病的并发症包括食管炎、消化性食管狭窄、食管溃疡及 Barrett's 食管化生。食管炎常可引起吞咽痛及大量出血;消化性食管狭窄可出现对固体食物的进行性吞咽困难;食管消化性溃疡可发生与胃或十二指肠溃疡同样的疼痛,但其部位常局限于剑突区或高位胸骨后区,这些溃疡愈合慢,易复发,在愈合后常遗留狭窄。

(二)体格检查

胃食管反流时由于酸性胃液反流,食管长期处于酸性环境中,可发生食管炎、食管溃疡、食管狭窄、反流物吸入气管可引起反复发作的支气管肺炎、肺不张,也可引起窒息、猝死综合征等。患儿常呕吐可出现体重不增、食管炎、食管糜烂或溃疡,表现为不安、激惹、拒食,重者呕血或便血,导致缺铁性贫血。反流物吸入后可有吸入症状,肺部合并证,呛咳、窒息、呼吸暂停、吸入肺炎,并伴精神运动发育迟缓。体格检查可见相应的体征。

(三)门诊资料分析

1.食管测压 食管测压仅用于对可疑 GERD 的开始评价,不用于 GERD 的肯定诊断,反流食管炎往往伴有 LES 压力降低[正常 15～30mmHg(2.0～4.0kPa)],LES 松弛时间也较正常明显延长(正常 2～7s),胃食管屏降压[正常 11～19mmHg(1.5～2.5kPa)]明显降低,因此 LES 低压可作为 GERD 严重度的评价指标。

2.放射线检查 患者垂头仰卧位所作的 X 线钡餐检查可显示钡剂从胃反流至食管,也可采取腹部加压法。但 X 线照相的方法通常不能敏感地诊断胃食管反流病。吞钡后所作的 X 线检查很容易显示食管溃疡和消化性狭窄,但对因食管炎所致的出血患者则诊断价值不大。上消化道吞钡检查可提供食管蠕动情况,并可发现憩室、裂孔疝和肿瘤等病变;气钡双重对比检查,食管炎时可见黏膜粗糙、溃疡等病变。为了评价 GERD 及其并发症,临床用食管钡造影和同位素检查,钡检查对于评价有吞咽困难的 GERD、以及准确地诊断裂孔疝、食管狭窄、食管环等极有价值。放射线检查证实黏膜呈网状改变可提出存在 Barrett's 食管。但与 pH 监测相比,钡检查对 GERD 诊断的敏感性低,居于这个原因吞钡检查用于评价 GERD 患者受到限制。

(四)进一步检查项目

1.食管镜检查 可对伴或不伴有出血的食管炎作出准确的诊断。食管镜结合细胞刷洗和直视下活检对鉴别食管的良性消化性狭窄和癌肿是必需的。疑有 GERD 患者一般进行内镜评价,检查指征包括:

(1)患者症状不明朗或有警报症状如出血、体重下降、吞咽困难征象,目的为排除其他疾病或并发病。

(2)有长期症状的患者,目的为排除 Barrett's 食管的筛选。

(3)用于食管炎的诊断和其严重度的评估。

(4)治疗目的:直接内镜治疗和预防慢性化。如果发现糜烂性食管炎或 Barrett's 食管,大部分 GERD 可通过内镜得到诊断,虽然糜烂性食管炎也可由感染或药物引起损伤所致。

内镜检查对于 GERD 的诊断缺乏可靠的敏感性,烧心患者内镜检查时仅 30%～40%证实有黏膜破坏,包括黏膜红斑、组织脆和柱状鳞状上皮结节损害等。内镜检查提示严重食管炎的存在可指导治疗,且有助于预报对治疗的反应、复发率和慢性化。内镜检查阴性患者食管黏膜活检病理改变有助于 GERD 的诊断。反流症状持续久的患者可通过内镜筛选 Barrett's 食管,如果看不到 Barrett's 食管化生,将来患者不再需要用内镜筛选;而内镜发现有 Barrett's 食管者建议患者首选质子泵抑制剂治疗直至症状消失、食管糜烂或溃疡改变轻微。

2.食管测压法　是在下食管括约肌处测定压力,并显示其强度,可区分正常与闭锁功能不全的括约肌。

3.24h 食管 pH 值监测　24h 食管 pH 值监测是当前一个广为应用的研究和临床工具,对食管暴露酸量的判定、对 GERD 的认识有很大提高,可提供胃食管反流病的直接证据,了解反流的病因和异常程度,有助于肯定 GERD 诊断。24h pH 值监测能很好的区别正常对照组和食管炎患者,pH 值监测也有助于提高诊断有食管外表现存在的 GERD 患者。pH 值监测受到各种限制,所有证实食管炎患者,25%患者 24h pH 值监测在正常范围内,正常对照组与有反流症状的患者也有很大的重叠。一般以 pH 值<4(正常食管 pH 值为 5.0～7.0)至少持续 5～10s 作为胃食管反流发生指标。现在国内多采用便携式食管 24h 连续 pH 值监测,监测期间一般规定 pH 值<4 持续 5s 或 10s 以上判定为有胃食管反流,一般采用 6 个参数:①总 pH 值<4 的时间百分率(%)(正常人为 1.2%～5%);②直立位 pH 值<4 的时间百分率(%);③卧位 pH 值<4 的时间百分率(%);④反流次数;⑤pH 值<4 长于 5min 的次数;⑥最长反流持续时间。有认为正常人 pH 值<4 长于 5min 的次数大于 3 次,而反流发作长时间大于 9min 即为病理性反流。24h pH 值监测表明,每天站立位有反流者食管炎较轻,夜间卧位有反流者食管炎较重,而白天、夜间均有反流者食管炎最重。反流和症状之间的相互关系对于决定症状由反流引起是有帮助的。相互关系是通过统计学处理得出的。此相互关系可能决定于总酸暴露时间,严格的反流和症状间隔时间是不明了,多数作者认为出现间隔时间为 2～5min。反流和症状之间相互关系特别用于评价患者有不能解释的胸痛。

4.双探针 pH 值监测法　将一个探针(Probe)置于食管下端括约肌上 5cm 处,另一个探针置于近端食管或咽下部,此种方法有助于评价 GERD 患者的食管外表现。有各种各样耳鼻喉症状的患者食管近端 pH 监测常有异常,如喉痛、声嘶表现反流性喉炎或酸后喉炎患者,双探针 pH 值监测也用于检查大多数有发作性喉痉挛的反流异常者,有些患者有反流性咽炎而远端食管总酸暴露时间正常,在评价哮喘或慢性咳嗽患者近端食管 pH 值监测的重要性很少建立,研究仍有矛盾的结果。

5.Bern—stein 试验　与症状性胃食管反流的存在密切相关,灌酸可使症状迅速出现,但可被灌注盐水所缓解。

6.食管活检　显示鳞状黏膜层变薄,基底细胞增生,这些组织学变化可见于内镜下肉眼见不到食管炎的患者。

内镜或 X 线检查的结果如何,活检或 Bern—Stein 试验的阳性结果与反流所致的食管炎症状具有密切关系。内镜下活检还是能连续观察 Barrett 化生柱状黏膜改变的唯一方法。

7.试验治疗　试验治疗在 GERD 评价上是有吸引力的。英国胃肠学会资料显示其敏感性 81%,特异性 85%。尤其是对 pH 值监测(一)或内镜(一)的患者若用试验治疗症状改善时也可考虑 GERD 的诊断。应当指出,单纯试验治疗也可能造成误诊,如消化性溃疡、卓一艾综合征用强酸抑制剂治疗症状也明显减轻。目前临床上普遍认为用质子泵抑制剂(PPI)试验诊断反流病准确性高,实用于临床。最近美国胃肠学会推荐凡有典型 GERD 症状的患者,在行内镜检查之前,应接受 PPI 治疗。另一些专家推荐在大多数病例中,将 PPI 试验放在 24h 食管内 pH 值监测之前进行,或者用其作为替代试验。

二、诊断对策

(一)诊断

早期诊断对减少胃食管反流并发症,降低病死率有重要临床价值。详尽细致的病史有利于诊断。食管钡餐造影 X 线检查、内镜、食管测压、24h pH 值监测及 Bern-stein 灌酸试验有助于明确诊断和揭示可能发生的并发症(如 Barrett 食管)。较少应用的检查还有:①B 超检查:其优点是无损伤性,并能作长时间连续动态观察。②同位素扫描(^{99m}Tc):此项检查是诊断胃食管反流的敏感方法之一,可以了解胃排空、食管廓清等情况,以及胃食管反流的发生与呼吸道症状间的关系。

(二)临床类型

胃食管反流病可有典型表现(如上述)和食管外表现,其食管外表现尤应重视胃食管反流病常可伴有呼吸系统症状与疾病(如哮喘、咳嗽和纤维化),耳鼻喉科症状和体征,其他食管外症状和体征(如非心源性胸痛、牙腐蚀、鼻窦炎和睡眠呼吸暂停)等。

1. 呼吸系统表现　GERD 的食管外表现,以呼吸系统为最多见。由于反流的轻重、持续时间长短、反流物的刺激性以及个人致反流因素等具体情况不同,可有不同的表现。

(1)夜间阵咳及支气管炎:为反流物进入气道直接刺激所致。轻者,患者常于夜间或熟睡中突然出现阵咳或呛咳,需立即坐起。若长期反流、持续刺激,则可引起支气管炎,咳嗽增重,但以夜间为主。如引致气管炎的其他病因因素不明显,或抗菌治疗效果不好,要想到有GERD 的可能。

(2)反复发作性肺炎及肺间质纤维化:反流较重、反复吸入,可导致反复发作的肺炎。患者可有反复发作的咳嗽、咳痰、气喘,尤以夜间为著,有的伴有夜间阵发性呛咳。有的患者可有胸闷、胸痛、发热等症状。胸部 X 线检查,可提示炎症征象。虽经正规抗生素治疗,症状及X 线表现常无明显改善,或易于复发。极少数患者可并发肺脓肿或肺不张。长期、反复吸入刺激,个别患者可进一步发展为肺间质纤维化。

(3)支气管哮喘:有学者证实,高酸反流物进入气道,可引起支气管痉挛。食管滴酸试验阳性者,也能引起支气管痉挛,食管酸刺激传入神经感觉机制触发呼吸道反应,因此在食管少量酸即可引起支气管痉挛。咽喉部存在着对酸超敏感的丰富的化学感受器,受反流酸刺激,亦能引起支气管痉挛,出现哮喘。GERD 所的致哮喘,多于夜间发作,无季节性,常伴反流症状,亦可伴咳嗽、呛咳、声嘶、咽喉酸辣等症状。但约 1/3 的患者可无反流症状或不明显。解痉剂的应用常难奏效,甚至加重。此夜间哮喘须与心源性哮喘相鉴别。反过来,支气管哮喘也易诱发 GERD,这是因为:①支气管痉挛时,肺充气过度,使膈肌下降,致 LES 功能减低,抗反流作用减弱;②哮喘发作时,胸内负压增大,腹内压增高,胸膜压差增长,更利于胃食管反流;③支气管扩张剂的应用,可降低 LES 张力。如原有 GERD 者,支气管哮喘可使其加重。

(4)夜间睡眠呼吸暂停:反流性食管炎可能是夜间睡眠呼吸暂停的原因之一。反流物吸入的主要机制是膈和腹部呼吸肌的突发收缩,胃压突然增高,使胃内容物通过食管进入气管引起。呼吸暂停发生在睡眠时,少数发生在白天饭后 1h。

2.非心源性胸痛　反流性食管炎或 GERD 是非心源性胸痛的主要原因。非心源性胸痛 80％的患者是由胃食管反流引起。患者除了胸骨后、剑下疼痛的典型症状外,还可向胸骨两例、上胸、后背放射,甚至有的放射至颈部、耳部,个别还有表现为牙痛。易与心绞痛、胸膜炎、肺炎、肋软骨炎等相混。GERD 所致胸痛也可间歇发作,有的呈剧烈刺痛,酷似心绞痛。

3.慢性咽喉炎　为反流物刺激咽喉所致的化学性炎症。患者常有咽喉部不适、疼痛、咳嗽、喉部异物感或堵塞感,亦可有声音嘶哑。咽部检查可见充血、肿胀、淋巴滤泡增生,偶尔可见溃疡形成。喉部检查可见喉部、声带水肿,偶见溃疡或声带结节形成,病变常限于声带后 1/3 和舌状软骨间区域。咽喉炎是夜间食管喉反流的结果。喉咽与胃液接触引起水肿和炎症。

4.口腔表现　反流物刺激,可有唇舌烧灼感,个别患者出现口腔溃疡。有的患者可有口酸、口苦、口臭及味觉损害等。有的患者唾液分泌增多,可能是酸刺激食管,反射引起的酸清除的保护性反应。与此相关,干燥综合征时,由于唾液分泌减少,对食管酸的中和清除能力减低,易诱发或加重反流物对黏膜的损害。

5.婴儿食管外表现　婴儿食管短,LES 尚未发育好,张力低下,且以流食为主,又多采取卧位,因而较易出现胃食管反流,也更易累及食管邻近器官,食管外表现更为突出。由于小儿不能主诉,如警惕性不高,易被忽略或误诊。常见表现为呼吸道症状,如夜间阵咳、哮喘、肺炎等。由于反流的痛苦,食管炎及食管外并发症的折磨,患儿亦可表现为哭闹、睡眠不好、拒食等。久之,可出现缺铁性贫血、营养不良及发育障碍。偶尔,患儿可出现间歇性斜颈或姿势怪异(Sandifer 综合征)。

(三)鉴别诊断要点

1.婴儿溢奶　婴儿在吃完奶后,变动体位或刚躺下,就会马上吐奶,这种情况为溢奶,是一种生理现象。是因为婴儿的胃成水平状,一变动体位,使胃无法保持水平位置,就会发生溢奶现象。待婴儿长到 6 个月以后,会自然好转。

2.幽门痉挛　婴儿不论躺着或抱着,每次吃奶以后 10min 左右就会呕吐,这种现象大多由于幽门痉挛引起。幽门痉挛使乳汁不能顺利地流入十二指肠,就会出现呕吐。

3.先天性幽门肥厚性狭窄　婴儿每次吃完奶,马上就呕吐,而且不论是改变体位,改变饮食,还是使用药物都不能使其症状得到缓解。体格检查在婴儿胃上中部偏右处,摸到象红枣大小的硬块,则可能是先天性幽门肥厚性狭窄,必须手术治疗。

4.其他　GERD 所致非心源性胸痛易与心绞痛、胸膜炎、肺炎、肋软骨炎等相混。食管源性心绞痛样胸痛,多与体位有关,仰卧、弯腰易发生,坐起站立可缓解;冷饮或刺激性饮料食物亦可诱发等可资鉴别。

三、治疗对策

(一)治疗原则

首选非手术疗法包括饮食控制、体位疗法和药物疗法,新生儿、婴儿胃食管反流经内科治疗绝大部分数月后可明显改善。若经上述治疗 6 个月后仍有吐奶或其他症状,可考虑手术治疗。

(二)治疗计划

应根据婴儿胃食管反流的不同程度采取相应措施,无并发症者的治疗包括:

1.饮食控制 饮食宜少量多次,选择质地柔软而营养丰富的食物,避免吃过热或过冷的食物。由于胃食管反流与胃的充盈度关系较大,因此,食品应稠厚,以减少容量。

2.体位疗法 对轻、中度的胃食管反流婴儿,喂奶时应将婴儿抱在半直立位,喂奶后维持半卧位1小时左右,睡眠时床头抬高20~30cm,保持头高脚低位。通常在2周内就可使呕吐减轻。重度患儿应24h持续维持体位治疗,可让患儿睡在倾斜30°的床板上(头高脚低),取俯卧位(趴着睡),以背带固定,或抬高床头20~30cm。

3.药物治疗 目前用于胃食管反流的药物主要有2大类:①抗酸剂,不仅能中和胃酸,还可促进幽门窦胃泌素的产生,升高血清胃泌素的浓度,从而增加食管下端括约肌的压力;②H$_2$受体拮抗剂如西咪替丁,其机制是抑制胃酸分泌,减少胃酸反流至食管,从而减轻症状。具体用药包括:

(1)餐后1h和临睡时予以制酸剂:可中和胃酸,并可能增加食管下段括约肌张力。

(2)应用H$_2$阻滞剂以降低胃液酸度(有时合并应用其他药物)。

(3)应用胆碱能激动剂如乌拉胆碱、胃复安餐前30min和临睡前口服。

(4)西沙比利。

(5)质子泵抑制剂:如奥美拉唑或兰索拉唑,是促进消化性食管炎快速愈合的最有效药物。研究证实有严重食管炎患者用质子泵抑制剂治疗可预防黏膜并发症尤其是狭窄的发生。奥美拉唑已被获准长期应用于腐蚀性食管炎再复发的预防。

4.其他

(1)避免应用引起胃酸分泌的强刺激剂:如咖啡、酒精。

(2)避免应用降低下食管括约肌张力的药物:如抗胆碱能药物、食物(脂肪、巧克力)和吸烟(被动)。

5.并发症的治疗 除大量出血外,由食管炎引起的出血无需紧急手术,但可复发。食管狭窄应采用积极的内科治疗,并反复扩张(如在内镜下采用气囊或探条)以达到和维持食管的畅通,若扩张恰当,不会严重影响患者的进食。奥美拉唑、兰索拉唑或抗反流手术(如Belsey、Hill、Nissen等)常用于有严重食管炎、出血、狭窄、溃疡或难治性症状的患者,而不管是否有裂孔疝的存在。该类手术也可应用电视辅助下的腹腔镜进行。内科或外科治疗对Barrett化生的效果并不一致,目前推荐内镜检查(每1~2年一次)以监视这种化生恶变的可能。

(三)治疗方案的选择

1.内科治疗

(1)体位:使病儿处于45°~60°半坐位,有的主张至少应保持在60°,多数病儿呕吐即可消失。对较大儿童,轻者进食后1h保持直立位;严重者可用30°倾斜的床上俯卧位,或50°角仰卧。

(2)喂养:饮食以少量多餐为主,喂稠厚乳汁防止呕吐。治疗期禁食酸果汁,食物用米糊调调喂饲。

(3)药物:药物治疗主要是应用H$_2$受体拮抗剂来抑制胃酸分泌。一般1~2周可缓解症状。合并有食管炎时,予甲氰咪胍每日30~40mg/kg,分4次口服;可在食后15~30min加服抗酸药,同时用灭吐灵每次0.1mg/kg,每日4次。吗丁啉可使胃肠道上部的蠕动和张力恢复正常,促进胃排空,增强胃窦和十二指肠运动,协调幽门的收缩,还可增强食管的蠕动和食管下部括约肌的张力,因此对本病有较好疗效。儿童每次0.6mg/kg,每日3~4次;不能口服者,可使用栓剂,6个月以下小儿用时需密切监护。思密达可保护食管黏膜,促进受损上皮修复与再生,还因其对 H^+ 的缓冲作用,对胃蛋白酶的抵抗作用及对胆盐、胆酸的螯合作用等,亦可用于本病的治疗。

2.外科治疗 经内科治疗6~8周无效者,有严重并发症、严重食管炎或缩窄形成的,可考虑手术治疗,一般采用胃底折叠术,效果良好。

(李伟锋)

第四节 胃炎和消化性溃疡

一、急性胃炎

(一)概述

急性胃炎是指由物理性、化学性或生物性有害因子引起的胃黏膜急性炎症,其病变可仅局限于胃底、胃体或胃窦,也可弥漫分布于全胃。病变深度大多局限于黏膜层,严重时则可累及黏膜下层或肌层,甚至达到浆膜层。急性胃炎可因服用药物(如非甾类抗炎药、抗肿瘤化疗药、洋地黄、氯化钾等)、误服腐蚀性化学物质(如强酸、强碱等)、应激因素(严重创伤、大面积烧伤、大手术、中枢神经系统肿瘤和外伤、败血症等)、酒精、感染、十二指肠液反流、摄入由细菌及其毒素污染的食物、胃壁的机械损伤、各种因素所致的变态反应所引起。

(二)诊断标准

1.诊断依据

(1)有摄入细菌及其毒素污染的食物、服药、吞食腐蚀性化学物质、酗酒、应激和放射线照射等明显的诱因。

(2)急性上腹痛、恶心、呕吐和食欲减退。严重者可有呕血、黑便、电解质紊乱与酸碱平衡失调。可有原发病的临床表现,如严重烧伤、败血症、休克等,或在全身严重疾病基础上发生消化道出血。

(3)胃镜检查表现为胃黏膜的充血、水肿和糜烂。胃镜检查应尽早进行,否则待胃黏膜修复、病灶愈合后胃镜检查可为阴性。

(4)上消化道的气钡双重造影可用于急性胃炎的诊断,但由于本病的病变一般较表浅,上消化道 X 线钡餐检查多为阴性。

(5)以出血为主要表现者,大便潜血试验阳性;呕吐物潜血试验也可为阳性,血常规检查红细胞和血红蛋白均可降低。

具有上述第(1)、(2)项可临床诊断为急性胃炎,如同时具有第(3)项则可确诊。

2.鉴别诊断

(1)消化性溃疡:消化性溃疡也可有上腹痛、恶心、呕吐等症状,但消化性溃疡者多有溃疡病的特殊症状,如上腹部的疼痛具有节律性、季节性、与进食有关等特点。一旦发生胃穿孔则会突然出现剧烈的上腹痛并迅速遍及全腹,体格检查时发现腹肌呈板状强直,全腹均有压痛及反跳痛。

(2)急性胰腺炎:有突然发作的上腹部剧烈疼痛,放射至背部及腰部,早期呕吐物为胃内容物,以后为胆汁。血清淀粉酶常增高,有时腹腔内可抽出血性液体。

(3)急性胆囊炎:本病特点是右上腹持续性疼痛,阵发性加重,可放射至右肩背部,Murphy征阳性,B超检查可协助诊断。

(三)治疗方案

治疗原则为去除病因,保护胃黏膜,合理饮食,对症处理。

1.一般治疗

(1)去除诱因:停用致病的药物,治疗相关疾病。

(2)饮食:以清淡流质饮食为主,多饮水,必要时酌情禁食。

(3)支持治疗:纠正因呕吐、腹泻导致的失水及水、电解质紊乱,一般用口服补液法,病情重者可静脉补液。

2.基本药物治疗

(1)保护胃黏膜药物:硫糖铝(胃溃宁),每日 10～25mg/kg,分 4 次,饭后 2h 服用,疗程 4～8 周。枸橼酸铋钾(德诺,胶体铋),每日 6～8mg/kg,分 3 次口服,疗程 4～6 周。蒙脱石粉(思密达),每次 3g,每日 3 次,餐前空腹服用。

(2)H_2 受体拮抗剂:西咪替丁(甲氰咪胍,泰胃美,cimetidine),每日 20～40mg/kg,分 4 次于饭前 10～30min 口服。雷尼替丁(呋喃硝胺,ranitidine),每日 3～5mg/kg,每 12h 1 次,或每晚 1 次口服;或将上述剂量分 2～3 次,用 5%～10% 葡萄糖液稀释后静脉滴注,肾功能不全者剂量减半,疗程为 4～6 周。

(3)质子泵抑制剂:奥美拉唑(洛赛克),每日 0.7mg/kg,清晨顿服,4～6 周为一疗程。兰索拉唑(达克普隆),15～30mg,每日 1～2 次。

(4)促进胃蠕动:甲氧氯普安(胃复安),每次 0.1mg/kg,每日 2～3 次,餐前半小时服(由于服用后部分患者可出现锥体外系的不良反应,现已少用)。多潘利酮(吗丁啉),每次 0.3mg/kg,每日 3 次,餐前半小时服。

(5)抗生素:一般不用抗生素,但若是由细菌引起,特别是伴有腹泻者,可用吡哌酸等。

(6)对症治疗:腹痛者可用解痉剂,如阿托品、丙胺太林、山莨菪碱等药物。

(四)疗效评估

一般来说急性胃炎是一种可逆性疾病,经过治疗症状消失、无并发症者为痊愈。该病症状虽可在短期内消失,但组织学改变可能持续数月之久。偶尔也可出现持续的、危及生命的上消化道出血,这时须采取进一步措施加以治疗,这些措施包括胃左动脉栓塞或滴注血管加压素,或外科手术治疗。

(五)预后评估

急性单纯性胃炎的预后好,病程短,可自限,症状多在数天内消失。急性腐蚀性胃炎可能会发生穿孔,出现急性腹膜炎,急性期过后往往出现食管瘢痕狭窄,此时可行食管扩张术或胃造瘘术。急性化脓性胃炎也可发生胃穿孔、休克和急性腹膜炎,一旦确诊,应立即给予手术,并用大剂量抗生素控制感染,治疗一定要积极,否则预后较差。

(六)评述

急性胃炎除了胃镜检查外,主要靠患儿和家属提供的病史,因此必须详细询问病史,以防误诊和漏诊。为了预防急性胃炎,应注意饮食卫生,勿暴饮暴食,并慎用或忌用易损伤胃黏膜的药物和食物。

(七)摘要

急性胃炎是胃黏膜的急性炎症,可因药物、误服腐蚀性化学物质、应激因素、食物、变态反应等引起。临床主要特征为上腹痛、恶心、呕吐、胃镜下见胃黏膜充血、水肿和糜烂。须与消化性溃疡、急性胰腺炎和急性胆囊炎进行鉴别。主要治疗包括去除病因、保护胃黏膜、合理饮食和对症处理。单纯性急性胃炎的预后好,急性腐蚀性胃炎可能会发生诸如穿孔、急性腹膜炎、食管狭窄等并发症。

二、慢性胃炎

(一)概述

慢性胃炎是有害因子长期反复作用于胃黏膜引起损伤的结果,胃黏膜病变以淋巴细胞和浆细胞的浸润为主,中性粒细胞和嗜酸粒细胞可存在,但数量少。病变分布不均匀。本病是一种常见病,任何年龄都可发病,但随着年龄的增加发病率亦逐渐增加。小儿慢性胃炎中以浅表性胃炎最常见,约占90%以上,常与消化性溃疡伴发,胃窦炎占70%,萎缩性胃炎极少。慢性胃炎的病因至今尚未完全明确,可能与以下因素有关:①胃黏膜损伤因子(机械性、温度、化学性、放射性和生物性损伤因子)长期反复损伤胃黏膜;②细菌、病毒或幽门螺杆菌感染;③自身免疫因素;④胆汁反流;⑤长期服用刺激性食物和药物;⑥精神神经因素;⑦遗传因素;⑧多种慢性病的影响,如慢性肾炎、糖尿病、类风湿性关节炎、系统性红斑狼疮、肝胆系统疾病等。

(二)诊断标准

1.诊断依据

(1)反复发作的中上腹不适、饱胀、钝痛、烧灼痛,疼痛无明显规律,一般进食后加重。常见食欲不振、反酸、嗳气、恶心等。有胃黏膜长期少量出血者可引起缺铁性贫血,并可出现头晕、心慌、乏力等症状,大便隐血试验阳性。

(2)有时可有上腹轻压痛,严重时可有舌炎和贫血。胃窦炎的症状有时与消化性溃疡相似,除偶有上腹部压痛外无其他明显阳性体征。

(3)胃镜检查可见:①黏液斑;②充血;③水肿;④微小结节形成;⑤糜烂;⑥花斑;⑦出血斑点(前5项中符合1项即可诊断,第⑥、⑦项须结合胃黏膜病理学检查诊断)。

(4)X线气钡双重造影很好地显示胃黏膜相,可见胃窦部激惹征、黏膜增粗、迂曲、锯齿状。

(5)幽门螺杆菌检测阳性,目前有6种方法检测幽门螺杆菌,包括胃黏膜直接涂片后革兰染色后镜检、胃黏膜切片后免疫组化法染色、胃黏膜培养、尿素酶快速试验、血清幽门螺杆菌抗体测定和^{13}C尿素呼气试验。

(6)血清胃泌素的增高与胃黏膜屏障受损有关。

具有上述(1)(2)项,同时具有(3)或(4)项,伴或不伴(5)(6)项,排除消化性溃疡等疾病后,可确诊为慢性胃炎。

2.鉴别诊断

(1)胃溃疡:两者的症状有某些相似之处,但胃溃疡患者的上腹痛多有节律性、周期发作特点,进食后疼痛减轻,胃镜检查或X线钡餐检查可发现溃疡征象。

(2)胃癌:小儿少见。早期胃癌可无临床症状或虽有症状但无特异性,容易与慢性胃炎混淆。胃癌常与慢性胃炎同时存在,胃镜检查是最好的鉴别方法。

（3）肠蛔虫症：常有不固定的腹痛、偏食、异食癖、恶心、呕吐等症状，且有全身过敏症状，往往有大便排出蛔虫虫体或虫卵史，粪便中找到蛔虫卵即可确诊。

（4）肠痉挛：婴儿多见，可出现反复发作的阵发性腹痛，排气、排便后可缓解。

（5）腹型癫痫：反复发作的不固定腹痛，腹部无异常体征，脑电图多有异常改变。

（三）治疗方案

1.一般治疗

（1）积极寻找病因：有鼻腔和口咽部慢性感染灶的应予以清除，慢性支气管炎者应避免将痰液咽下。避免服用对胃有刺激的药物。

（2）饮食：饮食宜软、易消化，避免进食过于粗糙或过热的食物。进食要养成细嚼慢咽的习惯，以减少对胃的刺激。要少食盐渍、烟熏、不新鲜食物。

2.基本药物治疗

（1）加强屏障功能、促进上皮生长：硫糖铝（胃溃宁），每日 10～25mg/kg，分 4 次，饭后 2h服疗程 4～8 周。枸橼酸铋钾（德诺，胶体铋），每日 6～8mg/kg，分 3 次口服，疗程 4～6 周。

（2）促进胃蠕动、减少肠液反流：甲氧氯普安（胃复安），每次 0.1～0.2mg/kg，每日 3 次，餐前半小时服（由于服用后部分患者可出现锥体外系的不良反应，现已很少使用）。多潘立酮（吗丁啉），每次 0.3mg/kg，每日 3 次，餐前半小时服。

（3）制酸剂和碱性药物：①H$_2$ 受体拮抗剂：西咪替丁（甲氰咪胍，泰胃美，cimetidine），每日 10～15mg/kg，分 4 次于饭前 10～30min 口服，或按每次 0.2g，用 5%～10% 葡萄糖液稀释后静脉滴注。雷尼替丁（呋喃硝胺，ranitidine），每日 3～5mg/kg，每 12h1 次，或每晚 1 次口服；或将上述剂量分 2 次用 5%～10% 葡萄糖液稀释后静脉滴注，肾功能不全者剂量减半，疗程为 4～6 周。②质子泵抑制剂：奥美拉唑（洛赛克），每日 0.7mg/kg，清晨顿服，4～6 周为一疗程。③碱性药物：氢氧化铝，5 岁以上小儿 0.15～0.3mg/kg，每日 3 次，餐后 1h 服。此外还可应用复方氢氧化铝片（胃舒平）、铝碳酸镁片（达喜）或复方碳酸咀嚼片（罗内）。

（4）消除幽门螺杆菌感染：可同时使用枸橼酸铋钾、抗生素和甲硝唑 3 种药治疗，合用 2 周为一疗程。

（5）其他：缺铁性贫血者可补充铁剂，有大细胞贫血者可使用维生素 B$_{12}$。有些研究发现慢性萎缩性胃炎患者血清中的微量元素锌、硒等含量均降低，可适当给予补充。

（四）疗效评估

对慢性胃炎疗效的评价应以临床症状缓解或消失与否为主，不应以胃黏膜病理检查中病变程度轻重为唯一标准。经治疗症状消失，随访 3 年无复发者为治愈。

由于幽门螺杆菌与慢性胃炎的发生有关，应注意清除幽门螺杆菌以改善组织学的变化。

（五）预后评估

一般情况下慢性胃炎的预后较好，儿童的慢性胃炎患者其病变主要累及胃窦，如不治疗则影响到全胃，这个变化过程估计需要 20 年以上。伴有中度、重度不典型增生者的慢性胃炎，至成人阶段后其胃癌发生率比普通人群高，因此须长期随访复查。

（六）评述

慢性胃炎的诊断主要依靠胃镜和胃黏膜活检进行组织学检查，同时应注意排除胃的其他疾病（如胃溃疡）和胃外疾病（如慢性胆囊炎）。慢性胃炎的发病率很高，一般来讲，凡有上消化道症状者，在做胃镜检查后都可得到慢性胃炎的诊断，因为胃壁每日在不断地接受食物刺激和受到咽下的细菌侵入,其存在一些轻度炎症和小的糜烂是理所当然之事,胃黏膜每日就处在这种损伤和修复的动态平衡之中。因此对无症状或症状轻微的慢性胃炎可以不加治疗。

(七)摘要

慢性胃炎是一种常见病,任何年龄都可发病,小儿以浅表性胃炎最常见。临床主要特征为中上腹不适、饱胀、疼痛和出现消化不良症状,有胃黏膜长期少量出血者可引起缺铁性贫血。胃镜检查和胃黏膜组织病理学检查是诊断慢性胃炎最可靠的手段。本病须与胃溃疡、肠蛔虫症、肠痉挛和腹型癫痫鉴别。主要治疗为清除致病因素、强固屏障功能、促进胃蠕动以减少肠液反流等,并可使用制酸剂和碱性药物,若合并有幽门螺杆菌感染者应消除幽门螺杆菌。儿童期本病的预后良好。

三、消化性溃疡

(一)概述

消化性溃疡是一种常见的消化系统疾病,凡是能与胃酸接触的胃肠道任何部位均可发生溃疡,但主要还是胃和十二指肠这两处的溃疡,两者占全部消化性溃疡的98%。消化性溃疡的发病机制较为复杂,一般讲本病是因致溃疡因素(胃、十二指肠黏膜损害)和黏膜抵抗因素(黏膜保护)之间失去平衡所致。致溃疡因素包括胃酸—胃蛋白酶的消化作用、情绪应激、胃泌素和胃窦部滞留、幽门螺杆菌(Hp)的存在、胃和十二指肠的炎症、遗传因素、饮食失调及药物等;黏膜抵抗因素则包括黏液—黏膜屏障、黏膜血流量、前列腺素、表皮生长因子及细胞更新等。本病分布于全世界,发病率较高,一般认为人群中的10%在其一生中曾患过本病。十二指肠溃疡较胃溃疡多见,两者之比约为3:1。10%~15%的消化性溃疡患者可终身无症状,称为"沉默性溃疡",此类患者以胃溃疡多见。各年龄均可发病,婴幼儿多为继发性溃疡,年长儿则多为原发性溃疡,以十二指肠溃疡多见,男孩多于女孩,男女之比约为2:1。胃溃疡和十二指肠溃疡的发病率相近。消化性溃疡的发作有季节性,秋末冬初或冬末春初的发病远比夏季常见。

(二)诊断标准

1.诊断依据

(1)症状:①剑突下有烧灼感或饥饿痛;出现反复发作、进食可缓解的上腹痛,夜间和凌晨症状明显;可伴反酸、嗳气、呕吐、食欲不振等,病史可达数年。②发作时上腹部疼痛呈节律性,进食、饥饿、气候变化及精神紧张均可诱发;发作呈周期性,缓解期与发作期相互交替。③有原因不明的呕血、便血、胃或十二指肠穿孔。④有些患儿的家族中有类似的消化性溃疡患者。

(2)体征:①上腹部的局限性压痛,压痛的部位基本反映溃疡的位置;②当十二指肠球部溃疡发生后壁穿孔时,可在胸椎10、11和12棘突两侧出现压痛点,即Boss压痛点;③发生胃肠道穿孔、幽门梗阻等并发症时,可出现腹膜炎体征、上腹部震水音及胃型,患者可因出血而有面色苍白或心率增快。

(3)胃镜检查:查见溃疡,根据部位分为胃溃疡、十二指肠溃疡、复合性溃疡。胃镜下将溃疡分为活动期、愈合期和瘢痕期,各期又可分为两个阶段。疑有Hp感染可做胃黏膜直接涂片、革兰染色后镜检,胃黏膜切片后免疫组化法染色,胃黏膜细菌培养。

(4)上消化道钡餐检查:以气钡双重对比造影为佳,其直接征象有龛影和浓钡点,间接征象包括十二指肠球部的变形、缩小、激惹、球部大弯侧的痉挛性切迹、幽门管移位等。

凡具有上述症状中之一和(或)体征中之一者,同时具有第(3)或第(4)项,可确诊为消化性溃疡。

2.合并幽门螺杆菌(Hp)感染的诊断标准

(1)细菌培养阳性。

(2)组织切片染色见到大量典型细菌者。

(3)组织切片见到少量细菌、尿素酶试验、B_C 尿素呼气试验、血清 Hp-IgG 或 Hp 核酸,任意 2 项阳性。

2 周内服用抗生素者,上述检查可呈假阴性。2 周未服用抗生素者,具有上述 3 项之一可诊断为合并幽门螺杆菌感染。

3.鉴别诊断

(1)其他腹痛疾病:应与肠痉挛、蛔虫症、腹腔内脏器感染、胆管结石等鉴别。

(2)其他呕血疾病:新生儿和小婴儿呕血可见于新生儿自然出血症、食管裂孔疝、败血症等;年长儿须与肝硬化所致食管静脉曲张破裂出血和全身出血性疾病鉴别。

(3)慢性胃炎:本病常有上腹痛和其他消化不良症状,易与消化性溃疡相混淆,两者的鉴别主要依靠胃镜检查。

(4)急性坏死性肠炎:血便呈暗红色糊状便或赤豆汤样便,具有特殊的腥臭味,同时伴有局热。

(5)肠套叠:本病的典型症状有阵发性哭闹、呕吐、腹部包块、果酱样大便或血便。

(6)钩虫病:钩虫寄居于十二指肠,可引起十二指肠炎、渗血甚至黑便,症状可酷似十二指肠球部溃疡。胃镜下在十二指肠降部可见到钩虫和出血点。凡来自农村而有消化不良及贫血的儿童,应常规做粪便检查以寻找钩虫卵,阳性者应做驱虫治疗。

(三)治疗方案

治疗目的在于缓解症状,促进溃疡愈合,预防复发,防止并发症。

1.一般治疗

(1)休息:急性期要注意休息,培养良好的生活习惯,避免过度疲劳,保持乐观情绪。

(2)饮食:避免食用具有刺激性、对胃黏膜有损害的食物和药物,如含咖啡因的饮料、非甾类抗炎药、糖皮质激素等。

(3)去除病因:继发性溃疡应积极治疗原发病。

2.基本药物治疗　治疗原理为抑制胃酸分泌、强化黏膜防御能力和抗 Hp 治疗。

(1)抗酸和抑酸剂:①H_2 受体拮抗剂(H_2RA):治疗中选用一种,疗程 6~8 周,此后改为维持治疗。西咪替丁(甲氰咪胍,泰胃美,cimetidine),每日 10~15mg/kg,分 4 次于饭前 10~30min 口服,或按每次 0.2g,用 5%~10% 葡萄糖液稀释后静脉滴注。雷尼替丁(呋喃硝胺,ranitidine),每日 3~5mg/kg,每 12h1 次,或每晚睡前 1 次口服,或将上述剂量分 2~3 次,用 5%~10% 葡萄糖液稀释后静脉滴注,肾功能不全者剂量减半。法莫替丁,每日 0.9mg/kg,睡前 1 次日服,疗程 2~4 周。其他尚有尼扎替丁、罗沙替丁。②质子泵抑制剂(PPI):奥美拉唑(洛赛克,omeprazole),每日 0.6~0.8mg/kg,清晨顿服,2~4 周为一疗程。其他尚有兰索拉唑、泮托拉唑、雷贝拉唑。③中和胃酸药:目前多采用复合制剂,以加强疗效和减少副作用,剂型以液态和粉剂较好,片剂欠佳。片剂宜嚼(或研)碎后服用。氢氧化铝,5 岁以上小儿 0.15

～0.3mg/kg,每日 3 次,餐后 1h 服。此外还可应用复方氢氧化铝片(胃舒平)、铝碳酸镁片(胃达喜)或复方碳酸咀嚼片(罗内)。④前列腺素拟似药:米索前列醇(喜克溃,misoprostol),副作用多,用于正在服用非甾类抗炎药者,预防和治疗胃溃疡。⑤G 受体拮抗剂:丙谷胺,可用于 PPI 等停药后的维持治疗,抑制胃酸反跳,防止复发。

(2)胃黏膜保护剂:①硫糖铝:每日 10～25mg/kg,分 4 次,饭后 2h 服,疗程 4～8 周。②枸橼酸铋钾(德诺,胶体铋,CBS):每日 6～8mg/kg,分 3 次口服,疗程 4～6 周。③呋喃唑酮:每日 3～5mg/kg,分 3 次口服,疗程 2 周。④柱状细胞稳定剂:麦滋林－S、替普瑞酮、吉法酯等。

(3)抗幽门螺杆菌治疗:①药物与剂量:枸橼酸铋钾(CBS),每日 6～8mg/kg 口服。阿莫西林,每日 30～50mg/kg 分 2～3 次口服。甲硝唑(灭滴灵),每日 15～20mg/kg 口服。替硝唑,每日 10mg/kg 口服。呋喃唑酮,每日 3～5mg/kg 口服。克拉霉素,每日 15～20mg/kg 口服。②初期治疗:幽门螺杆菌的初期治疗目前强调联合用药,即上述药物加 PPI 或 H_2RA。常用的有以下几种,初期治疗应选用有 PPI 或 H_2RA 的方案。a.CBS(4～6 周)＋H_2RA(4～8 周)＋一种抗生素(阿莫西林 4 周、甲硝唑 2 周、替硝唑 2 周、呋喃唑酮 2 周或克拉霉素 2 周)。b.PPI(2～4 周)＋阿莫西林(4 周)或克拉霉素(2 周)＋甲硝唑或替硝唑(2 周)。c.CBS(4～6 周)＋阿莫西林(4 周)或克拉霉素(2 周)＋甲硝唑或替硝唑(2 周)。d.H_2RA(4～8 周)＋阿莫西林(4 周)或克拉霉素(2 周)＋甲硝唑或替硝唑(2 周)。③维持治疗:停用抗酸药后可用柱状细胞稳定剂、丙谷胺维持治疗。对以下患者可继续用维持治疗:a.多次复发;b.症状持续不缓解;c.有并发症;d.合并危险因素如胃酸高分泌、持续服非甾类抗炎药、Hp 感染未根治。

3.外科治疗　如有以下情况者可考虑外科治疗:①上消化道大出血内科治疗无效;②合并有胃肠道急性穿孔;③器质性幽门梗阻;④复发较频繁的难治性溃疡。

(四)疗效评估

消化性溃疡的治疗目的,在于消除病因、控制症状、促进溃疡愈合、预防复发和避免并发症。经过治疗,十二指肠球部溃疡可在 4～6 周愈合,胃溃疡可在 8 周愈合,经胃镜或上消化道钡餐检查证实溃疡愈合后,继续药物治疗 1 年,经随访 3 年无复发者治愈。

(五)预后评估

本病的预后良好,关键问题不在于溃疡能不能愈合,而在于是不是会复发。不论用何种药物治疗,溃疡的复发率均可高达 70% 左右,这是一个尚未完全解决的难题。当前预防溃疡复发的主要措施是口服抗溃疡药物维持量,即当溃疡愈合后继续服药半年或 1 年。

(六)评述

消化性溃疡基本上是一种内科疾病,绝大多数患者在药物的治疗下溃疡即可愈合,不需要外科治疗,特别是 H_2 受体拮抗剂和质子泵抑制剂应用于临床后,溃疡病的内科治疗又有了突破性的进展。在内科治疗中要特别注意抗溃疡药物的不良反应,一旦发现不良反应出现应立即停药并对症治疗。常见的不良反应包括因服用大量可吸收的碱性药物的同时长期进食牛奶而引起高钙血症与代谢性碱中毒;长期服用西米替丁可出现白细胞减少、男性乳房发育等;抗胆碱能药物可引起口干、心悸、排尿困难等。还应注意一些特殊类型溃疡,这些患儿的临床特点缺乏规律,治疗也较困难,如胃和十二指肠复合性溃疡、幽门管溃疡球后十二指肠溃疡等。

（七）摘要

消化性溃疡主要发生于胃及十二指肠，各年龄均可发病，但以学龄儿童多见，婴幼儿则以继发性溃疡多见。常因致溃疡因素和黏膜抵抗因素失衡所致。临床特点为出现反复发作、呈周期性和节律性的上腹部疼痛，胃镜检查可明确诊断。鉴别诊断应考虑肠痉挛、蛔虫症、钩虫病、腹腔内脏器感染、胆管结石、食管裂孔疝、慢性胃炎、功能性消化不良等。治疗原则为消除病因、控制症状、促进溃疡愈合、预防复发和避免并发症。本病预后良好。

（李伟锋）

第五节　肝脏和胰腺疾病

一、肝脓肿

肝脓肿是指细菌进入肝脏引起的局限性化脓性病灶，在儿童中不常见，男多于女。随着医疗条件改善，发病率逐年下降。主要的致病菌为金黄色葡萄球菌、大肠杆菌、链球菌，溶组织阿米巴也可引起此病，真菌和结核引起肝脓肿很少见。感染途径多为血源性，逆行性感染以胆管为主，亦可通过肝门静脉或淋巴系统感染，另可通过附近感染组织直接播散至肝。新生儿时期病菌经脐静脉入肝。

（一）诊断要点

1.临床表现　主要症状有弛张热，伴有寒战，部分患儿表现长期低热、厌食、呕吐、腹泻、消瘦。右上腹腹痛和压痛，季肋部及肝区有明显叩击痛，肝脏肿大并有触痛。肝脓肿向上方增大，刺激膈肌引起咳嗽、胸痛和呼吸困难，感染也可直接累及或破入右侧胸腔及肺。偶见黄疸或腹水。

2.实验室及辅助检查

（1）血常规：白细胞计数增高，少数可出现类白血病反应，分类以中性粒细胞为主。

（2）血清谷丙转氨酶和胆红素升高。

（3）X线检查：可见右膈升高和活动受限，及反应性胸膜炎。

（4）B超检查：当病灶＞1cm时，可见到典型回声暗区及脓肿液平面，诊断阳性率高达85％～100％。

（5）CT或MRI检查：能显示1cm以下的病灶，准确确定脓肿所在的位置，MRI的诊断价值更高，但价格较贵，只有当B超诊断不清时才考虑应用。

（6）选择性动脉造影：为有创检查，当与肝癌难以鉴别时，有较高的价值。

（7）B超引导下穿刺：能帮助明确诊断，亦是一种治疗措施，脓液培养有助于治疗。但对多发性脓肿此方法不适用。

（二）治疗

1.内科治疗

（1）支持疗法：注意给予高蛋白、高热量、富含维生素的食物。适量输注白蛋白、血浆、氨基酸。纠正水、电解质紊乱及酸碱平衡失调。注意补充维生素，尤其是B族维生素。

（2）合理使用抗生素。选用抗生素的原则是针对性强、剂量充足、疗程完整。如考虑为金黄色葡萄球菌、链球菌等革兰阳性细菌感染，可选用新型青霉素以及第三、第四代头孢菌素；

如为肠道革兰阴性杆菌感染,可选用阿莫西林＋克拉维酸,氨基糖苷类抗生素,第三,第四代头孢菌素以及氟喹诺酮类抗生素;如疑为厌氧菌感染可使用甲硝唑、利福平等。一般抗生素疗程为6～8周。

2.外科治疗　在内科治疗的基础上,对反复积脓的脓肿,全身中毒症状严重,或脓肿已破或有穿破可能时,应选择外科治疗。其方法有:脓肿抽洗、经皮穿刺引流、经腹腔切开引流、肝脏部分或肝叶切除。

二、急性胰腺炎

急性胰腺炎是指胰腺的急性炎症及胰腺以外的器官的急性损害。在儿童中比较少见,在婴幼儿中罕见,因此,在临床研究和诊治过程中常参考成人的诊治经验。

导致儿童急性胰腺炎的病因较多,主要因素有:①腹部外伤。②系统性疾病,如 SLE、川崎病、溶血尿毒综合征。③药物及毒素,如磺胺咪唑硫嘌呤、6-巯基嘌呤、天门冬酰胺。④感染,如腮腺炎病毒、甲型肝炎病毒、柯萨奇病毒、巨细胞病毒、水痘病毒、HIV、支原体。⑤先天性畸形,如胆总管囊肿、重复胰腺、奥狄括约肌运动障碍、胰胆管畸形。⑥阻塞性疾病,如胰管结石、胆囊或胆管结石、ERCP 术后。⑦代谢性疾病,如高钙血症、高脂血症、尿毒症、抗胰蛋白酶缺乏。急性胰腺炎按病理变化分为水肿型、出血型、坏死型;按临床表现分为亚临床型、轻型和重型。

(一)诊断要点

1.临床表现　为突发的腹部剧痛,呈持续性或阵发性加重,以上中腹和脐周为主,可放射到背、下腹或胸部;呕吐,呕吐物为胃内容物或胆汁,疼痛和呕吐可因进食后加重;无继发感染时体温一般不超过39℃;严重病例可出现消化道出血。腹部体征主要有压痛、反跳痛、腹胀,严重病例可出现腹膜刺激征、移动性浊音、Cullen(脐周皮肤出现蓝色淤斑)征和 Greyturner征(两侧或左侧腰部出现蓝-绿-棕色淤斑)。胰外器官损害的表现有烦躁不安、精神异常、嗜睡、谵妄,严重病例可昏迷、神志不清、呼吸增快、心动过速、心律紊乱或心源性休克;部分可出现黄疸、皮下广泛出血点或片状淤斑,可能发展为 DIC;在补液充分的情况下出现少尿或无尿,可能是肾功能损害的表现。

2.实验室及辅助检查

(1)酶学检查:血尿淀粉酶的测定,约90%患者升高。病后血淀粉酶于6～8h增高,持续4～5d,增高达3倍时具有诊断意义。而尿淀粉酶在病后24h增高,可持续1～2周;此外,腹水和胸水淀粉酶升高提示胰腺出血性坏死。血脂肪酶在病后24h升高,持续8～14d,其对急性胰腺炎的诊断价值较淀粉酶高。血清胰弹性蛋白酶-1、粪便弹性蛋白酶、磷脂酶 A_2 及尿胰蛋白酶原-2的检测对诊断有一定的帮助,其价值有待于进一步研究。

(2)血常规:白细胞计数、红细胞压积、血小板计数对病情判断具有重要的意义。

(3)血电解质、酸碱平衡及血生化检查:病后2～3d出现低血钙症,可持续2周左右;血气分析、血糖、尿素氮、肌酐、肝功能等检查可反映胰腺炎的严重程度。

(4)影像学检查:B超是诊断胰腺炎最方便的方法,如发现胰腺肿大、胰周积液即可诊断为急性胰腺炎,由于胃肠道影响,其阳性率为70%～80%。腹部 CT 是诊断急性胰腺炎较为准确的方法,其阳性率为80%～90%。近年来,国外报道经内镜逆行胰胆管造影(ERCP)诊断急性胰腺炎,尤其是对胰胆管畸形及阻塞所致胰腺炎、复发性胰腺炎、移植后胰腺炎、外伤后胰腺炎的诊断具有较高的价值,但国内关于儿童的尚未见报道。

(二)、治疗

1.非手术治疗

(1)一般治疗:禁食,胃肠减压,补液,纠正水、电解质及酸碱平衡紊乱,应用止痛药。

(2)抑制胰腺分泌:过去常用药物有抑肽酶、胰高血糖素、5－FU、胰酶抑制剂,现在使用生长抑素合成衍生物,主要有八肽的善得定及十四肽的施他宁,其主要作用机制:①抑制胰腺分泌、胰腺外分泌、胰腺的促分泌素、胃液分泌,阻止血小板活化因子产生后引起的毛细血管渗漏综合征。②刺激肝、脾及循环中网状内皮细胞系统的活性。③松弛奥狄括约肌。④保护胰腺细胞。

(3)对症处理:改善微循环、静脉高营养、促进胃肠蠕动、减少胃肠道细菌。

(4)胰外器官损害的治疗:循环系统、呼吸系统、肾脏、肝脏损害及胰性脑病的治疗。

2.手术治疗　急性胰腺炎无坏死时非手术治疗,多可治愈。坏死性胰腺炎早期可采用非手术治疗,如有下列情况则应行手术治疗:①继发感染或形成脓肿。②消化道梗阻、腹腔出血、消化道瘘。③较大的假性囊肿。近年来国外在成人中开展内镜治疗,但儿童方面经验很少。

(孟庆杰)

第六节　急性坏死性肠炎

急性坏死性肠炎是以小肠为主的急性炎症,主要症状为腹痛、腹泻、便血、呕吐和毒血症等,严重者出现感染性休克。好发于4～10岁小儿,夏秋季多见,农村发病率高。

一、病因

目前尚不明确。有人认为与肠道产气荚膜杆菌及其所产生的肠毒素有关。同时胰蛋白酶能破坏肠毒素,而蛋白质营养不良,胰蛋白酶分泌减少;长期食用玉米、甘薯等含有丰富抑肽酶的食物,可使肠内胰蛋白酶活性降低;使小儿易于发病。这可解释为什么本病在农村贫困地区发病率高。

二、病理

典型病理变化为坏死性炎症改变。从食管到结肠均受累,但多见于空肠和回肠。病变呈散在灶性或节段性,与正常肠段分界清楚。肠管多积气,黏膜表面有散在的坏死灶,脱落后形成浅表溃疡。镜下见充血、水肿、出血、坏死,小动脉壁纤维蛋白样坏死,血流停滞、血栓形成和炎症细胞浸润。病变恢复后不遗留慢性病变。

三、临床表现

(一)症状

起病急,常以腹痛开始,呈持续性钝痛,伴阵发性加剧。早期上腹部及脐周疼痛明显,晚期常涉及全腹。发病不久即开始腹泻,初为黄色稀便,少量黏液,以后呈暗红色糊状或呈赤豆汤样血水便,有特殊腥臭味。常伴恶心、呕吐,为胃内容物及黄绿色胆汁,甚至呈咖啡样物。

多有不同程度的腹胀。发病早期即有不同程度的毒血症症状,如寒战、高热、疲倦、嗜睡、面色发灰、食欲不振等。部分患儿在起病 1～3d 内出现严重中毒症状,甚至休克。病程一般为 7～14d。

（二）腹部体征

早期和轻症患者腹稍胀、柔软、轻压痛、但无固定压痛点,肠鸣音亢进,晚期肠鸣音减弱或消失。当病变累及浆膜或肠穿孔时,出现腹膜炎体征,腹肌紧张、压痛和反跳痛、肝浊音界消失。

四、实验室检查

（一）血象

白细胞和中性粒细胞增多,有核左移,中毒颗粒,血小板减少。

（二）粪便

镜检有大量红细胞和少量白细胞,隐血试验强阳性。涂片可见革兰阳性粗短杆菌。厌氧菌培养可见产气荚膜杆菌生长。

五、诊断

根据病史,临床表现,实验室、X 线检查（局限性小肠扩张,直立位散在短小液平,肠壁增厚,肠间隙宽度>5mm 为诊断本病的主要征象。肠壁积气"双轨征"对新生儿坏死性肠炎的诊断十分重要。）即可做出诊断。对不典型病例,应严密观察病情变化以明确诊断。

六、治疗

1. 禁食　为主要治疗措施。疑诊本病即应禁食。必要时可行胃肠减压。待腹胀缓解,无肉眼血便,粪便潜血试验阴性方可逐渐恢复饮食。

2. 支持疗法　及时补充水和电解质。病程长应注意补充营养,如葡萄糖和复方氨基酸溶液及维生素等。便血多者,可予以输血。

3. 抗休克。

4. 抗生素　选用甲硝唑、氨苄西林、头孢菌素类等药物静脉滴注。

5. 胰蛋白酶　每次 0.1mg/kg,每天 3 次。以破坏产气荚膜杆菌的肠毒素。

6. 抗毒血清　产气荚膜杆菌抗毒血清静脉注射。

7. 对症治疗　腹痛剧烈而腹胀不明显可肌注山莨菪碱或针刺足三里、合谷、内关。腹胀严重应早做胃肠减压。出血量多,静脉注射维生素 C 或口服云南白药等。高热可用物理降温或解热药。

8. 手术治疗　如出现腹膜炎、休克加重、明显肠梗阻,疑有肠穿孔、肠坏死者应考虑手术。

（李伟锋）

第七节　急性阑尾炎

急性阑尾炎是儿童最常见的急腹症,可发生在小儿任何年龄,3 岁以下婴幼儿的患病率为 5.0%～9.6%,1 岁以内的小儿阑尾炎很少见,随年龄增长,患病率逐渐增多。在小儿由于病情进展较快,加以早期诊断困难,年龄越小,症状越不典型,并以穿孔性阑尾炎的发生率较高,术后并发症多,因此,及时诊断和正确处理非常重要。男女患病率基本相等。

阑尾炎的主要原因是由于管腔梗阻、细菌感染、神经反射等因素相互影响和作用。急性阑尾分为4种类型:单纯性阑尾炎;化脓性阑尾炎;坏疽性阑尾炎;梗阻性阑尾炎。

一、诊断

(一)病史

由于小儿年龄和临床各型阑尾炎的病理表现不同,症状也有其特点和规律。

1.腹痛 腹痛是最常见、最早出现的症状,腹痛为阵发性,从上腹部或脐部开始,由轻到重,数小时后疼痛渐转移至右下腹的阑尾部位,为持续性钝痛,阵发性加剧。当阑尾腔有阻塞时可表现为阵发性绞痛,阑尾发生穿孔形成弥漫性腹膜炎时,则全腹都有持续性的腹痛。活动时腹痛加重,病儿喜欢卧于右侧,双腿屈曲,并保持该体位以减少疼痛。如盲肠游离时,阑尾位置不固定,压痛点可偏离麦氏点,在其下方或脐部周围,有的疼痛可位于盆腔。

2.恶心及呕吐 是常见的症状,较成人多见,呕吐常发生在腹痛开始后的数小时,也有的病儿先出现呕吐。早期的呕吐多是反射性的,呕吐物多为食物,晚期病儿呕吐系腹膜炎肠麻痹所致,呕吐物为黄绿色的胆汁及肠液,呕吐量多。

3.腹泻及便秘 如阑尾病变侵及盆腔,炎症刺激乙状结肠促使排便次数增加,有的患儿开始仅表现为腹泻,易误诊为肠炎。

4.发热 体温在38℃左右,大多为先腹痛后发热,并且随着病情加重而逐渐升高,如早期就有高热和腹痛的病儿,应注意是否有全身的感染。体温呈持续性不断升高,提示阑尾可能有穿孔。

5.精神异常 由于腹痛和感染的刺激作用,大多病儿呈嗜睡状、活动减少、无力、反应迟钝、腹肌紧张减轻等。也有的表现为烦躁不安、哭闹等。

(二)查体

1.全身体征 病儿喜右侧屈髋卧位,以减少腹壁的张力,选择疼痛最轻的位置。呈急性病容,有的病儿有脱水征。

2.腹部体征

(1)腹部压痛:右下腹麦氏点固定压痛是急性阑尾炎的典型体征。但小儿阑尾位置不固定,故压痛点可在右中腹、脐部附近、下腹中部等。病初时压痛可能在右下腹,弥漫性腹膜炎时全腹均有压痛,腹部呼吸运动可不同程度的受限。盆腔位的阑尾炎压痛点在下腹部。

(2)腹肌紧张:是腹壁腹膜受刺激、腹肌反射性收缩所致。压痛部位出现腹肌紧张提示阑尾已化脓坏死而形成阑尾周围炎或腹膜炎。弥漫性腹膜炎时,全腹性腹肌紧张,但仍以右下腹最为明显。但小儿腹壁肌层薄弱,腹肌紧张不足以反应腹膜受刺激情况,即使阑尾穿孔腹肌仍可不紧张,尤其是婴幼儿。

(3)反跳痛:由于阑尾炎症对腹膜的刺激,可出现右下腹反跳痛,即轻压右下腹逐渐至深处,迅速抬手时病儿有剧痛,可波及下腹甚至全腹。

(4)腹部包块:阑尾周围脓肿的病儿右下腹可触及包块。

(5)皮肤过敏:急性阑尾炎合并梗阻时,右下腹皮肤可出现感觉过敏,蛲虫性阑尾炎时更明显。

(6)结肠充气试验:用手从左下腹推压降结肠移向横结肠,因气体压力传至盲肠,产生疼痛为阳性。

(7)腰大肌刺激征和举腿试验:盲肠后位阑尾炎时二者均可阳性,腰大肌刺激征即是病儿左侧卧位,右髋关节过伸,腰大肌受到刺激疼痛。

(8)肛门指诊:直肠右前方有炎性浸润和增厚,黏膜水肿、肥厚,甚至可触及索条状的尾,有盆腔脓肿形成时有触痛及波动感。

(三)辅助检查

1.血液检查 单纯性阑尾炎的白细胞总数和中性粒细胞增多,白细胞总数可升高到$(1.0\sim1.2)\times10^9$个/L,化脓性阑尾炎可达$(1.2\sim1.4)\times10^9$个/L以上,有脓肿形成或弥漫性腹膜炎时则在2.0×10^9个/L以上,并且中性粒细胞占85%~95%,如中性粒细胞增多至85%以上多反应病情较重。也有少数阑尾炎病儿白细胞升高不明显。

2.尿及大便常规检查 一般无特殊改变。

3.B超检查 B超下正常阑尾无影像显示,当阑尾炎时可见阑尾显影,阑尾的直径增大,≥6mm则可以确定阑尾炎诊断,对异位阑尾也能做出正确诊断。有报道B超诊断符合率大于96%。

(四)诊断要点

1.患者有腹痛、呕吐、发热。

2.腹部查体表现为右下腹固定压痛、肌紧张及反跳痛。

3.血常规 白细胞升高,中性粒细胞升高。

(五)鉴别诊断

1.肠痉挛 小儿腹痛的常见原因,患病率高于阑尾炎。典型的症状是突然发生阵发性腹痛,但每次仅持续10~20min,无明显压痛点,疼痛可自行缓解,无发热,一般不需特殊治疗。

2.急性胃肠炎 有的患儿在腹泻出现前有腹痛、呕吐及发热,可误诊阑尾炎。胃肠炎有不洁饮食史,开始有发热、痉挛性腹痛和多次腹泻,腹痛多无固定部位,压痛和腹肌紧张不明显,便常规检查可见白细胞和脓球。

3.急性肠系膜淋巴结炎 该病的发生与上呼吸道感染有关,当回盲部的淋巴结受炎症累及时,可与急性阑尾炎相混淆。本病可有体温升高,胃肠道症状不明显,右下腹虽有不固定的轻微压痛,但无腹肌紧张。白细胞计数略有升高。

4.过敏性紫癜 早期有腹痛出现,但不局限在右下腹,随后可出现散在的斑点,关节肿胀,有时便血。腹部的压痛与腹壁的肌紧张相一致,有时要经过反复多次的检查方能确定。

5.卵巢囊肿扭转 右侧的卵巢囊肿扭转可引起右下腹疼痛、压痛、反跳痛及肌紧张,易误诊为阑尾炎。该病虽然腹部体征比较明显,但白细胞升高不明显。做腹部直肠双合诊可触及到球形包块,右下腹穿刺抽出血性液体可确诊。B超可以协助诊断。

二、治疗

小儿阑尾炎穿孔率高,延误治疗可发生腹膜炎,特别是婴幼儿阑尾壁薄,大网膜短,穿孔时间短,可发生于腹痛后6h。所以不论何种类型的急性阑尾炎原则上均行早期手术治疗。有下列情况可试行保守治疗:①发病超过3d,病情比较稳定,局部有炎性包块,有阑尾脓肿形成者。②腹膜炎有局限趋势,下腹部压痛及右下腹炎性浸润已有减轻者。

对急性单纯性阑尾炎,炎症较轻,病儿家长不同意手术或阑尾周围脓肿已局限,可采用非手术疗法。

(一)中草药疗法

常用的方剂为大黄牡丹皮汤加减:大黄、牡丹皮、桃仁各 10g,金银花、冬瓜子、败酱草、薏苡仁各 25g,枳壳、桔梗、甘草各 5g。

(二)抗生素的全身治疗

阑尾炎 60％以上为需氧菌与厌氧菌混合感染,首选联合用药。先锋霉素及甲硝唑合用,亦可用氨苄西林、庆大霉素和甲硝唑。输液纠正脱水和电解质紊乱。密切观察病情的发展,如炎性包块不断扩大或软化,疼痛未见减轻,高热不退,中毒症状日趋严重,需手术将阑尾脓肿切开引流。

三、诊疗体会

(一)诊断方面

根据典型的转移性右下腹痛史,固定的右下腹压痛、肌紧张及反跳痛,可诊断为阑尾炎。但准确的查出有无腹部压痛、肌紧张,腹痛的部位和范围是非常重要的。所以查体时动作要轻柔,并随时注意病儿的面部表情。在触诊时对比检查两侧腹部,观察触不同部位时的病儿反应,有时要经过反复多次的检查方能确定。检查时从左侧腹→上腹部→右下腹,由浅到深,由轻到重。浅层触诊时了解腹部皮肤有无敏感区,中层触诊时可了解到腹部的压痛、反跳痛及肌紧张,深层检查可判断局部有无炎性包块和脓肿。对疑有阑尾炎而诊断困难,可试行腹部穿刺,穿刺麦氏点,将穿刺液做镜检、细菌涂片及生化检查。肛门指诊,在直肠右前方有炎性浸润和增厚,盆腔有脓肿时有触痛及包块。有的患者表现为腹泻为主,往往误诊为肠炎,经抗生素治疗也能有所好转,炎症局限,形成脓肿,所以当腹泻患者经治疗腹痛不见明显好转,应注意腹部查体,有下腹压痛。有的患者表现为尿痛,腹部压痛位于脐下,这是阑尾与膀胱粘连所致。

(二)治疗方面

单纯性阑尾炎保守治疗多能治愈,化脓性和穿孔性阑尾炎抗生素治疗效果较差,主张早期手术治疗,以免抗生素治疗无效,形成阑尾周围脓肿和肠管粘连,增加手术难度。

四、患者教育

该病早期治疗,尤其早期手术,并发症少,治疗效果良好。

(李伟锋)

第八节　肠套叠

肠套叠(intussusception)系指部分肠管及其肠系膜套入邻近肠腔所致的一种绞窄性肠梗阻,是婴幼儿时期最常见的急腹症之一,80％患儿年龄在 2 岁以内,男孩发病率多于女孩,健康肥胖儿多见。

一、病因和发病机制

肠套叠的病因分原始和继发两种,95%病例为原发性,多为婴幼儿,病因尚未完全清楚。婴幼儿回盲部系膜尚未完全固定、活动度大是引起肠套叠的易发因素。约5%病例为继发性,多为年长儿,有明显的机械因素,如美克尔憩室、肠息肉、肠肿瘤、腹型过敏性紫癜致肠壁血肿等均可牵引肠壁而发生肠套叠。

有些促发因素可导致肠蠕动的节律发生紊乱,从而诱发肠套叠,如饮食改变、腹泻及其病毒感染等均与之有关。

二、病理

肠套叠多为近端肠管套入远端肠腔。套叠的肠管一般有3个筒:外层肠管为鞘部;进入鞘部的肠管称为套部;内筒的顶端称为头部。按其套入部位不同分为:①回盲型:此型最常见;②回结型;③回回结型;④小肠型:少见;⑤结肠型:少见;⑥多发型:回结肠套叠和小肠套叠合并存在。肠套叠时,由于鞘部尤其是颈部的痉挛收缩,挤压套入肠管,牵拉和压迫肠系膜,使静脉和淋巴回流受阻,套入部肠管淤血、水肿、肠壁增厚、颜色变紫,并有血性渗液及腺体黏液分泌增加,产生典型的果酱样血便。随着肠系膜绞窄逐渐加重,静脉压及组织压力升高,影响动脉血运,最后套入肠管发生缺血坏死并出现全身中毒症状。严重者可并发肠穿孔和腹膜炎。

三、临床表现

多为平素健康小儿,突然发病。2岁以下婴儿肠套叠多为急性;年长儿肠套叠多为慢性,症状不如婴儿典型。

(一)腹痛

突然发作剧烈的阵发性肠绞痛,哭闹不安,屈腿缩腹,两臂乱动,面色苍白,出汗。持续数分钟后,腹痛缓解,安静或入睡,间歇10~20min后又反复发作。阵发性腹痛系由于肠系膜受牵拉和鞘部强烈收缩所致。

(二)呕吐

初为乳汁、乳块和食物残渣,后可含胆汁。晚期可吐粪便样液体,说明有肠管梗阻。

(三)血便

为婴儿肠套叠的特征。约85%病例在发病后6~12h排出果酱样黏液血便,或作直肠指检时发现血便。

(四)腹部肿块

多数病例在右上腹季肋下可扪及套叠的肿块,呈腊肠样,表面光滑,不太软,稍可移动。右下腹部扪诊常有空虚感。晚期病例发生肠坏死或腹膜炎时,出现腹胀、腹水、腹肌紧张和压痛,不易扪及肿块,有时腹部扪诊和直肠指检双合检查可触及肿块。

(五)全身情况

患儿在早期一般情况尚好,体温正常,无全身中毒症状,随着病程延长,病情加重,并发肠坏死或腹膜炎时,全身情况恶化,常有严重脱水、高热、嗜睡、昏迷及休克等中毒症状,这时阵发性哭闹症状反而不明显。

四、诊断

凡健康婴幼儿突然发生阵发性哭闹(腹痛)、屈腿、呕吐、便血和腹部扪及腊肠样肿块时可确诊。肠套叠早期在未排出血便前应做直肠指检。对可疑病例须与细菌性痢疾、蛔虫性肠梗阻,过敏性紫癜等疾病鉴别。不能确诊者可选用作以下检查确诊。

(一)腹部 B 超检查

在套叠部位显示同心圆或靶环状肿块图像,纵断扫描可见"套筒征"。

(二)空气灌肠

由肛门注入气体,在 X 线透视下可见杯口阴影,能清楚地看到套叠头的块影,是目前采用最多的诊断方法,并可同时进行复位治疗。

(三)钡剂灌肠

只用于慢性肠套叠疑难病例。

五、治疗

(一)非手术疗法

空气灌肠:在 X 线透视下进行。即通过肛门注入气体,以空气压力将肠管复位,其适应证为:肠套叠在 48h 内,全身情况良好,腹部不胀,无明显的脱水和电解质紊乱。禁忌证:①肠套叠已超过 48h,全身情况差,如有脱水、精神萎靡、高热、休克等症状者,对 3 个月以下婴儿应更加注意;②高度腹胀,腹部腹膜刺激征者 X 线腹部平片可见多数液平面者;③套叠头部已达脾曲,肿物硬而张力大者;④多次复发疑有器质性病变者;⑤小肠型肠套叠。

(二)手术治疗

肠套叠超过 48~72h,或虽时间不长但病情严重疑有肠坏死者,空气灌肠失败或发生肠穿孔者,以及小肠型肠套叠,均需手术治疗。根据患儿全身情况及套叠肠管的病理变化选择进行肠套叠复位、肠切除吻合术或肠造瘘术等。

(李伟锋)

第九节　肠痉挛

肠痉挛是由于肠壁平滑肌阵阵强烈收缩而引起的阵发性腹痛,是小儿急性功能性腹痛中最常见的情况。以小婴儿最多见,学龄前及学龄儿童亦可遇到。特点是发作突然,发作间歇时缺乏异常体征。外科急腹症所致的腹痛,不属本病范畴。

一、诊断

(一)病史

原因尚不完全明了,现在比较公认的是部分患儿是由于对牛乳过敏。诱因较多,如上呼吸道感染、局部受凉、暴食、大量冷食、食物中糖量过多,引致肠内积气、消化不良以及肠寄生虫毒素的刺激等。

（二）临床表现

肠痉挛的临床特点是平素健康小儿突然发作阵发性腹痛,有时从睡眠中突然哭醒,有些患儿过去有同样发作史。每次发作持续时间多不长,从数分钟至数十分钟,时痛时止,多反复发作数十分钟至数小时而自愈,个别患儿可延至数日。腹痛轻重不等,严重者哭闹不止、翻滚、出汗,重者面色苍白、手中发凉。不发作时能步行就诊,但如果继发于上呼吸道感染时,可有发热等原发病表现。典型病例痉挛多发生在小肠,腹痛部位以脐周为主,如果痉挛发生在远端大肠则疼痛位于左下腹,发生在胃部则疼痛以上腹部为主,常伴呕吐,吐出食物后精神好转。多数患儿偶发 1～2 次后自愈,亦有不少患儿时愈时发,甚至迁延数年,绝大多数患儿随年龄增长而自愈。

（三）辅助检查

有关实验室检查正常。

二、治疗

（一）一般治疗

消除诱因,注意饮食。

（二）对症治疗

以解痉止痛为主。复方颠茄片,＞5 岁半片,按情酌定;山莨菪碱片剂和注射剂,每次 0.1～0.2mg/kg。＜5 岁服用片剂不方便者,可用颠茄酊,每次 0.03～0.06mg/岁,口服,3 次/d。

（李伟锋）

第十节　先天性巨结肠

先天性巨结肠又称先天性无神经节细胞症或赫什朋病（HD）,是由于直肠或结肠远端的肠管持续痉挛,粪便淤滞在近端结肠,使该肠管肥厚、扩张。本病是小儿常见的先天性肠道畸形,发病率为 1/5000～1/2000,男女之比为（3～4）∶1,有遗传倾向。

一、病因和病理生理

目前认为是多基因遗传和环境因素共同作用的结果。其基本病理变化是肠壁肌间和黏膜下神经丛内缺乏神经节细胞,无髓鞘性的副交感神经纤维数量增加且变粗。在形态学上可分为扩张段、移行区、痉挛段 3 部分。除形成巨结肠外,其他病理生理变化有排便反射消失等,见图 5－1、图 5－2。根据病变肠管痉挛段的长度,本病可分为:①常见型（约占 85%）;②短段型（10%左右）;③长段型（4%左右）;④全结肠型（1%左右）。

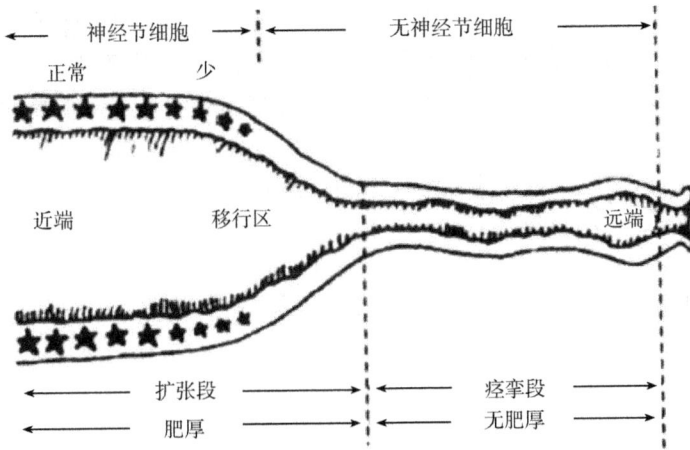

图 5-1 先天性巨结肠病理示意图

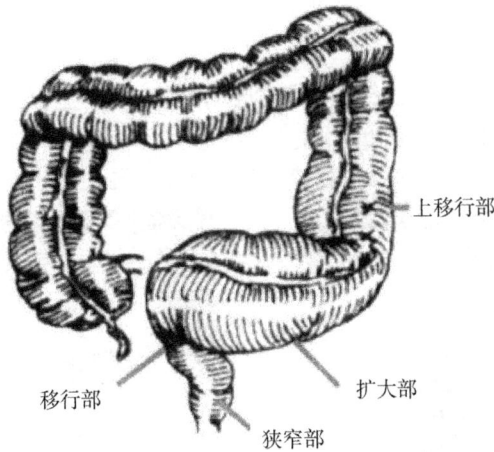

图 5-2 先天性巨结肠模式图

二、临床表现

(一)胎便排出延迟、顽固性便秘和腹胀

生后 48h 内多无胎便或少量胎便,于 2～3d 出现低位肠梗阻症状。以后即有顽固性便秘,3～7d 以至于 1～2 周排便一次。严重者发展成不灌肠不排便。痉挛段愈长,出现便秘时间愈早、愈严重。腹胀逐渐加重,腹壁紧张发亮,有静脉扩张,可见肠型及蠕动波,肠鸣音增强,膈肌上升引起呼吸困难。

(二)呕吐、营养不良、发育迟缓

可出现呕吐,量不多,呕吐物含少量胆汁,严重者可见粪样液。加上长期腹胀、便秘,患儿食欲下降,影响营养物质吸收,致发育迟缓、消瘦、贫血或有低蛋白血症伴水肿。

(三)直肠指检

直肠壶腹部空虚,拔指后由于近端肠管内积存多量粪便,可排出恶臭气体及大便。

三、并发症

(一)小肠结肠炎

为最常见和最严重的并发症,尤其是新生儿期。由于远端肠梗阻使结肠高度扩张,导致肠黏膜缺血,降低了黏膜的屏障作用,使粪便的代谢产物、细菌、毒素进入血液循环,患儿出现高热、高度腹胀、呕吐、排出恶臭并带血的稀便。肠黏膜缺血处可产生水肿、溃疡,引起全血便及肠穿孔。重者炎症侵犯肌层,出现浆膜充血、水肿,导致渗出性腹膜炎。由于腹泻及扩大肠管内大量肠液积存,产生脱水酸中毒、高热、脉快、血压下降,若不及时治疗,可引起较高的病死率。

(二)肠穿孔

多见于新生儿,常见的穿孔部位为乙状结肠和盲肠。

(三)继发感染

如败血症、肺炎等。

四、辅助检查

(一)X 射线检查

一般可确定诊断。

1.腹部立位平片　多显示低位结肠梗阻,近端结肠扩张,盆腔无气体。

2.钡剂灌肠检查　其诊断率在 90% 左右,可显示痉挛段及其上方的扩张肠管,排钡功能差,24h 后仍有钡剂存留见图 5-3。若黏膜皱襞变粗(锯齿状变化),提示伴有小肠结肠炎。

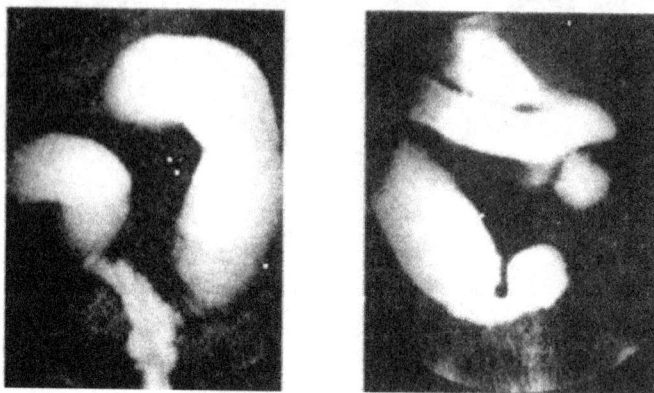

图 5-3　先天性巨结肠钡剂灌肠检查

(二)直肠、肛门测压检查

确诊率 76%~100%。测定直肠、肛门括约肌的反射性压力变化,患儿压力升高。此法在 10d 以内的新生儿有时可出现假阳性结果,故不适用。

(三)直肠黏膜活检

染色判断神经节细胞的有无。组化方法测定乙酰胆碱含量和胆碱酯酶活性;患儿两者均较正常儿高出 5~6 倍,但对新生儿诊断率较低。还可用免疫组化法检测神经元特异性稀醇化酶等。

(四)直肠肌层活检

取距肛门 4cm 以上直肠壁黏膜下层及肌层一小块组织,计数神经节细胞数量。患儿缺乏神经节细胞,而无髓鞘的神经纤维增殖。

(五)肌电图检查

患儿直肠和乙状结肠远端的肌电图波形低矮,频率低,不规则,峰波消失。

五、诊断和鉴别诊断

凡新生儿生后胎粪排出延迟或不排胎粪,伴有腹胀、呕吐,应考虑本病。婴幼儿有长期便秘史和腹胀等体征者即应进行特殊检查,以便明确诊断。应与以下疾病鉴别。

(一)新生儿期

1.胎粪栓综合征(胎粪便秘) 由于胎粪浓缩稠厚,可出现一过性低位肠梗阻症状,经灌肠排出胎粪后,即可正常排便且不再复发。

2.先天性肠闭锁 新生儿回肠或结肠闭锁,表现为低位肠梗阻症状,直肠指检仅见少量灰白色胶冻样便,用盐水灌肠亦不能排便。腹部直位平片可见整个下腹部无气,钡剂灌肠 X 射线造影可明确诊断。

3.新生儿坏死性小肠结肠炎 与先天性巨结肠伴发小肠结肠炎者很难鉴别。本病多为早产儿,出生后曾有窒息、缺氧、休克的病史,且有便血。X 射线平片显示肠壁有气囊肿和(或)门静脉积气。

(二)婴儿和儿童期

1.继发性巨结肠 肛门、直肠末端有器质性病变,如先天性肛门狭窄、术后瘢痕狭窄或直肠外肿瘤压迫等使排便不畅、粪便滞留、结肠继发扩张。经肛诊可以确诊。

2.特发性巨结肠 该症与排便训练不当有关,特点是患儿直、结肠有正常的神经节细胞。表现为无新生儿期便秘史,2~3 岁出现症状,慢性便秘常伴肛门污便,便前常有腹痛。肛诊感觉除直肠扩张积便外,括约肌处于紧张状态,直肠肛门测压有正常反射。

3.功能性便秘 是一种原因不明的慢性便秘,分为慢传输型、出口梗阻型及混合型。表现为排便次数少、排便费力、粪质较硬或呈球状、排便不尽感,有时需借助人工方式(手抠)来协助排便。诊断需钡剂灌肠或肠镜检查排除器质性疾病。

六、治疗

(一)治疗原则

先天性巨结肠便秘症状顽固,难以用非手术方法解决,尤其是无神经节细胞段长者更困难,确诊后均应准备手术治疗,但应考虑以下问题。

1.婴幼儿一般情况差,梗阻症状严重,且合并其他先天性畸形或小肠结肠炎者,宜先控制感染,给 TPN(肠外静脉营养)加强支持治疗,必要时作肠造瘘术,待情况好转后再行巨结肠根治术。

2.新生儿、婴儿巨结肠经用扩肛、开塞露或缓泻药可维持每天排便,其营养发育保持在正常水平,可将根治术延迟到 6 个月后进行。

(二)保守治疗

1.口服缓泻剂、润滑剂,帮助排便。

2.使用开塞露、扩肛等刺激括约肌,诱发排便。

3.灌肠肛管插入深度要超过狭窄段,每日一次注入生理盐水,揉腹后使灌肠水与粪水排出,反复数次,逐渐使积存的粪便排出。

(三)手术治疗的目的

是针对无神经节细胞的痉挛段。由于痉挛段长短不同以及手术者经验不同,可选择不同的手术方式和手术途径,包括结肠造瘘术和根治术。凡合并小肠结肠炎不能控制者,合并有营养不良、高热、贫血、腹胀、不能耐受根治术者,或保守治疗无效、腹胀明显影响呼吸者,均应及时行结肠造瘘术。现多主张早期进行根治手术,认为体重在 3kg 以上、一般情况良好即可行根治术。

(李伟锋)

第十一节　小儿腹泻

小儿腹泻或称腹泻病,是一组由多病原、多因素引起的以大便次数增多和大便性状改变为特点的消化道综合征,是我国婴幼儿最常见的疾病之一。该病 80％ 由病毒感染引起,常见有轮状病毒、肠道病毒等;也可由细菌,如致腹泻大肠杆菌、空肠弯曲菌、鼠伤寒杆菌等致病;真菌感染多发生于长期用激素、广谱抗生素及免疫抑制剂或免疫功能低下的患儿,以白色念珠菌感染最常见;此外,肠道寄生虫,肠道外感染亦可引起腹泻;非感染因素,如喂养不当、气候变化等均可引起小儿腹泻。本病以 6 个月～2 岁婴幼儿发病率高,1 岁以内占半数,是造成小儿营养不良、生长发育障碍的主要原因之一。该病连续病程在 2 周以内为急性腹泻,病程在 2 周～2 个月为迁延性腹泻,病程在 2 个月以上为慢性腹泻。根据病情分为轻型腹泻和重型腹泻。

一、诊断依据

(一)病史、发病诱因

小儿腹泻是儿科最常见的消化道疾病。接诊后应仔细了解以下情况:了解患儿是母乳喂养还是人工喂养,辅食添加情况等。了解患儿使用的乳具、食具、便器、玩具等消毒情况,有无不洁饮食史;腹部是否受凉、天气是否炎热、居室通风情况等。了解腹泻是否影响患儿生长发育状况,是否有湿疹等过敏性皮肤症状。

了解患儿近期有无全身感染,特别是上呼吸道感染等;近期有无消化道流行病及消毒隔离情况等。了解患儿是否患有免疫缺陷病、营养不良、慢性消耗性疾病或先天性畸形等,有无长期服用广谱抗生素或激素等免疫抑制药等。

(二)临床表现

1.急性腹泻　按程度有轻重之分,有着共同的临床表现。

(1)轻型腹泻:常由饮食因素及肠道外感染引起。起病可急可缓,以胃肠道症状为主,食欲缺乏,偶有溢乳或呕吐,大便次数增多,但每次大便量不多,稀薄或带水,呈黄色或黄绿色,有酸味,常见白色或黄白色奶瓣和泡沫。无脱水及全身中毒症状,多在数日内痊愈。

(2)重型腹泻:多由肠道内感染引起。常急性起病,亦可由轻型逐渐加重、转变而来,除有较重的胃肠道症状外,还有较明显的脱水、电解质紊乱和全身感染中毒症状,如发热、烦躁或萎靡、嗜睡,甚至昏迷、休克。

(3)胃肠道症状:食欲低下,常有呕吐,严重者可吐咖啡色液体;腹泻频繁,大便每日十余次至数十次,多为黄色水样或蛋花汤样便,含有少量黏液,少数患儿可有血便。

(4)水、电解质及酸碱平衡紊乱:由腹泻引起体液的电解质丢失所致。

1)脱水:由于水分摄入不足或吐泻丢失所引起的体液总量尤其是细胞外液量的减少,脱水除水分丢失外同时伴有钠、钾和其他电解质的丢失。

2)脱水程度:按患病后累积的体液丢失量分为轻度、中度和重度3度。轻度脱水表示有3%～5%体重减少或相当于体液丢失 30～50ml/kg;中度脱水表示有 5%～10%的体重减少或相当于体液丢失 50～100ml/kg;重度脱水表示有 10%以上体重减少或相当于体液丢失 100～120ml/kg。

3)脱水性质:按现存体液渗透压改变分为等渗性脱水,是指血清钠为 130～150mmol/L,水和电解质成比例丢失,血浆渗透压正常,丢失的体液主要是细胞外液,多见于急性腹泻,临床表现见表5—1。低渗性脱水,是指血清钠<130mmol/L,电解质的丢失量比水多,多见于营养不良伴慢性腹泻。临床脱水症状较其他2种严重,较早发生休克。高渗性脱水,是指血清钠>150mmol/L,电解质的丢失比水少,血浆渗透压增高,丢失的体液主要为细胞内液,多见于腹泻伴高热,主要表现为烦渴、高热、烦躁不安、皮肤黏膜干燥,还可出现中枢神经系统症状。

表5—1　等渗性脱水的临床表现与分度

脱水程度	轻度	中度	重度
失水量(ml/kg)	<5%(50)	5%～10%(50～100)	>10%(100～120)
精神	稍差,略烦躁	萎靡,烦躁	淡漠,昏迷
眼泪	哭时有泪	哭时泪少	哭时无泪
口渴	轻	明显	烦渴
尿量	稍减少	减少	极少或无尿
皮肤	稍干燥,弹性可	干燥,苍白,弹性差	干燥,花纹,弹性极差
黏膜	口唇黏膜略干燥	口唇黏膜干燥	口唇黏膜极干燥
眼窝	稍凹陷	凹陷	明显凹陷,眼闭不合
前囟	稍下陷	下陷	明显下陷
四肢	温暖	稍凉	厥冷
休克征	无	不明显	有,脉速细,血压下降

酸中毒:原因有腹泻使大量碱性物质丢失;进食少,肠吸收不良,脂肪分解增加,产生大量酮体。血容量减少,血液浓缩导致无氧糖酵解增多,乳酸堆积。肾血流减少,酸性代谢产物滞留体内。根据血液 HCO_3^- 测定结果,临床将酸中毒分为轻度(18～13mmol/L)、中度(13～9mmol/L)、重度(<9mmol/L)3度。患儿可出现精神不振,口唇樱红,呼吸深快,呼出气体有丙酮味等,小婴儿症状不典型。

低钾血症:当血清钾低于 3.5mmol/L 时称为低钾血症。多由于吐泻丢失大量钾盐,进食少,钾摄入不足,肾脏保钾功能比保钠差等引起。腹泻时常有体内缺钾。表现为精神不振、无力、腹胀、心律失常、碱中毒等。

低钙、低镁血症:多见于腹泻伴活动性佝偻病和营养不良患儿。表现为手足搐搦、惊厥、震颤等。

2.几种常见类型肠炎的临床特点　按致病因素主要有6种。

(1)轮状病毒肠炎:是秋、冬季小儿腹泻最常见类型。潜伏期1～3d,经粪一口或呼吸道传播,多发生在6个月至2岁婴幼儿。起病急,常伴有发热和上呼吸道感染症状,无明显感染中毒症状。病初1～2d常发生呕吐,随后出现腹泻。大便次数多、量多、水分多,黄色水样或蛋花汤样便带少量黏液,无腥臭味。常并发脱水、酸中毒及电解质紊乱。该病亦可侵犯中枢神经系统和心肌等。本病为自限性疾病,不喂乳类的患儿恢复更快。大便镜检偶有少量白细胞或脂肪球。血清抗体一般在感染后3周上升。

(2)诺沃克病毒肠炎:发病季节为9月至第2年4月,多见于年长儿。潜伏期1~2d,起病可急可缓。可有发热、呼吸道症状。腹泻和呕吐轻重不等,大便量中等,为稀便或水样便,伴有腹痛。病情重者体温高,伴有乏力、头痛、肌肉痛等。该病为自限性疾病,症状持续1~3d。大便和周围血象检查一般无特殊发现。

(3)产毒性大肠杆菌引起的肠炎:多发生在夏季。潜伏期1~2d,起病较急。轻症仅大便次数稍多,性状轻微改变。重症腹泻频繁,量多,呈水样或蛋花汤样混有黏液,镜检无白细胞。可伴呕吐,常发生脱水、电解质和酸碱平衡紊乱。自然病程一般3~7d。

(4)出血性大肠杆菌肠炎:其中以0157:H7所致者最多见。好发于夏秋季节,可通过食物、水源及接触传播。典型病儿有3大临床特征:特发性、痉挛性腹痛;血性粪便;低热或不发热。严重者导致溶血尿毒综合征和血栓性血小板减少性紫癜。

(5)侵袭性细菌性肠炎:全年均可发病,多见于夏季。起病急,腹泻频繁,大便呈黏液状,带脓血,有腥臭味。常伴恶心、呕吐、腹痛和里急后重,可出现严重的中毒症状如高热、意识改变,甚至感染性休克。大便镜检有大量白细胞和数量不等的红细胞。大便培养可找到致病菌。

(6)抗生素诱发的肠炎:按致病因素分为3种。金黄色葡萄球菌肠炎:多继发于使用大量抗生素后,病程与症状跟菌群失调的程度有关,有时继发于慢性疾病的基础上。表现为发热、呕吐、腹泻、不同程度中毒症状、脱水和电解质紊乱,甚至发生休克。典型大便为暗绿色,量多带黏液,少数为血便。大便镜检有大量脓细胞和成簇的 G^+ 球菌,培养有葡萄球菌生长,凝固酶阳性。伪膜性小肠结肠炎:由难辨梭状芽孢杆菌引起。除万古霉素和胃肠道外用的氨基糖苷类抗生素外,几乎各种抗生素均可诱发本病。可在用药1周内或停药4~6周发病。表现为腹泻,轻症大便次数增加,停用抗生素后很快痊愈。重症频泻,黄绿色水样便,可有伪膜排出,大便可带血,可合并脱水、电解质紊乱和酸中毒。亦可伴有腹痛、腹胀和全身中毒症状,甚至发生休克。

真菌性肠炎:多为白色念珠菌所致,2岁以下婴儿多见。常并发于其他感染,或肠道菌群失调时。病程迁延,常伴鹅口疮。大便次数增多,黄色稀便,泡沫较多带黏液,有时可见豆腐渣样菌落。大便镜检可见真菌孢子和菌丝。

3.迁延性腹泻、慢性腹泻 病因复杂,感染、营养物质过敏、酶缺陷、免疫缺陷、药物因素、先天性畸形等均可引起。以急性腹泻未彻底治疗或治疗不当,迁延不愈最为常见。人工喂养、营养不良小儿患病率高。患儿大便次数增多,多为稀水便,食欲差,腹泻持续时间长。可出现营养不良、消瘦、贫血、继发感染、甚至多脏器功能异常。

(三)并发症

小儿迁延性及慢性腹泻可出现消瘦、营养不良、贫血、生长发育迟缓等并发症,以婴幼儿多见。

(四)辅助检查

1.大便常规检查 对病毒性、非侵袭性细菌、肠道外因素等所致腹泻,大部分患儿大便常规检查无异常,部分患儿可见少量白细胞或脂肪球,一般无红细胞。对侵袭性细菌所致腹泻,大便检查可见白细胞或脓细胞,并有数量不等的红细胞。

2.大便培养 对迁延性腹泻及慢性腹泻患儿应进行大便培养,并进行药物敏感试验。根据培养及药敏结果合理应用抗生素。

3.肠道菌群及大便酸度分析 适用于迁延性及慢性腹泻患儿。

4.十二指肠液检查 适用于迁延性及慢性腹泻。

5.小肠黏膜活检 了解慢性腹泻病理生理最可靠的方法。

6.全消化道 X 线及钡剂造影检查 排除消化道器质性疾病引起腹泻。

7.结肠镜检查 以排除结肠息肉、溃疡性结肠炎等所致大便性状改变。

二、诊断中的临床思维

1.WHO腹泻组提出 90% 的腹泻不需要抗生素治疗。国内学者根据我国腹泻病原谱的组成及临床观察,证明我国不需要用抗生素治疗的腹泻病约占 70%。该类病例病初表现为"上感"症状,而后出现腹泻,考虑腹泻的病因多可能为:上呼吸道感染,病毒性肠炎以呼吸道症状为先驱症状,治疗"上感"使用抗生素后引起肠道菌群失调。

2.慢性迁延性腹泻有时为母乳不足或喂养不当(水多、乳少)饥饿所致。特点是喂哺时患儿饥饿感强,腹部肠鸣音强,大便量少,绿色稀便,小便次数多,体重不增。

3.可根据大便常规有无白细胞将腹泻分为两组。

大便无或偶见少量白细胞者,需与下列疾病进行鉴别:①生理性腹泻:多见于 6 个月以内婴儿,外观虚胖,常有湿疹,生后不久即发生腹泻,除大便次数增多外,无其他症状,食欲好,不影响生长发育。可能与乳糖不耐受有关,添加辅食后,大便即逐渐转为正常。②导致小肠消化吸收功能障碍的各种疾病:如乳糖酶缺乏、葡萄糖-半乳糖吸收不良、失氯性腹泻、原发性胆酸吸收不良、过敏性腹泻等,可根据各病特点进行大便酸度、还原糖试验等检查加以鉴别。

大便有较多白细胞者,需与下列疾病鉴别:①细菌性痢疾:常有流行病史,起病急,全身症状重。大便次数多,量少,排脓血伴里急后重,大便镜检有较多脓细胞、红细胞和吞噬细胞,大便培养有志贺痢疾杆菌生长可确诊。②坏死性肠炎:中毒症状重,腹痛、腹胀、频繁呕吐、高热,大便暗红色糊状,渐出现典型的赤豆汤样血便,常伴休克。腹部立位、卧位 X 线平片可见小肠呈局限性充气扩张,肠间隙增宽,肠壁积气等。

三、治疗

（一）治疗原则

小儿腹泻病的治疗原则为调整饮食,预防和纠正脱水,合理用药,加强护理,预防并发症。急性腹泻多注意维持水、电解质平衡及抗感染,迁延性及慢性腹泻则应注意肠道菌群失调问题及饮食疗法。

（二）急性腹泻治疗

1.饮食疗法 应强调继续饮食,满足生理需要,补充疾病消耗,以缩短腹泻后康复时间。以母乳喂养的婴儿继续哺乳,暂停辅食;人工喂养儿可喂等量米汤或稀释的牛奶或其他代乳品,由米汤、粥、面条等逐渐过渡到正常饮食;有严重呕吐者可暂禁食 4～6h(不禁水),待好转后继续喂食,由少到多,由稀到稠;病毒性肠炎多有继发性双糖酶(主要是乳糖酶)缺乏,对疑似病例可暂停乳类喂养,改为豆制代乳品或发酵奶,或去乳糖配方奶粉以减轻腹泻,缩短病程;腹泻停止后逐渐恢复营养丰富的饮食,并每日加餐 1 次,共 2 周。

2.纠正水、电解质紊乱及酸碱失衡　即液体疗法,是通过补充不同种类的液体来纠正水、电解质和酸碱平衡紊乱的治疗方法。包括补充累积损失量、继续异常损失量和生理需要量 3 部分。补充液体的方法包括口服补液和静脉补液两种。

(1)口服补液:适用于腹泻时脱水的预防及纠正轻、中度脱水无严重呕吐者。新生儿和有明显呕吐、腹胀、休克、心肾功能不全等患儿不宜采用口服补液。常用制剂:口服补液盐(ORS 液):WHO 推荐的 ORS 液中各种电解质浓度为 Na^+ 90mmol/L,K^+ 20mmol/L,Cl^- 80mmol/L,HCO_3^- 30mmol/L,葡萄糖 111mmol/L。可用 NaCl 3.5g,$NaHCO_3$ 2.5g,枸橼酸钾 1.5g,葡萄糖 20.0g,加水到 1000ml 配成。其电解质的渗透压为 220mmol/L(2/3 张),总渗透压为 310mmol/L。此液中葡萄糖浓度为 2%,有利于 Na^+ 和水的吸收;Na^+ 的浓度为 90mmol/L,适用于纠正电解质丢失量;含有一定量的钾和碳酸氢根,可补充钾和纠正酸中毒。米汤加盐溶液:米汤 500ml+细盐 1.75g(一啤酒瓶盖的一半);糖盐水:白开水 500ml+蔗糖 10g+细盐 1.75g。

用量:轻度脱水口服补液量为 50~80ml/kg,中度脱水 80~100ml/kg;患儿每腹泻 1 次给 ORS 液或米汤加盐溶液 50~100ml,或能喝多少给多少,或每 5~10min 喂 1 次,每次 10~20ml,ORS 液为 2/3 张,应注意另外补充白开水。

(2)静脉补液:适用于新生儿、中度以上脱水、吐泻严重、腹胀、休克或心肾功能不全的患儿。常用溶液有非电解质溶液:常用 5% 和 10% 葡萄糖注射溶液。电解质溶液:常用 0.9% 氯化钠注射液(生理盐水,1 张),3% 氯化钠溶液,5% 碳酸氢钠溶液(3.5 张),10% 氯化钾溶液(8.9 张)等。混合溶液:为适用不同情况的补液需要,可将各种不同渗透压的溶液按不同比例配成混合溶液使用。在静脉补液的实施过程中需做到三定(定量、定性、定速)、三先(先盐后糖、先浓后淡、先快后慢)及两补(见尿补钾、惊跳补钙)。

第 1 天补液:定量、定性、定速。

定输液总量(定量):包括累积损失量、继续损失量和生理需要量,一般轻度脱水为 90~120ml/kg,中度脱水为 120~150ml/kg,重度脱水为 150~180ml/kg。先按 1/2~2/3 量给予,余量视病情决定取舍。营养不良小儿、肺炎、心肾功能不全者、学龄儿,补液总量应酌减 1/4~1/3。

定输液种类(定性):原则为先盐后糖。低渗性脱水补给 2/3 张液,等渗性脱水补给 1/2 张液,高渗性脱水补给 1/3 张液。若临床判断脱水性质有困难时,可按等渗性脱水补给。脱水一旦纠正、电解质正常后不必将原计划张力液体全部输完,应当及时修正补液方案,改为 1/5~1/4 张液。

定输液速度(定速):原则为先快后慢。补液总量的 1/2 应在头 8~12h 内补完,输入速度为 8~12ml/kg。若有休克时应先扩容,用 2∶1 等张含钠液或 1.4% 碳酸氢钠溶液 10~20ml/kg(总量<300ml)于 30~60min 内静脉输入,以迅速改善有效循环血量和肾功能。扩容所用的液体和电解质包括在头 8~12h 的补液内。余下的液体于 12~16h 内补完,约 5ml/(kg·h)。对低渗性脱水的纠正速度可稍快,出现明显水中毒症状如惊厥等时,需用 3% 氯化钠液滴注,12ml/kg 可提高血清钠 10mmol/L,以纠正血清钠至 125mmol/L 为宜。高渗性脱水时补液速度宜放慢,总量宜在 24h 内均匀输入,纠正高钠血症以每日降低血清钠 10mmol/L 为度。

纠正酸中毒：轻、中度酸中毒，因输入的混合溶液中已含有一部分碱性溶液，输液后循环和肾功能改善，酸中毒即可纠正。一般当 PH 值<7.3 时可静脉补给碱性液体，常用 1.4% 碳酸氢钠 3ml/kg 可提高 HCO_3^- 约 1mmol/L，可暂按提高 HCO_3^- 5mmol/L 给予。有血气测定结果时可按公式计算：碱剂需要量(mmol)＝(22－测得 HCO_3^- mmol/L)×0.6×体重(kg)；或碱剂需要量＝[－BE]×0.3×体重(kg)。一般首次给予计算量的 1/2，根据治疗情况决定是否继续用药。

纠正低钾血症：有尿或来院前 6h 内有尿即应补钾，静脉补入氯化钾为 0.15～0.3g/(kg·d)，浓度不应超过 0.3%，每日静脉滴入的时间不应少于 8h，一般补钾需要 4～6d，以补充细胞内钾的不足，能口服时改为口服补钾。纠正低钙、低镁：出现低钙惊厥症状时可用 10% 葡萄糖酸钙注射液，1～2mmol/kg，最大量<100ml，加等量葡萄糖稀释后静脉注射或静脉滴注。低镁者用 25% 硫酸镁每次 0.1ml/kg，深部肌肉注射，2～3 次/d，症状缓解后停用。

第 2 天及以后的补液：经第 1 天补液后，脱水和电解质紊乱已基本纠正，第 2 天及以后主要是补充继续损失量和生理需要量，继续补钾，供给热量。一般可改为口服补液。若腹泻频繁或口服不耐受者，仍需静脉补液。补液量根据吐泻和进食情况估算，一般生理需要量按每日 60～80ml/(kg·d)，用 1/5～1/3 张含钠液补充；继续损失量按"丢多少补多少""随时丢随时补"的原则，用 1/3～1/2 张含钠液补充；将这两部分相加于 12～24h 内均匀静脉滴注。还要注意补钾和纠正酸中毒等。

3.药物治疗　据病情从 3 方面治疗。

(1)控制感染：水样便腹泻患儿多为病毒或非侵袭性细菌所致，一般不用抗生素，应合理使用液体疗法，选用微生态制剂和肠黏膜保护药。如伴有明显中毒症状不能用脱水解释者，尤其是重症患儿、新生儿、小婴儿和衰弱儿应选用抗生素治疗。黏液、脓血便患儿多为侵袭性细菌感染，应根据临床特点，针对病原选用抗菌药物，再根据大便细菌培养和药敏结果进行调整。大肠杆菌、空肠弯曲菌、耶尔森菌、鼠伤寒沙门菌等所致感染可选用氨苄西林、第三代头孢菌素、庆大霉素、诺氟沙星等。金黄色葡萄球菌肠炎、伪膜性肠炎、真菌性肠炎应立即停用原来使用的抗生素，根据症状选用万古霉素、新青霉素、甲硝唑或抗真菌药物治疗。婴幼儿选用氨基糖苷类及奎诺酮类抗生素应慎重。

(2)微生态疗法：有助于恢复肠道正常菌群的生态平衡，抑制病原菌定植和侵袭，有利于控制腹泻。常用双歧杆菌、嗜乳酸杆菌、粪链球菌、需氧芽孢杆菌等。

(3)肠黏膜保护药：能吸附病原体和毒素，维持肠细胞的吸收和分泌功能，与肠道黏液糖蛋白相互作用可增强其屏障功能，阻止病原微生物的攻击，如十六角蒙脱石粉。

(三)迁延性腹泻和慢性腹泻治疗

迁延性腹泻和慢性腹泻患儿常伴有营养不良和其他并发症，病情较为复杂，必须采取综合措施。

1.积极寻找引起病程迁延的原因，针对病因治疗，切忌滥用抗生素，避免顽固的肠道菌群失调。

2.预防和治疗脱水，纠正电解质和酸碱平衡紊乱。

3.营养治疗　类患儿多有营养不良，禁食对机体有害，继续喂养对促进疾病恢复有利。继续母乳喂养。

人工喂养儿应调整饮食，<6 月婴幼儿用牛奶加等量米汤或水稀释，或用发酵奶，也可用

奶—谷类混合物,每天喂 6 次,以保证足够热量。>6 个月婴儿可用已习惯的平常饮食,如选用加有少量植物油、蔬菜、鱼末或肉末的稠粥、面条等,由少到多,由稀到稠。

糖类不耐受患儿由于有不同程度的原发性或继发性双糖酶缺乏,其中以乳糖不耐受者最多,宜采用去乳糖或双糖饮食。

过敏性腹泻:有些患儿在无双糖酶饮食后腹泻仍不改善,需考虑对蛋白质过敏(牛奶或大豆蛋白),应改用其他饮食。

要素饮食:是肠黏膜受损患儿最理想的食物,是由氨基酸、葡萄糖、中链甘油三酯、多种维生素和微量元素组合而成。

静脉营养:少数严重患儿不能耐受口服营养物质者,可采用静脉高营养。推荐方案为:10%脂肪乳剂 2~3g/(kg·d),复方氨基酸 2~2.5g/(kg·d),葡萄糖 12~15g/kg,电解质及多种微量元素适量,液体每日 120~150ml/(kg·d)。通过外周静脉输入,好转后改为口服。

4.药物治疗 抗菌药物应慎用,仅用于分离出特异病原的感染患儿,并根据药敏选用。酌情补充微量元素和维生素,如锌、铁、烟酸、脂溶性(维他利匹特)和水溶性维生素(水乐维他)等。还可应用微生态制剂和肠黏膜保护药。

四、治疗中的临床思维

1.提倡母乳喂养,及时添加辅食,避免夏季断奶,人工喂养者根据具体情况选择合适的代乳品,养成良好的卫生习惯,防止水源污染,加强粪便管理,灭蝇、灭蛆等,防止昆虫污染,病毒性腹泻给予接种疫苗,可大大减少腹泻的发生率。

2.由气候变化或喂食喂养不当引起的腹泻,避免过热或受凉,合理饮食,绝大部分患儿可在 3~5d 内痊愈。

3.病毒性、肠道外因素或非侵袭性细菌性腹泻患儿多合并脱水和电解质紊乱,绝大多数通过补液、微生态疗法和饮食治疗痊愈,小部分患儿由于治疗不及时或不连续或体质较弱病情可反复或迁延,极少部分患儿可合并下呼吸道感染症状如支气管炎、肺炎等。

4.侵袭性细菌性肠炎经选用敏感抗生素及其他治疗,绝大多数在 1 周内痊愈。若服用抗生素时间过短(少于 3d)或不连续可造成病情迁延或反复并增加耐药机会。

5.切忌滥用抗生素和长期使用皮质激素。对因其他疾病必须较长期使用激素或抗生素者,应给予微生态制剂,以防菌群失调。

(李伟锋)

第六章　小儿内分泌和代谢性疾病

第一节　生长激素缺乏症

生长激素缺乏症(growth hormone deficiency,GHD)指的是胎儿期生长激素近乎正常,但在出生后生长缓缓,儿童身高的增长自幼年期直至青春期均明显地落后于同年龄、同性别、同地区正常儿童。由于垂体前叶生长激素分泌不足造成生长障碍导致矮身材是主要临床特征。

一、诊断要点

(一)临床表现

1.匀称性矮小　患儿在出生时的身高和体重都正常,多数在1岁以后呈现生长缓慢,其身高往往低于正常同龄儿的第3百分数甚至第1百分位数以下,但身体各部比例仍与其实际年龄相符。

2.智力正常。

3.生长速率降低,每年仅为4cm左右。

4.骨龄落后,常低于实际年龄2岁以上。

5.患儿面容幼稚(娃娃脸),腹部脂肪堆积。男性常伴有外生殖器发育不良,睾丸阴茎皆小,多数有青春发育期延迟。

6.部分患儿还有其他垂体激素缺乏症状,伴有ACTH缺乏者容易发生低血糖;伴TSH缺乏者可能有食欲缺乏、不爱活动等轻度甲状腺功能减退症状;伴有促性腺激素缺乏者性腺发育不全,到青春期仍无性器官发育和第二性征缺乏。

7.器质性GHD可发生于任何年龄,并伴有原发疾病的相应症状。

(二)辅助检查

1.内源性GH分泌测定　由于正常人体GH是呈脉冲性释放,故随机采血检测GH无诊断价值。门诊常做运动试验,用作对GHD筛查。试验方法:试验前4h禁食,休息30min,抽血作为对照,然后嘱患儿快走15min,上下楼梯5min,停止运动后抽血。如运动后GH<5ng/ml,应进一步做GH刺激试验。

2.生长激素刺激试验　常用的GH刺激试验有以下几种(表6-1)。

表6-1　GH刺激试验药物及剂量

试验名称	药物	剂量	用药途径
胰岛素试验	普通胰岛素	0.1U/kg	稀释成1.0U/ml静脉注射
精氨酸试验	精氨酸	0.5g/kg	用注射用水配成10%溶液30min内静脉注射
可乐定试验	可乐定	4μg/kg	晨起口服
左旋多巴试验	左旋多巴	10mg/kg	晨起口服

(1)试验方法:一夜禁食,翌晨空腹静卧30min,于用药前及用药后30min、60min、90min、

120min 各取血 2ml(共 5 次)测 GH。在做胰岛素低血糖刺激试验时要同时采血测血糖值。为了诊断准确,一个患儿必须做两项以上刺激试验才能诊断。

(2)结果判定:生长激素刺激试验一般根据用药的不同而进行判定,目前大多按以下数值判定。①基础正常值,$(0.90\pm1.02)\mu g/L$;②GH 峰值$<5\mu g/L$ 诊断为生长激素缺乏;③GH 峰值在 $5\sim10\mu g/L$ 为部分缺乏;④GH 峰值$\geqslant10\mu g/L$ 者为正常。

(3)注意事项:①胰岛素刺激试验过程中,可出现低血糖反应,如果出现明显面色苍白、血压下降、昏迷或抽搐者,应停止试验,立即静脉推注 50%葡萄糖 1ml/kg;②用左旋多巴试验时服药后患者出现恶心时可继续试验。

3.血清 IGFI、IGFBP3 测定 血液循环中的 IGFI 大多与 IG－FBP3 结合。两者血液中浓度稳定,并于与 GH 水平呈一致关系,是较理想的检测下丘脑－GH－IGF 生长轴功能指标。GHD 患者血清 IGFI、IGFBP3 皆低下。

4.其他 根据临床表现可选择性地检测血 TSH、T_3、T_4、TRH 刺激试验和 LHRH 刺激试验,以判断有无甲状腺、性腺轴激素缺乏。身矮儿童应测定血锌,女童还应查染色体。

5.影像学检查 摄左腕部 X 线正位片,6 个月以下摄膝关节正位片检查骨龄。对确诊的 GHD 应做下丘脑－垂体 MRI 检查。

二、治疗要点

(一)生长激素替代治疗

是治疗本病最有效的方法,基因重组人生长激素(rhGH)已被广泛应用于临床,用量为每日 0.1U/kg,每晚临睡前皮下注射,每周 $6\sim7$ 次,治疗 $6\sim12$ 个月疗效最明显。治疗后每个月查身高、体重,每 3 个月查血糖、FT_3、FT_4、TSH 和 IGF－I、IGFBP3,每 6 个月查血、尿常规,肝功能、肾功能,摄左腕正位 X 线片 1 次,如果患儿血中甲状腺素低于正常,应加用甲状腺素治疗。开始治疗的年龄愈小,效果愈好。治疗应持续至骨骺融合为止。

(二)合成代谢激素

因各种原因不能应用 rhGH 时,可选用促合成代谢激素。这类制剂可促进骨骺生长,但同时也有加速骨骼融合的作用,一般在 $10\sim12$ 岁开始应用,并且在骨龄后于实际年龄 3 岁以上者才可用。国内现用司坦唑醇(吡唑甲氢龙),每日 0.05mg/kg。也可用苯丙酸诺龙,用量为 1mg/kg,每周 1 次肌内注射,15 次为 1 个疗程。停药 6 个月复查骨龄,如果骨龄仍落后于 3 岁以上,可进行下一个疗程。治疗过程中应注意药物的肝毒性和雄激素作用。

(三)性激素

同时伴有性腺轴功能障碍的 GHD 患儿,在骨龄达 12 岁时即可开始用性激素治疗,以促使第二性征发育。男孩可用长效庚酸睾酮,25mg,每月肌内注射 1 次,每 3 个月增加剂量 25mg,直至每个月 100mg;女童可用结合雌激素(妊马雌酮),剂量自每日 0.3mg 起,根据情况逐渐增加。应避免用大剂量性激素,以防骨龄过快成熟而有损最终身高。

(于鹏)

第二节　尿崩症

尿崩症是因 ADH 分泌不足或肾对 ADH 不反应所引起的多饮多尿和排出低比重尿为主

要表现的疾病。

一、诊断要点

（一）临床表现

1.多尿　小婴儿常有排尿次数增多，儿童可有遗尿及排尿量增多，尿色清澈。继而烦渴多饮，有时在多尿之前就出现多饮，夜间常起来饮水。食欲差、口干、消瘦等。

2.若为继发性尿崩症，可有原发病的症状，如尿崩症由肿瘤引起，可有颅内压增高的症状。

3.肾性尿崩症者多为男性，常几代人发病，病情可轻可重，除多饮多尿外，常以呕吐、厌食、反复脱水而就诊，可有体重不增、生长障碍、发热及智力缺陷。如在新生儿、婴儿期发病，应多考虑肾性尿崩症。

4.查体除注意生长发育障碍情况外，应检查有无脱水及颅内压增高的体征，以及其他内分泌异常表现。

（二）辅助检查

1.尿检查　多次测定尿比重、尿 pH、尿糖。

2.血生化　血钾、钠、氯、二氧化碳结合力、肾功能、血糖。

3.血气分析。

4.血 ADH 测定　中枢性尿崩症患儿血 ADH 浓度降低。

5.眼底及视野检查。

6.病程较长者应做双肾、输尿管 B 超，看有无肾积水及输尿管扩张。

7.对确诊的中枢性尿崩症患儿应做增强的垂体 MRI 以明确病因。

8.特殊检查　禁水试验或垂体加压素试验。

（三）诊断步骤

1.入院后 2～3d 嘱患儿自由饮水，详细观察和记录出入水量，绝对避免人为地限制或强迫饮水。如患儿一夜安睡，不饮水，基本排除尿崩症。多饮多尿的诊断标准为饮水量和尿量均 $>3000ml/(m^2 \cdot d)$。

2.明确有多次多尿后并能除外糖尿病、低钾血症、高钙血症和慢性肾炎等原因所致者，应考虑为尿崩症。进一步做禁水试验和加压素试验，鉴别精神性多饮、中枢性尿崩症或肾性尿崩症。

3.禁水试验　目的：鉴别尿崩症（中枢性或肾性）与精神性烦渴。

（1）试验前 24h 自由饮水和进食，使体重稳定。

（2）试验前排尿（一部分作为标本），测尿量、体重、血压和尿比重（有条件时测尿渗透压），取血测血钠（有条件时测血渗透压及 ADH）。

（3）开始禁水后每小时排尿，测尿量、比重（渗透压）、体重和血压，并将结果记录于表中，如体重比试验前减少 3% 以上应停止试验。

（4）禁水时间至少 6h（此期间禁止饮水），停止试验时取血测血钠（渗透压及 ADH）。

（5）结果判定，如禁水后尿量明显减少，尿比重达 1.015 以上，尿渗透压达 300mOsm/kg 以上，或者 $\dfrac{尿渗透压}{血浆渗透压} \geqslant 2$，则 ADH 分泌正常，可认为是精神性烦渴；反之，如尿量无明显减少,比重达不到 1.015 以上,可有血钠升高($>145mmol/L$);血浆渗透压升高或 $\dfrac{尿渗透压}{血浆渗透压}<$ 1,有不同程度脱水,甚至有体重下降($>3\%$)或血压下降的表现,为真性尿崩症。介于两者之间可能为部分 ADH 缺乏。

在试验过程中要密切观察小儿的精神状态、血压及体重,如有烦躁不安、脱水或体重下降超过 3%,必要时应随时停止试验。

4.垂体加压素试验

(1)目的:鉴别中枢性尿崩症和肾性尿崩症。

(2)方法:试验当日在 30min 内饮水 20ml/kg,每 30 分钟收集 1 次尿,测尿量后饮用与尿量相同的水,每分钟尿量 5ml 以后 2 次,给垂体加压素 2～4U(0.1～0.15U/kg)皮下注射,注射后每 30 分钟收集 1 次尿,2h 后停止试验。每次均测尿量、比重、渗透压,在开始与结束时各测 1 次血钠和血浆渗透压。

(3)判定:注射后若尿量明显减少,尿比重达 1.015 以上,尿渗透压达 300mmol/kg 以上,即可诊断为中枢性尿崩症。如用加压素后反应不良,尿量及比重无明显变化,可诊断为肾性尿崩症。

二、治疗要点

(一)中枢性尿崩症

1.激素替代疗法　因为加压素效果可靠,所以是治疗中枢性尿崩症的首选药物。常用制剂如下。

(1)鞣酸加压素混悬液:用前需稍加温并摇匀,每次剂量为 0.1～0.3ml(1～2U),深部肌内注射,作用时间可维持 3～7d。一次注射后需待出现多尿后,再注射第 2 次。过量可有面色苍白、腹痛、恶心、血压升高。用药期间应注意患儿水分摄入量以防止发生水中毒。

(2)去氨加压素(1-脱氧-8-D 精氨酸加压素,DDAVP):为合成的精氨酸加压素类似物,效果良好,不良反应小,作用时间为 8～24h。制剂有鼻吸、针剂和口服 3 种,即鼻腔吸入药剂量为每日 5～15μg,每日 2 次鼻腔滴入(浓度为 100μg/ml),婴儿每次自 0.5μg,儿童自 2.5μg起,逐渐加量直至疗效满意作为维持量;口服制剂最常用去氨加压素(弥凝),0.1mg/片,药效维持 8～15h,每日服 2～3 次,按病情及小儿年龄每次可给予 1/4～1 片。此制剂疗效稳定,使用便利,是目前治疗中枢性尿崩症最为理想的药物。

2.非激素疗法

(1)氯磺丙脲(Chlorpropamide):用量为 20mg/(kg·d)或 150mg/(m²·d)(100～300mg)分 2～3 次服,用药过程中注意低血糖反应。一般 24h 出现抗利尿效果,72～96h 达到最大效果。

(2)氨甲酰苯(酰胺咪嗪,Carbamazepine):200mg/(m²·d)(100～400mg/d),不良反应:恶心、呕吐、肝功能障碍,变态反应性皮炎,与氯磺丙脲同用有协同作用。

(3)氯贝丁酯(安妥明,Clofibrate):50～100mg/(kg·d)或 1 次 0.25g,每日 2～3 次口服,在有肥胖和高脂血症者为首选药物。不良反应有食欲缺乏、恶心、呕吐、肝功能损害等。

(二)肾性尿崩症

1.氢氯噻嗪(双氢克尿塞),0.5～2mg/(kg·d),分 2～3 次服,用此药时最好用限钠

1mmol/(kg·d)的饮食,在有低钾血症用氯化钾 12～4mmol/(kg·d)或合并用螺内酯(安体舒通)3mg/(kg·d),分 3 次服用。

2.吲哚美辛(消炎痛),1mg/(kg·d),分 3 次服。

(于鹏)

第三节 性早熟

性早熟(precocious puberty)是指男童在 9 岁前,女童在 8 岁前呈现第二性征。按发病机制和临床表现分为中枢性(促性腺激素释放激素依赖性)性早熟和外周性(非促性腺激素释放激素依赖性)性早熟。中枢性性早熟(central precocious puberty,CPP)具有与正常青春发育类同的下丘脑－垂体－性腺轴(HPGA)发动、成熟的过程,直至生殖系统成熟;即由下丘脑提前分泌和释放促性腺激素释放激素(GnRH),激活垂体分泌促性腺激素使性腺发育并分泌性激素,从而使内、外生殖器发育和第二性征呈现。外周性性早熟是缘于各种原因引起的体内性甾体激素升高至青春期水平,故只有第二性征的早现,不具有完整的性发育过程。

一、诊断要点

(一)临床表现和诊断依据

1.中枢性性早熟

(1)第二性征提前出现(符合定义的年龄),并按照正常发育程序进展,女孩:乳房发育,身高增长速度突增,阴毛发育,一般在乳房开始发育 2 年后初潮呈现。男孩:睾丸和阴茎增大,身高增长速度突增,阴毛发育,一般在睾丸开始增大后 2 年出现变声和遗精。

(2)有性腺发育依据,女孩按 B 超影像判断,男孩睾丸容积≥4ml。

(3)发育过程中呈现身高增长突增。

(4)促性腺激素升高至青春期水平。

(5)可有骨龄提前,但无诊断特异性。

不完全性中枢性性早熟中最常见的类型为单纯性乳房早发育,表现为只有乳房早发育而不呈现其他第二性征,乳晕无着色,呈非进行性自限性病程,乳房多在数月后自然消退。

2.外周性性早熟

(1)第二性征提前出现(符合定义的年龄)。

(2)性征发育不按正常发育程序进展。

(3)性腺大小在青春前期水平。

(4)促性腺激素在青春前期水平。

(二)辅助检查

1.确定中枢性或外周性性早熟 除按临床特征初步判断外,需做以下辅助检查。

(1)基础性激素测定:基础促黄体生成激素(LH)有筛查意义,如 LH 3.0～5.0U/L 可肯定已有中枢性发动。凭基础值不能确诊时需进行激发试验。β－HCG 和甲胎蛋白(AFP)应当纳入基本筛查,是诊断分泌 HCG 生殖细胞瘤的重要线索。雌激素和睾酮水平升高有辅助诊断意义。

(2)促性腺激素释放激素(GnRH)激发试验

—— 199 ——

①方法：以 GnRH 2.5～3.0μg/kg（最大剂量 100μg）皮下或静脉注射，于注射的 0、30min、60min 和 90min 测定血清 LH 和卵泡刺激素（FSH）水平。

②判断：如用化学发光法测定，激发峰值 LH>3.3～5.0U/L 是判断真性发育界点，同时 LH/FSH 比值>0.6 时可诊断为中枢性性早熟。目前认为以激发后 30～60min 单次的激发值，达到以上标准也可诊断。

如激发峰值以 FSH 升高为主，LH/FSH 比值低下，结合临床可能是单纯性乳房早发育或中枢性性早熟的早期，后者需定期随访，必要时重复检查。

（3）子宫卵巢 B 超：单侧卵巢容积≥1～3ml，并可见多个直径≥4mm 的卵泡，可认为卵巢已进入青春发育状态；子宫长度>3.4～4cm 可认为已进入青春发育状态，可见子宫内膜影提示雌激素呈有意义的升高。但单凭 B 超检查结果不能作为 CPP 诊断依据。

（4）骨龄：是预测成年身高的重要依据，但对鉴别中枢和外周性无特异性。

2.病因学诊断

（1）中枢性性早熟病因诊断：确诊为中枢性性早熟后需做脑 CT 或 MRI 检查（重点检查鞍区），尤其是以下情况。①确诊为 CPP 的所有男童；②6 岁以下发病的女童；③性成熟过程迅速或有其他中枢病变表现者。

（2）外周性性早熟病因诊断：按照具体临床特征和内分泌激素初筛后进行进一步的内分泌检查，并按需做性腺、肾上腺或其他相关器官的影像学检查。如有明确的外源性性甾体激素摄入史者可酌情免除复杂的检查。

二、治疗要点

（一）中枢性性早熟

治疗目标为抑制过早或过快的性发育，防止或缓释患儿或家长因性早熟所致的相关的社会或心理问题（如早初潮）；改善因骨龄提前而减损的成年身高也是重要的目标。但并非所有的 ICPP 都需要治疗。

GnRH 类似物（GnRHa）是当前主要的治疗选择，目前常用制剂有曲普瑞林和亮丙瑞林的缓释剂。

1.以改善成年身高为目的的应用指征

（1）骨龄大于年龄 2 岁或以上，但需女童骨龄≤11.5 岁，男孩骨龄≤12.5 岁者。

（2）预测成年时身高，女童<150cm，男童<160cm。

（3）发育进程迅速，骨龄增长/年龄增长>1。

2.GnRHa 剂量　首剂 80～100μg/kg，最大量 3.75mg；其后每 4 周注射 1 次，体重>30kg 者，曲普瑞林每 4 周肌内注射 3～3.75mg。已有初潮者首剂后 2 周宜强化 1 次。但需强调的是，维持剂量应当个体化，根据性腺轴功能抑制情况而定（包括性征、性激素水平和骨龄进展），男童剂量可偏大。对按照以上处理性腺轴功能抑制仍差者可酌情缩短注射间歇时间或增量。

3.治疗监测和停药决定　治疗过程中每 3～6 个月测量身高以及性征发育状况；首剂 3～6 个月末复查 GnRH 激发试验，LH 峰值在青春前期水平提示剂量合适。其后对女孩需定期复查基础血清雌二醇（R）和子宫、卵巢 B 超；男童需复查基础血清睾酮浓度以判断性腺轴功能抑制状况。每 6 个月复查骨龄 1 次，结合身高增长，预测成年时身高改善情况。首次注射后可能发生阴道出血,但如继后注射仍有出血时应当认真评估。为改善成年身高的目的疗程至少2年,具体疗程需个体化。

一般建议在年龄11.0岁,或骨龄12.0岁时停药,可望达最大成年身高,开始治疗较早者(<6岁)成年身高改善较为显著。

单纯性乳房早发育多呈自限病程,一般不需药物治疗,但需强调定期随访,小部分患儿可能转化为中枢性性早熟,尤其在4岁以后起病者。

4.GnRHa　治疗中部分患者生长减速明显,小样本资料显示联合应用重组人生长激素(rhGH)可改善生长速率或成年身高,但目前仍缺乏大样本、随机对照研究资料,故不推荐常规联合应用。

有中枢器质性病变的CPP患者应当按照病变性质行相应病因治疗。错构瘤是发育异常,如无颅压增高或其他中枢神经系统表现者,不需手术,仍按ICPP药物治疗方案治疗。蛛网膜下腔囊肿亦然。

（二）外周性性早熟

按不同病因分别处理,如各类肿瘤的手术治疗,先天性肾上腺皮质增生症给予皮质醇替代治疗等。

（于鹏）

第四节　先天性甲状腺功能减退症

先天性甲状腺功能减退症是由于甲状腺激素合成不足所造成的疾病,以体格和智力发育障碍为特征,分为散发性甲状腺功能减退症和地方性甲状腺功能减退症两类。本节主要叙述散发性甲状腺功能减退症。

一、诊断要点

（一）临床表现

1.新生儿甲状腺功能减退症　母孕期胎动少,过期产,出生体重较大,生理性黄疸延迟;喂养困难,少哭少动,腹胀、便秘,体温不升,皮肤花纹状,心音低钝,心率慢;囟门增大,后囟多>0.5cm以上。新生儿甲状腺功能减退症症状和体征缺乏特异性,大多数较轻微,甚至缺如,值得注意。

2.典型甲状腺功能减退症　①特殊面容和体态:头大、颈短、皮肤苍黄、干燥粗糙,毛发稀少,面部黏液水肿,眼距宽、眼裂小、鼻根平、口唇厚、舌大而宽厚,常伸出口外。囟门晚闭,出牙延迟,腹部膨隆,常有脐疝。患儿身材矮小,体态不匀称,四肢短、躯干长,上部量/下部量>1.5。②神经系统功能障碍:智力低下,学习成绩极差,同时动作的发育如抬头、坐、走等均明显落后于正常小儿。③生理功能低下:怕冷少汗,体温低,安静少哭,对周围事物反应差,动作缓慢。食欲缺乏,腹胀、便秘,心音低钝,心率缓慢,肌张力低下。

（二）辅助检查

1.新生儿筛查　出生72h后,7d之内足跟采血,测定干血滤纸片TSH值。只能检出原发性甲状腺功能减退症和高TSH血症。危重新生儿或接受过输血治疗的新生儿可能出现筛查假阴性结果,必要时应再次采血复查。低或极低出生体重儿由于下丘脑—垂体—甲状腺轴反馈建立延迟,可能出现 TSH 延迟身高。为防止新生儿筛查假阴性可在出生后 $2\sim4$ 周或体重超过 2500g 时重新采血复查测定 TSH、FT_4。

2.血清 FT_3、FT_4、TSH 测定　如 TSH 明显增高,FT_4 降低可确诊。FT_3 可能降低或正常。

3.骨龄测定　摄左腕部正位 X 线片或膝关节正位 X 线片(6 个月以下),并与标准图谱对照。甲状腺功能减退症患儿骨龄明显落后。

4.其他检查　基础代谢率降低,病程长者可有轻度贫血,血胆固醇、三酰甘油值升高,甲状腺 B 超可见发育不良或缺如,少数可有甲状腺肿大(合成激素酶缺乏时)。心电图示窦性心动过缓、低电压、T 波低平。心脏彩超可见少量心包积液。

二、治疗要点

一旦确定诊断立即治疗,越早越好。主要是激素替代疗法,需终身服用甲状腺制剂以补充甲状腺激素的不足。

1.左旋甲状腺素钠(sodium－L－thyroxine,L－T_4,优甲乐)。此药效恒定,肠吸收良好,半衰期长,每日服药 1 次即可,新生儿期甲状腺功能减退症初始治疗剂量 $10\sim15\mu g/(kg\cdot d)$,婴儿 $6\sim8pg/(kg\cdot d)$,儿童 $5\mu g/(kg\cdot d)$。应尽早使 L－T_4、TSH 恢复正常,FT_4,最好在治疗 2 周内,TSH 在治疗后 4 周内达到正常。对于伴有严重先天性心脏病患者。初始治疗剂量应减少。甲状腺激素维持剂量需个体化。要求血 FT_4 维持在平均值至正常上限范围之内,TSH 维持在正常范围内。

2.甲状腺干粉片剂,每片 40mg,用量自小量开始,婴儿开始用 $5\sim10mg/d$,儿童 $10\sim20mg/d$,以后每隔 $1\sim2$ 周增加 $5\sim10mg/d$,直到临床症状消失而又无甲状腺功能亢进症状时,所用的量为维持量。每日维持量一般为:1 岁以下 $20\sim40mg/d$,$1\sim3$ 岁 $30\sim60mg/d$,$3\sim6$ 岁 $60\sim80mg/d$,$6\sim9$ 岁 $80\sim100mg/d$。甲状腺片剂的缺点是不以甲状腺素的含量定量的,因此,不同批号的制剂疗效可不尽相同,应注意调整剂量。

3.给予各种维生素以保证生长发育的需要。

4.供给足够的营养及进行智力训练。

服药后观察脉搏、体温、大便次数、皮肤是否潮湿,定期复查 TSH 及 FT_4 作为调整剂量的指标,治疗后 2 周首次进行复查。如有异常,调整 L－T_4 剂量后 1 个月复查。1 岁内每 $2\sim3$ 个月复查 1 次;1 岁以上 $3\sim4$ 个月复查 1 次;3 岁以上 6 个月复查 1 次。剂量改变后应在 1 个月后复查。同时进行体格发育评估,在 1 岁、3 岁、6 岁时进行智力发育评估。每年复查腕部 X 线片 1 次,治疗合理 $1\sim2$ 年骨龄和身高基本可达到正常同龄儿水平。

(于鹏)

第五节　甲状腺功能亢进症

甲状腺功能亢进症,指甲状腺呈高功能状态,其特征有甲状腺肿大、眼症、基础代谢率增加和自主神经系统的失常。

一、诊断要点

(一)临床表现

1. 多数发病缓慢,但也有起病急的,在典型甲状腺功能亢进症症状出现前半年,较大儿童经常有注意力不集中、记忆力差、学习成绩下降和性情改变。

2. 典型表现

(1)交感神经兴奋性增加、基础代谢率增高表现:食欲亢进、易饥饿、大便次数增多、消瘦;身材略高于同龄儿,怕热、多汗、有时有低热;心悸、脉快、心间部可闻及收缩期杂音,脉压差增大,可有高血压、心脏扩大及心律失常等,心力衰竭及房颤在小儿少见。多数患儿易激动、好动、兴奋感,失眠、多语、脾气急躁,手及舌出现细微而快速震颤等神经精神症状,肌肉乏力,但周期性麻痹少见。骨质疏松可伴有骨痛等。性发育缓慢,可有月经紊乱、闭经及月经量过少。

(2)甲状腺肿大:甲状腺峡部及体部肿大,可随气管上下移动。弥漫性肿大者腺体光滑、柔软,有震颤,可听到血管杂音。结节性肿大者可扪及大小不一、质硬,单个或多个结节。

甲状腺肿大分度标准:①正常,甲状腺看不到、摸不到;②Ⅰ度,仰头能看到甲状腺肿;③Ⅱ度,一般体位即能看到甲状腺肿,肿大腺体达到胸锁乳突肌内侧缘;④Ⅲ度,能明显看到甲状腺肿,肿大腺体超过胸锁乳突肌肉侧缘。

(3)眼部表现:眼球可有不同程度突出、瞬目差、辐辏力弱、眼裂增宽、恶性突眼伴有暴露性眼炎、流泪、畏光和复视。

3. 新生儿甲状腺功能亢进症。母亲患甲状腺功能亢进症影响胎儿,男孩比女孩多,多为暂时性,大多数在 3 个月内缓解。主要表现:心率快、呼吸增加、极易烦躁、易激惹、易饥饿、皮肤潮红而热、可有过早的骨成熟和颅缝闭合,甲状腺肿和突眼不典型。

(二)辅助检查

1. 血清 FT_3、FT_4 和 TSH 测定　FT_3、FT_4 均升高("T_3 型甲状腺功能亢进症"仅血 FT_3 升高),TSH 降低。

2. 甲状腺抗体测定　查血中抗甲状腺球蛋白抗体和抗甲状腺微粒体抗体,以便明确是否为桥本病引起的甲状腺功能亢进症。

3. 甲状腺彩超　甲状腺普遍肿大,边缘多规则,内部回声有较密集细小光点,一般无结节,可见血流增速和血管增多征象。

4. 甲状腺核素扫描　对于彩超发现甲状腺有可疑结节者可做此项检查。

5. 甲状腺 CT　有些患者在甲状腺触诊中可触及质坚韧或硬的结节,甲状腺核素扫描呈"冷结节"改变,需做 CT 与甲状腺新生物鉴别。

6. 摄 X 线片检查　腕骨片,骨龄增速及骨质疏松。

7. 心电图　窦性心动过速、左心室高电压或左心室大。

8. 心脏彩超　病久未治疗者可出现左心室增大。

二、治疗要点

(一)抗甲状腺药物

1. 抗甲状腺药物全量期

(1)甲巯咪唑(他巴唑):开始用量 $0.5\sim0.7mg/(kg \cdot d)$,总量不超过 $30mg/d$,2 周后无好转加大到 $1\sim1.5mg/(kg \cdot d)$,每日 3 次口服,服药物 2 周测 1 次血中 FT_3、FT_4、TSH,治疗后 $2\sim3$ 周临床症状缓解,$4\sim6$ 周甲状腺功能恢复正常。

(2)丙硫氧嘧啶:由于可能出现严重肝损害等不良反应,此药在儿科已少用。开始用量 5

～7mg/(kg·d),为甲巯咪唑(他巴唑)的 10 倍量,2 周后症状无好转可加到 10～15mg/(kg·d)。治疗后 2 周测 FT_3、FT_4、TSH,一般用药 2～3 周症状缓解,4～6 周甲状腺功能恢复正常。

2.减药期。临床甲状腺功能正常后,进入减量期。减掉全量的 1/3 或 1/2。即甲巯咪唑 0.3～0.4mg/(kg·d),丙硫氧嘧啶 3～4mg/(kg·d)。每 2 周复查 1 次血 FT_3、FT_4、TSH,如正常继续减量,疗程 1～3 个月。

3.维持用药期。减到能维持甲状腺功能正常的最小有效药量,疗程平均达 4～5 年,每 3 个月复查 1 次 FT_3、FT_4、TSH。

4.开始用药的 2 个月内,每周复查 1 次周围血象,防止粒细胞减少,每 3 个月复查肝功 1 次。若白细胞总数下降至 $3×10^9$/L 以下,或中性粒细胞减少到 $3×10^9$/L,应停药观察。

(二)辅助药物治疗

1.甲状腺制剂的应用 治疗过程中若出现甲低症状,T_4 水平降至正常以下,TSH 升高,甲状腺已由大变小,又逐渐增大者,可加服甲状腺片,一般 30～60mg/d,并酌情减少抗甲状腺药用量。

2.普萘洛尔(心得安) 心率增快者 1～2mg/(kg·d),分 3 次口服,有喘息,心脏传导阻滞者禁用。

3.对症治疗 镇静药、抗心力衰竭药物、各种维生素类药物。

(三)突眼的治疗

轻度不需要治疗。恶性突眼选用维生素 B_6 及泼尼松 1～2mg/(kg·d)。

(于鹏)

第六节 甲状旁腺功能减退症

甲状旁腺功能减退症是由于甲状旁腺素(PTH)产生减少而引起的钙、磷代谢异常。其特征是手足搐搦、癫痫发作、低钙血症和高磷血症,长期口服钙剂和维生素 D 制剂可使病情得到控制。根据病因可分为 4 类:①甲状旁腺发育障碍;②甲状旁腺的破坏;③调控改变致甲状旁腺功能减退;④靶组织对 PTH 生物学作用反应的缺陷。

一、诊断要点

(一)临床表现

1.神经肌肉应激性增高 一般当血清游离钙浓度≤0.95mmol/L(3.8mg/dl),或血清总耗值≤1.88mmol/L(7.5mg/dl)时可出现症状,初期有麻木、刺痛和蚁走感,严重者呈手足搐搦、抽动、手足僵直或喉痉挛为常见表现。肌肉兴奋性增强,佛氏征、陶瑟征均阳性,全身平滑肌痉挛引起腹痛和支气管痉挛。

2.神经系统表现 智力减退、记忆力减退、癔症样发作,可有癫痫样大发作。

3.外胚层组织营养变性 如低钙性白内障、出牙延迟、牙发育不全、磨牙根变短、龋齿多、甚至缺牙、皮肤角化过度、指(趾)甲变脆、粗糙和裂纹及头发脱落等。

4.骨骼改变 病程长、病情重者可有骨骼疼痛,以腰背和髋部多见。骨密度正常或增加。

5.胃肠道功能紊乱 有恶心、呕吐、腹痛和便秘等。

（二）辅助检查

1. 骨 X 线片。骨密度正常或增加，可有长骨骨皮质增厚及颅骨内外板增宽等。

2. 脑 CT。多见脑基底核（苍白球、壳核和尾状核）钙化，常呈对称性分布。

3. 生化特点

（1）"三低一高"，血钙低、血磷高、尿钙及尿磷低；血钙常低于 1.75mmol/L。

（2）血中 PTH 低于正常或测不出。

（3）血碱性磷酸酶正常。

4. 肾功能正常。

5. 肾小管回吸收磷率略有增加。

二、治疗要点

（一）钙剂

如严重低血钙引起手足搐搦、喉痉挛、惊厥或癫痫大发作，应立即给 10％葡萄糖酸钙 2ml/kg，加等量葡萄糖液缓慢静脉注射，以后予 10％葡萄糖酸钙每天 1～2ml/kg，分 1～2 次静脉注射，同时配合口服补钙，定期监测血清钙水平，使之维持在＞2.0mmol/L（8mg/dl）即可，避免发生高钙血症。症状控制后改口服 10％氯化钙 10～20ml，每日 3 次，一般服氯化钙 2～4 周。

其他患者也应长期口服钙剂，每日服元素钙 1～1.5g。葡萄糖酸钙、乳酸钙、氯化钙和碳酸钙中分别含元素钙 9.3％，13％，27％和 40％。

（二）维生素 D 及其衍生物

1. 双氢速变固醇（AT_{10}），婴儿 0.1～0.5mg/d，儿童 0.5～1mg/d 口服，待血钙正常，尿含钙后可减量，维持血钙在 2.12～2.62mmol/L（8.5～10.5mg/d）。

2. $1(OH)D_3$（阿法 D_3），适用于肝功正常的患者，摄入体内后，通过肝 25－羟化酶的作用，形成 $1,25(OH)_2D_3$ 后才发挥作用。初始剂量 $0.5\mu g/d$，维持量可加至 $1\mu g/d$。

3. $1,25(OH)_2D_3$（罗钙全），对肝功能损害者也有效，剂量为 $0.25～1\mu g/d$，口服。

4. 维生素 D_3。50000～100000U/d[1000～2000U/(kg·d)]。

（三）磷结合剂

每餐口服氢氧化铝乳剂 10ml，每日 3 次与钙剂相隔 2h 服用，可促使肠道内磷的排泄。

（四）其他

1. 采用高钙、低磷饮食，忌服牛奶、奶酪和蛋黄等。

2. 治疗中应经常测定尿钙、血钙，防止高血钙，肾钙化。

（于鹏）

第七节　先天性肾上腺皮质增生症

先天性肾上腺皮质增生症是一组常染色体隐性遗传病，其病因在于类固醇激素生物合成过程中某种酶的先天性缺乏，引起肾上腺皮质合成皮质醇不足，经下丘脑－垂体－肾上腺轴反馈调节，促肾上腺皮质激素释放激素、促肾上腺皮质激素分泌增加，导致肾上腺皮质增生并分泌过多的雄性激素。临床上出现女孩男性化，男孩性早熟，血电解质紊乱，低血钠及高血钾等一系列表现。由于不同酶缺陷,临床表现不完全相同,大致可分6型。较多见的为21-羟化酶缺陷(约占患者总数的90%以上),其次为11-羟化酶缺陷,17α-羟化酶,18-羟化酶,3β-脱氢酶,20,22-碳链酶缺陷。本文主要讨论21-羟化酶缺陷。

一、诊断要点

(一)临床表现

1.单纯男性化型　临床主要表现为雄激素增多的症状和体征。

(1)男孩:同性性早熟。表现为外生殖器过早发育,阴茎、阴囊增大,但睾丸小如婴儿,出现阴毛、变声等,生长加速和肌肉发达、骨龄提前,但成年终身高落后,智能发育正常。

(2)女孩:于出生时即可出现不同程度的男性化体征:阴蒂增大似阴茎状,大阴唇发育似阴囊,出现两性畸形、尿道口开口异常,似男婴尿道下裂,易误诊。子宫、卵巢发育正常,其他体格发育类似男孩。

(3)单纯男性化型:早期不出现吐泻及水电解质紊乱表现。

2.失盐型　除出现单纯男性化型表现外,还可因醛固酮严重缺乏导致低血钠、高血钾及血容量降低等失盐症状的出现,出生后较早出现厌食、呕吐、脱水和腹泻,不及时治疗可出现休克和循环衰竭。

3.非典型型　是21-羟化酶轻微缺乏所致的一种变异型。症状轻微,临床表现各异。男孩为阴毛早现、性早熟,生长加速、骨龄超前;女孩表现为初潮延迟、原发性闭经、多毛症、不孕症等。

(二)辅助检查

1.失盐型可出现血钾增高、血钠降低、血氯低。

2.24h尿17-KS增高。

3.尿孕三醇增高。血$17-\alpha$羟孕酮增高。

4.染色体检查有助于与真两性畸形相鉴别。

5.X线片,骨龄超过正常同龄儿。

二、治疗要点

(一)糖皮质激素治疗

糖皮质激素可提供足量的皮质醇,从而抑制垂体促肾上腺皮质激素的过量分泌,使肾上腺皮质雄激素分泌减少。大多应用氢化可的松,用量为$10\sim20$mg/($m^2 \cdot$ d)。总量一般分为每天$2\sim3$次,早1/2,午、晚各1/4。若口服泼尼松可按氢化可的松1/3用量,分2次服用。

氢化可的松替代治疗需终身服药,应向家人交代不可停用,用药可根据病情轻重适当调整,在应激情况下,维持量应加2倍。如遇严重应激情况或发生急性肾上腺皮质功能减退危象时,激素剂量需增加$5\sim10$倍,并可采用水溶性氢化可的松静脉滴注并补充氯化钠。

(二)盐皮质激素治疗

对于失盐型患者,如果在糖皮质激素治疗的同时给予盐皮质激素,可明显改善失盐状态,且有利于改善临床其他症状和体征,并可适当减少糖皮质激素剂量,避免引起库欣面容和生长障碍。常用的口服盐皮质激素为 9α－氟氢可的松（9α－FHC），新生儿及婴儿对 9α－FHC 不敏感，且对失盐耐受性差，需要较大剂量 9α－FHC 0.15～0.3mg/d；小龄儿童剂量为 0.05～0.15mg/d；而大龄儿童和成年人一般不需要 9α－FHC 治疗。

（三）纠正电解质紊乱

1.失盐型出现脱水或休克症状时，必须及时纠正水、电解质紊乱。可用生理盐水或 0.45％盐水加入碳酸氢钠进行静脉补液，但不能使用含钾溶液。若失盐严重可用潴钠效果较强的醋酸去氧皮质酮（DOCA），按 1～2mg/d，最大量不超过 4mg/d，或口服氟氢可的松 0.05～0.1mg/d，一般经过一段治疗可逐渐减量至停用盐皮质激素。

2.失盐明显者饮食中可以增加食盐用量，2～5g/d。

小婴儿加服氟氢可的松时，应注意 0.1mg 相当于皮质醇 1.5mg。应将氟氢可的松相当于皮质醇的量计算在皮质醇用量之中，以免皮质醇过量。

（四）手术治疗

女孩阴蒂增大，可将阴蒂切除，手术最适宜年龄为 6 个月至 1 岁。青春发育期可行阴道成形术。一般不影响女孩性功能。

（五）治疗监测

1.身高和发育。生长速度和性成熟情况可说明激素用量是否适当。生长速度减慢说明用药过量。

2.骨龄。每隔 1～2 年摄腕部或其他骨骼 X 线片，若骨成熟过快说明激素用量不足。

3.24h 尿 17－酮类固醇、孕三醇、血 17－羟孕酮测定，每隔 3 个月、6 个月、12 个月复查，用以监测激素用药量是否恰当。

4.定期进行智力测定，根据不同年龄可用不同量表，每年测 1 次。

（于鹏）

第八节 糖尿病

糖尿病是一种能量代谢疾病，是由于内源性胰岛素缺乏或作用不足所致。临床特征表现为空腹及饭后的高血糖状态，伴有脂肪及蛋白质代谢异常。儿童期糖尿病主要有以下两种：①1 型糖尿病，是由于胰岛 B 细胞遭到破坏、胰岛素分泌不足所造成，必须使用胰岛素治疗，故又称为胰岛素依赖型，大多数儿童糖尿病属于此型；②2 型糖尿病，是 B 细胞分泌胰岛素不足和（或）靶细胞对胰岛素不敏感所致，多见于成年人，但近年来随着人们生活方式的改变，肥胖儿的增多，此型在儿童有逐年增多趋势，值得注意。其他类型的糖尿病在儿童期罕见。本节主要叙述儿童期 1 型糖尿病。

一、诊断要点

1.临床表现 儿童糖尿病起病较急，典型的症状为多尿、多饮、多食和体重下降（"三多一少"），有些小儿缺乏多食的主诉。年长儿可有精神萎靡、倦怠乏力等症状。部分患儿发病急，在尚未诊断糖尿病之前，可因昏迷、脱水、酸中毒就诊，即以酮症酸中毒为首发症状。此现象可发生于任何年龄,但幼年患儿的发生率较年长儿为高,常因急性感染、过食、诊断延误或诊断已明确但突然中断胰岛素治疗等因素诱发,此时患儿进食少、恶心、呕吐、腹痛、关节或肌肉疼痛,迅速出现脱水和酸中毒征象,呼吸深长、呼出气带有酮味。脉搏细速,血压下降,体温不升,随即出现嗜睡、淡漠,甚至昏迷,需与急腹症、脑膜炎等疾病鉴别。

2.辅助检查

(1)血糖:空腹血糖≥7.0mmol/L(126mg/dl),或任意血样的血糖>11.1mmol/L(200mg/dl)。

(2)尿常规:尿糖阳性,尿酮体可阳性或阴性。

(3)合并酮症酸中毒者,应及时检测血气、血钾、钠、氯及尿素氮(BUN)。

(4)血胰岛素和C肽水平降低。

(5)糖化血红蛋白(HbAlc):正常人<6%,未治疗患者常大于正常的2倍以上。

(6)血清胰岛细胞抗体(ICA)、胰岛素抗体(IAA)和谷氨酸脱羧酶(GAD)抗体可呈阳性。

(7)无症状或症状不显著,尿糖阳性,血糖升高不明显者,应做葡萄糖耐量试验(OGTT),试验前夜禁食10h以上。晨起口服葡萄糖1.75g/kg(最大量75g),每克葡萄糖加水3～4ml,在5～10mm服完。于0、30min、60min、120min、180min分别取血测血糖,必要时同时测血胰岛素及C肽水平。空腹血糖>7.0mmol/L(126mg/dl),或OGTT中2h血糖>11.1mmol/L(200mg/dl)诊断为糖尿病。

二、治疗要点

1.胰岛素治疗

(1)胰岛素的剂型及种类:按照其作用时间分为速效、短效、中效、长效剂型(表6-2)。

表6-2　胰岛素种类及作用特点

胰岛素种类	作用起效时间(h)	峰浓度时间(h)	作用时间(h)
速效胰岛素类似物			
(门冬胰岛素、赖脯胰岛素)	0.15～0.35	1～3	3～5
常规胰岛素(短效)	0.5	1.5～3.5	7～8
中效半慢胰岛素锌混悬液(猪)	1～2	4～10	8～16
NPH	1.5	4～12	约24
IZS慢效胰岛素	3～4	6～15	18～24
基础长效胰岛素类似物			
甘精胰岛素	3～6	时间一作用曲线平缓	24
地特胰岛素	约3	时间一作用曲线平缓	24
长效胰岛素			
特慢胰岛素	4～8	12～24	20～30

(2)常用的方案:①每日2次方案,速效胰岛素类似物或短效胰岛素与中效胰岛素混合在早晚餐前使用;②每日3次或多次方案,早餐前速效胰岛素类似物或短效胰岛素与中效胰岛素混合,午餐前或晚餐前使用速效或常规胰岛素,睡前使用中效胰岛素进行治疗;③基础一餐

时方案,每日总体胰岛素的需要量中的 30％～50％ 应当由基础胰岛素提供,余量为餐前速效或常规胰岛素。尚有各类变通的胰岛素方案。儿童每日至少使用 2 次胰岛素治疗。

(3)胰岛素剂量以及剂量的调节

①剂量:部分缓解期每日胰岛素总剂量<0.5U/(kg·d)。青春期前儿童(部分缓解期外)通常需要 0.7～1.0U/(kg·d),青春期儿童通常需要>1U/(kg·d)。常规胰岛素注射应在每餐前 20～30min 进行;速效胰岛素类似物可在餐前即刻注射。中效胰岛素或者基础胰岛素/长效胰岛素类似物多在睡前使用。

②胰岛素剂量的分配:每日接受两次胰岛素注射的儿童早晨通常予以胰岛素总量的 2/3,晚餐前予以总量的 1/3。其中约 1/3 为短效胰岛素,2/3 为中效胰岛素,其后的比例根据血糖监测结果调节。使用基础—餐时方案治疗的糖尿病患者,夜间胰岛素往往占总需要量的 30％(应用常规胰岛素),50％(应用速效胰岛素)。余量分为 3～4 次餐前注射。

③胰岛素用量的调整:晨起空腹血糖升高并证明不是夜间低血糖所致则增加前一日晚餐前或者睡前的中效或长效胰岛素。餐后血糖高则增加餐前速效或常规胰岛素用量。午餐前及晚餐前血糖水平升高,如果使用了基础胰岛素,则增加早餐前基础胰岛素剂量/午餐前常规或速效胰岛素的量。晚餐后血糖水平升高,增加晚餐前常规胰岛素或者速效胰岛素的用量。

胰岛素泵的使用正在逐渐增加,目前是模拟生理性胰岛素分泌方式的最好选择。

2.饮食管理 每日所需总热量为 1000＋年龄×(70～100),饮食成分的分配为蛋白质 15％～20％,脂肪 30％,糖类 50％～55％,糖类最好以面食为主,建议将全日热量分为 3 次正餐 3 次间食,以减少血糖的波动。血糖平稳的患儿可适量进食水果及甜食,但须以总热量不超标为前提,蔗糖等精制糖应该避免。

3.运动 原则上不限制患儿的运动,提倡每日保持适量的体力活动,在从事剧烈运动前,可事先增加饮食量或将运动前的胰岛素量减少 10％,还应随身备有充饥的食品或糖果,以防止低血糖的发生。

4.糖尿病教育和管理 糖尿病控制的好坏直接关系到患儿的生存质量,由于本病需终身注射胰岛素和控制饮食,给患儿及其家庭带来种种精神烦恼,因此,医务人员必须详细介绍有关知识,帮助患者树立信心,使患儿能坚持有规律地生活和治疗,定期随访复查,以减少糖尿病肾病、视网膜病及心血管疾病等远期并发症的发生。

5.酮症酸中毒的治疗

(1)补液:一般 DKA 时体液丢失为体重的 5％～10％。补液总量包括累积丢失量和维持量。含静脉和口服途径给予的所有液体量。

累积丢失量(ml)=估计脱水百分数％×体重(1kg 体重,1000ml)。

维持量的计算:①体重法。维持量(ml)=体重×每千克体重 ml 数(每千克体重 ml 数:<10kg,80ml/kg;10～20kg,70ml/kg;20～30kg,60ml/kg;30～50kg,50ml/kg;>50kg,35ml/kg)。②体表面积法:维持量每日 1200～1500ml/m²(年龄越小,每平方米液体量越多)。

对于中重度脱水的患儿,尤其休克者,应及时扩容,利用第 1 个静脉通道,首批输注生理盐水 20ml/kg,于 1h 内输入,根据临床症状和血生化结果,决定第 2 批液体性质(通常为 0.45％ NaCl 加钾),待血糖下降到 11.2～16.8mmol/L(200～300mg/dl)时,改为 1∶1 液(生理盐水:葡萄糖液各 1/2),一般先用 5％葡萄糖配液,以后视血糖下降情况调整含糖液浓度。累积损失的 1/2 量应在开始治疗后 8～10h 内给予,余量在其后 14～16h 内匀速输入。如有继续丢失,则丢多少补多少。直到患儿血 pH>7.3,HCO_3^->18mmol/L 时,能口服为止。

(2)纠正酸中毒:只有当动脉血气 pH<6.9,休克持续不好转,心脏收缩力下降时可以考虑使用碱性液。通常用 5％$NaHCO_3$ 1～2ml/kg 稀释后 1h 以上缓慢输入,必要时可以重复。

(3)离子补充:酮症酸中毒患儿体内总钾量是缺失的,早期钾离子可能不低,补液及给胰岛素后血钾值明显下降,若无高钾的证据,则尽早使用含钾液体。膀胱有尿后(一般输注第 2 步液体时),将氯化钾与半张盐水混合输入,钾浓度为 40mmol/L(0.3％),使血钾维持在正常范围。静脉补钾停止后改为氯化钾 1～3g/d,口服 5～7d。

6.胰岛素治疗 胰岛素一般在补液后 1h 开始应用,特别是对有休克的患儿,只有当休克恢复、盐/钾补液开始后,胰岛素才可应用。这样可以避免钾突然从血浆进入细胞内导致心律失常。小剂胰岛素剂量为 0.1U/(kg·h),可使用输液泵输入。血糖下降适宜速度为每小时 2～5mmol/L。当血糖下降至 11.1～16.6mmol/L(200～300mg/dl)时,意识改善应将滴流液改为 1:1 液或 5％葡萄糖液避免低血糖发生。当尿酮体阴性,血 pH>7.3,血糖下降至 12mmol/L 以下,患儿能进餐时,可停用静脉注射胰岛素,并在停止滴注胰岛素前 30min 皮下注射短效胰岛素每次 0.25U/kg。

7.控制感染 对症给予抗生素。

(于鹏)

第九节 肾小管性酸中毒

肾小管性酸中毒是由于近端肾小管对 HCO_3^- 重吸收障碍和(或)远端肾小管排泌 H^+ 障碍所致的一组临床综合征。其主要表现为:①慢性高氯性酸中毒;②电解质紊乱;③肾性骨病;④尿路症状等。特发性者为先天缺陷,多有家族史,早期无肾小球功能障碍。继发性者可见于多种肾和全身疾病。其中由于远端肾小管排泌 H^+ 障碍所致者称远端肾小管酸中毒(Ⅰ型),由于近端肾小管重吸收 HCO_3^- 的功能障碍所致者为近端肾小管酸中毒(Ⅱ型)。

一、诊断要点

1.临床表现

(1)原发性远端肾小管酸中毒:特点为持续性高氯性酸中毒,尿 pH 不低于 6,多数有生长发育障碍和佝偻病体征,继发肾微细结石,为常染色体隐性遗传。婴儿型以男性多见,于出生后数月内发病,晚发型于 2 岁后起病,以女性多见。①生长发育迟缓,骨龄落后;②慢性代谢性酸中毒表现:为厌食、恶心、呕吐、腹泻、便秘等;③肾性骨病:常表现为佝偻病或软骨病,骨痛、病理性骨折、可有骨骼畸形、侏儒等;④烦渴、多饮、多尿;⑤低钾血症表现如肌张力低下和肌麻痹,症状类似周期性麻痹,严重者发生呼吸抑制。

(2)原发性近端肾小管性酸中毒(Ⅱ型):多见于男性,症状与Ⅰ型肾小管性酸中毒相似,但较轻,其特点为①生长发育落后,但大多数无严重的骨骼畸形,肾结石、肾钙化少见;②明显低钾表现;③高氯性代谢性酸中毒;④可同时有其他近端肾小管功能障碍的表现,患儿常有多饮、多尿、脱水等。

2.辅助检查

(1)尿及血液生化测定:见表6-3。

表6-3　肾小管酸中毒及血液生理改变

		近端肾小管酸中毒	远端肾小管酸中毒
尿液	尿酸碱度	碱性、中性或弱酸性(根据血浆 HCO_3^- 水平而不同)	碱性
	尿钙	正常	增多
	尿磷	正常	增多
血液	pH	↓	↓
	CO_2CP	↓	↓
	K^+	→或↓	↓
	Na^+	→或↓	→或↓
	Cl^-	↑	↑
	Ca^{2+}	→	→或↓
	P^{3-}	→	↑
	BUN、Cr	→	晚期↑

(2)动脉血血气分析:呈代偿性或失代偿性代谢性酸中毒改变。

(3)X线检查:远端肾小管酸中毒患者,骨骼显示骨密度普遍降低和佝偻病表现。腹部X线平片可见泌尿系结石影和肾钙化。

二、治疗要点

1.纠正酸中毒用枸橼酸合剂

(1)仅有酸中毒而无低血钾者:用枸橼酸钠及枸橼酸混合液。每1000ml内含枸橼酸钠100g,枸橼酸60g。剂量每次15~30ml,每日3次口服。

(2)伴有低血钾者:用枸橼酸钠及枸橼酸钾混合液,每1000ml内含枸橼酸钠100g,枸橼酸钾100g。剂量每次15~30ml,每日3次口服。

2.维生素D　开始5000~10000U/d逐渐递增,直至见效,每日量不超过50000U。

3.其他　若酸中毒较重可给予碳酸氢钠纠正,伴有脱水给予静脉补液。

4.观察项目

(1)血pH、K^+、Na^+、Cl^- 测定,每周至半个月1次。药量调整稳定后可每个月复查1次。

(2)定期复查血 Ca^{2+}、P^{3-}、碱性磷酸酶,血钙正常后可将维生素D用量减少或停用。

(3)定期复查骨骼X线片及肾X线平片。

(4)定期复查尿常规。

(5)每6个月至1年复查身高及体重,监测生长发育情况。

(于鹏)

第十节　家族性低血磷性佝偻病

本病又名低血磷性抗维生素 D 性佝偻病,是家族遗传性疾病,多数为 X 性联显性遗传。少数是常染色体隐性或显性遗传。部分病例为散发性无家族史,发病机制可能和肾小管对磷转运的原发性障碍和 1−α 羟化酶活力不足有关,也有由于肠道吸收磷的障碍所致,临床上较为多见,男性发病症状严重,女性可仅表现低磷血症。

一、诊断要点

1. 临床表现

(1)多数在 1 岁左右起病,生长发育迟缓,骨质疏松或多发性骨折,其中"O"形腿是最早被注意到的重要体征之一。

(2)身高较同龄儿低,由于"O"形腿、"X"形腿等骨骼畸形,体态呈不匀称性矮小。

(3)佝偻病体征如肋骨串珠、手镯、足镯等轻微。

2. 辅助检查

(1)血磷低,常低于 0.97mmol/L(3mg/dl),血清碱性磷酸酶增高,血清钙正常或稍低,血 PTH 正常。

(2)24h 尿磷排泄量增多,尿钙正常,无氨基酸尿。

(3)血气分析正常。

(4)骨骼 X 线有重症佝偻病改变,有广泛性骨质疏松,脱钙,病理性骨折或骨骼畸形、囊肿的改变。

(5)肾小管回收率(TPR)降低,TPR<85% 常作为诊断家族性低磷血症的诊断根据。试验方法:①首先固定饮食即定钙、定磷饮食 5～6d(每日饮食中含钙量 300～400mg,含磷 800～1000mg,饮蒸馏水);②摄取蛋白质低于 1g/(kg·d),必须使血肌酐<103μmol/L;③固定饮食等 3d 起准确地留取 24h 尿共 3d,测尿钙、磷和肌酐,取平均值。同时连续取血 3d 测定血中钙、磷和肌酐。计算公式如下。

$$TPR=\left(1-\frac{UP}{SP}\right)\frac{Scr}{Ucr}100\%(正常>85\%)$$

注:UP:尿磷(mmol/24h);SP:血磷(mmol/L);Ucr:尿肌酐(mmol/24h 尿);Scr:血肌酐(μmol/L)

(6)肠道磷负荷能力低下。磷负荷试验方法:晨空腹一次口服磷酸盐合剂 30～40ml,服药前、服药后 30min、60min、90min、120min 分别取血 2ml,测血磷,结果连成曲线,当血磷<1.03mmol/L(<3.5mg/dl),表明肠道吸收磷功能低下。

二、治疗要点

目前国内外均主张以持续补充磷酸盐和大剂量的维生素 D 为主要治疗手段。但药物的用量需要根据患者血钙、血磷、尿钙和骨 X 线征象等具体情况合理调整,以防引起高血钙、肾钙化等不良反应。磷酸盐制剂必须长期坚持服用,停用或服用不规则,将导致复发。

1. 磷酸盐合剂

$$\text{配方：}\left.\begin{array}{ll}Na_2HPO_4 & 145g\\ NaH_2PO_4 & 18g\end{array}\right\}\text{加水至}1000ml$$

该液体每毫升中含元素磷 20.7mg,婴儿用量 0.5~1g/d,学龄前及学龄儿童 1~2g/d,分 5 次口服。

2. 维生素 D　1000~2000U/kg,即 1 万~4 万 U/d。每 1~3 个月监测 24h 尿内钙排出量和肌酐排出量,以尿钙/肌酐<0.2 作为标准,当比值>0.4 说明维生素 D 剂量太大,应及早减量,以减少中毒机会。

3. 罗钙全　25~50ng/(kg・d),或 0.25~0.5pg/d,口服。

4. 双氢速固醇(DHT)　0.02mg/(kg・d),或 0.2~0.5mg/d,口服。

(于鹏)

第十一节　单纯性肥胖症

肥胖症是由于能量摄入长期超过人体的消耗,使体内脂肪过多积聚,体重超过一定范围的一种营养障碍性疾病。一般分为单纯性肥胖症和症状性(继发性)肥胖两大类,前者不伴有明显的内分泌、代谢性疾病,占肥胖症 90% 以上;后者继发于各种内分泌代谢病和遗传综合征,患儿不仅体脂分布特殊,且常伴有肢体或智能异常。

本节主要讨论单纯性肥胖症。

一、诊断要点

1. 临床表现

(1)食欲极佳,喜食甜食及油炸类食品。

(2)皮下脂肪分布较均匀,重度肥胖儿童皮肤可见白色或淡红色条纹。男性外生殖器相对小,性发育大多正常。

(3)青春期前生长过速,骨龄正常或超过实际年龄。

(4)青春期启动可早于一般儿童。

(5)血压正常或稍高。

(6)严重肥胖者可有肥胖－通气不良综合征,表现为缺氧、气急、发绀、红细胞增多,心脏扩大或出现充血性心力衰竭甚至死亡。

2. 辅助检查

(1)糖耐量及胰岛素释放试验。

(2)血脂四项及载脂蛋白。

(3)肝功能。

(4)血皮质醇、24h 尿 17－KS 和 17－OHCS 测定。

(5)腹部 B 超。

(6)心、肺功能测定。

(7)眼底检查,有问题者应做头颅 CT 检查以除外颅内占位病变。

(8)可疑性发育障碍者化验血 LH、FSH、T、E_2。

二、治疗要点

1. 控制饮食　应采用低脂肪、低糖类和高蛋白饮食。

(1)食物成分分配:蛋白质 20％、脂肪 30％、糖类 50％。

(2)热量:5 岁以下,2510～3347kJ(600～800kcal)/d;5～10 岁,3347～4180kJ(800～1000kcal)/d;10～14 岁,4180～5020kJ(1000～1200kcal)/d。

2. 加强运动锻炼　增加身体的运动量,使消耗的能量增多,有利于减肥。但是必须长期坚持才能收到效果。

3. 药物治疗　目的为抑制小儿食欲,但因药物有一定不良反应,一般对于小儿肥胖症不主张应用。必要时可选用:①苯丙胺,1 次 2.5～5mg,每日 2 次口服,疗程 6～8 周。②通泰胶囊(魔芋),每次 2～3 粒,每日 3 次,于餐前 30min 服用。

(于鹏)

第七章　小儿免疫疾病

第一节　原发性免疫缺陷病

原发性免疫缺陷病(primary immunodeficiency diseases)是一组由不同基因缺陷导致免疫系统功能先天性发育异常而导致天然性免疫或获得性免疫应答功能不全的一组疾病。根据2007年世界卫生组织(WHO)与国际免疫协会原发性免疫缺陷病分类标准,原发性免疫缺陷病分为八大类:①T细胞和B细胞联合免疫缺陷病;②以抗体为主的缺陷;③其他已明确临床基因表型的免疫缺陷综合征;④免疫失调性疾病;⑤先天性吞噬细胞数量和(或)功能缺陷;⑥天然免疫缺陷;⑦自身炎症反应性疾病;⑧补体缺陷。由于病因众多,原发性免疫缺陷病表现复杂,但该组综合征有其共同表现,即反复感染、易患肿瘤和自身免疫性疾病。

一、诊断标准

(一)普通变异型免疫缺陷病(CVID)

1.诊断标准　血清IgG、IgA水平明显降低(至少低于相应年龄均值减2个标准差),并符合以下3项:①2岁以后发病;②缺乏同族血凝素和(或)对疫苗应答反应差;③排除其他可导致低丙种球蛋白血症的原因。

2.参考项目　①反复发生病毒、真菌、寄生虫和细菌感染;②易发生慢性胃肠道疾病、自身免疫性疾病、肿瘤;③约1/2患者血清IgM水平正常;T细胞数量和功能可异常;大多数患者B细胞数量正常,少数出现B细胞减少。

(二)选择性IgA缺乏症

1.诊断标准　①≥4岁患儿血清IgA水平<0.07g/L,而血清IgG和IgM水平正常;②对疫苗有正常IgG抗体应答;③排除其他导致低丙种球蛋白的病因。

2.参考项目　①轻者可无症状,部分患者发生持续或反复呼吸道等感染,并可能发展为CVID;②易发生胃肠道疾病,过敏性疾病和自身免疫性疾病;③T、B细胞数量正常,IgA阳性B细胞缺乏。

(三)重症联合免疫缺陷病(SCID)

1.诊断标准　≤2岁的患儿具有经胎盘传递而来的母体T细胞或CD3$^+$T细胞≤20%,淋巴细胞绝对计数<3×10^9/L,并符合以下至少1项:①细胞因子共有的γ链(γc)基因突变;②Janus激酶3基因突变;③重组活化基因(RAG)-1或RAG-2基因突变;④白介素-7(IL-7)Rα基因突变;⑤腺苷脱氨酶(ADA)活性低于对照的2%或其2个等位基因均突变;⑥丝裂原增殖反应低于对照的10%或循环中出现母体淋巴细胞。

2.参考项目　①生后2~7个月常出现生长发育停滞、持续性腹泻、呼吸道感染、鹅口疮、肺囊虫性肺炎、弥散性卡介苗感染;②可有脂溢性皮炎、血细胞减少、慢性脑病、营养不良;③不能扪及淋巴结,无腭扁桃体,胸部X线检查胸腺不发育;④T细胞减少,皮肤迟发型超敏反应低下。B细胞数量正常或减少,功能下降。血清IgG、IgA、IgM低下。

(四)胸腺发育不全(DiGeorge综合征)

1. 诊断标准　CD3$^+$ T 细胞降低（$<0.5\times10^9$/L）并符合以下 4 项中的 2 项：①心血管畸形；②持续 3 周以上需要治疗的低钙血症；③染色体 22q11.2 基因缺失；④面部畸形或上腭异常。

2. 参考项目　①持续性病毒、真菌感染；②甲状旁腺素低下，血清低钙高磷；③易有精神发育迟滞、自身免疫性疾病；④X 线检查胸腺不发育，T 细胞减少。皮肤迟发型超敏反应低下；⑤B 细胞正常或增多。血清 IgG、IgA、IgM 可正常。

（五）MHCⅡ分子缺陷病

1. 诊断标准　B 细胞或单核细胞表面 HLA—DR 或 DQ 表达密度降低（<正常 5%），并有任 1 种基因突变包括 CⅡTA、RFX—B、RFX—5 或 RFX—AP；或并有以下至少 1 项：①生长发育停滞，机会性或持续性病毒感染；②T 细胞数量正常；CD4$^+$ T 细胞数降低；③对丝裂原有正常增殖反应，但缺乏 T 细胞对抗原的增殖反应；④B 细胞数量正常，低丙种球蛋白血症；⑤单核细胞不能诱导出混合淋巴细胞反应。

2. 参考项目　①临床表现与 SCID 相似。生后 6 个月内表现为严重感染和迁延性腹泻；②常见肝脏异常尤其是硬化性胆管炎。

（六）白细胞黏附缺陷（LAD）

1. 诊断标准　中性粒细胞表面 CD18 分子表达降低（<正常 5%），并有 β_2 整合素基因突变或缺乏 β_2 整合素 mRNA；或并有以下所有表现：①反复或持续性细菌或真菌感染，感染部位无脓；②白细胞增多（WBC$>25\times10^9$/L）；③脐带脱落延迟和（或）伤口愈合缺陷。

2. 参考项目　①皮肤黏膜细菌感染，无痛性坏死；②中性粒细胞功能下降，血清免疫球蛋白正常，T 细胞、B 细胞增殖反应下降。

（七）慢性肉芽肿病（CGD）

1. 诊断标准　中性粒细胞的四唑氮蓝（NBT）染色还原试验或吞噬细胞呼吸爆发试验异常（<对照的 5%）并符合以下任何 1 项：①NAPDH 氧化酶的基因 CYBB、CYBA、NCF2、NCF1 突变；②上述任一基因的 mRNA 缺乏；③母系表兄、舅舅或侄子 NBT 染色还原试验或吞噬细胞呼吸爆发试验异常；④反复发生金黄色葡萄球菌等细菌以及真菌所致深部位感染；⑤呼吸道、消化道和泌尿生殖道弥漫性肉芽肿；⑥生长发育停滞及肝脾或淋巴结大。

2. 参考项目　①可有消化道或泌尿道梗阻综合征；②血清 IgG、IgA、IgM、白细胞升高，皮肤迟发型超敏反应正常。

（八）X 连锁重症联合免疫缺陷病（XSCID）

1. 诊断标准　男性患儿具有经胎盘传递而来的母体的 T 细胞或 CD3$^+$ T 细胞<10%，CD16/56$^+$ NK 细胞<2%，CD19$^+$ B 细胞>75%，并符合以下任何 1 项：

①细胞因子共同 γ 链（γC）基因突变；②淋巴细胞缺乏 γc 的 mRNA；③淋巴细胞表面缺乏 γc 蛋白；④母系的表兄、舅舅或侄子患重症联合免疫缺陷；⑤生后第 1 年内生长发育停滞；⑥血清 IgG、IgA 水平低于相应年龄正常值减 2 个标准差；⑦持续或反复腹泻，上呼吸道感染或鹅口疮。

2. 参考项目　①血清 IgM 正常但 IgG、IgA 水平很低；②部分患者有经胎盘传递来的母体 T 细胞，从而出现皮疹和肝功能损害等移植物抗宿主病表现。

（九）X 连锁无丙种球蛋白血症（XLA，Bruton 病）

1. 诊断标准　男性患儿 CD19$^+$ B 细胞<2%，并有 Bruton 酪氨酸激酶（Btk）基因突变或

缺乏 Btk 的 mRNA 或 Btk 蛋白,或母系的表兄、舅舅或侄子 CD19$^+$B 细胞<2%;或并有以下全部表现:①生后 5 年内表现为反复细菌感染;②血清 IgG、IgM 和 IgA 水平低于相应年龄正常值减 2 个标准差;③缺乏同族血凝素和(或)对疫苗应答反应差;④排除其他可导致低丙种球蛋白血症的原因。

2.参考项目　①血中 B 细胞缺如,骨髓检查缺乏浆细胞;②血清总 Ig<2.5g/L,IgG<2g/L,IgA 或 IgM<0.2g/L;③血 T 细胞及其亚群数量正常或升高,皮肤迟发型超敏反应正常;④易发生过敏性和自身免疫性疾病。

(十)X 连锁高 IgM 综合征(XHIM)

1.诊断标准　男性患儿血清 IgG 水平低于相应年龄正常值减 2 个标准差,并有 CD40L 基因突变或母系的表兄、舅舅或侄子确诊为 XHIM;或并有以下所有表现:①血清 IgM 水平高于相应年龄正常值加 2 个标准差;②T 细胞数量正常,并对丝裂原有正常增殖反应;③B 细胞数正常或增高,但缺乏抗原特异性 IgG 抗体;④活化 CD4$^+$T 细胞无 CD40L 表达;⑤反复细菌、寄生虫感染;⑥中性粒细胞减少症。

2.参考项目　①生后第 1 年出现卡氏肺孢子菌感染;②微小病毒导致的再障;③隐孢子虫相关腹泻;④严重肝脏疾病(硬化性胆管炎);⑤血小板减少、淋巴结和脾大、自身免疫性疾病、肿瘤等。

(十一)共济失调毛细血管扩张症(AT)

1.诊断标准　男性或女性患者患有进行性小脑共济失调,并有培养细胞发生放射线引起的染色体断裂和 ATM 等位基因突变;或并有以下 4 项中的 3 项:

①眼结膜、面部等皮肤毛细血管扩张;②血清 IgA 水平低于相应年龄正常值减 2 个标准差;③甲胎蛋白浓度高于相应年龄正常值加 2 个标准差;④培养中的细胞易发生放射线诱导的染色体断裂。

2.参考项目　①反复慢性呼吸道感染;②可有性腺发育不良、肝功能异常、抗胰岛素性糖尿病、白血病或淋巴瘤;③血清 IgA、IgE、IgG$_2$、IgG$_4$ 减少,IgM 升高;④血 B 细胞数量正常但功能下降,T 淋巴细胞亚群减少。

(十二)湿疹—血小板减少伴免疫缺陷(Wiskott—Aldrich 综合征,WAS)

1.诊断标准　男性患者患先天性血小板减少症(<70×10^9/L),血小板形态小,并且符合以下至少 1 项:①WAS 蛋白基因突变;②Northern blot 检测淋巴细胞发现缺乏 WAS 蛋白的 mRNA;③淋巴细胞缺乏 WAS 蛋白;④母系的表兄、舅舅或侄子血小板形态小,并患有血小板减少症;⑤湿疹;⑥对多糖抗原的抗体反应异常;⑦反复细菌或病毒感染;⑧自身免疫性疾病;⑨淋巴瘤、白血病或脑部肿瘤。

2.参考项目　①血小板凝集功能降低,易出血。抗血小板抗体可增加。骨髓巨核细胞正常或增多;②血清 IgM 低下,IgA、IgE 升高,IgG 正常或稍低。血 B 细胞数量增加;③血 T 细胞减少,CD43 表达减少或消失,CD4$^+$T 细胞减少,皮肤迟发型超敏反应低下。

(十三)X 连锁淋巴组织增殖性疾病(XLP)

1.诊断标准　①男性患者 EB 病毒感染后出现暴发性传染性单核细胞增多症,可伴病毒相关嗜血综合征、IgG 降低、IgM 升高;②患有淋巴瘤、免疫缺陷病、再生障碍性贫血或淋巴细胞组织细胞疾病;③染色体 Xq25 的 SLAM 基因突变;④母系的表兄、舅舅或侄子在急性 EB 病毒感染后也有过相似的诊断。

2.参考项目　①EB病毒感染后EB病毒核抗原的抗体产生不足,血淋巴细胞增殖反应下降,CD8$^+$细胞增多;②NK细胞功能异常。

（十四）婴儿暂时性低免疫球蛋白血症

1.诊断标准　①生后3个月后有反复细菌感染史,至2~4岁自行痊愈;②血清Ig总量<4g/L,IgG<2.5g/L,至2~4岁其含量才达到正常水平。

2.参考项目　①血中B细胞数量正常,骨髓检查浆细胞正常;②血T淋巴细胞亚群中,CD4$^+$T细胞数量暂时性减少。

（十五）选择性IgM缺乏症

1.诊断标准　①婴儿易发生革兰阴性菌呼吸道、泌尿道感染。②血清IgM浓度<0.28g/L,IgG、IgA正常。③血T细胞亚群正常,B细胞数量正常,IgM阳性B细胞缺乏。

2.参考项目　可有自身免疫性疾病、过敏性疾病。

（十六）选择性IgG亚类缺乏症

1.诊断标准　①易发生反复呼吸道等处细菌感染。②在血清IgG$_1$、IgG$_2$、IgG$_3$、IgG$_4$中,有1种或多种缺乏,低于同年龄儿正常均数2个标准差。>2岁患儿IgG$_1$<2.5g/L,IgG$_2$<0.5g/L,IgG$_3$<0.3g/L。③IgG总量正常（如选择性IgG$_2$缺乏）或减少（如选择性IgG,缺乏）。除IgG,缺乏可伴IgA缺乏外,一般IgA、IgM正常。

2.参考项目　①血T细胞亚群正常;②B细胞数量正常或不成熟。

（十七）选择性IgE缺乏症

1.诊断标准　①血清IgE<15ng/ml;②IgG、IgA、IgM正常。

2.参考项目　①无症状或有慢性肺部疾病;②外周血淋巴细胞减少,T淋巴细胞正常。

（十八）伴嘌呤核苷磷酸化酶(PNP)缺乏的免疫缺陷

1.诊断标准　①反复细菌、病毒、真菌、寄生虫感染;②红细胞或淋巴细胞PNP活性低下;③染色体14q13的PNP基因突变。

2.参考项目　①外周血淋巴细胞<10%。进行性T淋巴细胞减少,皮肤迟发型超敏反应低下。②血清IgG、IgA、IgM正常。B细胞数量正常。血和尿中尿酸低下。③多伴有神经系统病变、发育迟缓、智力低下、自身免疫性疾病、血小板减少、慢性腹泻。

（十九）伴腺苷脱氨酶(ADA)缺陷的SCID

1.诊断标准　①具有上述SCID的表现;②红细胞或淋巴细胞ADA活性低下;③染色体20q的ADA基因突变。

2.参考项目　①可有智力低下、淋巴细胞减少、进行性免疫球蛋白减少、嗜酸性粒细胞增多、IgE升高、自身免疫性疾病、肿瘤;②多伴有骨骼系统的发育异常,如软骨发育异常、肋软骨突出、肋骨前端宽大、脊椎扁平、长骨干骺端不整、骨盆畸形、短肢、侏儒。

（二十）遗传性血管神经性水肿[C$_1$抑制物(C$_1$-INH)缺陷症]

1.诊断标准　①血清C$_1$-INH蛋白与活性低下;②遗传性血管性水肿,累及皮肤、呼吸道、胃肠道。

2.参考项目　补体C$_2$、C$_4$减少。

（二十一）Chediak-Higashi综合征

1.诊断标准　①反复化脓性感染。②皮肤、毛发、眼底部分白化症。皮肤色素细胞有巨大黑色素颗粒。③中性粒细胞胞浆内有巨大嗜苯胺蓝颗粒。骨髓中粒系细胞胞浆内中有嗜酸性、过氧化物酶阳性的巨大包涵体。④染色体 1q 的 VCHS1 基因突变。

2.参考项目　①可有肝脾大、淋巴结肿大、神经系统病变;②贫血、血小板减少、中性粒细胞减少;③T、NK 细胞功能低下,B 细胞功能正常。

二、治疗方案

(一)一般治疗　严格的保护隔离,尽量减少与感染源接触。加强营养,补充蛋白质与多种维生素。先天性胸腺发育不全型患儿的低血钙,除补钙外还应给予维生素 D 或甲状旁腺激素。如患儿仍有一定的抗体合成能力,可接种死疫苗。严重体液免疫或各种细胞免疫缺陷患者都应禁忌接种活疫苗或活菌苗,以防发生严重疫苗感染。除细胞免疫缺陷患者外,应常规每 2 年测定 1 次结核菌素试验,以监测结核感染。一般不进行腭扁桃体或淋巴结切除术,禁止脾切除术。

(二)防治感染

1.抗生素　合并感染者选用抗生素,剂量与疗程应大于正常免疫功能小儿。如抗生素无效,应考虑真菌、病毒和寄生虫感染的可能,应用相应药物。有时应长期应用抗生素预防感染。

2.免疫球蛋白　低 IgG 血症患儿可静脉滴注大剂量免疫球蛋白,每月 1 次,每次 200～600mg/kg。特异性高效价免疫球蛋白如乙型肝炎免疫球蛋白、水痘-带状疱疹免疫球蛋白和 B 组链球菌免疫球蛋白等用于防治特定的病原体感染。

3.免疫促进药物　转移因子、胸腺素、左旋咪唑、肿瘤坏死因子、白介素-2 等均可试用。慢性肉芽肿患者可用干扰素。胸腺素有升高 IgA 的作用,可用于选择性 IgA 缺乏症。高 IgE 综合征可应用干扰素 γ 治疗,每次 $50\mu g/m^2$ 皮下注射,每周 3 次。细胞免疫功能低下可应用匹多莫德口服液(芙露饮),每次 0.4g,每日 2 次,口服 1 个月以上。

(三)替代治疗

1.酶替代治疗　ADA 缺陷患者可应用牛 ADA-多聚乙二烯糖结合物肌内注射治疗。

2.免疫球蛋白　可用于常见变异型免疫缺陷病、IgG 亚类缺陷、无丙种球蛋白血症、严重联合免疫缺陷、高 IgM 综合征等。每次 200～600mg/kg,每 3～4 周静脉滴注 1 次。选择性 IgA 缺乏症可口服含有分泌型 IgA 的人初乳。

3.输血与血制品　慢性肉芽肿患者可输注白细胞治疗严重感染。对吞噬细胞缺陷伴严重感染者可输注白细胞悬液,用前也须用 X 线照射。ADA 缺陷患者可输红细胞悬液。选择性 IgA 缺乏症患儿应禁忌输血、血制品及使用免疫球蛋白,因血制品中的 IgA 可诱导患儿产生抗 IgA 抗体(属 IgG_2 类),生前母子胎盘输血或生后喝牛奶也可产生抗 IgA 抗体,再次输注含 IgA 的血制品可发生过敏性休克。如因病情需要而用免疫球蛋白,可用去除 IgA 的免疫球蛋白。细胞免疫缺陷患儿不宜输新鲜血制品,以防发生移植物抗宿主反应(GVHR)。

(四)免疫重建

1.骨髓移植

(1)同种异体同型合子骨髓移植:取自同胞兄弟,HLA-A 和 HLA-B 同源,而且混合淋巴细胞培养(MLC)无反应的骨髓为供体。若患儿尚存在部分 T 细胞功能,MLC 呈阳性反应时,于移植前后均应给予免疫抑制治疗。

(2)同种异体半合子骨髓移植:在同胞中仅有 1/4 机会为同型合子,为此可采用同种异体半合子骨髓供体,常为家庭成员父母或兄弟。B 细胞移植的成功率较 T 细胞移植低,且常发生慢性 GVHR。

(3)无关供体骨髓移植(MUD):随着一些国家和地区骨髓库的建立,无关供体骨髓移植变为可能。MUD 移植可不必移除 T 细胞,但在移植后均应接受免疫抑制治疗。MUD 移植成功率约为 50%,5 岁以内接受移植者,成功率可达 85%。

2.干细胞移植

(1)脐血干细胞移植:脐血富含造血干细胞,可作为免疫重建的干细胞重要来源。无关供体配型脐血干细胞移植后 GVRH 较无关供体配型骨髓移植为轻,也是选用该方法的原因。无关供体配型移植无论是脐血或骨髓,均应进行移植前后免疫抑制治疗,但会使免疫功能重建延迟而增大继发感染的机会。同胞纯合子脐血干细胞移植则可不必进行免疫抑制治疗,因此成功率明显增高。

(2)外周血干细胞移植:将 CD34$^+$ 细胞分离,在体外无菌扩增或定向培养后,再静脉输注给患儿。

3.胸腺组织移植

(1)胎儿胸腺组织移植:将 14 周以内的胚胎胸腺植于腹膜下或皮下,用于治疗细胞免疫缺陷病,尤其是胸腺发育不全症。胎儿胸腺移植后,常在数日内出现胸腺重建的表现,并持续存在。胎儿胸腺组织来之不易,使胸腺移植的使用受到很大限制。

(2)胸腺上皮细胞培养物移植:胸腺组织培养 8~9 日,淋巴细胞和吞噬细胞均死亡,仅留下胸腺上皮细胞,既能分泌胸腺素,又不发生移植物抗宿主反应,可用于改善 T 细胞功能。

4.胎肝移植 胎肝中含有多能干细胞(第 4 周出现),12 周出现具有免疫活性的淋巴细胞,选择合适的胎龄既能减少 GVHR,又达到免疫重建的目的。一般用 8~10 周胎儿的肝脏,血型匹配即可。

5.基因治疗

(1)指征:许多原发性免疫缺陷病的突变基因已被克隆,将正常的目的基因片段整合到患儿干细胞基因组内(基因转化),被目的基因转化的细胞经过有丝分裂,使转化的基因片段能在患儿体内复制而持续存在,并发挥功能。理论上讲,凡骨髓移植成功的疾病均是基因治疗的指征。

(2)程序:包括分离脐血、外周血或骨髓中的 CD34$^+$ 细胞,体外在生长因子和辅助细胞的存在下,使其扩增又不进行分化(即保持 CD34$^+$ 细胞的原始特征);在体外,CD34$^+$ 与带有目的基因的载体病毒共培养,使 CD34$^+$ 细胞被目的基因转化,将目的基因转化的 CD34$^+$ 细胞由静脉输入患者体内。

三、疗效观察与随访

1.治疗中观察感染被控制的情况。替代治疗和免疫重建后,检测患者原有的免疫缺陷指标改善的程度。

2.该类疾病治疗后的疗效和预后随各具体疾病不同差异极大,如 X-连锁无丙种球蛋白血症因为使用 IVIG 大多能健康成活,未用 IVIG 者很少能渡过婴儿期,约 2% 死于淋巴网状组织恶性肿瘤。选择性 IgG 亚类缺陷的预后较好,随年龄增长感染机会减少,到青春期 IgG 亚类水平可正常。选择性 IgA 缺乏症常在 5 岁以内 IgA 水平达到正常,预后取决于伴发病。

普通变异型免疫缺陷病大多数预后不良,男性平均死亡年龄为 29 岁,女性为 55 岁,45 岁以上女性易患恶性肿瘤。腺苷脱氨酶缺陷患儿未经治疗者预后极差,不可避免地死于严重感染。湿疹血小板减少伴免疫缺陷综合征一般在生后 3.5 年内死于感染,目前成活时间已延长在 11 岁以上。共济失调－毛细血管扩张症因临床表现的多样性很难确定其预后,可能在早期就死于恶性肿瘤或肺部感染,也可能长期存活。

四、治疗经验与解析

1. 对本病目前仍无特殊治疗,除隔离、减少与感染源接触外,抗生素的应用、转代治疗也很重要。对体液免疫缺陷者每月 1 次大剂量静脉输注免疫球蛋白,能够防止或逆转慢性感染疾病,使患儿长期得益。转移因子、左旋咪唑等有增强细胞免疫作用,但疗效难以定论。将来对本病治疗的出路在于骨髓或干细胞移植、基因治疗。

2. 卡氏肺孢子菌肺炎是细胞免疫缺陷患儿的重要并发症,如 CD4+ 细胞占淋巴细胞 25％ 以下,均应口服复方新诺明预防卡氏肺孢子菌肺炎。

(卫丽)

第二节　风湿热

风湿热(rheumatic fever)是上呼吸道 A 组 β 溶血性链球菌感染后引起的一种自身免疫性疾病。本病主要侵犯关节、心脏、皮肤,偶可累及神经系统、血管、浆膜及肺、肾等内脏,有反复发作倾向,心脏炎的反复发作可导致风湿性心脏病的发生和发展。在典型症状出现前 1~3 周,常有咽喉炎或腭扁桃体炎等上呼吸道链球菌感染表现,但临床上超过半数患者因前驱症状轻微或短暂而无此现病史。

一、诊断标准

(一)典型风湿热的诊断标准

1. 主要表现　①心脏炎(有下列四项之一:新出现有意义的杂音如心尖部全收缩期杂音或舒张中期杂音、心脏增大、心包炎、心力衰竭);②游走性多发性关节炎;③舞蹈病;④皮下结节;⑤环形红斑。

2. 次要表现　①发热;②关节痛;③风湿热既往史;④心脏瓣膜病;⑤血沉增快;⑥C－反应蛋白(CRP)阳性;⑦白细胞增多;⑧心电图 P－R 间期延长。

3. 近期链球菌感染证据　①咽喉拭子培养阳性或快速咽喉部抗原检测阳性;②抗链球菌抗体滴度升高;③近期猩红热病史。

具有上述两项主要表现或一项主要表现加两项次要表现(有心脏炎作为主要表现者,心电图 P－R 间期延长不能作为次要表现;有关节炎作为主要表现者,关节痛不能作为次要表现),再加上近期链球菌感染证据之一项,排除与风湿热类似的疾病后,可诊断为风湿热。

上述诊断标准适用于急性风湿热首次发作。但对以下 3 种情况,又找不到其他病因者,可不必严格遵循上述诊断标准,可不必具有近期链球菌感染证据:①以舞蹈病为唯一临床表现者;②隐匿发病或缓慢发生的心脏炎;③有风湿热史或现患风湿性心脏病,再感染 A 组链球菌时,有风湿热复发高度危险者。已确诊的风湿热或风湿性心脏病者,出现一个主要表现,或发热、关节痛，或血沉增快、CRP 阳性，加上近期链球菌感染证据，提示风湿热复发。

(二)不典型风湿热的诊断

1.心脏表现　①持续性窦性心动过速不能用其他原因解释者；②第一心音低钝，心尖区Ⅱ级收缩期杂音，或有明显的第三心音；③心电图出现 P－R 间期或 Q－T 间期延长，或 ST－T 段改变。

2.关节表现　游走性关节痛，但无红、肿、热及活动障碍等表现。

3.发热　发热超过 2 周。阿司匹林(每日 100mg/kg)诊断性治疗 3～5 日后体温下降，用药期间体温不再回升。

4.链球菌感染史　发病前 1～3 周有链球菌感染的证据或病史，抗链球菌溶血素 O(ASO)升高，或咽喉拭子培养阳性。

具备第 1 项中任何一项或第 2 项，再加上其他任何一项，并排除病毒性心肌炎、结核、结缔组织病等，可诊断为不典型风湿热，这些病例应按风湿热治疗。

(三)风湿热活动性指标

1.体温不能恢复正常，体重不增加，易疲劳。

2.脉搏快，心率不正常，易变化。

3.血沉增快，CRP 阳性，抗链球菌抗体滴度不下降或中性粒细胞计数增高。

二、治疗方案

(一)一般治疗

1.休息　无心脏受累患儿应卧床休息 2 周，至急性症状消失，血沉、体温正常后逐步开始活动，再过 2 周后达正常活动水平。有心脏炎无心脏扩大患儿卧床休息 4 周，待血沉和体温正常、心动过速控制、心电图改善后，再逐步开始下地活动，于 4 周内达正常活动水平。心脏炎伴心脏扩大患儿，应卧床休息 6 周，再经 6 周恢复至正常活动水平。心脏炎伴心力衰竭者，应绝对卧床休息至少 8 周直到心衰控制，然后逐渐下地活动，在 3 个月内逐渐恢复正常活动。如下地活动后，又出现症状及血沉增快等，则应继续卧床休息。

2.饮食　给予易消化、富有蛋白质、糖类、维生素 C 的饮食。宜少量多餐。有心力衰竭者适当限制盐及水分。用糖皮质激素期间应低盐饮食。

(二)消除链球菌感染灶　大剂量青霉素，每日 480 万～960 万 U 静脉滴注，持续 2～3 周。对初发链球菌感染，可应用长效青霉素(苄星青霉素)，体重 27kg 以下可肌内注射苄星青霉素 60 万 U，体重在 27kg 以上用 120 万 U 一个量即可。对青霉素过敏或耐药者，可改用红霉素，每日 30mg/kg，每次用量<0.5g，分 2 次间隔 12 小时静脉滴注 10 日。也可用阿奇霉素、林可霉素或头孢类抗生素。阿奇霉素 5 日疗程方案为，口服阿奇霉素第 1 日 10mg/kg，分 2 次服，第 2～5 日减半量顿服，继用红霉素口服至第 10 日。

(三)抗风湿治疗

1.非甾体类抗炎药(NSAID)

(1)高选择性 COX－2 抑制剂：对胃肠道、肾脏不良反应很少，对血小板功能无明显影响，临床应用比阿司匹林安全。酮洛芬每日 4～6mg/kg，分 2 次餐后口服。罗非昔布每日 0.25～0.5mg/kg，分 2 次餐后口服。塞来昔布每日 5mg/kg，分 2 次餐后口服。依托考昔每日 2～4mg/kg，分 2 次餐后口服。萘丁美酮 10～15mg/kg，每日 1 次餐后口服。

(2)阿司匹林:为传统药物。开始剂量为每日 80~100mg/kg,分 3~4 次口服,每日用量不超过 3g。治疗后大约 2 周时临床症状消失,血沉、CRP、白细胞正常后,将剂量减至原量的 3/4,再用 2 周,再减为原量的 1/2,以后继续减量至停用。单纯关节炎者总疗程 4~8 周。阿司匹林剂量大,不良反应大,同时抑制环氧化酶 COX-1、COX-2,从而引起胃肠黏膜损害、血小板功能降低。应选择阿司匹林肠溶片,密切观察阿司匹林的不良反应,如恶心、呕吐、消化道出血、酸中毒、肝功能损害等,合适的血药浓度为 0.2~0.25g/L。

2. 泼尼松　用于心脏炎患儿。用量每日 1~2mg/kg,每日最大量<60mg,分 3~4 次口服,2 周后病情缓解后开始逐渐减量,在停用前 1~2 周时加用阿司匹林每日 30~50mg/kg,待激素停用 2~3 周后才停用阿司匹林。对病情严重,如有心包炎、心脏炎并急性心力衰竭重者可用地塞米松每次 5~10mg,或氢化可的松每次 5mg/kg 静脉滴注,至病情改善后,改口服泼尼松治疗。激素总疗程 12 周,如病情迁延,应根据临床表现及实验室检查结果,延长疗程至病情完全恢复为止。用药期间应注意不良反应,预防感染。

(四)对症治疗

1. 充血性心力衰竭　给予吸氧、低盐饮食、大剂量糖皮质激素、洋地黄制剂、呋塞米、卡托普利和螺内酯。甲基泼尼松龙每次 10~30mg/kg,或氢化可的松每次 5~10mg/kg,静脉滴注,每日 1 次,共用 1~3 日,多数在用药 2~3 日即可控制心力衰竭。洋地黄制剂用量宜小,为 1/2~1/3 洋地黄饱和量,以免发生洋地黄中毒。

2. 舞蹈病　轻症可用苯巴比妥、地西泮等镇静剂,严重者可用氟哌啶醇加苯海索口服,均为每次 1mg,每日 2 次。应尽量避免强光噪音刺激。阿司匹林和糖皮质激素对舞蹈病无效。

三、疗效观察与随访

1. 治疗中观察体温变化、精神反应、关节肿痛变化、胸闷、心悸等表现。注意心率、心音、心脏杂音变化。治疗有效者 2 周左右症状消失,1/2 患儿心脏杂音消失。

2. 对初发的风湿性关节炎患儿经正确治疗,血沉、CRP、体温正常,心动过速控制,心电图改变改善,关节炎症状可完全消失,不留关节畸形;轻型心脏受累者如能早期接受正确全程治疗,并能长期预防用药,一般亦能治愈;但心脏受累明显且治疗不正规者,往往遗留下风湿性心瓣膜病。

3. 对风湿热患儿须用长效青霉素预防控制链球菌感染,每月 1 次,120 万 U 深部肌内注射;青霉素过敏者可用红霉素,每日 30mg/kg,分 3 次口服,每日最大量<1g,每月口服 1 周。预防用药至少 5 年,有心脏炎者应延长至 10 年或青春期后,有严重心脏病者,宜终身预防。风湿热患儿当拔牙或行其他手术时,术前、术后应当用抗生素以预防感染性心内膜炎。如再次发生链球菌性咽喉炎、腭扁桃体炎、中耳炎、猩红热等,应用青霉素治疗,过敏者可用大环内酯类抗生素,疗程 10~14 日。

四、治疗经验与解析

1. 阿司匹林每日 80~100mg/kg 的剂量很大,极易出现不良反应,成人每日口服 300mg 阿司匹林,即 3 片 0.1g 的拜阿司匹林,即可产生皮下瘀斑、牙龈出血、消化道损害。6 岁儿童每日 2g,即 20 片 0.1g 的拜阿司匹林,不良反应可想而知。阿司匹林同时抑制环氧化酶 COX-1 和 COX-2,故不良反应大。特异性高选择性 COX-2 抑制剂不良反应小于阿司匹林。

目前,在治疗各种关节炎方面,特异性高选择性 COX-2 抑制剂已经替代非选择性 COX 抑制剂。

2.对仅有的关节炎患儿用阿司匹林治疗即可,不必再用泼尼松。阿司匹林对心脏炎无明显疗效,在心脏炎患者泼尼松减量加用阿司匹林,主要是防止停用泼尼松后的反跳现象及复发。部分心脏炎患者在停用泼尼松后,出现低热、关节酸痛、血沉增快等风湿活动表现,一般在 2~3 日内消失,不必处理。此外,阿司匹林对舞蹈病、皮下结节无明显疗效。

3.A 组 β 溶血性链球菌对青霉素、红霉素的耐药率低,仅为 4%~5%,故大部分 A 组 β 溶血性链球菌感染者用青霉素是有效的。美国报道一种高毒力的 A 组 β 溶血性链球菌引起上呼吸道感染,对青霉素耐药。近年来国内也报道一些产 β 内酰胺酶的溶血性链球菌菌株,对此可用阿莫西林与克拉维酸的复合制剂或大环内酯类抗生素如阿奇霉素。长效青霉素可预防溶血性链球菌感染,但不能防止细菌性心内膜炎发生。

(卫丽)

第三节　幼年特发性关节炎

幼年特发性关节炎(juvenile idiopathic arthritis,JLA)是一组原因不明、以慢性关节滑膜炎为主要特征,或伴有各组织、器官不同程度损害的慢性、全身性疾病。2001 年国际风湿病学会联盟儿科常委专家会议,将 16 岁以下、不明原因、持续 6 周以上的关节肿胀、疼痛统一命名为 JIA。本病在 2~3 岁和 8~10 岁两个年龄组为发病高峰,女童多见。年龄越小,全身症状越重,年长儿以关节受累为主。

一、诊断标准

1.全身型 JIA　每日弛张高热,持续≥2 周,伴有≥1 个关节的关节炎(可首发,也可在发病数月或数年后才出现),同时伴随以下项:①间断出现的、非固定的红斑样皮疹(特点为热出疹出,热退疹退);②全身淋巴结肿大;③肝和(或)脾大;④浆膜炎(如心包炎、胸膜炎、腹膜炎)。

应排除下列情况:①银屑病患者或一级亲属有银屑病史;②≥6 岁的 HLA-B27 阳性的男性关节炎患者;③患强直性脊柱炎、与附着点炎症相关的关节炎、伴炎症性肠病的骶髂关节炎、瑞特综合征或急性前葡萄膜炎,或一级亲属有上述疾病之一;④≥2 次类风湿因子阳性,2 次间隔>3 个月。

2.少关节型 JIA　发病最初 6 个月 1~4 个关节受累。有两个亚型:①持续性少关节型 JIA:整个疾病过程中关节受累数≤4 个。②扩展性少关节型 JIA:病程 6 个月后关节受累数达>4 个。

应排除下列情况:①银屑病患者或一级亲属有银屑病史;②≥6 岁的 HLA-B27 阳性的男性关节炎患者;③患强直性脊柱炎、与附着点炎症相关的关节炎、伴炎症性肠病的骶髂关节炎、瑞特综合征或急性前葡萄膜炎,或一级亲属有上述疾病之一;④≥2 次类风湿因子阳性,2 次间隔≥3 个月;⑤有全身型 JIA 表现。

3.多关节型 JIA(类风湿因子阴性)　发病最初 6 个月受累关节≥5 个,类风湿因子阴性。

应排除下列情况:①银屑病患者或一级亲属有银屑病史;②≥6 岁的 HLA-B27 阳性的

男性关节炎患者;③患强直性脊柱炎、与附着点炎症相关的关节炎、伴炎症性肠病的骶髂关节炎、瑞特综合征或急性前葡萄膜炎,或一级亲属有上述疾病之一;④≥2 次类风湿因子阳性,2 次间隔≥3 个月;⑤有全身型 JIA 表现。

4. 多关节型 JIA(类风湿因子阳性) 发病最初 6 个月受累关节≥5 个,伴类风湿因子阳性。

应排除下列情况:①银屑病患者或一级亲属有银屑病史;②≥6 岁的 HLA－B27 阳性的男性关节炎患者;③患强直性脊柱炎、与附着点炎症相关的关节炎、伴炎症性肠病的骶髂关节炎、瑞特综合征或急性前葡萄膜炎,或一级亲属有上述疾病之一;④有全身型 JIA 表现。

5. 银屑病关节炎 ≥1 个关节的关节炎合并银屑病,或关节炎合并以下≥2 项:①指(趾)炎,≥1 个指(趾)肿胀,常呈非对称性分布;②指甲凹陷(≥1 个指甲,≥2 处凹陷)或指甲脱离;③一级亲属患银屑病。

应排除下列情况:①≥6 岁的 HLA－B27 阳性的男性关节炎患者;②患强直性脊柱炎、与附着点炎症相关的关节炎、伴炎症性肠病的骶髂关节炎、瑞特综合征或急性前葡萄膜炎,或一级亲属有上述疾病之一;③≥2 次类风湿因子阳性,2 次间隔≥3 个月;④有全身型 JIA 表现。

6. 与附着点炎症相关的关节炎 关节炎合并附着点炎症(指肌腱、韧带、关节囊或骨筋膜附着处压痛);或单有关节炎或单有附着点炎症,并伴有下列情况中≥2 项:①骶髂关节压痛或炎症性腰骶部疼痛(指腰骶部疼痛伴有晨僵,活动后减轻),或既往有上述疾病;②HLA－B27 阳性;③≥6 岁发病的男性患者;④急性(症状性)葡萄膜炎;⑤一级亲属有强直性脊柱炎、与附着点炎症相关的关节炎、伴炎症性肠病的骶髂关节炎、瑞特综合征或急性前葡萄膜炎病史。

应排除下列情况:①银屑病患者或一级亲属有银屑病史,银屑病患者;②≥2 次类风湿因子阳性,2 次间隔≥3 个月;③有全身型 JIA 表现。

7. 未定类的 JIA 不符合上述任何一类或符合上述两类以上类别的关节炎。

二、治疗方案

(一)一般治疗

急性期卧床休息,增加营养,采取有利于关节功能的姿势有关节变形、肌肉萎缩、运动受限等病变时应配合理疗、按摩和医疗体育,必要时做矫形手术。对关节炎患者可用白芍总苷(帕夫林)等中药作为辅助药物进行治疗。

(二)非甾体类抗炎药(NSAIDs)

1. 应用原则 有缓解疼痛和僵硬、退热、消肿的作用,但只能缓解症状,不能缓解病情的进展和关节的破坏。药物选择因人而异,每个个体对 NSAIDs 的疗效反应并不一致,疗程通常是 4 周,如果用药 4 周无效时,换用另一种 NSAID 可能会有效,但要避免 2 种 NSAID 同时应用,以免增加其不良反应。

2. 药物选择 常用药物剂量见表 7－1,均为餐后口服。传统的 NSAIDs 药物如阿司匹林、吲哚美辛(消炎痛)、布洛芬等,同时抑制环氧化酶 COX－1、COX－2,从而引起胃肠黏膜损害、血小板功能降低、肝功能损害和肾脏血流量减少,不良反应明显,在治疗成人类风湿关节炎的 NSAIDs 药物中,已基本淘汰。和成人相比,儿童应用 NSAIDs 时的胃肠道不良反应相对较轻,除了阿司匹林已淘汰停用外,其他传统 NSAIDs 仍在使用。吲哚美辛有较强的抗炎作用,可以选用于全身型 JIA,但由于其胃肠道不良反应较大而限制了其应用,选择栓剂可以减少胃肠道不良反应。布洛芬为最常用的 NSAID,胃肠道不良反应较轻,较易耐受。萘普生、吡罗昔康(炎痛喜康)、美洛昔康(莫比可)、甲氯芬酸、醋氯芬酸、双氯芬酸(扶他林、奥尔芬)、甲苯酰吡咯乙酸(托美汀、痛灭定)抑制 COX-2 为主,但对 COX-1 也有少许抑制作用,故仍有一定不良反应。目前在治疗成人类风湿关节炎的 NSAIDs 药物中,已普遍应用特异性高选择性 COX-2 抑制剂,如酮洛芬(锐迈)、尼美舒利(尼蒙舒、瑞芝清)、罗非昔布(万络)、塞来昔布(西乐葆)、依托度酸(罗丁)、依托考昔(安康信)、萘丁美酮(萘普酮、瑞力芬)、氯美昔布等,对胃肠道、肾脏不良反应很少,对血小板功能无明显影响,已替代传统的 NSAIDs 作为 JIA 早期联合治疗的首选药物。如果患儿胃肠道对传统 NSAIDs 难以耐受时,可以选用高选择性 COX-2 抑制剂,如塞来昔布等。由于儿童本身心血管的高危因素较成人少,所以除特殊情况外,NSAIDs 对于儿童的心血管不良反应并不需要特别关注。值得注意的是,个别儿童可能对 NSAIDs 过敏,严重者表现为渗出性多形红斑,可有多脏器功能损害,眼结膜严重受累并有致盲可能,所以用时需询问过敏史。阿司匹林尚有诱发全身型 JIA 并发巨噬细胞活化综合征(MAS)的可能,值得注意。

表 7-1　儿童常用 NSAIDs 药物

药名	开始年龄	每日剂量(mg/kg)	每日给药次数	每日最大剂量(mg)
双氯芬酸	6 个月	1~3	3	200
萘普生	2 岁	10~15	2	1000
布洛芬	6 个月	30~40	3~4	2400
美洛昔康	2 岁	0.125~0.25	1	15
吲哚美辛	新生儿	1.5~3	3	200
托美丁	2 岁	20~30	3	600
塞来昔布	2 岁	6~12	2	400
罗非昔布	2 岁	0.25~0.5	2	20
依托考昔	2 岁	2~4	2	200
萘丁美酮	2 岁	10~15	1	500

(三)病情缓解药(DMARDs)2008 年美国风湿病学会《类风湿关节炎治疗指南》已经将生物制剂称为生物制剂 DMARDs,传统 DMARDs 则称为非生物制刊 DMARDs。

1. 非生物制剂 DMARDs 以往的病情缓解药青霉胺、金制剂、羟氯喹(单用),经对照研究未发现其有显著功效。目前使用较多的这类药物有甲氨蝶呤和柳氮磺胺吡啶。及早使用本组药物能防止或延缓关节出现骨质侵蚀病变,需应用 2~3 个月才能见效。该类药物一般为单一应用,如果病情较重者,可以选择联合用药。联合用药各个药物不良反应可能叠加,需予以注意。有些改善病情抗风湿药有诱发全身型 JIA 并发 MAS 的可能(如柳氮磺胺吡啶、甲氨蝶呤),值得注意。

(1)甲氨蝶呤(MTX):是目前治疗 JIA 得到最广泛应用的 DMARD,是治疗多关节型患者的基础,尤其是扩展性少关节型 JIA。剂量为每次 7.5~10mg/m²,每周 1 次餐前 1 小时口服。大剂量时常用皮下或肌注途径给药,因为此时口服吸收效果不好。剂量增加到每周 15mg/m² 口服或胃肠外给药,可对每周 10mg/m² 治疗无效者产生效应。起效时间为 3~12 周,治疗后 4~6 个月可达最佳效果,用药 1 年以上可降低复发率。不良反应为胃肠道反应、一过性转氨酶升高、胃炎、口腔溃疡、贫血和粒细胞减少。在用甲氨蝶呤时应合用叶酸,每日

5mg 口服。用叶酸可降低恶心、口腔溃疡和转氨酶升高的发生率,而不降低甲氨蝶呤的治疗效果。

(2)柳氮磺胺吡啶(SASP):开始每日 10mg/kg,每周每日增加 10mg/kg,2 周内加至每日 30～50mg/kg,每日最大量＜2g,分 3 次口服,约 4 周见效,可持续用 3 个月或更长时间。对少关节型、多关节型和虹膜睫状体炎有效。对少关节型的 9 岁以上的男童、13～17 岁青春期少年患儿疗效最好,可能与这些年龄组患儿中有较高的与附着点炎症相关的关节炎的发生有关。不良反应有轻度胃肠道反应、白细胞减少、头痛、皮疹等。

(3)羟氯喹:剂量为每日 5～6mg/kg,一次顿服。每日最大量＜200mg。单药治疗用于没有预后不良特征、病情活动度低且病程≤24 个月的患者。应定期检测血常规,注意白细胞减少。美国风湿病学会 2002 版《类风湿关节炎治疗指南》中,推荐的病情缓解药是羟氯喹、柳氮磺胺吡啶、甲氨蝶呤三联方案。

(4)来氟米特(LEF):为人工合成的异恶唑免疫抑制剂,归类为非生物制剂 DMARDs,该药与柳氮磺胺吡啶、甲氨蝶呤同样有效,三种药物对延缓或阻止关节出现骨质侵蚀的作用相似。体重＜20kg 者,每日 10mg,隔日服用;体重 20～40kg,每日服用 10mg;体质量＞40kg,每日服用 10～20mg。也可每日 0.3～0.5mg/kg 口服。口服 3 日后减半量维持 3～6 个月。常见的不良反应是腹泻、肝功能损害、脱发、皮疹、白细胞下降和瘙痒等。治疗 6、12 个月,来氟米特＋甲氨蝶呤的疗效优于羟氯喹＋柳氮磺胺吡啶＋甲氨蝶呤。

2. 生物制剂 DMARDs 生物制剂不仅可以改变 JIA 患者的临床症状,起效快、抑制骨破坏的作用明显,而且可以改变疾病的进程,用于对非生物制剂 DMARDs 反应不佳或有预后不良因素(见后述)者。不良反应有继发结核、真菌等感染、骨髓抑制、脱髓鞘病、风疹样反应、胰岛素依赖性糖尿病、淋巴瘤。偶有药物诱导的狼疮样综合征。可有注射部位反应或输液反应。用药前应进行结核筛查,除外活动性感染和肿瘤。

(1)依那西普(Etanercept):商品名恩利、益赛普,为重组人Ⅱ型 TNF 受体－抗体融合蛋白,阻断 TNF-α 与受体的结合。剂量为每次 0.4mg/kg,每次最大剂量＜50mg,每周 2 次皮下注射,治疗 1 年。可有效地控制骨丢失,一般在 3～4 周内(g)出现疗效。治疗 3 个月的疗效优于甲氨蝶呤＋羟氯喹。不良反应有注射局部红斑、痛痒,以及胃肠道反应、头痛、呼吸道等感染、贫血、骨髓抑制、心力衰竭、高血压或低血压等。禁用于感染、结核病患者。

(2)英夫利昔单抗(Infliximab):为人鼠嵌合型抗 TNF 单克隆抗体。每次 3～6mg/kg,开始每 2 周静脉滴注 1 次,然后根据病情和疗效,改为每 4 周 1 次、每 6 周 1 次、每 8 周 1 次。可逐步加大剂量,每次最大量 10mg/kg。或在第 0、2、6 周各静脉滴注 1 次,然后根据病情和疗效,改为每 8 周 1 次。疗程 6～12 个月。英夫利昔单抗加 MTX 治疗 12 个月,疗效优于甲氨蝶呤＋羟氯喹。

(3)利妥昔单抗(Rituximab):商品名美罗华,是人鼠嵌合型抗 B 淋巴细胞上的 CD20 的单克隆抗体。利妥昔单抗可应用于 TNF 阻滞剂治疗无效的重症患者。初始剂量为 150～188mg/m²,加入 5％葡萄糖液 500ml,维持 4 小时静脉滴注。2 周后进行第 2 次,用量 300～375mg/m²,加入 5％葡萄糖液 500ml,维持 6～8 小时静脉滴注。也可每周 1 次,连续使用 4 次。每次应用前 30 分钟给予地塞米松 5mg,异丙嗪 12.5～25mg 肌内注射以防过敏反应。

(4)阿达木单抗(Adalimumab):重组人 TNF 单克隆抗体。剂量为每次 20～25mg/kg,每 2 周 1 次皮下注射,2008 年美国 FDA 批准用于 4 岁以上多关节型 JIA 患者。不良反应为注射局部反应和感染。

(5)其他：白介素－1受体拮抗剂阿那白滞素(Anakinra)、Canakinumab、T细胞抑制剂阿巴西普(Abatacoot)、白介素－6受体拮抗剂托西珠单抗(Tocilizumab)等，均已用于重症、难治性患者的治疗，有效率40%～80%。静脉用免疫球蛋白对全身型和多关节炎型的关节病变无效，可能对全身型的全身表现，以及在疾病的第1年应用可能有益。

（四）免疫抑制剂

1. 环孢素A(CSA)　初始剂量每日3～5mg/kg，每12小时口服1次，于服药后1～2周查CSA血药浓度，维持谷浓度100～200ng/ml，如<100ng/ml时，可或增加CSA剂量每日1mg/kg；如>200ng/ml时则减少CSA剂量每日0.5～1mg/kg。疗程3～6个月。CSA与MTX合用有相加作用，并可以使每个制剂的用量减少，从而减少不良反应的发生率而提高耐受能力。不良反应包括齿龈增生、多毛症、肾功能不全和高血压。

2. 环磷酰胺(CTX)　大剂量冲击疗法，剂量每次500～750mg/m²，置于生理盐水100ml中缓慢静滴，维持1～2小时，每月1次，连续应用8～10次；或连续应用6次，而后每隔3个月再使用一次，连续应用2～4次。以上两种疗法达到累积量停药，在用药期间要严格掌握总累积量<200mg/kg，以防止远期对性腺的损伤，同时需水化治疗，用药日要充分水化，应注意多饮水，适当补液，用1/4～1/5张力液30～50ml/kg，每日液体量2000ml/m²，以保持足够尿量。主要的不良反应有胃肠道反应、脱发、骨髓抑制、肝损害、出血性膀胱炎、性腺抑制等。

3. 他克莫司(TAC)　初始剂量每日0.1～0.15mg/kg，需要根据血药浓度监测的结果调整剂量，开始1个月内每1～2周监测他克莫司的血药浓度，而后2～4周监测TAC的血药浓度，有效血浓度维持在5～10ng/ml，疗程3～6个月以上。可有恶心、呕吐、一过性高血糖、腹痛、头痛、失眠等不良反应。

4. 咪唑立宾　商品名布累迪宁、强盛。用于NSAID、DMARD或激素治疗无效者。每日2～3mg/kg，分3次口服。疗程3～6个月以上。不良反应有腹痛、食欲不振、白细胞减少、皮疹等。

5. 硫唑嘌呤(AZA)　每日1.3～3mg/kg，分2次口服。主要用于病情较重的JIA患者。疗程3～6个月以上。不良反应有恶心、呕吐、脱发、皮疹、肝损害、骨髓抑制，可能对坐殖系统有一定的损伤，偶有致畸。服药期间应定期检查血常规和肝功能。

（五）糖皮质激素

1. 泼尼松　用于全身型JIA或伴虹膜睫状体炎者，不能缓解病情进展，不能改变病程和转归。主要用药指征是全身型的高热、浆膜炎或巨噬细胞活化综合征，或作为在其他药物起效前的过渡药物。如全身型的发热或关节炎不能被NSAIDs控制时，加用泼尼松每日0.5～1mg/kg，每日1次或分次服用，一旦症状控制后减量、停用。合并心包炎时口服泼尼松每日2mg/kg，症状控制后渐减量停用，通常用2～4周，最长不超过3个月。对严重的多关节型如果NSAIDs与DMARDs均未能控制，可加用小剂量泼尼松，每日0.1～0.2mg/kg隔日顿服。

2. 局部用药　少关节型患者关节内注射糖皮质激素是有效的方法，主要用于肿胀明显的膝、踝关节，注射后关节内滑液量减少，未发现对软骨的有害作用，早期重复关节内注射糖皮质激素者，腿长不一致的发生率比不用此法者显著降低，其他类型的JIA关节内注射糖皮质激素效果不明显。可用复方倍他米松(德宝松)，每次每个关节0.5～1.0ml，加等量2%利多卡因，每个关节每月1次，1年内同一关节注射次数不超过3次。1日内注射的关节数量只限于 2 个以内。也可应用曲安奈德。

3.甲泼尼龙冲击 用于全身型 JIA 患儿表现为重要脏器受累(如浆膜炎)、严重多关节肿痛、活动严重受限甚至关节强直、血沉明显增快、病程超过 3 个月者。剂量为每次 10～30mg/kg,每次最大剂量<1000mg,加入 5％～10％葡萄糖溶液中每日 1 次静脉滴注,连用 3 日为 1 个疗程,或隔日 1 次连用 3 次为 1 个疗程,然后改口服泼尼松。

(六)其他治疗

1.自体干细胞移植 对严重者可试用自体干细胞移植,用于所有治疗方法失败、严重不良反应、有潜在死亡危险的患儿,有报道 53％的患儿完全缓解,不需要用药,21％无效,15％死亡,死亡原因为感染相关的巨噬细胞活化综合征和治疗无反应。

2.理疗 对关节病变可进行中药热浴、理疗。

3.手术 对滑膜肥厚、关节活动受限者可进行滑膜切除术。对严重髋关节受累者在青春后期可进行髋关节置换术。

4.眼科治疗 对所有的 JIA 患儿均应行裂隙灯检查来筛查葡萄膜炎。轻者可用扩瞳剂及激素类眼药水滴眼;对严重影响视力患儿,除局部应用激素外,需每日口服泼尼松,继以隔口顿服。虹膜睫状体炎一般对泼尼松很敏感,无需大剂量服用,一些患者每日用 2～4mg 即能见效。

(七)JIA 分型治疗

1.受累关节≤4 个 ①膝、踝关节可于关节腔内注射糖皮质激素。活动度(根据血沉、C 反应蛋白、关节症状体征、活动性关节炎占原病变关节数的比例、医师和家长对患儿的整体评价而评分)低、无预后不良因素,初始用 NSAIDs;活动度高、有预后不良因素用 MTX,肌腱附着点炎者应用柳氮磺胺吡啶(SASP)。②上述治疗 3～6 个月仍有中高度活动且有预后不良因素者,或对 MTX 耐药,或肌腱附着点炎者应用 SASP 无效,应用 TNF 拮抗剂。

2.受累关节≥5 个 ①初始单用 NSAIDs 治疗 1～2 个月,仍有高度活动,加用 DMARDs,首选 MTX 或来氟米特(LEF)。②足量 MTX 或 LEF 治疗 3 个月仍有高度活动或 6 个月仍有低度活动,加用 TNF 拮抗剂。仍疗效不佳可换阿巴昔普。③TNF 拮抗剂治疗 4 个月仍有高度活动,换另一种 TNF 拮抗剂或应用 T 细胞抑制剂阿巴昔普,每个月 10mg/kg 静脉滴注。④另一种 TNF 拮抗剂或阿巴昔普治疗后仍有高度活动,或预后不良因素明显,应用利妥昔单抗。

3.活动性骶髂关节炎 ①初始应用 NSAIDs 加 MTX 或 SASP 治疗 3 个月。②如上述治疗无效,应用 TNF 拮抗剂。

4.有活动性全身症状但无活动性关节炎 ①不推荐用 MTX。②活动度低且无预后不良因素可单用 NSAIDs。③发热及其他症状,在应用 NSAIDs 治疗 1 周后加用糖皮质激素。④发热并有预后不良因素,应用白介素－1 受体拮抗剂阿那白滞素。⑤糖皮质激素无效者也应用阿那白滞素。

5.无活动性全身症状但有活动性关节炎 ①活动度低且无预后不良因素可单用 NSAIDs。②单用 NSAIIX 治疗 1 个月无效,加用 MTX。③足量 MTX 治疗 3 个月,仍有中高度活动,加用 TNF 拮抗剂或阿那白滞素。④使用 MTX 加 TNF 拮抗剂或阿巴昔普治疗后仍有中高度活动,换阿那白滞素。⑤使用 TNF 拮抗剂 4 个月仍有高度活动,或中度活动伴预后不良因素,加用阿那白滞素。

三、疗效观察与随访

1. 观察内容　治疗中注意体温、关节肿痛、肝脾大、贫血、虹膜睫状体炎等变化。治疗后注意复查血沉、CRP、类风湿因子、肝功能、血清蛋白电泳。在复查与随访过程中除注意药物的作用与不良反应外，应密切注意病情有无转化及其他并发症存在。监测疾病活动的实验室指标，如有白细胞、血小板、血沉、C 反应蛋白、血红蛋白与白蛋白下降，铁蛋白升高提示疾病有活动。如果血沉与血小板突然下降，铁蛋白异常升高和甘油三酯升高，这些是巨噬细胞活化综合征的先兆，患者可出现高热、肝脾淋巴结肿大、全血细胞减少、肝功能急剧恶化、DIC，可危及生命，需用大剂量甲泼尼龙静脉冲击几日，然后口服大剂量糖皮质激素，如几口内临床与实验室检查无改善，需加用环孢素 A。

2. 随访　治疗有效者用药后体温逐渐降低至正常，关节疼痛缓解，肿胀减轻甚至消失后可考虑出院，继续服药，整个疗程至少 1 年。全身型可反复发作，大部分在急性热退后关节症状迅速消退，少部分可转化为多关节炎的临床经过，最后遗留个别关节畸形和功能障碍。全身型有重要脏器受累者未经及时和适当的治疗，可有生命危险。少关节型和多关节型 JIA 临床经过可互相转化，关节炎持续活动 1～2 年有发生侵蚀性关节炎的危险。7%～48% 遗留有明显的关节功能障碍，少关节炎型可发生虹膜睫状体炎，导致失明。

3. 预后不良因素　①具有髋关节炎或颈关节炎；②其他关节炎伴长期炎症指标升高（血沉、C 反应蛋白）；③影像学有骨、关节侵蚀或关节间隙狭窄；④类风湿因子阳性；抗环瓜氨酸肽抗体阳性；⑤持续≥6 个月的全身症状（发热、炎症指标、有糖皮质激素全身用药指征）。

四、治疗经验与解析

1. 一旦本病诊断成立，则开始用病情缓解药治疗，强调早期强化，尽快使病情缓解，每 1～3 日 1 次的密切随访。目标是临床缓解或低度活动，只要目标未达到，则应频繁调整治疗方案并密切监测。对于活动性幼年特发性关节炎，MTX 应作为初始治疗方案中的一种药物，如患者有该药的禁忌证或应用后不良反应大，可用柳氮磺胺吡啶或来氟米特等。

2. 在未使用过病情缓解药的关节炎患者，可用单一病情缓解药而非联合治疗。如果用一线的病情缓解药治疗目标未达到，且存在预后不良因素，如类风湿因子或抗环瓜氨酸肽（CCP）抗体阳性、早期骨糜烂、病情快速进展和病情高度活动等，则加用生物制剂。对 MTX 或其他病情缓解药反应不好，应换用生物制剂，目前主张用肿瘤坏死因子阻滞剂联合 MTX。如一种 TNF 阻滞剂无效，则换用另一种 TNF 阻滞剂、阿巴西普、利妥昔单抗或托西珠单抗。生物制剂对少关节型疗效欠佳，对多关节型疗效好。

3. 上述治疗中所有药物均有一定的不良反应，本病用药时间又长，因此一定根据病情选用药物，而且在使用中要摸索出能起到治疗作用又不会产生不良反应的最小剂量。如果临床缓解在 6 个月以上、联合了病情缓解药，激素应逐渐减量，并逐渐减生物制剂。对持续长期缓解的患者，可逐渐谨慎地降低病情缓解药的剂量。

4. 全身型的本病患儿易并发巨噬细胞活化综合征（MAS），尤其在患儿同时感染 EB 病毒、疱疹病毒类病毒感染时。传统的 NSAID 药物如阿司匹林、布洛芬、吲哚美辛（消炎痛）等，以及病情缓解药如金制剂、柳氮磺胺吡啶、MTX、青霉胺等，以及生物制剂，均可诱发 MAS。因此，在全身型患儿合并 EB 病毒、疱疹病毒感染时，应用这些药物应该格外小心。大剂量应用阿司匹林,一方面可引起出血和消化道损伤,另一方面可诱发 MAS,应予避免;而应用糖皮质激素则不会诱发 MAS,相对安全。

(卫丽)

第四节 系统性红斑狼疮

系统性红斑狼疮(systemic lupus erythematosus,SLE)是由于外界环境因素作用于有遗传易感性的个体,激发机体免疫功能紊乱及免疫调节障碍,从而累及全身多个系统和脏器的自身免疫性疾病。血清中出现以抗核抗体为代表的多种自身抗体和多系统受累是 SLE 的两个主要临床特征。青年女性发病率高,在儿科多见于 7 岁以上女童,男女比例1:4。病变可累及皮肤、肌肉、关节、各内脏器官和神经系统。年龄越小累及肾脏的可能性越大。

一、诊断标准

(一)诊断标准

1.临床指标 ①急性或亚急性皮肤狼疮;②慢性皮肤狼疮;③口腔/鼻溃疡;④非瘢痕性脱发;⑤炎症性滑膜炎:指内科医生观察到的两个或两个以上关节肿胀或伴晨僵的关节触痛;⑥浆膜炎;⑦肾脏:尿蛋白/肌酐增加或 24 小时尿蛋白$\geqslant$500mg/24 小时,或有红细胞管型;⑧神经系统:惊厥,精神病,多发性单神经炎,脊髓炎,外周或颅神经病变,脑炎,急性精神混乱状态;⑨溶血性贫血;⑩白细胞减少症(至少 1 次白细胞计数$<4.0\times10^9$/L)或淋巴细胞减少症(至少 1 次淋巴细胞计数$<1.0\times10^9$/L);⑪血小板减少症(至少 1 次血小板计数$<100\times10^9$/L)。

2.免疫学指标 ①抗核抗体(ANA)阳性;②抗 ds−DNA 阳性(如用 ELISA 法,需两次阳性);③抗 Sm 抗体阳性;④抗磷脂抗体阳性:狼疮抗凝物阳性,梅毒血清学试验假阳性,抗心磷脂抗体至少 2 倍高于正常值或中高滴度,抗 β_2 糖蛋白 I (β_2−GPI)阳性;⑤低补体:低 C_3,低 C_4,低 CH50;⑥无溶血性贫血者,直接 Coombs 试验阳性。

患者如果满足以下两条中至少一条,则诊断为系统性红斑狼疮:①有活检证实的狼疮肾炎,伴有抗核抗体阳性或抗 ds−DNA 阳性;②满足上述临床指标和免疫学指标中的四项,其中包括至少一项临床指标和一项免疫学指标。

(二)病情活动度判断

1.病情活动性指数(SLEDAI)评分 癫痫发作 8 分,精神症状 8 分,器质性脑病 8 分,视觉障碍 8 分,颅神经病变 8 分,狼疮性头痛 8 分,脑血管意外 8 分,脉管炎 8 分,关节炎($\geqslant$2个)4 分,肌炎 4 分,管型尿 4 分,血尿($>$5 个红细胞/HP)4 分,蛋白尿($>$0.5g/24 小时)4 分,脓尿($>$5 个白细胞/HP)4 分,新出现皮疹 2 分,脱发 2 分,黏膜溃疡 2 分,胸膜炎 2 分,心包炎 2 分,低补体 2 分,抗 dsDNA 抗体滴度升高 2 分,发热($>$38℃)1 分,血小板减少 1 分,白细胞减少($<3\times10^9$/L)1 分。

2.病情活动判断 SLEDAI 评分 0~4 分为基本无活动,5~9 分为轻度活动,10~14 分为中度活动,$\geqslant$15 分为重度活动。

(三)狼疮危象

是指急性的危及生命的重症 SLE。包括急进性狼疮肾炎、严重的中枢神经系统损害、严重的溶血性贫血、血小板减少性紫癜、粒细胞缺乏症、严重心脏损害、严重狼疮性肺炎、严重狼疮性肝炎、严重的血管炎等。

(四)狼疮性肾炎诊断标准

1.尿蛋白检查满足以下任一项　①1周内3次尿蛋白定性检查阳性;②24小时尿蛋白定量>150mg;③1周内3次尿微量白蛋白高于正常值。

2.离心尿红细胞>5个/高倍视野。

3.肾功能异常[包括肾小球和(或)肾小管功能]。

4.肾活检病理检查异常。

SLE患者有上述任一项肾脏受累表现者即时诊断为狼疮性肾炎。

(五)狼疮性肾炎临床分型诊断

1.孤立性血尿和(或)蛋白尿型　符合上述尿蛋白和(或)血尿标准,无其他异常。

2.急性肾炎型　有上述尿蛋白和血尿标准,并有不同程度的水肿与高血压,肾功能一般正常。

3.肾病综合征型　符合肾病综合征的诊断标准。

4.急进性肾炎型　起病急,有急性肾炎型表现,并有持续性少尿或无尿、进行性肾功能减退。

5.慢性肾炎型　起病缓慢,持续性血尿和蛋白尿,部分患者有水肿、高血压及不同程度的肾功能减退,病程>1年。

6.肾小管间质损害型　可表现为肾小管性酸中毒、肾性糖尿、肾性尿崩症、慢性间质性肾炎。

7.亚临床型　无肾损害临床表现,但存在轻重不一的肾病理损害。

(六)狼疮性肾炎病理分型诊断

1.Ⅰ型　轻微系膜性狼疮性肾炎。光镜下肾小球正常,但荧光和(或)电镜显示免疫复合物存在。

2.Ⅱ型　系膜增生性狼疮性肾炎。光镜下可见单纯系膜细胞不同程度的增生,或伴有系膜基质增宽及系膜区免疫复合物沉积;荧光和电镜下可有少量上皮下或内皮下免疫复合物沉积。

3.Ⅲ型　局灶性狼疮性肾炎。分活动性或非活动性病变,呈局灶性(受累肾小球<50%)节段性,或球性的肾小球毛细血管内增生、膜增生和中重度系膜增生,或伴有新月体形成,典型的局灶性内皮下免疫复合物沉积,伴或不伴系膜病变。①A为活动性病变,ⅢA为局灶增生性狼疮性肾炎。②A/C为活动性和慢性病变,ⅢA/C局灶增生和硬化性狼疮性肾炎。③C为慢性非活动性病变伴有肾小球硬化,ⅢC为局灶硬化性狼疮性肾炎。应注明活动性和硬化性病变的肾小球的比例。

4.Ⅳ型　弥漫性狼疮性肾炎。活动性或非活动性病变,呈弥漫性(受累肾小球≥50%)节段性或球性的肾小球毛细血管内增生、膜增生和中重度系膜增生,或呈新月体性肾小球肾炎,典型的弥漫性内皮下免疫复合物沉积,伴或不伴系膜病变。

Ⅳ型又分两种亚型:①Ⅳ-S狼疮性肾炎:即50%~90%的肾小球的节段性病变;②Ⅳ-G狼疮性肾炎:即50%~90%的肾小球的球性病变。如果出现弥漫性白金耳样病变时,即使轻度,或无细胞增生的狼疮性肾炎,也归入Ⅳ型弥漫性狼疮性肾炎。①A为活动性病变,Ⅳ-

S(A)为弥漫性节段性增生性狼疮性肾炎,Ⅳ—G(A)为弥漫性球性增生性狼疮性肾炎。②A/C为活动性和慢性病变,Ⅳ—S(A/C)为弥漫性节段性增生和硬化的狼疮性肾炎,Ⅳ—G(A/C)为弥漫性球性增生和硬化性狼疮性肾炎。③C为慢性非活动性病变伴有肾小球硬化,Ⅳ—S(C)为弥漫性节段性硬化性狼疮性肾炎,Ⅳ—G(C)为弥漫性球性硬化性狼疮性肾炎。应注明活动性和硬化性病变的肾小球比例。

5. Ⅴ型　膜性狼疮性肾炎。肾小球基底膜弥漫增厚,可见弥漫性或节段性上皮下免疫复合物沉积,伴或不伴系膜病变。Ⅴ型膜性狼疮性肾炎可合并Ⅲ型或Ⅳ型病变,这时应做出复合性诊断,如Ⅴ＋Ⅲ、Ⅴ＋Ⅳ等。也可进展为Ⅵ型硬化型狼疮性肾炎。

6. Ⅵ型　严重硬化型狼疮性肾炎:≥90％的肾小球呈现球性硬化,不再有活动性病变。

7. 肾小管间质损害型　以肾小管损伤为主要表现,而与SLE相关的肾小球病变轻微。血管损伤表现包括狼疮性血管病变、血栓性微血管病、血管炎和微动脉纤维化。

(七)新生儿红斑狼疮诊断标准

1. 典型症状　①典型的类似亚急性皮肤型红斑狼疮:环形红斑样、丘疹鳞屑样皮损,对光敏感,多见于面部,或经皮肤活检病理证实的狼疮样皮疹。②先天性心脏传导阻滞。

2. 抗体　母或子的抗 Ro/SSA 或抗 Ro/SSB 抗体阳性。

二、治疗方案

(一)一般治疗

1. 患者宣教　正确认识疾病,消除恐惧心理,理解规律用药和长期随访的意义。避免日光照射和紫外线暴露,用高紫外防护指数的防晒剂,防晒系数至少15,即使阴天也要用。有些发射 B 型紫外线的荧光灯也会诱发狼疮,也不应接触。

2. 对症治疗和去除影响预后的因素　急性期应卧床休息,加强营养,给予高维生素饮食。缓解期逐步恢复日常活动和学习。积极防治感染。避免受寒、过度疲劳及精神刺激,避免外科手术,慎用或忌用可诱发或加重 SLE 的药物,如磺胺、肼苯达嗪、保泰松、对氨基水杨酸、普鲁卡因胺等—局部皮肤损害可涂抹糖皮质激素软膏,但脸部病变应尽量避免使用强效激素类外用药,一旦使用,不应超过1周。

(二)分度治疗

1. 轻度活动 SLE 的治疗　针对皮肤、黏膜和关节症状,可选用非甾体类抗炎药、羟氯喹以及甲氨蝶呤治疗,必要时给予小剂量糖皮质激素,泼尼松每日 $0.5\sim1mg/kg$ 口服。由于儿童 SLE 器官受累较成人多且重,单纯累及皮肤和关节者少见,因此大部分患者需加用糖皮质激素。

(1)非甾体类抗炎药:有发热、皮疹、关节病、肌痛,未累及内脏者可用非甾体类抗炎药等对症治疗,有消化性溃疡者不用,有肝肾功能损害者慎用。

(2)羟氯喹:可控制皮疹、关节症状和减轻光敏感。剂量为每日 $4\sim6mg/kg$,每周服5日,应用 $1\sim2$ 个月疗效达到高峰。主要不良反应是眼底病变,可引起视网膜变性造成失明。用药后每 $4\sim6$ 个月进行全面眼科检查。用药超过6个月者,可停药1个月。有心脏病史者,特别是心动过缓或有传导阻滞者禁用抗疟药。

2. 中度活动 SLE 的治疗　可口服足量糖皮质激素,泼尼松每日 $1.5\sim2mg/kg$ 口服,根据病情应用 $3\sim8$ 周,然后根据病情控制情况,在活动性指标正常后缓慢减量维持。如维持治需要长期应用泼尼松每日 0.3mg/kg 服,则有必要联合应用免疫抑制剂,常用药物为甲氨蝶呤、硫唑嘌呤、来氟米特等。甲氨蝶呤剂量为每次 5～10mg/m²,每周 1 次。硫唑嘌呤每日 1～2.5mg/kg,疗程 3～6 个月,对控制关节症状、皮疹等有效。硫唑嘌呤与甲氨蝶呤可分别与泼尼松合用。来氟米特每日 1mg/kg,口服 3 日后减半量维持 6～12 个月。

3.重度活动 SLE 的治疗　分两阶段治疗。

(1)诱导缓解期:①泼尼松:对于狼疮性肾炎、急性溶血性贫血或中枢神经系统症状,开始剂量宜大,每日 1.5～2mg/kg,每日最大量<60mg,分 3～4 次口服,用药至临床症状缓解,实验室检查(血沉、白细胞、血小板、网织红细胞、补体及尿蛋白)基本正常,一般足量泼尼松用 2～4 个月,最少不能小于 4 周,以后逐渐减量。初期每次减 5～10mg,以后每次减 2.5～5mg,待病情稳定后进入巩固治疗期,以每日 5～10mg 长期维持数年。用糖皮质激素的同时需加服维生素 D 和钙剂。②甲泼尼龙冲击疗法:对于严重的狼疮性肾炎、中枢神经系统症状,可应用甲泼尼龙冲击疗法,每次 15～30mg/kg,每次最大量<1g,每日静脉滴注 1 次,连用 3 日为 1 个疗程,每周 1 个疗程,可连用 2～3 个疗程。然后改泼尼松口服。甲泼尼龙冲击疗法应用前应注意有无结核、真菌等感染。③免疫抑制剂:在激素治疗同时可加用 1 种免疫抑制剂治疗。硫唑嘌呤每日 1～2.5mg/kg 口服,疗程 3～6 个月。

甲氨蝶呤剂量为每次 5～10mg/m²,每周 1 次。硫唑嘌呤与甲氨蝶呤可分别与泼尼松合用。也可应用吗替麦考酚酯(MMF)、环孢素 A、他克莫司。严重者或狼疮危象者可用环磷酰胺(CTX)冲击疗法,美国国立卫生研究院方案为 0.75～1g/m² 静脉滴注,每月 1 次,6 个月后改为每 3 个月 1 次,疗程 2 年。欧洲方案为 0.5g/m² 静脉滴注,每 2 周 1 次,3 个月后改为每 1～3 个月 1 次,疗程 1～2 年。国内方案为每日 8～12mg/kg 静脉滴注,每 2 周连用 2 日为 1 个疗程,6 个疗程后逐渐延长给药间隔,疗程 1～3 年。冲击疗法当日应进行水化治疗,增加补液>20ml/kg,如有严重感染或白细胞<4×10⁹/L 时慎用。④免疫球蛋白:用于重型 SLE、常规治疗无效、并发严重感染或顽固性血小板减少者。每日 400mg/kg 静脉滴注,连用 3～5 日,每月 1 次。

(2)巩固治疗期:防止病情复发,泼尼松每次 5～10mg,每日或隔日顿服,维持 1～2 年后可试停药,重症可用 CTX 冲击每 3 个月 1 次,如上述,巩固维持数年。也可选用免疫抑制剂如 MMF、环孢素 A、硫唑嘌呤、甲氨蝶呤、来氟米特和羟氯喹等。

4.狼疮危象治疗　出现严重多系统损害危及生命,此时治疗为保护受累器官、防止后遗症。可用甲泼尼龙冲击疗法,每次 15～30mg/kg,最大量<1g,每日 1 次或隔日 1 次静脉滴注,3 次为 1 个疗程;如病情不见好转,可隔 3～5 日再重复 1 疗程,可用 3 个疗程。此疗法对狼疮危象效果确切,亦常用于有严重中枢神经系统或肾脏损害者。也可进行 CTX 冲击疗法、血浆置换。

5.神经系统 SLE 治疗　可应用甲泼尼龙联合 CTX 双冲击疗法。甲泼尼龙冲击治疗连用 3 日,第 4 日用 CTX 冲击 1 次,每 2～4 周双冲击 1 次,共 6 次。对症治疗包括应用抗惊厥药物、甘露醇、抗精神病药物。疗效不满意者可应用地塞米松 10mg＋甲氨蝶呤 10mg 鞘内注射,每周 1 次,共 2～3 次。

(三)根据肾脏病理分型治疗　引自 2010 年中华医学会儿科学分会肾脏病学组《狼疮性肾炎诊断治疗指南》。

1.治疗原则　根据肾脏病理分型治疗。急性炎症性病变,使用糖皮质激素、尤其甲泼尼龙冲击治疗往往能明显改善症状。对于增生性病变则需要用抗代谢的药物（CTX、MMF、硫唑嘌呤、来氟米特）和神经钙蛋白抑制剂（环孢素A、他克莫司）。对于基膜病变神经钙蛋白抑制剂和利妥昔单抗（Rituximab）可能有效。对于血管炎性病变选用MMF、他克莫司。

2. Ⅰ、Ⅱ型 一般治疗。当每日尿蛋白＞1g时，给予泼尼松治疗，并按SLE的病情活动性指数调整剂量和疗程。

3. Ⅲ型 对轻微局灶增生性肾小球肾炎，可予泼尼松治疗，并按SLE的病情活动性指数调整剂量和疗程；肾损症状重、明显增生性病变者，参照Ⅳ型治疗。

4. Ⅳ型 糖皮质激素与下述1种免疫抑制剂联合治疗，按SLE的病情活动性指数调整剂量和疗程。治疗分为诱导缓解和维持治疗2个阶段：①诱导缓解阶段：共6个月，首选口服糖皮质激素＋CTX冲击治疗。肾脏增生病变显著时，可给予CTX冲击＋甲泼尼龙冲击治疗。在不能耐受CTX治疗、病情反复或CTX治疗12周无效情况下，可换用MMF。②维持治疗阶段：至少2～3年。经6个月的诱导治疗呈完全反应者，停CTX，泼尼松逐渐减量至每日5～10mg口服，维持至少2年。在最后1次使用CTX后2周，加用硫唑嘌呤或MMF。维持期首选硫唑嘌呤，每日1～2mg/kg口服，不良反应有骨髓抑制、胃肠道反应和肝功能损害等。MMF用于不能耐受硫唑嘌呤的患者，或治疗中肾损害反复者。也可应用来氟米特维持治疗。初治6个月非完全反应者，继续用环磷酰胺每3个月冲击1次，至狼疮性肾炎缓解后达1年。

(1)糖皮质激素：泼尼松每日1.5～2mg/kg，口服6～8周后，根据治疗反应缓慢减量服用，至相当于每日0.5mg/kg时持续应用至少2年。肾脏增生病变显著时应用甲泼尼龙冲击疗法，每日15～30mg/kg，连用3日为1个疗程，根据病情可间隔3～5日重复1～2个疗程。

(2)CTX冲击疗法：有3种：①每次500～750mg/m²，每月1次静脉滴注，共6次，非完全反应者以后每3个月1次，至完全缓解后1年，总治疗时间不超过3年。②每日8～12mg/kg，每周连用2日静脉滴注，总量达到150mg/kg时逐渐减少为每3个月连用2日，至完全缓解，再每6个月连用2日，巩固1年。③每次500mg/m²，每2周1次静脉滴注，共6次，然后停药，在最后1次CTX后2周加用硫唑嘌呤维持治疗。

(3)环孢素A：每日4～6mg/kg，分3次口服，维持血浓度100～200ng/ml，如3个月有效可减量至每日2.5～4mg/kg口服，总疗程1年。如3个月无效则停药。不良反应主要有肾损害，须定期检测肾功能。如血肌酐升高30%则每日减少0.5～1mg/kg。其他不良反应有高血压、高尿酸血症、高钾和低镁血症、钠潴留、多毛、牙龈增生等。

(4)吗替麦考酚酯(MMF)：用于各型狼疮性肾炎，特别是Ⅳ型。剂量为每日20～30mg/kg，分2次口服，维持谷浓度在2.5～4.0mg/L，诱导期6个月，以后每3～6个月减少剂量，至每日10mg/kg维持治疗，总疗程1～3年。连续使用MMF4个月无效者可列为MMF耐药。不良反应有诱发感染、胃肠道反应、骨髓抑制、皮疹等，但肝功能损害少，故在合并肝功能异常时仍可首选此药。

(5)他克莫司(TAC,FK506)：用于对常规疗法无效的患者。初始剂量每日0.1～0.15mg/kg，需要根据血药浓度监测的结果调整剂量，开始1个月内每1～2周监测他克莫司的血药浓度，以后每2～4周监测血药浓度，有效血浓度维持在5～10ng/ml。诱导期3～6个月，连续使用TAC 3个月蛋白尿仍较治疗前减少＜50%，即认为TAC耐药，应停用他克莫司改用其他治疗；有效者则诱导6个月后逐渐减量维持，每3个月减25%，至每日0.06mg/kg维持，总疗程1～2年。可有恶心、呕吐、一过性高血糖等不良反应。小剂量疗法即每日1次口服.每次 0.04~0.075mg/kg 治疗儿童狼疮性肾炎也有效。

(6)西罗莫司(雷帕霉素):高效低毒的新型免疫抑制剂,无肾毒性。初始剂量为每日 1mg/m², 7~10 日后用量为每日 0.5mg/m², 血药浓度稳定在 30μg/L, 2 个月后调整西罗莫司用量直至血药浓度稳定在 15μg/L, 前 12 周每 1~2 周监测 1 次血药浓度,之后每个月监测 1 次,其血药浓度与药物毒性成正比,不良反应包括头痛、恶心、呕吐、关节痛、鼻出血、骨髓抑制、血脂升高、肝功能损害,但其不良反应是可逆的,停用后消失。

(7)来氟米特:多用于维持治疗。每铀 0.3~0.5mg/kg, 分 2~3 次口服。口服 3 日后减半量维持 6~12 个月。常见的不良反应是腹泻、肝功能损害、脱发、皮疹、A 细胞下降和瘙痒等。

(8)咪唑立宾:商品名布累迪宁、强盛。用于持续性蛋白尿、肾病综合征型或肾功能低下且激素治疗无效者。每日 2~3mg/kg, 分 3 次口服,疗程 4~6 个月。不良反应有腹痛、食欲不振、白细胞减少、皮疹等。

(9)雷公藤多苷:多用于维持治疗。每日 2mg/kg, 分 3 次口服,4 周减量为每日 1.5mg/kg, 再 4 周后减量为每日 1mg/kg 维持,疗程 4~6 个月。

(10)硫唑嘌呤:多用于维持治疗。每日 2mg/kg, 疗程 6~12 个月。不良反应有骨髓抑制、胃肠道反应和肝功能损害。以上药物按 SLE 的临床活动程度调整剂量和疗程。

(11)利妥昔单抗(Rituximab):商品名美罗华,是人鼠嵌合型抗 B 淋巴细胞上的 CD20 的单克隆抗体。初始剂量为 150~188mg/m², 加入 5% 葡萄糖液 500ml, 维持 4 小时静脉滴注。2 周后进行第 2 次,用量 300~375mg/m², 加入 5% 葡萄糖液 500ml, 维持 6~8 小时静脉滴注。也可每周 1 次,连续使用 4 次。每次应用前 30 分钟给予地塞米松 5mg、异丙嗪 12.5~25mg 肌内注射以防过敏反应。

5. V型　泼尼松每日 1~1.5mg/kg, 6~8 周后逐渐减量或改为隔日服用,减至相当于每日 0.25~0.5mg/kg 时持续应用至少 1~2 年。临床表现为蛋白尿者,加用环孢素 A 或环磷酰胺较单用糖皮质激素者疗效好,也有糖皮质激素＋雷公藤多苷,或苯丁酸氮芥治疗有效的报道。合并增生性病变者,按病理Ⅳ型治疗。对 V＋Ⅳ型,可采用泼尼松＋MMF＋TAC 的多靶点联合治疗。

6. Ⅵ型　有明显肾功能不全者,予以透析疗法或肾移植;如同时伴有活动性病变,应予以泼尼松和免疫抑制剂治疗。

(四)根据肾脏病变临床分型治疗

1.孤立性血尿和(或)蛋白尿　参照病理Ⅱ型或Ⅲ型轻度给予治疗。

2.急性肾炎型、肾病综合征　型参照病理Ⅲ型、Ⅳ型或 V 型给予治疗。

3.急进性肾炎型　先进行甲泼尼龙冲击疗法,再参照病理Ⅳ型给予治疗。也可进行血浆置换疗法。

4.慢性肾炎型　参照病理Ⅵ型给予治疗。

5.肾小管间质损害型、亚临床型　参照病理Ⅰ型或Ⅱ型给予治疗。

(五)其他治疗

1.抗心磷脂综合征的治疗　如发现有抗磷脂抗体,且血小板计数大于 70$\times$10⁹/L, 可以用小剂量的阿司匹林口服,每日 3mg/kg, 以降低血栓的风险。如发现有高水平的抗心磷脂抗体,或已经形成动脉或静脉血栓,可先用肝素,30~60U/kg, 每 12 小时皮下注射 1 次,用 3~5

日,然后用华法林,每日 0.1mg/kg,分 3 次口服,数日后减为维持量。对合并肺动脉高压者可口服双嘧达莫(潘生丁),每日 3~5mg/kg,分 3 次口服,6 个月为 1 个疗程。

2.免疫球蛋白 用于重型并发严重感染或顽固性血小板减少者。每日 400mg/kg 静脉滴注,连用 3~5 日,每月 1 次,根据病情可应用数个疗程。

3.血浆置换 适用于免疫球蛋白高的狼疮危象,每周 2~3 次,连续 2~3 周,能缓解急性期症状,不能持久,必须与环磷酰胺冲击疗法配合使用。血浆置换、静脉注射免疫球蛋白有助于改善机体内环境,但对狼疮性肾炎无改善作用。

4.免疫吸附治疗 将患者血浆处理,通过抗原抗体的特异性结合,去除自身抗体与免疫复合物。由于处理的血浆量比血浆置换多 3 倍,治疗效果显著,并避免了血液制品传染疾病的问题。适应证:①急性进展的活动性病例;②伴有狼疮危象,或有心脑肾重要脏器受累者;③药物治疗无效的难治性或复发病例;④有多种自身抗体者;⑤因药物不良反应而停药,但病情仍活动者。

5.肾替代治疗 小部分狼疮肾炎最终进入肾衰竭期,可做透析治疗。效果不佳时可考虑肾脏移植。

6.干细胞移植 自体外周血或脐血干细胞移植,可达到 5 年以上的缓解。适应证:①常规药物治疗;②病情进行性发展,预后不良;③累及重要脏器危及生命;④不能耐受药物不良反应者。

7.肾脏慢性化病变预防 高血压的存在必然加速肾硬化的过程。注意加强降压,应首选钙离子拮抗剂。血管紧张素转换酶抑制剂(ACEI)、血管紧张素受体阻滞剂(ARB)的应用对肾脏的损害有改善作用,能降压、保护肾功能,还有助于减轻蛋白尿。

三、疗效观察与随访

1.观察内容 治疗中观察体温变化、皮疹、乏力、关节肿痛、肝脾大等改变,注意有无出现新皮疹及口腔或鼻部溃疡症状减轻或消失,定期检查血、尿常规,注意有无白细胞、血小板、红细胞低下及尿中出现蛋白、红细胞。如出现胸痛应注意有无 SLE 所致胸膜炎、心包炎等,如出现神经精神症状要注意有无中枢神经系统受累。有无肝脏损害致肝功能能异常,心脏受累致心律失常,心功能改变等。应定期检查病情活动性指数。

2.随访 在治疗的诱导缓解阶段,应每月 1 次到专科门诊复查。在维持治疗阶段,每 2~3 个月复查 1 次,稳定期患者每 6~12 个月随访 1 次。复查血常规、尿常规、肝功能、肾功能、红细胞沉降率、C 反应蛋白、狼疮相关抗体、补体等。治疗中随访观察药物不良反应。SLE 患儿在治疗中最常见的药物不良反应有感染、高血压和骨质疏松。最常见的死亡原因是 SLE 活动、血栓和感染,因此遇上述情况时应立即住院治疗。

3.预后 儿童 SLE 预后比成人 SLE 差,正规治疗后 5 年存活率约为 80%。以下因素影响预后:①肾脏病理类型:Ⅰ型预后最好,5 年存活率 80%~90%;Ⅴ型预后较好,5 年存活率 80%~85%;Ⅱ型、Ⅲ型肾脏病变大多不发展,少部分可转变为其他类型,预后次之,5 年存活率 70%~80%;Ⅵ型预后最差,5 年存活率为 40%~70%。②诊断与治疗:早期诊断、早期治疗、坚持治疗者可控制病变活动及进展,预后较好。③继发感染:SLE 死亡原因中第一位是尿毒症,第二位是感染。在长期应用激素及免疫抑制剂中易继发感染,因此,积极防治感染是减少患者死亡的重要环节。

四、治疗经验与解析

1. 目前治疗 SLE 的手段及药物大多基于纠正免疫系统功能紊乱,就目前的医疗水平,糖皮质激素治疗 SLE 的作用至今还无其他药可以替代,因此糖皮质激素还是首选药。SLE 的治疗是一个长期、连续的过程,因此应根据各个患儿情况及病情实施个体化治疗,努力做到以最小不良反应,达到最好的治疗效果。从临床治疗中观察到在治疗轻型 SLE 患儿时,小剂量激素与 MTX 联合使用,不仅有良好的疗效,而且不良反应小。近年来,高效低毒的新型免疫抑制剂如吗替麦考酚酯、他克莫司、西罗莫司、脱氧司加林(精瓜菌素)、咪唑拉宾、来氟米特(爱若华)等已用于临床,这些药物骨髓抑制作用小,不良反应小,有望逐渐替代传统的免疫抑制剂。

2. 重型 SLE,尤其是有肾血管病变的患儿,单用免疫抑制剂疗效欠佳,加用肝素或抗血小板药物可获得疗效。低分子肝素应用中出血危险小,不需要监测凝血时间,用量为每次 85U/kg,皮下注射,每日 1～2 次,疗程 2 周,继以华法林(苄丙酮香豆素)口服 4～6 个月,每日 0.1mg/kg,分 3 次口服。如果患者已有血小板减少,不宜使用此类药物。

3. 小儿 SLE 发病急、病情重、进展快、受累器官多,预后较成人患者差。经治疗病情缓解后,一定要定期复查,密切注意各重要脏器有无受损。SLE 常累及肾脏,年龄越小累及肾脏的可能性越大。临床上应密切观察,根据情况实行个体化治疗。环磷酰胺冲击疗法是减少肾脏纤维化、防止肾衰竭的有效方法,如近 2 周有严重感染或白细胞$<4\times10^9$/L 者不宜使用,2 周内使用过其他免疫抑制剂者慎用。当每分钟肌酐清除率<20ml/$1.73m^2$ 时,可先用甲泼尼龙冲击获得缓解,再进行环磷酰胺冲击疗法,治疗后尿蛋白转阴可应用硫唑嘌呤口服维持。

(卫丽)

第五节　幼年皮肌炎与幼年多发性肌炎

幼年皮肌炎(juvenile dermatomyositis,JDM)和幼年多发性肌炎(juvenile pdymyositis,JPM)是一种以免疫介导的以横纹肌、皮肤、胃肠道等部位急性和慢性非化脓性炎症为特征的儿童多系统受累疾病,其中幼年皮肌炎伴有皮肤损害,发病较急,具有特征性的皮疹,肢体近端、对称性肌无力。2～8 岁多见,平均起病年龄为 7 岁,2 岁以前发病者较少。女性多见,男女比为 1：2。与成人的皮肌炎比较,常有肌肉萎缩、钙质沉着,较少伴发肿瘤。

一、诊断标准

(一)诊断标准

1. 特异性皮损　①上眼睑皮肤呈紫红色伴眼眶周围水肿;②掌指关节和近端指关节背侧有红色鳞屑样皮疹(Gottron 征);③甲根皱襞毛细血管扩张性瘀斑;④肘膝关节伸面、上胸 V 字区鳞屑性红斑皮疹和面部皮肤异色病样改变。

2. 对称性近端肌无力　肢带肌(肩胛带肌、骨盆带肌和四肢近端肌肉)和颈前曲肌呈对称性近端肌无力,伴肌痛和压痛,可伴吞咽困难及呼吸肌无力。

3. 骨骼肌酶升高　肌酸激酶、醛缩酶、门冬氨酸氨基转移酶、丙氨酸氨基转移酶和乳酸脱氢酶。

4.肌原性萎缩相肌电图 见于40％患者。①时限短、小型的多相运动电位;②纤颤电位、正弦波;③插入性激惹和异常的高频放电。

5.特异性的肌活检异常 肌间血管炎和慢性炎症,间质和血管周围有单核细胞浸润,伴肌纤维变性、坏死、被吞噬和再生,肌束周围萎缩。

6.肌炎特异性抗体阳性 抗Jo—1抗体,抗PM—1抗体,抗Mi—1抗体,抗Mi—2抗体,抗PL—7抗体,抗PL—13抗体,抗肌球蛋白、肌凝蛋白、肌红蛋白抗体,抗信号识别颗粒(signal recognition particle,SRP)抗体。

7.核磁共振或者高频超声检测 有活动性肌炎或者筋膜炎的证据。

具备上述第1项加上第2～7项中的3项,可确诊为皮肌炎;具备上述第1项加上第2～7项中的2项,可初步诊断为皮肌炎。具备上述第2～7项中的3项,不具备第1项,可确诊为多发性肌炎;具备上述第2～7条中的2项,不具备第1项,可初步诊断为多发性肌炎。

(二)幼年皮肌炎分型诊断

1.Banker型 急性经过,发热,白细胞增多,肌无力,食欲不振,咽下困难,肠道溃疡,血管病变,无钙质沉着,激素治疗无效。预后差。

2.Brusting型 慢性经过,不发热,肌无力,无咽下困难、内脏损害,有钙质沉着,激素治疗有效而缓解。预后好。

二、治疗方案

(一)一般治疗

1.急性期必须卧床休息,适当进行肢体被动运动防止肌肉萎缩,每日2次,不鼓励主动运动。急性期症状消退后尽早进行按摩或被动运动。逐步过渡到主动运动。其他可酌情采用推拿、水疗和透热电疗等以防止肌肉萎缩和挛缩,对功能消失患者进行康复治疗训练。

2.避免受寒、感染,给予高蛋白、高热量饮食。

3.吞咽困难者睡觉时宜抬高头位,避免干硬食物.必要时给予鼻饲。呼吸肌受累者给予人工呼吸机辅助呼吸。

4.皮肌炎者避免日晒,外出时戴帽子、手套等,外用具有高紫外防护指数的防晒剂,防晒系数至少30,即使冬天和阴天也要用。

(二)药物治疗

1.肾上腺皮质激素 为治疗首选药。①泼尼松:每日1.5～2mg/kg,持续使用直至肌力明显恢复,骨骼肌酶、尿肌酸趋于正常并持续4～8周后,缓慢减量,2～4周减量1次,一般1年左右减至维持量每日5～10mg后,继续用药2年以上。在减量过程中如病情反复应及时加用免疫抑制剂。②甲泼尼松龙冲击疗法:对病情发展迅速或有呼吸肌无力、呼吸困难、吞咽困难者可用甲泼尼松龙静脉冲击治疗,每日20～30mg/kg,最大剂量每日1g,连续3日,以后每周或每2周冲击1次,共冲击5次,在不用静脉甲泼尼松龙期间,可用小剂量口服泼尼松,每鈤0.5mg/kg,每日早上与早餐同服。地塞米松和曲安西龙(去炎松)可引起激素性肌炎(类固醇肌病),应避免使用。

2.免疫抑制剂 用于糖皮质激素治疗2～4周以上无效、严重的病例,或初期有效,以后耐药,或不能耐受激素不良反应的患儿。

(1)甲氨蝶呤(MTX):每次10～15mg/m²,或0.5～1mg/kg,每周1次顿服,危重患者可每周 1 次皮下或肌内注射。待病情稳定后逐渐减量,维持 1 年以上。

(2)硫唑嘌呤(AZA):每日 2～3mg/kg,分 2 次口服。该药起效较慢,一般在使用后 2～4 个月起效,病情控制后逐渐减量。不良反应有肝功能损害和血细胞减少。用药后开始每 1～2 周查血常规 1 次,以后每 1～3 个月查血常规和肝功能 1 次。维持 1 年以上。

(3)环磷酰胺(CTX):每次 0.5～0.75g/m²,加生理盐水 100～200ml,每月 1 次静脉冲击治疗,应用 6 次以上。不良反应主要有骨髓抑制、血细胞减少、出血性膀胱炎、性腺毒性等,用药期间需监测血常规、肝肾功能。

(4)环孢素 A(CSA):每日 3～6mg/kg,分 2 次口服,血谷浓度水平维持在 100ng/ml,维持 1 年以上。对持续皮肤损害有益。不良反应有肾损害,须定期检测肾功能。如血肌酐升高 30％则每日减少 0.5～1mg/kg。其他不良反应有高血压、高尿酸血症、高钾和低镁血症、钠潴留、多毛、牙龈增生等。

(5)吗替麦考酚酯(MMF):每日 15～25mg/kg,分 2～3 次餐后服。维持 1 年以上。

(6)他克莫司(TAC):用于对常规疗法无效的患者。初始剂量每日 0.1～0.15mg/kg,需要根据血药浓度监测的结果调整剂量,治疗 6 个月后逐渐减量维持,每 3 个月减 25％,至每日 0.06mg/kg 维持,总疗程 12～24 个月。可有恶心、呕吐、一过性高血糖、头痛、腹痛等不良反应。

(7)羟氯喹:可用于治疗皮肤病变。剂量为每日 5～6mg/kg,一次顿服。每日最大量＜200mg。维持 1 年以上。应每 3～6 个月定期检测视野、眼底、血常规,注意白细胞减少。

(8)依那西普(Etanercept):为重组人 TNF 受体－抗体融合蛋白。用于经过免疫抑制剂治疗无效的重症者。剂量为每次 0.4mg/kg,每次最大剂量＜50mg,每周 2 次皮下注射,治疗 1 年。不良反应有注射局部红斑、痛痒,以及胃肠道反应、头痛、呼吸道等感染、贫血、骨髓抑制、心力衰竭、高血压或低血压等。禁用于感染、结核病患者。

(9)英夫利昔单抗(Inflijomab):为人鼠嵌合型抗 TNF 单克隆抗体。用于经过免疫抑制剂治疗无效的重症者。每次 3mg/kg,开始每 2 周静脉滴注 1 次,然后根据病情和疗效,改为每 4 周 1 次、每 6 周 1 次、每 8 周 1 次。可逐步加大剂量,每次最大量 10mg/kg。或在第 0、2、6 周各静脉滴注 1 次,然后根据病情和疗效改为每 8 周 1 次。疗程 6～12 个月。

(10)利妥昔单抗(Rituximab):商品名美罗华,是人鼠嵌合型抗 B 淋巴细胞上的 CD20 的单克隆抗体。应用于经过免疫抑制剂治疗无效的重症患者。初始剂量为 150～188mg/m²,加入 5％葡萄糖液 500ml,维持 4 小时静脉滴注。2 周后进行第 2 次,用量 300～375mg/m²,加入 5％葡萄糖液 500ml,维持 6～8 小时静脉滴注。也可每周 1 次,连续使用 4 次。每次应用前 30 分钟给予地塞米松 5mg、异丙嗪 12.5～25mg 肌内注射以防过敏反应。

3.静脉应用人免疫球蛋白(IVIG) 作为经过标准治疗方案无效者的辅助治疗方法,每日 0.4g/kg 静脉滴注,连续应用 3～5 日,每月 1 次,至少应用 6 个月,需注意 IgA 缺乏者可能出现高敏反应。

4.对症和辅助治疗 如发生骨质疏松可用钙剂和维生素 D 治疗。局限性皮损可外用激素软膏或 0.1％他克莫司软膏。对于钙质沉着无满意的治疗方法,很多患者数月或数年后自行消失。蛋白同化药物如苯丙酸诺龙,25mg 肌内注射,每周 2 次,可促进蛋白合成,减少尿肌酸排泄。其他辅助用药有维生素 E、维生素 C、三磷腺苷、加兰他敏等。

(三)其他治疗

1. 血浆置换　暂时清除自身抗体和免疫复合物,对重症患者可稳定病情、挽救生命。在 1 周左右时间置换 3 次,每次置换量 50ml/kg。要防止置换后反跳,给予环磷酰胺巩固治疗。

2. 干细胞移植　正在研究之中。

三、疗效观察与随访

1. 治疗期间观察肌力、皮肤病变,检测血清肌酸激酶、门冬氨酸氨基转移酶、醛缩酶和乳酸脱氢酶。对治疗的反应应根据发热、全身不适、肌肉的压痛或疼痛、重复肌肉活检病理改变、血清肌酶的水平、血沉、C 反应蛋白、Ⅵ因子相关抗原,有时还需核磁共振和超声等来判断。

2. Brusting 型患儿预后好,钙质沉着见于 20%～40% 的患者,早期治疗者多数病程 2～4 年,50%～90% 患儿可完全缓解。Banker 型有广泛皮肤血管炎,肌肉活检有严重动脉内膜炎和梗死,预后差,25% 有肌肉轻度萎缩或挛缩,5% 需依赖轮椅,死亡率为 5%～10%,少数患儿死于肠道血管炎和感染。

四、治疗经验与解析

1. 甲氨蝶呤过早停药可引起复发,有单用该药 5 年以上未见不良反应的报道,甲氨蝶呤的不良反应有肝功能损害、骨髓抑制、口腔炎和甲氨蝶呤相关性肺炎等,用药期间应定期检查血常规和肝功能,长期使用甲氨蝶呤者应查肺功能。用药期间同服叶酸,叶酸剂量为每日 1mg。

2. 部分病例停止治疗后可复发。停药过早、减量过快是复发的原因。若治疗过程中出现肌无力反复,需要鉴别是皮肌炎复发还是类固醇肌病,目前尚无特异性检查方法,只能通过改变激素剂量、观察反应来帮助判断。

3. Dalakas 等推荐逐级、逐步的经验性治疗方案,具体如下:步骤①应用泼尼松;步骤②应用 AZA 或 MTX,病情进展时,步骤①和步骤②可一开始即联合使用;步骤③应用 IVIG(亦可用作步骤②);步骤④应用环孢素、吗替麦考酚酯或 CTX。根据疾病严重程度、伴随症状或患者年龄等决定单独使用或者与步骤①～③进行不同组合。

(卫丽)

第六节　过敏性紫癜

过敏性紫癜(anaphylactoid purpura)是由微生物、昆虫叮咬、药物、疫苗、食物、花粉等抗原成分引起的免疫复合物型变态反应所导致的全身毛细血管炎症综合征。本病多见于 2～8 岁的儿童,一年四季均有发病,以春秋季多见。临床特征除皮肤紫癜外,常伴有关节肿痛,腹痛、便血、肾脏病变等。90%～100% 的患儿有肾脏受累,其程度直接决定本病病程及预后,虽然大部分患儿可临床痊愈,但部分患儿发展为慢性肾炎型,可发展为急性肾功能不全。

一、诊断标准

(一)诊断依据
1. 对称分布、分批出现的皮肤紫癜,多见于下肢及臀部。

2.反复阵发性腹痛,位于脐周或下腹部,可伴呕吐、便血。

3.大关节肿痛,活动受限,可单发或多发。

4.在病程中 6 个月内,出现血尿和(或)蛋白尿,诊断为紫癜性肾炎。

5.约半数患者毛细血管脆性试验阳性。血小板计数、出血时间或凝血时间、血块退缩时间正常,排除血小板减少性紫癜。

具有第 1～4 项中任两项(多有第 1 项),同时具有第 5 项,可确诊本病。

(二)临床分型诊断

1.皮肤型(单纯型)　仅有上述诊断依据第 1 项。

2.腹型　有上述诊断依据第 2 项,伴或不伴第 1 项。

3.关节型　有上述诊断依据第 3 项伴第 1 项。

4.肾型　有上述诊断依据第 4 项伴第 1 项。

5.混合型　有上述诊断依据第 1 项,伴第 2～4 项中两项或两项以上。

(三)肾型临床分型诊断

引自 2009 年中华医学会儿科学分会肾脏病学组《紫癜性肾炎的诊治循证指南》。

1.孤立性血尿型　肉眼血尿或镜下血尿,无其他异常。

2.孤立性蛋白尿型　满足以下任一项,无其他异常:①1 周内 3 次尿常规,尿蛋白阳性;②24 小时尿蛋白定量＞150mg 且＜50mg/kg;③1 周内 3 次尿微量白蛋白高于正常值。

3.血尿和蛋白尿型　同时有上述血尿和蛋白尿表现,无其他异常。

4.急性肾炎型　有血尿、高血压、氮质血症中任意 2 项。

5.肾病综合征型　24 小时尿蛋白定量＞50mg/kg,伴或不伴低蛋白血症、高脂血症、水肿。

6.急进性肾炎型　起病急,有急性肾炎型表现,并有持续性少尿或无尿、进行性肾功能减退。

7.慢性肾炎型　起病缓慢,持续性血尿和蛋白尿,部分患者有水肿、高血压及不同程度的肾功能减退,病程＞1 年。

(四)肾脏病理分级诊断引自 2009 年中华医学会儿科学分会肾脏病学组《紫癜性肾炎的诊治循证指南》。

1.Ⅰ级　肾小球轻微异常。

2.Ⅱ级　单纯系膜增殖(Ⅱa 为局灶性节段性,Ⅱb 为弥漫性),无新月体形成。

3.Ⅲ级　系膜增生,伴有＜50％肾小球新月体形成或节段性病变(硬化、粘连、血栓、坏死),其系膜增生可为Ⅲa(局灶性节段性)、Ⅲb(弥漫性)。

4.Ⅳ级　病变同Ⅳ级,50％～75％肾小球有上述病变,可为Ⅳa(局灶性节段性)、Ⅳb(弥漫性)。

5.Ⅴ级　病变同Ⅳ级,＞75％肾小球有上述病变,可为Ⅴa(局灶性节段性)、Ⅴb(弥漫性)。

6.Ⅵ级　膜增生性肾小球肾炎,有或无新月体形成。

二、治疗方案

(一)一般治疗　急性发作期卧床休息,有胃肠道表现或大便隐血试验阳性者给予流质饮食。消化道出血者暂禁食。寻找和去除病因,可进行过敏源皮肤试验或特异性 IgE 测定,寻找过敏源,避免接触过敏源,停止使用可疑的药物和食品。部分过敏性紫癜的发病与感染有关,对伴有腭扁桃体炎、淋巴结炎等感染者,应结合细菌培养及药敏试验结果应用抗生素。

(二)药物治疗

1.对症治疗 皮肤紫癜可应用大剂量维生素 C,每日 2～4g 静脉滴注,口服维生素 PP 等改善毛细血管脆性。卡巴克络(安络血)、酚磺乙胺(止血敏)可增加毛细血管抵抗力。可口服卡络磺钠(新安络血),每次 10mg,每日 3 次;或每日 2 次静脉滴注,每次 20～40mg。可应用抗组胺 H_1 受体药物,第一代药物如苯海拉明、氯苯那敏等有引起嗜睡的作用,已经淘汰;第二代药物无镇静作用,但部分药物如特非那定有心脏毒性,不宜使用,可应用心脏毒性较少的氯雷他定(开瑞坦)、地氯雷他定、西替利嗪,或应用第三代药物如非索非那定、去甲阿司咪唑、左旋西替利嗪。也可应用葡萄糖酸钙。腹痛时可应用解痉剂如山莨菪碱、阿托品。可静脉滴注西咪替丁每日 20～40mg/kg,应用 1～2 周,继以每日 15～20mg/kg,分 3 次口服 1～2 周。

2.抗血小板凝集药物 可应用双嘧达莫(潘生丁),每日 3～5mg/kg,分 3 次口服,6 个月为 1 个疗程;小剂量阿司匹林,每日 3～5mg/kg,每日 1 次口服;钙拮抗剂硝苯地平每日 0.5～1mg/kg,分 3 次口服,均有利于血管炎恢复。出血较重者慎用此类药物。

3.抗凝药物 低分子肝素应用较安全,不需监测凝血功能,有预防肾脏病变的作用。每次 85U/kg 皮下注射,每日 1～2 次连用 7 日。也可使用尿激酶或链激酶,每次 2500U/kg,加入 10％的葡萄糖 100～250ml 静滴,1～2 周为 1 个疗程。蝮蛇抗栓酶 0.2～0.4U,加入 10％葡萄糖 100ml 中静滴,每日 1～2 次,2 周为 1 个疗程。可应用华法林(苄丙酮香豆素)、藻酸双酯钠等。

4.糖皮质激素 糖皮质激素可改善腹痛及关节症状,但不能减轻紫癜与肾脏损害。对腹痛、消化道出血或关节肿痛者,可应用泼尼松每日 1～2mg/kg,分 3 次口服,症状缓解后即可停药,疗程一般在 10 日内。严重者可静脉滴注氢化可的松或琥珀酸氢化可的松,每次 5mg/kg,每日 1 次,应用 3～5 日。对于尿常规正常的患者,在发病 3 周内应用泼尼松每日 1～2mg/kg,口服 2～3 周,能减少肾损害的发生率。

(三)紫癜性肾炎治疗 引自 2009 年中华医学会儿科学分会肾脏病学组《紫癜性肾炎的诊治循证指南》。

1.孤立性血尿,或病理 I 级 仅对过敏性紫癜进行治疗,密切监测病情变化,至少随访 3～5 年。

2.孤立性蛋白尿、血尿和蛋白尿,或病理 IIa 级 可用血管紧张素转换酶抑制剂(ACEI),或血管紧张素受体拮抗剂类药物(ARB)降蛋白尿,或选用雷公藤多甙,每日 1mg/kg,分 3 次口服,每日剂量不超过 60mg,疗程 3 个月。但应注意其胃肠道反应、肝功能损伤、骨髓抑制及可能的性腺损伤的不良反应。

3.非肾病水平蛋白尿或病理 IIb、IIIa 级可参照前一级的用药。雷公藤多甙,每日 1mg/kg,分 3 次口服,每日最大量不超过 60mg,疗程 3～6 个月。也可用激素联合环磷酰胺或激素联合环孢素 A 治疗。

4.肾病水平蛋白尿、肾病综合征或病理 IIIb、IV 级 糖皮质激素联合环磷酰胺或其他免疫抑制剂治疗。首选糖皮质激素联合环磷酰胺冲击治疗,当环磷酰胺治疗效果欠佳或患儿不能耐受环磷酰胺时,可更换其他免疫抑制剂。

(1)甲泼尼龙冲击治疗:临床症状重、病理呈弥漫性病变或有新月体形成者,可选用甲泼尼龙冲击治疗,每日 15～30mg/kg,或每日 1000mg/1.73m²,每日最大量不超过 1g,每日或隔日冲击,3 次为 1 个疗程。

(2)糖皮质激素联合环磷酰胺冲击治疗:泼尼松每日 1.5～2mg/kg,口服 4 周后渐减量,同时应用环磷酰胺每日 8～12mg/kg,静脉滴注,连续应用 2 日,间隔 2 周为 1 个疗程,共 6～8 个疗程,环磷酰胺累积量≤150mg/kg。

(3)糖皮质激素＋硫唑嘌呤:以泼尼松每日 2mg/kg,分次口服,加用硫唑嘌呤每日 2mg/kg 时,泼尼松改为隔日 2mg/kg 顿服,2 个月后渐减量。硫唑嘌呤总疗程 8 个月。

(4)糖皮质激素＋环孢素 A:环孢素 A 口服每日 5mg/kg,监测血药浓度,维持谷浓度在 100～200ng/ml,疗程 8～12 个月;同时口服泼尼松每日 1～2mg/kg,并逐渐减量停药。

(5)糖皮质激素＋吗替麦考酚酯:吗替麦考酚酯每日 15～20mg/kg,最大剂量每日 1g,分 2～3 次口服,3～4 个月后渐减量至每日 0.25～0.5mg/kg,疗程 3～6 个月;联合泼尼松每日 0.5～1mg/kg,并逐渐减量。

5.急进性肾炎型或病理Ⅳ、Ⅴ级　应用三至四联疗法,即甲泼尼龙冲击 1～2 个疗程后,口服泼尼松＋环磷酰胺(或其他免疫抑制剂)＋双嘧达莫＋肝素。或甲泼尼龙联合尿激酶冲击治疗＋口服泼尼松＋环磷酰胺＋华法林＋双嘧达莫。血浆置换疗法可缓解病情进展。

6.辅助治疗　分级治疗的同时,可加用双嘧达莫每日 5mg/kg,肝素每日 1～2mg/kg,有蛋白尿的患儿,无论是否合并高血压,可加用血管紧张素转换酶抑制剂贝那普利,每日 0.1～0.3mg/kg 口服;或血管紧张素受体拮抗剂氯沙坦,每日 25～50mg 口服。

三、疗效观察与随访

1.治疗中注意观察皮肤紫癜、消化道表现、关节肿痛、尿常规表现、血压、大便隐血试验变化。治疗有效者在用药后 1～2 周后皮肤紫癜消失,腹痛、血便、关节肿痛、肾炎表现消失。紫癜性肾炎患儿中,轻者短期内恢复,重者病程迁延,可长达数周至数月,也可反复发作持续 1 年以上。

2.本病有一定自限性,病情轻重不一,大部分过敏性紫癜患儿预后良好。除少数重症患儿可死于肠出血、肠套叠、肠坏死或颅内出血外,大多痊愈。每次发病的病程一般为 1 周至 2 个月,可反复发病,迁延数月至数年。紫癜性肾炎可迁延数月至数年,预后与肾脏病理改变有关,应进行长期随访。紫癜性肾炎预后好的因素有:①年龄＜5 岁;②表现为单纯性血尿或蛋白尿;③病理类型为微小病变或轻度局灶性节段性肾炎。预后差的因素有:①年龄＞5 岁表现为肾病综合征;②早期有高血压或肾功能减退;③病理类型为弥漫性增殖性病变或新月体形成。表现为混合性肾炎、肾病综合征者预后严重。临床症状与病理不一定平行,有的尿常规正常者病理已较明显,病程越长,病理改变越重。肾小球免疫复合物沉积为 IgA＋IgG＋IgM 者,病理改变相对较重。已有紫癜性肾炎又出现皮肤紫癜者预后差。

3.紫癜性肾炎中 2%～11.9%的患者最终发展成慢性肾衰竭或死亡,其中,单纯表现为镜下血尿者可完全恢复;表现为肾炎或大量蛋白尿者 15%发展为慢性肾衰竭,表现为肾病综合征者 40%发展为慢性肾衰竭,表现为混合性肾炎、肾病综合征者中发展为慢性肾衰竭者占 50%以上。

四、治疗经验与解析

1.有报道 1/2 患儿有链球菌感染史,也有报道与支原体、衣原体、病毒感染有关。许多患儿在皮肤紫癜消失后数周、数月甚至数年后再次发生皮肤紫癜。对反复发生皮肤紫癜的患儿,如寻找出可能的病原体,给予抗菌、抗支原体或抗病毒治疗,可阻止其皮肤紫癜的反复发作。

2.本病有高凝状态,并与肾脏损害有关。糖皮质激素可促进高凝状态,甚至会加重肾脏病变,因此,除关节肿痛严重或腹型患儿,一般不主张使用糖皮质激素。但表现为肾病综合征者,可用泼尼松口服治疗;表现为急进性肾炎者,可用甲泼尼龙冲击疗法。

3.在有严重皮肤紫癜或消化道出血者,应用抗血小板凝集药物、肝素时须谨慎,有时可加重消化道出血与皮肤紫癜。可先用西咪替丁、抗过敏药物、葡萄糖酸钙、丹参注射液、维生素 C,病情稳定后再加抗血小板凝集药物、抗凝药物。

4.对病理Ⅲ b、Ⅳ、Ⅴ级的肾小球病变,可应用血管紧张素转换酶抑制剂如卡托普利、依那普利、贝那普利、西拉普利、来星普利、福星普利。近来,更主张代之以血管紧张素Ⅱ受体 1 拮抗剂,如氯沙坦、伊贝沙坦、缬沙坦等,可延缓肾小球硬化与肾功能减退。

(卫丽)

第七节　结节性多动脉炎

结节性多动脉炎(polyarteritis nodosa)是易感个体在细菌如链球菌、病毒如乙肝病毒等感染后或应用某些药物后发生自身免疫反应所导致的、主要侵犯中小肌性动脉的局灶节段坏死性血管炎。该病在儿童少见,发病的年龄高峰为 9～11 岁,儿童男性发病较女性多,为(1.6～2.5)∶1。病变可累及多个器官系统,如肾脏、骨骼、肌肉、神经系统、胃肠道、肝胆、皮肤、心脏、生殖系统等,肺部受累少见。

一、诊断标准

1.体重下降≥4kg,非节食或其他原因所致。

2.网状青斑(四肢和躯干)。

3.睾丸痛或压痛,非感染、外伤或其他原因引起。

4.肌痛、乏力或下肢压痛。

5.多发性单神经炎或多神经炎。

6.舒张压≥90mmHg。

7.血尿素氮>14.3mmol/L,或肌酐>133μmmol/L,非肾前因素所致。

8.血清 HBV 标记(HBsAg 或 HBsAb)阳性。

9.动脉造影见动脉瘤或血管闭塞(除外动脉硬化、纤维肌性发育不良或其他非炎症性病变)。

10.中小动脉壁活检见有包括中性粒细胞和单核细胞浸润。

具备上述 10 项中至少有 3 项者,可诊断为结节性多动脉炎。

二、治疗方案

(一)一般治疗

活动期有脏器损害时应卧床休息,心肾功能不全时应低盐饮食。治疗前应寻找包括某些药物在内的致病原因,并避免与之接触。清除感染灶,防治病毒性肝炎、链球菌感染与结核。

(二)药物治疗

1.糖皮质激素 是治疗本病的首选药物,及时用药可以有效地改善症状,缓解病情。轻者不伴有脏器功能不全者,一般口服泼尼松每日 1～2mg/kg,3～4 周后临床症状改善,白细胞、血沉、C 反应蛋白下降,逐渐减量至原始剂量的半量,减量方法依患者病情而异,可先快后慢,每 2～4 周减 5～10mg,以后每 2～4 周减 2.5mg。随着剂量的减少,减量速度越加缓慢,至每日口服 5～7.5mg 时,长期维持一段时间,一般不短于 1 年。病情严重如肾损害较重者,可用甲泼尼龙冲击疗法,每日 1 次,每次 15～30mg/kg,最大量每次 1g,静脉滴注 3～5 日,以后用泼尼松口服,服用糖皮质期间要注意糖皮质激素引起的不良反应。

2.免疫抑制剂 应用环磷酰胺的指征有:①激素疗效不佳;②活动性急进性或持续性血管炎;③心脏、中枢神经、胃肠道、肾脏多脏器受累的血管炎;④需用大剂量泼尼松维持已达 2 个月以上;⑤出现明显糖皮质激素并发症或不良反应。通常首选环磷酰胺(CTX)与糖皮质激素联合治疗。急性期 CTX 静脉冲击治疗,剂量每次 0.5～0.75g/m²,每 3～4 周 1 次,连用 6～8 个月,根据病情以后每 2～3 个月 1 次或口服 CTX 每日 2～3mg/kg。至病情稳定 1～2 年后停药。用药期间注意药物不良反应,定期检查血、尿常规和肝、肾功能。除环磷酰胺外也可应用硫唑嘌呤、甲氨蝶呤、环孢素 A、霉酚酸酯、来氟米特、咪唑立宾等。服用中均应注意各类药物的不良反应。可应用抗肿瘤坏死因子拮抗剂等生物制剂。乙型肝炎病毒感染者不宜使用免疫抑制剂。

3.乙型肝炎病毒感染治疗 与乙型肝炎病毒复制有关的患者,应强调加用抗病毒药物,如干扰素 α—2b、拉米夫定等。同时应用小剂量糖皮质激素,尽量不用环磷酰胺,必要时可试用霉酚酸酯。

4.血管扩张剂、抗凝剂 如出现血管闭塞性病变,加用阿司匹林,每日 30～50mg/kg 口服,或双嘧达莫(潘生丁)、低分子肝素、丹参等。对高血压患者应积极控制血压。

5.免疫球蛋白 重症结节性多动脉炎患者可用大剂量免疫球蛋白冲击治疗,常用每日 400mg/kg 静脉滴注,连续用 3～5 日。必要时每 3～4 周重复治疗 1 次,用 5～6 次。应同时使用糖皮质激素和免疫抑制剂。

(三)血浆置换
能于短期内清除血液中大量免疫复合物,用于肾、胃肠、血液、神经等损害明显并伴有免疫活动亢进者。每次置换 50ml/kg,每周 2～3 次,连用 3～4 次。需注意并发症如感染、凝血障碍和水及电解质紊乱。应同时使用糖皮质激素和免疫抑制剂。

(四)其他治疗
肾衰竭者应用血液透析,晚期患者肾移植。对头颈部动脉狭窄或冠状动脉狭窄者,可应用血管支架术或人造血管置换术。

三、疗效观察与随访

1.治疗中观察白细胞、血沉、C 反应蛋白、体温、皮疹、血压以及各脏器功能指标。本病预后差。不论是急性或慢性,本病如不治疗通常是致死的,常因心、肾或其他重要器官的衰竭、胃肠道并发症、感染或动脉瘤破裂而死亡。治疗不当者，仅有 1/3 左右的患者能存活 1 年，88%的患者在 5 年内死亡。而加用激素和环磷酰胺联合治疗后则 5 年生存率可达 90%。少数病例可自然缓解，但通常呈间歇性、进行性加重过程。如果累及主要脏器时则生存率下降，治疗过程中如出现继发感染等并发症将进一步影响后期的生存率。

2. 已完全恢复的结节性多动脉炎患者极少出现病情反复，其 10 年生存率可达 80%。影响本病预后的主要因素为血管病变及其严重程度、累及的脏器以及治疗及时与否。

四、治疗经验与解析

1. 本病的治疗取决于患者的受累器官、病情发展速度及严重程度等。治疗开始时可使用糖皮质激素，重症病例在初期可加用 1～3 日的甲泼尼龙冲击治疗，在上述治疗基础上加用细胞毒类药物如环磷酰胺口服或静脉冲击治疗，使用皮质激素和环磷酰胺治疗最好不短于 1 年并不超过 18 个月。

2. 部分对药物治疗反应不佳的患者，用血浆置换疗法。对于有潜在致死性患者应注意加强支持治疗，严重的胃肠道受累可引起快速体重下降，应予肠道营养支持。由于许多患者在病情活动期接受了大剂量的免疫抑制剂，应注意防止各种机会感染。血管紧张素转换酶抑制剂（ACED 对于因肾血管炎导致的高血压有较好疗效。对有胃肠道受累、肾衰竭甚至脑血管炎的暴发型血管炎病例，应及时使用糖皮质激素、环磷酰胺等药物进行治疗，将有助于减少并发症的发生。

（卫丽）

第八节　多发性大动脉炎

多发性大动脉炎（polyarteritis）是由于结核、链球菌、病毒等感染诱发的自身免疫反应而累及主动脉、头臂动脉、腹主动脉和肾动脉等动脉的慢性进行性、非特异性炎性疾病。临床特征包括全身表现如发热、乏力、关节痛、血沉增快、C 反应蛋白（CRP）升高等，以及局部症状体征。当局部症状体征出现后，全身症状可逐渐减轻或消失，部分患者则无全身症状。局部症状体征是指大动脉受累而引起相应器官缺血的症状与体征。根据病变部位可分为 4 种类型：头臂动脉型（主动脉弓综合征），胸、腹主动脉型，广泛型和肺动脉型。本病多发现于女性青少年，6～11 岁也是好发年龄。

一、诊断标准

（一）诊断依据

1. 发病年龄≤40 岁　出现症状或体征时年龄＜40 岁。

2. 肢体间歇性运动障碍　活动时一个或更多肢体出现乏力、不适或症状加重，尤以上肢明显。

3. 肱动脉搏动减弱　一侧或双侧肱动脉搏动减弱。

4. 血压差＞10mmHg　双侧上肢收缩压差＞10mmHg。

5. 锁骨下动脉或主动脉杂音　一侧或双侧锁骨下动脉或腹主动脉闻及杂音。

6. 动脉造影异常　主动脉一级分支或上下肢近端的大动脉狭窄或闭塞，病变常为局灶或节段性,且不是由动脉硬化、纤维肌发育不良或类似原因引起。

符合上述 6 项中的 3 项者可诊断本病。

(二)分型诊断

1.头臂动脉型　头昏、眩晕、头痛、记忆力减退、单侧或双侧视物有黑点,视力减退,视野缩小甚至失明,咀嚼肌无力和咀嚼疼痛。脑缺血严重者可有反复晕厥、抽搐、失语、偏瘫或昏迷。上肢缺血可出现单侧或双侧上肢无力、发凉、酸痛、麻木甚至肌肉萎缩。颈动脉、桡动脉和肱动脉搏动减弱或消失(无脉征),可于颈部或锁骨上部可听到二级以上收缩期血管杂音。

2.胸、腹主动脉型　下肢无力、酸痛、皮肤发凉和间歇性跛行。肾动脉受累出现高血压,可有头痛、头晕、心悸。合并肺动脉狭窄者,则出现心悸、气短。胸降主动脉严重狭窄引起上肢高血压,主动脉瓣关闭不全可致收缩期高血压。

3.广泛型　具有上述两种类型(头臂动脉型和胸、腹主动脉型)的特征,属多发性病变,多数患者病情较重。

4.肺动脉型　上述 3 种类型均可合并肺动脉受累,肺动脉高压大多为晚期并发症,临床上出现心悸、气短较多,重者出现心功能衰竭,肺动脉瓣区可闻及收缩期杂音和肺动脉瓣第二音亢进。

二、治疗方案

(一)一般治疗

有全身症状者注意休息,对症处理。本病约 20% 是自限性的,在发现时疾病已稳定。对这类患者如无并发症可随访观察。对发病早期有上呼吸道、肺部或其他脏器感染因素存在,应有效地控制感染,对防止病情的发展可能有一定的意义。80% 患儿结核菌素试验强阳性,部分有肺或肺外结核灶,如动脉旁淋巴结结核灶。高度怀疑有结核菌感染者,应同时抗结核治疗。部分患儿抗链球菌溶血素 O 滴度升高,可予以抗生素治疗。

(二)药物治疗

1.糖皮质激素　用于有全身症状、血沉增快或 CRP 升高的活动期患者。及时用药可有效改善症状,缓解病情进展。一般口服泼尼松,每日 1mg/kg,早晨顿服或分次服用,3～4 周后,血沉和 CRP 下降趋于正常后逐渐减量,每 2～4 周减 5～10mg,以后每 2～4 周减 2.5mg。剂量减至每日 5～10mg 时,应长期维持一段时间,可达 7～10 年。如用常规剂量泼尼松无效,可改用其他剂型或加用免疫抑制剂。危重者可大剂量甲泼尼龙静脉冲击治疗,每日 1 次,每次 15～30mg/kg,最大量每次 1g,静脉滴注 3～5 日,以后用泼尼松口服。要注意激素引起的库欣综合征、易感染、继发高血压、糖尿病、精神症状和胃肠道出血等不良反应。长期使用要防止骨质疏松。

2.免疫抑制剂　用于活动期患者且激素治疗无效者。免疫抑制剂与糖皮质激素合用,能增强疗效。最常用的免疫抑制剂为环磷酰胺、硫唑嘌呤和甲氨蝶呤等,危重患者口服环磷酰胺或硫唑嘌呤,均为每日 2～3mg/kg。环磷酰胺可冲击治疗,每 3～4 周 1 次静脉滴注,每次 0.5～0.75g/m²。甲氨蝶呤每次 5～10mg/m²,每周 1 次,静脉或肌内注射或口服。新一代的免疫抑制剂,如环孢素 A 吗替麦考酚酯、来氟米特、咪唑立宾等疗效有待证实。在免疫抑制剂使用过程中应注意查血、尿常规和肝肾功能,以防止不良反应出现。

3.扩血管、抗凝治疗　使用扩血管、抗凝药物治疗,能部分改善因血管狭窄较明显所致的一些临床症状。可用地巴唑、妥拉唑林、阿司匹林、双嘧达莫(潘生丁)等。发生高血压者给予降压治疗,卡托普利每日 1mg/kg,分 3 次口服,但双肾血管病变及肾衰竭者不用。应用丹参注射液、低分子右旋糖酐静脉滴注,对脑血管受累患者有一定疗效。

（三）介入治疗

经皮气囊导管腔内血管成形术,为大动脉炎的治疗开辟了一条新的途径,目前已用于治疗肾动脉狭窄及腹主动脉、锁骨下动脉狭窄等,获得较好的疗效。不宜进行介入治疗或动脉瘤有破裂危险者,可进行人工血管重建术。

（四）手术治疗

手术目的主要是解决肾血管性高血压及脑缺血。单侧或双侧颈动脉狭窄引起的脑部严重缺血或视力明显障碍者,可行主动脉及颈动脉人工血管重建术、内膜血栓摘除术或颈部交感神经切除术。胸或腹主动脉严重狭窄者,可行人工血管重建术。单侧或双侧肾动脉狭窄者,可行肾脏自身移植术或血管重建术,患侧肾脏明显萎缩者可行肾切除术。颈动脉窦反射亢进引起反复晕厥发作者,可行颈动脉体摘除术及颈动脉窦神经切除术。冠状动脉狭窄可行冠状动脉搭桥术或支架置入术。

三、疗效观察与随访

1. 治疗中观察血沉、CRP、体温、血压等指标。观察器官缺血的表现如血管杂音、中枢神经系统症状、心血管系统表现等。

2. 本病一般呈进行性、慢性经过,可见症状复发与缓解交替出现。预后与受累动脉狭窄程度及其重要性有关。轻者发展较慢并可自行缓解。脑血管意外、高血压脑病、心力衰竭、动脉瘤破裂、心肌梗死为致死原因。未治疗的患儿,从发病至死亡时间为 1～20 年。该病病死率 11%～26%。

四、治疗经验与解析

1. 该病病程较长,个体病程差异较大,即使经过治疗也易复发。在疾病的活动期,应用糖皮质激素疗效好,但糖皮质激素不大可能改变已经发生纤维化和狭窄的动脉病变。

2. 发生肾血管性高血压时,尽量不要用血管紧张素转换酶抑制剂类药物,因为这类药易引起肾功能减退。

3. 多数肾动脉狭窄的患者就诊时,处于动脉闭塞期,突出的表现为严重高血压,而发热等全身症状多已消失。诊治的重点在于明确诊断和介入治疗。如果能早期诊断、及时扩张狭窄的肾动脉,器官功能得以保留,则预后较好。80%的患儿经过经皮腔内肾血管成形术而获得治疗成功。

(卫丽)

第九节　皮肤黏膜淋巴结综合征

皮肤黏膜淋巴结综合征(mucocutaneous lymphnode syndrome)又称川崎病(Kawasaki disease,KD),是易感者感染某种病原毒素后触发的由免疫介导的全身中小血管炎性综合征。本病以发热、皮肤黏膜损害、淋巴结肿大为临床特征,常导致严重冠状动脉病变和心脏损害。

本病多发于5岁以下小儿,在6～18个月婴幼儿发病多,男童稍多于女童。近年来发病逐渐增多,成为小儿后天性心脏病主要病因之一。

一、诊断标准

(一)KD诊断标准

1.不明原因发热5日以上。

2.双眼球结膜弥漫性充血。

3.口唇潮红,皲裂,口腔黏膜充血,杨梅舌。

4.病初(1～9日)手足指趾肿胀,掌跖潮红。恢复期(9～21日)出现指趾端膜状脱屑或肛周脱屑。

5.躯干、四肢多形充血性红斑。

6.颈淋巴结非化脓性肿大,直径达1.5cm或更大。

具备上述6项中5项者,即可诊断为本病。如果只具备4项,但通过超声心动检查或心血管造影检查证实了冠状动脉瘤或冠状动脉扩大,在排除其他疾病的基础上,可确诊为本病。

美国儿科学会的诊断标准认为,上述6项中第1项为必要条件,其他5项具备4项即可确诊。

(二)不完全川崎病诊断程序

1.具有KD诊断标准的第1项即发热5日以上,同时具有其他5项中的2或3项,评价临床特征是否符合KD。

2.临床特征不符合KD者继续观察体温、评价临床特征。符合KD者并排除渗出性结膜炎、咽炎、口腔疾病、大疱性及囊性皮肤病及非特异性淋巴结病等,评价血沉X反应蛋白(CRP)。

3.如血沉≥40mm/L和(或)CRP≥30mg/L,符合下列3项或3项以上,可诊断为不完全川崎病(如果不符合3项,但二维超声心动图有下述的阳性发现之一,也可诊断为不完全川崎病):①白蛋白≤30g/L;②贫血;③丙氨酸氨基转移酶>45U/L;④病程7日后血小板≥450×10^9/L;⑤白细胞计数>15×10^9/L;⑥尿白细胞>10个/高倍视野。

4.二维超声心动图阳性发现 ①冠状动脉扩张;②冠状动脉左前降支或右冠状动脉z积分≥2.5;③符合以下3条或3条以上:冠状动脉回声增强,左心室、功能下降,二尖瓣反流,心包积液,冠状动脉左前降支或右冠状动脉z积分2～2.5。

5.如血沉≤40mm/L和CRP≤30mg/L,观察发热,如又发热2日,再评价临床特征是否符合KD。返回第2项。如不再发热,观察有无脱皮。

6.无脱皮者,排除川崎病。有脱皮者,进行二维超声心动图检查,有上述阳性发现之一,可诊断为不完全川崎病。

(三)冠状动脉病变分级诊断

1.Ⅰ级 无冠状动脉瘤。发病1个月以内,超声检查未见冠状动脉扩张;急性期症状迁延≥2周者,以症状消失2周后的超声检查为依据。冠状动脉内径0～3岁<2.5mm,3～9岁<3mm,9～14岁<3.5mm。各年龄儿童冠状动脉内径/主动脉根部内径比值<0.3。

2.Ⅱ级 一过性冠状动脉扩张。发病1个月内曾出现冠状动脉扩张(各年龄患儿的冠状动脉内径>上述标准但<4mm),1个月时已经消退。

3.Ⅲ级　冠状动脉轻度扩张。发病 1 个月内冠状动脉扩张,内径<4mm;1 个月时仍有冠状动脉扩张。

4.Ⅳ级　中等大小冠状动脉瘤。发病 1 个月内冠状动脉瘤内径 4～8mm。

5.Ⅴ级　巨大冠状动脉瘤。发病 1 个月内冠状动脉瘤内径>8mm。

6.Ⅵ级　冠状动脉狭窄、心肌缺血。有心绞痛,心电图显示心肌明显缺血性改变,超声检查显示有血栓形成、节段运动异常。

二、治疗方案

（一）一般治疗

高热时多喂水,给予营养丰富的流质或半流质,补充维生素 B 和维生素 C。注意口腔卫生,保持患儿口唇湿润,减轻皲裂和出血。注意休息,限制活动至病变消退。

（二）药物治疗

1.阿司匹林　为首选药物,具有抗炎、抗凝作用。发热时用量每日 30～50mg/kg,分 3～4 次口服,热退后 3 日减为每日 15～30mg/kg,2 周左右至血沉、CRP 及血小板恢复正常,再减为每日 3～5mg/kg,1 次顿服。阿司匹林的维持治疗参见下述的"分级管理方案"。

2.免疫球蛋白　在发病 10 日内应用能防止冠状动脉瘤发生,如果川崎病早期没有得到及时诊断,在发病后的 10 日仍可考虑使用。使用方法为,单剂免疫球蛋白 2g/kg,于 8～12 小时内静脉滴注,用药后 24 小时体温下降,其他全身症状随之消退,预防冠状动脉瘤发生。静脉滴注要控制速度,尤其是第 1 瓶至少要滴注半小时,以免加重心脏前负荷导致心力衰竭,亦可引起发热、消化道反应,甚至出现无菌性脑炎表现。应用免疫球蛋白的同时合用阿司匹林,剂量同上。如果给予免疫球蛋白治疗后 36 小时发热不退（体温>38℃）,或退热 2～7 日后再现发热,并伴有前述诊断标准中除发热外其他 5 项中至少 1 项者,称之为免疫球蛋白无反应型,占 KD 患儿约 10%。免疫球蛋白治疗无反应是并发冠状动脉瘤的高危因素,应再追加免疫球蛋白 1～2g/kg,一次静脉滴注,同时用糖皮质激素治疗,见下述。

3.糖皮质激素　一般情况下不用。下列情况可考虑作为首选药物,同时加用阿司匹林和双嘧达莫（潘生丁）,以抑制其促凝作用:①并发严重的全心炎伴心功能不全时,大剂量免疫球蛋白治疗有加重心功能不全危险,可首选静脉给药,继之口服给药。②无法得到大剂量免疫球蛋白时,可根据病情采用静脉给药或口服给药。③免疫球蛋白无反应型患儿,使用免疫球蛋白第 2 剂 36 小时后,体温仍>38℃,可加用糖皮质激素。根据病情糖皮质激素有 3 种用药方法:①口服泼尼松每日 1～2mg/kg,热退后逐渐减量,用 2～4 周。用于轻症患者。②静脉滴注氢化可的松每日 5mg/kg,用 5 日,改口服泼尼松每日 1～2mg/kg 至 CRP 阴性,再逐渐减量并于 1 周内停药。用于全心炎或冠状动脉病变者。③甲泼尼龙冲击治疗,每日 20～30mg/kg 静脉滴注,连用 3 日。然后改为泼尼松每日 2mg/kg 口服,复查 CRP 正常后,即减为每日 1mg/kg,2 周内逐渐减量至停药。用于对免疫球蛋白无反应型或并发冠状动脉病变者。对于前者,如果应用糖皮质激素治疗发热仍不退,可加用蛋白酶抑制剂乌司他丁或英夫利昔单抗等特异性细胞因子抗体治疗。乌司他丁常用剂量为 5000U/kg,缓慢静脉注射,每日 3～6 次,连用 1～3 日。也可加用己酮可可碱、细胞毒性药物如环磷酰胺、甲氨蝶呤,或进行血浆置换。

4.溶栓治疗　用于冠状动脉有血栓形成或发生心肌梗死患儿。可静脉滴注或经导管直接在冠状动脉内注射尿激酶,静脉滴注首剂 20000U/kg,溶于 2～3ml 注射用水中,再加入葡萄糖液中,1 小时内输入,维持量为每小时 3000～4000U/kg,持续 3～10 小时静脉滴注。冠状动脉内给药时,首剂 10000U/kg,继以每小时 1000～2000U/kg 维持。也可静脉滴注肝素溶栓,肝素 60～120U/kg,加入生理盐水或葡萄糖液中缓慢滴注,每 4～6 小时 1 次。可静脉滴注组织型纤维溶解酶原激活物(t－PA),29 万～43 万 U/kg。也可使用链激酶、蝮蛇抗栓酶。溶栓治疗中需监测凝血时间及纤维蛋白原含量,如凝血时间延长 1 倍,纤维蛋白原含量＜100mg/dl,有发生出血的危险。

（三）其他治疗

1. 介入治疗　对冠状动脉狭窄应用气囊导管扩张术及冠状动脉支架术治疗。

2. 手术治疗　严重冠状动脉狭窄患者,可行冠状动脉血管成形术或搭桥术,有严重二尖瓣关闭不全者,可行瓣膜置换术。

三、疗效观察与随访

（一）观察内容

1. 治疗后观察体温变化、结膜与口唇充血表现、皮疹、淋巴结肿大变化。复查血小板、心电图、二维超声心动图等。治疗有效者在 2～3 日内症状减轻,体温很快降至正常,应注意尿液检查有无改变。病程 1 周后注意指趾末端有无膜状脱屑,外周血中血小板有无增加。

2. 病程中注意心血管尤其是冠状动脉有无被侵害,最早在发病第 3 日可见冠状动脉扩张,第 2～3 周冠状动脉瘤检出率最高,第 4 周后很少出现新扩张。听诊时注意有无心音减弱、心脏杂音、心律失常。做二维超声心动图检查观察有无冠状动脉扩张及心包积液等改变。做心电图注意有无 P－R 间期改变、Q－T 间期延长、异常 Q 波、QRS 低电压、ST－T 波等改变。胸部 X 线片检查注意心影是否增大。

（二）恢复期分级管理方案

根据冠状动脉病变的分级进行随访管理和治疗。

1. Ⅰ级　维持服用阿司匹林 3 个月左右,每日 3～5mg/kg。不必要限制运动。在出院后 1、2、3、6、12 个月随访 1 次(包括体检、血常规、心电图和二维超声心动图检查等),以后每年随访 1 次。

2. Ⅱ级　与Ⅰ级相同。

3. Ⅲ级　维持服用阿司匹林至冠状动脉恢复正常后 3 个月左右。适当限制运动。随访时间与Ⅰ级相同。

4. Ⅳ级　维持服用阿司匹林 1 年以上,并加用双嘧达莫(潘生丁)每日 3～5mg/kg,分 2～3 次口服。禁止剧烈运动。随访时间与Ⅰ级相同,必要时在随访时进行冠状动脉造影。

5. Ⅴ级　长期维持服用阿司匹林,并加用华法林(苄丙酮香豆素)每日 0.1mg/kg,分 3 次口服,3 日后根据凝血酶原时间确定维持量,凝血酶原时间维持在 25 秒(正常值 12～14 秒)。禁止任何运动。在出院后每 1～3 个月随访 1 次,必要时在随访时进行冠状动脉造影。

6. Ⅵ级　与Ⅴ级基本相同,在随访时尽可能进行冠状动脉造影,监测冠状动脉狭窄程度和部位,及时进行介入治疗或搭桥手术。

（三）预后　轻度冠状动脉扩张内径为 3～4mm,大多数在发病第 30～60 日内内径恢复正常;中度冠状动脉扩张内径为 4～8mm,大多数在发病第 1～2 年内退缩,有一部分在病后 10～20 年可转为狭窄;重度冠状动脉扩张内径超过 8mm,为巨大冠状动脉瘤,其大多数因血栓形成或者内膜增厚而转化为狭窄或闭塞性病变,可发生心肌梗死。

四、治疗经验与解析

1. 在本病中应用阿司匹林是利用其抗凝、抗炎作用,与在结缔组织疾病的应用不同,抗凝作用是治疗作用,因此剂量可偏大。对急性期阿司匹林的初始剂量与热退后如何减量仍有争议。①初始剂量:欧美学者主张用每日 $80\sim100mg/kg$,日本推荐中等剂量,即每日 $30\sim50mg/kg$,分 3 次口服。认为大剂量阿司匹林反而可抑制血管内皮细胞环氧化酶,影响前列腺素 I_2 的形成,促进血小板聚集形成血栓;而且应用大剂量阿司匹林易发生胃肠道反应,并损伤肝细胞,导致丙氨酸氨基转移酶升高,患儿常不能耐受。我国多数医院使用中等剂量治疗,治疗效果满意,不良反应明显减少。由于阿司匹林见效缓慢,不能显著降低冠状动脉瘤发生率,因此必须与免疫球蛋白同时使用。②热退后减量:有学者认为热退后应立即改为小剂量,即每日 $3\sim5mg/kg$,此剂量也能防止血小板凝集和冠状动脉病变处的血栓形成。亦有学者认为川崎病患儿热退后,炎症情况如白细胞和血小板数增高、血沉增快、CRP 阳性等仍存在,减量过快,可能会使冠状动脉损害发生率增高。因此退热后 72 小时,阿司匹林应减为每日 $15\sim30mg/kg$,再用 2 周,根据血沉、CRP 等恢复情况再减为小剂量每日 $3\sim5mg/kg$。

2. 急性期血小板减少($<35\times10^9/L$)也是冠状动脉病变的高危因素。其病例经常发生 DIC,尤其是婴幼儿,属重症。对血小板减少患儿应注意做 DIC 筛查。一旦发生 DIC,除原发病治疗外,应予肝素治疗。

3. 急性期有巨大冠状动脉瘤或恢复期冠状动脉狭窄患儿应限制活动,不宜参加体育运动。该类易发生心肌梗死,表现为面色苍白、呕吐、呼吸困难、胸痛或腹痛。发现可疑患儿,立即予吸氧、镇静、心电监护,积极纠正心律失常和控制心力衰竭,提升血压等治疗。疼痛者可皮下或静脉注射吗啡 $0.1mg/kg$,发现血栓病例应尽早溶栓治疗,最好在 6 小时以内。

(卫丽)

第八章　小儿泌尿疾病

第一节　急性肾小球肾炎

一、概述

急性肾小球肾炎(acute glomemlonephritis,AGN)简称急性肾炎,是一类不同病因所致的感染后免疫反应引起的急性弥散性肾小球炎性病变。其中,绝大多数是急性链球菌感染后所致的急性肾炎,称为急性链球菌感染后肾小球肾炎(aute poststreptococcal glomerulonephritis,APSGN)。本病在溶血性链球菌感染后1~4周急性起病,典型临床表现为血尿、水肿、高血压、肾功能不全。本病是儿科常见疾病之一,占小儿泌尿系统疾病的第1位。国外报告其发病率为20/10万人口,国内报告占住院患儿的2%~5%,占同期住院泌尿系统疾病的53.7%。本病可呈流行性,但多为散发性,四季均可发病。一般由呼吸道链球菌感染后所致者多见于冬春季,而脓皮病后发病者以夏秋季多见,因此,每年1、2份及9、10月份有两个发病高峰。本病多见于5~10岁儿童,2岁以下少见。78.6%患者小于10岁。男多于女,男女之比约为1.5~2.5∶1。本病发病机制是由β溶血性链球菌A组中的致肾炎菌株感染后引起的免疫复合物型变态反应。

二、诊断思路

(一)病史要点

1. 询问有无晨起眼睑水肿、下肢水肿、乏力、食欲不振、肉眼血尿(洗肉水样或茶色)、尿少、排尿不适感,严重者询问有无头痛、头晕、恶心、呕吐、烦躁、一过性失明、抽搐、昏迷、气喘、心慌、胸闷、咳嗽、咳粉红色泡沫痰、尿少或无尿。

2. 询问发病前4周内有无咽喉炎、扁桃体炎、上呼吸道感染、猩红热、皮肤感染病史。询问以往有无肾脏病、高血压、尿路感染病、病毒性肝炎史。

3. 询问近期是否服用感冒通、磺胺类药物或静脉应用氨基糖苷类药物、头孢拉定等。询问平时听力是否正常及家族中有无肾脏病患者或听力下降的患者。

(二)查体要点

注意有无非凹陷性水肿、高血压,注意咽喉、扁桃体、皮肤有无残留感染灶,严重患者注意有无心率或呼吸增快、心脏扩大、肺底部湿性啰音、肝大、肝颈反流征阳性,观察眼底有无视乳头水肿。

(三)辅助检查

1. 常规检查

(1)血常规检查可有轻、中度贫血,白细胞正常或升高。

(2)血沉增快。

(3)尿蛋白+~+++,尿红细胞++~+++,白细胞+~++,可见透明管型、颗粒管型、红细胞管型。

(4)血补体 C_{1q}、C_2、C_3、C_4 降低。

(5)血生化可有一过性血尿素氮(BUN)与肌酐(Cr)升高,发生急性肾衰竭时则持续升高。血脂正常。

(6)抗链球菌溶血素 O 抗体(ASO)升高。

(7)肾脏 B 超,急性水肿期,可有肾脏体积增大和肾脏水肿的表现。

(8)X 线胸片严重患者可有肺水肿、心脏扩大的表现。

2.其他检查

(1)抗 DNA 酶抗体、抗透明质酸酶抗体、抗双磷酸吡啶核苷酸酶抗体升高。

(2)咽拭子或皮肤感染灶渗出物培养可阳性。

(四)诊断标准(根据 2001 年中华儿科学会肾脏病学组方案而定)

1.急性起病,1～3 周前有前驱感染,如咽炎、扁桃体炎、脓皮病等。

2.尿常规检查以血尿为主,伴不同程度的蛋白尿。离心尿沉淀红细胞>5 个/高倍视野,不离心尿红细胞>2～3 个/高倍视野,白细胞<10 个/高倍视野,蛋白+～++,一般<1g/24 小时。

3.可有水肿、高血压学龄前儿童>16/10.7kPa(120/80mmHg),学龄儿童>17.3/12kPa(130/90mmHg)和(或)肾功能不全。

4.起病 6～8 周内血清补体降低。有链球菌感染的血清学证据如抗链球菌溶血素 O(ASO)升高。

具有上述 4 项可确诊为急性链球菌感染后肾小球肾炎。

(五)诊断步骤

诊断步骤见图 8-1。

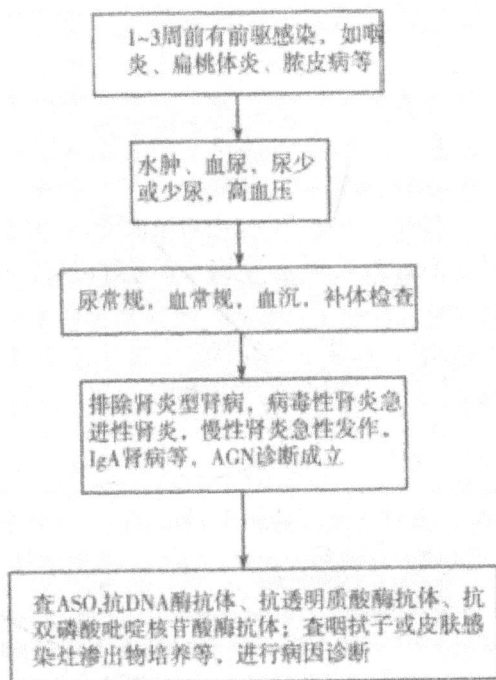

图 8-1 急性肾小球肾炎诊断流程图

（六）鉴别诊断

1.肾炎型肾病 综合征见表8—1。

2.病毒性肾炎 病毒感染后3~5日发病，以血尿为主，少尿、水肿与高血压不明显，血清补体、ASO及肾功能正常。

3.急进性肾炎 起病与APSGN相似，在病程2~4周病情急剧恶化，出现进行性肾衰竭，预后差。肾脏活检病理改变为半月体性肾炎。

4.慢性肾炎急性发作 既往多无肾脏病史，急性发作常在感染后1~2日出现肾炎表现。贫血、高血压、氮质血症严重，尿比重低而固定。

5.IgA肾病 在上呼吸道感染等后1~5日内出现肉眼血尿，不伴水肿、高血压及少尿。血尿持续1~5日，反复发作。有的患者起病缓慢，偶然发现镜下血尿，多无其他表现。ASO、补体多正常。

6.乙型肝炎病毒（HBV）相关肾炎 可有血尿、水肿、高血压等肾炎表现，多在6岁以下发病，可有肾病综合征或肾病样蛋白尿，高血压发生率不高，ASO正常，补体正常或下降，病程迁延，症状多变，血HBsAg、HBeAg、HBcAb阳性，常有肝肿大，可伴肝功能异常。肾活检病理改变多为膜性肾病，免疫荧光检查有HBV抗原。

表8—1 APSGN与肾炎型肾病综合征鉴别

	APSGN	肾炎型肾病综合征
尿蛋白	一般+~+++,常<1g/24小时	+++~++++,>50rag/(kg·24小时)
水肿	非凹陷性	凹陷性,多为高度水肿
ASO	一般升高	正常
血胆固醇	正常	升高(>5.7mmol/L)
血浆白蛋白	正常	降低(<30g/L)
链球菌感染史	常有	常无

三、治疗措施

（一）经典治疗

1.休息 卧床休息1~2周，待水肿消退，肉眼血尿消失，血压正常即可下床活动，以后限制活动1~2个月，3个月内避免剧烈运动。一般2~3个月后尿常规好转可上学。尿常规正常3个月后可恢复体力活动。

2.饮食 一般为高糖、低蛋白、低盐、适量脂肪饮食。蛋白质每日1g/kg，如氮质血症明显，蛋白每日0.5g/kg。食盐每日1~2g。有严重水肿、少尿时限水、限盐（每日60~120mg/kg），尿量恢复，水肿消退后过渡到正常饮食。

3.基本药物治疗

（1）抗生素：应用青霉素G每日5万~10万U/kg，分2次肌内注射或静脉滴注，连用7~10日，过敏者改用红霉素或其他大环内酯类药物等。

（2）对症治疗

1）利尿：用于限水、限盐并卧床后仍有水肿、少尿、高血压者，可用氢氯噻嗪（双氢克尿塞）每日2~5mg/kg口服，严重者用呋塞米（呋塞米）每次1~2mg/kg。必要时6~8小时后重复应用。禁用保钾利尿剂及渗透性利尿剂。

2)降血压：用于限水、限盐、利尿、卧床后舒张压仍＞12kPa(90mmHg)者。首选硝苯地平(硝苯地平)每次0.2～0.3mg/kg，每日3～4次口服。卡托普利(开博通)每日0.3mg/kg起，视疗效增量，最大量每日1mg/kg。肼屈嗪每日1～2mg/kg，分3次口服。严重高血压者可肌内注射利舍平，每次0.07mg/kg(最大量每次＜1.5mg)，以后按每日0.02mg/kg，分3次口服维持。

(3)重症病例治疗

1)高血压脑病：硝普钠5～10mg加入10%葡萄糖液100ml，静脉滴注速度每分钟1μg/kg，监测血压，防止低血压。或用二氮嗪每次3～5mg/kg，于0.5～1分钟内静脉注射，必要时30分钟后重复1次。同时静脉注射呋塞米2mg/kg。有抽搐者应用地西泮(安定)每次0.3mg/kg，总量＜10mg，缓慢静脉注射。辅以吸氧。

2)严重循环充血：严格控制水钠入量。呋塞米每次2mg/kg静脉注射，酚妥拉明每次0.1～0.2mg/kg，每次用量＜5mg，缓慢静脉注射。伴高血压者应用降压药。

3)急性肾功能不全：保持水、电解质和酸碱平衡，纠正高血钾。供给热量每日125.5kJ～167.3kJ(30～40kcal)/kg。多巴胺每分钟3～5μg/kg静脉滴注，酚妥拉明每分钟5μg/kg静脉滴注，然后应用呋塞米(呋塞米)每次1～2mg/kg。严格控制液体入量。每日液体入量=前1日尿量+不显性失水(每日10～15ml/kg)+吐泻丢失量-内生水量(每日100ml/m²)。达到透析指征时尽早进行透析治疗。

(二)治疗措施

治疗措施见图8-2。

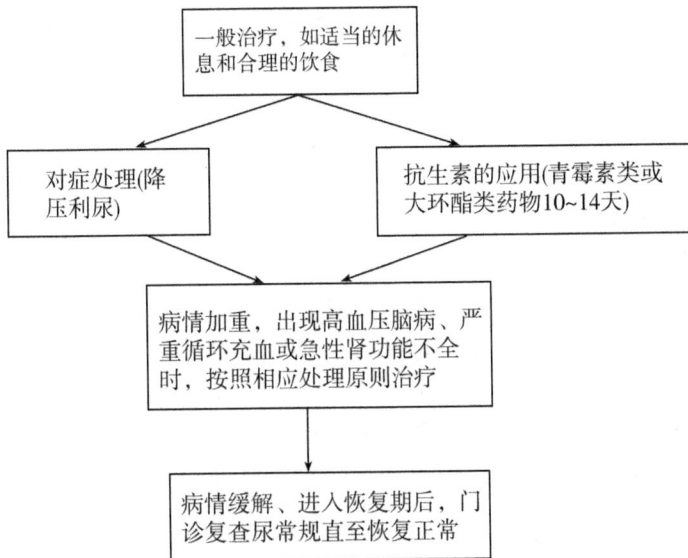

图8-2　急性肾小球肾炎治疗流程图

四、预后

本病预后良好，痊愈率90%～95%。严重病例死亡率＜1%～2%，转为慢性肾炎者＜2%。

(于鹏)

第二节　肾病综合征

一、概述

肾病综合征(nephrotic syndrome,NS)简称肾病,是由各种病因引起的以肾小球毛细血管通透性增加为基本病理生理改变,以"三高一低"(高度水肿、大量蛋白尿、高胆固醇血症及低蛋白血症)为临床特征的一组症候群。其中大量蛋白尿为最基本的变化。肾病综合征为儿科泌尿系统常见疾病之一,约占儿科泌尿系统疾病住院患者的 36.8%。肾病综合征的病因多种多样,据此可将肾病综合征分为原发性、继发性、先天性 3 种类型。原发性肾病综合征占 90% 以上,继发性肾病综合征多见于过敏性紫癜、系统性红斑狼疮、乙型肝炎病毒相关肾炎等疾病,先天性肾病综合征少见。本节只讨论原发性肾病综合征。

原发性肾病综合征病因不明,病理类型主要有 5 种,即微小病变(MCD)、系膜增生性肾小球肾炎(MSPGN)、局灶性节段性肾小球硬化(FSGS)、膜性肾病(MGN)及膜增生性肾小球肾炎(MPGN)。儿童以 MCD 最多见,其次是 MsPGN。根据肾病综合征的临床表现可将其分为单纯型与肾炎型肾病综合征两型。

二、诊断思路

(一)病史要点

1.询问有无水肿,如晨起眼睑水肿、下肢水肿、阴囊水肿。有无乏力、食欲不振、精神差、尿少、恶心、呕吐、腹胀、腹痛、胸闷、腰痛、肉眼血尿、气急、咯血、咳嗽。

2.询问过去有无肾脏疾病、乙型肝炎、过敏性紫癜、系统性红斑狼疮病史。询问家族中有无肾脏病患者。

3.询问发病前有无呼吸道、消化道或尿路感染史。近期有无应用青霉胺、丙磺舒等药物或接触汞、金、铋、银等化学品。

(二)查体要点

注意有无凹陷性水肿、阴囊水肿。肺部叩诊有无胸膜腔积液体征,有无腹部移动性浊音、高血压。注意有无并发感染,检查鼻咽部、肺部、腹部、尿道口。注意有无低血容量休克表现如精神萎靡、嗜睡、血压下降、四肢湿冷、皮肤大理石花纹、心音低钝、脉搏细数、抽搐。注意有无深部血栓形成表现如肾区叩击痛、皮肤或阴囊紫色斑块、单侧下肢固定性水肿、顽固性腹水、下肢疼痛伴足背动脉搏动消失、偏瘫等。久病者注意有无生长发育落后、蛋白质营养不良。

(三)辅助检查

1.常规检查

(1)尿蛋白多在＋＋＋以上,可有镜下血尿,可见透明管型、颗粒管型、卵圆脂肪小体。

(2)血沉增快,血小板黏附性与聚集率、血浆纤维蛋白原、尿纤维蛋白降解产物增高。

(3)血浆白蛋白降低,三酰甘油、胆固醇、低密度脂蛋白、极低密度脂蛋白升高,高密度脂蛋白多正常。α_1 球蛋白正常或下降,α_2、β 球蛋白增高,γ 球蛋白与 IgG 降低,IgM、IgE 升高。

(4)BUN 与 Cr 多正常。

(5)血补体多正常。

2.其他检查

(1)循环免疫复合物可阳性。

(2)X 线胸片可见胸腔积液,B超可检出腹水。

(3)彩色多普勒超声检查或数字减影血管造影可检出深部血栓形成。

(4)肾活检病理检查可明确病理类型,指导治疗。

(四)诊断标准(根据 2001 年中华儿科学会肾脏病学组方案而定)

1.诊断依据(2001 年中华儿科学会肾脏病学组制定)

(1)大量蛋白尿(1 周内 3 次查尿蛋白定性＋＋＋～＋＋＋＋,24 小时尿蛋白定量≥50mg/kg)。

(2)低白蛋白血症(血浆白蛋白<30g/L)。

(3)血胆固醇>5.7mmol/L(220mg/dl)。

(4)不同程度的水肿。

以上 4 条中以大量蛋白尿和低蛋白血症为必要条件。

2.分型诊断标准

(1)单纯型肾病(simple type NS):只具有上述 4 条特征者。

(2)肾炎型肾病(nephrotic type NS):除具有上述 4 条特征外,又具有下列 4 项之一项或多项者。

1)2 周内分别 3 次以上离心尿检查,尿红细胞≥10 个/高倍视野,并证实为肾小球源性血尿。

2)反复或持续高血压,学龄儿童血压≥17.33/12.00kPa(130/90mmHg),学龄前儿童血压≥16.00/10.67kPa(120/80mmHg),并除外使用糖皮质激素等原因所致。

3)肾功能不全,并排除由于血容量不足等所致。

4)持续低补体血症。

(3)单纯型肾病与肾炎型肾病区别:见表 8—2。

表 8—2　单纯型肾病与肾炎型肾病区别

	单纯型肾病	肾炎型肾病
好发年龄	2～7 岁	多>7 岁
水种	高度	中至高度
蛋白尿	选择性	非选择性
尿红细胞	<10 个/高倍视野	>10 个/高倍视野
血压	<(16～17.3)/(10.7～12)kPa	>(16～17.3)/(10.7～12)kPa
BUN	<10.7mmol/L	>10.7mmol/L
血 CH_{50}、C_3	正常	降低
血 γ 球蛋白	减少	正常或升高
肾活检病理检查	多为微小病变	多为非微小病变
激素疗效	多为激素敏感型	激素耐药型或激素依赖型

(五)诊断步骤

诊断步骤见图 8—3。

```
                    ┌─────────────────┐
                    │      浮肿        │
                    └────────┬────────┘
                             ↓
             ┌───────────────────────────────┐
             │ 尿常规，24小时尿蛋白定量检查   │
             │ (≥50mg/kg)，考虑NS            │
             └───────────────┬───────────────┘
                             ↓
             ┌───────────────────────────────┐
             │ 血生化检查发现低蛋白白血症，有或│
             │ 无高脂血症，确诊NS             │
             └───────────────┬───────────────┘
                             ↓
             ┌───────────────────────────────┐
             │ 根据有无血尿、高血压、低补体血症及│
             │ 肾功能不全等进行临床分型诊断    │
             └───────────────┬───────────────┘
                             ↓
             ┌───────────────────────────────┐
             │ 肾活检进行症理分型诊断          │
             └───────────────────────────────┘
```

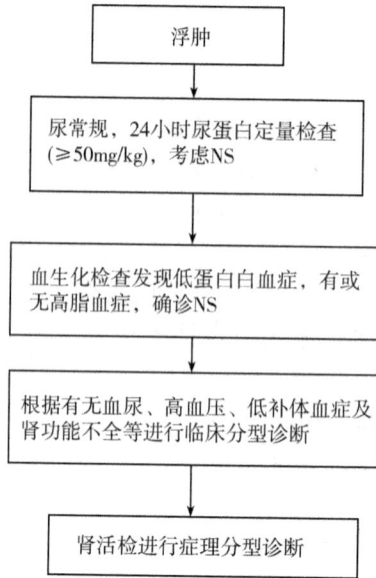

图 8-3　肾病综合征诊断流程图

(六)鉴别诊断

1.乙型肝炎病毒相关肾炎　多在 6 岁以内发病,可有肾病综合征或肾病样蛋白尿,高血压发生率不高,补体正常或下降,病程迁延,症状多变,血 HBsAg、HBeAg、HBcAb 阳性,常有肝肿大,可伴肝功能异常。肾活检病理改变多为膜性肾病,免疫荧光检查有 HBV 抗原。原发性肾病综合征伴乙型肝炎病毒感染与乙型肝炎病毒相关性肾炎区别困难,但后者肾小球免疫荧光检查有 HBV 抗原。

2.过敏性紫癜性肾炎　少数患者可有肾病综合征表现,但有皮肤紫癜等其他表现病史。

3.狼疮性肾炎　有皮肤、关节病变及多脏器损害,血清抗 DNA 抗体、抗 Sm 抗体阳性,易与原发性肾病综合征鉴别。

三、治疗措施

(一)经典治疗

1.一般治疗

(1)休息:高度水肿者宜卧床休息,消肿后可活动,卧床时应经常变换体位,以防血管栓塞。

(2)饮食与维生素:水肿者可采用低盐(每日 1~2g)饮食,尿少者应限制入水量。每日蛋白质摄入量 1.7~2g/kg。每日补充维生素 D 500~1000U,钙剂 400~800mg。

(3)利尿:水肿较重或有腹水时可用利尿剂。①氢氯噻嗪,每日 2~5mg/kg,或螺内酯每日 3~5mg/kg,均分 3 次口服。②呋塞米,每次 1~2mg/kg,每 6 小时~8 小时口服或肌内注射。③低分子右旋糖酐每次 10~15ml/kg,加入多巴胺 0.5~1mg/kg 或酚妥拉明 0.5~1mg/kg,静脉滴注,多巴胺静脉滴注速度每分钟 3~5μg/kg,结束后再应用呋塞米 1~2mg/kg,静脉推注。

(4)防治感染:保持皮肤清洁,防止皮肤感染。常规预防接种应在肾病缓解后停用激素 3

个月以上再进行。如接触水痘则暂停激素治疗。

2. 基本药物治疗　即糖皮质激素治疗,2001 年中华儿科学会肾脏病学组制定。

(1)激素疗效判断

1)激素敏感型 NS(steroid－responsive NS):以泼尼松足量治疗≤8 周后尿蛋白转阴。

2)激素耐药型 NS(steroid－resistant NS):以泼尼松足量治疗 8 周尿蛋白仍阳性。

3)激素依赖型 NS(steroid－dependent NS):对激素敏感,但减量或停药 1 个月内复发,重复 2 次以上。

4)复发(relaps)和反复:尿蛋白已转阴,停用激素后尿蛋白又转阳性并>2 周为复发;如在激素治疗过程中尿蛋白已转阴后出现上述变化为反复。

5)频复发(frequentlyrelaps):指半年内复发≥2 次,1 年内复发>3 次。

(2)疗程

1)疗程 6 个月者为中疗程,多适用于初治患者。

2)疗程 9 个月者为长疗程,多用于复发患者。

(3)剂量与阶段

1)诱导缓解阶段:足量泼尼松每日 1.5～2mg/kg(按身高的标准体重),最大剂量每日 60mg,分 3 次口服,尿蛋白转阴后巩固 2 周,一般足量不少于 4 周,最长 8 周。

2)巩固维持阶段:以原足量两日量的 2/3 量,隔日早餐后顿服 4 周。如尿蛋白持续阴性,则每 2～4 周减量 2.5～5mg 维持,至每顿 0.5～1mg/kg 时维持 3 个月,以后每 2 周减 2.5～5mg 直至停药。

(4)说明

1)移行减量方法:对于使用足量泼尼松≥8 周者,可于诱导缓解后采用移行减量方法,再进入巩固维持阶段。移行减量方法为,维持两日量的 2/3 量隔日顿服,另将其余两日量的 1/3 量于次日晨顿服,并逐渐于 2～4 周内将此 1/3 量减完。每日最大剂量一般不超过 60mg。

2)拖尾疗法:对于频复发者可酌情在泼尼松每顿 0.25～0.5mg/kg 水平选定一能维持缓解的剂量,较长时间维持不减,总疗程 1.5～2 年。

(5)其他类型糖皮质激素:上述泼尼松疗法疗效欠佳者,可换用其他类型的糖皮质激素。

1)甲泼尼龙(甲基强的松龙)冲击疗法:适用于激素耐药或频复发的病例。每次用甲泼尼龙 15～30mg/kg,最大量每次 1g,加入 10％葡萄糖溶液 100～250ml 中,1～2 小时内静脉滴注,每日 1 次或隔日 1 次,3 次为 1 疗程,后续用泼尼松 2mg/kg,隔日早晨顿服。必要时隔 1～2 周重复使用冲击疗法 1～2 疗程。

2)地塞米松:对泼尼松治疗后频复发或激素耐药的病例,可换用地塞米松。用地塞米松 0.75mg 取代泼尼松 5mg,每日分 3 次口服,在尿蛋白阴转后巩固 2 周,再改为泼尼松隔日早餐后顿服,再逐渐减量至停药,总疗程 6 个月左右。地塞米松冲击疗法适应证与甲泼尼龙冲击疗法相同,剂量每次 1.5～2mg/kg,最大量每次 50mg,加入 10％葡萄糖溶液 100～250ml 中,1～2 小时内静脉滴注,每日 1 次,3 日后改为隔日 1 次,共 6 次为一疗程,继以泼尼松 2mg/kg,隔日顿服 4 周,再逐渐减量至停药,总疗程 6～9 个月。

3. 细胞毒药物　适用于激素依赖、激素耐药、频复发、出现严重副作用而不能耐受激素的病例。

(1)环磷酰胺

1)口服疗法:环磷酰胺每日 2~2.5mg/kg,分 2~3 次口服或每日早晨 1 次顿服,疗程 8~12 周,复发病例连用 8 周,激素依赖病例连用 12 周,累积用量≤200mg/kg。宜饭后服用以减少胃肠道反应。用药期间应多饮水,以预防出血性膀胱炎。本药可引起骨髓抑制,治疗期间每 1~2 周查血常规,白细胞总数$<4×10^9$/L 时应减少剂量,$<3×10^9$/L 时停药。远期副作用为性腺受抑制,如总剂量$<300mg/kg$ 时此副作用轻微。

2)冲击疗法:应用环磷酰胺每日 8~12mg/kg,每 2 周连用 2 日;或每次 0.5~0.75g/m²,每月 1 次,连用 6~9 次,均是加入生理盐水或葡萄糖溶液中,1~2 小时内静脉滴注,随即给予 2000ml/m² 葡萄糖溶液,并加入 5%碳酸氢钠静脉滴注。

(2)雷公藤:雷公藤总甙剂量为每日 1mg/kg,分 3 次口服,每日最大量$<45mg$,12 周后减量,每周用 4 日停 3 日,用 12 周停药,总疗程 6 个月。雷公藤甲素剂量为每日 3.3μg/kg,分 3 次口服,8 周后改为间歇用药,每周服 4 日停 3 日,总疗程 3~6 个月。不良反应主要有恶心、呕吐、食欲减退、肝功能损害、白细胞及血小板减少、性腺损害。

(3)苯丁酸氮芥:每日 0.2mg/kg,分 2~3 次口服,疗程 6~8 周,累积用量$<10mg/kg$。苯丁酸氮芥副作用少于环磷酰胺,有性腺损害、骨髓抑制,用药期间每 1~2 周检查血常规。

(4)环孢素:适用于激素敏感但出现严重副作用而不能耐受激素的病例和激素耐药者。每日 5mg/kg,分 2 次口服,间隔 12 小时,维持血浓度 100~200ng/ml,疗程 6 个月左右。如 3 个月有效可减量至每日 2.5mg/kg 口服。副作用主要有肾小管间质的不可逆损害,须定期检测肾功能。其他副作用有高血压、高尿酸血症、高钾和低镁血症、钠潴留、多毛、牙龈增生等。

(5)6-硫鸟嘌呤(6-TG):每日 2mg/kg 口服,每日最大量$<80mg$,疗程 12 个月。在开始时同时应用泼尼松 1.5mg/kg,隔日顿服,4 周后停用。6-TG 副作用较轻,无性腺损害,但有食欲减退、骨髓抑制。第 1 个月每周 2 次查血常规,以后每周 1 次。白细胞总数$<4×10^9$/L 时应减少剂量,$<3×10^9$/L 时停药,直至白细胞恢复正常。如血红蛋白减少,应立即停药。

(6)霉酚酸酯(MMF):抑制嘌呤代谢途径中的次黄嘌呤核苷酸脱氢酶而抑制细胞增殖。每日 15~20mg/kg 口服,每日最大量$<1.5g$,可与泼尼松合用,在泼尼松减量至每日 5~7.5mg 时加用 MMF。MMF 疗程 6~7 个月。副作用有诱发感染、胃肠道反应、白细胞减少、皮疹、AST、ALT 升高等。

(7)盐酸氮芥:每日 0.1mg/kg 口服,连用 4 日,同时应用泼尼松 1.5mg/kg,隔日顿服,直到盐酸氮芥停用后 9 日。此为 1 疗程,可在 2~4 周后再重复 1 疗程。不良反应主要有恶心、呕吐,偶有白细胞减少。优点是疗程短,毒性低。

(8)长春新碱:每次 0.075mg/kg 或 1.4mg/m²,每次最大量$<2mg$,加入生理盐水 100~200ml 静脉滴注,每 3~7 日 1 次,尿蛋白转阴后每周 1 次,10 次为 1 疗程。长春新碱除有免疫抑制作用外还有抑制血小板功能作用,减少肾病的高凝状态。不良反应主要有恶心、呕吐,偶有白细胞减少。

(9)硫唑嘌呤:每日 2mg/kg 分 3 次口服,疗程 6~12 个月。不良反应主要有骨髓抑制、恶心、呕吐等。

4.抗凝治疗　适用于伴有高凝状态的病例,尤其是膜增生性肾炎等严重病理类型。常用双嘧达莫(双嘧达莫),每日 5~10mg/kg,分 3 次口服。也可应用低分子肝素、华法林(新双香豆素)、藻酸双酯钠、蛇毒抗栓酶等。尿激酶用于血管栓塞的治疗。

5.降蛋白尿治疗　常用血管紧张素转换酶抑制剂(ACEI),如卡托普利,每日 0.5~1mg/

kg 分 3 次口服。也可应用依那普利,每次 2.5～5mg/kg,每日 1 次。疗程 6 个月以上。

6.免疫调节剂　用于复发和反复的病例。左旋咪唑 2.5mg/kg,隔日口服,用 6 个月至 1.5年。其他尚有转移因子、胸腺素、卡介苗等。

7.静脉用免疫球蛋白　适用于膜性肾病。每次 200～400mg/kg 静脉滴注,连用 3～5 日为 1 疗程。每 3 周重复 1 疗程,共治疗 10 个月。可使尿蛋白转阴、病理学表现明显改善。

8.联合疗法　适用于膜增生性肾炎、局灶节段性肾小球硬化等严重病理类型。即联合应用泼尼松、环磷酰胺或硫唑嘌呤或其他免疫抑制剂、双嘧达莫、低分子肝素或华法林。以往联合疗法中应用肝素及吲哚美辛(消炎痛),前者须监测凝血时间而有不便,后者可影响肾功能而不宜使用。对持续进展的肾小球疾病,应用血管紧张素转换酶抑制剂如卡托普利、依那普利、贝那普利、西拉普利、福星普利已有满意疗效。近来,更主张代之以血管紧张素 Ⅱ 受体 1 (AT_1) 拮抗剂 (AT1RA),如芦沙坦 (losartan)、伊贝沙坦 (irbesartan)、氟缬沙坦 (valsartan)等。

(二)治疗措施

治疗措施见图 8-4。

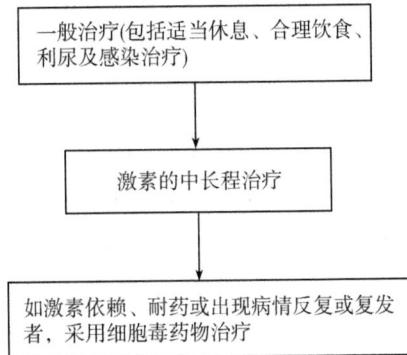

图 8-4　肾病综合征治疗流程图

四、预后

预后取决于病理类型。对激素治疗敏感的病例在 MCD 中占 90% 以上,在轻度 MsPGN 中占 50%,在 FSGN 中占:10%～20%,在 MPGN 中极少。对激素治疗敏感者中,约 30% 初发后不再复发,40% 在初发后有 1～3 次复发,30% 有频复发。频复发与下列因素有关。①初发年龄＜4 岁。②初治疗程结束后 3 个月内复发。③HLA-DR9 型小儿易复发,HLA-DR7 型小儿对激素敏感,但即使应用细胞毒药物也不能减少复发。④病理类型为非 MCD 者。频复发小儿可转化为激素耐药。激素耐药或非 MCD 型小儿预后不良,FSGS 及 MPGN 类型的患儿中有 50% 在 10 年内发展为终末期肾病,转化为成人期的慢性肾衰竭。

(石建莉)

第三节　尿路感染

尿路感染(UTI)是小儿最常见的疾病之一,它是小儿内外科医师经常遇到的问题,也是泌尿系内部结构异常的最常见表现。在小儿感染性疾患中,泌尿系感染仅次于呼吸系感染而居第二位。约 2/3 男孩和 1/3 女孩在泌尿系结构异常的基础上并发感染,3/4 以上女孩患泌尿系感染后复发。感染可累及尿道、膀胱、肾盂及肾实质。婴幼儿症状多不典型、诊断困难,而且在不同的性别、不同的年龄,其发病率不同。尽管抗生素的发展迅速,品种繁多,但是这种非特异性尿路感染发病率仍然很高,而且时常反复发作。小儿尿路感染对肾脏的损害重于成人,反复感染可致肾瘢痕形成,造成不可逆性肾脏损害。因此积极治疗尿路感染以及防止对肾脏的损害更为重要。

一、病因

小儿尿路感染分为梗阻性和非梗阻性两大类。前者在小儿尿路感染中占有重要地位。完全正常的泌尿系固然可以发生感染,但更重要的是须注意局部有无尿路畸形的解剖基础,如先天性尿路梗阻、反流等。忽视这一点,尿路感染就很难治愈,即使感染暂时得到控制也常再发。

在小儿出生后最初几周内,无论男孩或女孩其尿道周围都有很多嗜氧菌,尤其是大肠杆菌等,又因其本身的免疫力极低,而易发生尿路感染。随年龄的增长,这些细菌则逐渐减少,到 5 岁以后,尿路感染的发生也逐渐减少。即使细菌入侵尿路,也不都发生尿路感染。大多数是由于某些原因使机体的防御机制受损时,细菌方可在尿路中生长繁殖,而发生尿路感染。导致小儿尿路感染的易感因素如下。

1.小儿生理解剖特点   小儿输尿管长,且弯曲,管壁弹力纤维发育不全,易于扩张及尿潴留,易患尿路感染;尿道内或尿道外口周围异常,如小儿包茎、包皮过长、包皮粘连等均可使尿道内及尿道外口周围隐藏大量细菌而增加尿路感染的机会。1982 年 Ginsberg 等首先报道尿路感染中男性儿童 95% 是未行包皮环切者。因为大肠杆菌能黏附于包皮表面未角化的鳞状黏膜,在尿路感染中的男孩未作包皮环切者是已作包皮环切者的 10 倍。Craig 等研究表明包皮环切术可减少学龄儿童症状性尿路感染的发生率;女孩尿道短而宽,外阴污染机会多,亦易发生上行感染。

2.泌尿系畸形、尿路梗阻   尿路梗阻、扩张,允许细菌通过尿道外口并移行进入泌尿道,另一方面由于梗阻、扩张使其泌尿道腔内压增高,导致黏膜缺血,破坏了抵抗细菌入侵的屏障,诱发尿路感染的危险性升高。常见疾病有肾积水、巨输尿管症、输尿管囊肿、输尿管异位开口、尿道瓣膜、尿道憩室、结石、异物、损伤、瘢痕尿道狭窄、神经源性膀胱等。

3.原发性膀胱输尿管反流   正常情况下,膀胱输尿管交界部的功能是在排尿时完全阻止膀胱内尿液上行反流至肾脏。而当存在膀胱输尿管反流时,尿流从膀胱反流入输尿管、肾盂及肾盏,这可能使输尿管口扩张,并向外移位,同时造成膀胱动力不完全,使有菌尿液经输尿管达肾脏而引起感染。有文献报道约半数尿路感染患儿存在膀胱、输尿管反流(VUR)。因为 VUR 为细菌进入肾脏提供了有效的通路,且低毒力的菌株也可造成肾内感染。

4.排尿功能异常   Gordon 等关于膀胱充盈和排空的数学模型表明:细菌倍增时间少于50 分钟的菌株不需黏附于尿路上皮即可在尿流中保持较高的浓度。排尿功能异常的患儿(如尿道狭窄或神经源性膀胱等)排尿时间延长,膀胱内压增高或残余尿量增多均有利于细菌稳定增殖,甚至可导致非尿路致病菌引起严重的尿路感染。

5.便秘和大便失禁   便秘和大便失禁均可使肠道共生菌滞留于尿道外口时间延长,大肠杆菌黏附于尿道口时使尿道上皮受内毒素作用,尿道张力下降,蠕动能力减弱,尿液潴留易发生逆行感染。有研究表明控制便秘可降低复发性尿路感染的发生率。

6.医疗器械 在行导尿或尿道扩张时可能把细菌带入后尿道和膀胱,同时可能造成不同程度的尿路黏膜损伤,而易发尿路感染。有文献报道留置导尿管一天,感染率约50%,3天以上则可达90%以上。在进行膀胱镜检查、逆行尿路造影或排尿性膀胱、尿道造影时,同样易引起尿路感染,应严格掌握其适应证。

另外全身抵抗力下降,如小儿营养不良,恶性肿瘤进行化疗或应用免疫抑制剂及激素的病儿,也易发生尿路感染。

二、病原菌

任何入侵尿路致病菌均可引起尿路感染。但是最常见的仍然是革兰阴性杆菌,其中以大肠杆菌最为常见,约占急性尿路感染的80%,其次为副大肠杆菌、变形杆菌、克雷伯杆菌、产气杆菌和绿脓杆菌。约10%尿路感染是由革兰阳性细菌引起的,如葡萄球菌或粪链球菌。大肠杆菌感染最常见于无症状性菌尿或是首次发生的尿路感染。在住院期的尿路感染、反复性尿路感染或经尿路器械检查后发生的尿路感染,多为粪链球菌、变形杆菌、克雷伯杆菌和绿脓杆菌所引起,其中器械检查之后绿脓杆菌的发生率最高,变形杆菌常伴有尿路结石者,金黄色葡萄球菌则多见于血源性引起。长期留置尿管、长期大量应用广谱抗生素时或是抵抗力低下及应用免疫抑制剂的患儿,应注意有无真菌的感染(多为念珠菌和酵母菌)。

病原菌特点:无泌尿系畸形的肾炎患儿体内分离的菌株与肠道共生菌不同,而伴有畸形者(如梗阻、反流等),其菌株与肠道共生菌相同,且更易发生肾损害。

三、感染途径

1.上行性感染 尿路感染中绝大多数是上行性感染,即是致病菌,多为肠道细菌先于会阴部定居、繁殖、污染尿道外口,经尿道上行至膀胱,甚至达肾盂及肾实质,而引起的感染。一旦细菌进入膀胱后,约有1%的可侵入输尿管达肾盂,这多是由于存在各种原因所致膀胱输尿管反流。

2.血行感染 较上行感染少见,是致病菌从体内的感染灶侵入血流,然后达肾脏至尿路而引起感染。临床上常见的仅为新生儿或是金黄色葡萄球菌败血症所致血源性尿路感染。或因肿瘤放化疗后存在免疫抑制者血行感染的机会增加。其他肾实质的多发脓肿、肾周脓肿也多继发于身体其他部位感染灶。

3.淋巴道感染 腹腔内肠道、盆腔与泌尿系统之间有淋巴通路,肠道感染时或患急性阑尾炎时,细菌通过淋巴道进入泌尿道,有发生尿路感染之可能,但临床上极少报道。

4.直接感染 邻近组织的化脓性感染,如腹膜后炎症、肾周围炎等直接波及泌尿道引起的感染。

四、发病机制

尿路感染主要是由细菌所致,在致病菌中许多属于条件致病菌。尿道是与外界相通的腔道,健康成年女性尿道前端1cm和男性的前尿道3~4cm处都有相当数量的细菌寄居。由于尿道具防御能力,从而使尿道与细菌、细菌与细菌之间保持平衡状态,通常不引起尿路感染。

当人体的防御功能被破坏，或细菌的致病力很强时，就容易发生尿路的上行性感染。一般认为，尿路感染的发生取决于细菌的致病力和机体的防御功能两个方面。在疾病的进程中，又与机体的免疫反应有关。

1.病原菌的致病力　在尿路感染中，最常见的病菌为大肠杆菌。近年来对大肠杆菌及其致病力的研究也较多，认为大肠杆菌的表面抗原特征与其致病力有关，特别是细胞壁 O 抗原，已知 O 血清型者，如 O1、O2、O4、O6、O7、O75 与小儿尿路感染有关。也有的学者发现，从无症状菌尿者分离出大肠杆菌与粪便中的大肠杆菌相同，而来自有症状菌尿大肠杆菌株与粪便中分离出来的不同，因此提示大肠杆菌 O 抗原的血清型与其致病力有关。细菌入侵尿路能否引起感染，与细菌黏附于尿路黏膜的能力有关。致病菌的这种黏着能力是靠菌毛来完成。大多数革兰阴性杆菌均有菌毛。菌毛尖端为糖被膜，其产生黏附素与上皮细胞受体结合。根据受体对黏附素蛋白的特异性，菌毛分为 I 型及 P 型。Vaisanen 等报道在小儿肾盂肾炎发作时分离出 32 株中，81％为 P 型菌毛，Kalle－nius 等在 97 个尿路感染小儿和 82 个健康小儿粪便中分离出的大肠杆菌。他们发现有 P 菌毛者分别为：引起急性肾盂肾炎的大肠杆菌中为90％，引起急性膀胱炎者中为 1g％，引起无症状菌尿者为 14％，而健康儿中仅为 7％。上述数据表明，有 P 型菌毛的大肠杆菌是肾盂肾炎的主要致病菌。另外，具有黏附能力的带菌毛的细菌，还能产生溶血素，抗血清等，这些都是细菌毒力的表现。

下尿路感染通常为 I 型菌毛细菌所引起，在有利于细菌的条件下可引起肾盂肾炎，有 P 型菌毛的大肠杆菌则为肾盂肾炎的主要致病菌。细菌一旦黏着于尿路黏膜后即可定居、繁殖，继而侵袭组织而形成感染。

除上述菌毛作为细菌的毒力因素之外，机体尿路上皮细胞受体密度多少亦为发病的重要环节，在感染多次反复发作的患者菌毛受体的密度皆较高。具有黏附能力的带菌毛的细菌，往往能产生溶血素、抗血清等，这些皆为细菌毒力的表现。

在肾盂肾炎发病过程中，尚有一因素值得提出，即细菌侵入输尿管后，输尿管的蠕动即受到影响，因为带有 P 型及抗甘露糖菌毛的细菌常有含脂肪聚糖的内毒素，有抑制蠕动的作用。输尿管蠕动减低，于是发生功能性梗阻，这种情况，肾盂内压力即使不如有机械性梗阻时那样高亦可使肾盂乳头变形，细菌即可通过肾内逆流而侵入肾小管上皮。用超显微镜观察肾小管，还可见带菌毛的细菌黏附于肾小管细胞膜上，并可见到菌毛的受体。

2.机体的防御功能　细菌进入膀胱后，大多数是不能发生尿路感染的。是否发生尿路感染，则与机体的防御能力及细菌的致病力有关。健康人的膀胱尿液是无菌的，尽管前尿道及尿道口有大量的细菌寄居，且可上行至膀胱，但上行至膀胱的细菌能很快被消除。留置导尿 4日，90％以上的患者可发生菌尿，但拔掉导尿管后多能自行灭菌。由此说明，膀胱具有抑制细菌繁殖的功能。一般认为，尿路的防御功能主要有如下几个方面。①排尿，在无尿路梗阻时，排尿可清除绝大部分细菌，膀胱能够完全排空，则细菌也难于在尿路中停留，尿路各部分的正常的神经支配、协调和有效的排尿活动具有重要的防止感染作用。肾脏不停地分泌尿液，由输尿管流入膀胱，在膀胱中起到冲洗和稀释细菌的作用。通过膀胱周期性排尿的生理活动，可将接种于尿路的细菌机械性地"冲洗"出去，从而防止或减少感染的机会。动物实验观察结果认为这是一相当有效的机制。②较为重要的防御机制是尿路黏膜具有抵制细菌黏附的能力。动物实验表明：尿路上皮细胞可能分泌黏蛋白，如氨基葡萄糖聚糖、糖蛋白、黏多糖等，皆有抗细菌黏着作用。扫描电镜观察：尿路上皮细胞上有一层白色黏胶样物质，可见细菌附着在这层物质上。在排尿时,这些黏蛋白如能被排出,则入侵细菌亦随之而排出。若用稀释的盐酸涂于膀胱黏膜仅1分钟,细菌黏着率即可增高,因稀释盐酸可破坏黏蛋白而为细菌入侵提供条件。于24小时后,细菌黏附率可恢复到盐酸处理前状态。在稀释盐酸破坏黏蛋白层之后,若在膀胱内灌注外源性的黏多糖如合成的戊聚糖多硫酸盐等,则抗细菌黏着功能即可恢复。③也有动物实验证明:膀胱黏膜具有杀菌能力,膀胱可分泌抑制致病菌的有机酸、IgG、IgA等,并通过吞噬细胞的作用来杀菌。④尿 pH 低、含高浓度尿素和有机酸、尿液过分低张和高张等因素均不利于细菌的生长。⑤如果细菌仍不能被清除,膀胱黏膜可分泌抗体,以对抗细菌入侵。

3. 免疫反应 在尿路感染的病程中,一旦细菌侵入尿路,机体即有免疫反应。无论是局部的或是全身的,这些反应与身体其他部位的免疫反应相同。尿内经常可以发现免疫球蛋白 IgG 及 IgA。有症状的患者尿中 IgG 较低,而无症状的菌尿患者尿中 IgG 则较高。IgG 是由膀胱及尿道壁的浆细胞分泌的免疫球蛋白,能使光滑型菌族转变为粗糙型,后者毒力较低。此外,补体的激活可使细菌溶解。上述非特异性免疫反应皆为细菌黏着造成障碍。若感染时期较长,患者机体则可产生特异性免疫蛋白。球蛋白及补体的活动皆可促进巨噬细胞及中性白细胞的调理素作用及吞噬功能。但吞噬过程中,吞噬细胞释放的过氧化物对四周组织有毒性作用,所以,吞噬细胞肃清细菌的过程亦对机体有伤害作用,尤其是对肾组织的损害。在动物实验性肾盂肾炎中,过氧化物催化酶能保护肾组织不致有过氧化物中毒。

有关实验研究表明,人体这种免疫反应对细菌的血行性和上行性感染有防御作用。

五、诊断

小儿反复尿路感染多伴有先天性泌尿系异常,对反复尿路感染,药物治疗效果不佳的病儿,应行必要的检查明确诊断以便及时正确的治疗。

1. 临床表现 小儿尿路感染临床表若按尿路感染部位分为上尿路感染和下尿路感染,但因小儿尿路感染很少局限于某一固定部位,年龄愈小,定位愈难;按症状的有无分为症状性尿路感染和无症状性菌尿;按病程的缓急分为急性和慢性尿路感染。另外依小儿年龄特点,尿路感染的症状常不典型,随年龄的不同临床表现不一。急性尿路感染,其分为急性膀胱炎和急性肾盂肾炎。

(1)急性膀胱炎:是只局限于下尿路的感染。临床上表现为膀胱刺激症状,即尿频、尿急、尿痛、排尿困难,尿液混浊,偶见肉眼终末血尿。伴有下腹部和膀胱区的不适与疼痛,偶有低热,多无明显的全身症状。年长儿症状更明显些。

(2)急性肾盂肾炎:各期表现不同。

新生儿期可能为血行感染所致,症状轻重不等,多以全身症状为主,如发热、惊厥、嗜睡、吃奶差、呕吐、腹胀、腹泻、烦躁、面色苍白等非特异性表现,很少出现尿频等尿路感染症状,往往被误诊为上呼吸道感染、婴儿腹泻,甚至颅内感染等。60%病儿可有生长发育迟缓、体重增加缓慢。严重的有抽搐、嗜睡、黄疸等。新生儿期急性肾盂肾炎常伴有败血症,约 1/3 病例血、尿培养其致病菌二致。

婴幼儿期症状也不典型,仍以全身症状为主,常以发烧最为突出。尿频、尿急、尿痛等排尿症状随年龄增长逐渐明显,排尿时其他症状与新生儿期类似。但仔细观察可发现患儿有排尿时哭闹,尿流有臭味或有顽固性尿布疹。随年龄的增长,膀胱刺激症状逐渐明显。哭闹、尿频或有顽固性尿布疹仍以全身症状为主,应想到泌尿系感染的可能。

儿童期其症状与成人相近,在发烧寒战、下腹部疼痛的同时,常伴有腰区疼痛,输尿管区压痛,肾区的压痛与叩痛。多有典型的尿频、尿急、尿痛、排尿困难等膀胱刺激症状。急性肾盂肾炎大多是上行感染所致,所以常伴膀胱炎。根据患儿的临床表现来判断是肾盂肾炎或膀胱炎是不可靠的。尤其是小儿,以全身症状为主,小婴儿膀胱刺激症状不明显,有的发烧即是其第一主诉。因此对原因不明的发烧患儿,尽早做尿常规及进一步尿培养检查十分必要。

2.实验室检查

(1)送尿常规检查和取中段尿送细菌培养:尿常规检查在尿路感染的诊断中必不可少,肉眼观察,尿色可清或混浊,可有腐败气味。急性尿路感染中约 $40\%\sim60\%$ 有镜下血尿,细胞数为 $2\sim10/HPF$。对尿路感染诊断最有意义的为白细胞尿,亦称为脓尿,尿沉渣镜下白细胞 $>5/HPE$,即可初步诊断。国内有人用血细胞计数盘检查不离心尿,以 $\geq8/mm^3$ 为脓尿。无论哪种检查方法,脓尿对尿路感染的诊断有着它特异性和敏感性。虽然临床上目前仍以 Kass 提出的每毫升尿液有 10^5 以上的菌落单位称之为菌尿($10^3\sim10^4$ 为可疑菌尿,10^3 以下为污染标本)的标准来对尿路感染进行诊断,但目前有人提出少量细菌也可以引起明显的感染,尤其在小儿,由于尿液稀释,有时菌落数达不到 10^5。

菌尿和脓尿是否有意义,小儿尿液标本的采集过程十分重要。首先彻底清洁外阴部,对婴幼儿可用尿袋留取。其中已接受包皮环切的男孩或大女孩中段尿的检查可信度较高,而未接受包皮环切的男孩或小女孩尿液易被包皮内或尿道外口周围污染的可能性较大,因此取中段尿较为可信。在进行导尿留尿标本时,亦应弃去最初的尿液,留取后部分尿液。经耻骨联合上膀胱穿刺获取的尿液最可靠,此时检查为菌尿(不论菌数多少),均可明确诊断尿路感染。

(2)肾功能检查反复或慢性尿路感染时,肾小管功能首先受损,出现浓缩功能障碍,晚期肾功能全面受损。可作血尿素氮和肌酐测定、尿浓缩功能试验、酚红排泄率试验检查。近年来提出尿抗体包裹细菌检查、致病菌特异抗体测定、C 反应蛋白测定、尿酶测定、血清铜蓝蛋白测定协助区别上、下尿路感染。

3.特殊检查

(1)超声波检查:方便、安全、无损伤,在小儿应作为首选的方法。B 超可测定肾脏的大小、肾区肿物的部位,性质,了解有无肾盂、肾盏扩张、重复畸形、巨输尿管;测定膀胱的残余尿量、膀胱的形态、大小、膀胱壁有无异常增厚、膀胱内有无肿瘤、异物、憩室、囊肿等,同时还可以了解肾、输尿管、膀胱内有无结石。

(2)排尿性膀胱尿道造影:在小儿尿路感染中是重要的检查手段之一。其方法是将造影剂经导尿管或耻骨上膀胱穿刺注入膀胱内,也可在静脉肾盂造影时,待肾盂、输尿管内造影剂已排空,而膀胱仍积集大量造影剂时,嘱病儿排尿,在电视荧光屏上动态观察。可了解。①膀胱的位置、形态、大小、其黏膜是否光滑,膀胱内有无真性或假性憩室、囊肿、肿瘤、结石,异物等。②有无膀胱输尿管反流及其反流程度。③膀胱出口以下有无梗阻,如尿道瓣膜、憩室,尿道狭窄等。

(3)静脉尿路造影:由于小儿尿路感染与泌尿生殖系异常有密切关系,而静脉尿路造影检查除可了解双肾功能外,对先天性尿路畸形、梗阻、结石、肿瘤、肾积水等疾病有重要的诊断价值,故应列为常规的检查方法。其临床指征为。①凡尿路感染经用抗生素 $4\sim6$ 周而症状持续存在者。②男孩第一次发生尿路感染者。③女孩反复尿路感染者。④上腹肿块可疑来自肾脏者。

(4)核素肾图检查：核素肾图在国内已广泛使用，其方法简便、安全、无创伤，不仅有助于疾病的诊断，而且适用于疗效评价，监测和随访。据需要选用合适的放射性药物，可以获得。①肾、输尿管、膀胱大体形态结构。②肾脏的血供情况。③计算出分侧肾功能、肾小球滤过率和有效肾血流量。④尿路引流情况，从而作出尿路梗阻的定位诊断。⑤了解有无膀胱、输尿管反流及膀胱残余尿量等情况。

(5)磁共振尿路造影(MRU)：通过三维系统成像可获得清晰的全尿路立体水图像。MRU 是无创伤性水成像技术，能显示无功能性肾脏的集合系统，并兼有无 X 线辐射、无需造影剂等优点。在儿童先天性泌尿系畸形辅助检查中有着十分重要作用。尤其适用于婴幼儿、碘过敏和肾功能不良者。

六、治疗

小儿尿路感染的治疗原则是控制感染、解除梗阻、保持尿流通畅和预防复发。

1. 对症处理　在诊断急性尿路感染后注意休息，多饮水冲洗尿路，促进细菌及其毒素的排出，不利于细菌的生长繁殖。鼓励患儿多进食，以增强机体抵抗力。对中毒症状重，高热、消化道症状明显者，可静脉补液和给予解热镇痛药；对尿路刺激症状明显的，可给予阿托品、654－2 等抗胆碱能药物，以减轻症状，另外使用碳酸氢钠碱化尿液，除能减轻尿路刺激症状外，还可调节尿液酸碱度，有利于抗生素药物发挥作用。在对症处理的同时对疑有泌尿系梗阻或畸形者，要抓紧时间进行必要的辅助检查，尽快确诊，及时手术矫治，以防因泌尿系感染对肾脏的损害。

2. 抗生素的应用　小儿尿路感染治疗的主要问题是抗生素的选用和使用方法。抗生素的选择要以副作用小，尿液中药物浓度高，细菌耐药发生率低。一般应遵循以下原则。①由于小儿尿路感染的病原菌大多数(80%以上)为大肠杆菌或其他革兰阴性杆菌，而革兰阳性菌仅占 10%以下，因此，在未查出何种细菌以前，最好选用革兰阴性杆菌有效的药物。②上尿路感染选择血浓度高的药物，而下尿路感染则用尿浓度高的药物。③针对尿细菌培养和药敏试验结果而定。④不良反应少，对肾毒性小的药物，当存在肾功不全时，则更应谨慎用药，如氨基糖苷类及多黏菌素类均有不同程度的肾脏损害作用。⑤联合用药，可以产生协同作用，不仅可以提高疗效，减少耐药菌株的出现，减少不良反应，同时可以避免浪费，减轻患儿家属的经济负担。对复杂和(或)严重的泌尿系感染尤为重要。⑥口服易吸收。⑦新生儿及婴儿一般症状较重，致病菌毒性强，应静脉内给予抗生素。⑧一般静脉内给予抗生素 7～10 天，待体温正常，尿路刺激症状消失，可改口服抗生素，疗程需 2～3 周。关于疗程，大多数人认为 7～10 天为宜，不管感染是否累及肾脏，均可获得满意疗效。但近年有一些学者支持 1～5 天的短程治疗，若为下尿路感染可给予单次大剂量治疗，其效果与 7～10 天疗程相同，且副作用小，费用低，用药方便。如膀胱炎患者，用单剂治疗可使尿中抗生素迅速达到高浓度，且尿中短时间有高浓度的抗生素比长期低浓度更为有效。而对上尿路感染(如肾盂肾炎)则仍认为应常规使用抗生素 10～14 天或更长。

3. 手术治疗　小儿尿路感染，尤其是反复发作的泌尿系感染，约半数以上同时合并泌尿系畸形。若经检查明确存在有尿路梗阻，在感染急性期药物不能控制感染时，应引流尿液(如肾造瘘或膀胱造瘘)，待感染控制后再据病变部位及性质选择外科根治手术。

4. 原发性膀胱输尿管反流的处理　2岁以下的病儿经药物控制感染后,80%的反流可望消失,对严重的反流(Ⅳ、Ⅴ度)或经药物治疗久治不愈反而加重者,应考虑手术矫正。

七、预后

急性尿路感染治愈后,预后良好,不会遗留肾脏瘢痕形成和肾功能受损。若治疗不及时、不彻底,反复尿路感染者,可造成不可逆转性肾功能损害。在成人尿毒症患者中,不少起源于小儿期的尿路感染。

八、尿路感染合并症

1. 反流性肾病　小儿的病灶性肾瘢痕多与膀胱输尿管反流及菌尿联合作用有关,由于膀胱输尿管反流与菌尿的联合作用,则发生局灶性肾瘢痕,称之为反流性肾病,而区别于其他原因所致瘢痕。肾瘢痕的形成与肾内反流、反流压力、宿主抗感染的免疫力及个体差异有关。若反流越重,发生肾瘢痕及相应肾功能障碍的机会越多。其发病机制目前仍未完全阐明,尿液反流引起的肾损害可能与下列因素有关:

(1)菌尿:膀胱输尿管反流可能是导致瘢痕形成的重要因素,肾内反流使得致病微生物得以进入肾实质引起炎症反应。动物实验证明在无菌条件下,膀胱输尿管反流对肾脏的生长及肾功能无影响,故认为膀胱输尿管反流及肾内反流必须有菌尿才会产生肾瘢痕。

(2)尿流动力改变:膀胱输尿管反流并不一定有肾内反流,只有严重膀胱输尿管反流在膀胱充盈或排尿时,肾盏、肾盂及输尿管腔内液压与膀胱一样,可达5.3kPa,结果才引起肾内反流。有动物实验证明无菌尿高压反流可产生肾损害,故提出只要有尿流动力学改变,就可产生肾内反流及肾损害。

(3)免疫损害:有人认为反流使尿液逆流至肾盂、肾盏,产生高压而致肾小管破裂、尿液外溢,结果产生Tamm-Hosfall(THP,糖蛋白)进入肾间质造成免疫反应或化学刺激,引起间质性肾炎。临床上有部分病例只有一侧反流,但对侧肾也发生病变,从而证明免疫反应参与反流性肾病。

(4)血管性病变:有人发现在反流性肾盂肾炎的初级阶段,感染所累及的部位由于广泛间质水肿的机械性压迫,致肾间质血管闭塞,尤其肾小管旁的小血管,提示由于血管闭塞所致的局部缺血在反流性肾病中致肾损害起重要作用。

2. 肾瘢痕形成的高危因素

(1)随着尿路感染发作次数增多,肾瘢痕的危险呈指数增长。

(2)尿路感染被延误诊断与治疗,动物实验证明,在感染早期(7天内)迅速有效的治疗可预防瘢痕形成,反之则增加了肾瘢痕形成。

(3)年龄因素,尿路感染在幼儿期更常见,年龄愈小愈易发生肾瘢痕。

(4)梗阻性疾病,存在尿路梗阻时感染可引起快速肾脏损害和瘢痕形成。

(5)膀胱输尿管反流和肾内反流。

(6)排空功能紊乱,排空功能紊乱与UTI的关系是近年来的研究热点,有人用膀胱测压研究患有UTI的病儿,发现2/3的病例存在不稳定性膀胱,表现为排空压力高而膀胱容量低。

(7)宿主因素,宿主对UTI反应在引起肾瘢痕中的作用是另一研究热点,急性肾盂肾炎小儿尿中炎症细胞因子如白细胞介素-8、6、1升高,尤其新生儿和首次 UTI 时更高。此外肾瘢痕与血管紧张素转换酶(ACE)基因多肽性有关,ACE 使血管紧张素 Ⅰ 转换为血管紧张素Ⅱ,后者通过引起局部血管收缩并刺激转化生长因子 β(TGFβ)产生和刺激胶原合成引起间质纤维化和肾小球硬化。

(石建莉)

第四节 小儿遗尿症

一、概述

小儿遗尿症是临床上较为常见的儿童泌尿系统疾病。正常的排尿机制在婴儿期由脊髓反射完成,以后建立对排尿的脑干一大脑皮质控制,通过控制尿道外括约肌和会阴肌来控制排尿,到 2～3 岁时幼儿已能随意地控制排尿。如果 5 岁后仍有不随意的排尿,则为遗尿症(enuresis)。大多数儿童在 3 岁后夜间不发生遗尿。遗尿症多发生在夜间,在临床上是指 5 岁后儿童在夜间不能从睡眠中醒来而发生无意识的排尿,因此又称为夜间遗尿症(nocturnal enuresis,NE)。

根据病因,可将遗尿症分为两类:即原发性遗尿症(primary noctumal enuresis,PNE)与继发性遗尿症(secondary nocturnal enuresis,SNE)。原发性遗尿症是指自幼开始尿床,不曾有持续 6 个月以上的不尿床期,也称为持续性遗尿症。继发性遗尿症又称为再发型或次发型遗尿症。继发性遗尿症是指整个病史中,有持续 6 个月以上的不尿床期之后再次出现尿床。继发性遗尿症大多由于以下全身性或泌尿系统疾病等引起。根据症状,也可将遗尿症分为两类,即单纯性或症状性遗尿症(monosymptomatic nocturnal enuresis,MNE)与复杂性遗尿症(complicated nocturnal enuresis,CNE)。MNE 是指白天无任何排尿异常,仅出现夜间遗尿,不伴有泌尿系统或神经系统的异常。CNE 是指除夜间遗尿外,白天伴有多尿等下泌尿系统症状,常继发于泌尿系统或神经系统的疾病。儿童常见的是原发性单纯性遗尿症。

二、诊断思路

(一)病史要点

1. 现病史 继发性遗尿症有引起遗尿症的疾病的表现,如糖尿病、尿崩症和尿路感染的表现等。原发性遗尿症除了遗尿症的表现外无其他异常表现,无器质性病变,无情绪问题,多见于第一胎,男孩稍多于女孩。少数儿童有发育迟缓。原发性遗尿症多发生在夜间,睡眠时间过长和睡眠过深,睡前可有过度兴奋的情况,睡眠中家长难以唤醒。在夜间不能从睡眠中醒来而发生无意识的排尿。发生频率不一,轻者每月 1～2 次,一般每周 1～2 次,重者每夜 1次或多次。患儿多在入睡后 2～3 小时内尿床。在凌晨 2～3 时的慢波睡眠中也易发生遗尿。患儿夜间尿量多。偶见遗尿发生在白天午睡时或清醒时。如患儿有健康状况欠佳、疲倦、过度兴奋或紧张、情绪波动、便秘等情况,可使遗尿加重。有时遗尿可自动减少或消失,在上述诱发因素下复发。长期的遗尿可使部分患儿产生自卑、害羞、焦虑、紧张、恐惧和退缩的心理。约 50%的患儿可在 3～5 年内发作次数逐渐减少而自愈,也有少数患儿持续遗尿直到青春期或成人,往往造成严重的心理负担,影响正常学习和工作。有的小儿是假遗尿症,夜间膀胱充盈后能苏醒,但由于怕冷、怕黑、怕鬼等心理因素而不去厕所,尿在床上。

2.过去史　继发性遗尿症大多由于以下全身性或泌尿系统疾病等引起。

(1)精神创伤与行为问题:如小儿与家庭分开、亲人亡故、父母离婚、家庭乔迁、弟妹诞生、突发灾难及儿童心理与行为问题等。

(2)神经系统疾病:如大脑发育不全、智力低下、癫痫、脊髓拴系综合征、隐性脊柱裂、脑脊膜膨出、脊髓损伤等。

(3)泌尿系统疾病:可引起多尿、尿频、尿急、尿痛等。见于泌尿系统畸形,如尿道口瓣膜、尿道口狭窄等;泌尿系统感染,尤其是膀胱炎、尿道炎、男孩的包皮龟头炎、女孩的会阴部炎症、蛲虫刺激等。泌尿系统结石或梗阻、高钙尿症、肾性尿崩症、肾小管酸中毒、肾功能不全、慢性肾炎、慢性肾盂肾炎、反流性肾病、肾病综合征等。

(4)全身性疾病:糖尿病、尿崩症、镰状细胞贫血、便秘、某些食物过敏、哮喘、癫痫等。

(5)五官科疾病:鼻甲肥大、鼻腔狭窄、气道受阻、腺样体肥大是遗尿症的少见原因之一。国内也多次报道了合并阻塞性睡眠呼吸暂停综合征的遗尿症。

3.个人史　询问个人生长发育史。在低出生体重儿、低 Apgar 评分、发育迟缓、大脑发育不全、智力低下的小儿中易发生夜间遗尿。

4.家族史　原发性遗尿症为常染色体显性遗传。家族遗传因素在原发性遗尿症的发病中占有重要地位。70%患者有家族史,30%患者无家族史。约 3/4 的遗尿症男孩及 1/2 的遗尿症女孩的双亲之一,年幼时有夜间遗尿史。

(二)查体要点

在体检时,应仔细检查外阴及生殖器局部,注意男孩的包皮龟头炎、女孩的会阴部炎症等。进行肾脏及膀胱触诊,有无肾区叩击痛,肋脊点、肋腰点和上、中输尿管点有无压痛,有无糖尿病、尿崩症、鼻甲肥大、鼻腔狭窄、气道受阻、腺样体肥大、大脑发育不全、智力低下等表现。还应注意神经系统的检查。先天性脊膜膨出的患儿,腰骶部正中皮肤可见青紫色色素沉着、长毛,局部膨出一大包块。隐性脊柱裂为闭合脊柱关闭不全,多在 L_5 或(和)S_1、S_2。外表无膨出物,可有色素沉着、长毛或局部小凹陷,多无明显症状。脊髓拴系综合征可引起神经症状如下肢肌力减弱、感觉迟钝、肛门周围感觉障碍,针刺时痛觉迟钝等。可有下肢、腰骶疼痛。

(三)辅助检查

1.常规检查

(1)一般检查:尿常规包括尿比重和尿糖,检查血生化、肾功能。尿液的水通道蛋白-2(AQP2)减少。

(2)腰骶部 X 线摄片:检查有无隐性脊柱裂。隐性脊柱裂 X 线表现为椎板不联合,椎板中线有透亮影,腰骶中嵴消失,椎根间距增宽,棘突游离或短小、分叉、消失。可伴有椎体、脊髓纵裂。

(3)血管加压素:正常人夜间血液中血管加压素升高,在凌晨 1~2 时达到高峰,尿量少而尿渗透压高,使夜间尿量控制在一定范围内。遗尿症患儿中,夜间血管加压素无高峰,尿量多而尿渗透压低。

2.其他检查　膀胱超声检查、排泄性尿路造影、尿流动力学和膀胱尿道镜检查等,必要时进行五官科检查、脑电图检查等,以尽可能除外继发性遗尿症,才可诊断为原发性遗尿症。

(1)CT 及磁共振检查:可发现脊柱裂隙间有无软组织向隐裂腔内突出、是否合并硬脊膜内脂肪瘤及是否有粘连、骨质增生及压迫神经。

(2)脑电图:正常人夜间睡眠中有尿意时,脑电图上代表深睡眠的δ波突然减少,代之以较快的θ波和从丘脑发出的纺锤波以维持浅睡眠,这些波数分钟后消失,使人觉醒而排尿。遗尿症患儿夜间睡眠中有尿意时,脑电图上纺锤波不消失,δ波再次增多,患儿不易从睡眠中觉醒。遗尿症患儿节律性慢波不能像健康儿童那样随着年龄的增长而减少,提示遗尿症患儿有睡眠机制异常。

(3)尿流动力学检查:应用尿流率测量仪,检测尿量、排尿时间、最大尿流率、尿流曲线形态,测定募集肌电图等。遗尿症患儿的膀胱逼尿肌过度活跃且不稳定,膀胱充盈过程中发生无抑制性逼尿肌收缩,膀胱顺应性下降,尿道压力降低,排尿潜伏期降低,功能性膀胱容量(FBC)小于正常同龄儿童,为正常同龄儿童的1/2。正常儿童 FBC(ml)=(年龄+2)×25。

(4)心理行为测试:可应用问卷法、ICD-10 儿童心理诊断法、艾森克人格问卷、Pier-sHanis 儿童自我意识量表等进行测试。遗尿症患儿比正常儿童有较多的行为和情绪问题。遗尿症患儿常伴有心理行为异常的表现,如学习困难、注意力缺陷、多动症等,有内倾、焦虑、不稳定、精神质的个性特点。有较高比例的同伴关系不良、学习问题、不良性格、心理行为问题。患儿在行为、外貌、幸福与满足的得分低于正常儿童。

(四)诊断标准

1.遗尿症诊断

(1)世界卫生组织(WHO)的遗尿症(ICD-10)定义:5 岁或 5 岁以上的小儿,每月至少有1 次夜间遗尿,并持续至少 3 个月。

(2)美国精神心理学会《诊断与统计手册》的遗尿症(DSM-Ⅳ)定义:5 岁或 5 岁以上的小儿,每周至少有 2 次夜间遗尿,并持至少 3 个月。

(3)第 2 届国际排尿控制会议的遗尿症定义:5 岁或 5 岁以上的小儿,每周至少有 3 次夜间遗尿。

(4)国际儿童尿控协会(ICCS)的原发性遗尿症定义:①在不合适的或社会不能接受的时间和地点发生的正常排尿,即患儿在睡眠时排尿在床上,通常不会因尿湿而醒来,有遗传倾向。②年龄≥5 岁。③<10 岁者每月遗尿次数≥2 次,≥10 岁者每月遗尿次数≥1 次。④尿量足以湿透床单。⑤自出生后发生遗尿,没有持续 6 个月以上的不尿床期。⑥可以同时并发白天急迫综合征、排尿障碍及尿床。

2.分型诊断 除上述的原发性与继发性遗尿症和单纯性与复杂性遗尿症的分型外,尚有以下分型。

(1)Womsh 分型

1)膀胱依赖型遗尿:白天尿频,夜间膀胱容量减少,每夜尿几次床,对抗利尿激素治疗无效。

2)容量依赖型遗尿:白天膀胱容量正常,尿正常,夜间多尿,每周尿几次床,对抗利尿激素治疗有效。

(2)病理生理分型:根据尿动力学检查分型。

Ⅰ型:膀胱功能紊乱,有夜间膀胱容量减少、膀胱不稳定收缩或逼尿肌括约肌功能不协调,有其中之一为膀胱依赖型。

Ⅱ型:膀胱功能正常,但膀胱充盈到最大容量时有觉醒功能障碍,为睡眠依赖型。

Ⅲ型:膀胱功能正常,夜间尿量大于白天尿量,为容量依赖型。

Ⅳ型:膀胱功能紊乱,有觉醒功能障碍,为膀胱＋睡眠依赖型。

Ⅴ型:膀胱功能紊乱,夜间尿量大于白天尿量,为膀胱＋容量依赖型。

(3)脑电图分型(Watanabe分型):根据夜间脑电图、膀胱内压力检查分型。

Ⅰ型(占58％):膀胱内压力稳定,膀胱膨胀时可引起脑电图改变,但不能觉醒,为轻度的觉醒困难,尿床发生在浅睡眠。

Ⅱa型(占10％):膀胱内压力稳定,膀胱膨胀时不引起脑电图改变,不能觉醒,为重度的觉醒困难,尿床发生在深睡眠。

Ⅱb型(占32％):膀胱内压力不稳定,膀胱膨胀时不引起脑电图改变,不能觉醒,尿床发生在深睡眠。

(4)唤醒障碍分级:根据唤醒试验分级。

Ⅰ级:入睡后2～3小时,大声呼唤其姓名,能够醒来。

Ⅱ级:入睡后2～3小时,大声呼唤加拍打才能够醒来。

Ⅲ级:入睡后2～3小时,大声呼唤加摇动身躯才能够醒来。

(五)诊断步骤

诊断步骤见图8—5。

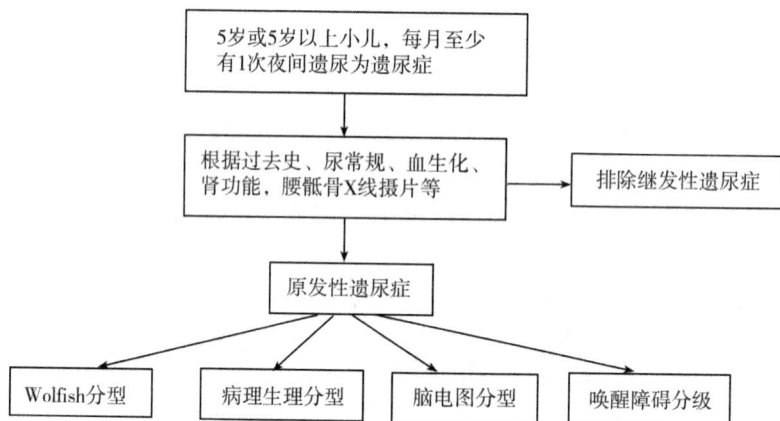

图8—5 遗尿症诊断流程图

(六)鉴别诊断

诊断遗尿症主要应与尿失禁相区别。尿失禁是指尿液不自主地从尿道流出。

1.真性尿失禁 由于膀胱逼尿肌肌张力持续增加和(或)尿道括约肌过度松弛,以致不能控制尿液。见于尿道或膀胱的急慢性炎症、结石、结核或肿瘤等,或外伤、骨折和手术等造成尿道括约肌损伤。此外,上尿路梗阻时,膀胱肌张力增高也可引起尿失禁。

2.假性尿失禁 由于下尿路梗阻或神经原性膀胱(腰骶部神经元病变引起的尿潴留),尿潴留使膀胱过度膨胀,尿液溢出,造成尿失禁。也称为充盈性尿失禁。

3.应力性尿失禁 由于尿道括约肌松弛,当腹腔内压力快速增加时造成尿失禁。

4.先天性尿失禁和尿瘘尿失禁 先天性尿失禁见于各种先天性尿路畸形,如尿道下裂、尿道上裂、脐尿管未闭、膀胱外翻、输尿管口异位。尿瘘尿失禁见于后天形成的输尿管、膀胱或尿道与阴道或子宫之间的瘘管。

尿失禁多见于中老年患者,尿液不自主地从尿道流出,白天也可发生,有泌尿系统疾病或腹腔内压力快速增加的情况。而遗尿症多见于儿童,多在夜间尿床,以原发性多见,易与尿失禁相区别。

三、治疗措施

(一)经典治疗

1.药物治疗

(1)抗利尿激素(ADH):应用1-去氨-8-D-精氨酸血管加压素(DDAVP),简称精氨酸加压素或去氨加压素(desmopressin)。此为天然的血管加压素的人工合成的类似物,在1位上将半胱氨酸去氨,将8位上的L-精氨酸改为D-精氨酸,使抗利尿加强,减少了对平滑肌的作用,使收缩血管的加压作用降低。DDAVP有针剂、口服片剂和滴鼻剂,商品的通用名为醋酸去氨加压素(desmopressin acetate),片剂商品名为去氨加压素(minirin)。用于中枢性尿崩症、遗尿症和血友病等。遗尿症用口服片剂和滴鼻剂。治疗剂量下可维持8~12小时的抗利尿作用,故适用于夜间遗尿症。可使夜尿量减少,夜间遗尿次数减少或消失,提高次晨的尿渗透压。对10岁以上患儿的疗效好于10岁以下的疗效。片剂用法为每日1次0.2mg睡前口服,如疗效不明显可增至0.4mg。滴鼻剂用法为每日1次10~20μg(1滴)睡前滴鼻,9岁以上可增至40μg(2滴)。连用3~6个月,再逐渐减量,慢慢停药。有效率与使用剂量及疗程长短有关,一般为60%~70%,治愈率30%以上。突然停药易复发。如用药前1小时到用药后8小时不饮水或饮水少于240ml则疗效更好。一般的上述剂量无显著副作用。极少数人可发生水中毒的低钠血症、头痛、恶心、胃痛、定向障碍、抽搐、昏迷等。偶有过敏反应。滴鼻剂的副作用还有鼻部刺激、鼻出血,有鼻炎的儿童不宜用滴鼻剂。禁用于高血压、水电解质紊乱、心功能不全、心绞痛者。婴幼儿慎用。

(2)抗胆碱药:M胆碱受体阻断药如东莨菪碱、山莨菪碱(654-2)、羟叮咛(oxybu-ty-nin)、托特罗定等。

1)羟叮咛:有氯化羟叮咛(oxybutynin chloride, ditropan)、盐酸羟叮咛(oxybutynin hydrochloride)、长效羟叮咛等制剂,又称为尿多灵、频尿丸。可解除膀胱平滑肌痉挛,使逼尿肌松弛,从而减少夜间尿量,起治疗作用。尤其适于不稳定膀胱、功能性膀胱容量减小、无抑制性逼尿肌收缩的遗尿症患儿。氯化羟叮咛(或简称羟叮咛)是目前疗效较好的药物,尤其适用于单纯性夜间遗尿症,剂量为每日0.3mg/kg,分2次口服,连用1~3个月。副作用轻微,常见的有口干、面红、对强光不耐受、性情变化等。与DDAVP联合应用的疗效好。

2)山莨菪碱:可解除膀胱平滑肌痉挛,使逼尿肌松弛,使功能性膀胱容量扩大。应用山莨菪碱治疗原发与继发性遗尿症,每晚睡前口服0.3~2mg/kg,1~2个月后见效。用山莨菪碱与麻黄碱治疗原发性与继发性遗尿症,口服山莨菪碱,白天2次,0.2mg/(kg·次),睡前1次,0.3mg/(kg·次),麻黄碱白天2次,0.5mg/(kg·次),睡前1次,1mg/(kg·次),10天为1疗程,用1~2个疗程。长效菪碱每日1次,每次0.5~0.75mg/kg。

(3)抗精神病药物

1)盐酸丙咪嗪(imiprin):三环类抗抑郁药,又称米帕明,曾经是用于治疗遗尿症的主要药物。该药对膀胱有较弱的抗胆碱作用,使可兴奋α受体而收缩尿道括约肌,有促进抗利尿激素释放的作用,并可刺激大脑皮质,使患儿易唤醒。用于6岁以上的遗尿症患儿,每晚睡前1

小时口服 12.5mg,1 周后可增至 25mg,一般可用 25～50mg,或 0.9～1.5mg/kg。10 岁前最大剂量为 50mg/次,10 岁后最大剂量为 75mg/次,用药 2 周无效不必再用。如有效则服用 2～3 个月。然后改隔日至隔 2 日服,再用 2～3 个月,逐渐减量,慢慢停药。有效率 30%～60%。停药后复发率高。如用药前 1 小时到用药后 8 小时不饮水则疗效更好。由于此药不良反应多,可出现血压升高、神经过敏、睡眠障碍、出汗、视力模糊、烦躁、焦虑、恶心、呕吐等,过量可导致心律失常、惊厥、眩晕、死亡等,长期服药后突然停药可致戒断综合征,出现恶心、呕吐、头痛等,6 岁以下小儿不宜使用。由于近年来 DDAVP 应用、广泛,成为治疗遗尿症的主要药物,丙咪嗪已较少应用。联合应用丙咪嗪和羟叮咛,两药有协同作用,疗效优于单用一种药。

2)阿米替林(amitriptyline):三环类抗抑郁药,阿米替林用于治疗遗尿症,副作用比丙咪嗪少而轻。每晚睡前 1 小时口服,0.5mg/kg,或开始服 10～25mg,逐渐加量,10 岁前最大剂量为 25mg/次,10 岁后最大剂量为 50mg/次。15 天为一疗程。用 1～2 个疗程。

3)氯丙咪嗪(clomipramine):三环类抗抑郁药,又称氯米帕明,也用于治疗遗尿症。7 岁以下 7～10mg,7 岁以上 10～15mg,每晚睡前 1 小时口服。1 疗程为 12 周。

4)舒必利(sulpiride):又名硫苯酰胺。为非经典抗精神病药,有抗抑郁、止吐、兴奋作用。每晚服 100～200mg,1 疗程 4 周。

5)利他林(methylphenidatum):又名哌醋甲酯,是哌啶类精神运动性兴奋药,用于小儿多动症。可使大脑皮质兴奋,使睡眠变浅而易唤醒。7 岁以下 5～10mg,8 岁以上 10～15mg,每晚睡前 2 小时口服。疗程 1～3 周,有效率 90%。或 0.25～0.75mg/kg,开始用小剂量,逐渐加量,每晚睡前口服,服用 4～8 周。

(4)氯酯醒(meclofenoxane hydrochloride):又名遗尿丁(acephen)、甲氯芬酯(meclofenoxane),曾经是用于治疗遗尿症的主要药物。该药主要作用于大脑皮质,促进神经细胞代谢及氧化还原反应,增加脑细胞对葡萄糖的利用,改善记忆,对抑制状态的中枢神经系统有兴奋作用,使遗尿症患儿能够在深睡中觉醒。剂量为 5～12 岁每晚服 0.1g,12 岁以上服 0.2g,1 个月为一疗程,用 1～3 疗程,该药不良反应少,偶见失眠、兴奋、血压波动。高血压者慎用。

(5)麻黄碱:中医用麻黄治疗遗尿症。麻黄碱为拟肾上腺素药,兴奋 α、β 受体,可兴奋大脑皮质,使睡眠易醒。使交感神经兴奋,尿生成减少,抑制膀胱逼尿肌,收缩膀胱内括约肌,阻止排尿。半衰期 5.9 小时,睡前服 1 次即可。每晚服用 0.5～0.75mg/kg,10 天为 1 疗程,可重复 1～2 个疗程。12 例患者中 8 例治愈,4 例好转。可联合应用氯酯醒与麻黄碱治疗遗尿症,氯酯醒 10 岁以下 1 片(0.1),每天 3 次,10 岁以上 2 片,每天 3 次;麻黄碱每晚服用,6 岁以下半片(12.5mg),6 岁以上 1 片(25mg),1 周为 1 个疗程,可用 1～4 个疗程。

(6)硝苯地平:为钙阻断剂,可抑制泌尿道平滑肌,使功能性膀胱容量扩大,可减少尿的生成。应用硝苯地平治疗,0.5～1mg/kg/d,每天分 3 次口服,加上限制饮水、夜间唤醒训练,2～3 周后有效。

2.唤醒治疗　遗尿症的唤醒治疗包括遗尿报警器训练(alarm training)或闹钟唤醒训练,是一种条件反射训练(conditioning training)。

(1)报警器训练:遗尿报警器也称为尿湿报警器,为一种湿度感应器,并与电铃相连,有蜂鸣型和振动型,尿垫如信用卡大小,贴在患儿的内裤上,一排尿则报警,唤醒患儿,直到小儿关闭电铃后才停响,起床排出余尿。由于小儿讨厌铃声,反复训练后,使小儿对尿意的感受性加强,意识到需要排尿,逐渐易于唤醒。当报警器铃声逐渐由强调弱后直到停用,患儿能因为尿意而自动醒来,能自己控制尿道外括约肌以延缓排尿。遗尿报警器的应用优点是成功率高,复发少;缺点是起效慢,一般要 5～12 周的训练后才见效,训练 4 个月以上才能痊愈。在此训练期内,易夜间骚扰家人。适用于 8 岁以上的患儿。国内进行电铃电路床单的报警训练,在训练 2～30 天后遗尿消失,平均 12 天。

（2）闹钟唤醒训练:家长先要掌握患儿的遗尿规律,大概在几点钟尿床,在尚未尿床前用闹钟声唤醒患儿,令其排尿。反复训练后,使小儿对尿意的感受性加强,逐渐易于唤醒。当铃声逐渐停用后,患儿能因为尿意而自动醒来排尿。优点与缺点和报警器训练相同。在训练期内,易夜间骚扰家人和邻居。

3. 心理行为治疗

（1）家长的行为:心理行为治疗的关键是取得家长与患儿的合作,建立信心,坚持训练,综合治疗。由于遗尿使患儿有自卑、害羞的心理,家长绝对不能责骂、斥责、讽刺、威胁和惩罚,以避免加重患儿的心理创伤。医务人员应告知家长,认识遗尿症并非患儿顽皮、懒惰或不听话,而是膀胱控制功能不成熟的缘故。打骂惩罚不仅无效,反而会扭曲患儿心理,产生抵触情绪,使病情恶化。反之,家长应鼓励患儿克服自卑、怕羞、紧张的心理,配合医务人员和家长,建立治愈的信心。家长可定时作排尿日记,记录每次排尿的时间、尿量、饮水量、伴随症状、遗尿频率、遗尿量和可能的诱因,定期与医生讨论,以发现患儿遗尿的规律。建立合理的生活制度和饮食习惯,教育小儿白天不要过于疲劳,傍晚不宜过度兴奋,晚餐宜进干食,晚餐中勿过食蛋白质及盐类,晚餐后不宜饮水或喝各种饮料,以减少尿量。咖啡因、碳酸饮料、果汁、巧克力是膀胱激惹物,应少吃。女孩应注意会阴清洁和干燥,减少会阴激惹。有便秘者应积极治疗。患儿夜间醒后排尿,不宜在床上用痰盂排尿,而应下床排尿。

（2）尿留置控制训练（retention controltraining）:俗称憋尿训练。患儿在白天尽量多饮水,使膀胱容量扩张,当患儿要排尿时嘱其"憋尿",数 1～10,直到不能耐受为止。每周进行 1 次评价,将尿液排在带刻度的大容器中,观察本次排尿量是否比上 1 周的某次排尿量多。这种训练可改善膀胱容量逼尿肌功能,减少无抑制性收缩,延长排尿间隔时间。一部分患儿可因此而治愈。

（3）尿流出阻断训练:简称中断排尿训练。要求患儿在白天排尿时,进行"开始排尿→中断→再排尿→再中断→再排尿→再中断→排尽尿液"的训练。这种训练可加强对尿道外括约肌和腹部肌肉的随意控制,以控制排尿。

（4）奖励强化训练:制作一张图表和红、金色的黏纸,记录每天的尿床情况。如果患儿 3 天不尿床,就在图表上贴上红色的黏纸;如连续 6 天不尿床,就能得到金色的黏纸,同时也能得到一件他所称心的奖品。这样的奖励强化体系可鼓励患儿对各种治疗进行配合,巩固已取得的疗效。

（5）白天报警器训练:对夜间尿床时报警器鸣叫后起床仍困难的患儿,可进行白天报警器训练。患儿在白天排尿时,家长在一旁打开报警器,鸣叫时让患儿练习"憋尿"。反复训练后,患儿在夜间尿床时报警器鸣叫后即可立刻起床排尿。

（6）责任训练:为促使患儿排尿控制技能的成熟,应使其增强必要的责任心。让患儿承担与尿床相关的家庭责任。要求年幼儿将床单放入洗衣机中,要求年长儿与家长一起洗床单,但不应表达为一种惩罚的态度,而是让患儿感受到信任和家庭对问题的重视。

上述尿留置控制训练、尿流出阻断训练、白天报警器训练合称为膀胱括约肌训练或膀胱功能训练。上述的心理行为治疗与唤醒治疗统称为干床训练(dry bed training),疗效优于单独的唤醒治疗。

4.生物反馈治疗 应用生物反馈治疗仪,将体内微弱的生物电活动转化、放大、显示。患儿通过此反馈信息了解自身变化,用于骨盆底肌群的训练,强化骨盆底肌群的舒缩功能。从而纠正膀胱尿道功能紊乱。由家长陪同训练并适当鼓励,医生在旁指导。每次治疗重复33次,每周训练2次,8次为1疗程,同时在临睡前2小时禁水及含水分较多的食物。

5.骶后孔阻滞治疗 遗尿症是自主神经系统功能失调所致,副交感神经相对占优势;而膀胱的副交感神经来自脊髓骶段的排尿反射初级中枢,即第2、3、4骶骨中的骶副交感核;骶后孔阻滞可作用于副交感神经而产生治疗作用。依次在第2、3、4骶骨的双侧小凹孔内,用7号针刺入1cm,注入治疗液4ml。治疗液组成为:0.25%丁哌卡因(布比卡因)20ml 地塞米松5mg,维生素B100mg,维生素 B_{12} 0.1mg,总量24ml。每周注射1次,4周为1疗程。休息2周可进行第2个疗程。有效者,大都在3~5次注射时见效。骶后孔阻滞治疗对与11~15岁的患者效果好,对21岁以上的患者效果差。另有报道,对原发性遗尿症应用骶后孔阻滞治疗,在骶管内注射治疗液,含纳洛酮0.2~0.4mg,胞磷胆碱125~250mg,罂粟碱15~30mg,生理盐水8~15ml。纳洛酮和胞磷胆碱增加神经兴奋性,罂粟碱扩张血管。5天1次,5次为1个疗程。

6.分型综合治疗

(1)Wolfish分型:根据遗尿症的上述Wolfish分型,膀胱依赖型遗尿不用DDAVP治疗;容量依赖型遗尿用DDAVP治疗。夜间尿床时尿多的患者用DDAVP疗效好;尿不多的患者用抗胆碱药治疗的疗效好,加上膀胱功能训练;深睡而唤醒困难的患者用唤醒训练疗效好。

(2)病理生理分型:根据遗尿症的上述病理生理分型,制定不同的治疗方案。对Ⅰ型采用膀胱功能训练+抗胆碱药羟叮咛治疗;对Ⅱ型采用闹钟唤醒训练;对Ⅲ型采用DDAVP治疗;对Ⅳ型采用膀胱功能训练+羟叮咛+闹钟唤醒训练;对Ⅴ型采用膀胱功能训练+羟叮咛+DDAVP治疗。疗程为3个月,分型治疗的优越性为复发少、远期效果好。

7.伴隐性脊柱裂的治疗

(1)非手术治疗:用行为疗法和氯丙咪嗪治疗伴有隐性脊柱裂的遗尿症儿童,行为疗法包括奖励强化训练、闹钟唤醒训练、憋尿训练、中断排尿训练。氯丙咪嗪:7岁以下7~10mg,7岁以上10~15mg,每晚睡前半小时口服。疗程为12周。另有报道用激光穴位照射治疗伴有隐性脊柱裂的遗尿症儿童。取关元、肾俞、三阴交或中极、命门、膀胱俞两组穴位,用氦-氖激光进行两组穴位交替照射,每穴5分钟共15分钟,每天1次,2周为1疗程。或用氦氖激光进行隐性脊柱裂部位照射,每次15分钟,每天1次,2周为1疗程。局部照射使腰骶部血液循环改善,促进神经功能恢复。

(2)手术治疗:对于脊髓栓系综合征,应及时手术治疗。脊髓脂肪瘤合并圆锥低位者宜在无症状时手术。对有隐性脊柱裂的患儿应常年追踪观察,如有脊髓拴系综合征表现,应手术修补裂孔,分离纤维粘连及神经根。对于先天性脊膜膨出,手术不仅仅切除膨出的脊膜囊和脂肪瘤,还应处理椎管内的脊髓病变。有报道用硬脊膜外纤维板切除术治疗伴有隐性脊柱裂的严重遗尿症。切除硬脊膜外增厚的纤维板,同时切除紧张的终丝。

8.物理治疗

(1)激光穴位照射:可避免针刺造成的小儿恐惧和痛苦。取关元、中极、会阴、三阴交、气海、足三里、百会等穴位,用 1.5～2mW 的氦一氖激光进行穴位照射,每穴 1～2 分钟,每日 1 次或隔日 1 次,7～10 次为 1 疗程。国外报道应用随机、双盲、对照试验证实,激光穴位照射(laser acupuncture)疗效与 DDAVP 相似。国内报道,对难治性遗尿症患儿,应用 GIA－Ⅲ型激光负压针治疗仪或 AGE－200Ⅰ型弱激光治疗仪,照射肾俞、次髎、膀胱俞、命门、曲骨、中极、气海等穴位,每次 5 分钟,每天 1 次,5 天为 1 疗程,用 3～6 个疗程。总有效率 80%。

(2)穴位磁疗:采用 CL－2 型电磁疗机,取气海、关元、中极、三阴交等穴位,将磁头放在穴位上,各穴交替贴压,每穴 15 分钟,每日 1 次,5～7 天为 1 疗程。亦可用永久磁片敷贴。

(3)经气导平法:采用经气导平仪,用补泻平衡法、优势平衡法、局部平衡法、交替平衡法治疗遗尿,有较好的疗效。

(4)脉冲直流电疗:国内报道,用 YN－IA 型脉冲直流电治疗仪,第 1 周用脊髓下行方波电流,阳极置于后颈部,阴极置于腰骶部。第 1 周未愈者在第 2 周交换阴阳极位置,通以脊髓上行方波电流。疗程 2 周。应用时控型遗尿治疗仪,由时间控制器和低频脉冲发生器两个部分组成,正极放在关元穴,负极放在气海穴,电脉冲频率 150～200 次/ruin,每天白天 1 次,睡前 1 次。疗程 1 个月。

(5)经皮穴位给药:采用 SL 型经皮给药治疗仪,用经皮给药治疗遗尿贴片(含桑螵蛸、菟丝子、枸杞、党参、黄芪、淮山药等)固定在两个电极板上,然后将其分别置于脐部和关元穴(或气海穴),将温度调整为 38℃,强度 5～6mA,时间 30 分钟,治疗结束后取下电极板,药物贴片继续留在穴位处 20 个小时后取下。第二天再进行下一次治疗,每日一次,7 天为一疗程,连用 2 个疗程。

(二)治疗措施

治疗措施见图 8－6。

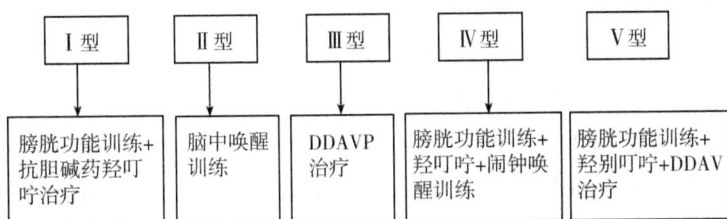

图 8－6　遗尿症治疗流程图

四、预后

原发性遗尿症随着年龄的增长可自发缓解,多数患儿的发病原因是膀胱控制功能成熟延迟,而不是持久的疾病。因此,小儿遗尿症随着年龄的增长而逐渐减少,且与膀胱控制功能和脑干功能的逐渐成熟有关。根据国外报道,9 岁以后逐渐减少,16 岁患病率为 1%～2%。在 5～9 岁患儿每年自发缓解率为 14%,10～19 岁为 16%。一般地说,患儿的自发缓解率每年为 15%,早期男孩下降快,后期男孩女孩相同,青春期后至成人仍有 1%～2%。有人发现遗尿症随着年龄的增长而逐渐减少,但病变的严重性却在增加。每夜尿床率在 5 岁患儿中占 14%,在 19 岁患儿中占 37%。青春期后患者中有 1/2 以上的人每周 3 次以上尿床。说明轻症患者在青春期后自愈,留下重症患者。

(石建莉)

第九章　小儿血液病

第一节　小儿贫血概述

一、贫血的定义与分度

贫血是指外周血中单位体积内的红细胞数或血红蛋白量低于正常标准者。根据 WHO 资料,血红蛋白(Hb)在 6 个月～6 岁<110g/L;6～14 岁<120g/L 为贫血,海拔每升高 1000 米,Hb 上升 4%。6 个月以下婴儿,由于血红蛋白值变化较大,尚无统一标准,我国小儿血液会议暂定:血红蛋白在新生儿<145g/L,1～4 个月<90g/L,4～6 个月<100g/L 者为贫血。

根据外周血中血红蛋白(Hb)量,一般将贫血分为轻度、中度、重度和极重 4 个程度。见表 9－1。

表 9－1　小儿贫血分度(按血红蛋白量,g/L)

	轻度	中度	重度	极重度
儿童　≥6 岁	90～120	60～90	30～60	<30
<6 岁	90～110			
新生儿	120～145	90～120	60～90	<60

二、贫血的分类

1. 贫血的病因分类　根据贫血发生的原因分为红细胞或血红蛋白生成不足、红细胞破坏过多(溶血性)和红细胞丢失过多(失血性)所致贫血 3 大类。

(1)红细胞或血红蛋白生成不足

1)造血物质缺乏:如缺铁性贫血、营养性巨幼细胞性贫血、维生素 B_{12} 缺乏性贫血、蛋白质缺乏等。

2)骨髓造血功能障碍:如再生障碍性贫血。

3)其他原因:感染性、炎症性及癌症性贫血、慢性肾脏病所致的贫血、铅中毒等。

(2)红细胞破坏过多所致贫血(溶血性贫血):可由红细胞内在缺陷或红细胞外在因素引起。

1)红细胞内在缺陷:①红细胞膜缺陷(膜分子病):如遗传性球形红细胞增多症、遗传性椭圆形红细胞增多症、阵发性睡眠性血红蛋白尿等;②红细胞酶缺陷:如葡萄糖－6－磷酸脱氢酶(G6PD)缺乏症、丙酮酸激酶缺乏症等;③血红蛋白病(血红蛋白合成或结构异常):如珠蛋白生成障碍性贫血(又称地中海贫血)、不稳定血红蛋白病等。

2)红细胞外在因素:①免疫性溶血性贫血:如 ABO 或 Rh 血型不合引起的同族免疫性溶血性贫血、自身免疫性溶血性贫血等;②非免疫性溶血性贫血:如脾功能亢进、微血管病性溶血性贫血、感染及理化因素所致的溶血性贫血。

(3)红细胞丢失过多所致贫血(失血性贫血):如急、慢性失血性贫血。

2.贫血的红细胞形态分类 根据红细胞数、血红蛋白量和红细胞比容计算红细胞平均容积(MCV)、红细胞平均血红蛋白量(MCH)和红细胞平均血红蛋白浓度(MCHC)的结果,将贫血分为4类。见表9-2。

表9-2 贫血的红细胞形态分类

	MCV(fl)	MCH(pg)	MCHC(%)
正常参考值	80~94	28~32	32~38
正细胞性贫血	80~94	28~32	32~38
大细胞性贫血	>94	>32	32~38
单纯小细胞性贫血	<80	<28	32~38
小细胞低色素性贫血	<80	<28	<32

贫血的红细胞形态分类对推断贫血的病因有一定意义。

(1)正细胞性贫血:如急性失血、再生障碍性贫血、急性溶血性贫血等。

(2)大细胞性贫血:如巨幼细胞性贫血、骨髓增生异常综合征等。

(3)单纯小细胞性贫血:如慢性肾病、慢性肝病等慢性病引起的贫血。

(4)小细胞低色素性贫血:如缺铁性贫血、地中海贫血等。

三、贫血的临床表现

急性贫血虽然贫血程度轻,亦可引起严重症状甚至休克。而慢性贫血由于早期机体各器官的代偿功能较好,可无症状或症状较轻,当代偿不全时,才逐渐出现症状。主要为皮肤黏膜苍白,婴幼儿可出现髓外造血。其他各系统症状有:①呼吸—循环系统:呼吸增快、心率增快、心脏扩大、心前区收缩期杂音、心力衰竭等。②消化系统:食欲下降、恶心、腹胀等。③神经系统:精神不振,注意力不集中,烦躁不安或嗜睡,年长儿可诉头晕、耳鸣。④免疫系统:免疫功能低下,易患各种感染。

(王晓莉)

第二节　缺铁性贫血

缺铁性贫血(iron deficiency anemia,IDA)是因体内铁缺乏导致血红蛋白合成减少而引起的一种小细胞低色素性贫血。临床以小细胞低色素性贫血,血清铁蛋白减少和铁剂治疗有效为特点。是儿童最常见的一种贫血。从铁缺乏到贫血出现要经历3期:①铁减少期(iron depletion ID 期)或称隐形缺铁前期(pre—latent iron deficiency):特点为血清铁(SI)正常,骨髓储存铁减少,血清铁蛋白(SF)降低。②红细胞生成缺铁期(iron deficiency erythropoiesis IDE 期),亦称隐形缺铁期(latent iron deficiency):此期骨髓储存铁耗竭,SF降低更明显,运铁蛋白饱和度降低,红细胞游离原卟啉(FEP)增多,但血红蛋白(Hb)不降低。③缺铁性贫血期(IDA 期):除上述改变外,Hb降低,出现典型小细胞低色素贫血及一些非血液系统表现。

一、诊断

(一)临床特点

IDA 起病隐匿,婴幼儿以未添加含铁辅食为主要病因,年长儿则以慢性失血为主要病因。临床表现由原发病和贫血两方面组成,多发于 6 个月至 2 岁婴幼儿。其突出表现为皮肤黏膜的苍白,此为渐进性,伴或不伴乏力、食欲减退,舌炎。年长儿可诉头晕、心悸、眼前发黑、耳鸣等。可有烦躁或萎靡不振,精力不集中,记忆力减退等。贫血明显时心率增快,心脏扩大,重者可发生心力衰竭。肝脾轻度肿大,偶中度肿大,一般淋巴结不大。易合并感染。可因上皮组织异常而出现扁平甲、反甲或匙状甲。少数病儿异食癖(pica)。

(二)实验室检查

1.血象 典型者示小细胞低色素贫血。Hb 降低比红细胞减少更为明显。血涂片见红细胞大小不一,以小细胞为主,中心淡染区扩大,红细胞分布宽度(red cell distribution width,RDW)可增加。网织红细胞计数大多正常或轻度增加。白细胞无特殊改变。血小板正常或增加。

2.骨髓象 增生活跃,粒红比例正常或红系增多,以中、晚幼红细胞增生为主。各期红细胞均较小,胞质量少,染色偏蓝,显示胞质成熟程度落后于胞核。粒细胞系、巨核细胞系一般无明显异常。骨髓铁染色细胞内外铁均少。骨髓检查并非诊断 IDA 必备。

3.铁代谢检查 ①血清铁蛋白(SF)降低。但合并感染、肿瘤、肝病或心脏疾病时可不降低。②红细胞游离原卟啉(FEP)增多。但铅中毒、慢性炎症和先天性原卟啉增多症时也可增高。③血清铁(SI)降低。SI 在感染、恶性肿瘤、类风湿关节炎等多种疾病时也可降低。总铁结合力(TIBC)增高。TBIC 在病毒性肝炎时可增高。转铁蛋白饱和度(TS)降低。④骨髓可染铁:铁粒幼细胞减少,细胞外铁明显减少或消失。这是体内贮存铁敏感而可靠的指标。⑤其他铁代谢参数:红细胞内碱性铁蛋白(EF)在缺铁 ID 期即开始减少且极少受炎症、肿瘤、肝病和心脏病等因素影响。血清转铁蛋白及可溶性转铁蛋白受体(sTfR)增多,为 IDE 期指标。

(三)诊断标准

1.为小细胞低色素性贫血

(1)红细胞形态有明显小细胞低色素的表现:MCV<80fl,MCH<27pg,MCHC<0.31。

(2)贫血的诊断标准(以海平面计):新生儿期 Hb<145g/L;1~4 个月 Hb<90g/L;4~6 个月 Hb<100g/L 为贫血;6 个月~6 岁<110g/L;6~14 岁<120g/L。海拔每增高 1000 米,血红蛋白升高 4%。

2.有明确的缺铁病因 如铁供给不足、吸收障碍、需要增多或慢性失血等。

3.血清铁蛋白(SF)<15μg/L。

4.红细胞原卟啉(FEP)>0.9μmol/L(50μg/dl)。血清可溶性转铁蛋白受体(sTfR)>8mg/L

5.血清铁(SI)<10μmol/L(60μg/dl)。总铁结合力(TIBC)>62.7μmol/L(350μg/dl);转铁蛋白饱和度(TS)<15%。

6.骨髓细胞外铁明显减少或消失(正常+~++);铁粒幼细胞<15%,该检查被认为是 IDA 的"金标准"。但该检查为侵入性,一般不需要做。

7.铁剂治疗有效。用铁剂治疗 4 周后,Hb 上升 20g/L 以上。

8.排除其他小细胞低色素贫血,尤其是轻型地中海贫血,注意鉴别慢性病贫血、肺含铁血黄素沉着症等。

符合第 1 条和第 2~8 条中任意 2 条者,可确诊为缺铁性贫血。

二、鉴别诊断

主要与表现为小细胞低色素的贫血鉴别。

1.珠蛋白异常所致贫血(包括异常血红蛋白病和珠蛋白生成障碍性贫血)　常有家族史、体检脾大。血片可见较多靶型红细胞,红细胞渗透脆性降低,血红蛋白电泳异常,血清铁及骨髓可染铁增多。

2.特发性肺含铁血红素沉着症　铁代谢指标与 IDA 相同,但可有咳痰、咯血,X 线胸片可见肺间质有粟粒状或网状阴影,痰或胃液中可找到含铁血黄素细胞。

3.铁粒幼细胞性贫血　系铁失利用性贫血,分先天性和获得性。血清铁及铁蛋白正常或增高,TIBC 降低,骨髓铁染色可见较多铁粒幼红细胞及特征性环形铁粒幼红细胞(ringed sider—oblast),其计数>15% 有诊断意义。

4.慢性病性贫血(anemia of chronic disease,ACD)　慢性感染、炎症、结缔组织病或肿瘤可为小细胞低色素性贫血,ACD 的铁代谢变化与 IDA 不同,血清铁降低、血清铁蛋白增高、TBIC 正常或降低,骨髓铁粒幼细胞减少,巨噬细胞内铁增加。

三、治疗

(一)除去病因

除去病因是治疗关键。补铁虽可缓解病情,但病因不除终会复发。

(二)饮食治疗

喂养不当者指导喂养,添加富含铁且吸收率高的辅助食品,如肝、瘦肉、鱼等。注意合理膳食搭配,纠正不良饮食习惯。

(三)铁剂治疗

口服铁剂　可选用二价铁盐(比三价铁盐易于吸收)如硫酸亚铁(含元素铁 20%,每日剂量 30mg/kg)、富马酸亚铁(含元素铁 30%,每日剂量 20mg/kg),葡萄糖亚铁及琥珀酸亚铁等。能口服片剂者尽量用片剂以避免水剂中的铁遇光氧化成三价铁。以元素铁计算,剂量为 $1.5\sim2mg/(kg\cdot 次)$,每日 $2\sim3$ 次。最好于两餐之间服用,同时口服维生素 C 可促进铁的吸收。在血红蛋白达正常水平后,铁剂需继服 2 个月左右,以补足铁的贮存量。

(四)输血治疗

适应证为:①重度或极重度贫血,尤其是贫血并发心功能不全。②合并重症肺炎缺氧者。③急需外科手术者。贫血愈重,一次输血量应愈小,速度应愈慢,以免加重心功能不全。Hb <30g/L 者,输浓缩红细胞 $2\sim3ml/(kg\cdot 次)$或采用等量换血方法;Hb 在 $30\sim60g/L$ 者,输浓缩红细胞 $5\sim10ml/(kg\cdot 次)$。必要时用利尿剂,尤其是在有心衰时更应用利尿剂。

四、预防

1.早产儿、低出生体重儿　提倡母乳喂养。纯母乳喂养者从 $2\sim4$ 周开始补铁,剂量 $1\sim2mg/(kg\cdot d)$铁元素,直至 1 周岁。不能母乳喂养者采用铁强化配方乳,一般不需额外补铁。1 岁以内不宜采用单纯牛乳喂养。

2.足月儿尽量母乳喂养至生后 $4\sim6$ 月,如此后继续纯母乳喂养,应及时添加富含铁的食物。必要时 $1mg/(kg\cdot d)$铁元素补铁。未用母乳喂养者采用铁强化乳配方奶,并及时添加蛋黄等含铁丰富食物。

3.对 Hb 刚达正常值低限的儿童可间断口服铁剂,每周 1~2 次,连续 3 月。

4.孕妇预防　加强营养,摄入富铁食物。从孕期 3 月开始补铁 60mg/d,必要时延续致产后。

(王晓莉)

第三节　营养性巨幼红细胞性贫血

营养性巨幼红细胞性贫血(nutritional megaloblastic anemia)是由于缺乏维生素 B_{12} 和(或)叶酸(folic acid)所致 DNA 合成障碍的一种大细胞性贫血。其临床特点是贫血、神经精神症状、红细胞胞体变大、骨髓细胞出现"巨幼变"、维生素 B_{12} 或(和)叶酸治疗有效。此病在我国北方多见,发生于进食新鲜蔬菜少,肉类少的人群。

一、诊断

(一)临床表现

起病缓慢,多见于婴幼儿,6 个月~1 岁发病者约占 2/3。2 岁以上少见。

1.一般表现　颜面轻度水肿、虚胖,毛发稀疏细黄。严重者可有皮肤出血点或瘀斑。

2.贫血表现　面色蜡黄或柠檬黄,可有皮肤、巩膜轻度黄染,疲乏无力,活动后心悸气急等。常伴肝、脾轻至中度肿大。重者心脏扩大、心功能不全。

3.消化系统症状　出现早。厌食、恶心、呕吐、腹胀、腹泻。部分病儿舌炎(glossitis),表现为舌痛,体检舌乳头萎缩,重者舌面光滑(镜面舌,牛肉红)。

4.神经精神症状　可烦躁易怒等。维生素 B_{12} 缺乏者表情呆滞、反应迟钝、嗜睡、少哭不笑、智力及动作发育落后甚至倒退。重症病例出现不规则震颤、手足无意识运动甚至抽搐、感觉异常、共济失调。体检肌张力增高、踝阵挛、腱反射亢进、可出现病理反射。叶酸缺乏不发生神经系统症状,但可导致精神异常。

(二)实验室检查

1.血象　呈大细胞性贫血,MCV>94fl,MCH>32pg;红细胞数的减少比血红蛋白量的减少更明显;网织红细胞、中性粒细胞、血小板计数常减少(可同时减少,即全血减少)。血涂片以大红细胞为主,呈大卵圆形;中性粒细胞核分叶过多,5 叶核>5%或 6 叶核>1%应考虑本病可能,此种改变可出现在骨髓红系巨幼变之前,因此有早期诊断意义。

2.骨髓象　增生明显活跃,以红细胞增生为主,粒、红、巨核系统均出现巨幼变,胞体增大,核染色质疏松,胞核发育落后于胞质等明显发育异常或病态造血。粒系巨幼变可在疾病早期出现并出现分叶过多。巨核细胞胞核胞体巨大,分叶过多。巨幼红细胞>10%。胞质空泡形成,核分叶过多。

3.特殊检查　血清维生素 B_{12}<74pmol/L(<100pg/ml)诊断维生素 B_{12} 缺乏,此检查影响因素较多,可作为筛查项目。血清叶酸<6.91nmol/L(<3ng/ml)诊断叶酸缺乏。红细胞叶酸<227nmol/L(<100ng/ml),此检查更为准确。

4.其他　①血同型半胱氨酸和甲基丙二酸测定用于鉴别病因。维生素 B_{12} 缺乏两者均升高,叶酸缺乏只有同型半胱氨酸升高。②脱氧尿核苷抑制试验用于疑难病例诊断。③血清

LDH明显增高,治疗后活性降低是判断疗效的良好指标。④如不伴有缺铁,血清铁升高,骨髓内外铁正常或轻度升高。

(三)小剂量试验性治疗

当检查设备或条件不足,叶酸缺乏和维生素B_{12}缺乏不易区分时,可用小计量叶酸或小剂量维生素B_{12}进行试验性治疗。

叶酸100μg×10天或维生素B_{12}1～5ng×10d,观察有无神经精神症状加重,网织红细胞有无上升等。

总之,叶酸缺乏是贫血+舌炎+消化系统表现;维生素B_{12}缺乏是贫血+舌炎+消化系表现+神经精神症状。

二、鉴别诊断

1.营养性混合性贫血 血象中红细胞呈大细胞,低色素;骨髓象既有巨幼红细胞又有血红蛋白化不良现象。鉴别靠骨髓象。

2.红血病或红白血病 当巨幼红细胞性贫血末梢血出现有核红细胞、骨髓红系极度增生伴巨幼变等,极似红血病。可通过流式细胞术来鉴别。

3.恶性贫血 巨幼红细胞性贫血患者胃酸改变不明显,治疗后消化系症状多恢复,贫血一次治疗后不易复发(除非未去除病因)。恶性贫血患者有不可逆转的胃酸缺乏,治疗后终生反复发作(此病我国少见)。

三、治疗

1.除去病因,改善饮食。加强护理,防止感染

2.维生素B_{12}或(和)叶酸治疗

(1)维生素B_{12}:有神经系统症状者以维生素B_{12}治疗为主。剂量每次50～100μg肌内注射,每周2～3次,连用数周,直至临床症状好转、血象恢复正常;或维生素B_{12}50μg一次肌内注射;有神经系统受累者每日1mg肌内注射,连续肌内注射2周以上。维生素B_{12}吸收障碍者每月肌内注射1mg,直至终生。

(2)叶酸:口服剂量每次5mg,每日3次,连用数周至临床症状好转、血象恢复正常。同时口服维生素C可帮助叶酸吸收。使用抗叶酸代谢药致病者用甲酰四氢叶酸钙治疗。先天性叶酸吸收障碍者,口服叶酸剂量为15～50mg/d。

(3)如不能确定何种维生素缺乏,不许单用叶酸治疗。单用叶酸虽可缓解病情,但会加重神经系统症状,此时宜同时用叶酸和维生素B_{12}。

维生素B_{12}和叶酸治疗后6～12小时内,骨髓巨幼细胞开始转变,48～72小时后巨幼变消失;第2～4天网织红细胞增加,5～1天后达高峰;2～6周红细胞和Hb恢复正常,故骨髓检查必须在治疗前进行。

(4)维生素B_6:维生素B_{12}缺乏有神经精神症状者恢复较慢,甚至可能暂时加重。加用维生素B_6有助于神经症状恢复。重症者加用氯化钾0.25～0.5g,每日3次,防止Hb大量合成后低血钾致患儿猝死。恢复期加用铁剂以弥补铁的相对不足。

(5)输血:重度贫血或合并心功能不全或其他并发症者输血治疗。

四、预防

妊娠期和哺乳期妇女应预防性补充叶酸,除预防巨幼红细胞贫血外,孕期补充还可明显降低先天性神经管发育畸形。

婴幼儿应合理饮食,用羊奶喂养者要及时添加叶酸。

(王晓莉)

第四节　再生障碍性贫血

再生障碍性贫血(aplastic anemia,AA)简称再障,是由多种病因引起的骨髓造血功能衰竭综合征。临床以全血减少,贫血、出血、感染为特征。

再障可分特发性(idiopathic aplastic anemia,IAA)和继发性2大类,两者临床表现和血液学特点相似。

一、病因

原发者病因不详。继发者病因多样。一般认为由物理、化学、生物因素引起,其主要发病机制是T细胞异常活化。Th1产生的造血负调节因子增多,CD34$^+$造血干/祖细胞Fas依赖性凋亡增加,导致骨髓衰竭,本质上属于自身免疫性疾病。IAA以儿童和青年人居多。

二、诊断

(一)临床表现

临床表现主要为贫血、出血和感染。一般无肝、脾、淋巴结肿大。可分为急性型和慢性型。

(二)实验室检查

1.血象　全血减少,少数表现为两系减少,当无血小板减少时,再障诊断宜慎重。网织红细胞计数降低。贫血多为正细胞正色素性,但大细胞性并非少见。淋巴细胞绝对值无变化,但因粒细胞减少,其比例相对升高。

2.骨髓象　骨髓涂片特点是脂肪滴增多,骨髓颗粒减少。多部位穿刺涂片示增生不良,三系造血早期细胞少见,非造血细胞成分如淋巴细胞、浆细胞、组织嗜碱细胞和网状细胞增多。骨髓活检示骨髓增生减低、脂肪变和有效造血面积减少(<25%),呈向心性萎缩,无纤维化表现。

3.其他检查　①骨髓核素扫描:可判断骨髓的整体造血功能。②流式细胞术分析:计数CD34$^+$造血干/祖细胞,检测膜锚连蛋白。有助于区分低增生型MDS和发现血细胞膜锚连蛋白阴性细胞群体。③体外造血祖细胞培养:细胞集落明显减少或缺如。④T细胞亚群分析:CD4$^+$/CD8$^+$倒置,Th1/Th2倒置。⑤血液红细胞生成素水平升高。

(三)诊断标准

1.再生障碍性贫血

(1)全血细胞减少,网织红细胞绝对值减少,淋巴细胞相对增多。

(2)骨髓至少一个部位增生减低或重度减低(若增生活跃,须有巨核细胞明显减少及淋巴细胞相对增多)骨髓小粒非造血细胞增多(有条件者做骨髓活检,示造血组织减少,脂肪组织增加)。

(3)一般无脾大。

(4)能除外引起全血细胞减少的其他疾病,如阵发性睡眠性血红蛋白尿症、骨髓增生异常综合征中的难治性贫血、自身抗体介导的全血细胞减少、急性造血功能停滞、骨髓纤维化等。

(5)一般抗贫血药治疗无效。

2.急性再障 亦称重型再障Ⅰ型(SAA Ⅰ型)

(1)临床:发病急,贫血呈进行性加剧,常伴严重内脏出血和感染。

(2)血象:除血红蛋白下降较快外,须具备下列3项中的2项:①网织红细胞<1%,绝对值<15×10^9/L。②中性粒细胞绝对值<0.5×10^9/L。③血小板<20×10^9/L。

(3)骨髓象:①多部位增生重度减低,三系造血细胞明显减少,非造血细胞增多,如增生活跃需有淋巴细胞增多。②骨髓小粒中非造血细胞及脂肪细胞增多。

3.极重型再障 同重型再障标准,其中中性粒细胞绝对值<0.2×10^9/L。

4.慢性再障 亦称轻型再障。

(1)临床:发病慢,贫血、出血、感染均较轻。

(2)血象:血红蛋白下降速度较慢,网织红细胞、白细胞、中性粒细胞及血小板值常较急性再障为高。

(3)骨髓象:①三系或两系减少,多部位穿刺至少一个部位增生不良。若增生良好,红系中常有晚幼红比例增多,巨核细胞明显减少。②骨髓小粒中非造血细胞及脂肪细胞增加。

(4)病程中如病情恶化,临床、血象及骨髓象与急性再障相同,称重型再障Ⅱ型(SAA Ⅱ型)

5.IAA诊断要求 ①复合上述AA诊断标准。②细胞免疫功能异常。③排除先天性AA。④寻找可能病因,排除继发性AA。

三、鉴别诊断

1.阵发性睡眠性血红蛋白尿症(paroxysmal nocturnal hemoglobinuria,PNH) 是一种获得性克隆性红细胞膜缺陷溶血病,与再障可相互转变,少数以AA起病,称AA-PNH综合征。实验室检查酸溶血试验阳性。红细胞和粒细胞免疫表型分析出现补体调节蛋白(如CD55和CD59)阴性表达细胞增多(>10%),或CD55,CD59阳性细胞<90%。(注意:部分再障患者有小的PNH克隆细胞群体,但<5%)

2.低增生型骨髓增生异常综合征 是一种获得性造血干细胞克隆性疾病。其外周血象可与再障一样呈全血减少伴骨髓增生低下,即低增生型MDS。需仔细寻找病态造血和异常克隆证据来鉴别两病。骨髓活检发现残余造血灶网硬蛋白增加提示为MDS。

3.白血病前再障综合征 少数急性淋巴细胞白血病发病早期表现为类似再障的骨髓衰竭,3~9个月后会出现白血病表现,骨髓活检有时网硬蛋白增加。临床要复查骨髓帮助诊断。

4.急性造血功能停滞 是骨髓突发性停止造血现象,多见于慢性溶血性贫血,称再障危象,也可见于无溶血病史患者。血象以贫血为主,少数可白细胞和血小板减少,类似急性再障表现。骨髓象骨髓增生活跃到减低不等,以红系减少为主,偶可其他细胞系降低。病程中出现特征性巨大原始红细胞,且该病呈自限性,多1个月恢复。

5. 范可尼贫血 再障合并色素沉着并多发畸形要考虑本病。范可尼突变基因筛查可确诊。

6. 骨髓纤维化、石骨症等 骨髓纤维化体检有巨脾。石骨症可通过骨 X 线片诊断。这两者通过临床症状、体检、骨髓象及骨髓活检病理鉴别出来。如单纯骨髓纤维化不伴脾大，要警惕继发肿瘤。

四、治疗

（一）治疗原则

1. 避免进一步暴露在引起再障的毒物环境条件下。

2. 维持血红蛋白在必要的水平。

3. 预防和处理感染。

4. 决定是否做骨髓移植。

5. 无条件做骨髓移植者，应用其他刺激造血和骨髓增生的治疗。

（二）一般治疗

1. 感染 再障患者粒细胞降低，免疫功能低下，易引起感染，是常见的死因。因此，预防尤为重要。可相对隔离患者，有条件者进入层流室。长期使用抗生素及输粒细胞进行预防是不妥当的。一旦发生感染，应迅速寻找感染部位和致病菌，在细菌未明之前，经验性选择广谱抗生素；继发真菌感染者，可选抗真菌药物。

2. 出血 严重出血是引起再障病儿死亡的重要原因。血小板小于 $20 \times 10^9/L$ 需血小板输注，同时可加用肾上腺皮质激素。但需注意，多次输注血小板可发生同种免疫反应，降低治疗的有效性，故尽可能输辐照血小板。

3. 贫血 输血可减轻贫血症状，但应严格掌握适应证，因再障病程较长，多次输血可使患儿对红细胞亚型、白细胞及血小板产生免疫反应，使以后输血易发生反应，降低输血效果，故应尽可能输辐照红细胞。长期大量输血还可使体内铁负荷增加。

（三）刺激造血

雄性激素直接刺激骨髓多能干细胞；增加促红细胞生成素的产生；促进定向干细胞进入增殖周期。常用药为司坦唑醇（康力龙）0.1mg/(kg·d)分 3 次口服，用药 6 个月以上。部分患者产生依赖，故病情缓解后不易突然停药。雄激素的副作用主要有男性化、肝功能异常、骨成熟加速、骨骺融合提前及水钠潴留。若轻度或中度肝功能异常，仍可继续用药，但剂量须减半并密切观察；或选用十一酸睾酮（不通过肝代谢）40mg/d。

（四）肾上腺皮质激素

肾上腺皮质激素对骨髓造血无刺激作用，但皮质激素有降低毛细血管脆性作用，对血小板减少引起的皮肤和黏膜出血有止血作用，且可拮抗雄激素对儿童骨骼提前融合的副作用。常与雄激素联合应用。泼尼松 1～2mg/(kg·d)，分 2～3 次口服。

（五）免疫抑制剂

对不适用 allo-HSCT 的重型或极重型再障，可采用免疫抑制剂治疗。

1. 抗胸腺细胞球蛋白（ATG）或抗淋巴细胞球蛋白（ALG） 马 ATG 或 ALG 10～15mg/(kg·d)[兔 ATG 或 ALG 2.5～3.5mg/(kg·d)]，用前先做皮肤过敏试验，加地塞米松 2～4mg 静脉滴注，每天一次，疗程 5 天，间歇 2～3 周重复。副作用治疗初期为一过性过敏反应，治疗中可致血小板减少和粒细胞减少,治疗后 2～3 周可出现血清病。增加皮质激素用量和疗程,输注血小板可减少上述副作用的发生和程度。ATG/ALG 为免疫抑制剂,治疗期间又需应用足量皮质激素,加上再障原有粒细胞缺乏和免疫力下降,诸多因素致 ATG/ALG 治疗后可有感染倾向加重,因此,必须给予强有力的支持治疗,包括肠道消毒预防感染、加强隔离、积极成分输血、维持血小板 $>20×10^9/L$。事先应用大剂量免疫球蛋白,对预防感染效果更好。

2.大剂量甲泼尼龙(HDMP) 甲泼尼龙 20～30mg/(kg·d),静脉滴注,每天一次,连用 3 天;继之,每 4～7 天减半量,直至 1mg/(kg·d),根据血象决定维持量。

3.环孢霉素 A(CsA) CsA 联合雄激素、ATG 及泼尼松,疗效可达 55%～75%。用法:CsA 5～8mg/(kg·d),口服,疗程 12～24 个月。一般可先给 7 天负荷量[4～12mg/(kg·d)],之后给维持量[1～7mg/(kg·d)]。副作用是肾毒性及肝脏、神经系统损害。

(六)异基因造血干细胞移植

重型和极重型再障如有 HLA 完全相合同胞供者,异基因造血干细胞移植(HSCT)应作为首选治疗,移植前应尽量减少输血次数以免增加排斥几率。移植的长期治愈率可达 85%～93%。

(七)再障治疗药物的选择

1.轻型再障 主张以雄激素为首选的治疗,如雄激素+肾上腺皮质激素和(或)联合 CSA +支持治疗。

2.重型再障 若有条件,应首选异基因造血干细胞移植(HSCT);其次选用强化免疫抑制治疗(IST)即 ATG 联合 CsA 的治疗+支持治疗。后者有效率为 60%～85%。

五、疗效标准

1.基本治愈 贫血、出血症状消失,血红蛋白达 120g/L(男)、100g/L(女),白细胞 $>4×10^9/L$,血小板 $>80×10^9/L$,随访一年以上无复发。

2.缓解 贫血、出血症状消失,血红蛋白达治愈标准,白细胞 $3.5×10^9/L$ 左右,血小板有一定程度恢复,随访 3 个月病情稳定或继续进步者。

3.明显进步 贫血、出血症状明显好转,不输血,血红蛋白比治前 1 个月增长 $>30g/L$,维持 3 个月不下降。

4.无效 经充分治疗后,不能达到明显进步者。

(王晓莉)

第五节 溶血性贫血概述

由于红细胞寿命缩短、破坏增加,超过骨髓的代偿能力所发生的一类贫血称为溶血性贫血。

一、分类

(一)根据溶血性贫血的病因分类

1.红细胞内在缺陷

(1)红细胞膜缺陷(膜分子病)：如遗传性球形红细胞增多症、遗传性椭圆形红细胞增多症、阵发性睡眠性血红蛋白尿等。

(2)红细胞酶缺陷：葡萄糖6－磷酸脱氢酶(G6PD)缺乏症、己糖激酶缺乏症、丙酮酸激酶缺乏症等。

(3)血红蛋白病：珠蛋白生成障碍性贫血、不稳定血红蛋白病等。

2.红细胞外在异常

(1)免疫性溶血性贫血：自身免疫性溶血性贫血、同种免疫性溶血性贫血、血型不合输血引起的溶血等。

(2)非免疫性溶血性贫血：微血管病性溶血性贫血、感染及理化因素所致的溶血性贫血。

(二)根据红细胞破坏的场所分类

1.血管内溶血　血管内的红细胞被大量破坏，血红蛋白被释放到血液循环。

2.血管外溶血　异常的红细胞在单核－巨噬细胞系统中被破坏。

二、诊断

(一)临床表现

贫血、黄疸、脾大是溶血性贫血最常见的临床表现。

(二)实验室检查

1.确定溶血性贫血是否存在的检查　血常规、网织红细胞、血清胆红素、血浆游离血红蛋白、尿含铁血黄素试验、红细胞寿命等。

2.确定溶血性贫血病因的检查　外周血涂片观察红细胞形态、抗人球蛋白试验(Coombs试验)、红细胞脆性试验、红细胞 G6PD 酶活性测定、血红蛋白分析、基因分析等。

三、治疗

1.输血输液　急性溶血发生时，应输入碱性液体以碱化尿液；若贫血严重需输入浓缩红细胞以改善贫血，对自身免疫性溶血性贫血，因输血可提供大量补体和红细胞，加重溶血，故尽量不予输血。非输血不可时，应输洗涤红细胞，同时加肾上腺皮质激素。合并急性肾功能衰竭的处理参见相关部分。

2.肾上腺皮质激素　是治疗温抗体型自身免疫性溶血性贫血的首选药物，对其他类型的溶血性贫血疗效尚不肯定。

3.切脾　脾大明显，出现压迫症状，或脾功能亢进者，应考虑脾切除治疗。脾切除有肯定疗效的溶血性贫血：遗传性球形红细胞增多症、遗传性椭圆形红细胞增多症；脾切除有一定疗效的溶血性贫血：珠蛋白生成障碍性贫血、不稳定血红蛋白病、温抗体型自身免疫性溶血性贫血；脾切除无效的溶血性贫血：红细胞酶缺乏所致的溶血性贫血。

(王晓莉)

第六节　遗传性球形红细胞增多症

遗传性球形红细胞增多症(hereditary spherocytosis)是红细胞膜缺陷性溶血性贫血，在遗传性溶血性贫血中发病率最高。其特征是不同程度的贫血、黄疸、脾大，血中球形红细胞明显增多和红细胞渗透脆性增加。本病系常染色体显性遗传性疾病,患儿均为杂合子。10%～25%无家族史,可能是基因突变的结果。

一、发病机制

由于红细胞膜的内在缺陷,使凹盘形细胞表面积减少,逐渐变小而厚,接近于球形。红细胞面积储备减少,红细胞变形性能显著减低。同时红细胞内钠盐过多,水分随之进入细胞内,使其容易胀破而发生溶血。最终病变红细胞在单核－巨噬细胞系统(尤其是脾)被扣留、破坏,发生血管外溶血。

二、诊断

(一)临床表现

1.贫血、黄疸和脾大是本病的3大临床特征。贫血为轻一中度,黄疸较轻,常反复发作,多数病儿均有不同程度的脾大,溶血危象时脾脏明显增大,轻度压痛。

2.溶血危象或再障危象 常于病毒感染、劳累或情绪高度紧张后诱发。溶血危象表现为高热、恶心、呕吐、腹痛,同时贫血、黄疸加剧,脾大明显,网红增高。也可诱发再障危象,表现为贫血迅速加重,血液中白细胞和血小板也可明显减少,网红下降,血胆红素减少,骨髓出现再生障碍的表现。溶血危象及再障危象一般7～10天后可自然缓解。

3.胆石症 可并发色素性胆石症,年长儿多见。

(二)实验室检查

1.血象 婴幼儿多中度贫血,年长儿轻度或无贫血。网红增高＞8%,可达20%～70%,白细胞及血小板正常。

2.球形红细胞增多 球形红细胞占红细胞的20%～40%,但部分病例不易见典型小球形细胞,可见圆齿状或针刺状球形细胞或异形细胞。球形细胞并非本病所特有,也可因外来因素损伤正常红细胞膜而发生,常见于温抗体自身免疫性溶血性贫血、化学物品、感染、烧伤等引起的溶血性贫血以及新生儿ABO溶血病等。

3.红细胞盐水渗透脆性试验 75%病例渗透脆性增加;若正常,可行24小时37℃温育后重复进行,渗透脆性试验明显增加,阳性率可达100%。

4.自溶血试验时的自溶血增加至10%～30%(正常4%),若温育前先加入葡萄糖或ATP,则溶血显著减少。

5.骨髓象 红细胞明显增生,尤以晚幼红明显,偶见巨幼变(示合并叶酸缺乏)。

6.血清间接胆红素增高。

(三)鉴别诊断

1.温抗体型自身免疫性溶血性贫血 缺乏阳性家族史,室温下渗透脆性增高不明显者,易误诊为该病。但该病患儿全身情况常较差,贫血程度较重,抗人球蛋白试验阳性。

2.黄疸型肝炎 溶血急性发作时,可误诊为黄疸型肝炎。该病无溶血性贫血的证据,血ALT增高,肝炎病毒标记阳性。

3.新生儿ABO溶血病 血清学检查抗A(或抗B)抗体阳性,血涂片球形红细胞随抗体降低而消失,双亲中血象无球形红细胞增加等有助于鉴别。

三、治疗

脾切除是本病唯一有效的治疗方法。切脾后,虽然球形红细胞仍然存在,但消除了红细胞破坏的场所,红细胞寿命延长,贫血纠正。手术应于4~5岁后进行,以减少术后感染的危险。部分患者有副脾,手术时应注意寻找,以免术后复发。

胆石症应于脾切除前确诊或术时探查,以便术中一并处理。

(王晓莉)

第七节　红细胞葡萄糖－6－磷酸脱氢酶缺乏症

红细胞葡萄糖－6－磷酸脱氢酶缺乏症(glucose－6－phosphate dehydrogenase deficiency),是红细胞葡萄糖－6－磷酸脱氢酶(G6PD)缺乏所致的溶血性贫血,是红细胞酶缺乏所致溶血中最常见的一种。本病系X连锁不完全显性遗传。突变基因在X染色体上,男性缺乏者为半合子,女性杂合子的酶活性可从显著缺乏到接近正常。因此,临床表现也从无症状到发生明显溶血性贫血。

红细胞G6PD缺乏时,还原型三磷酸吡啶核苷(NADPH)生成减少,还原型谷胱甘肽(GSH)减少。在外源性氧化性药物、蚕豆、感染、酸中毒和内源性过氧化物等氧化应激作用下,不能保护红细胞免受氧化损伤,导致红细胞膜蛋白、血红蛋白和其他酶被氧化灭活,红细胞膜完整性受损;血红蛋白肽链上－SH基与GSH发生氧化,形成二硫键,导致血红蛋白变性,形成Heinz小体附着在红细胞膜上,损害膜的完整性,红细胞寿命缩短发生急性血管内溶血。这类溶血的显著特点是在溶血过程中可观察到变性珠蛋白小体(即Heinz小体);另一特点是溶血具有自限性,即当溶血达到高潮后,引起溶血的诱因虽未解除,溶血过程不再发展,代之以逐渐康复过程。可能与新生成的红细胞G6PD活性较高有关。

一、诊断

(一)临床表现

根据病因可分为五种类型。

1.蚕豆病　由于红细胞G6PD缺乏者食用蚕豆、蚕豆制品或接触蚕豆花粉后发生的急性溶血性贫血。蚕豆中含有大量左旋多巴,在酪氨酸酶作用下,可变为多巴醌,后者可使GSH含量减少而发生溶血,发病年龄以1~4岁为多,乳儿可通过吮奶而发病。临床上多于吃蚕豆或其制品(量不定)后数小时至数天内发生急骤的血管内溶血。表现为发热、腹痛、呕吐、黄疸、贫血、血红蛋白尿,严重者可发生休克、急性肾功衰等。溶血持续1~2天至一周左右。及时去除诱因可呈自限性。

2.药物诱发的溶血性贫血　诱发G6PD缺陷者溶血的常见药物有:抗疟药、磺胺类药、退热止痛药(安替比林、非那西汀等)、硝基呋喃类、砜类等。新生儿期应用水溶性维生素K、接触樟脑丸(萘)亦可引起溶血。其临床特点为:①服用药物1~3天内持续溶血性贫血;②急性溶血期10~14天,一周左右贫血最重,7~10天开始好转;③恢复期20~30天,网红增多后逐渐恢复至正常,血红蛋白渐上升至正常。

本病需与免疫性溶血性贫血相鉴别。某些药物(如奎宁等)可诱发免疫性溶血性贫血。

但其间接 Coombs 试验阳性。

3.**新生儿红细胞 G6PD 缺乏溶血症**　主要表现为新生儿黄疸,黄疸多明显,可能与新生儿 GSH 过氧化氢酶活力较低以及肝脏解毒功能不足有关,主要为未结合胆红素增高。贫血可有可无。可无任何诱发因素。

4.**感染诱发的溶血性贫血**　已有报道病毒性肝炎、流感、肺炎、腮腺炎、伤寒等可在 G6PD 缺乏者诱发急性溶血。但机制不明,白细胞吞噬细菌产生的过氧化氢可能与溶血有关。临床上,溶血症状出现在感染发热之后。若积极控制感染,多于发病后 7～10 天溶血逐渐减退,贫血症状逐渐恢复。

5.**遗传性非球形细胞溶血性贫血**　本病是一组红细胞酶缺陷所致的慢性溶血性贫血。其中 1/3 为 G6PD 缺乏,2/3 为红细胞其他酶缺陷。可在无任何诱因下产生慢性溶血。患儿自婴儿或儿童期开始有溶血表现。一般为轻至中度。感染、药物、蚕豆等诱因可引起溶血急性发作。其特征为①新生血液红细胞渗透脆性正常,温育后自溶血加速,但溶血能被葡萄糖或 ATP 部分纠正;②无球形红细胞;③无血红蛋白的异常,抗人球蛋白试验阴性;④脾大,但切脾效果不显著。

(二)实验室检查

1.**高铁血红蛋白还原试验**　高铁血红蛋白还原率小于正常值(正常＞75％),31％～74％为中间型(杂合子),30％以下为显著缺乏(纯合子)。本法简便,可用于筛选试验或群体普查,缺点为假阳性,其结果可受 HbH 病、不稳定血红蛋白血病、高脂蛋白血症、巨球蛋白血症等干扰。

2.**氰化物抗坏血酸试验**　血红蛋白与抗坏血酸接触时能产生过氧化氢,后者可将 G6PD 缺陷的血红蛋白氧化成高铁血红蛋白产生棕色。本法操作简单,缺点亦为有假阳性,在不稳定血红蛋白病及丙酮酸激酶缺乏症时,可出现假阳性结果。

3.**荧光斑点试验**　NADPH 在长波紫外线照射下能显示荧光。G6PD 缺陷的红细胞内 NADPH 少,所以荧光减弱。此法特异性高,采血少,样本在滤纸上可保留较长时间。但需一定设备,基层不易推广。

4.**G6PD 活性测定**　最为可靠,用于鉴定,有确诊价值,但在溶血高峰期及恢复期,酶活性可正常或接近正常。此时应用离心法取底层红细胞或低渗法对衰老的红细胞进行 G6PD 测定,或 2～4 个月后再进行复查。正常值为 $2.8～7.3 U/gHb$。

二、治疗

本病为自限性。诊断后首先应去除诱因。

轻症者在急性期,一般支持疗法和补液即可;重症者注意水、电解质平衡,纠正酸中毒;对严重贫血者应输入全血;此外应及时防治休克、急性肾功能不全及心功能不全。肾上腺皮质激素的疗效尚有争论,对危重患者可短程大剂量应用。

(王晓莉)

第八节　珠蛋白生成障碍性贫血

珠蛋白生成障碍性贫血又称地中海贫血、海洋性贫血,是由于常染色体的遗传缺陷,使一种或几种正常珠蛋白肽链合成减少或不能合成,结果血红蛋白量减少而产生的贫血。因本病实际上遍布全世界,故有人建议改为珠蛋白生成障碍性贫血。

正常人血红蛋白主要为 HbA($\alpha_2\beta_2$)占血红蛋白总量的 95%~97%,其次为 HbA$_2$($\alpha_2\delta_2$)占 2%~3%,HbF($\alpha_2\gamma_2$)是胎儿期血红蛋白的主要成分,出生时占 70%,4 个月占 7%,2 岁后同成人,占 2%以下。

珠蛋白生成障碍性贫血主要分为 2 大类:α 链的合成受抑制者称为 α 珠蛋白生成障碍性;β 链的合成受抑制者称为 β 珠蛋白生成障碍性贫血。

根据 β 珠蛋白生成障碍性贫血的临床表现,分为两种类型。症状极严重者称为重型 β 珠蛋白生成障碍性贫血或 Cooley 贫血;症状轻微或无症状者称为轻型 β 珠蛋白生成障碍性贫血。

一、重型 β 珠蛋白生成障碍性贫血

本病是 β 珠蛋白生成障碍性贫血的纯合子状态。其基本缺陷为 β 珠蛋白链的合成严重受抑制,γ 链代偿性合成增加而产生血红蛋白 F(HbF),HbF 对氧的亲和力比 HbA 高,故造成组织缺氧,刺激红细胞生成素的分泌,从而引起骨髓代偿性增生,骨髓腔扩张导致骨骼畸形。

少数纯合子 β 珠蛋白生成障碍性贫血患儿症状较轻,贫血中度,脾脏轻度至中度肿大,骨骼变化不显著,不定期输血可存活至成年。称为中间型 β 珠蛋白生成障碍性贫血。

(一)临床表现

患儿出生时无症状,8~9 个月后贫血明显,并逐渐加重,可有轻度黄疸。一般抗贫血治疗无效,至 3 岁左右脾肿大显著,并引起相应压迫症状。此外尚有生长迟缓、体弱、消瘦、易感染,但智力正常。颧骨隆起、鼻梁塌陷和眉间距增宽,构成特殊面容。

(二)实验室检查

1.周围血红蛋白多为 50g/L 以下,红细胞明显低色素、大小不等,多为小细胞性,靶形红细胞、嗜点彩红细胞多见,网织红细胞相对增多不明显。血片或骨髓片用甲紫或煌焦油蓝染色后,在幼红细胞和网织红细胞内可见包涵体,红细胞脆性显著降低,血清铁和铁饱和度增高,骨髓中幼红细胞增生明显,铁的储存量多,铁粒幼细胞中的铁小粒增多。

2.血红蛋白 HbF 多为 30%~60%,也可高达 90%;HbA 可少量、中等量或完全消失。

3.骨骼 X 线检查 骨皮质变薄,板障增宽,骨小梁条纹清晰,给人以"头发直立"的印象,指骨和掌骨出现嵌花样骨质疏松和脱钙;长骨的皮质也变薄,髓腔增宽,偶可发生病理性骨折。

(三)诊断标准

1.有较早出现的严重溶血性贫血的相应临床表现,如出生后不久出现进行性贫血、黄疸、发育不良、肝脾大、骨骼改变如颧骨隆起、眼距增宽、骨皮质变薄、髓腔增宽、外板骨小梁条纹清晰呈直立的毛发样等,可有病理性骨折。

2.实验室检查 Hb<60g/L,呈小细胞低色素性贫血,外周血可出现有核红细胞。红细胞形态不一,大小不均,有靶形红细胞(在 10%以上),网织红细胞增多,骨髓中红细胞系统极度增生,血红蛋白电泳示 HbF>30%。

凡临床有重度溶血性贫血的表现,HbF>30%者可诊断 β 珠蛋白生成障碍性贫血。家系

调查可证明患儿父母为轻型β珠蛋白生成障碍性贫血；个别轻型患者的诊断需做α和β珠蛋白链的合成比率测定和基因分析。

（四）治疗

治疗目的是使患儿的一般生活接近正常，尽量延迟血色病的发生。

1.输血 需定期输血。

（1）一般输血：在贫血过于严重时，才给输血，使血红蛋白维持在70g/L，但这种输血仅暂时解除了严重贫血引起的症状，并没有抑制红细胞的生成，因而，由红细胞过度增生所致的并发症如骨骼畸形、脾大并不为之改善。

（2）高输血疗法：定期输血，使血红蛋白维持在100g/L以上。可防止本病许多病理生理改变造成的不良后果，效果较好，可延缓血色病的出现。方法：婴儿期出现贫血时开始输血，使血红蛋白升至130～140g/L，以后每6周输血一次，经常保持血红蛋白在100g/L以上。输入的血液最好用洗涤过或用冷冻法保存的红细胞，以减少输血反应。但该疗法仍不能挽救患者的生命，仅可改善一般健康水平。

2.脾切除 适应证如下。

（1）脾功能亢进。

（2）巨脾引起压迫症状。

（3）输血的需要量增加。

切脾应尽量延迟至5岁以后，慎防切脾后的严重感染。

3.铁螯合剂 当血清铁蛋白大于$1000\mu g/L$时，可选用铁螯合剂，以加速体内铁的排泄。去铁胺每日25mg/kg静脉滴注或皮下注射，可同时加用维生素C以增强疗效。去铁酮是一种口服活性铁螯合剂，剂量为每日75～100mg/kg，分3次口服。

4.其他 造血干细胞移植，在分子生物学水平治疗本病，阻止γ链合成并转变为β链合成，使α链与β链得到平衡。

（五）预防

男女双方如均系β珠蛋白生成障碍性贫血的杂合子，应禁止结婚。流行地区对于可疑胎儿，可进行产前诊断。用羊水细胞，以限制性内切酶消化，对DNA进行分析，诊断重型β珠蛋白生成障碍性贫血。

二、轻型β珠蛋白生成障碍性贫血

本病即为杂合子β珠蛋白生成障碍性贫血。在患儿父母中至少有一人患有同样的疾病，症状轻重不一致。HbA_2轻度增高是该病较可靠的诊断依据。

（一）诊断标准

1.无症状或有轻度贫血表现，感染时贫血加重，肝脾无肿大或轻度肿大。

2.实验室检查 血红蛋白稍降低或正常，周围血中可有少量靶形红细胞，红细胞轻度大小不均，$HbA_2 > 3.5\%$，HbF正常或轻度增加（不超过5%）。

3.遗传 父或母为β珠蛋白生成障碍性贫血的杂合子。

4.除外其他珠蛋白生成障碍性贫血和缺铁性贫血。

（二）治疗

贫血较轻或无贫血的患儿不需治疗。但应注意防治感染，贫血较重，且有自觉症状者可以输血。一般不需切脾。

三、α 珠蛋白生成障碍性贫血

α 珠蛋白生成障碍性贫血是 α 链合成受到抑制，因而含有 α 链的 HbA、HbA₂ 及 HbF 生成均减少，多余的 γ 链聚合成 Hb Bart's(γ_4)，多余的 β 链则聚合成 HbH(β_4)，这两种血红蛋白对氧具有高度的亲和力，故当红细胞中含有 Hb Bart 或 HbH 时就不能为组织提供充分的氧，造成组织缺氧。根据临床表现分为四个类型。

（一）静止型 α 珠蛋白生成障碍性贫血

基因缺陷为缺失一个 α 链基因导致 α 链合成部分抑制，其特点为：①无临床及血液学异常表现；②出生时血液中 Hb Bart's1%～2%，3 个月后消失。如能证明父母一方有 α 海洋性贫血，大体可成立诊断。进一步确诊应检测 α、β 珠蛋白链合成比率及基因分析。

（二）标准型 α 珠蛋白生成障碍性贫血

基因缺陷为缺失 2 个 α 链基因导致 α 链合成完全抑制。可产生一定量的过剩 β、γ 链，形成相应的四聚体：①可无贫血或有轻度小细胞低色素性贫血；②MCV、MCH 和 MCHC 均降低；③外周血涂片红细胞明显大小不等，中央浅染，异型，偶见靶形，碎片；④煌焦油蓝染色 H 包涵体可阳性；⑤红细胞渗透脆性降低，红细胞寿命缩短；⑥脐血 Hb Bart 3.4%～14%。如有上述情况能除外其他轻型珠蛋白生成障碍性贫血和缺铁性贫血，能证明父母一方有 α 珠蛋白生成障碍性贫血，大体可诊断。进一步确诊依靠 α、β 珠蛋白肽链合成比率及基因分析。

（二）血红蛋白 H 病（HbH 病）

本病是 α 珠蛋白生成障碍性贫血的中间型。在我国，HbH 基因型种类较多，但多属于非缺失型 α 珠蛋白生成障碍性贫血基因，即 α 链基因结构基本正常，但功能受到严重抑制。

HbH 很不稳定，在红细胞内易发生沉淀，损害胞膜，使红细胞生存时间缩短，发生溶血性贫血，临床表现轻重不一。多数患者轻—中度贫血，可有脾大，间歇发作轻度黄疸。多无骨骼改变。外周血可见红细胞低色素明显，嗜碱性点彩细胞易见，红细胞渗透脆性降低，煌焦油蓝染色示大量红细胞含有包涵体。出生时，Hb Bart5%～20%，仅有少量 HbH，以后 Hb Bart 仅微量，HbH 增至 5%～30%，一般不超过 40%，HBF 多正常。

本病无特效治疗。应注意防治感染和避免服氧化性药物；贫血严重者可输血。重型及中度贫血（<80g/L），无黄疸者切脾疗效佳，可使 Hb 升至 110g/L，Hb>80g/L 及慢性溶血性黄疸者切脾无效。

（四）血红蛋白 Bart 胎儿水肿综合征

是重型 α 珠蛋白生成障碍性贫血，因控制 α 链合成的 4 个基因均缺失，故无 α 链合成。大量未结合的 γ 链聚合成 γ_4 即 Hb Bart，引起胎儿严重的组织缺氧，多在妊娠 30～40 周时死亡或发生流产或早产后很快死亡。胎儿全身水肿，皮肤黏膜明显苍白，轻度黄疸，肝脾大，肝大比脾大明显。血红蛋白电泳为 Hb Bart，即可确诊。

本病为致死性，无特效治疗。需做好遗传咨询工作，避免标准型或中间型 γ 珠蛋白生成障碍性贫血患者结婚。

（王晓莉）

新编临床
儿科疾病诊断治疗学

（下）

卫　丽等◎主编

吉林科学技术出版社

第九节 自身免疫性溶血性贫血

自身免疫性溶血性贫血(autoimmune hemolytic anemia,AHA)是由于机体免疫功能紊乱,产生针对自身红细胞的抗体和(或)补体,吸附于红细胞表面,使红细胞破坏加剧,发生的一组溶血性贫血。这种溶血性贫血可以是整个免疫系统功能紊乱的一部分,也可以单独存在。根据自身抗体作用在红细胞所需的最合适温度,可分为温抗体型和冷抗体型。冷抗体型包括冷凝集素综合征和阵发性冷性血红蛋白尿。诱发因素常为病毒感染、药物、恶性肿瘤等。

一、诊断

(一)临床表现

AHA可发生在儿科所有年龄,临床症状与溶血的部位及溶血发生的速度有关系。若是冷抗体所致,则遇冷即可发病。

快速血管内溶血者可发生寒战、高热、腹痛、血红蛋白尿。常无肝脾、淋巴结肿大,黄疸也不明显。

当血管外溶血时,溶血发生较慢。可渐出现苍白、疲乏和黄疸,也可伴低热。体检常见明显的脾大、中等程度的肝大,一般无淋巴结肿大。

(二)实验室检查

实验室检查结果主要取决于红细胞破坏的程度和机体的代偿反应。

1.外周血可见红细胞碎片、小球形红细胞、嗜多染性红细胞,偶可见有核红细胞。网织红细胞常与溶血程度呈比例地升高。白细胞及血小板一般正常,偶见减少。骨髓普遍呈增生反应。

2.直接抗人球蛋白试验(直接Coombs试验) 是测定吸附在红细胞膜上不完全抗体和补体的较敏感的方法,为诊断AHA的重要实验室指标。抗人球蛋白抗体是多价的,与不完全抗体的Fc段相结合,起搭桥作用,最后导致致敏红细胞相互凝集。但如果红细胞上吸附抗体太少,常致该试验阴性。另外,如果自身抗体属于IgM或IgA类型,则与抗IgG抗血清进行试验也呈阴性结果。此外,实验操作时,红细胞洗涤不够或洗涤过度均可出现假阴性。

3.间接抗人球蛋白试验(间接Coombs试验) 若AHA患者血浆有游离抗体,可用该试验测定。本实验阳性者可将患者血清分别在20℃及37℃与胰蛋白酶或菠萝蛋白酶处理的红细胞进行溶血及凝集试验。温抗体型AHA仅在37℃时溶血试验呈弱阳性反应,而凝集试验则为强阳性反应。冷凝集素综合征者仅在20℃时,溶血及凝集试验均为强阳性反应。

4.冷凝集素试验 正常人血浆中含有非特异性冷抗体,其滴度在1:64以下,本病冷凝集素滴度可高达1:2000以上。本试验对冷凝集素综合征,有重要的诊断价值。

5.冷热溶血试验 冷热抗体在16℃时,吸附于细胞上,当温度升高时,抗体与细胞分离,但补体却作用于致敏红细胞而发生溶血。可诊断阵发性冷性血红蛋白尿。

(三)诊断标准

1.温抗体型自身免疫性溶血性贫血

(1)近4月内无输血或特殊药物服用史,如直接抗人球蛋白试验阳性,结合临床表现和实验室检查,可诊断为温抗体型AHA。

(2)如抗人球蛋白试验阴性,但临床表现较符合,肾上腺皮质激素或脾切除术有效,排除其他溶血性贫血,可诊断为抗人球蛋白试验阴性的 AHA。

2.冷凝集素综合征(CAS)

(1)遇冷出现耳廓、鼻尖、手指发绀,加温后消失。贫血、黄疸均较轻,一般无脾肿大。

(2)冷凝集素试验阳性。效价可达 1:1000。

(3)直接抗人球蛋白试验阳性,几乎均为 O 型。

3.阵发性冷性血红蛋白尿症(PLH)

(1)受寒后,急性血管内溶血发作史,主要表现为寒战、高热、腹痛、血红蛋白尿,贫血明显。

(2)冷热溶血试验阳性。

(3)抗人球蛋白试验阳性,为 C3 型。

二、治疗

1.一般治疗 积极治疗原发疾病或立即停用引起溶血的药物。

2.肾上腺皮质激素 对于温抗体型 AHA,肾上腺皮质激素为首选药。泼尼松 1～2mg/(kg•d),分 3～4 次口服。经 3～4 周病情好转(红细胞比容达 30%)后逐渐减量,不可过快减量,否则溶血和贫血又会加重,以最小量(2.5～10mg/d)维持数月至数年,直至溶血指标阴性、直接抗人球蛋白试验阴性时可停药。如治疗持续 3 周而贫血不减轻者,可认为治疗无效。

3.免疫抑制剂 皮质激素无效或依赖时使用免疫抑制剂或联合用药。可选用环磷酰胺、6-MP、硫唑嘌呤及环孢素 A 等。

4.输血 一般应避免输血,若贫血严重,可输洗涤过的红细胞。对冷抗体型,输血时应加温至 37℃,以减少溶血。

5.脾切除术 当肾上腺皮质激素治疗无效,而有严重贫血者,可考虑脾切除。但对冷凝集素综合征,肾上腺皮质激素及切脾均无疗效。

6.IVIG 治疗 对危重患者,可静脉注射大剂量丙种球蛋白,400mg/(kg•d),3～5d 为一疗程。

(王晓莉)

第十节 出血性疾病概述

正常止血机制有赖于完整的血管系统及其正常功能,正常的血小板数量和质量,以及凝血、抗凝血 2 种机制的动态平衡。若任何环节发生异常,均可导致出血,称之为出血性疾病(hemorrhagic diseases)。临床以自发性出血或轻微外伤后出血难止为其特征。

一、分类

(一)血管异常性疾病

较常见者有过敏性紫癜、维生素 C 缺乏症、遗传性出血性毛细血管扩张症等。

(二)血小板异常性疾病

1.血小板数量异常 特发性血小板减少性紫癜、多种原因引起的继发性血小板减少性紫癜、原发性及继发性血小板增多症等。

2.血小板功能异常 血小板无力症、巨血小板综合征、贮存池病等。

(三)凝血因子异常性疾病

1.凝血因子缺乏或质异常 ①先天性:如血友病 A(因子缺乏)、血友病 B(因子Ⅸ缺乏)、凝血因子Ⅺ缺乏、纤维蛋白原缺乏症、血管性血友病以及其他凝血因子缺乏症等。②获得性:如新生儿出血症、晚发性维生素 K 缺乏症等。

2.抗凝血机制异常 抗凝物质增多引起的出血多为后天获得性,如弥散性血管内凝血等。

二、诊断

(一)临床表现

自幼即有自发出血或轻伤后出血不止者,常提示遗传性出血性疾病。反复发作的四肢对称性皮肤瘀点、瘀斑,且伴关节肿痛、腹痛者多见于过敏性紫癜;出血伴有皮肤或黏膜成簇毛细血管扩张,见于遗传性毛细血管扩张症;自发性皮肤出血点或瘀斑、黏膜出血、伤口渗血难止而压迫止血有效,见于血小板减少性紫癜、血管性血友病、血小板无力症等;自发性深部组织出血、轻微外伤后或手术后伤口渗血不止,多见于血友病等凝血因子缺乏症。

(二)实验室检查

出血性疾病种类繁多,实验室检查对出血性疾病的诊断具有重要的意义,但必须结合病史、体格检查,做全面分析。一般先作筛查试验,初步了解止血机制受损环节,并进一步作有关的特殊检查以便查明病因。筛查项目包括血小板计数(PC)、毛细血管脆性试验(CFT)、出血时间(BT)、凝血时间(CT)(试管法)、凝血酶原时间(PT)、活化部分凝血活酶时间(APTT)、凝血活酶生成试验(TGT)及血块收缩试验(CUT)。常见的实验室筛查试验及临床意义见表9-3,表9-4。

表9-3 出血性疾病常用的筛查试验及临床意义

血小板计数	出血时间	血块收缩	临床意义
减少	延长	不佳	血小板减少性紫癜
正常	延长	正常	血管性血友病,血小板病,服阿司匹林后
正常	延长	不佳	血小板无力症

表9-4 凝血异常常用的筛查试验及临床意义

PT	KPTT	TT	临床意义
正常	延长	正常	FⅧ、FⅨ、FⅪ、FⅫ减少、VWD 或抗凝物质存在
延长	正常	正常	FⅦ减少、凝血酶原复合物中度减少(如治疗、肝病及维生素 K 缺乏症)
延长	延长	正常	纤维蛋白原、凝血酶原、FV、FX减少、DIC 或有抗凝物质
延长	延长	延长	先天性纤维蛋白原减少、类肝素物质、纤维蛋白原降解产物

(王晓莉)

第十一节 原发性免疫性血小板减少症

原发性免疫性血小板减少症(primary immune thrombocy topenia)是儿童最常见的出血

性疾病,过去也称"特发性血小板减少性紫癜(idiopathic thrombocytopenic purpura)"。目前,更倾向于命名为"免疫性血小板减少症",避免使用"特发性",而选择"免疫性",以强调其免疫相关的疾病机制,仍保留 ITP 的缩写。其主要临床特点是皮肤、黏膜自发性出血,血小板减少,出血时间延长,血块收缩不良,束臂试验阳性,骨髓巨核细胞数正常或增多、伴成熟障碍。患者血循环中存在抗血小板抗体导致血小板破坏增多,并可引起巨核细胞生成血小板减少。

一、诊断

(一)临床表现

皮肤黏膜出血是 ITP 最常见的临床表现,多为出血点,亦见瘀斑,可伴鼻或齿龈出血、胃肠道出血、血尿等。极少数病例发生颅内出血,预后严重。10%~20%病例脾脏轻度肿大。本病呈自限性经过,85%~95%的患儿于 6~12 个月内自然痊愈,约 10%转为慢性型。病死率约为 1%。

(二)实验室检查

1.血常规 血小板计数减少,出血不严重者多无红、白细胞改变。血小板形态(如大血小板或小血小板)、白细胞和红细胞的数量和形态有助鉴别先天性血小板减少症和继发性血小板减少症。

2.骨髓检查 巨核细胞增多或正常,伴成熟障碍。典型 ITP 无需骨髓检查;骨髓检查的主要目的是排除其他造血系统疾病。

3.血小板膜抗原特异性自身抗体 单克隆抗体特异性俘获血小板抗原试验法,特异性和敏感性较高,有助鉴别免疫性与非免疫性血小板减少。

4.其他有助于鉴别继发性血小板减少的检查 如免疫性疾病相关的检查及病毒病原检查等。

(三)分型

1.新诊断 ITP(newly diagnosed ITP) 病程小于 3 个月。

2.持续性 ITP(persistent ITP) 病程 3~12 个月。

3.慢性 ITP(chronic ITP) 病程大于 12 个月。

二、治疗

儿童 ITP 多为自限性,治疗更多地取决于出血的症状,而非血小板计数。当血小板计数 $\geqslant 20 \times 10^9/L$,无活动性出血表现,可先观察随访,不予治疗。在此期间,必须动态观察血小板计数的变化;如有感染需抗感染治疗。

(一)一般疗法

1.适当限制活动,避免外伤。

2.有或疑有细菌感染者,酌情使用抗感染治疗。

3.避免应用影响血小板功能的药物,如阿司匹林等。

4.慎重预防接种。

(二)ITP 的一线治疗

血小板计数 $< 20 \times 10^9/L$ 和/或伴活动性出血,建议使用以下治疗,一般无需血小板输注。

1.肾上腺糖皮质激素 常用泼尼松,剂量从 1.5~2mg/(kg·d)开始(最大不超过 60mg/

d),分次口服,血小板计数≥$100×10^9$/L 后稳定 1～2 周,逐渐减量直至停药,一般疗程 4～6 周。也可用等效剂量的糖皮质激素代替。糖皮质激素治疗 4 周,仍无反应,说明治疗无效,应迅速减量至停用。应用时,注意监测血压、血糖的变化及胃肠道反应,防治感染。

2.静脉输注免疫球蛋白(IVIg)治疗　常用剂量 400mg/(kg・d)×(3～5d);或 0.8～1.0g/(kg・d),用 1 天或连用 2 天,必要时可以重复。

3.静脉输注抗－D 免疫球蛋白　用于 Rh(D)阳性的 ITP 患儿,提升血小板计数作用明显。用药后可见轻度血管外溶血。常用剂量 50～75μg/(kg・d),疗程 1～3 天。

(三)ITP 的二线治疗

对一线治疗无效病例需对诊断再评估,进一步除外其他疾病。然后根据病情酌情应用以下二线药治疗。

1.药物治疗

(1)大剂量肾上腺糖皮质激素:①冲击阶段:地塞米松 1.0～1.5mg/(kg・d),最大量不超过 40mg/d 或氢化考的松 10～20mg/(kg・d)或甲泼尼龙 10～30mg/(kg・d),加入葡萄糖液中静脉点滴,共 5～7 天。②维持阶段:泼尼松用法同上。地塞米松 0.6mg/(kg・d),连用 4 天,每 4 周一疗程,4～6 个疗程。鉴于大剂量糖皮质激素对血压、血糖、行为异常等的影响,应密切观察,同时使用胃黏膜保护剂。

(2)抗 CD20 单克隆抗体(Rituximab,利妥昔单抗):标准剂量方案 $375mg/m^2$,静脉滴注,每周一次,共 4 次;小剂量方案 100mg/次,每周一次,共 4 次。一般在首次注射 4～8 周内起效。使用时多数儿童耐受良好,但可出现血清病。使用半年内应注意获得性体液免疫功能低下。

(3)促血小板生成剂:对于严重出血,一线治疗无效可选用。

重组人血小板生成素(TPO):剂量 1.0μg/(kg・d)×14d,观察疗效。

血小板生成素受体激动剂 Romiplostim(Nplate,AMG531):首次应用从 1μg/kg 每周一次皮下注射开始,若血小板计数<$50×10^9$/L 则每周增加 1μg/kg,最大剂量 10μg/kg。若持续 2 周血小板计数≥$200×10^9$/L,开始每周减量 1μg/kg。血小板计数≥$400×10^9$/L 时停药。若最大剂量应用 4 周,血小板计数不升,视为无效,停药。Eltrombopag(SB－497115－GR):是一种人工合成的非肽链小分子,用法:25～75mg/kg,饭后口服,每天一次。

(4)免疫抑制剂及其他治疗:常用的药物包括硫唑嘌呤、长春新碱、环抱素 A 及干扰素等,可酌情选择。①长春新碱每次 $1.5mg/m^2$ 或 0.05mg/kg(总量<2mg),静脉滴注,每周 1 次,连用周。②环磷酰胺 2～3mg/(kg・d),分 1～3 次口服,或每次 300～$600mg/m^2$,每周一次,可连用 4～6 周。③硫唑嘌呤 1～3mg/(kg・d),分次服,用药 1 月～数月。④环孢素 A 5～8mg/(kg・d),分 2 次口服,用药 2～3 个月。

免疫抑制剂治疗儿童 ITP 的疗效不肯定,毒副作用较多,应慎重选择且密切观察。

2.脾切除术　脾切除指征可参考以下指标:①经以上正规治疗,仍有危及生命的严重出血或急需外科手术者。②病程>1 年,年龄>5 岁,且有反复严重出血,药物治疗无效或依赖大剂量糖皮质激素维持(大于 30mg/d)。③病程>3 年,血小板计数持续<$30×10^9$/L,有活动性出血,年龄>10 岁,药物治疗无效者。④有使用糖皮质激素的禁忌证。

鉴于儿童患者的特殊性,应严格掌握适应证,尽可能地推迟切脾时间。在脾切除前,必须对 ITP 的诊断重新评价,骨髓巨核细胞增多者方可考虑脾切除术。

（四）ITP 的紧急治疗

若发生危及生命的出血,应积极输注浓缩血小板制剂以达迅速止血的目的。同时选用甲基强的松龙冲击治疗 10～30mg/(kg·d)共用 3 天,和(或)静脉输注丙种球蛋白 1g/(kg·d)连用 2 天,以保证输注的血小板不被过早破坏。

三、疗效判断标准

1. 完全反应　治疗后血小板计数≥100×10⁹/L 且没有出血表现。

2. 有效　治疗后血小板计数≥30×10⁹/L,并且至少比基础血小板数增加两倍,且没有出血表现。

3. 激素依赖　需要持续使用皮质激素,使血小板计数>30×10⁹/L 或避免出血。

4. 无效　治疗后血小板计数<30×10⁹/L 或者血小板数增加不到基础值的两倍或者有出血表现。

在 ITP 的疗效判断时,应至少检测两次血小板计数,两次检测之间间隔 7 天以上。

四、预后

儿童 ITP 预后良好,80%～90%的病例在 12 个月内血小板计数恢复正常,10%～20%发展为慢性 ITP,约 30%的慢性 ITP 患儿仍可在确诊后数月或数年自行恢复。儿童 ITP 尽管大多数患者在病程中出现血小板计数明显降低,但是发生严重出血的比例很低,颅内出血的发病率为 0.1%～0.5%。约 3%的儿童慢性 ITP 为自身免疫性疾病的前驱症状,经数月或数年发展为系统性红斑狼疮、类风湿病或 Evans 综合征等。

（王晓莉）

第十二节　血友病

血友病(hemophilia)是一组遗传性的出血性疾病,呈 X 性联隐性遗传。由于缺乏血浆凝血因子,而表现为轻微损伤后有长时间出血倾向。临床上分为血友病 A(凝血因子Ⅷ缺陷症)和血友病 B(凝血因子Ⅸ缺陷症)两型。

一、诊断

本病是 X 连锁隐形遗传性出血性疾病,绝大多数患儿是男性,女性罕见,通过详细地询问出血病史、家族史(如果无家族史也不能除外)、临床表现和实验室检查可以明确诊断。

（一）临床表现

血友病患儿绝大多数为男性,临床特点是延迟、持续而缓慢的渗血,出血频度与部位取决于患儿体内的凝血因子水平。重型患儿常在无明显创伤时自发出血,中型患儿出血常有某些诱因。轻型极少出血,常由明显外伤引起,患儿常在外科手术前常规检查或创伤后非正常出血才被发现。

重型患儿关节出血常反复发生并在学龄期后逐步形成血友病性关节病,不仅致残而且影响患儿就学及参与活动,影响其心理发育。

血友病 A 和 B 的临床表现相似,很难依靠临床症状鉴别。

（二）实验室检查

由于血友病无特异性临床表现，实验室检查尤为重要。

1.筛选试验 内源途径凝血试验（部分凝血活酶时间，APTT）、外源途径凝血试验（凝血酶原时间，PT）、纤维蛋白原（Fg）或凝血酶时间（TT）、出血时间、血小板计数、血小板聚集试验等。以上除 APTT 外，其他试验均正常。

2.确诊试验 因子Ⅷ活性（FⅧ:C）测定和因子Ⅸ活性（FⅨ:C）测定可以确诊血友病 A 和血友病 B，并对血友病进行临床分型（见表 9-3）。

3.基因诊断试验 主要用于携带者检测和产前诊断。血友病的产前诊断可在妊娠 8～10 周进行绒毛膜活检确定胎儿的性别以及通过胎儿的 DNA 检测致病基因；在妊娠的 15 周左右可行羊水穿刺进行基因诊断。

（三）分型

根据患儿血浆中 FⅧ或 FⅨ的水平将血友病临床严重程度分为 3 型。见表 9-5。

表 9-5 血友病 A/B 临床分型

因子活性水平	临床分型	出血症状
>5%～40%	轻型	手术或外伤可致非正常出血
1%～<5%	中型	小手术/外伤后可有严重出血，偶有自发出血
<1%	重型	肌肉或关节自发性出血，血肿

（四）鉴别诊断

1.血管性血友病（vWD） vWD 是常染色体显性遗传性疾病，患者常见的临床症状是皮肤和黏膜出血，如鼻出血，手术或拔牙后出血难止以及青春期女患儿月经过多等。根据不同的类型，vWD 患者出血的严重程度差异很大。由于 vWD 患者的出血病史和临床症状无特异性，因此确诊 vWD 必须依赖于实验室检查。实验室检查常表现为：①出血时间延长，凝血时间正常，血小板计数和形态正常，阿司匹林耐量试验阳性（慎用），APTT 延长或正常。②血小板黏附率降低或正常，加瑞斯托霉素诱发血小板聚集试验降低。③血浆因子Ⅷ:C、vWF:Ag 降低或正常。本病无特效治疗方法，可使用冷沉淀行替代治疗。

2.获得性凝血因子缺乏 比较常见的有维生素 K 依赖性凝血因子缺乏、肝功能衰竭和弥散性血管内凝血。除出血外常有诱因，起病急，病程短，实验室检查还有 APTT 以外试验室异常。儿童患者常在病毒感染后出现一过性凝血因子抑制物，但很快恢复，很少引起严重性出血。

3.获得性血友病 抗 FⅧ抗体属自身免疫抗体，多成年发病，很少关节畸形，但往往表现为软组织血肿。既往无出血史，无阳性家族史，男女均可发病，有原发和继发性之分。抗体筛选试验（APTT 延长的纠正试验）和抗体滴度测定（Bethesda 法）以诊断因子抑制物阳性。

4.遗传性凝血因子Ⅺ缺乏 过去被定义为血友病丙，但由于遗传方式和疾病特点与血友病不同而从血友病中分出。本病系常染色体隐性遗传性疾病，男女均可发病，自发性出血少见。实验室检查 APTT 延长，FⅪ:C 降低。

二、治疗

替代治疗是血友病目前最有效的止血治疗。

（一）按需治疗

有出血表现时输入相应的凝血因子制品。

1.治疗原则　早期,足量,足疗程。

2.制剂选择　血友病 A 首选 FⅧ浓缩制剂或基因重组人 FⅧ,其次可以选择冷沉淀;血友病 B 首选 FⅨ浓缩制剂或基因重组人 FⅨ或凝血酶原复合物;如上述制剂均无法获得,可选择新鲜冰冻血浆。伴随抑制物患者,可选用凝血酶原复合物(PCC)或重组人活化的凝血因子Ⅶ(rhFⅦa)制剂。

3.治疗剂量

FⅧ首次需要量＝(需要达到的 FⅧ浓度－患者基础 FⅧ度)×体重(kg)×0.5;

应每 8～12 小时输注首剂一半,直到出血停止或伤口结痂。

FⅨ首次需要量＝(需要达到的 FⅨ浓度－患者基础 FⅨ浓度)×体重(kg);

在首剂给予之后每 12～24 小时输注首剂一半,直到出血停止或伤口结痂。

4.剂量和疗程　国内多使用下列治疗水平(表 9－6)。

表 9－6　血友病凝血因子制品治疗的剂量和疗程

出血程度	欲达因子水平(%)	疗程(天)
极重度(颅内出血)及大手术	60～80	10～14
重度(威胁生命出血:包括消化道、腹腔、咽喉、髂腰肌等)	40～50	7～10
中度(关节、非危险部位肌肉等出血)	30～40	5～7
轻度(皮下、非危险部位软组织等出血)	20～30	3～4

5.手术等创伤性操作　血友病患儿可以进行有适应证的所有外科手术,但应注意:①手术前:中、重型患儿:抗体检测和/或试验性治疗并检查回收率,制定因子使用方案,计算好因子的需要量并充分准备。轻型或中型:1－去氨基－8－D－精氨酸加压素(DDAVP)试验有效患儿,可根据手术类型选择 DDAVP。②手术中和围手术期:密切观察患儿出血情况,如有意外出血,则需要立即进行凝血状态评估。

(二)辅助治疗

1.RICE(休息 rest、冷敷 ice、压迫 compression、抬高 elevation)原则　急性出血时执行,在没有因子的情况下也可部分缓解关节、肌肉出血。

2.抗纤溶药物　适用于黏膜出血,但禁用于泌尿道出血并避免与凝血酶原复合物(PCC)同时使用。使用剂量:静脉用氨甲环酸 10mg/(kg・次)[口服 25mg/(kg・次)],6－氨基己酸 50～100mg/(kg・次),每 8～12 小时一次,＞30 公斤体重剂量同成人。也可漱口使用,尤其在拔牙和口腔出血时。该药的使用时间不宜超过 2 周。

3.DDAVP 针剂　世界血友病联盟推荐轻型血友病 A 首选,适用于＞2 岁患者,重型患者无效。需要进行预试验,有效患者(因子浓度升高＞30%或较前上升＞3 倍)才可以在某些治疗(因子浓度提高范围内可治疗的出血)时使用,或在因子短缺的情况下同因子制品一起使用,减少因子制品的使用量。试验有效的患儿也可使用专供血友病患者使用的 DDAVP 鼻喷剂喷鼻来控制轻微出血。

4.止痛药物　根据病情选用对乙酰氨基酚和(弱、强)阿片类药物,禁用阿司匹林和其他非甾体类抗炎药。

5.补铁治疗　当反复出血时,患儿(尤其是年幼儿)常造成失血性缺铁性贫血,此时需要补充铁剂,纠正贫血。

6.物理治疗和康复训练　可以促进肌肉、关节积血吸收,消炎消肿,维持正常肌纤维长度,维持和增强肌肉力量,维持和改善关节活动范围。在非出血期积极、适当的运动对维持身体肌肉的强壮并保持身体的平衡以预防出血非常重要。

（三）预防治疗

预防治疗是有规律地输入凝血因子,保证血浆中的因子（FⅧ∶C/FⅨ∶C）长期维持在一定水平,从而减少反复出血、致残,力争患儿能够健康成长。初级预防是指婴幼儿在确诊后第1~2次出血时或2岁前即开始实施预防治疗。次级预防是指婴幼儿/患儿有明显的靶关节出血/关节损害后,开始预防治疗。重型患者和有关节病变患者应根据病情及早开始。

1.血友病A　标准剂量为浓缩凝血因子Ⅷ25-40U/(kg·次),每周3次或隔日1次。根据我国目前经济现状和治疗条件,可考虑减低剂量的方案,如小剂量方案,在国内一些临床实验中也取得了比较好的效果,即:浓缩凝血因子Ⅷ10~15U/(kg·次),每周两次。

2.血友病B　标准剂量为浓缩凝血因子Ⅸ25~40U/(kg·次),每周2次。同上述原因,可考虑小剂量治疗方法,即:基因重组凝血因子Ⅸ制品或PCC 20U/(kg·次),每周1次。

三、血友病抑制物

（一）抑制物的诊断

1.临床表现　血友病患儿突发临床出血症状加重、频率增加,或对以往替代治疗措施无效。

2.实验诊断　检测FⅧ/FⅨ抑制物,并排除狼疮抗凝物（LA）和抗心磷脂抗体（ACA）存在。低滴度抑制物:抑制物滴度<5BU/ml;高滴度抑制物:抑制物滴度多5BU/ml。

（二）抑制物的治疗

1.急性出血治疗　血友病A患儿:低滴度者可以加大剂量使用凝血因子制品,高滴度者使用猪FⅧ（国内无此种产品）、rhFⅦa或凝血酶原复合物;血友病B患儿:低滴度者可以加大剂量使用凝血因子制品,高滴度者使用rhFⅦa控制出血。

2.消除抑制物治疗　免疫耐受治疗,疗效肯定:规律性使用相同凝血因子制品25~200μ/kg,每天至隔日一次,连续数月至数年,减少抑制物的产生。还可使用免疫抑制剂（首选泼尼松,环磷酰胺、6—巯基嘌呤等）,对获得性血友病疗效肯定,但对于血友病出现抑制物的疗效欠肯定。

（孟庆杰）

第十三节　急性白血病概述

白血病（leukemia）是造血系统的恶性增殖性疾病,也是小儿时期最常见的恶性肿瘤。白血病细胞（未成熟的血细胞）在骨髓及其他造血部位如肝、脾过度增生,并浸润到全身各组织和器官从而产生不同的临床症状。主要表现有发热、贫血、出血、感染;肝、脾、淋巴结肿大;骨或关节疼痛;外周血细胞和（或）骨髓细胞出现质和量的异常等。儿童白血病多为急性淋巴细胞白血病（acute lymphoblastic leukemia,ALL）,占70%~85%;急性髓细胞白血病（acute myelogenous leukemia,AML）,或称急性非淋巴细胞白血病（acute non—lymphoblastic leukemia,ANLL）,占15%~30%。

一、分类和分型

目前采用 MICM 分型,即根据白血病细胞的形态学(morphology,M)、免疫学(immunology,I)、细胞遗传学(cytogenetics,C)和分子生物学(molecular biology,M)进行分型。MICM 分型全面和准确地反映了白血病细胞的临床和生物学特征,对白血病危险度划分、化疗方案选择及预后判断具有非常重要的意义。

(一)形态学分型(FAB分型)

1.急性淋巴细胞白血病(ALL) 又分为 L_1、L_2、L_3 型。

2.急性髓细胞白血病(AML) 又分为 M_1、M_2、M_3、M_4、M_5、M_6、M_7 型。

3.特殊类型白血病 包括混合型白血病(双表型、双克隆型和转换型)、急性未分化型白血病、毛细胞白血病、浆细胞白血病、嗜酸粒细胞白血病、嗜碱粒细胞白血病等。

(二)免疫学分型

应用单克隆抗体(McAb)检测白血病细胞表面分化抗原(cluster of differentiation 或 cluster of designation,CD)标记,可了解该细胞的来源和分化程度,流式细胞术检测大大优于免疫组化染色。

1.急性淋巴细胞白血病(ALL) 分为前体 B 细胞型、前体 T 细胞型和成熟 B 细胞型。前体 B 细胞型免疫标记包括 HLA-DR,TdT,CD19,CD22,CD79a 等;前体 T 细胞型免疫标记有 TdT,CD2,CD3,CD7,CD1a 等;成熟 B 细胞型表达表面膜免疫球蛋白(SmIg),而 TdT 及 CD34 阴性。

2.急性髓细胞白血病(AML) 免疫标记包括 CD13,CD14,CD15,CD33,CD34,CD41,CD42,HLA-DR,MPO 等。

ALL 患者若伴有髓系抗原表达(如 CD13、CD14、CD33 等),称为伴有髓系标记的 ALL(My^+-AML)。AML 患者若伴有淋系抗原表达(如 CD7、CD19 等),称为伴有淋系标记的 AML(Ly^+-AML)。

(三)细胞遗传学分型

白血病细胞染色体异常主要包括染色体数量异常(超二倍体、低二倍体、假二倍体)和染色体结构异常(易位、缺失、倒位)。白血病细胞染色体的异常对小儿白血病的预后判断常具有独立的意义,如在 ALL 中,低二倍体、染色体易位 t(4;11)或 t(9;22)均为预后不良的标志。随着染色体分析技术的进步,将会有更多的染色体异常被发现。

(四)分子生物学分型

白血病细胞染色体易位可产生新的融合基因及相应的融合蛋白。融合基因的检测一般采用 RT-PCR 或 FISH 技术。常见的白血病异常融合基因有 t(12;21)易位产生的 TEL/AML1;t(9;22)易位产生的 BCR/ABL;t(1;19)易位产生的 E2A/PBX1;t(8;21)易位产生的 AML1/ETO;t(15;17)易位产生的 PML/RARa 等。这些异常融合基因的表达不仅有助于白血病危险度的划分,还可指导选择化疗方案及判断预后。

二、诊断

(一)急性白血病的基本诊断要点

1.临床表现 起病大多较急。主要表现有:

（1）发热：由肿瘤本身或继发感染所致，可为低热、不规则热、持续性高热或弛张热。

（2）进行性贫血：面色逐渐苍白。

（3）出血：以皮肤紫癜、鼻出血、牙龈出血较多见。

（4）白血病细胞浸润表现：肝、脾、淋巴结肿大；骨或关节疼痛；中枢神经系统、睾丸、腮腺、皮肤或其他器官浸润表现。

2.实验室检查

（1）血象：红细胞和血红蛋白减少，一般为正细胞正色素性贫血。白细胞质和量的改变为本病的重要特征：白细胞数高低不一，增高者约占 50% 以上；分类中可见原始及幼稚细胞，有些以原始、幼稚细胞为主，但部分白细胞数不高者可没有幼稚细胞。血小板数量大多减少。

（2）骨髓象：是诊断白血病和评定其疗效的重要依据。骨髓有核细胞大多呈增生明显活跃或极度活跃，少数增生低下，分类以某一系列的原始和幼稚细胞为主，比例 $\geqslant 30\%$ 时可诊断白血病。对于髓系白血病，新的 WHO 标准降低了原始细胞的比例，$\geqslant 20\%$ 时即可诊断白血病；如有明确的细胞遗传学异常如 t(8;21)、t(15;17) 等，即使白血病细胞达不到 20% 也可诊断。骨髓白血病细胞组织化学染色可协助诊断细胞类型，如过氧化物酶染色（POX）：淋巴细胞白血病阴性，粒细胞白血病阳性，单核细胞白血病阴性或弱阳性。细胞组织化学染色特异性不强，已基本被单抗检测细胞表面分化抗原（CD）所替代。

（3）其他检查：白血病细胞免疫分型，染色体核型分析，融合基因检测等。

（二）中枢神经系统白血病（CNSL）的诊断

1.有或无中枢神经系统症状和体征。

2.脑脊液异常　①白细胞计数 $\geqslant 5\times 10^6/L$；②涂片找到白血病细胞。

3.排除其他原因造成的中枢神经系统或脑脊液的相似改变。

若中枢神经系统症状和体征明显而脑脊液正常，应先按 CNSL 处理，严密观察，同时做头颅 CT 或 MRI 了解有无浸润病灶。

（三）睾丸白血病（TL）的诊断

单侧或双侧睾丸肿大，局部变硬或呈结节状，缺乏弹性感，透光试验阴性。超声波或 CT 检查可发现睾丸呈非均质性浸润灶。睾丸活检可见白血病细胞浸润。

三、治疗

儿童急性白血病的治疗主要采用以化疗为主的综合疗法，必要时行造血干细胞移植。

应根据 MICM 分型确定临床危险度并选用相应的化疗方案；注意髓外白血病的预防；加强支持对症治疗以保证化疗的顺利进行及减少并发症。整个治疗过程应正规、连续。

（一）化学药物治疗

化疗原则：①诊断明确后尽早开始化疗；②按照分类和分型选择不同的化疗方案；③采取联合、足量、间歇、交替、长期治疗的方针；④化疗程序依次为诱导、巩固、髓外白血病预防、早期强化、维持及加强治疗。

（二）支持对症治疗

1.防治感染　化疗前尽可能清除急、慢性感染灶。对疑似结核病者需用异烟肼等预防治疗。加强口腔、皮肤和肛周的清洁护理。注意保护隔离，预防和避免院内交叉感染。粒细胞缺乏（粒细胞 $<0.5\times 10^9/L$）患者出现发热或感染时，应尽早选用广谱抗生素治疗；广谱抗生

素治疗5～7天后体温不退或体温正常后再发热者很可能发生了侵袭性真菌感染,可经验性选用抗真菌药物治疗;必要时使用粒细胞集落刺激因子(G－CSF)和(或)丙种球蛋白静脉滴注。为预防卡氏肺孢子菌感染,可间断应用复方新诺明(SMZco)。

2.高尿酸血症的防治 在诱导化疗期对于白细胞数>25×10^9/L者应给予:①足够液体(即水化):2000～3000ml/(m^2·d);②碱化尿液:碳酸氢钠片3g/(m^2·d),口服,或5%碳酸氢钠3～5ml/(kg·d),静脉滴注,使尿PH≥7.0;③别嘌呤醇:200～300mg/(m^2·d)或8～10mg/(kg·d),分2～3次口服。

3.成分输血 ①贫血严重者输注浓缩红细胞;②血小板<10×10^9/L或血小板<20×10^9/L合并严重出血者输注单采血小板悬液;③凝血功能障碍或纤维蛋白原减低时根据不同情况输注新鲜冰冻血浆、冷沉淀(含Ⅷ因子及纤维蛋白原)、纤维蛋白原、凝血酶原复合物等。

4.集落刺激因子(CSF)的应用 强烈化疗后常引起粒细胞缺乏症(粒缺),从而继发各种感染。粒细胞集落刺激因子(G－CSF)可刺激骨髓产生和释放粒细胞,并加强成熟粒细胞的功能,对防治粒缺引起的感染起着重要作用。剂量为5μg/(kg·d)[一般不超过10μg/(kg·d)],皮下注射,连用5～10天。

5.其他支持对症治疗 增强营养,不能进食或进食极少者可用静脉营养。有出血时卧床休息。高凝时低分子肝素钙抗凝治疗。化疗时使用中枢止吐剂(如托烷司琼、阿扎司琼等),以及保护心脏、肝肾功能的药物等。

(三)造血干细胞移植

对高危、复发、耐药的白血病患者可考虑造血干细胞移植治疗。造血干细胞移植是将正常造血干细胞移植到患者体内,使之在患者骨髓内定居、增生分化,重建造血和免疫功能。根据造血干细胞来源不同分为骨髓移植、外周血干细胞移植、脐血干细胞移植等。

四、疗效标准

(一)完全缓解(CR)

1.临床表现 症状和体征完全消除,无贫血、出血及白血病细胞浸润表现。

2.血象 外周血三系达正常水平,即血红蛋白≥100g/L(或≥90g/L),白细胞≥3.0×10^9/L,中性粒细胞≥1.5×10^9/L,血涂片分类无幼稚细胞,血小板≥100×10^9/L。

3.骨髓象 原始＋幼稚细胞<5%,红细胞系及巨核系正常。

(二)部分缓解(PR)

以上三项中有一项或二项未达到完全缓解标准,骨髓象中原始＋幼稚细胞≤20%。

(三)未缓解(NR)

以上三项均未达到完全缓解标准,骨髓象中原始＋幼稚细胞>20%,包括无效者。

(王晓莉)

第十四节　急性淋巴细胞白血病

急性淋巴细胞白血病(acute lymphoblastic leukemia,ALL)简称急淋,是未成熟的淋巴细胞恶性增殖所致。ALL是小儿时期最常见的白血病,占儿童急性白血病的70%～85%。近20年来,随着联合化疗方案的不断改进,5年无病生存率已高达70%～80%。

一、分类和分型

(一)形态学分型

目前细胞形态学类型对临床危险度和预后的判断已无明显意义。

1.L$_1$型　以小细胞为主,核圆形,核染色质较粗但均匀,核仁不明显,胞浆量少。

2.L$_2$型　细胞大小不等,以大细胞为主,核形不规则,常见折叠及凹陷,核染色质疏松不均匀,核仁较清楚,胞浆量常较多。

3.L$_3$型　以大细胞为主,细胞大小一致,核形较规则,核仁1个或多个,核染色质呈均匀细点状,胞浆量较多,空泡明显,呈蜂窝状。

(二)免疫学分型

1.前体B细胞型(Precursor B—ALL)　具有阳性B淋巴细胞标志,如HLA—DR、TdT、CD10、CD19、CD20、CD22、CD79a、CyIg、SmIg等。根据细胞表达不同的B系标志又分为3个亚型:①早期前B淋巴细胞型(Pro B—ALL)CD10(—),胞浆免疫球蛋白(CyIg)(—)。②普通B淋巴细胞型(Common B—ALL)CD10(+),CyIg(—)。③前B淋巴细胞型(Pre B—ALL)CD10(+),CyIg(+)。

2.前体T细胞型(Precursor T—ALL)　具有阳性T淋巴细胞标志,如CD1a、CD2、膜和胞浆CD3、CD4、CD5、CD7、CD8及TdT等。

3.成熟B淋巴细胞型(Mature B—ALL)　除其他阳性B淋巴细胞标志外,SmIg阳性。

(三)细胞遗传学及分子生物学改变

1.染色体数量改变　有≤45条染色体的低二倍体和≥47条染色体的超二倍体。

2.染色体核型改变及其产生的相应融合基因　对ALL预后有利的异常有:t(12;21)/AML1—TEL融合基因;对ALL预后不利的异常有:t(9;22)/BCR—ABL融合基因,t(4;11)/MLL—AF4融合基因及其他MLL基因重排。

(四)临床分型

1.与儿童ALL预后相关的危险因素有:

(1)年龄<12个月或≥10岁。

(2)诊断时外周血白细胞计数≥50×10^9/L。

(3)诊断时已发生中枢神经系统白血病(CNSL)或睾丸白血病(TL)。

(4)免疫表型为T细胞型。

(5)对预后不利的细胞遗传学特征:染色体数目为≤45的低二倍体,t(4;11)/MLL—AF4融合基因或其他MLL基因重排,t(9;22)/BCR—ABL融合基因。

(6)早期治疗反应不佳者:指泼尼松诱导试验后,第8天外周血幼稚淋巴细胞≥1×10^9/L;和(或)标准方案联合化疗第19天骨髓幼稚淋巴细胞>5%者。

(7)初治诱导缓解治疗失败(标准诱导方案联合化疗6周未获完全缓解)。

2.根据上述危险因素,临床上将急性淋巴细胞白血病(ALL)分为以下3型:

(1)低危型ALL(LR—ALL):不具备上述任何一项危险因素者。

(2)中危型ALL(MR—ALL):具备以下任何1项或多项者:①年龄在≥10岁;②诊断时外周血白细胞计数≥50×10^9/L;③诊断时已发生CNSL和(或)TL;④免疫表型为T细胞型;⑤染色体数目为≤45的低二倍体,或t(12;21)、t(9;22)核型以外的其他异常染色体核型,或t

(4;11)外的其他 MLL 基因重排。

(3)高危型 ALL(HR－ALL):具备以下任何 1 项或多项者:①年龄<12 个月;②诊断时外周血白细胞计数≥100×10⁹/L;③具有 t(9;22)/BCR－ABL 融合基因,t(4;11)/MLL－AF4 融合基因;④早期治疗反应不佳;⑤初治诱导缓解治疗失败。

二、化疗方案

参见中华医学会儿科学分会血液学组 2006 年制定的"儿童急性淋巴细胞白血病诊疗建议"。

(一)高危型 ALL(HR－ALL)

1. 诱导缓解　第一周(第 1~7 天)为泼尼松诱导试验,60mg/m²·d,分次口服。然后 VDLP 方案 4 周:长春新碱(VCR)每次 1.5mg/m²(最大 2mg),静脉滴注,第 8、15、22、29 天使用;柔红霉素(DNR)每次 30mg/m²,静脉滴注,第 8~10 天,共 3 次;左旋门冬酰胺酶(L－ASP)每次 6000~10000U/m²,静脉滴注或肌内注射,第 11、13、15、17、19、21、23、25、27、29 天使用,共 10 次;泼尼松(Pred)40mg/(m²·d),第 8 天~28 天,分次口服,第 29 天起每 2 天减半,1 周内减停。

对于高白细胞者,应服用别嘌呤醇,充分水化和碱化尿液,DNR 推迟到白细胞<50×10⁹/L 后开始,注意预防肿瘤细胞溶解综合征。诱导缓解化疗的第 19 天须复查骨髓涂片,可能出现 3 种不同的结果:M₁:骨髓明显抑制,原淋＋幼淋<5%;M₂:骨髓呈不同程度抑制,原淋＋幼淋 5%~25%;M₃:骨髓抑制或不抑制,原淋＋幼淋>25%。M₁ 者提示疗效和预后良好;M₂ 者提示疗效较差,改用 CAM 方案,用法见下;M₃ 或不缓解者提示无效,属难治性白血病,必须及时改换更为强烈的化疗方案,如 DAEL 方案等。

DAEL 方案:地塞米松 20mg/(m²·d),分次口服或静脉注射,d1~6,阿糖胞苷(Ara－C) 2g/m²,每 12 小时一次,共 5 次,静脉滴注 3h,d1~3;依托泊苷(VP16)100mg/m²,每 12 小时一次,共 5 次,静脉滴注 3h,d3~5;L－ASP 25000U/m²,静脉滴注 4h,d6。第 3 天时 VP16 与 Ara－C 间隔 12h。

2. 巩固治疗　CAT(CAM)方案:环磷酰胺(CTX)1000mg/m²,静脉滴注,d1,同时用美斯纳(美安)预防出血性膀胱炎,每次剂量为 CTX 的 25%,CTX 后 0,2,5 小时,静脉注射,用 CTX 当天及后三天应给予碱化、水化治疗;阿糖胞苷(Ara－C)每次 1g/m²,每 12 小时 1 次,静脉滴注,d2~4,共 6 次,或每次 2g/m²,每 12 小时 1 次,静脉滴注,d2~3,共 4 次;硫鸟嘌呤(6－TG)或巯基嘌呤(6－MP)每日 50mg/m²,晚间 1 次口服,d1~7。

3. 髓外白血病预防

(1)三联鞘注:诱导期间每周 1 次,共 5 次,早期强化治疗末 1 次。完成大剂量甲氨蝶呤－亚叶酸钙(HDMTX－CF)治疗后,每 8 周 1 次,共 22 次。鞘注药物为甲氨蝶呤(MTX)、阿糖胞苷(Ara－C)和地塞米松(Dex),用生理盐水配置,MTX 和 Ara－C 分开 2 管配置为宜,Dex 量可均分到 MTX 和 Ara－C 中,每管稀释至液体量为 2~3ml。注意鞘注药物必须为纯度较高的可用于椎管内注射的药物,剂量见表 9－7。

表9-7　不同年龄三联鞘注药物剂量(mg)

月龄	MTX	Ara-C	Dex
<12	5	12	2
12~24	7.5	15	2
25~35	10	25	5
≥36	12.5	35	5

(2)大剂量甲氨蝶呤一亚叶酸钙(HDMTX-CF)疗法:每10天给药1天为1疗程,共3个疗程。每疗程MTX 5.0/m²,1/6量(不超过500mg/次)作为突击量在30分钟内快速静脉滴入,余量于24小时内均匀滴入。突击量MTX滴入后0.5~2小时内,行三联鞘注1次。开始滴注MTX 36小时后用CF解救,剂量为每次15mg/m²,每6小时1次,静脉或肌内注射,共6~8次。监测血浆MTX浓度,以调整CF应用的次数和剂量,MTX浓度<0.1μmol/L为无毒性浓度,不需CF解救。48h时MTX浓度应<1μmol/L,1~2μmol/L时CF剂量为24mg/m²,2~3μmol/L时CF剂量为36mg/m²,每6小时1次,以此类推。72h时MTX浓度应<0.1μmol/L,0.1~0.2μmol/L时CF剂量为24mg/m²,0.2~0.3μmol/L时CF剂量为36mg/m²,每6小时1次,以此类推,直至MTX浓度<0.1μmol/L。在用HDMTX治疗同时,每晚顿服硫鸟嘌呤(6-TG)或巯基嘌呤(6-MP)50mg/m²,共7天。HDMTX治疗前3天开始口服碳酸氢钠片或治疗前一天静脉滴注5%碳酸氢钠以碱化尿液,使尿PH≥7。用HDMTX当天及后3天需水化、碱化治疗,液体量为每日4000ml/m²,5%碳酸氢钠为5ml/(kg·d)DHDMTX+CF连续3个疗程后每12周重复1次,共6个疗程。如不能监测血浆MTX浓度时建议仅用3.0g/m²的HDMTX,液体量为每日3000ml/m²,5%碳酸氢钠为3ml/(kg·d)。

(3)颅脑放疗:原则上适用于4岁以上患儿。对诊断时血白细胞≥100×10⁹/L的T-ALL,诊断时有CNSL者,在完成早期强化治疗后行颅脑放疗。因种种原因不宜作HDMTX治疗者也可作颅脑放疗。

4.早期强化治疗　①VDLDex方案:VCR和DNR,静脉注射,第1天,第8天,剂量和用法同诱导缓解方案;L-ASP每次6000~10000U/m²,第1,3,5,7,9,11,13,15天,共8次;地塞米松(Dex)每天6mg/m²,d1~14,第3周减停。②休疗1~2周,待血象恢复,肝肾功能无异常后用VP16/VM26+Ara-C。依托泊苷(VP-16)或替尼泊苷(teniposide,VM26)每次200mg/m²,静脉滴注3h,阿糖胞苷(Ara-C)每次300mg/m²,静脉滴注2h(每次均是VP16在先,Ara-C在后),d1,4,8,共3次。

5.维持及加强治疗

(1)维持治疗:6-TG/6-MP+MTX 3周:硫鸟嘌呤(6-TG)或巯基嘌呤(6-MP)每日75mg/m²,睡前顿服,d1~21;MTX每次20mg/m²,肌内注射或口服,每周1次,连用3周。接着VCR+Dex 1周(剂量用法同前)。如此反复序贯用药,遇强化治疗时暂停。注意监测血象及肝功能,根据白细胞、中性粒细胞计数和肝功能状况,调整6-TG/6-MP和MTX剂量,应使白细胞计数维持在3×10⁹/L、中性粒细胞计数(1.0~1.5)×10⁹/L左右。

(2)加强治疗:COADex方案:维持治疗期间每年第3、9个月各用1疗程。CTX每次600mg/m²,静脉滴注,d1;VCR每次1.5mg/m²(最大2mg),静脉滴注,d1;Ara-C每天100mg/m²,分2次,每12小时一次,皮下或肌内注射,d1~5;Dex每天6mg/m²,d1~7。

（3）加强强化治疗：维持治疗期间每年第 6 个月用 VDLDex；第 12 个月用 VP16/VM26＋Ara－C（用法同早期强化治疗）。

（4）在连续 3 个疗程 HDMTX＋CF 后，每 3 个月重复进行 1 次 HDMTX，共重复 3 个疗程。此后，每 8 周三联鞘注 1 次，共 22 次。做过颅脑放疗者，不能再做 HDMTX 治疗，只能采用三联鞘注，每 8 周 1 次。

6.总疗程　女孩 2.5 年，男孩 3.0 年。

（二）中危型 ALL（MR－ALL）

1.诱导缓解　方案同 HR－ALL，但 L－ASP 减为 8 次。

2.巩固治疗　方案同 HR－ALL，但 Ara－C 只用每次 1g/m²。

3.髓外白血病预防　三联鞘注及 HDMTX－CF 疗法同 HR－ALL，但 HDMTX＋CF 治疗减为 5 个疗程，此后三联鞘注每 8 周 1 次，共 20 次。

4.早期强化治疗　①除了 L－ASP 减为 6 次外，其余同 HR－ALL。②DVL＋中剂量阿糖胞苷：Dex 每天 8mg/m²，分 3 次口服，d1～8；VCR 每次 1.5mg/m²（最大 2mg/次），静脉滴注，d1,8；L－ASP 6000～10000U/m²，静脉滴注，d4,5；Ara－C 每次 1g/m²，静脉滴注 3h，每 12 小时一次，d1～3，共 6 次。

5.维持及加强治疗　①维持治疗：方案同 HR－ALL。②强化治疗：维持治疗期间每年强化 1 次，第 1、3 年末选用 VDLDex，第 2 年末选用 DVL＋中剂量阿糖胞苷。药物剂量用法均同前。

6.总疗程　女孩 2.5 年，男孩 3.0 年。

（三）低危型 ALL

1.诱导缓解　同 HR－ALL 的 VDLP 方案，但 DNR 减为 2 次，d8,9；L－ASP 从 d10 起，并减为 6 次。

2.巩固治疗　CAT（CAM）方案：环磷酰胺（CTX）1000mg/m²，静脉滴注，d1，同时用美斯纳（美安）预防出血性膀胱炎，每次剂量为 CTX 的 25%，CTX 后 0,2,5 小时静脉用，用 CTX 当天及后三天应给予碱化、水化治疗；阿糖胞苷（Ara－C）每天 75mg/m²，分 2 次，每 12 小时 1 次，皮下或肌内注射，d1～4,d8～11；硫鸟嘌呤（6－TG）或巯基嘌呤（6－MP）每日 50mg/m²，晚间 1 次口服，d1～14。

3.髓外白血病预防　三联鞘注在诱导治疗期间用 4 次。HDMTX＋CF 疗法，剂量仅用 3g/m²，总疗程减少 2 次，共 4 次。HDMTX＋CF 后三联鞘注每 8 周 1 次，共 18 次。

4.早期强化治疗　同中危型 ALL 方案。

5.维持及加强治疗　①维持治疗：方案同 HR－ALL。②强化治疗：维持治疗期间每年强化 1 次，第 1 年末选用 VDLDex，第 2 年末选用 DVL＋中剂量阿糖胞苷。药物剂量用法均同前。

6.总疗程　女孩 2.0 年，男孩 2.5 年。

（四）成熟 B 淋巴细胞型 ALL

按Ⅳ期 B 细胞型非霍奇金淋巴瘤方案治疗。

（五）中枢神经系统白血病（CNSL）治疗

初诊发生 CNSL 者，在诱导化疗的同时，三联鞘注第 1 周 3 次，第 2、3 周各 2 次，第 4 周 1 次，共 8 次。然后在完成早期强化治疗后（诱导、巩固、髓外白血病预防和早期强化）做颅脑放疗。放疗后不能再做 HDMTX+CF,但三联鞘注必须每 8 周 1 次,直至终止治疗。

CR 后发生 CNSL 复发的患儿也可按此方法治疗。但在完成三联鞘注第 5 次后,必须用 VDLDex 和 VM-26+Ara-C 各 1 疗程做全身强化治疗,并继续完成共 8 次鞘注,颅脑放疗紧接全身强化治疗之后。此后三联鞘注每 8 周 1 次,直至终止治疗。

(六)睾丸白血病(TL)治疗

初诊时确诊 TL 后,先完成诱导治疗获 CR,然后放疗。若是双侧 TL,做双侧睾丸放疗。若是单侧 TL,可做双侧睾丸放疗;或病侧睾丸切除,另一侧睾丸活检,若阳性再放疗。同时继续进行巩固、髓外白血病预防和早期强化治疗。

CR 后发生 TL 者,则先作上述 TL 治疗,紧接着 VDLDex 和 HDMTX+CF 方案各 1 疗程作全身强化治疗。

三、注意事项

1. 做 HDMTX-CF 方案时,监测血浆 MTX 浓度,并及时调整 CF 应用的次数和剂量;无条件检测 MTX 浓度时,建议仅用 MTX $3g/m^2$,以免引起严重的毒副作用。

2. 化疗前及化疗过程中注意监测血象及心、肝、肾功能,使用 L-ASP 时注意有无凝血障碍及胰腺炎的发生,发现异常时应及时积极处理,加强支持治疗,减少化疗相关性死亡。

3. DNR 累积量不得>$300mg/m^2$,以避免不可逆性的心肌损害。CTX 累计剂量不宜>$6.0g/m^2$,以免发生继发性肿瘤和影响生育功能。

4. 高白细胞白血病可出现循环淤滞、DIC 以及肿瘤溶解综合征等危重急症,注意水化、碱化尿液,口服别嘌呤醇;疏通微循环;使用小剂量化疗使白细胞缓慢下降(强化疗会增加肿瘤溶解发生率),降细胞效果不理想时可采用血细胞分离机去白细胞治疗。

5. 在缓解后治疗过程中,如遇不能用与化疗相关或感染相关解释的不明原因的白细胞和(或)血小板低下,并迟迟不能恢复者,要警惕早期复发,并及时做骨髓涂片检查追查原因,不能盲目等待和延长化疗时间。

6. 每次化疗前应检测血常规和肝肾功能,待血白细胞≥$3.0×10^9/L$,中性粒细胞计数>$×10^9/L$,肾功能无异常时开始。

四、预后

儿童急性淋巴细胞白血病化疗效果较好,治愈率较高。目前的联合化疗方案已使 5 年无病生存率高达 70%～80%。但婴儿急淋及非常高危的急淋预后仍差。

(王晓莉)

第十五节　急性髓细胞白血病

急性髓细胞白血病(acute myelogenous leukemia,AML)也称急性非淋巴细胞白血病(acute non-lymphoblastic leukemia,AN-LL),简称急非淋,占儿童急性白血病的 15%～30%。AML 是一个具有高度异质性的疾病群,由髓系造血前体细胞恶性变转化而来,起源于不同前体细胞的 AML 具有不同的生物学特征。按照 FAB 分型标准,AML 分为 M_1～M_7 共 7 个亚型。AML 的淋巴结、肝、脾肿大不如 ALL 显著;M_3 型常合并严重的出血和 DIC;牙龈肿胀及皮肤浸润多见于 M_5 型;绿色瘤多见于 M_1、M_2 型。

一、分类和分型

(一)临床分型

1.急性粒细胞白血病未分化型(M_1) 骨髓中原始粒细胞≥90%,早幼粒细胞少,中性中幼粒及以下阶段粒细胞不见或罕见。无特殊的细胞遗传学异常。

2.急性粒细胞白血病分化型(M_2) 又分为 M_{2a} 及 M_{2b} 两个亚型。①M_{2a} 指骨髓中原始粒细胞占 30%～90%,早幼粒细胞及以下阶段粒细胞>10%。②M_{2b} 指骨髓中原始及早幼粒细胞明显增多,以异常的中性中幼粒细胞增生为主,此类细胞>30%,常有核仁,有明显的核浆发育不平衡。常见细胞遗传学异常为 t(8;21)易位,形成融合基因 AML1/ETO,治疗反应好。

3.颗粒增多的早幼粒细胞白血病(M_3) 又称急性早幼粒细胞白血病(APL),骨髓早幼粒细胞>30%。胞浆中颗粒粗大、密集或融合者称粗颗粒型(M_{3a});颗粒细小而密集者,称细颗粒型(M_{3b})。由于白血病细胞颗粒释放促凝物,多数患者表现有继发 DIC 的出血;部分患者释放促纤溶物质,致纤溶亢进而出血。95%以上的早幼粒细胞白血病发生 t(15;17),形成融合基因 PML/RARa;其他少见的非 t(15;17)的细胞遗传学异常有 t(5;17)/NPM－RARa、t(11;17)/PLZF－RARa。近年来全反式维 A 酸(ATRA)和三氧化二砷(As_2O_3)的应用,已使 M_3 引起的严重出血较少见,也使得 M_3 成为治疗效果最好的髓系白血病。

4.急性粒一单核细胞白血病(M_4) 粒一单系二种细胞以不同比例同时存在于骨髓和周围血中。包括:①M_{4a}:原始和早幼粒细胞增生为主,原、幼单核和单核细胞>20%;②M_{4b}:原、幼单核细胞增生为主,原始和早幼粒细胞>20%;③M_{4b}:原始细胞既呈粒细胞系、又呈单核细胞系形态特征者>30%;④M_4Eo:除上述任一项条件外,同时存在 5%～30%的细胞伴粗大而圆的嗜酸颗粒及着色较深的嗜碱颗粒。M_4Eo 染色体异常为 inv(16)(p13;q22)或 t(16;16)(p13;q22),形成融合基因 MYH11/CBFβ,10%的无嗜酸细胞增多的 M_4 也可检出 MYH11/CBFβ。M_4Eo CR 率高,预后较好。

5.急性单核细胞白血病(M_5) 骨髓原始单核细胞≥80%,称未分化型,即 M_{5a}。原始单核细胞<80%,称部分分化型,即 M_{5b}。M_5 常累及第 11 号染色体,导致 11q23(MLL)异常。t(9;11)易位使 9p22 上的 AF9 与 11q23 上的 MLL 基因融合形成 MLL－AF9 融合基因,t(11;19)易位形成 MLL－ENL 融合基因。50%的 M_5 髓外病变明显,如 CNS、皮肤及齿龈浸润等,DIC 的发生率也较高。M_5 的 CR 期较短,预后差。

6.红白血病($M6$) 当骨髓中红系细胞>50%且有形态学异常(幼红细胞常伴胞质空泡、核异常及类巨幼变),伴原粒细胞或原始＋幼稚单核细胞≥30%(非红系细胞计数),即为红白血病。此型化疗效果及预后差。

7.急性巨核细胞白血病(M_7) 骨髓原始巨核细胞≥30%,并经免疫分型或电镜血小板过氧化物酶染色阳性证实。M_7 是 AML 中最少见的类型,临床表现和其他 AML 相似,常有骨髓纤维化。染色体异常有数种但这些染色体畸变没有特异性,也可见于其他类型的白血病。预后差。

(二)免疫表型

髓系免疫标志 CD13,CD33,CD14,CD15,HLA－DR,MPO 等,可表达在 M_1～M_7 各型 AML,无明显特异性,但 CD14,CD15 多表达于 M4,M5。红系免疫标志有 CD71 及血型糖蛋

白 A,阳性有助于诊断 M_6。巨核系免疫标志为 CD41,CD42,CD62,CD61,阳性表达有助于诊断 M_7。

（三）细胞遗传学及分子生物学改变

除了染色体核型改变外（见以上临床分型），染色体数量改变有：高二倍体（≥47），低二倍体（≤45），21 三体（+21），染色体单体（-5、-7、-8）等。5 号和 7 号染色体单体,FLT3/ITD 基因突变及 MLL、WT1 基因的存在为急非淋的高危因素；而 16 号染色体倒置（inv16）或易位 t(16;16),NPM1 基因突变是低危标志。

（四）临床危险度分型

参见中华医学会儿科学分会血液学组 2006 年制定的"儿童急性髓细胞白血病诊疗建议"。

1. 与小儿 AML 预后相关的危险因素有 ①诊断时年龄≤1 岁；②诊断时血白细胞≥100 $\times10^9$/L；③染色体核型为-7；④MDS-AML；⑤标准方案 1 个疗程不缓解。

2. 临床危险度分型

（1）低危 AML（LR-AML）：APL（M_3）,M_{2b},M4Eo 及其他伴 inv16 者。

（2）中危 AML（MR-AML）：非低危型以及不存在上述危险因素者。

（3）高危 AML（HR-AML）：存在上述危险因素中任何一项者。

二、化疗方案

AML 各亚型中,除 APL 之外治疗基本相同。化疗方案参见中华医学会儿科学分会血液学组 2006 年制定的"儿童急性髓细胞白血病诊疗建议"。

（一）基本治疗方案

1. DAE 方案 柔红霉素（DNR）40mg/（m^2·d）,静脉滴注,第 1 至 3 天；阿糖胞苷（Ara-C）200mg/（m^2·d）,分 2 次,皮下或肌内注射,q12h,d1~7；依托泊苷（VP16）100mg/（m^2·d）,d5~7,静脉滴注 3~4h。

2. HAD 方案 高三尖杉酯碱（HRT）3mg/（m^2·d）,d1~7,静脉滴注 2~3h；阿糖胞苷（Ara-C）及柔红霉素（DNR）同上。

3. IA 方案 去甲氧柔红霉素（IDA）10mg（m^2·d）,静脉滴注,d1~3；Ara-C 200mg/（m^2·d）,分 2 次,皮下或肌内注射,每 12 小时一次,d1~7。

4. HA 方案 高三尖杉酯碱（HRT）3mg/（m^2·d）,d1~7,静脉滴注 2~3h；Ara-C 200mg/（m^2·d）,分 2 次,皮下或肌内注射,每 12 小时一次,d1~7。

5. DA 方案 柔红霉素（DNR）40mg/（m^2·d）,静脉滴注,d1~3；阿糖胞苷（Ara-C）200mg/（m^2·d）,分 2 次,皮下或肌内注射,每 12 小时一次,d1~7。

6. EA 方案 VP16 100mg/（m^2·d）,d1~3,静脉滴注 3~4h；阿糖胞苷（Ara-C）200mg/（m^2·d）,分 2 次,皮下或肌内注射,每 12 小时一次,d1~7。

7. CE 方案 环磷酰胺（CTX）200mg/（m^2·d）,静脉滴注,d1~5；VP16 100mg/（m^2·d）,d1~5,静脉滴注 3~4h。

（二）AML 诱导缓解治疗

1. 中危 AML 及除 APL 以外的低危 AML 首选 DAE 方案,次选 HAD 方案。

2. APL 以下方案任选其一：①全反式维 A 酸（ATRA）25~30mg/（m^2·d）,分次口服,

第1~60天;DNR 40mg/(m² · d),静脉滴注,d8~10,Ara－C100mg/(m² · d),d8~14,分2次,每12小时一次,皮下或肌内注射。②ATRA 25~30mg/(m² · d),分次口服,d1~30;三氧化二砷(As₂O₃)0.3~0.5mg/(kg · d),d11~20,静脉滴注。

备注:使用 ATRA 治疗时,注意其相关的维 A 酸综合征、高组胺综合征、颅内高压和白细胞淤滞等副作用。ATRA 不能耐受的患儿单用三氧化二砷也能完全缓解。三氧化二砷(As₂O₃)剂量也有用 0.15~0.3mg/(kg · d)。

3.高危 AML 首选 IA 方案,次选 DAE 方案。诱导化疗前血白细胞计数≥100×10⁹/L者用 HRT 2mg/(m² · d),静脉滴注,d1~7,VCR 每次 1.5mg/m²,d1,8,以减轻白血病细胞负荷,防止肿瘤溶解综合征。当血白细胞计数<50×10⁹/L 时再进入 IA 方案或 DAE 方案。

4.低增生性 AML 先用 HRT 2~3mg/m² · d,共 7~14 天,VCR 每次 1.5mg/m²,每周1次,共1~2次,待骨髓象、血象增生状态改善后再进入上述诱导缓解化疗。

诱导缓解化疗 1 个疗程用药结束后 48h(第 9 天)复查骨髓象,若原、幼细胞≥15%,骨髓抑制不显著,预计 1 个疗程难获 CR 者,可追加 Ara－C 200mg/(m² · d),共 3d。

(三)缓解后治疗

1.巩固治疗 诱导化疗达完全缓解(CR)者再用原方案 1 个疗程,APL 用 DAE 方案 1 个疗程。

2.缓解后治疗

(1)化疗:①中、大剂量 Ara－C＋DNR(或 VP16):DNR 40mg/(m² · d),静脉滴注,d1~2,或 VP16 100mg/(m² · d),d1~2,静脉滴注 3~4h;Ara－C 每次 2g/m²,每 12 小时一次,d1~3,静脉滴注 2~3h,或 Ara－C 每次 1g/m²,每 12 小时一次,d1~4,静脉滴注 2~3h。间歇 3~4 周,连做 3 个疗程。②HA 方案:2 个疗程。③中、大剂量 Ara－C＋DNR(或 VP16):1 个疗程。如果 Ara－C 剂量为 1g/m² 的中剂量治疗,则再进行 2 个疗程。每疗程之间间歇 3~4周。总疗程为 12~15 个月。

(2)异基因造血干细胞移植:应用指征:①高危 AML 第 1 次完全缓解后(CR1);②复发AML 第 2 次完全缓解后(CR2);③APL 治疗 1 年后融合基因持续阳者。

(四)CNSL 预防性治疗

AML 各形态亚型(除 M₄、M₅ 外)在诱导治疗期进行 1 次三联鞘注,CR 后进行 2 次三联鞘注。M₄、M₅ 患儿诱导化疗期进行三联鞘注 3~4 次,CR 后每 3 个月鞘注 1 次,至终止治疗。鞘注药物剂量用法同 ALL。

三、预后

儿童急性髓细胞白血病的治疗效果较急性淋巴细胞白血病差,长期无病生存率仅为 55%~65%;但低危者[t(15;17),t(8;21),inv(16)]预后好,长期无病生存率可高达 80% 以上。

(王晓莉)

第十六节 骨髓增生异常综合征

骨髓增生异常综合征(myelodysplastic syndrome,MDS)是一组造血干细胞疾病。外周血一系或多系血细胞减少;骨髓多增生活跃,并有细胞形态学异常,呈现病态造血。临床主要表现为贫血,可合并出血和感染。多见于成年患者,儿童亦不少见。在疾病过程中部分病例发展为急性白血病,故曾称为白血病前期。

一、诊断

（一）临床表现

起病缓慢,可有乏力、消瘦、低热等。贫血多为首发和主要表现,呈慢性进行性贫血。部分病例起病急,伴有出血、感染和发热,肝、脾、淋巴结大等。

（二）实验室检查

1. 血象　全血细胞减少或任一、两系血细胞减少。多为正细胞正色素性贫血,可见巨大红细胞、巨大血小板、有核红细胞等病态造血表现,成熟红细胞有点彩或多嗜性,染色不均匀。白细胞常减少,病程向白血病进展者白细胞计数可增高。血小板计数减少或正常。

2. 骨髓象　增生多为活跃或明显活跃。有三系或任两系或任一系血细胞呈病态造血表现:

（1）红系:细胞巨幼样变;有核分叶、多核、核碎裂等异常核形;或有环状铁粒幼细胞 >15%。

（2）粒—单核系:原粒或幼单细胞增多;粒系细胞颗粒过多、过少或无;粒细胞有双核、核分叶过多或过少,核浆发育不平衡。

（3）巨核系:出现淋巴样小巨核细胞、单圆核小巨核细胞、多圆核巨核细胞、大单圆核巨核细胞。以淋巴样小巨核细胞较有诊断意义。

3. 骨髓组织病理学检查（骨髓活检）　多有造血组织过度增生,其特征为粒细胞幼稚前体细胞异位（atypical localization of immature progenitor, ALIP）,即原粒及早幼粒细胞聚集成簇,并位于骨髓腔的中央。ALIP 病例更具有演变为急性粒系白血病的倾向。

4. 骨髓细胞免疫表型及细胞遗传学检查　早期髓系细胞抗原增多,如 CD13,CD33,CD34,CD14 等。染色体异常见于 26%～80% 的病例,包括染色体结构异常和染色体数目异常。MDS 主要细胞遗传学特点是染色体缺失,常见的有 5q—,7q—,—7,20q—,+8 等,5q—的患者预后较好,复杂异常核型（>3 个染色体异常）及 7 号染色体异常者预后差。

（三）MDS 分型

MDS 是一组异质性疾病,可分为若干不同亚型,各亚型临床表现、治疗及预后不尽相同。目前 MDS 分型尚无统一标准,既往一般采用 FAB 分型标准,近年来多采用 WHO 修订分型标准。

1. FAB 分型

（1）难治性贫血（RA）:骨髓主要为红系造血异常,原始细胞<5%。临床一般仅有贫血。很少发展成白血病。

（2）难治性贫血伴有环形铁粒幼细胞增多（RARS）:骨髓中环形铁粒幼细胞>15%,其他特点同 RA。

（3）难治性贫血伴有原始细胞增多（RAEB）:骨髓中原始细胞占 5%～20%。除贫血外,可伴出血、感染,以及肝、脾、淋巴结肿大等,易进展为白血病。

（4）转变中的原始细胞增多的难治性贫血（RAEB—T）:骨髓中原始细胞占 20%～30%,其他特点同 RAEB。

（5）慢性粒—单细胞白血病（CMML）：外周血单核细胞＞1×10^9/L，骨髓中原始细胞占5%～20%。

2．WHO分型　WHO分型系统认为MDS分类不仅依靠形态学，还要参考细胞遗传学指标。在WHO分型中：①保留了FAB的RA、RAS、RAEB。②将RA或RAS中伴有2系或3系增生异常者单独列为难治性细胞减少伴多系异常（refractory cytopenia with multilineage dysplasia，RCMD）。③将仅有5号染色体长臂缺失的MDS分为独立的一型，称5q—综合征。④增加了MDS未能分类型（Unclassified MDS，U—MDS）。包括：骨髓中原始细胞＜5%但出现Auer小体；仅有单独的粒细胞减少或血小板减少而无贫血，或称难治性粒细胞减少、难治性血小板减少；伴有白细胞或血小板增高而不是通常的降低。⑤骨髓原始细胞达20%被认为是急性白血病，将RAEB—T归为急性髓系白血病（AML）。⑥将CMML归为MDS/MPD（骨髓增生性疾病）。

3．其他分型　2003年Hasle等参照成人MDS诊断分型标准提出了儿童MDS的最低诊断标准，认为至少符合以下四项中的任何两项方可诊断MDS：①持续不可解释的血细胞减少（中性粒细胞减少、血小板减少或贫血）；②至少两系有发育不良的形态学特征；③造血细胞存在获得性克隆性细胞遗传学异常；④原始细胞增高≥5%。

二、鉴别诊断

诊断MDS的关键是病态造血，而病态造血又非MDS所特有，所以诊断时要除外其他引起各种病态造血的疾病，注意与巨幼红细胞贫血、先天性红细胞生成障碍性贫血、再生障碍性贫血、阵发性睡眠性血红蛋白尿、铁粒幼细胞性贫血等相鉴别。

三、治疗

目前尚无统一的特效治疗方案，一般不同亚型选用不同方法，包括对症支持治疗，药物治疗和造血干细胞移植。

（一）治疗原则

1．对症状较轻的RA和RARS，可不做任何处理但须随访观察病情变化。

2．症状明显者采用对症支持及药物治疗。

3．对原始细胞比例较高的RAEB，因易进展为白血病，可采用急性髓细胞白血病方案给予化疗。

4．疗效不佳，或有高危生物学因素者（如7q—），可考虑造血干细胞移植。

（二）对症支持治疗

1．贫血重者输浓缩红细胞。因血小板减少出现严重出血倾向时输浓集血小板。粒细胞减少伴感染的患者，使用强有力的广谱抗生素。对于反复大量输注红细胞的患者，应用铁螯合剂减少因输血引起的铁负荷过重。

2．红细胞生成素（EPO）　150～300U/（kg·d），每周3次，皮下注射，隔日一次，疗程3个月。

3．集落刺激因子　用于中性粒细胞减少患者，每天一次皮下注射，疗程视病情需要确定，一般2～8周。①粒细胞—巨噬细胞集落刺激因子（GM—CSF）200～250μg/（m²·d），或3～5＜（kg·d）。②胞集落刺激因子（G＞CSF）2～10μg/（kg·d）。

（三）药物治疗

1. 来那度胺（lenalidomide）　用于治疗伴有 5q一的骨髓增生异常综合征，能减轻患者对于输血的依赖。

2. 5一氮杂胞嘧啶（azacitidine）和地西他宾（decitabine）　可抑制细胞增殖，延缓向髓细胞白血病的进展。

3. 诱导分化剂　①维 A 酸：13一顺式维 A 酸 20mg/（m² · d），或全反式维 A 酸 25～30mg/（m² · d），分次口服，连用 2～3 个月或更长。②维生素 D：1,25一$(OH)_2$一D_3（骨化三醇）0.25μg/d，疗程 2～6 个月。

4. 免疫抑制剂　由于部分患者的血细胞减少是细胞毒性 T 淋巴细胞对骨髓造血的抑制，因此可用免疫抑制剂治疗。常用抗胸腺细胞球蛋白（ATG）或环孢素 A（CsA），或二者联用。

5. 其他　①雄激素如安雄、达那唑等，常与小剂量泼尼松联合使用。②中药血宝、复方皂矾丸等。③部分 RARS 患者对大剂量维生素 B_6（100～200mg/d）治疗有效。

四、预后

骨髓增生异常综合征预后不佳，大部分患者进展为难治性的急性髓细胞白血病。儿童 MDS 病情发展较成人快，存在急性髓系白血病前期（Pre-AML）和急性淋巴细胞白血病前期（Pre-ALL）两种类型，而 Pre-ALL 在成人很少见。

（王晓莉）

第十章　小儿皮肤病

第一节　发疹性疾病

发疹性疾病是指由各种原因引起以红色斑疹、斑丘疹为主的全身泛发性皮疹的一类疾病，包括感染性疾病和非感染性疾病两大类。感染性发疹性疾病根据病原体不同又可分为病毒性、细菌性和其他微生物感染，常见的有麻疹、风疹、幼儿急疹和猩红热；非感染性疾病主要指发疹性药疹、一些不明原因的出疹性过敏性疾病和自身免疫性疾病。儿童发疹性疾病是儿科临床中一类非常常见的疾病，这类疾病不仅皮疹形态非常相似，较难区分，而且出现皮疹的同时，大多伴有全身症状，如发热及呼吸道卡他症状，同时患者又有用药史，给这类疾病的鉴别诊断造成了一定的困难。临床上鉴别这类疾病应根据皮疹的形态学特征、发热与皮疹的关系、有关特殊临床症状和相关的实验室检查进行鉴别。具体见表10－1。

表10－1　常见儿童发疹性疾病的鉴别诊断

疾病	疹热关系	皮疹特点	出疹顺序和部位	黏膜损害	病因	辅助检查	伴随症状
麻疹	发热第3～5天出疹	红色斑丘疹，可融合成片	顺向性发疹，从耳后发际→面→颈→躯干→四肢，皮疹全身分布	病后2～3日出现颊黏膜灰白色斑点（Koplie斑）	麻疹病毒	麻疹病毒IgM和麻疹病毒RNA阳性	结膜充血，卡他症状重，颈淋巴结，肝脾可肿大
风疹	发热第1日出疹	淡红点状斑丘疹，较麻疹稀疏	顺向性发疹，从面颈→躯干→四肢，皮疹全身分布	软腭瘀点或暗红色斑点	风疹病毒	血清风疹抗体IgM阳性	"三后"（颈后、枕后、耳后）淋巴结肿大
幼儿急疹	高热3～5日后热退疹出	红色点状斑丘疹，1～2日后皮疹消退	离心性发疹，从躯干→四肢和颈→面，肘膝以下皮疹少或无	咽和结膜轻可充血	人类疱疹病毒6型	尚无	一般情况好，可有高热惊厥和腹泻
传染性红斑	可有低热，与皮疹关系不大	面部鲜红斑，如手掌印，躯干四肢散在红色斑丘疹	面颈至四肢，生殖器黏膜	咽充血，峡和生殖器黏膜暗红色斑点	人类微小病毒B19	尚无	浅表淋巴结肿大
传染性单核细胞增多症	10%～15%的患者发热第4日出皮疹	猩红热样或麻疹样红斑或风团样损害	多数离心性发疹，从躯干→四肢和颈→面	咽峡炎，软和硬腭交界处可有红斑	EB病毒	异形淋巴细胞10%以上，EB病毒IgM和EB病毒DNA阳性	高热，淋巴结肿大，肝脾肿大
川崎病	发热与皮疹关系不大	多形性皮疹，无疱疹；肛周红、脱皮；手足硬性水肿和掌跖红斑	全身泛发，以手足和腔口部位明显	唇充血皲裂，杨梅舌	不明	白细胞、中性粒细胞、血小板、CRP升高	高热5日以上，颈部淋巴结肿大，眼结膜充血，冠状动脉扩张

（续表）

疾病	疹热关系	皮疹特点	出疹顺序和部位	黏膜损害	病因	辅助检查	伴随症状
肠道病毒疹	不确定	猩红热样或麻疹样红斑	顺向性发疹,从面颈→躯干→四肢,皮疹全身分布	疱疹性咽峡炎	柯萨奇病毒,埃可病毒	柯萨奇病毒或埃可病毒 IgM 阳性	浅表淋巴结肿大,可有肠炎,脑炎和脑膜炎
猩红热	发热1～2日后出疹	在全身潮红基底上出现斑丘疹;皱折处红斑加重,有线形瘀斑;消退时脱屑	顺向性发疹,从面颈→躯干→四肢,皮疹全身分布	咽峡炎,口周苍白环,草莓舌	A 族乙型溶血性链球菌	咽试子培养 A 族乙型溶血性链球菌阳性	颌下、颈淋巴结肿大
手足口病	可无发热	以水疱为主,不易破溃,初期有斑丘疹	掌跖和指（趾）,臀部,膝部	口腔水疱	柯萨奇病毒 A76 或 EV71	柯萨奇病毒 IgM 或 EV71IgM 阳性	重症合并呼吸及神经系统症状
水痘	发热1日后出疹	分批出现斑丘疹、水疱和结痂	向心性分布,头面、躯干皮疹密集,而四肢皮疹稀疏散在,手掌和足底更少	口腔、鼻咽、结膜、外阴可出现水疱,溃疡	水痘带状疱疹病毒（VZV）	VZVIgM 阳性, VZVDNA 阳性	全身症状轻微

一、水痘

水痘(varicella,chickenpox)是由水痘－带状疱疹病毒(varicella－herpes zoster virus, VZV)引起的儿童常见的急性呼吸道传染病。临床特征为皮肤、黏膜分批迅速出现斑丘疹、水疱和结痂,全身症状轻微。儿童任何年龄均可发病,以学龄前儿童多见。本病传染性强。

（一）诊断

1.症状、体征

(1)潜伏期:12～21 日,多为 14～16 日。

(2)前驱期:1～2 日,无症状或症状轻微,如发热、全身不适、咽痛、咳嗽、头痛等,之后迅速进入出疹期。

(3)出疹期:1～6 日,初为红色斑疹、丘疹,经数小时发展成水疱,常对称分布。疱液初透明,数小时后变混浊,如继发细菌感染则成脓疱。出疹 1～2 日后,疱疹从中央开始干燥结痂,周围红晕消失,再经几日痂皮脱落,一般不留瘢痕;继发感染者可能留下轻微凹陷性瘢痕。发疹 2～3 口后,同一部位可见斑疹、丘疹、水疱、结痂疹同时存在,为"四世同堂"表现部分患者伴有瘙痒。水痘为自限性疾病,约 10 日自愈。儿童患者全身症状及皮疹均较轻,婴儿及成人病情较重,皮疹多而密集,病程可长达数周,易并发水痘肺炎。

(4)部位:皮疹常见于躯干部,呈向心性分布,头面、躯干皮疹密集,而四肢皮疹稀疏散在,手掌和足底更少。大部分患者口腔、鼻咽、结膜、外阴等处出现水疱。

(5)重症水痘:又称进行性播散性水痘。免疫功能低下或使用免疫抑制剂的患者可出现。①大疱型:疱疹融合成大疱,有典型的各期水痘表现。部分与继发感染有关,如金黄色葡萄球菌或溶血性链球菌,严重者可导致脓毒败血症而死亡;另一原因可能与皮肤过敏反应有关。②出血型:罕见,但病情严重。起病急,高热,全身症状严重。皮疹呈出血性,皮下、黏膜有瘀点、瘀斑、出血性坏死。可伴有消化道和泌尿道出血,肾上腺皮质出血可致死亡此型多因血小板减少或 DIC 所致。③坏疽型:少见,皮肤可大片坏死,呈黑色焦痂,并可累及肌层。如系溶血性链球菌所致,病情进展快,可因败血症死亡。如系白喉杆菌所致,病情进展稍慢,伴无痛性溃疡,后结痂脱落,可因心肌炎死亡。

(6)并发症:并发症包括皮肤水疱继发感染、肺炎、脑炎和心肌炎。其中皮肤水疱继发感染是儿童水痘常见并发症,可引起皮肤化脓感染、蜂窝织炎、丹毒、外科型猩红热、败血症等。

2.实验室检查

(1)血常规:白细胞大多正常或增高。

(2)涂片:刮取新鲜水疱基底细胞涂片,瑞氏染色见多核巨细胞,吉姆萨染色见细胞内包涵体。

(3)病原相关检查:血清 VZV－IgM 阳性,PCR 检测 VZV 的 DNA 特异性及敏感性均高。

(二)治疗

以对症治疗为主。

1.抗病毒治疗 早期使用阿昔洛韦、伐昔洛韦、更昔洛韦等药物,疗程 5～7 日,重症者可延长至 10～14 日。亦可使用干扰素肌内注射,亦有较好疗效。

2.局部治疗 可外涂抗病毒药膏或其他抗生素软膏预防继发感染。

3.防治并发症 皮肤感染加用抗菌药物,因脑炎出现脑水肿应脱水治疗。糖皮质激素对水痘病情有影响,一般不宜使用;但病程后期水痘已结痂,且并发重症肺炎或脑炎,中毒症状重,病情危重者可酌情使用,并给予支持治疗。重症水痘可给予静脉注射丙种球蛋白。皮肤瘙痒者外用止痒药物。

4.自出疹前 1 日至皮疹结痂期间均有传染性,一般水痘患者应在家中隔离至水疱全部结痂。尽量避免与易感儿童及孕妇接触。对曾接触水痘的易感人群应留检 3 周。

二、麻疹

麻疹(measles)是由麻疹病毒引起的急性呼吸道传染病,麻疹通过呼吸道和直接接触传播,人类是麻疹病毒的自然宿主,患者是本病的唯一传染源。未患过麻疹及未接种麻疹疫苗者均易感染,以 7 个月～5 岁小儿发病率最高,冬春季为发病高峰期。临床症状以发热、呼吸道卡他症状、眼结膜炎及遍及全身的斑丘疹为特点。

(一)诊断

1.症状、体征

(1)典型麻疹

1)潜伏期:大多为 10～14 日,曾接受过特异性抗体被动免疫或主动免疫者,可延长至 3～4 周。在潜伏期末期可有低热、精神不振及周身不适等症状。

2)前驱期:多为 2～4 日,表现为发热、结膜充血、畏光、流泪、喷嚏、咳嗽等卡他症状。于发病第 2～3 日,出现麻疹黏膜斑(Koplik 斑);表现为两颊黏膜及下唇黏膜处直径 0.5～1.0mm大小的白色斑点,周围有红晕,1～2 日迅速增多,可融合成片此外,下眼睑边缘可有一明显充血横线,对诊断麻疹有帮助。

3)出疹期:持续 3～5 日。一般于发病后 4～5 日,当卡他症状和全身中毒症状达高峰时开始出现皮疹,最初于耳后、发际,渐次自面部、颈、躯干及四肢从上往下蔓延,最后可达掌跖,2～3 日遍及全身。皮疹初为淡红色斑丘疹,稀疏散在,直径 2～5mm 不等,随皮疹增多,颜色加深,且互相融合成不规则片状,但疹间仍有正常皮肤。皮疹增多时全身中毒症状加重,体温可高达 40℃ 以上。病程中也可出现腹痛、腹泻、呕吐、淋巴结及肝脾肿大等。

4)恢复期:出疹 3～5 日后,体温下降,1～2 日体温降至正常,全身情况迅速好转。皮疹按先后顺序逐渐消退后出现糠秕样脱屑和淡褐色的色素沉着,2～3 周完全消失。咳嗽、声嘶时间可较长,恢复缓慢,常在出疹后 1～2 周消失。如无并发症发生,病程多为 10～14 日。若热退后体温再次升高,咳嗽加重或出现声音嘶哑,提示有并发症或合并其他感染。

(2)不典型麻疹:由于感染者的年龄不同、机体的免疫状态各异、病毒毒力的强弱不一、侵入人体数量的不同以及麻疹疫苗的应用,使临床上麻疹的症状变得不十分典型,包括轻型、重型、无皮疹型、出血型和成人型等不典型麻疹。

(3)并发症:并发症包括肺炎、喉炎、脑炎、心肌炎、亚急性硬化性全脑炎等,其中肺炎最常见,也是麻疹死亡的主要原因。

2.实验室检查

(1)血常规:白细胞总数减少,淋巴细胞相对增多。

(2)病原相关检查:酶联免疫吸附试验(EUSA)测定血清特异性 IgM 抗体,具有早期诊断价值,敏感性和特异性均较好。逆转录聚合酶链反应(RT－PCR)可从临床标本中扩增麻疹病毒 RNA,对免疫力低下而不能产生特异性抗体的麻疹患者诊断尤有价值。

(二)治疗

对麻疹病毒尚无特效抗病毒药物,主要为对症治疗,加强护理和预防并发症

1.一般治疗 卧床休息、保持室内清洁通风和适宜温度,多饮水,给以易消化营养丰富的食物。

2.对症治疗 发热时宜用物理降温,高热可用小剂量退热药物;咳嗽剧烈时可用祛痰镇咳药;惊厥或烦躁不安者可给予镇静剂如苯巴比妥、地西泮、水合氯醛等。

3.并发症治疗

(1)肺炎:轻者对症支持治疗,疑有细菌感染者可选用抗生素,重者可短期使用糖皮质激素并辅以必要的支持疗法。

(2)喉炎:镇静、吸氧、雾化等,宜选用 1～2 种敏感抗生素,严重者应用糖皮质激素,喉梗阻进展迅速者应考虑气管切开。

(三)预防

预防麻疹的关键措施是对易感者接种麻疹疫苗,提高其免疫力。

1.控制传染源 对麻疹患者应做到早诊断、早报告、早隔离。患者应隔离至出疹后 5～6 日,合并肺炎者延长至出疹后 10 日,轻型麻疹也应隔离至症状消失后 1～2 日。

2.切断传播途径 流行期间避免易感儿到公共场所或走访亲友,无并发症的患者在家中隔离,以减少传播。并通过卫生宣教等综合措施防止传播和流行。

3.保护易感人群 未患过麻疹儿童和成人均可接种麻疹减毒活疫苗。对年幼、体弱患病的易感儿在接触麻疹患者 5 日内,注射丙种球蛋白 3ml(0.25ml/kg),可防止发病若接触麻疹患者 5 日后应用,则只能减轻症状,免疫有效期 3～8 周。

三、猩红热

猩红热(scarlet fever)是 A 族乙型溶血性链球菌引起的急性呼吸道传染病。其临床特征为发热、咽峡炎、全身弥漫性鲜红色皮疹和皮疹消退后明显脱屑。少数患者病后可出现变态反应性心、肾、关节损害。

（一）诊断

1.症状、体征　临床大多为普通型,潜伏期为 1~7 日,一般为 2~3 日,典型临床表现为:

(1)发热:多为持续性,体温可达 39℃ 左右,可伴有头痛、全身不适等全身中毒症状。

(2)咽峡炎:表现为咽痛、吞咽痛,局部充血并可有脓性渗出液,颌下及颈淋巴结呈非化脓性炎症改变。

(3)皮疹:发热后 24 小时内开始发疹,典型的皮疹为在皮肤上出现均匀分布的弥漫充血性针头大小的丘疹,压之褪色,伴有痒感,始于耳后、颈部及上胸部,然后迅速蔓及全身;多数情况下,皮疹于 48 小时达高峰,然后按出疹顺序开始消退,2~3 日内完全消退,但重者可持续 1 周左右。疹退后开始皮肤脱屑,皮疹密集处脱屑更为明显,尤以粟粒疹为重,可呈片状脱皮,手掌、足跖、指(趾)处可呈套状,而面部、躯干常为糠屑状。部分患者可见带黄白色脓头且不易破溃的皮疹,称为"粟粒疹"。严重的患者出现出血性皮疹,腭部可见充血或出血性黏膜内疹,可有"草莓舌"或"杨梅舌"等。

除普通型之外,还有脓毒型和中毒型,但临床罕见。

2.实验室检查　血常规白细胞数增高,中性粒细胞占 80% 以上,胞质内可见中毒颗粒。出疹后嗜酸性粒细胞增多,可占 5% 甚至 10%。咽拭子或其他病灶分泌物可培养出 A 族乙型溶血性链球菌。

（二）鉴别诊断

1.其他咽峡炎　在出疹前咽峡炎与一般急性咽峡炎较难鉴别。白喉患者的咽峡炎比猩红热患者轻,假膜较坚韧且不易抹掉,猩红热患者咽部脓性分泌物容易被抹掉。但有时猩红热与白喉可合并存在,细菌性检查有助于诊断。

2.其他发疹性疾病　猩红热皮疹需与麻疹、风疹、药疹等鉴别。

（三）治疗

1.一般治疗　急性期卧床休息,呼吸道隔离。

2.病原治疗　首选青霉素,连续用药 7 日,对青霉素过敏者,可用红霉素、克林霉素。

3.对症治疗　若发生感染中毒性休克,要积极补充血容量,纠正酸中毒,给血管活性药物等。对已化脓的病灶,必要时给予切开引流或手术治疗。

（四）预防

1.隔离患者　住院或家庭隔离至咽拭子培养 3 次阴性,且无化脓性并发症出现,可解除隔离(自治疗日起不少于 7 日)。

2.接触者的处理　发现猩红热患者时,应严密观察接触者 7 日。对可疑猩红热、咽峡炎患者及带菌者,都应给予隔离治疗。疾病流行期间,儿童应避免到公共场所活动。

四、风疹

风疹(rubella)为风疹病毒感染引起的急性传染病。临床以发热、全身皮疹、淋巴结肿大为特点。孕妇若在妊娠头四个月内患风疹,可能发生流产、死产或胎儿畸形。此种胎儿畸形称为先天性风疹综合征,胎儿畸形率约为50%左右。

(一)诊断

1.症状、体征

(1)潜伏期14~21日,平均18日。前驱期在儿童多数无或有轻度的前驱症状,在成人或青年人可有低热、全身不适、咽痛、轻咳和流鼻涕等症状;全身浅表淋巴结肿大及触痛,以耳后、枕部及颈后"三后"淋巴结肿大最明显,少数可有脾脏肿大。

(2)皮疹通常于前驱期后1~2日出现,首先见于头面部,迅速蔓延到躯干及四肢,但掌跖少见,约1日内出齐。皮疹初起呈细点状淡红色斑丘疹,直径2~3mm,面部及四肢远端皮疹较稀疏,部分皮疹可融合类似麻疹,躯干尤其背部皮疹密集,融合成片,类似猩红热。皮疹一般持续3日(1~4日)消退,且按出疹顺序逐渐消退,一般不留色素沉着及皮肤脱屑。少数患者皮疹呈出血性,同时伴有全身出血倾向。疹退时体温下降,上呼吸道症状消退,肿大淋巴结逐渐恢复正常。

(3)风疹可并发心肌炎、关节炎、肾炎、肝炎、支气管炎、肺炎、脑炎等。

(4)先天性风疹综合征常见的表现有先天性白内障、青光眼、耳聋、齿缺损、先天性心脏病、小头、智力障碍、消化道畸形等。

2.实验室检查

(1)血常规:白细胞总数正常或减少,淋巴细胞增多,可出现异形淋巴细胞及浆细胞。

(2)病原相关检测:ELISA检测血清风疹特异性抗体IgM和IgG,或用斑点杂交法检测风疹病毒KNA,均有助于临床诊断

(二)鉴别诊断

风疹需与麻疹、猩红热、传染性单核细胞增多症相鉴别。

(三)治疗

本病目前尚无特殊治疗,以对症治疗为主。发热时应卧床休息,给予易消化饮食体温高于38.5℃可给予退热剂,皮疹瘙痒时可予炉甘石洗剂止痒。

(四)预防

1.控制传染源 本病患者是唯一传染源。在患者鼻咽分泌物中含有大量病毒,出疹前后传染性最强应隔离患者至出疹后5日。经血清学或病毒学确定为先天性风疹综合征的小儿,应隔离至病毒分离阴性为止。

2.保护易感者 风疹疫苗是预防和控制风疹最有效的手段,妊娠早期孕妇应避免与风疹患者接触,如已接触即测定风疹抗体,阳性者应终止妊娠,阴性者可注射高效价免疫球蛋白进行被动免疫,一般丙种球蛋白无预防作用,但可减轻症状。

五、幼儿急疹

幼儿急疹(exanthema subitum)又名婴儿玫瑰疹、第六病,是婴幼儿常见的一种急性出疹性传染病,主要由人类疱疹病毒6型引起。

(一)诊断

I.症状、体征

(1)本病多发生于2岁以下的婴幼儿,男女之间发病率无明显差异,以6~18个月小儿最多见。一年四季均可发生,但以冬春季节发病为多。

(2)潜伏期为1～2周,平均10日左右。起病急,突然高热,全身症状轻,伴轻咳或腹泻,体温高达39.5～40℃甚至更高,持续不退或有波动,偶见高热惊厥,但患儿一般情况较好。一般高热持续3～4日时突然降至正常,热退时或热退后数小时至1～2日出现皮疹。皮疹为玫瑰红色斑丘疹,直径2～5mm不等,压之褪色,皮疹主要分布于躯干、臀部,头面、颈部也可发生,四肢远端皮疹较少。部分皮疹可融合成片,皮疹约1～2日消退,疹退后无脱屑及色素沉着。病程中部分患儿有颈部或枕后淋巴结肿大,但不如风疹明显。整个病程8～10日。

(3)并发症:本病除了发热和出现皮疹外,可伴有流涕、轻咳或恶心、呕吐、大便次数增多等非特异性表现,但在体温突然上升时,少数婴儿出现高热惊厥,但危险性不高,将来的智力也不会受到影响。

2.实验室检查

(1)血常规:白细胞总数不高或减少,分类以淋巴细胞为主,并于热退后逐渐恢复正常。

(2)病原相关检测:应用免疫荧光技术和酶标法可检测到恢复期患儿血清抗 HHV－6 型抗体升高。

(二)鉴别诊断

出疹后应与风疹、麻疹、药物疹、肠道病毒感染及不典型的川崎病进行鉴别。与风疹鉴别较为重要,因两者皮疹相似,但风疹患儿发热不高,发热同时出皮疹,皮疹消退也很快,而幼儿急疹大多为热退疹出;另外风疹患儿的耳后、枕部淋巴结肿大较幼儿急疹明显。

(三)治疗

本病可自愈,轻型仅需对症治疗。高热时多喂水并给予易消化食物,适当给予退热药以防止惊厥。发生惊厥时,可予苯巴比妥或地西泮等镇静剂。腹泻可给予助消化、止泻药。但对于免疫受损的婴幼儿或严重病例,则需抗病毒治疗,可试用更昔洛韦、西多福韦、膦甲酸钠等治疗。

(四)预防

目前尚无有效方法。注意及时隔离患儿至出疹后3～5日,在托幼机构密切接触的小儿应观察7～10日;尽量不要带婴幼儿到人群密集的公共场所。

六、手足口病

手足口病(hand－foot and mouth disease)是由肠道病毒引起的以手掌、足底及口腔内发生小水疱为特征的一种病毒性传染病,主要发生于儿童:该病主要经粪口途径传播,在托幼机构内可造成局部小流行,家庭中传播也可感染成人,以至全家相继发病。引起手足口病的病毒主要为小 RNA 病毒科、肠道病毒属的柯萨奇病毒(Coxsackie virus)A 族 16、4、5、7、9、10型,B 族 2、5、13 型,埃可病毒(ECHO virus)和肠道病毒 71 型(EV71),其中以 EV71 及 Cox-A16 型最为常见。肠道病毒传染性强,易引起暴发或流行,而肠道病毒 71 型感染则引起重症病例的比例较大。

(一)诊断

1.症状、体征

(1)潜伏期 2～5 日,轻症无发热及自觉症状。大多初起有低热、轻咳、流涕,伴有口痛、咽痛、拒食,有的出现恶心甚至呕吐等。口腔黏膜散在疱疹或溃破成浅溃疡,主要发生于舌部、软腭、牙龈和口唇。有时小水疱可融合成较大的疱疹。患儿哭闹,口腔疼痛,拒食,口腔溃疡大约一周自愈。

（2）皮疹主要位于手足口、肘膝臀，对称发生。早期为红色斑疹，典型皮损为灰白色沿皮纹分布的椭圆形小水疱，周围有红晕。不典型皮损为丘疱疹，有时还可见较大水疱。发生部位还可见于腋前后，亦可见全身播散情况。

（3）皮疹数目不定，几个至数十个不等，不痒，偶有疼痛。皮疹一般 3～5 日消退，无色素沉着，不留瘢痕。轻症者病程 7～10 日，预后良好。

（4）疱疹性咽峡炎：常高热、咽痛，口腔疱疹大多位于口腔后部和软腭弓及悬雍垂上疱疹性咽峡炎可单独发生，亦可是手足口病的临床表现之一。

（5）手足口病患儿在恢复期可出现甲分离。

（6）重症手足口病：主要由 EV71 型感染所致，低年龄儿多见。可并发脑膜炎、脑炎或瘫痪无菌性脑膜炎的表现为患儿发热、恶心、呕吐、头痛、颈部有阻力，腰椎穿刺脑脊液呈病毒性脑膜炎改变。影响脑实质者可出现神志不清、抽搐或瘫痪，可有后遗症。亦可并发肺水肿、心肌炎；严重者可死亡。

2. 实验室检查　取新鲜疱液进行电镜检查，可见到病毒颗粒。也可用直接免疫荧光法检查病毒抗原。病初与恢复期取血清测定肠道病毒特异性抗体，病初滴度与恢复期相比≥4 倍增高，可助诊断。可通过 RT-PCR 的方法，在疱液、咽拭子或粪便标本中进行病毒分型。合并神经系统症状者，应做脑脊液检查。

（二）治疗

1. 一般疗法　暂时隔离，卧床休息，给予足够水分及易消化食物，保持皮肤清洁。

2. 对症治疗　加强口腔护理，用淡盐水漱口。如有继发细菌感染，及早应用敏感抗生素。可口服多种维生素。

3. 抗病毒治疗　可选用利巴韦林、阿昔洛韦、伐昔洛韦等；口服、肌内注射或静脉滴注均可。

七、传染性单核细胞增多症

传染性单核细胞增多症（infectious mononucleosis，IM），简称传单，是由 EB 病毒（EBV）感染引起的急性感染病，儿童发病较多。临床表现多样化，以发热、咽痛、淋巴结肿大和肝脾肿大、周围血中单核细胞和异形淋巴细胞增多、嗜异性凝集实验及血清特异 EBV 抗体阳性为特征。

（一）诊断

1. 症状、体征　潜伏期 5～15 日。约 40％有前驱症状，表现为全身不适、头痛、头晕、发热、畏寒、食欲缺乏、恶心、呕吐及腹泻等。该病病程长短差异较大，伴随症状多样化。典型表现为发热、咽痛、淋巴结肿大。

（1）发热：大多数患者有发热，体温 38.5～40℃，热型不定，部分患者伴有寒战，热程不一，数日至数周，但也可长达 2～4 个月。虽有发热，但中毒症状并不显著。

（2）淋巴结肿大：为本病的特征性表现，有 70％以上患者有淋巴结肿大，全身淋巴结均可受累，浅表淋巴结以颈部最为明显，中等硬度，表面光滑，无明显压痛。肿大淋巴结消退缓慢，常需数周至数月。肠系膜淋巴结肿大可引起腹痛。

（3）咽峡炎：半数以上患者有咽痛及咽充血。扁桃体可充血肿大，少数可有溃疡或灰白色假膜，易剥脱腭部及咽弓处可见小出血点，牙龈可肿胀及溃疡。喉头及气管水肿可致上呼吸道阻塞。

（4）皮疹：10%～20%患者发病后4～10日出现皮疹，呈多形性，主要分布于躯干及前臂伸侧。以丘疹及斑丘疹常见，也可有荨麻疹或猩红热样皮疹，罕见出血性及水疱样皮疹，持续1周左右，亦可反复出现。

（5）肝脾肿大：20%～60%患者有肝肿大，并伴有急性肝炎症状，如食欲缺乏、恶心、呕吐、腹泻、腹痛、黄疸等。肝功能异常，个别患者可发生肝衰竭。约50%患者起病一周出现脾大，一般为轻度，偶可发生脾破裂。

（6）其他症状：儿童可发生角膜炎、结膜充血、"草莓舌"、支气管炎、肺炎、腮腺肿大。急性期可发生心肌炎、心包炎以及出现中枢神经系统症状，如惊厥、昏迷，甚至发生无菌性脑膜炎或周围神经炎，后期可发生血小板减少性紫癜等。也可发生肾炎、胃肠道出血等。

（7）恢复期：发病2～4周后，全身症状逐渐消退，但乏力常持续较久。淋巴结及肝脾肿大则需数周至数月才恢复正常。偶有复发，但病程短，病情轻。

（8）严重并发症：多数预后良好。急重症患儿可并发多器官损害，如心肌炎、粒细胞缺乏症、血小板减少症、肝肾衰竭、喉梗塞、继发感染等，死亡率极高。

2.实验室检查

（1）血常规：白细胞总数早期多正常或偏低，发病1周后，白细胞总数增高，一般为10～20×10^9/L，偶可高达30～60×10^9/L。异形淋巴细胞增多＞10%或其绝对值超过1.0×10^9/L，具有诊断意义。外周血以单核细胞和淋巴细胞增多为主，占总数的60%以上，婴幼儿可高达90%。

（2）病原学检查：①嗜异性凝集实验：患者血清中出现一种IgM型嗜异性抗体，凝集价在1：64以上具有临床诊断价值。5岁以下小儿该试验多为阴性；②EBV抗体测定：急性期衣壳抗原VCA－IgM阳性，恢复期衣壳抗原VCA－IgG阳性；③分子生物学检测：PCR检测血液、唾液、尿液中的EBV－DNA，特异性及敏感性均高。

（二）鉴别诊断

1.病毒性肝炎　传单并发黄疸及ALT升高者应与病毒性肝炎相鉴别。病毒性肝炎发热一般＜39℃，且大部分肝炎患者无发热，淋巴结增大持续时间短，异形淋巴细胞总数＜10%，血清EBV抗体阴性，而病毒性肝炎血清标志物阳性。

2.巨细胞病毒（CMV）单核细胞增多综合征　该病也可同时有发热、肝功能异常、肝脾肿大，但CMV感染很少引起咽痛及淋巴结肿大，嗜异性凝集实验阴性，血清中CMV抗体IgM测定及CMV病毒分离可确诊。

3.急性淋巴细胞白血病　该病比传单临床表现严重，嗜异性凝集实验阴性，骨髓中淋巴细胞增多，以幼稚淋巴细胞为主。

4.慢性活动性EB病毒感染　表现为持续的传染性单核细胞增多症样症状，如长期间断发热、肝脾淋巴结肿大等，称为慢性活动性EB病毒（CAEBV）感染。诊断CAEBV感染需满足以下三个标准：①原发感染后，反复间断发热，病程≥6个月；血EB－VCA IgM抗体阳性持续≥6个月，或VCA－IgG滴度≥1：5120，或EA－IgG滴度≥1：640，或抗EBNA抗体＜2；②临床特征：淋巴结肿大、肝脾肿大、肝酶升高、噬血细胞综合征等全身症状；③病毒学：受损组织器官EB病毒RNA或蛋白增多；外周血EB病毒DNA载量增高。

（三）治疗

1.对症治疗　急性期卧床休息，注意口腔清洁及水电解质平衡。高热者可结合物理降温或用解热剂，咽痛发热者注意有无细菌感染。继发感染者选用敏感抗生素，但避免使用氨苄西林或阿莫西林,因易出现多形性皮疹而与本病相混淆。

2.严重并发症者,如重症肝炎、喉头水肿、心肌炎、溶血性贫血、血小板减少及中枢神经系统症状者,可用糖皮质激素。同时可静脉注射丙种球蛋白,儿童 $200\sim400mg/(kg\cdot d)$,疗程 $3\sim5$ 日,以减轻症状。

3.抗病毒治疗 早期使用更昔洛韦,儿童 $5\sim10mg/(kg\cdot d)$,视病情使用 $3\sim7$ 日。亦可用干扰素肌内注射治疗。

4.急性期呼吸道隔离,对患者分泌物及污染物要严格消毒。恢复期仍可存在病毒血症。EBV 疫苗尚在研制阶段。

(姬爱华)

第二节 红斑丘疹鳞屑性疾病

红斑丘疹鳞屑性疾病系一组病因不明,临床表现以红斑鳞屑或丘疹鳞屑为主的炎症性皮肤病(表 10—2)。在儿童皮肤科和儿科的护理工作中,常可遇到大量的此类患者。此类皮肤病的基本发病机制为真皮的炎症反应以及由此引起的表皮角化异常。儿童丘疹鳞屑性皮肤病多为慢性过程,可持续数月至数年,甚至延续到成人期,本类疾病中以玫瑰糠疹最常见,预后较好。银屑病在儿童并不少见,且多与感染和遗传因素相关,儿童银屑病在皮损形态、分布以及疾病的发病过程都与成人有许多不同,在治疗用药上也有所不同,其治疗更注重安全性,许多新的治疗方法在儿童银屑病的使用往往是通过两种情况:一是该方法已在成人广泛应用,逐渐尝试用于儿童;二是一些药物在儿科其他危及生命的疾病(特别是风湿病和血液病)中应用,疗效和安全性均已证实后,被借鉴到儿童皮肤病的治疗中。儿童副银屑病以点滴型和苔藓样型较常见,其预后明显好于成人。

表 10—2 丘疹鳞屑性疾病的鉴别诊断

	临床特点	常见部位	特征性病理表现	病程	其他
银屑病	鳞屑性斑块,银白色鳞屑,较厚,似云母状	头皮、四肢伸侧、腰骶部	融合性角化不全,Munro 微脓肿	大多数呈慢性,反复发作	薄膜现象、Auspilz征(+)束状发,顶针甲,油滴甲
副银屑病	分为点滴型、斑块型、苔藓型、痘疮型,鳞屑较银屑病薄	躯干及四肢,较少累及头面部	缺乏特异性	慢性	无
毛发红糠疹	毛囊角化性丘疹,部分伴有掌跖角化	四肢伸侧、躯干部、手背、指背等	表皮在垂直和水平方向可交替出现角化过度和角化不全,伴有毛囊角栓	慢性病程,部分可缓解自愈	无
玫瑰糠疹	沿皮纹分布的椭圆形玫瑰色斑疹或斑片	躯干及四肢	缺乏特异性	自限性(6~8周),极少复发	有时可见母斑
扁平苔藓	紫红色扁平丘疹,表面可见 Wickham 纹	四肢屈侧	颗粒层楔形增厚,真皮上部淋巴细胞呈带状浸润	慢性,反复发作	甲翼状胬肉

一、银屑病

银屑病(psoriasis)是一种有遗传背景、与免疫反应异常有关的、常见的慢性红斑鳞屑性炎症性皮肤病。约 1/3 的成人银屑病发病在 16 岁之前,近年来儿童银屑病的发病率呈上升趋势。该病是一种身心疾病,严重影响患儿及其家庭的生活质量。目前的治疗虽有效,但不能达到长期缓解。儿童银屑病的临床表现、治疗选择、转归与成人有所不同,应早期确诊并规范治疗。

(一)流行病学

银屑病的发病率与种族、地理位置、环境等因素有关,男女发病率无明显差异。欧美国家银屑病患病率约 1%～3%,我国 2010 年对 6 个城市的调查显示其患病率为 0.47%,较 1987 年(0.123%)升高。关于儿童银屑病的流行病学资料尚少。儿童银屑病可发生在儿童各期,有报告刚出生婴儿发病者。10%患儿发病年龄在 10 岁之前,其中 14%～27%患者初次发病年龄在 2 岁以前。

(二)病因及发病机制

尚未完全阐明。目前认为与遗传、环境、免疫等多种因素有关,伴有皮肤屏障功能障碍。

1.遗传因素　目前已报道的儿童银屑病家族史的发生率为 4.5%～91%不等,差异很大,我国学者统计国内约 1/3 有家族史。迄今国内外已确定的银屑病易感基因位点有 PSORS1 —9、IL－12B、IL23R、LCE3B/3C/3D、ZNF313、IL23A、ERAPI、TNFAIP3、TRAF3IP2、NFK —BIA、PTPN22 等,其中仅 PSORS1 基因得到多次验证。HLA－B27 与关节病型银屑病有关。近年来国内外研究发现 IL－36RN[编码 IL－36Ra(IL－36 受体拮抗剂)的基因]与脓疱型银屑病的发病密切相关。

2.环境因素　外源性和内源性因素如感染、皮肤外伤、情绪紧张、药物(β 受体阻滞剂、阿司匹林、锂制剂、碘制剂、抗疟药物等)可加重或诱发儿童银屑病。研究发现咽部和肛门周围链球菌感染是儿童点滴状银屑病的主要病因。儿童与成人相比,反复咽部感染和皮肤损伤更易诱发或加重银屑病。肥胖也是儿童银屑病发病的危险因素之一,银屑病的严重程度与 BMI 呈正相关。

3.免疫因素　目前临床和实验室研究及包括环孢素、抗 CD4 单克隆抗体以及 TNF－α 和 IL－12 及 IL－23 抑制剂等的靶点治疗均证实银屑病是一种免疫介导的疾病。Th1 及 Th17 通过分泌细胞因子可刺激角质形成细胞增殖,促进炎症发生。固有免疫在银屑病的发病中也发挥重要的作用。

(三)诊断

1.症状、体征　根据临床特征一般可分为寻常型、脓疱型、红皮病型和关节病型四种类型。寻常型最常见。

(1)寻常型银屑病(psoriasis vulgaris)

1)占 90%以上。以斑块型银屑病最常见,典型皮损为覆有银白色鳞屑的红色或棕红色丘疹或斑块,边界清楚,基底浸润,常伴瘙痒。轻轻刮除表面鳞屑,可露出一层半透明薄膜,称薄膜现象。刮除薄膜,则出现针尖样小出血点,称点状出血现象,即 Auspitz 征。银白色鳞屑、薄膜现象和点状出血是诊断本病的特征性表现。银屑病的皮损在形态上有点滴型、钱币状、回状、环形、线状、蛎壳样等。儿童与成人比较皮损较小,鳞屑较薄。首发时以点滴型常见。

2）好发于头皮、四肢伸侧（特别是肘部、膝部）、腰骶部。不同部位皮损表现有所不同。头皮受累表现为边界清楚的红色斑块，表面覆厚层鳞屑，可越过发际线。掌跖部受累表现为过度角化及疣状增生，可有皲裂。尿布银屑病常见于＜2岁的婴幼儿。由于尿布区潮湿，鳞屑可不明显，表现为界限清楚的红斑及少许鳞屑，可局限或累及整个尿布区。

3）按病程分为进行期、静止期、退行期，进行期是指新皮疹不断出现，旧皮疹不断扩大，进行期有同形反应（Koebner现象）。静止期指皮疹保持稳定，无新发皮疹。退行期是指炎症逐渐消退、鳞屑减少、红斑变淡，皮损周围出现浅色环状皮肤，最后残留色素减退斑或色素沉着斑。

4）寻常型银屑病的特殊类型：①点滴型银屑病（guttate psoriasis）：儿童较成人常见发病前1～3周常有咽部链球菌感染史，急性起病，典型表现为散在或泛发直径0.3～0.5cm大小的红色丘疹、斑丘疹，覆少许鳞屑，躯干及四肢常见，伴不同程度瘙痒。经适当治疗可在数周内消退，部分患者可转化为慢性斑块型银屑病。②反向性银屑病（inverse psoriasis）：是指银屑病皮损局限于屈侧的皱褶部位（腋下、乳房下、腹股沟、外阴、龟头和肛周等）。由于局部潮湿，皮损表现为境界清楚的红斑或斑块，少有鳞屑。

（2）脓疱型银屑病（psoriasis pustulosa）

1）临床少见，占1%左右。分为泛发性和局限性两种儿童多为泛发性，可发生于任何年龄。病情反复，周期性发作。

2）泛发性脓疱型银屑病（generalized pustular psoriasis）表现为红斑及正常皮肤基础上播散性无菌性脓疱，红斑可呈环状或回状。常伴反复高热、寒战、关节肿胀等全身症状，可合并败血症、电解质紊乱、肝功能损害、感染性休克、充血性心衰等并发症，严重者危及生命。

泛发性脓疱型银屑病临床分为有寻常型银屑病病史和无寻常型银屑病病史两类，前者常由不适当外用药刺激或系统应用糖皮质激素骤停或骤减诱发。后者以感染为常见诱发因素。且儿童以后者常见。

3）局限性脓疱型银屑病包括掌跖脓疱病和连续性肢端皮炎。前者表现为掌跖对称性红斑，上有较多针头至粟粒大小的无菌性脓疱，疱壁不易破裂，经1～2周后可自行干涸脱屑。连续性肢端皮炎是局限性脓疱型银屑病的一种罕见类型，累及指（趾）端，甲床可受累。

（3）关节病型银屑病（psoriasis arthropathica）：该病是一种炎症性、侵蚀性关节疾病，在儿童少见。除银屑病的皮损外还有类风湿关节炎的症状，但类风湿因子阴性。从脊柱到外周指（趾）远端关节均可累及，表现为红肿、疼痛、活动受限，病情迁延反复，晚期可致残。在儿童期寻常型银屑病中要注意早期观察，提高早期识别此型的能力，减少致残率。

（4）红皮病型银屑病（erythroderma psoriaticum）：临床少见常因寻常型银屑病在治疗中外用刺激性较强或不适当的药物，或因长期大量服用糖皮质激素突然停药或减量过快所致。表现为大于体表面积90%的皮肤弥漫性潮红、浸润肿胀并伴有大量糠状鳞屑，其间可有片状正常皮岛。可伴有全身症状如发热、全身不适、表浅淋巴结肿大等。病程较长，易复发。

（5）毛发、甲及黏膜表现

1）头皮部皮损处毛发由于较厚鳞屑紧缩而使毛发呈束状（束状发），但不脱发。

2）甲损害可以是银屑病表现之一，也可以是唯一受累部位。以点状凹陷（顶针甲）最常见，其次表现为甲纵嵴、甲变色。还可表现甲板不平无光泽、甲下"油滴状"斑点、甲剥离、甲床浑浊肥厚。脓疱型银屑病可表现为甲下脓疱及脓湖形成，进而导致甲分离。

3)眼、口腔、外阴部黏膜等均可累及,舌黏膜损害常表现为地图舌、沟纹舌,在脓疱型银屑病中多见。临床易被忽视。

2.实验室检查

(1)组织病理学特征:寻常型银屑病表现为表皮角化不全并角化过度,颗粒层变薄或消失,棘层肥厚,表皮突延长,乳头顶部表皮明显变薄,角质层可见 Munro 微脓肿;真皮乳头部血管扭曲扩张水肿,血管周围有中性粒细胞和淋巴细胞浸润。脓疱型银屑病主要病理改变为棘层上部出现海绵状脓疱(Kogoj 微脓肿),真皮内炎症细胞浸润,其余变化同寻常型银屑病。

(2)影像学检查:用于关节病型银屑病的诊断。包括 X 线、CT、MRI 及超声。CT 对微小病变比 X 线敏感,磁共振可较早诊断关节周围软组织的病变,超声可帮助早期诊断关节病变。

(3)其他:点滴型银屑病需行血常规、抗链球菌"O"、咽部和肛周细菌培养。脓疱型银屑病及红皮病型银屑病伴全身症状时需进行血常规、血沉、血生化、电解质、血培养等检查评估病情及并发症。HLA—B27 可辅助诊断关节病型银屑病,类风湿因子可帮助鉴别类风湿性关节炎。

3.鉴别诊断 银屑病临床表现不同,不同部位皮损表现亦有差异,根据部位及形态主要鉴别详见表 10—3。

表 10—3 不同类型银屑病的鉴别诊断

银屑病类型		鉴别诊断
寻常型银屑病	斑块型银屑病	钱币状湿疹、体癣、脂溢性皮炎、毛发红糠疹、扁平苔藓、副银屑病
	头皮银屑病	头癣、特应性皮炎、脂溢性皮炎、石棉绵糠疹
	线状银屑病	炎性线状疣状表皮痣、线状苔藓、线状扁平苔藓、线状红斑狼疮
	尿布银屑病	尿布皮炎、念珠菌病、红癣、肠病性肢端皮炎
	反向性银屑病	念珠菌病、红癣、体癣、接触性皮炎
	点滴型银屑病	扁平苔藓、玫瑰糠疹、毛发红糠疹、慢性苔藓样糠疹、二期梅毒
脓疱型银屑病	甲银屑病	甲外伤、甲营养不良、甲癣、甲扁平苔藓
	泛发性脓疱型银屑病	急性泛发性发疹性脓疱病、葡萄球菌性烫伤样皮肤综合征、角层下脓疱病
	掌跖脓疱病	手足癣、汗疱疹继发感染
关节病型银屑病		类风湿性关节炎、Reiter 综合征、强直性脊柱炎
红皮病型银屑病		各种原因引起的红皮病:毛发红糠疹、湿疹、药疹、皮肤淋巴瘤等

(四)疾病严重程度评估

对银屑病的严重程度进行评估是制定合理治疗方案的前提。定义重度银屑病的一个简单方法称为 10 分制规则:即 BSA(体表受累面积)≥10%(10 只手掌的面积),或 PASI≥10,或 DLQI(皮肤病生活质量指数)≥10 即为重度银屑病。临床医师要考虑皮损范围、部位及对生活质量的影响等诸多因素综合评价。

(五)治疗

治疗方法很多,但至今还没有解决复发问题。治疗的目的在于迅速控制病情,减缓向全身发展的进程;稳定病情,避免复发;尽量减少不良反应;提高患者生活质量。儿童银屑病治疗尚缺乏大规模的临床对照实验研究,多数药物是自成人用药推论而来,考虑到儿童自身的生理特点,其治疗不能等同于成人银屑病,需考虑年龄、疾病严重程度、生活质设及合并症等,兼顾安全性及疗效,以安全性为首要前提。患儿及其家庭教育贯穿银屑病治疗始终,其目的在于建立其对疾病及治疗方案的正确认识,提高依从性。

轻度银屑病主要以外用药为主,中重度银屑病可用光疗或系统用药。单一疗法效果不明显时,应给予联合、交替或序贯治疗。

1.一般治疗 尽可能避免并祛除内源性和外源性促发或加重因素,如上呼吸道感染、扁桃体炎、情绪紧张、皮肤外伤等,存在链球菌感染者应积极治疗应注重患儿生活规律,合理饮食,避免盲目忌食;加强患儿心理教育。建议患儿规律且长期使用润肤剂以恢复皮肤屏障功能。

2.局部治疗 轻中度寻常型银屑病首选局部治疗糖皮质激素、维生素 D_3 衍生物作为一线用药。

(1)糖皮质激素:临床中根据患儿的年龄、皮损部位及病情严重程度选择不同类型和强度的糖皮质激素(一般情况下,敏感及皱褶部位(颈部、腹股沟、腋下等)应用弱效或中效糖皮质激素,躯干、四肢、掌跖及头皮部位选用中效或强效糖皮质激素。避免大面积使用强效糖皮质激素皮损控制后需调整激素应用的强度、频率及用量,激素使用过程中需逐渐减量,避免突然停药,以免疾病反复联合其他非激素类药物交替或间断应用可减少用量,降低其副作用发生率。

(2)维生素 D_3 衍生物:主要包括卡泊三醇、他卡西醇。长泊三醇治疗儿童银屑病安全有效、耐受性好;其副作用主要是局部刺激,应避免用于皮肤皱褶部及面部。他卡西醇刺激性小,可用于面部。长期应用此类药物需监测血清钙磷水平及维生素 D 代谢水平。一般儿童应用卡泊三醇($50\mu g/g$),对于 6 岁以上儿童最大剂量不超过 50g/周,12 岁以上儿童最大剂量不超过 75g/周。

维生素 D_3 衍生物与糖皮质激素联合序贯疗法:治疗开始两者联合,每日各 1 次,早上和晚上分开用。在 2~3 周内迅速控制皮损后,增加维生素 D_3 衍生物周一至周五每日 2 次外用,糖皮质激素仅周末外用。第 7~8 周后停止外用糖皮质激素,继续外用维生素 D_3 衍生物每日 2 次,待皮损基本消退后可改为每日 1 次或间断使用。

(3)钙调磷酸酶抑制剂:包括 0.03% 他克莫司软膏、0.1% 吡美莫司乳膏、0.1% 他克莫司软膏,近年来其治疗儿童银屑病的疗效得到肯定,建议应用于 2 岁以上面部及外生殖器部位银屑病。其副作用主要为局部暂时性的烧灼感和刺激感。

(4)其他局部用药还包括煤焦油、水杨酸、地蒽酚、尿素、他扎罗汀等。

3.光疗 适用于中重度银屑病、对药物治疗抵抗的寻常型患者和掌跖脓疱病患者,光疗对脓疱型和红皮病型银屑病疗效不佳,许多研究已证实光疗在儿童银屑病中应用的有效性,首选窄谱 UVB(NB-UVB),阿维 A 联合 NB-UVB 或 NB-UVB 联合外用焦油类药物、卡泊三醇可减少 UVB 局部剂量的累积和降低致癌风险。

4.系统治疗 仅用于脓疱型、红皮病型、关节病型或其他治疗方法无效的患者,且必须让父母了解其治疗方法及可能出现的各种不良反应以及进行长期监测的必要性。

(1)甲氨蝶呤(MTX):主要是经验性应用。推荐剂量为每周 0.2~0.4mg/kg,口服给药 1 次;主要不良反应包括胃肠道反应、肝脏毒性、肺纤维化、血液学异常、中枢神经系统毒性等,以胃肠道反应最常见。治疗前需进行全血计数、尿常规、电解质、肝炎病毒学检查、肝肾功能检查、血白蛋白、胸部 X 线片等。服用期间需要密切监测血细胞计数、肝肾功能,注意骨髓抑制,肝毒性的风险和药物总蓄积量。叶酸可竞争性抑制 MTX 作用,建议临床医师在兼顾

MTX 疗效的情况下考虑加用叶酸。

(2)维 A 酸类：临床代表药物为阿维 A，为泛发性脓疱型银屑病的首选。推荐剂量一般为 0.5~1mg/(kg·d)，症状显著改善后，应逐渐减量至 0.2mg/(kg·d)，并维持治疗直至皮损完全消退后 2 个月。短期用药的不度反应以唇炎、皮肤干燥、脱屑和鼻出血为常见，部分患儿可以出现可逆性肝损伤和血脂升高，长期使用应注意骨骼损害。治疗过程中应密切测血脂和肝酶水平。最初需要每月复查，以后每 3 个月复查一次，因维 A 酸类可能导致骨骺早熟闭合，建议每 12~18 个月进行一次骨扫描。考虑安全性的问题，建议儿童比成人增加监测频率。

(3)环孢素：推荐起始剂量为 3.0~5.0mg/(kg·d)，病情控制后逐渐减量至能控制病情的最低剂量。环孢素的不良反应与剂量相关，主要包括高血压和肾毒性，应定期监测血清尿素氮和肌酸酐。

(4)生物制剂：常规治疗无效的患者可尝试应用，但应严格掌握适应证。主要包括 TNFα 拮抗剂(英夫利昔单抗、阿达木单抗、依那西普等)和 ILI2/IL23 拮抗剂(乌司奴单抗)。截止目前尚未有生物制剂获准用于儿童银屑病的治疗。

(5)中医中药：应辨证分型，辨证施治。常用的复方类中成药包括青黛胶囊、郁金银屑片、消银颗粒、银屑灵等。

二、副银屑病

副银屑病(parapsoriasis)是一种以红斑、丘疹、浸润为特征的持久性鳞屑性炎症性皮肤病，好发于青壮年，男性居多，皮疹特点不典型、病程慢性且迁延不愈。这组疾病的共同特点是慢性发病、疾病进展缓慢，基本无症状或微痒，其基本病理表现为角化不全、海绵水肿以及真皮乳头的炎性细胞浸润。因其症状、临床表现与银屑病相似，而被命名为副银屑病或类银屑病。

(一)病因及发病机制

尚不完全清楚。既往研究表明，本组疾病可能属于一种淋巴组织增生性疾病的不同阶段，从慢性皮炎到 T 细胞皮肤淋巴瘤。小斑块副银屑病、大斑块副银屑病和苔藓样糠疹都被证明是单克隆 T 细胞性疾病，这些 T 细胞属于皮肤相关淋巴组织(SALT)。本病的发病机制是否与病毒感染刺激固有的免疫反应或是使 T 细胞活化，有待进一步研究。

(二)诊断

1.症状、体征

(1)点滴型副银屑病

1)点滴型副银屑病(parapsoriasis gultata)又称慢性苔藓样糠疹(pityriasis lichenodes chmnica)，较为常见，常在青少年时期发病，男性患者较多，一般无自觉症状，也不影响健康。

2)皮疹主要分布于躯干两侧、四肢、颈部等处，尤以屈侧增多。一般不累及头面部、掌跖及黏膜。

3)皮疹表现为淡红色或红褐色针头至米粒大小的丘疹或斑丘疹，相互不融合，皮疹上覆少量黏着性细薄鳞屑，用力刮除鳞屑，无点状出血现象。单个皮损经过数周或数年可自行消退，遗留暂时性色素减退斑，但新皮疹可陆续出现，形成不同时期皮疹同时存在的多形性表现。

4)本病经数月或 1 年后可自愈，也有数年不愈者。

(2)斑块型副银屑病(parapsoriasis en plaques)可分为大斑块型和小斑块型。

1)大斑块型的皮损为卵圆形或不规则形斑片或略隆起的斑块,大小不等,直径一般超过5~10cm,皮疹呈棕红色或橙红色,上覆细薄细软鳞屑,好发于臀部、躯干及四肢的屈侧,女性乳房最易受累。一般无自觉症状。本型可慢性进行性进展,经数年至数十年,可发展为蕈样肉芽肿或恶性网状组织细胞增生症。

2)小斑块型的皮损为圆形、卵圆形或长条形红色或淡黄色斑片或薄的斑块,上覆细薄鳞屑,直径为1~5cm,多对称分布于躯干和四肢,沿着皮肤张力线排列。本型病程慢性,部分病例可自行消退,也可长达数年、数十年不愈,一般不发生恶变。

(3)苔藓样型副银屑病(lichenoid parapsoriasis)

1)少见,好发于颈部两侧、躯干、四肢及乳房等处,面部、掌跖及黏膜较少累及。

2)皮疹表现为红色或棕红色针头至米粒大小扁平丘疹,类似扁平苔藓,上覆细薄鳞屑,丛集成网状斑片或呈斑马线样带状分布,伴毛细血管扩张,可有点状皮肤萎缩与血管萎缩性皮肤异色症样改变。

3)一般无自觉症状或轻度瘙痒。

4)病程慢性,不易自愈,经数年或更长时间可能演变为蕈样肉芽肿。

(4)痘疮样型副银屑病

1)本型又称急性痘疮样苔藓样糠疹(pityriasis lichenoides at varioliformis acuta),多见于青少年,急性起病,皮疹分布广泛且为多形性。

2)原发皮损为淡红色或红褐色针头至豌豆大小的丘疹,表面常覆盖鳞屑,不久丘疹可发生水疱、出血、坏死及结痂,愈后留有痘疮样瘢痕。本型轻者无全身症状,重者可出现大量深在性溃疡,伴高热、乏力及淋巴结肿大等全身症状,称发热坏死性急性痘疮样糠疹(febrile ulo-eronecrotic mucha－habermann's disease,FUMHD)。

3)病程长短不一,约经数周至半年可自行消退。

2.组织病理

(1)点滴型副银屑病:真皮浅层血管周围可见稀疏的淋巴组织细胞浸润,伴有表皮轻度增生和轻度的灶状海绵水肿。

(2)斑块型副银屑病:大斑块型副银屑病的淋巴细胞在表皮真皮界面浸润,并有亲表皮性,单个或聚集的淋巴细胞移入表皮,合并轻度海绵水肿,但细胞形态正常。小斑块型副银屑病的病理表现为表皮局灶性角化过度、角化不全、轻度海绵形成、淋巴细胞外移和轻度棘层肥厚。

(3)苔藓样型副银屑病:表皮内可见轻度棘层增生、海绵水肿、灶状角化不全和局限性基底细胞液化变性,真皮浅层稀疏淋巴组织细胞浸润,可有少许噬黑素细胞。

(4)痘疮样型副银屑病:表皮有细胞内及细胞间水肿,可出现变性和坏死。真皮内病变为淋巴细胞性血管炎样改变。

3.鉴别诊断

(1)寻常型银屑病:常于感染后发病,全身均可见典型皮疹,伸侧皮疹多于屈侧,表现为浸润性红斑、上覆银白色鳞屑,刮除鳞屑,可见薄膜现象和点状出血,多数伴有瘙痒,病理表现典型。

(2)二期梅毒疹:皮疹分布广泛,早期对称,后期呈现多形性,常累及掌跖,一般表现为斑疹、丘疹、斑丘疹、丘疹鳞屑性皮疹等,一般 2～10 周后皮疹可消退,可有黏膜损害、全身淋巴结肿大,梅毒血清试验阳性。

(3)玫瑰糠疹:本病好发于躯干部、四肢近心端,常常可见一母斑,皮损表现为分散性泛发性圆形、椭圆形玫瑰色斑疹,皮疹周边可见细薄鳞屑,Auspilz 征阴性,皮疹长轴与皮纹平行,伴轻度瘙痒,一般经 3～8 周皮疹可自行消退,是一种自限性疾病,不易复发,根据临床表现易于鉴别。

(4)扁平苔藓:本病临床表现多样,但典型皮损为略高出皮面的紫红色扁平丘疹,呈多角形或类圆形,表面无鳞屑组织病理表现为表皮角化过度,颗粒层楔形增厚,棘层肥厚,基底细胞液化变性,真皮上部可见密集的淋巴细胞呈带状浸润。

(5)丘疹坏死性结核疹:皮损好发于青年患者,对称分布于四肢的伸侧,表现为红褐色绿豆大至豌豆大小的丘疹,中心可见坏死、溃疡,上覆暗褐色痂皮,愈后留下凹陷性瘢痕,结核菌素试验阳性可鉴别。

(三)治疗

1.物理治疗　光疗是一种有效的一线治疗副银屑病的方法,窄谱 UVB 较适合儿童,每周3～4 次,疗效确切。或可选用自然紫外线照射,有时需要长期维持治疗。紫外线疗法可有效地缩短副银屑病的病程,能有效阻断副银屑病向恶性皮肤病的发展趋势,为患者解决隐患,减少因疾病恶性变给患者带来巨大痛苦,且紫外线疗法副作用小,只有个别病例出现轻微度光敏和消化道症状,其余未见副作用,值得临床推广。

2.外用药物　部分患者使用外用制剂治疗有一定效果,可根据不同的皮损类型,选择不同的外用药膏,如糖皮质激素软膏、10％尿素软膏、维 A 酸软膏、5％硫磺水杨酸软膏等。

3.口服药物　对于轻症患者,一般主张运用光疗,不主张系统治疗;对于重症者,如急性痘疮样苔藓样糠疹,病理表现为急性炎症和灶状坏死。抗炎治疗有效,可系统给予糖皮质激素和(或)免疫抑制剂甲氨蝶呤、环孢 A 等。

三、白色糠疹

白色糠疹(pityriasis alba)又称单纯糠疹、面部干性糠疹。目前病因不清,可能与维生素缺乏、寄生虫感染、紫外线照射及脾胃不和等有关,儿童多见。

(一)诊断

症状与体征:儿童常见,青壮年也可发病。与季节有一定相关性,多在冬春皮肤干燥时起病,夏秋后消退。皮疹多见于面部,少数可在颈部、躯干及四肢。典型皮损为圆形或椭圆形的斑疹,早期为淡红色,以后逐渐转变为色素减退斑,直径 0.5～2cm,边界较清楚,表面有少量细小而黏着性的糠秕状鳞屑。皮损数目不一。一般无自觉症状,有时有轻度瘙痒。

(二)鉴别诊断

1.白癜风　皮损呈乳白色,色素完全脱失,局部毛发可以变白也可以正常。WOOD 灯下呈亮白色荧光。

2.花斑癣　皮损为多发性的浅白色或浅棕色的圆形或卵圆形斑疹,表面有少许细小的鳞屑。皮损镜检真菌阳性。

(三)治疗

1.避免过多的使用热水及肥皂,外用润肤剂、补充维生素。

2.可外用弱效的糖皮质激素霜剂。

3.若有肠道寄生虫感染,给予驱虫治疗。必要时给予中药调节脾胃。

四、多形红斑

多形红斑(erythema multiforme)是由多种原因所致的一种急性炎症性皮肤病。病因复杂,其中单纯疱疹病毒、肺炎支原体感染最为重要,其次为药物因素,如磺胺类抗生素、抗惊厥药、解热镇痛药及某些生物制品,尤其重症型病例,应首先考虑药物因素。某些系统性疾患如川崎病、红斑狼疮、恶性淋巴瘤等也可引起本病。

(一)诊断

1.症状、体征　前驱症状有头痛、发热、四肢倦怠、食欲缺乏、关节和肌肉酸痛、扁桃体炎及呼吸道感染等症状。皮疹多形性,有红斑、丘疹、水疱、大疱、紫癜等损害。皮损对称分布,好发于面颈部、耳廓及四肢远端,严重时泛发全身。根据病变的范围和症状轻重程度,临床上分3型:红斑丘疹型、局限性水疱型和重症型。

(1)红斑丘疹型

1)为多形红斑轻症型,本型最常见,占病例的80%以上,发病多与单纯疱疹病毒感染有关。

2)皮疹以红斑丘疹为主,亦见风团,分布于四肢末端伸侧面。初起为水肿性红斑或淡红色扁平丘疹,呈圆形,略隆起,境界清楚,数目不定,此后单个皮疹呈离心性向外扩大,1～2日内红斑直径可达1～3cm。充分发展的红斑可形成靶形损害。有时还出现环状、多环状、弓形红斑

3)皮疹经光照后可加重,可出现Koebner现象(同形反应),有轻度瘙痒。

4)黏膜损害轻,常局限于口腔黏膜,表现红斑、水疱和糜烂,本型无显著全身症状。

(2)局限性水疱型

1)介于轻症和重症之间。皮疹以水疱为主,红斑中央有水疱或红斑被水疱围绕,水疱破裂后形成糜烂或溃疡,皮疹数目不多,局限于四肢末端部位。

2)口腔、女童外阴、男童龟头、包皮等处黏膜常受累。

3)可伴全身症状。

(3)重症型(也称Stevens-Johnson综合征)

1)多有用药史,起病急骤,有轻重不等的前驱症状。

2)皮损为水肿性鲜红或紫红色斑片,其上迅速出现水疱或大疱,很快发展至全身。

3)眼、鼻、口腔、肛门、生殖器甚至呼吸道、消化道等黏膜同时出现水疱、糜烂、溃疡甚至坏死。

4)自觉疼痛,可伴发热、头痛、关节痛等全身症状。

2.实验室检查

(1)血常规中白细胞,特别是嗜酸性粒细胞、C-反应蛋白、血沉增高;部分患儿特别是重症者可能出现血尿、蛋白尿,肝、肾功能、心肌酶受损,电解质紊乱;部分与感染密切相关的患儿应做抗链球菌"O"、支原体抗体、单纯疱疹病毒、EB病毒、呼吸道病毒抗体及咽拭子培养等检测,必要时可进行DNA载量拷贝数的检测;行细胞免疫、体液免疫、自身抗体及过敏原检测以除外免疫性疾病的可能。

(2)影像学等辅助检查:常规行胸片检查了解肺部情况,必要时行高分辨 CT 了解有无肺纤维化/肺大泡等;行腹部 B 超检查了解有无肝、肾损伤;行心电图及心脏彩超检查了解有无心肌损害及心律失常。

(3)组织病理学:分真皮型、表皮型和混合型。①真皮型:真皮乳头显著水肿,可形成表皮下水疱,真皮上部血管扩张,内皮细胞肿胀,血管周围有淋巴细胞、组织细胞浸润,可见少量嗜酸性粒细胞和嗜中性粒细胞;②表皮型:表皮内个别角质形成细胞坏死,呈深红色,核固缩或消失,基底层液化变性,真表皮分离,可形成表皮下水疱;③混合型:多数病例为真表皮型混合存在,真表皮连接处有淋巴细胞浸润和基底细胞液化变性,形成界面皮炎,严重时形成表皮下水疱,表皮水肿,有海绵形成,有时见表皮内小水疱和细胞外移,有少数角质形成细胞坏死。真皮上部水肿,有红细胞外溢,但无嗜中性粒细胞、核尘等血管炎改变。以上改变与取材皮损部位有关,靶形损害中心区表现为表皮型变化,边缘区表现为真皮型变化。

3.鉴别诊断 多形红斑临床表现不同,根据不同形态需与不同疾病鉴别。红斑丘疹型需与冻疮、远心性环状红斑、固定药疹、移植物抗宿主反应相鉴别;局限性水疱型需与大疱性类天疱疮、急性泛发性发疹型脓疱病鉴别;重症型需与大疱性类天疱疮、急性泛发性发疹性脓疱病相鉴别。

(二)治疗

1.病因治疗 病因明确者,如病毒或支原体等病原体感染,针对病因应用抗感染药物治疗。如为药物过敏,应立即停用可疑致敏药物等。

2.局部治疗 局部清洁、保护、止痒,采用温和消炎剂,如植物油、炉甘石洗剂、氧化锌油剂、硅油霜、糖皮质激素软膏等。口腔病变应用含漱剂,保持口腔清洁。眼部病变及早请眼科会诊,协同处理,防止产生后遗症。肛门、尿道口及外生殖器部位可用 0.05％氯己定液清洁,有感染时及时应用抗生素。对于重症患者,一经确诊,立即治疗,要求住单独病室,病室温度保持恒定,按烫伤患者护理。

3.全身治疗

(1)轻症者(红斑丘疹型/局限性水疱型):口服抗组胺类药、多种维生素。

(2)重症者:及时补充水分、营养和多种维生素,补充足够的热量和蛋白质,保持水、电解质平衡,保持血流动力学稳定和呼吸道通畅。重症型病例应早期系统应用糖皮质激素治疗,并联合静脉滴注免疫球蛋白[1g/(kg·d),连用 2～3 日]治疗(具体剂量可参照药物性皮炎章节),以减少并发症的出现。

(3)对于由单纯疱疹病毒引起的反复发作的多形红斑,可口服抗病毒药治疗并预防复发。

五、毛发红糠疹

毛发红糠疹(pityriasis rubra pilaris,PRP)是一种少见的慢性红斑鳞屑性角化性炎症性皮肤病,以黄红色鳞屑性斑块和角化性毛囊性丘疹为临床特征,1857 年由 Devergie 首先报道。1889 年 Besnier 首次提出毛发红糠疹这一病名,沿用至今。本病病因不清,有家族性和获得性,前者少见,一般发生在儿童。其发病率在各种人群中约为 1/5000～1/50000,有报道新发儿童皮肤病患者中毛发红糠疹约为 1/500。成人发病无性别差异,儿童中男性高于女性,比率约为 3：2。本病可发生于任何年龄,但明显出现双峰或三峰现象,即 10 岁以前、11～19 岁和 40～60 岁之间。病程有自限性。

（一）病因及发病机制

尚不十分清楚。儿童 PRP 的病因和成人相似。

1.维生素 A 缺乏或代谢异常　早期曾提出维生素 A 缺乏,但至今尚未证实。有学者检查了本病患者及其无症状亲属血清视黄醇结合蛋白,结果全部低下而且,维 A 酸类药物治疗 PRP 有效,提示 PRP 的发病可能与维生素 A 代谢异常有关。

2.角化障碍　有学者发现 PRP 表皮增殖过度。患者皮损中 p53 蛋白表达比正常人明显升高,这可能是一种抑制表皮异常增生的一种生理反应,提示毛发红糠疹患者存在表皮细胞分化周期异常。

3.自身免疫异常　PRP 患者可能和关节炎、皮肌炎、甲状腺功能减退等有关。Shvelli D 等报道了一个 6 个月的 PRP 患者中 T-抑制细胞的自然活化增强,同时伴有 T-辅助细胞的功能受损。幼年 PRP 中发现低丙种球蛋白血症和 IgA 缺陷。局限型 PRP 可合并 Down 综合征和白癜风。

4.感染和创伤　在儿童患者中尤其重要,很多患者发病前合并发热感染史。其中 A 族乙型溶血性链球菌感染在 PRP 发病中起着极其重要的作用。甲型肝炎亦与儿童 PRP 发病有关。

5.家族因素　尽管患者大部分为散发,但遗传因素仍在发病中有明显作用,大约 6.5% 的患者可能与遗传有关,大部分为常染色体显性遗传伴有可变外显率。常染色体隐性遗传也有报道。有同卵双生的双胞胎同患 PRP 的报道。

6.其他　Bell SL 等认为 PRP 发病可能与药物如血管紧张素转化酶抑制剂和恶性肿瘤如恶性黑色素瘤等有关,目前还未见到在儿童中的报道。

（二）临床表现

根据发病率、临床表现、病程和预后分为六型(表 10-4)。

表 10-4　Griffiths 的 PRP 临床分型

	类型	比例	发病年龄	分布	临床特点	预后和病程
Ⅰ	成人经典型	55%	成人	全身性	毛囊性角化性丘疹,掌跖角皮症,正常皮岛,中改变,皮疹逐渐向全身发展	大部分在 3 年内消退,少数可复发
Ⅱ	成人非经典型	5%	成人	全身性	腿部的鱼鳞病样脱屑,部分皮疹呈特应性湿疹样改变,掌跖角化,可见非瘢痕性脱发	慢性
Ⅲ	幼年经典型	10%	1～2 岁或 5～10 岁	全身性	与 Ⅰ 型类似	90%在 1～3 年内消退
Ⅳ	幼年局限型	25%	青春期前(3～10 岁)	局限性	局限于肘、膝部的边界清楚的鳞屑性红斑,表面覆盖毛囊性角化性丘疹	不确定
Ⅴ	幼年非经典型	5%	幼儿期	全身性	指、趾硬皮病样改变,毛囊性角化性丘疹,大部分遗传性	慢性,很少自愈
Ⅵ	HIV 相关型	<5%	各种年龄	全身性	与 Ⅰ 型类似,HIV-阳性	慢性,预后差

1.成人典型 PRP(Ⅱ型)　本型发病率最高,常无明显诱发因素,50～60 岁中老年常见。临床表现一般先以头、面、躯干上部出现红斑伴细小鳞屑,继而出现弥散性毛囊性丘疹,可为正常肤色、淡红色或暗红色,质硬,丘疹顶端伴细小锥形或针尖形角质栓,周围绕以红晕。之

后丘疹逐渐增多出现融合,呈鸡皮样,红晕累及毛囊间皮肤,毛囊性损害逐渐被橙黄色鳞屑性斑掩盖。特征性皮疹是小的毛囊角化性丘疹和散在性融合成糠秕状鳞屑性棕红色、橘红色斑片或斑块,对称分布。皮疹可逐渐向全身发展,部分患者可发展成红皮病,可见散在的直径约1cm大小的边界清楚的正常皮岛。掌跖部可并发橙黄色、蜡样光泽的弥漫性角化,易发生皲裂。其中毛囊性角化性丘疹和掌跖角皮症是其最具诊断意义的两个特征。常可伴随指(趾)甲改变。

2.成人非典型PRP(Ⅱ型)　本型始发于成人,较少见。皮损不典型,与Ⅰ型相比,病程更长,不易发展为红皮病。

3.幼年经典型PRP(Ⅲ型)　本型在儿童中发病率相对较高,多继发于急性上呼吸道感染。临床表现与成人典型PRP相似,弥漫性掌跖角化是本型的突出特征可有同形反应。少数患者可发展为红皮病。病程呈良性,部分患者转化为幼年局限型PRP(Ⅳ型)。

4.幼年局限型PRP(Ⅳ型)　本型在儿童PRP中发病率最高,皮损常局限于肘、膝、踝、手足背部,临床表现为边界清楚的鳞屑性红斑,表面覆盖毛囊或非毛囊性丘疹,角质栓较明显,部分患者可出现不同程度的掌跖角化。病程、预后差异较大,部分患者进入青春期前完全缓解。

5.幼年非典型PRP(Ⅴ型)　本型较少见,起病年龄较早,出生后即可发病,临床表现为轻中度的红斑、毛囊角质栓、掌跖角化症。常伴有毛囊性鱼鳞病,少数可出现指(趾)硬皮病样改变。本型常有家族史,很少自愈。

6.HIV相关型PRP(Ⅵ型)　本型合并HIV感染,可发生于不同年龄段,但以青壮年多见。可能是HIV感染的首发症状。皮损类似于成人典型PRP,常呈对称分布,伴瘙痒。面部、躯干出现丝状角化是本型的重要特征。可发展成红皮病,常可并发聚合性痤疮、小棘苔藓、化脓性汗腺炎等。

7.其他　指甲改变包括甲板增厚、远端黄棕色、甲下过度角化和裂片状出血毛发和牙齿一般不会受累。口腔黏膜受累少见,可出现颊黏膜类似扁平苔藓样的弥漫性白斑,有眼睑外翻的报道此外,PRP的发病可能与恶性肿瘤相关,一些难治的特殊的患者应当引起临床医师的重视,注意寻找有无其他相关问题。

(三)组织病理

本病的组织学变化可随病程和部位的不同而有变化,因此取活检标本时应取自毛囊较多的皮损部位。

1.经典的幼年PRP与经典成人型相似。共同特征是:表皮在垂直和水平方向可交替出现角化过度和角化不全,毛囊角栓,局灶性角化不全在毛囊口周围形成"肩"样结构,颗粒层增厚,棘层肥厚、呈银屑病样增生,基底细胞轻度液化变性,真皮浅层血管及毛囊周围轻至中度淋巴细胞浸润。

2.幼年局限型PRP可能会有板层状的角化过度,颗粒层细胞正常或者增多,以及轻度棘层松解,真皮少量组织细胞浸润和轻度血管扩张。

3.PRP角质层中有时可见到中性粒细胞浸润或细菌菌落,表明有角质层的细菌或真菌感染,但少见,而这种现象在银屑病中常见,应注意区分,充分发展的银屑病皮损还会有其他典型表现。

4.在经典PRP中,可见到皮肤棘层松解和皮肤棘层松解性角化不良,认为是发展成红皮病前的一个病理线索,同时嗜酸性粒细胞和(或)苔藓样浸润也很明显。而这在银屑病中是没有的,可以此来区别两种疾病。

(四)诊断及鉴别诊断

1.诊断 本病临床和组织病理多样化,典型病例根据发病部位和特征性棕红色或黄红色毛囊角化性丘疹及橘红色鳞屑性斑片或斑块,皮损周围可找到毛囊性丘疹一般不难诊断不典型患者,需要排除法通过鉴别诊断进行明确诊断。

2.鉴别诊断

(1)银屑病:幼年局限型或经典型 PRP 常常容易误诊为银屑病,然而,PRP 在年龄发病上的双峰表现、头皮糠秕状脱屑、红皮病中有正常皮岛,都可以同银屑病区别。在病理上,幼年局限型 PRP 与幼年经典型相比更容易出现银屑病样增生,但缺乏 Munro 微脓肿的表现。

(2)进行性对称性红斑角皮症:幼年局限型或幼年非典型 PRP 需要与之鉴别。

(3)毛囊性鱼鳞病:幼年非典型 PRP 容易与其混淆。无论在疾病的早期还是晚期,病理表现也很难给出确切依据,因此,需要仔细观察随诊和多次病理活检。

(4)儿童 PRP 还需与一些毛囊性皮肤病鉴别

1)毛周角化症或毛发苔藓:成人、儿童、青少年均可发病。为发生于四肢伸侧的毛囊周围的红斑,内有卷曲的毛发和毛囊角栓,可合并特应性体质和鱼鳞病,随着夏季到来和年龄增长减轻,病理变化为毛囊角栓和内有卷曲的毛发。

2)Darier 病或毛囊角化病:成人、10～20 岁发病。好发于脂溢性部位和四肢屈侧,为油腻的、有恶臭的毛囊性丘疹,可类似疣状肢端角化症(Hopf)。指甲可见甲凹点、白色或红色纵纹,甲游离缘有三角形裂纹。夏季和使用激素可加重,慢性或持续病程,病理示基底层上的棘层细胞松解,可见圆体和谷粒。

3)小棘苔藓:发生在儿童。好发于四肢伸侧、躯干、腘窝、臀部,为一簇毛囊性丘疹合并角化性棘状突起,有自限性,病理示角化过度合并毛囊角栓。

4)维生素 A 缺乏症(蟾皮病):任何年龄可发病,儿童好发。为发生于肘部,大腿的形态一致的、色素性的毛囊性丘疹,因维生素 A 缺乏引起,可治愈病理示角化过度合并毛囊角栓。

5)毛囊性银屑病:发病年龄不定,10～20 岁发生。皮疹分布在四肢伸侧或躯干,表现为头皮脱屑、甲生长增快、甲凹点、甲脱落,鳞屑性毛囊性皮疹融合成斑块,反复发生,病理示角化过度、角化不全、颗粒层减少、棘层增厚、Munro 微脓肿。

6)瘰疬性苔藓:10～30 岁发病。为躯干,四肢近心端的无症状的尖锐的角化性毛囊性丘疹,可合并淋巴结结核、骨结核,可治愈。病理示毛囊周围的结核样肉芽肿。

(5)药疹:有些药物可导致 PRP 样皮疹,临床中应注意鉴别。

(五)治疗

1.一般治疗 积极治疗原发病,如感染相关性 PRP 给予抗感染治疗。营养支持和细心护理是儿童 PRP 患者的基础治疗。

2.局部治疗 外用润肤剂、角质剥脱剂、糖皮质激素类乳膏、维 A 酸制剂、卡泊三醇、钙调神经磷酸酶抑制剂等。对于幼年局限型 PRP,总体预后良好,以局部治疗为主,采用润肤剂或者角质剥脱剂也可以起到治疗的作用,国外有报道Ⅳ型 PRP 患者在局部给予糖皮质激素外用和角质促成剂效果不理想后,给予润肤剂联合应用后病情得到明显缓解。Lane JE 等报道单纯使用局部外用激素治疗 12 岁幼年经典型 PRP 有效;Karimian－Teherani D 采用外用他扎罗汀治疗儿童局限型 PRP 有效;Gregoriou S 等用 0.1％吡美莫司治疗 RPR 2 周后皮损消退,认为吡美莫司可以作为局限性 RPR 的治疗选择。

3. 系统治疗

(1)维 A 酸制剂:是治疗难治性成人型 PRP 的首选;通常采用异维 A 酸(isotretinoin)1～1.5mg/(kg·d),疗程数周,待皮损缓解后,小剂量维持治疗 4～6 个月。也可用于儿童型 PRP 的治疗。Sehgal VN 等采用异维 A 酸治疗 Ⅰ 型和 Ⅴ 型,0.5～1mg/(kg·d),监测 4～12 周,皮损痊愈。有报道儿童 PRP 口服异维 A 酸 0.75～1.5mg/(kg·d)半年,皮疹大部分消退。而采用阿维 A(Acitretin)0.77～1.0mg/(kg·d)口服治疗儿童 PRP 有效。治疗期间要监测血脂及肝肾功能,儿童还要注意对骨骼发育的影响有报道口服阿利维 A 酸(alitretinoin)治疗成人 Ⅱ 型 RPR 有效,还用来治疗难治或抵抗型的 PRP 患者。

(2)免疫抑制剂:对于难治性病例,可考虑给予甲氨蝶呤、环孢素 A、硫唑嘌呤等免疫抑制剂。通常甲氨蝶呤 0.2～0.5mg/(kg·w),可一次顿服,或分 3 次给予,每隔 12 小时 1 次,平均疗程半年。硫唑嘌呤一般 1～4mg/(kg·d),连用 3～4 周。两者均易导致骨髓抑制及肝肾功能损害,特别是甲氨蝶呤易导致肝纤维化,临床上应谨慎使用并严密监测其不良反应。另有报道环孢素 A 单独和联合其他疗法具有一定疗效。环孢素 A 3mg/(kg·d)分次口服,待皮损消退后维持治疗 3～4 个逐渐减量停药。

(3)糖皮质激素:一般治疗无效,当 PRP 转变为红皮病时,可考虑使用。

(4)生物制剂:在常规治疗无效时再考虑使用。在儿童 PRP 中的经验尚少。

(5)其他:如维生素 A、甘草制剂、免疫增强剂、IVIG、抗 HIV 治疗、司坦唑醇、羟氯喹、延胡索酸酯等都有治疗有效的报道。

另外,物理治疗如糠浴、淀粉浴、矿泉浴、光疗和光化学疗法对有些病例有效,还可以联合中医中药治疗。

六、玫瑰糠疹

玫瑰糠疹(pityriasis rosea,PR)是一种丘疹鳞屑性急性炎症性皮肤病,病程呈自限性。约占皮肤科门诊就诊患者的 1％～2％。本病可发生在任何年龄,但约有 75％的 PR 是在 10～40 岁发病,男女发病率无明显差异,春秋季多发。

(一)病因及发病机制

尚不明确,目前有病毒感染、自身免疫、变态反应、遗传性过敏等各种学说。病程有自限性,较少复发,皮疹有先出现母斑和急性泛发等特点,以往一般认为与感染(尤其是病毒性感染,如人类疱疹病毒 Ⅵ 型和 Ⅶ 型、H1N1 病毒)有关,近期的研究表明与感染后细胞免疫和(或)体液免疫失衡有关,其发病机制可能是微生物感染后,LC 将抗原呈递给局部淋巴结的淋巴细胞使其致敏,当这些致敏的淋巴细胞再次接触此类抗原时,随即释放一系列淋巴因子而吸引炎症细胞引起迟发型变态反应,同时产生 $CD8^+$ 效应 T 细胞,直接攻击抗原,从而导致皮肤的炎症反应,促使 PR 皮损发生和疾病发展。

（二）临床表现

1. 大多数患者有全身不适、低热、头痛、咽痛、肌肉关节疼痛、腋窝淋巴结肿大等前驱症状。

2. 初起为在躯干或四肢近端直径 2～3cm 的圆形或椭圆形橙红色斑疹，上覆细小鳞屑，几日后此斑渐增大，可达 2～5cm，称为母斑或先驱斑（herald patch），常无自觉症状，易被忽视。1～2 周后，逐渐在四肢近端及躯干成批出现皮损，对称分布，边缘略高出皮面，呈玫瑰红色，中心略呈黄色，圆形或椭圆形，表面有少许细碎糠状鳞屑。皮损边缘鳞屑更清楚，呈领圈状，称为子斑或继发斑，其长轴与皮纹走向一致，散发或密集，很少融合，此时母斑已变暗淡或趋于消退。少数患者也可波及头面部、四肢远端，瘙痒程度不等，有的患者可出现水疱、风团及紫癜，也可累及口腔黏膜。

3. 本病呈自限性，约经 4～6 周自中央向边缘消退，一般发病后不再复发，但也有报道约2.8% 的病例愈后可复发，且可出现指甲凹痕和甲营养不良。

4. 本病有一些特殊类型　仅出现母斑无子斑的称为钝挫型；有渗出倾向的称为渗出型；还有丘疹型、水疱型、荨麻疹型、紫癜型、脓疱型、多形红斑型等。

（三）组织病理

表现为非特异性炎症，表皮局灶性角化不全及棘层轻度肥厚，有细胞内水肿及海绵形成，或有小水疱出现。真皮上部水肿及毛细血管扩张，并有密集的淋巴细胞浸润。

（四）诊断及鉴别诊断

1. 春秋季多见，好发于中青年，病程有自限性，伴随全身不适、低热、头痛、咽痛、肌肉关节疼痛、腋窝淋巴结肿大等前驱症状。

2. 皮损好发于躯干及四肢近端，皮损先有椭圆形母斑，玫瑰红色，后出继发疹，呈向心性分布，表面有糠状鳞屑，其长轴与皮纹走向一致。

应与下列疾病鉴别诊断：

1. 体癣　皮疹呈圆形，边缘有丘疹水疱，渐向外扩大，中心炎症较轻，鳞屑中可查见真菌的菌丝及孢子。

2. 二期梅毒　皮疹呈铜红色或暗红色，分布广泛，手掌及足跖部有孤立角化性圆形脱屑性斑丘疹。梅毒血清反应检查可资鉴别。

3. 点滴型银屑病　为浸润性丘疹及斑丘疹，境界更清楚，Auspitz 征（＋），病程反复迁延。

4. 药疹　尤其是玫瑰样疹，有服药史，发病急骤，无母斑，瘙痒显著，皮疹色鲜红，多形态。病程短，经治疗易于消退。

（五）治疗

本病有自限性，以对症治疗为主，治疗目的是减轻症状，缩短病程。

1. 避免饮酒及食用辛辣刺激食物，局部避免搔抓、热水洗烫。

2. 口服抗组胺药物及维生素 B、维生素 C 及钙剂等。重症及病程长者可考虑口服泼尼松15～40mg/d。因与疱疹病毒感染有关，也可应用更昔洛韦治疗，但需注意药物不良反应。

3. 外用 1% 冰片炉甘石洗剂、5% 硫磺洗剂、白色洗剂、糖皮质激素霜剂，顽固不愈者可酌用 5% 黑豆馏油与糖皮质激素的复合制剂。

4.物理治疗可选用紫外线照射。

七、扁平苔藓

扁平苔藓(lichen planus,LP)是一种发生于皮肤、毛囊、黏膜和指(趾)甲的常见的慢性炎症性疾病,病因不明。典型皮损为紫红色、多角形、瘙痒性扁平丘疹,组织病理有特征性。儿童较少见,大约占所有 LP 患者的 2%～3%。发病的最早年龄是 2 周,平均发病年龄 7.1～8.4岁,男孩比女孩的皮损出现更早。本病有自限性,经 1 个月～7 年可自行消退。

(一)病因及发病机制

LP 确切的发病机制不明。与儿童 LP 相关的因素包括遗传因素、疫苗接种、病毒感染等,本病还可与其他疾病伴发,如特应性皮炎、血友病、支气管哮喘、活动性肝炎以及白癜风等。

(二)临床表现

1.好发于中青年,儿童也可发病,伴有不同程度的瘙痒。

2.皮肤表现为多角形扁平丘疹,呈紫红色或蓝紫色,边缘清楚,表面干燥发亮,有蜡样光泽,覆有鳞屑。皮疹大小基本一致,中央轻度凹陷。液体石蜡涂抹表面后,用放大镜观察可见灰白色具有光泽的小点及浅细的网状条纹,称 wickham 纹。皮疹好发于四肢,尤以腕屈侧、前臂、股内侧、踝部、腰部和臀部多见。皮疹多局限于一处,泛发者少见。

儿童甲 LP 的临床特征和成人一样,甲纵嵴最常见,其次为甲凹点及甲板变薄,其他表现有甲粗糙并脆裂、甲变色、甲下角化过度、甲脱落、甲分离、甲板变厚和白甲及反甲合并萎缩(部分指甲会出现永久性破坏)。翼状胬肉为甲 LP 的特征之一。甲受累可以是儿童 LP 唯一受累部位。儿童甲 LP 常常被低估,而使临床诊断变得更难。

3.特殊类型　本病临床表现多样,可有近 20 种特殊类型,儿童 LP 的变异型见表 10-5。

表 10-5　儿童 LP 的变异型

变异型	临床特征
线状	孤立的线状皮损,可能呈带状或出现在原先有损伤的部位,表现为同形反应
肥厚性	剧烈的瘙痒,为鳞屑性肥厚性的结节,常常出现在下肢伸侧,尤其膝部周围
环状	单纯的环状丘疹很少见,颊部黏膜可发生紫红色斑片,中央见萎缩性改变
毛囊性	头皮部位的角化性丘疹,可能融合成斑块,女性常见,可能导致瘢痕性脱发
口腔	常发现在口腔黏膜表面的侵蚀性或溃疡性的皮损,伴疼痛,可能导致瘢痕
光线性	曝光部位的中度瘙痒性皮损,有特征性的钱币状斑片,色素沉着周边围绕着色素减退带
大小疱性	在扁平苔藓皮损中可见小水疱和大疱,大部分出现在下肢或口腔
类天疱疮样	水疱发展成扁平苔藓的斑块,同时具有扁平苔藓和大疱性类天疱疮的临床、组织学和免疫学的特点

4.病程慢性,易复发。本病有自限性,多数患者皮疹可在 1～2 年内消退。

(三)组织病理

具有特征性,表现为表皮角化过度,颗粒层楔形增厚,棘层不规则增厚,表皮突呈锯齿状,基底细胞液化变性,真皮上部淋巴细胞呈带状浸润,真皮乳头层可见胶样小体及噬黑素细胞。直接免疫荧光显示松散的纤维蛋白在真表皮交界沉积。

(四)鉴别诊断

儿童 LP 有时需要同苔藓样药疹、色素性扁平疣、慢性单纯性苔藓，淀粉样苔藓等鉴别。主要根据形态学和受累部位进行鉴别(见表 10－6)。

表 10－6　儿童扁平苔藓的鉴别诊断

类型	鉴别诊断
肥厚性 LP	慢性单纯性苔藓(LSC)
	淀粉样苔藓
	苔藓样银屑病
毛囊性 LP	Darier 病或毛囊角化病
	毛周角化症
	瘰疬性苔藓
线状 LP	线状苔藓
	线状银屑病
	炎性线状表皮痣
光线性 LP	多形性苔藓样日光疹
	盘状红斑狼疮
	光化性痒疹
	固定性药疹
	环状肉芽肿
	光敏性苔藓样药疹
	黄褐斑
环状 LP	环状银屑病
	环状肉芽肿
萎缩性 LP	硬化萎缩性苔藓
点滴状 LP	点滴状银屑病
口腔黏膜 LP	银汞合金的接触性皮炎
	寻常型天疱疮可治愈的口腔糜烂
掌跖 LP	银屑病
	局灶性掌跖角化病
	寻常疣
	胼胝

(五)治疗

1.一般治疗　治疗慢性病灶,避免搔抓及烫洗等刺激。详细了解发病前的预防接种及用药等情况。口腔 LP 患者银汞合金的牙科材料等要去除。光线性 LP 应尽量避光或用遮光剂。

2.内用药治疗

(1)糖皮质激素:治疗严重的病例、明显的口腔黏膜损害或指(趾)甲受累严重时,可给予泼尼松口服。如受累指甲较多时可口服地塞米松 2.5mg/d,每周连续服用 2 日,曲安奈德每月 0.5mg/kg 肌内注射直到有半个健康的指甲长出,亦可用于儿童。

（2）维 A 酸类：阿维 A0.5mg/（kg·d）口服 6 个月可治疗儿童发疹性 LP，注意此类药物的副作用。

（3）氯喹或羟氯喹口服：主要用于光线性 LP 的治疗。

（4）环孢素 A：可用于皮肤 LP 和严重的口腔黏膜 LP 的治疗。

（5）甲氨蝶呤：可小剂量有效治疗儿童类天疱疮样 LP。

3.外用药治疗

（1）糖皮质激素软膏或霜剂：是大部分局限性经典儿童 LP 患者的治疗选择。强效糖皮质激素的封包治疗或皮损内注射曲安奈德可用于肥厚性 LP。也有治疗儿童发疹性 LP 和类天疱疮性 LP 成功的报道。

（2）维 A 酸制剂：可使用 0.025%～0.1% 维 A 酸乳膏。只有少数指甲受累时，采用 0.05% 的他扎罗汀凝胶涂抹甲周皱襞皮肤有效。

（3）钙调磷酸酶抑制剂：0.03% 的他克莫司用于局限性经典儿童 LP 皮损的治疗。0.1% 他克莫司治疗甲 LP，每日 2 次，共 6 个月有效。

（4）物理疗法：光疗、液氮冷冻和二氧化碳激光对部分患者有效。UVB 光疗对急性泛发儿童 LP 患者安全有效。

八、线状苔藓

线状苔藓（lichen striatus）是一种以线状排列的多角形丘疹为典型皮损的慢性炎症性皮肤病。该病病因不明，可能与脊髓神经的功能障碍有关，或患处的末梢神经对外来的刺激反应性增强所致，亦有可能与病毒感染有关。

（一）诊断

1.症状、体征

（1）好发人群：多累及儿童，女孩多见。

（2）好发部位：好发于躯干、四肢，少数发生在面部，多为单侧性。

（3）皮损特点：初发皮损为针尖至粟粒大小的扁平丘疹，呈多角形或圆形，淡红色或皮色，有光泽，上覆少量白色鳞屑，皮损增多后可形成连续或断续的线状排列，约 0.2～3cm 宽，无自觉症状或偶有痒感。多数患者数月后皮损自行消退。愈后皮肤正常或留有暂时色素沉着。个别患者可以复发。

（4）本病可累及指甲，出现甲板变薄、甲纵嵴、分裂、甲床角化过度、甲营养不良。

2.组织病理检查　真皮浅层血管周围有致密的淋巴细胞和组织细胞浸润，偶见浆细胞和嗜酸性粒细胞，表皮细胞内和组织间水肿，伴有淋巴细胞外移和局灶性角化不全。有时棘层内可见散在的坏死的角质形成细胞和充满朗格汉斯细胞的角质层下海绵状水疱。在真皮网状层的小汗腺周围和毛囊周围有较致密的炎性细胞浸润，此特点有助于诊断。

3.鉴别诊断

（1）线状扁平苔藓：皮损为多角形紫红色扁平丘疹，有 Wickham 纹，瘙痒剧烈。其他部位尚有皮损，组织病理可鉴别。

（2）带状银屑病：基本皮损为厚积性鳞屑的红色斑丘疹，可有 Auspitz 征阳性，其他部位尚有皮损，组织病理可鉴别。

（3）慢性单纯苔藓：有典型皮肤苔藓样变，瘙痒剧烈，持续时间长。

(4)单侧疣状痣：多在出生时便存在，有角质性疣状突起，无自愈倾向，组织病理可鉴别。

（二）治疗

1.多为自限性，无需治疗。

2.顽固者或皮损显著者可外用糖皮质激素或0.1%维A酸软膏。另亦有外用他克莫司或吡美莫司治疗有效的报道。

3.甲损害可用糖皮质激素封包治疗或口服维生素 B_2 治疗。

九、硬化萎缩性苔藓

硬化萎缩性苔藓，也称硬化性苔藓（lichen sclerosus,LS），是一种主要累及外阴皮肤和黏膜的慢性进行性疾病，以皮肤萎缩变薄为特征。

（一）病因及发病机制

本病病因复杂，涉及局部刺激因素、免疫功能紊乱、遗传因素、性激素及其受体影响、某些病原体感染、表皮生长因子及受体、自由基等分子生物学因素、微量元素以及心理因素等方面。

（二）临床表现

本病初起表现为有光泽、质硬、象牙色的丘疹，周围通常绕以紫罗兰色的晕。表面可见扩张的毛囊皮脂腺或者汗管孔，中央可见黄色或棕色栓子。丘疹可融合形成不规则的斑块，大小不等，边缘可能会形成血疱。后期，萎缩导致低平的斑块表面皱缩。女孩比男孩更容易患病。女孩好发于外阴、肛周及会阴部皮肤。广泛的发展可以形成一个硬化的、萎缩的漏斗状斑块，阴唇收缩，也可以发生阴道口狭窄。近20%的患者，阴道分泌物异常早于外阴病变。在男孩，常常累及阴茎包皮及龟头，通常与包皮过长有关。其他部位的皮损最常见于躯干上部、颈部、腋下、手腕屈侧，以及脐周和眼周。本病可伴剧烈瘙痒。

（三）组织病理

表现为表皮角化过度和毛囊堵塞，基底细胞水肿变性，真皮淋巴细胞带状浸润，均匀分布的胶原蛋白，真皮浅层弹性纤维可变薄。

（四）鉴别诊断

1.外阴白癜风　患处无炎症性皮损，表面光滑，白斑可以对称也可以不对称，不觉瘙痒，伍德灯下皮损呈纯白色，边界清楚。

2.局限性硬皮病　外阴以外硬化性苔藓与初起的局限性硬皮病在临床上很难鉴别，后者除皮肤萎缩外，也会出现白斑，两者常需组织病理加以鉴别。

（五）治疗

幼女硬化性苔藓至青春期时有自愈可能，其治疗有别于成年妇女，应以局部治疗为首选：局部外用高效糖皮质激素治疗，可抗炎止痒，但长期应用可致皮肤黏膜萎缩。钙调磷酸酶抑制剂外用疗效显著，与糖皮质激素不同，长期应用后一般不引起皮肤萎缩变薄，已被广泛使用。儿童可采用刺激性较小的1%吡美莫司乳膏，每日2次，疗程3～6个月。手术、激光、光疗和冷冻疗法在儿童中较少使用，男性外生殖器硬化性苔藓患者手术治疗主要用于改善局部外用治疗无法缓解的包茎或尿道狭窄。

十、光泽苔藓

光泽苔藓（lichen nitidns）是一种原因不明的慢性丘疹性疾病，有其独特的临床和组织学特征:本病病因不明,最初报道该病的 Pinkus 发现组织病理中有结核样结构而认为是结核相关性皮肤病,但皮肤组织内未找到结核杆菌,动物接种也是阴性,抗结核治疗无明显疗,故目前认为它非结核相关性疾病。

(一)诊断

1. 症状、体征

(1)大多发生在儿童及青少年,无性别差异。

典型损害为一致性针尖大小平顶或圆顶、坚硬、发亮的丘疹,呈皮肤色或淡白色,丘疹中心常有凹陷,皮损孤立散在,从不融合,但可密集成群,分布于身体任何部位,最常见于阴茎、下腹、乳房下及上肢屈侧,搔抓后可有同形反应。掌跖受累时表面粗糙增厚。无自觉症状。

(2)可有甲改变,表现为点状下凹、纵嵴、甲板增厚、变脆而裂开。

2. 实验室检查

(1)组织病理学检查:颇为特殊,有诊断价值。皮损处表皮扁平,有时有基底层液化变性,表皮下有空隙。真皮乳头内局限性球形浸润灶,主要内容物为组织细胞、淋巴细胞、少数成纤维细胞、浆细胞与噬黑素细胞,偶可见朗格汉斯细胞。每个浸润灶只占据一个真皮乳头,病灶旁的表皮突呈环抱状。虽有结核样结构,但无结核性结节或干酪样坏死。

3. 鉴别诊断　本病需与瘰疬性苔藓、扁平苔藓及阴茎珍珠样丘疹相鉴别。

(二)治疗

本病无自觉症状,且病程有自限性,故大都无需治疗,发生于阴茎者可局部外用糖皮质激素治疗。

(姬爱华)

第十一章　小儿感染病

第一节　麻疹

麻疹(measles,rubeola)是由麻疹病毒引起的急性出疹性传染病。临床以发热、流涕、咳嗽、麻疹黏膜斑和全身斑丘疹、疹退后脱屑、留有棕色色素沉着为特征。

一、诊断

(一)流行病学

患者是唯一的传染源,在潜伏期末2～3天至出疹后5天均有传染性,如并发肺炎,则延至出疹后10天。通过喷嚏、咳嗽和说话等飞沫途径或接触传播。

(二)临床表现

根据临床表现可分典型麻疹和其他类型麻疹。

1.典型麻疹

(1)潜伏期:6～18天,平均为10～14天,接受被动免疫者可延至3～4周。可有低热、精神萎靡和烦躁不安。

(2)前驱期

1)发热:热型不定,渐升或骤升。

2)上感症状:干咳、流涕、喷嚏、咽部充血、结合膜充血、流泪畏光。在下眼睑边缘见一条充血横线(Stimson线)对诊断麻疹有帮助。

3)麻疹黏膜斑(Koplik斑):为早期诊断的重要依据。出疹前1～2天,在两侧颊黏膜上,相对于下磨牙处,可见到直径为0.5～1mm灰白色小点,外有红色晕圈,开始量少,但在1天内很快增多,可累及整个颊黏膜和唇黏膜,出疹后逐渐消失。

4)其他:可有食欲减退、呕吐、腹泻,偶见皮肤荨麻疹或猩红热样皮疹。

(3)出疹期:发热3～4天后,体温骤然升高并开始出疹,持续3～5天。皮疹先见于耳后发际、渐波及面部、颈部,然后自上而下延至躯干和四肢,甚至手掌和足底。皮疹为玫瑰色斑丘疹,略高出皮面,疹间皮肤正常,逐渐融合成片。此期咳嗽加剧,出现烦躁或嗜睡,颈淋巴结和脾脏轻度肿大,肺部可闻及湿啰音,胸部X线检查可见肺纹理增多。

(4)恢复期:出疹3～4天后皮疹按出疹顺序消退,疹退后皮肤留有糠麸样脱屑及棕色色素沉着,1～2周后完全消失。此为恢复期诊断的重要依据。随着皮疹消退,体温下降,精神食欲好转,呼吸道症状消失。

2.其他类型

(1)轻型麻疹:见于感染病毒量小、潜伏期内接受过丙种球蛋白或成人血注射者。发热低,上呼吸道症状轻,麻疹黏膜斑可不明显,皮疹稀疏,病程约1周,无并发症。

(2)重症麻疹:见于病毒毒力过强、患者身体虚弱和原有严重疾病者。中毒症状严重,发热高达 40℃以上或体温不升。皮疹密集或融合成片,有时疹出不透或突然隐退或皮疹呈出血性且有消化道出血、鼻出血或血尿等。常伴惊厥、昏迷、休克、心功能不全。此型病死率高。

(3)无皮疹型麻疹:见于免疫能力较强或应用免疫抑制剂者。全程不见皮疹,可有麻疹黏膜斑。临床不易诊断,只有根据前驱期表现及血清特异性抗体作为诊断依据。

(4)异型麻疹:见于接受过灭活疫苗或个别减毒活疫苗者。前驱期无麻疹黏膜斑;出疹期发热和全身症状较重,皮疹顺序先为四肢远端,后向躯干、面部发展,皮疹为多形性,有斑丘疹、荨麻疹、水疱和紫癜等。常并发手足水肿、肺炎、肝炎和胸腔积液等。恢复期麻疹血凝抑制抗体滴度常>1:256。

二、并发症

1.喉、气管、支气管炎 麻疹病毒本身可引起呼吸道炎症。若继发细菌感染、可造成呼吸道阻塞。表现为声嘶、犬吠样咳嗽、吸气性呼吸困难及三凹征,重者可窒息死亡。

2.肺炎 麻疹病毒引起的间质性肺炎,随出疹及体温下降后好转。继发性支气管肺炎的常见病原有金黄色葡萄球菌、肺炎链球菌及流感嗜血杆菌或腺病毒等,此类肺炎可发生于麻疹病程的各个时期,中毒症状重,易并发脓胸或脓气胸,病死率高。

3.麻疹脑炎 发病率为 0.1%～0.2%。多见于婴幼儿,多发生于出疹后第 2～6 天。临床表现和脑脊液变化与其他病毒性脑炎相似。病死率高,存活者遗留有运动、智力和精神等神经系统后遗症。

4.营养障碍 多见于病程中持续高热,胃肠功能紊乱,以及护理不当,各种营养摄入不足的患者。易发生营养不良性水肿,维生素 A 缺乏性干眼症等。

5.结核病恶化 患麻疹时机体细胞免疫功能受到暂时性抑制,使原有隐伏的结核病灶趋于恶化,可发展为粟粒性肺结核或结核性脑膜炎。

三、治疗

1.一般治疗 卧床休息,房间内保持适当的温度、湿度以及空气新鲜,口腔及眼睛经常清洗。给予易消化、富营养的食物,补充足够的水分。

2.对症治疗 高热时可用小剂量的退热剂,烦躁可给予苯巴比妥等镇静。剧咳时用祛痰镇咳剂。继发细菌感染可用抗生素。麻疹时应给予维生素 A,<1 岁每日 10 万单位,年长儿每日 20 万单位,共 2 日。有干眼症者,1～4 周后应重复给予维生素 A 制剂。

四、预防

1.控制传染源 早发现、早隔离、早治疗。隔离患者至出疹后 5 天,合并肺炎者延长至 10 天。接触麻疹易感者检疫观察 3 周。

2.切断传播途径 在麻疹流行季节,易感儿应尽量少去公共场所。患者曾住过的房间通风,并用紫外线照射,患者的衣物在阳光下暴晒或肥皂水清洗。

3.被动免疫 接触麻疹后 5 天内立即肌内注射免疫球蛋白 0.25ml/kg,可预防麻疹;6～9 天注射者,仅能减轻症状。使用免疫球蛋白者若患麻疹可使潜伏期延长,临床症状不典型,且有潜在传染性。被动免疫最长维持 8 周。

4.主动免疫 采用麻疹减毒活疫苗是预防麻疹的重要措施。按我国规定的儿童免疫程序,初种年龄为 8 个月。鉴于疫苗的免疫期不长,需再次强化接种麻疹疫苗。有急性结核感染者如注射麻疹疫苗的同时应给予抗结核治疗。

(张军付)

第二节　风疹

风疹(rubella,german measles)是一种儿童常见的病毒性出疹性传染病,病原为风疹病毒(rubella virus)。以前驱期短、发热、出疹及耳后、枕后和颈部淋巴结肿大为其临床特征。胎儿早期感染可致严重先天畸形。

一、诊断

(一)流行病学

风疹患者或隐性感染者是传染源,经空气飞沫传播,多发生冬春季,在集体机构可引起流行。多见于 5～9 岁儿童。

(二)临床表现

1.后天性风疹 前驱期短或不显,表现"上感"症状,软腭可见细小红疹,能融合成片。一般于发热第 2 天出疹并于 1 天内出齐。皮疹呈浅红色小斑丘疹,出疹顺序:脸部→颈部→躯干→四肢。平均持续 3 天(1～5 天)后疹退,可有细小脱屑,无色素沉着,体温恢复正常。伴耳后、枕后和两侧颈部浅表淋巴结肿大。

2.先天性风疹综合征 母孕期感染风疹病毒经胎盘至胎儿,可引起流产、死胎。出生时可见低体重、肝脾大、血小板减少性紫癜、先天性心脏病、白内障、小头畸形、骨发育不良和脑脊液异常等;或出现迟发性疾病包括听力丧失、内分泌疾病、白内障或青光眼和进行性全脑炎;也可为隐性感染。

(三)实验室检查

1.病毒分离、抗原和基因检测 取咽部分泌物可分离出病毒;先天性风疹生前取羊水或胎盘绒毛,生后取鼻咽分泌物、尿、脑脊液、骨髓等分离病毒。采用免疫标记技术或印迹法或核酸杂交技术/PCR 法检测胎盘绒毛、羊水或胎儿活检标本中病毒特异性抗原或基因。

2.血清学检查 血清特异性 IgM 是近期感染指标。双份血清(间隔 1～2 周采血)特异性 IgG 滴度≥4 倍升高有诊断意义。先天风疹患儿特异性 IgM 在生后 6 个月内持续升高;胎血(孕 20 周后)中检出特异性 IgM 可证实胎儿感染。

3.血象 白细胞总数减少,淋巴细胞相对增多。

二、治疗

1.卧床休息。

2.给予营养丰富易消化的饮食。

3.对症支持治疗。

4.先天风疹患儿须早期检测视力、听力或其他损害,并予以相应干预治疗。

三、预防

1.隔离患者至出疹后 5 天。孕妇(尤其早孕)避免与风疹患者接触。

2.保护易感者

(1)风疹疫苗接种:95%产生抗体,无副作用。适用年龄为 15 个月至青春发育期。

(2)高效免疫球蛋白:孕早期接触患者后 3d 内肌内注射高效价免疫球蛋白 20ml,可起到预防作用。

(张军付)

第三节　幼儿急疹

幼儿急疹(exanthema subitum)又称婴儿玫瑰疹(roseola infantum),是一种婴幼儿时期的急性出疹性传染病。病原为人类疱疹病毒 6 型和 7 型(human herpesvirus 6、7,HHV－6、HHV－7)。本病多见于 6~18 个月小儿,3 岁以后少见。

一、诊断

(一)临床表现

1.潜伏期　5~15 天,平均 10 天。

2.发热期　突起高热,体温 39℃~40℃,持续 3~5 天,可伴有惊厥。全身症状和体征轻微,可见咽部轻微充血、头颈部浅表淋巴结轻度肿大或轻微腹泻。

3.出疹期　发热 3~5 天体温骤退,同时出现皮疹。皮疹呈红色斑疹或斑丘疹,很少融合。主要见于躯干、颈部、上肢。皮疹于 1~3 天消退,无色素沉着和脱皮。

(二)实验室检查

外周血常规大多表现为白细胞总数下降,淋巴细胞相对增高。

二、治疗

无特殊治疗,主要是对症治疗。高热时退热、伴有惊厥者镇静止痉,给予充足的水分和营养。

(张军付)

第四节　水痘

水痘(chickenpox,varicella)是一种传染性极强的出疹性疾病。病原为水痘－带状疱疹病毒,初次感染患水痘,随后病毒潜伏在神经节内,在机体免疫低下时可活化增生引起带状疱疹。水痘的临床特点为皮肤和黏膜相继出现和同时存在丘疹、水疱疹、结痂等各类皮疹。

一、诊断

(一)流行病学

水痘和带状疱疹患者是主要的传染源。经直接接触疱疹液和呼吸道飞沫传播。水痘多见于儿童,2～6 岁为发病高峰。四季都可发病,多发生于冬春季。

(二)临床表现

1. 典型水痘 潜伏期为 10～21 天,一般 14 天左右。出疹前可有低热、厌食等。

(1)皮疹特点:成批出现,初为红色斑疹或丘疹,6～8 小时演变成水疱疹,壁薄易破形成溃疡,24 小时内疱液转为浑浊,然后从中心干缩而结痂。故常同时存在斑疹、丘疹、水疱疹和结痂疹。皮疹可出现在口腔、结膜、生殖器等黏膜处。

(2)出疹顺序:皮疹呈向心性分布,初见于发际处,随后见于躯干,至头皮和面部,四肢远端较少。有痒感。

2. 重症水痘 见于免疫缺陷或恶性疾病的患者。表现为进行性弥漫性水痘疹,常为大疱型或出血性疱疹,呈离心性分布,四肢多,伴持续高热。常并发水痘肺炎和血小板减少致出血。严重出血或并发 DIC 时危及生命。

3. 先天性水痘 孕妇在妊娠早期感染水痘病毒可致多发畸形:肢体萎缩、皮肤瘢痕、皮层萎缩、小头畸形、肠梗阻或 Homer 综合征;眼部异常:小眼球、白内障、脉络膜视网膜炎。病儿常在 1 岁内死亡。存活者可留有严重神经系统损伤。

4. 新生儿水痘 孕母在分娩前 4 天内患水痘,其新生儿于生后 5～10 天可患严重致死性水痘,皮疹广泛,呈出血性,伴发热并常累及肺和肝脏,病死率高达 30%;若孕母产前 5 天之前患病,其新生儿则在生后 4 天内发病,但病情不重。

(三)实验室检查

1. 血象 大多数患者白细胞计数正常,偶有轻度白细胞增加。

2. 病毒分离和病毒抗原检测 从疱疹液中可分离出病毒,但阳性率不高。可采用免疫标记法检测疱疹拭子或活检标本中 VZV 抗原。

3. 血清学检查 双份血清特异性 IgG 滴度≥4 倍增高或特异性 IgM 阳性提示近期感染。>8 个月婴儿持续存在抗 VZV IgG 提示先天性水痘可能。

二、并发症

1. 继发皮肤细菌感染。

2. 水痘脑炎 可发生在出疹前,多发生在出疹后 3～8 天。临床症状与一般病毒性脑炎相似。

3. 水痘肺炎 多见于免疫缺陷和新生儿患水痘时,发生在患病后 1～5 天。

4. 其他 可发生周围神经炎、肾炎、肝炎、心肌炎、关节炎等。

三、治疗

1. 抗病毒治疗 首选阿昔洛韦(Acyclovir,ACV)。重症水痘、围生期感染和有并发症的新生儿水痘需静脉用药,推荐剂量为 30mg/(kg·d),每 8h1 次给药(静脉滴注≥1h),肾功能不良者减至 1/3～1/2 量,连用 7 天或不再出新皮疹后 48h 为止。最好在出疹后 2～3 天内开始用药。伐昔洛韦(Valacyclovir)是 ACV 的 1-缬氨酸酯,儿童推荐剂量为 15mg/(kg·d),分 2 次口服,连用 5 天。对 AVC 耐药者可选择静脉用膦甲酸(Foscarnet,PFA)。皮疹局部可涂搽 3%ACV 霜剂或软膏。

2. 对症治疗 如剪短病儿指甲,戴手套以防抓伤,勤换内衣。皮疹瘙痒时可局部应用炉甘石洗剂或口服抗组胺药。发热时给予布洛芬或对乙酰氨基酚。针对并发症进行相应对症治疗。

四、预防

1. 隔离患者 隔离患者至全部皮疹结痂为止。对接触的易感者检疫 3 周。
2. 主动和被动免疫 接种水痘减毒活疫苗(VZV Oka 株),70%～85%能完全预防水痘,100%能预防严重水痘。高危人群接触传染源后 3 天(在 5 天)内可肌内注射 VZV 免疫球蛋白(VZIG)预防:每 10kg 体重 1.25ml(125U),最大剂量 5ml(625U)。

(张军付)

第五节　手足口病

手足口病(hand－foot－and－mouth disease)是由肠道病毒感染引起的一种以手、足、口和臀等部位散在斑丘疹和丘疱疹为特征的出疹性疾病。大多预后良好。少数病例出现脑膜炎、脑炎、脑脊髓炎、肺水肿、循环障碍等重症表现,多由肠道病毒 71 型感染引起。

一、诊断

(一)流行病学

病原主要为肠道病毒属的柯萨奇病毒 A16(CoxA16)和肠道病毒 71 型(EV71),其他肠道病毒如柯萨奇病毒 A5、A7、A9、A10 以及柯萨奇病毒 B2、B5 也可引致。患者和隐性感染者是重要传染源,病后头 4～5 天内经口咽鼻分泌物排病毒,其后从粪便中排病毒逐渐增多,一般持续 2～3 周。主要经消化道、呼吸道及密切接触等途径传播,多发生于学龄前儿童,3 岁以下发病率最高。四季发病,以 5、6 月为多,可在幼托机构内局部暴发流行。

(二)临床表现

潜伏期多为 2～10 天,平均 3～5 天。

1. 普通型 初有发热,可伴轻咳、流涕和咽痛。口腔黏膜见散在小疱疹或已溃破成浅溃疡,主要分布于舌面、颊黏膜、上腭和唇内侧黏膜处。手足皮疹以指(趾)间多见,初为斑丘疹,后转为丘疱疹,3～7mm 大小,基部坚实,疱皮稍厚,周有红晕;皮疹可延至手臂、腿部、臀部或会阴部,呈离心性分布。部分病例仅表现为皮疹或者疱疹性咽峡炎。

2. 重型 绝大多数由 EV71 引起,多见 3 岁以下。病情进展迅速,在发病 1～5 天出现脑膜炎、脑炎、脑脊髓炎、肺水肿、循环障碍等,极少数病情危重,可致死亡。重症病例可有如下表现。

(1)神经系统:精神差或嗜睡、头痛、呕吐,易惊、谵妄、惊厥,甚至昏迷;肢体抖动,肌阵挛、眼球震颤、共济失调、眼球运动障碍;肌无力或急性弛缓性麻痹。腱反射减弱或消失,脑膜刺激征阳性,病理征阳性。

(2)呼吸系统:呼吸浅促或节律改变,口唇紫绀,咳嗽,伴白色或粉红色或血性泡沫样痰;肺部湿啰音或痰鸣音。

(3)循环系统:面色苍灰、皮肤花纹、四肢发凉,指(趾)发绀;出冷汗;毛细血管再充盈时间延长;心率增快或减慢,脉搏浅速或减弱甚至消失;血压升高或下降。

3.重症病例的早期识别 出现以下特征:①持续高热不退;②精神差、呕吐、易惊、肢体抖动、无力;③呼吸、心率增快;④出冷汗、末梢循环不良;⑤高血压;⑥外周血白细胞计数明显增高;⑦高血糖,有可能在短期内发展为危重病例。

(三)病原学诊断依据

1.肠道病毒(CoxA16、EV71等)特异性核酸检测阳性。

2.病毒分离并鉴定为 CoxA16、EV71 或其他肠道病毒。

3.急性期与恢复期双份血清 CoxA16 或 EV716 等肠道病毒中和抗体有 4 倍以上升高。

二、治疗

1.一般治疗 普通型病例应注意隔离,避免交叉感染;适当休息,饮食清淡富营养,做好口腔和皮肤护理。口腔疱疹溃疡可用碳酸氢钠漱口液等含漱口腔,1 日数次,或选用青黛散、双料喉风散、冰硼散等,1 日 2~3 次。发热较高的患儿可用退热药或中西医结合疗法。

2.重症病例的治疗

(1)神经系统病变的处理:①控制颅内高压:限制入量,给予甘露醇降颅压治疗,每次 0.5~1.0g/kg,每 4~8 小时 1 次,必要时加用呋塞米;②酌情应用糖皮质激素;参考剂量:甲泼尼龙 1~2mg/(kg·d);氢化可的松 3~5mg/(kg·d);地塞米松 0.2~0.5mg/(kg·d),病情稳定后,尽早减量或停用进展快、病情凶险者可考虑加大剂量,如在 2~3 天内给予甲泼尼龙 10~20mg/(kg·d)或地塞米松 0.5~1.0mg/(kg·d);③酌情静脉用免疫球蛋白:总量 2g/kg,分 2~5 天给药;④其他对症治疗:降温、镇静、止惊。

(2)呼吸、循环衰竭的处理:①保持呼吸道通畅,吸氧;②确保两条静脉通道,监测呼吸、心率、血压和血氧饱和度;③呼吸功能障碍时,及时气管插管使用正压机械通气推荐呼吸机初调参数:吸入氧浓度为 80%~100%,PIP20~30cmH_2O,PEEP4~8cmH_2O,f20~40 次/分,潮气量 6~8ml/kg。根据血气和胸部影像学结果随时调整呼吸机参数。适当给予镇静、镇痛处理。如有肺水肿、肺出血表现,应增加 PEEP,不宜进行频繁吸痰等降低呼吸道压力的护理操作;④在维持血压稳定的情况下,限制液体入量(有条件者根据中心静脉压、心功能、有创动脉压监测调整液量);⑤头肩抬高 15~30 度;留置胃管、导尿管;⑥药物应用:根据血压、循环的变化可选用米力农、多巴胺、多巴酚丁胺等药物;酌情应用利尿剂;⑦保护重要脏器功能,维持内环境的稳定;⑧监测血糖变化,严重高血糖时可应用胰岛素;⑨抑制胃酸分泌:可应用胃黏膜保护剂及抑酸剂等;⑩继发感染时给予抗生素治疗。

(张军付)

第六节 流行性腮腺炎

流行性腮腺炎(mumps,epidemic parotitis)是由腮腺炎病毒引起的急性呼吸道传染病。病毒对腺体和神经组织具有亲和力。其临床特征为唾液腺肿大,尤以腮腺肿大最常见,可并发脑膜脑炎、睾丸炎、胰腺炎和其他腺体受累。

一、诊断

(一)流行病学

传染源为患者(腮腺肿大前 6 天到后 9 天唾液带病毒)和隐性感染者,病毒经呼吸道传播。好发年龄为 5~15 岁,常在集体机构中流行,全年均可发病,冬春季为高峰季节。

(二)临床表现

典型病例先有发热、头痛、不适等,随后诉有"耳痛",次日腮腺逐渐肿大,以耳垂为中心呈马鞍形,有轻触痛。腮腺管口红肿有助诊断:通常一侧腮腺先肿大,数日内可累及对侧。其他唾液腺如颌下腺或舌下腺可同时肿大或单独肿大。

(三)实验室检查

1.病毒分离　收集急性期唾液标本和脑膜脑炎发生后 5 天内脑脊液分离病毒。

2.特异性抗体　用补体结合试验、血凝抑制试验或 EUSA 法检测双份血清,特异性 IgG ≥4 倍增高可建立诊断。特异性 IgM 阳性提示近期感染。

二、并发症

1.脑膜脑炎　常发生在腮腺炎后 3~10 天,表现为发热、头痛、呕吐、颈项强直,很少惊厥。脑脊液呈无菌性脑膜炎改变。一般无后遗症。

2.睾丸炎、附睾炎　10 岁后男性患者有 20%~35% 发生,多为单侧。患者突起发热、寒战、头痛、恶心、呕吐和下腹痛。睾丸肿胀、疼痛和变硬。

3.胰腺炎　患者突起上腹疼痛和紧张感,伴发热、寒战、软弱、反复呕吐。

4.其他　女性患者可有卵巢炎;还可见甲状腺炎、乳腺炎、泪腺炎、关节炎、肝炎、间质性肺炎、肾炎、心肌炎和神经炎等。

三、治疗

本病为自限性疾病,主要为对症治疗。急性期注意休息,补充水分和营养,给予流质和软食,避免摄入酸性饮食;高热者给以退热剂或物理降温;腮腺肿痛明显者,可给予镇痛剂,也可局部温敷或冷敷(因人而异);可用中药板蓝根口服或静脉注射,或用青黛散调醋局部涂敷。发生睾丸炎时,将阴囊托起;局部冷湿敷以减轻疼痛;可用止痛药。发生胰腺炎时,应禁食;静脉输液维持水、电解质、酸碱平衡和热量的供给;使用胰酶分泌抑制剂,如善得定,剂量为 0.1mg,皮下注射,每天 4 次,疗程 3~7 天。并发脑膜炎时作相应对症处理,包括降低颅内压、退热等。

四、预防

1.一般预防　应隔离患者至腮腺肿胀完全消退为止。孕早期易感孕妇应避免接触患者,以免造成胎儿感染。

2.疫苗接种　腮腺炎减毒活疫苗(Jeryl-Lynn 株)接种后诱生的抗体可维持至少 20 年。应用麻疹-腮腺炎-风疹(MMR)三联疫苗抗体阳转率可达 95% 以上,推荐大于 12 月龄儿童普遍接种。

(张军付)

第七节　巨细胞病毒感染性疾病

巨细胞病毒感染(cytomegalovirus infection)由人类巨细胞病毒(human cytomegalovirus, HCMV)引起,我国为 HCMV 感染高发地区,多数于儿童时期获得。大多数感染者无症状,但先天感染和免疫抑制个体可引起严重疾病,婴幼儿期感染常累及肝。

在生后 2 周内证实有活动性 CMV 感染的病毒学证据可诊断先天感染(经胎盘传播)。在生后 3～12 周内尿中开始排病毒者为围生期感染,主要经产道、母乳、生后不久多次输血引起。在出生 12 周以后开始排病毒者为生后感染,主要经水平传播获得。

一、诊断

(一)临床表现

1. 婴儿期 HCMV 相关性疾病

(1)先天感染综合征:5%～10%有临床症状。严重感染者常有多系统、多器官受损,旧称巨细胞包涵体病(cytomegalic inclusion disease,CID)。临床上以黄疸(直接胆红素升高为主)和肝脾大最为常见,可有血小板减少所致皮肤淤斑、头小畸形、脑钙化、视网膜脉络膜炎和视神经萎缩、外周血异型淋巴细胞增多、脑脊液蛋白增高和血清肝酶增高;部分患儿出现感音神经性耳聋和神经肌肉功能障碍如肌张力减退、瘫痪和癫痫发作等。HCMV 相关畸形以腹股沟疝最多见,其他包括腭裂、胆管闭锁、心血管畸形和多囊肾等。非典型表现可以上述症状的多种组合形式出现。严重感染婴儿病死率达 30%,主要死因为肝衰竭、DIC 和继发严重感染。幸存者肝损害多可恢复、但神经性损害常为不可逆性。约 90%有后遗症,包括智力障碍、耳聋、神经缺陷和眼部异常等。部分听力和智力正常儿童可有语言表达障碍和学习困难。

(2)HCMV 肝炎:为最常见的表现类型。可呈黄疸型或无黄疸型,轻～中度肝大,常伴脾大和不同程度胆汁淤积,血清肝酶轻～中度升高。部分婴儿呈亚临床型。

(3)HCMV 肺炎:多无发热,可有咳嗽、气促、肋间凹陷,偶闻肺部啰音。X 线检查多见弥漫性肺间质病变,可有支气管周围浸润伴肺气肿和结节性肺浸润。部分病儿同时伴肝损害。

(4)输血后综合征:临床表现多样,可有发热、黄疸、肝脾大、溶血性贫血、血小板减少、淋巴细胞和异型淋巴细胞增多。常见皮肤灰白色休克样表现。可有肺炎征象,甚至呼吸衰竭。该病虽是自限性,但早产儿,特别是极低体重患儿病死率可达 20%以上。

2. 免疫正常儿童 HCMV 相关性疾病　多无症状,显性感染在 4 岁以下可致支气管炎或肺炎;7 岁以下可表现为无黄疸型肝炎;在青少年则与成人相似,表现为单核细胞增多症样综合征;有不规则发热、不适、肌痛等,全身淋巴结肿大较少见,渗出性咽炎极少,多在病程后期(发热 1～2 周后)出现典型外周血象改变(白细胞总数达 $10 \times 10^9 \sim 20 \times 10^9/L$,淋巴细胞＞50%,异型淋巴细胞＞5%);90%以上患儿血清肝酶轻度增高,持续 4～6 周或更久,仅约 25%有肝脾大,黄疸极少见,嗜异性抗体均为阴性。

3. 免疫抑制儿童 HCMV 相关性疾病　最常表现为单核细胞增多症样综合征,但异型淋巴细胞少见;部分患儿因免疫抑制治疗,有白细胞减少伴贫血和血小板减少。其次为肺炎,骨髓移植患者最为多见和严重,病死率高达 40%。HCMV 肝炎在肝移植受者较为严重,常与急性排斥反应同时存在,以持续发热,肝酶升高,高胆红素血症和肝功能衰竭为特征。

（二）病原学诊断

1.直接证据　在血样本（全血、单个核细胞、血清或血浆）、尿及其他体液包括肺泡灌洗液（最好取脱落细胞）和病变组织中获得如下病毒学证据：①病毒分离是诊断活动性 HCMV 感染的"金标准"，采用小瓶培养技术（shell vial assay）检测培养物中病毒抗原可缩短检出时间；②电子显微镜下找病毒颗粒和光学显微镜下找巨细胞包涵体（阳性率低）；③免疫标记技术检测病毒抗原，如 IEA、EA 和 pp65 抗原等；④逆转录 PCR 法检测病毒特异性基因转录产物，阳性表明活动性感染；⑤实时荧光定量 PCR 法检测病毒特异性 DNA 载量。HCMV DNA 载量与活动性感染呈正相关，高载量或动态监测中出现载量明显升高提示活动性感染可能。血清或血浆样本 HCMV DNA 阳性是活动性感染的证据；全血或单个核细胞阳性时存在潜伏感染的可能，高载量支持活动性感染。在新生儿期检出病毒 DNA 是原发感染的证据。

2.间接证据　主要来自特异性抗体检测。

（1）原发感染证据：①动态观察到抗 HCMV IgG 抗体的阳转；②抗 HCMV IgM 阳性而抗 HCMV IgG 阴性或低亲和力 IgG 阳性。

（2）近期活动性感染证据：①双份血清抗 HCMV IgG 滴度多 4 倍增高；②抗 HCMV IgM 和 IgG 阳性。

新生儿期抗 HCMV IgM 阳性是原发感染的证据。6 个月内婴儿需考虑来自母体的 IgG 抗体；严重免疫缺陷者或幼婴可出现特异性 IgM 抗体假阴性。

（三）诊断标准

1.临床诊断　具备活动性感染的病毒学证据，临床上又具有 HCMV 性疾病相关表现，排除现症疾病的其他常见病因后可做出临床诊断。

2.确定诊断　从活检病变组织或特殊体液如脑脊液、肺泡灌洗液内分离到 HCMV 病毒或检出病毒复制标志物（病毒抗原和基因转录产物）是 HCMV 疾病的确诊证据。

二、治疗

1.抗病毒治疗

（1）抗 HCMV 药物主要应用指征：①符合临床诊断或确定诊断标准并有较严重或易致残的 HCMV 疾病包括间质性肺炎、黄疸型或淤胆型肝炎、脑炎和视网膜脉络膜炎（可累及黄斑而致盲），尤其是免疫抑制者如艾滋患者；②移植后预防性用药；③有中枢神经损伤（包括感音神经性耳聋）的先天感染者，早期应用可防止听力和中枢神经损伤恶化。

（2）更昔洛韦（Gancidovir，GCV）：治疗方案参照国外儿科经验。诱导治疗：5mg/kg（静脉滴注＞1h），每 12h 给 1 次药，共 2～3 周；维持治疗：5mg/kg，每天 1 次，连续 5～7 天，总疗程 3～4 周。若诱导期疾病缓解或病毒血症/尿症清除可提前进入维持治疗；若诱导治疗 3 周无效，应考虑原发或继发耐药或现症疾病为其他病因所致；若维持期疾病进展，可考虑再次诱导治疗；若免疫抑制因素未能消除则应延长维持疗程，采用①5mg/kg，每天 1 次；或②6mg/kg，每周 5 天；或③序贯口服更昔洛韦 30mg/kg，每 8h 给 1 次药，或缬更昔洛韦，以避免病情复发。

用药期间应监测血常规和肝肾功能，若肝功能明显恶化、血小板和粒细胞下降≤25×10^9/L 和 0.5×10^9/L 或至用药前水平的 50% 应停药。粒细胞减少重者可给予粒细胞集落刺激因子，若需再次治疗，仍可使用原剂量或减量，或联合应用集落刺激因子以减轻骨髓毒性。

有肾损害者应减量,如肾透析患者剂量不超过 1.25mg/kg,每周 3 次,在透析后用药。

(3)缬更昔洛韦(Valgancidovir,VGCV):2001 年获准用于 18 岁以上 AIDS 患者 CMV 视网膜炎的治疗。成人 900mg 相当于静脉注射 GCV 5mg/kg,诱导治疗 900mg,1 天 2 次,持续 21 天;维持治疗 900mg,每天 1 次。肾功能不全者剂量酌减。主要副作用有胃肠反应、骨髓抑制和眩晕、头痛、失眠等。

(4)膦甲酸(Foscamet,FOS 或 PFA):儿童一般作为替代用药,特别是单用 GCV 仍出现疾病进展时,可单用或与 GCV 联用。国外介绍儿童参照成人方案:诱导治疗:60mg/kg,每 8h 给 1 次药(持续静脉滴注 1h),连用 2～3 周;免疫抑制者需维持治疗:90～120mg/kg,每天 1 次。维持期间疾病进展,则再次诱导或与 GCV 联用。主要副作用是肾毒性。

三、预防

1.一般预防 避免暴露是最主要的预防方法。包括①医护保健人员按标准预防措施护理 HCMV 感染婴儿,手部卫生是预防的主要措施;②使用 HCMV 抗体阴性血制品或洗涤红细胞(去除白细胞组分)。

2.阻断母婴传播 ①易感孕妇应避免接触已知排病毒者分泌物;遵守标准预防措施,特别注意手部卫生;②带病毒母乳处理:已感染 HCMV 婴儿可继续母乳喂养,无需处理;早产和低出生体重儿需处理带病毒母乳。－15℃以下冻存至少 24h 后室温融解可明显降低病毒滴度,再加短时巴斯德灭菌法(62～72℃,5min)可消除病毒感染性。

3.药物预防

(1)骨髓移植和器官移植患者的预防:①伐昔洛韦(Valacyclovir,VACV):主要用于移植后预防。口服剂量:肾功能正常时,2g,每天 4 次;肾功能不良(尤其肾移植后)者剂量酌减,1.5g每天 4 次～1.5g 每天 1 次。一般需服药 90～180 天不等,总剂量不超过 2000g;②GCV:同治疗剂量诱导治疗 7～14 天后维持治疗至术后 100～120 天;③VGCV:2009 年获准用于 4 月龄～16 岁接受心脏或肾移植儿童的预防。儿童剂量(mg)＝7×体表面积(BSA)×肌酐清除率(CrCl),单剂不超过 900mg,每天 1 次,术后 10 天内开始服用直至移植后 100 天。

(2)有建议使用抗病毒药物加 IVIG 或高效价 HCMV 免疫球蛋白预防某些高危移植患者的 HCMV 疾病,100～200mg/kg,于移植前 1 周和移植后每 1～3 周给予,持续 60～120 天。

(张军付)

第八节　EB 病毒感染

EB 病毒感染由 EB 病毒(Epstein－Barr virus,EBV)引起,多发生于儿童期,除免疫缺陷者感染时可危及生命外,大多预后良好。已发现 EBV 与某些肿瘤如鼻咽癌、Burkitt 淋巴瘤等和某些自身免疫病如类风湿关节炎、干燥综合征、噬血细胞综合征等发生有关。

一、诊断

(一)临床表现

1.无症状或不典型感染 多见于年幼儿。显性表现常较轻微,如上呼吸道感染、扁桃体炎、持续发热伴或不伴淋巴结肿大。

2.急性传染性单核细胞增多症(IM) 为原发性 EBV 感染的典型表现。多见于年长儿和青少年。常先有 3～5 天前驱期表现：头痛、不适、乏力、畏食等，然后出现下列典型征象：

(1)发热、咽炎、淋巴结肿大三联征：几乎均有发热，体温常≥39.5℃，持续约 10 天，然后逐渐降至正常。咽炎见于约 80％的病儿，发生于病后第 1 周内，常呈渗出性。90％以上患儿起病不久即发生浅表淋巴结迅速肿大，可累及全身，以颈部最为明显。

(2)脾大：50％～70％病例在病后 3 周内发生脾大，质柔软。脾破裂罕见，却为严重并发症，故检查脾脏时不宜重按。

(3)肝大及肝功能异常：IM 时，约 40％以上病例出现暂时性肝酶增高，多在 45～300U/L 范围，少数达 500U/L 以上。肝大见于 30％～50％病儿，以 4 岁以下小儿多见。2％～15％伴有黄疸。肝功能在 2 周～2 个月内可完全恢复，一般不引起慢性肝病。

(4)其他表现：年幼儿可出现皮疹，年长儿或青少年可见腹痛。此外，少见血液系统(贫血、血小板减少、粒细胞减少)、肺部(肺炎)、神经系统(脑炎、脑膜脑炎、格林－巴利综合征、周围性面瘫)、心血管(心肌炎、心包炎)和肾脏(肾小球炎)等并发症。

(5)典型血象：在病后 1～4 周内出现。主要表现为：白细胞计数一般为 $10×10^9～20×10^9$/L，淋巴细胞增多≥$5.0×10^9$/L 和异型淋巴细胞增多≥10％。

若无并发症，病程一般为 2～4 周，偶可延至数月。

3.免疫缺陷儿童 EBV 感染 主要指 X 性联淋巴细胞增生综合征(XLP)和获得性免疫缺陷患儿。常发生致死性单核细胞增多症、继发性低或无免疫球蛋白血症、恶性多克隆源性淋巴瘤、再生障碍性贫血、慢性淋巴细胞性间质性肺炎等。病死率高达 60％。

4.慢性活动性 EBV 感染 多见于幼儿期发病者，主要表现为持续性或反复发热，伴有肝大和脾大，还可有淋巴结肿大、贫血或全血减少、皮疹、黄疸和对蚊虫叮咬的过敏反应等，若 EBV VCA IgG、EA IgG 和 VCA IgA 异常增高，尤其是病变组织或外周血单个核细胞内检出 EBV DNA 或抗原支持本病的诊断。本组病例预后不良，常死于脏器功能衰竭，或继发感染、并发恶性淋巴瘤或 EBV 相关性噬血细胞综合征。

(二)病原学诊断

1.血清学检查 抗 VCA IgG 阳性表明已感染或正在感染 EBV，由于其峰值在急性期，故观察双份血清诊断急性原发感染的价值不大。抗 VCA IgM 在疾病早期出现，2～3 个月消失，是急性原发感染的指标。4 岁以下小儿抗 VCA IgM 水平低，消失快(常于病后 3～4 周内消失)。慢性感染时，抗 VCA IgG 高滴度；抗 EA 常增高；抗 EBNA 阳性(偶不能检出)；而抗 VCA IgM 通常阴性。

2.病毒标志物检测 用核酸杂交和 PCR 方法在唾液或口咽洗液脱落上皮、淋巴组织和肿瘤组织中检测 EBV DNA 是最特异的检测方法。还可用免疫标记技术检测样本中病毒抗原，如 EBNA，潜伏膜抗原(LYDMA 成分之一)。

3.病毒分离 利用 EBV 感染使培养 B 细胞(人脐血或外周淋巴细胞)无限增生的特性进行病毒分离鉴定。需耗时 6～8 周。

(三)嗜异性抗体

患者血清中出现羊红细胞凝集素即嗜异性抗体，为 IgM 类抗体，可协助诊断。4 岁以下患儿少见阳性。

二、治疗

1.支持对症治疗　急性期需卧床休息,给予对症治疗如退热、镇痛、护肝等,症状严重者慎用短期糖皮质激素,发生因扁桃体肿大明显或气管旁淋巴结肿致喘鸣或有血液或神经系统并发症时常使用糖皮质激素。根据咽拭培养或抗原检测证实继发链球菌感染时需加用敏感抗生素。脾大者恢复期应避免明显身体活动或运动,以防脾破裂;脾破裂时应紧急外科处理或非手术治疗。因深部上呼吸道炎症致完全呼吸道梗阻时宜行气管插管。

2.抗病毒治疗　目前尚缺乏对 EBV 感染有明显疗效抗病毒药物。更昔洛韦等核苷类似物体外有抑制 EBV 效应,急性期临床应用可缩短热程和减轻扁桃体肿胀。

三、预防

传染性单核细胞增多症患者恢复期时仍可存在病毒血症,故在发病 6 个月后才能献血。已有 2 种 EBV 疫苗用于志愿者:表达 EBV gp320 的重组痘病毒疫苗和提纯病毒 gp 320 膜糖蛋白疫苗,有望开发应用于预防 EBV 感染。

(张军付)

第九节　狂犬病

狂犬病(rabies)又名恐水病(hydrophobia),是由狂犬病毒侵犯中枢神经系统引起的急性传染病。病犬为主要传染源。人被犬咬伤后,发病率为 $10\%\sim70\%$,发病率高低与伤口部位、深度、伤处数目及伤后处理有关。一旦发病,预后恶劣,病死率极高。

一、诊断

(一)临床表现

有被病犬、猫或狼咬伤史。潜伏期可短至 8 天,也可长达数年或更长,一般为 1~2 个月。临床常分为 3 期。

1.前驱期(2~10 天)　常有发热、乏力、头痛、恶心及呕吐等,咬伤局部麻木、发痒、刺痛及感觉异常。

2.兴奋期(1~3 天)　患者处于紧张兴奋状态,烦躁不安、恐惧、有濒死感、怕水、怕光、怕声的"三怕"症状。遇到刺激即出现角弓反张、全身痉挛。呼吸肌痉挛时,呼吸困难、缺氧和紫绀。同时可有大汗、流涎、瞳孔散大,对光反射迟钝、心率加快等自主神经功能亢进症状。大多神志清楚,部分有精神失常。

3.麻痹期(6~18 小时)　全身痉挛停止、渐趋安静,各种反射减弱或消失,四肢呈弛缓性瘫痪。此期可因呼吸、循环衰竭而死亡。

整个病程 3~5 天。不典型病例以进行性外周神经麻痹为主,伴高热、尿失禁、肢体瘫痪,但意识清楚,病程可延长在 10 天以上。

(二)实验室检查

1.血象　白细胞总数增高,中性粒细胞达 80% 以上。

2.脑脊液　呈无菌性脑膜炎样改变。

3.病原学检查

(1)荧光抗体染色、酶联免疫吸附试验均可从角膜上皮的涂片中检查狂犬病病毒抗原。

(2)于发病1周内可从唾液、尿、脑脊液、结膜、鼻分泌物中分离出病毒。

4.患者唾液或脑组织细胞镜检,发现细胞浆内嗜酸包涵体(尼基氏体),即可确诊。

二、治疗

(一)一般治疗

1.应隔离患者于较暗而安静的单人病房内,避免一切不必要的刺激如音响、光亮、阵风等。

2.应有专人护理,医务人员最好是经过免疫接种者,并宜戴口罩和橡皮手套,以防止鼻和口腔黏膜及皮肤细小破损处为患者的唾液所沾污。

(二)伤口处理

伤口立即处理甚为重要。以20%肥皂水或0.1%新洁尔灭冲洗伤口半小时,再用70%酒精擦几次,3天内不必包扎伤口(大出血除外)。

(三)免疫保护

1.疫苗接种 是预防和控制狂犬病的重要措施之一。

(1)狂犬病病毒疫苗:目前主要使用细胞培养疫苗:①人二倍体细胞疫苗:免疫原性强,不良反应很少,注射次数少,但价格昂贵;②佐剂地鼠肾细胞疫苗:国内广泛采用,使用安全;③纯化Vero狂犬病疫苗:免疫原性和不良反应与①相似,但价格低。其他有纯化鸡胚细胞疫苗和鸭胚疫苗等。

(2)接触前免疫:对象为有职业危险者和狂犬患者密切接触者。推荐0、28日两剂和0、7、28或0、28、56日三剂接种方案,每次1ml肌内注射或深皮下注射。

(3)接触后免疫:WHO推荐的标准免疫方案为0、3、7、14和30日各肌内注射1ml,第90日再加强1次。注射部位成人取三角肌,儿童取腿前外侧。

2.被动免疫 凡创伤较深广、或位于头面、颈、手等处,同时咬人动物确有狂犬病的可能性,则应立即注射高效免疫血清一剂。

(1)抗狂犬病马血清:用量40U/kg,先作皮肤试验,阳性者作脱敏注射。一半剂量在伤口局部浸润注射,另一半量肌内注射。

(2)人狂犬病免疫球蛋白:用量为20U/kg,用法同前。

(四)对症治疗

1.对狂躁、痉挛的患者可用镇静剂,如肌内注射或静脉滴注苯巴比妥、地西泮(安定)等。

2.咽肌或辅助呼吸肌痉挛不能为镇静剂控制时,可考虑气管切开、采用肌肉松弛剂、间歇正压给氧等。

3.有心动过速、心率失常、血压升高时,可应用β受体阻滞剂或强心剂。

4.有脑水肿时,给予脱水剂。

5.患者因多汗和不能进水,故脱水现象多见,宜于静脉滴注葡萄糖盐水、右旋糖酐、血浆等,鼻饲给予营养和水分,纠正电解质紊乱和酸碱失衡等。

(张军付)

第十节 儿童艾滋病

艾滋病(AIDS)即获得性免疫缺陷综合征,是由人类免疫缺陷病毒(HIV)感染所致的一种传播迅速病死率极高的传染病。HIV 感染的母婴传播率可达 22%～65%。儿童 HIV 感染发生率增长较成人快、潜伏期短,疾病进展快、死亡率高。

一、诊断

儿童 HIV 感染和 AIDS 需结合流行病学史、临床和实验室检查等进行综合分析,慎重作出诊断。儿童 HIV 感染主要由母婴传播途径获得,其次由输入的血液(全血和血浆)和血液制品获得。HIV 抗体检测是诊断 HIV 感染和 AIDS 的主要依据之一。HIV 抗体的检查方法包括初筛试验:血清或尿的酶联免疫吸附试验、血快速试验;确认试验:蛋白印迹试验或免疫荧光检测试验。

小儿 HIV 感染包括无症状 HIV 感染和 AIDS 二期。

(一)无症状 HIV 感染

1.流行病史 ①HIV 感染母亲所生的婴儿;②输入未经抗 HIV 抗体检测的血液或血液制品史。

2.临床表现 无任何症状体征。

3.实验室检查 ≥18 个月儿童,HIV 抗体阳性,经确认试验证实者;患者血浆中 HIV RNA(＋)。

4.确诊标准 ①≥18 个月小儿具有相关流行病史,实验室检查中任何一项阳性可确诊。②<18 个月小儿:具备相关流行病学史,2 次不同时间的血浆样本 HIV RNA(＋)可确诊。

(二)AIDS

1.流行病史 同无症状 HIV 感染。

2.临床表现 不明原因的持续性全身淋巴结肿大(直径＞1cm)、肝脾大、腮腺炎;不明原因的持续发热超过 1 个月;慢性反复发作性腹泻;生长发育迟缓;体重下降明显(3 个月下降＞基线 10%);迁延难愈的间质性肺炎和口腔霉菌感染;常发生各种机会感染等。

与成人 AIDS 相比,儿童 AIDS 的特点为:①HIV 感染后,潜伏期短,起病较急,进展快;②偏离正常生长曲线的生长停滞是小儿 HIV 感染的一种特殊表现;③易发生反复的细菌感染,特别是对多糖荚膜细菌更易感染;④慢性腮腺炎肿大和淋巴细胞性间质性肺炎常见;⑤婴幼儿易发生脑病综合征,且发病早、进展快、预后差。

3.实验室检查 HIV 抗体阳性并经确认试验证实,患儿血浆中 HIV－RNA(＋);外血 CD4$^+$T 淋巴细胞总数减少,CD4$^+$ 细胞占淋巴细胞数百分比减少,＜25%～＜15%。可有高丙种球蛋白血症。

4.确诊标准 患儿具有一项或多项临床表现,≥18 个月患儿 HIV 抗体阳性(经确认试验证实)或 HIV RNA(＋)性者;<18 个月患儿 2 次不同时间的样本 HIV－RNA(＋)者均可确诊。有条件者应做 CD4$^+$T 细胞计数和百分比检测,免疫状况判断见表 11－1。

表 11-1 基于 CD4+ 细胞计数($\times 10^9$/L)和 CD4+ 细胞占淋巴细胞百分比(％)的免疫状况分类

免疫学分类	小于 1 岁	1～5 岁	6～12 岁
无抑制	>1.5(>25)	>1.0(>25)	>0.5(>25)
中度抑制	0.75～1.5(15～25)	0.5～1.0(15～25)	0.2～0.5(15～25)
重度抑制	<0.75(<15)	<0.5(<15)	<0.2(<15)

二、治疗

现有治疗方法包括:抗 HIV 治疗;预防和治疗机会感染;调节机体免疫功能;支持疗法和心理关怀。

抗 HIV 药物可使病毒负荷减少,CD4+T 淋巴细胞增多,延缓 AIDS 发病,改善患儿生活质量并延长生命,是治疗的关键。但现有药物尚不能根除病毒。所有抗逆转录病毒药物均可用于儿童病例。

1.抗病毒药物的应用指征

(1)具有 HIV 感染的临床症状。

(2)CD4+T 细胞绝对数或百分率下降,达到中度或严重免疫抑制。

(3)年龄在 1 岁以内的病儿,无论其临床、免疫学或病毒负荷状况;年龄大于 1 岁的病儿,应严密监测其临床、免疫学和病毒负荷状况。一旦发现以下情况即开始治疗:①HIVRNA 复制物数量极高或进行性增高。②CD4+T 细胞绝对数或百分率很快下降,达到中度免疫学抑制。③出现临床症状:

2.抗 HIV 药物 可分为 3 类:①核苷酸类逆转录酶抑制剂(NRT1)如叠氮胸腺嘧啶(齐多夫定 ZDV 或 AZT)等;②非核苷酸类逆转酶抑制剂(NNRT1)如 Nevirapine(维乐命 NVP)等。此类药物易产生耐药性,但与核苷酸类药物联合应用可增强抗病毒作用;③蛋白酶抑制剂如 Indinavir(佳息患 IDV)及 Rifonavir 等。

单用一种药物治疗效果差,目前提倡两种以上药物联合治疗,即高效抗逆转录病毒疗法。当治疗效果不好时可改变治疗方案,但药物的最佳搭配并无定论。已确诊的 AIDS 患儿,应转入指定医院接受治疗。

三、预防

1.严格血制品筛查和管理。

2.阻断母婴传播 HIV 母婴传播最常发生于临近分娩和分娩期,采用抗病毒化学预防可明显减少母婴传播,根据母亲抗病毒治疗背景资料选择预防方案。

(1)未接受过抗病毒治疗的 HIV 感染孕妇:采用 ZDV 三步预防方案可使母婴传播率减少约70％。①分娩前:从孕14～34 周开始至分娩前口服 ZDV 100mg,5 次/d,或 200mg,每天 3 次或 300mg,每天 2 次;②分娩期:持续静脉滴注 ZDV,头 1h 初始剂量 2mg/(kg·h),以后 1mg/(kg·h)至分娩结束;③新生儿在生后 8～12h 开始口服 ZDV 糖浆,2mg/kg,每 6h 给 1 次(口服不能耐受者改静脉用药,1.5mg/kg,每 6h 给 1 次)至满 6 周龄。母亲临床、免疫或病毒学评估需要治疗或 HIV RNA>1000 copies/mL 者可在孕 10～12 周后加用其他抗 HIV 药物。

(2)本次妊娠期接受过抗病毒治疗的 HIV 感染孕妇:ZDV 应作为孕早期后抗病毒药物之

一;若孕妇在治疗后才知道处于孕早期,应忠告患者治疗的好处和此期抗病毒治疗的潜在危险,如果治疗不能继续,应同时停用所有药物,孕早期后再同时使用,以避免发生耐药性;建议分娩期和新生儿采用 ZDV 治疗,方法同上。

(3)未接受过抗病毒治疗的 HIV 感染产妇:可采用下列方案:①母亲分娩期单剂 NVP,新生儿生后 48h 单剂 NVP;②母亲分娩时口服 ZDV 和 3TC,新生儿口服 ZDV/3TC 一周;③母亲分娩期静脉滴注 ZDV,新生儿 ZDV6 周;④母亲分娩期 2 剂 NVP 和静脉滴注 ZDV,新生儿 ZDV6 周。母亲产后接受评估而决定是否抗病毒治疗。

(4)母亲孕期和分娩期均未接受抗病毒治疗的新生儿,应给予 6 周 ZDV 预防,尽可能在生后 6～12h 内开始用药。有专家建议 ZDV 联用其他抗病毒药物,特别是母亲已知或怀疑 ZDV 耐药毒株感染时,但新生儿的剂量方案还未完全确定。婴儿还应进行早期诊断试验,如果发现有 HIV 感染,尽可能及时治疗。

(5)其他干预措施包括选择性剖宫产和 HIV 感染母亲避免母乳喂养。

(张军付)

第十一节　猩红热

猩红热(scarlet fever)是由 A 组 β 溶血性链球菌引起的急性出疹性传染病。临床以发热、咽炎、草莓舌、全身鲜红皮疹、疹退后脱皮为特征。少数患者病后 2～5 周可发生急性肾小球肾炎或风湿热。

一、诊断

(一)流行病学

猩红热患者、链球菌性咽峡炎和健康带菌者均是传染源。经空气飞沫传播,或经皮肤伤口或产道入侵,后者称外科型或产科型猩红热。多见于学龄前和学龄儿童。多发生在温带地区的冬、春季。

(二)临床表现

潜伏期 1～7 天,外科型 1～2 天。

1.普通型　典型病例分 3 期

(1)前驱期:起病急,发烧 38～39℃,重者 40℃以上。伴有咽痛、头痛和腹痛。咽部与扁桃体充血水肿,可见脓性分泌物,软腭处有细小红斑或出血点。病初舌被白苔,舌尖及边缘红肿,突出的舌乳头也呈白色,称白草莓舌。4～5 天后,白舌苔脱落,舌面光滑鲜红,舌乳头红肿突起,称红草莓舌。

(2)出疹期:皮疹于发病 24h 左右迅速出现,其顺序先为颈部、腋下和腹股沟处,24h 内遍及全身。皮疹的特点为全身皮肤弥漫性充血发红,其间广泛存在密集而均匀的红色细小丘疹,呈鸡皮样,触之沙纸感。面部潮红无皮疹,口唇周围发白,形成口周苍白圈。皮肤皱折处如腋窝、肘窝及腹股沟等处,皮疹密集,其间有出血点,形成明显的横纹线,称为帕氏(Pastia)线。在皮疹旺盛时在腹部、手足上可见到粟状汗疱疹。

(3)恢复期:一般情况好转,体温正常,皮疹沿出疹顺序消退。疹退 1 周后开始脱皮,其顺序同出疹顺序,面部躯干糠屑样脱皮,手足可呈大片状脱皮,脱皮的程度和时间视皮疹轻重而

— 365 —

异,脱皮期可达 6 周,无色素沉着。

2.轻型 发热、咽炎及皮疹等表现均轻,易漏诊,常因脱皮或患肾炎才被回顾诊断。

3.重型(中毒型) 骤起高热,感染中毒症状严重,表现嗜睡、烦躁、谵妄、惊厥及昏迷。皮疹可呈片状红斑,伴有出血。咽、扁桃体炎症状严重,可并发咽后壁脓肿、颈部蜂窝织炎。可出现心肌炎、感染性休克、败血症和脑膜炎等。病死率高,现已罕见。

4.外科型 皮疹从伤口开始,再波及全身。伤口处有局部炎症表现,无咽炎及草莓舌。

(三)实验室检查

1.血象 白细胞总数 $10 \times 10^9 \sim 20 \times 10^9/L$ 或更高,中性粒细胞常 >0.75,嗜酸粒细胞可达 $0.05 \times 10^9 \sim 0.10 \times 10^9/L$。

2.咽拭子培养 A 组 β 溶血链球菌可阳性。

3.血清学检查 大多数未治疗患儿感染后 $1 \sim 3$ 周的 ASO>500U 或 >200IU/ml。

二、治疗

1.抗菌疗法 首选青霉素,肌内注射或静脉滴注,共 $7 \sim 10$ 天。对青霉素过敏或耐药者,可用红霉素或头孢菌素类抗生素治疗。

2.一般疗法 呼吸道隔离,卧床休息,供给充足水分和营养,防止继发感染。

三、预防

1.隔离传染源 隔离患者至痊愈及咽拭子培养阴性。

2.切断传染源 消毒处理患者的分泌物及污染物,戴口罩检查患者。

3.保护易感者 对曾密切接触患者的易感儿,可口服复方新诺明 $3 \sim 5$ 天,也可肌内注射 1 次长效青霉素 60 万~120 万 U。

(张军付)

第十二节 百日咳

百日咳(pertussis,whooping cough)由百日咳杆菌引起的急性呼吸道传染病。其特征为阵发性痉挛性咳嗽,咳嗽未伴有深长的鸡鸣样吸气性吼声,病程可长达 $2 \sim 3$ 个月。

一、诊断

(一)流行病学

发病前 $1 \sim 3$ 周有百日咳接触史。患者是唯一的传染源,通过飞沫传播。6 岁以下小儿易感染,新生儿无被动免疫也可患病。冬春季发病较多。

(二)临床表现

潜伏期 $7 \sim 14$ 天,最长 21 天。典型患者全病程 $6 \sim 8$ 周。分 3 期

1.卡他期 $1 \sim 2$ 周,表现流涕、咳嗽及低热等上感症状。咳嗽渐加重,进入痉咳期。

2.痉咳期 $2 \sim 4$ 周,此期突出表现为阵发性痉挛性咳嗽。每次咳嗽连续十几声到几十声,直至咳出黏稠痰液或将胃内容物吐出为止;紧接着深长吸气发出鸡鸣样吸气性吼声。痉咳时患儿两眼圆睁、面红唇绀、屈肘握拳,舌向外伸,颈静脉怒张、躯体弯曲成团状。昼轻夜

重。痉咳时舌外伸与下切牙摩擦可使舌系带溃疡。痉咳久后,因胸腔压力增高,头颈部静脉回流受阻,出现颜面眼睑水肿、结膜下出血,也可发生鼻出血、咯血,甚至引起颅内出血。痉咳反复发作,患儿易倦怠、食欲不振,又加上常呕吐,易造成营养不良。新生儿及小幼婴可无典型痉咳,往往咳嗽几声后即出现屏气、紫绀、窒息,甚至惊厥或心脏停搏。

3. 恢复期　1~2周,阵咳发作减少,程度减轻,渐痊愈,但受烟熏、冷空气等刺激或上感时,可再次出现百日咳样阵咳。

（三）实验室检查

1. 血象　卡他期末期和痉咳期,白细胞总数升高至 $20 \times 10^9 \sim 50 \times 10^9/L$,淋巴细胞可达 60%~80%,但无幼稚淋巴细胞。

2. 细菌培养　于卡他期和痉咳早期,用鼻咽拭子由鼻咽后壁取分泌物,或用咳喋法将培养皿面对患者咳嗽取样,置 B-G(Bordat-Gegou)培养基培养,均可获得阳性结果。

3. 抗原检测　取鼻咽部分泌物作涂片,用免疫荧光法检查百日咳杆菌抗原,可作早期快速诊断,但有假阳性。

4. 抗体检查　用酶标法测定特异性 IgG、IgA 抗体,在细菌培养阴性时可协助诊断。但 3 个月以下幼婴常为阴性。

二、并发症

1. 肺炎　常发生在痉咳期,肺部病变以间质性改变为主。继发其他细菌感染时,表现发热、呼吸困难。肺部可闻及细小湿啰音。黏稠分泌物可致肺不张或肺气肿。剧咳时可使肺泡破裂,引起气胸、纵隔或皮下气肿。

2. 百日咳脑病　剧咳嗽可引起脑缺氧、出血、颅内压增高及毒素作用致脑病。

3. 结核病恶化　百日咳使原有的结核灶恶化。

三、治疗

1. 抗生素治疗　首选红霉素 50mg/(kg·d),疗程 14 天,或其他大环类酯类如阿奇霉素,或复方新诺明等。虽用药后 4 日内能清除鼻咽部的百日咳杆菌,但只有在发病 14 天内给药才能减轻症状和缩短病程。

2. 对症治疗　镇咳、祛痰,痰多且黏稠者可雾化吸入 α-糜蛋白酶和 5% 碳酸氢钠混合液,每日多次。维生素 K_1 可减轻痉咳,<1 岁 20mg/d,>1 岁 50mg/d 注射用。痉咳严重者可用百日咳免疫球蛋白,疗效显著。

3. 并发症治疗　针对不同的并发症给予相应病因及对症治疗。

四、预防

（一）控制传染源

隔离患者,对密切接触的易感者检疫 3 周。

（二）保护易感者

1. 主动免疫　用百日咳、白喉、破伤风三联疫苗于 3、4、5 月时各肌内注射 1 次,在 1.5~2 岁再加强 1 次。

2. 药物预防　密切接触患者的易感者可服红霉素 50mg/kg,分 4 次口服,连用 14 天。

（张军付）

第十三节　伤寒

伤寒(typoid fever)是由伤寒杆菌引起的急性肠道传染病,临床上有持续发热、相对缓脉、全身中毒症状、玫瑰疹、脾大及白细胞减少等特征。主要并发症为肠出血、肠穿孔。学龄儿童多见,夏秋季多见。

一、诊断

（一）临床表现

1.持续发热　多为稽留热,也可为弛张热及不规则高热。

2.相对缓脉　年长儿较常见。

3.消化系统　食欲减退,腹胀,多数便秘,少数腹泻,右下腹可有压痛。

4.神经系统　淡漠、耳鸣、谵妄、昏迷或脑膜刺激征阳性。

5.玫瑰疹　小儿较少见,胸、腹、背分批出现淡红色斑丘疹,2～4mm,3～5天自退。

6.肝脾大　质软、轻压痛,小儿较常见,甚至肝大甚于脾大。

（二）临床分期

1.初期　通常为病程第1周,各项表现较轻。

2.极期　病程第2、3周,各项表现严重。

3.缓解期　病程第4周,各项表现缓解。

4.恢复期　病程第5周,症状消失,一般持续1个月左右恢复。

（三）临床分型

1.典型伤寒　临床表现见上。

2.不典型伤寒　小儿及免疫功能低下的成人多见。

（1）轻型:热短(1～2周),病轻。

（2）顿挫型:先重后轻,1～2周自愈。

（3）迁延型:类似典型伤寒,但各种症状可持续数月。

（4）逍遥型:症状轻,无明显中毒症状,可突发肠出血、肠穿孔。

（5）暴发型:起病急、病情重,有畏寒、高热、休克、DIC、中毒性脑病等。个别患者可表现类似噬血细胞综合征:发热、黄疸、肝脾大、胸腹水、谵妄、血象"三少"及血ALT升高等。

（6）新生儿型:可以是孕晚期宫内传播所致。通常生后3日内起病,呕吐、腹泻、腹胀,体温不稳,或抽搐。肝大、黄疸、纳差及体重下降。

（四）再燃与复发

少数患者可出现。进入恢复期之前、体温尚未降至正常又重新上升,血培养阳性,称为再燃;热退1～3周后,症状再现,血培养再度阳性,称为复发。

（五）并发症

肠出血、肠穿孔、支气管炎、肺炎、伤寒肝炎、中毒性心肌炎、肾炎、溶血尿毒综合征、神经系统疾病、骨髓炎等。

（六）实验室检查

1.血象　多数患儿外周血白细胞计数降低或正常,少见升高者,但并发化脓病灶时,白细

胞计数可达 $20×10^9$/L 以上。中性粒细胞减少;嗜酸粒细胞减少或消失,与病情发展相一致;病重及迁延者,常出现"三少"现象。

2.伤寒杆菌培养

(1)血培养:病程 1～2 周内阳性率高。

(2)骨髓培养:阳性率高,持续时间长,可首选。

(3)大便培养:病程 3～4 周阳性率较高。

(4)小便培养:病程 3～4 周阳性率较高,在 4 种方法中阳性率最低。

(5)十二指肠引流做胆汁培养:发现带菌者。

(6)已使用抗菌治疗者,可加 L 型细菌培养。

3.肥达反应(Widal test)　此反应是用标准抗原检测患者有无相应抗体。未经免疫者,"O"凝集价在 1∶80 或以上和"H"效价在 1∶160 或以上有诊断价值。但其敏感性为 60% 左右,有不少假阴性或假阳性反应,故通常间隔 5～7 天复查,若效价逐渐升高,其诊断意义更大,同时仍须结合临床分析。但单独以此作为判断标记易产生错误。

4."Vi"抗体　仅用于慢性带菌者,≥1∶32 为阳性。

5.伤寒抗原、Vi 抗原或其基因检测　目前的经验还很有限。

二、治疗

(一)病原治疗

1.头孢他定　剂量为 50～100mg/(kg·d),必要时剂量可加至 150～200mg/(kg·d),分 2～4 次静脉滴注。

2.头孢噻肟　剂量为 50～100mg/(kg·d),分 2～4 次静脉滴注。

3.头孢曲松　剂量为 20～100mg/(kg·d),单次或分 2 次静脉滴注。

4.头孢哌酮－舒巴坦　剂量为 80～160mg/(kg·d),分 2～3 次静脉滴注。

5.哌拉西林－他唑巴坦　剂量为 60～150mg/(kg·d),分 3～4 次静脉滴注。

6.泰能(亚胺培南西司他丁钠)　剂量为 30～60mg/(kg·d),重症可增至 100mg(kg·d),但每日总量不超过 2g,分 3～4 次静脉滴注(每 6～8h1 次)。每次静脉滴注时间应＞1h。

(二)一般治疗及护理

1.隔离、休息。

2.注意皮肤、口腔护理、勤翻身,饮食以流质、半流质、少渣饮食为主。

3.注意电解质平衡及多种维生素供给。

4.对症处理

(1)物理降温,慎用解热镇痛药,必要时只用常规量的 1/6～1/4 量,并注意防治虚脱。

(2)便秘者忌用泻药,可用开塞露或生理盐水低压灌肠。

(3)腹泻忌用阿片制剂,腹胀忌用新斯的明,可用肛管排气或腹部热敷。

(4)中毒症状严重者,在足量有效抗生素治疗前提下可小量使用糖皮质激素,但显著腹胀者应慎用。

(5)肠出血者应禁食、静卧,应用止血药、酌情输血;肠穿孔者禁食、胃肠减压及外科手术治疗。

(张军付)

第十四节　细菌性痢疾

细菌性痢疾(bacillary dysentery,shigellosis)简称菌病,是由志贺菌属引起的肠道传染病。临床特征有发热、腹痛、腹泻、黏冻脓血便、里急后重;重者有惊厥和休克,可导致死亡。

一、诊断

(一)急性菌痢

潜伏期在 7 日内。

1.典型菌痢　发热(多为高热)、纳差,同时或数小时后腹痛(常呈阵发性,以中下腹或左下腹明显)、腹泻。腹泻初为水样,继而为黏冻脓血便,半数以上患儿次多量少;里急后重,重症者大便失禁及脱肛。频泻者可引起水、电解质、酸碱平衡失调。

2.轻型菌痢　起病稍缓,全身中毒症状不明显,不发热或低热,腹泻为稀便或黏液便,无典型黏冻脓血便。婴幼儿多见。

3.中毒型菌痢　多见 2～8 岁小儿。突起高热,可伴头痛、畏寒。迅速出现反复惊厥、意识障碍或循环衰竭,而病初肠道症状不明显,常于病后 6～12 小时才有黏冻脓血便。部分患者由典型菌痢发展而来,又可分为 3 型。

(1)休克型:精神萎靡,面色苍灰,四肢凉冷、脉搏细速,呼吸、心率加快,血压偏低、脉压差减小,重者谵妄或昏迷,皮肤花纹、湿冷,脉搏细弱,血压下降,心音低纯,少尿等。后期出现多器官功能衰竭。

(2)脑型:反复惊厥、意识障碍,意识障碍包括:烦躁、谵妄、昏睡、昏迷。颅内压增高,甚至脑疝形成。

(3)混合型:上述两种征象同时存在,病情更重。

(二)慢性菌痢

病程超过 2 个月。因治疗不彻底、细菌耐药、营养不良和免疫功能低下等所致。根据临床表现分为如下三型。

1.迁延型　迁延不愈的腹泻,黏冻软便或成形便带黏冻或脓血便。

2.隐匿型　无症状,大便培养阳性,直肠乙状结肠镜检可发现肠道病变。

3.急性发作型　急性发作类似急性菌痢,但全身中毒症状不明显。

(三)辅助检查

1.血常规　急性菌痢时白细胞增高,且以中性粒细胞为主。慢性者有贫血。中毒型伴DIC 时,血小板减少。

2.大便常规　取黏冻脓血便送检,可见大量脓细胞和红细胞,以白细胞为主,偶见吞噬细胞。

3.细菌培养　大便培养是目前最可靠的确诊和鉴别诊断的依据。最好在使用抗生素之前取样,并连送数次。

4.免疫学检查　检测大便中的细菌抗原,但有假阳性。

5.结肠镜检及黏膜活检　对慢性患者须与其他结肠炎鉴别时可考虑使用。

二、治疗

（一）一般治疗

包括隔离、低脂饮食、对症处理、营养支持疗法。

（二）抗生素治疗

1.SMZcO 50mg/（kg·d），分 2 次口服，共 7 日。

2.静脉用药参见伤寒，疗程 5 天。

（三）中毒型菌痢

1.病原治疗 见上。

2.抗休克治疗 扩容、纠酸、血管活性药物等。

3.颅内高压、脑水肿、脑疝治疗。

4.密切观察生命体征并做相应对症处理。

（四）慢性菌痢

1.加强营养支持疗法。

2.病原治疗 确定病原菌及药敏，疗程适当延长，并加用灌肠给药：0.5％卡那霉素、1％～2％新霉素或 1：5000 呋喃西林溶液，每日 1 次，7 天一疗程。

（张军付）

第十五节 先天性梅毒

先天性梅毒（congenital syphilis）是由苍白密螺旋体（treponema pallidium）引起的慢性全身性传染病，常由性传播，先天性梅毒是患有梅毒的妊娠妇女将梅毒螺旋体经胎盘传给胎儿造成胎儿的全身性感染，可引起死产、流产、早产、新生儿死亡，或使婴儿出生后一定时间内出现皮肤黏膜及内脏受损的临床表现。

一、诊断

（一）临床表现

1.早发表现 出生后 2 年以内出现，大多在 2～12 周时出现 2 此时患儿有传染性，类似于成人二期梅毒的表现。婴儿梅毒常有皮肤黏膜损害、假性瘫痪（因骨骼侵犯的疼痛引起）、淋巴结肿大、肝脾大和贫血、鼻塞、流大量黏液脓性鼻涕、肺炎等表现皮肤出现深红色斑丘疹，累及手掌和脚底，可见梅毒性天疱疮，皮肤与黏膜交界处出现湿性丘疹或扁平湿疣；可遗留鼻梁塌陷（马鞍鼻）及前额隆起。

2.迟发表现 2 岁以后出现，无传染性。如 4 岁以后发病，亦称晚期表现，相当于晚期梅毒。表现为发育不良、智力低下、楔状齿（Hutchinson 齿）、口唇皲裂、间质性角膜炎、神经性耳聋，特征性骨骼改变有前额隆起、马鞍鼻、胫骨向前弯曲（军刀腿）、上腭弓狭窄和胸锁关节处肥厚等可有对称性无痛膝关节肿胀（Clutton 关节）。

（二）实验室检查

1.暗视野显微镜检查 皮肤、黏膜病损的新鲜渗出物或刮取物标本可见到密螺旋体。

2.血清学检查

(1)非密螺旋体抗原试验：采用较纯的牛心脂—胆固醇—卵磷脂等抗原检测血清抗体。常用的试验有：①性病研究实验室检查(venereal disease research laboratory，VDRL)；②自动反应素试验(automated regain test，ART)；③快速血浆反应素试验(rapid plasma regain，RPR)。用于疾病诊断、群体筛查和观察疗效、疾病复发与再感染。

(2)密螺旋体抗原试验：即以梅毒螺旋体作为抗原，检测患者血清抗体。常用方法有：荧光螺旋体抗体吸收试验(fluorescent treponemal antibody absorption test，FTA—ABS)，梅毒螺旋体血凝试验(treponema pallidium hemaglutination assay，TPHA)，梅毒螺旋体酶联免疫吸附试验(TP—EUSA)。这类试验敏感性和特异性均很高，用作证实诊断。但这类抗体可持续存在，与疾病活动相关性差，不能用于判断疗效、复发和再感染。

3.其他　肝功能损害。

（三）X线检查

可见长骨干骺端的透明带、骨膜下骨样组织增生增厚（骨膜炎）和临时钙化带增宽。双侧胫骨近端干骺端内侧对称性骨髓炎和病理性骨折好像锥凿后缺去一角，称 Wimberger 征。

二、治疗

本病主要是抗梅毒螺旋体治疗，首选水剂青霉素，10 万～20 万 U/(kg·d)（脑脊液异常或神经梅毒者 20 万～30 万 U/(kg·d)），分 2～3 次静脉滴注，疗程 10～14 天，首剂或首日剂量应减少，以防发生赫氏(Jarisch—Herxheimer)反应。治疗结束后需在第 2、4、6、9 和 12 个月检测 VDRL，直到转阴或滴度 4 倍下降；以后每半年随访 1 次，至 2～3 岁。若有复发，应重复治疗。

三、预防

对每位妊娠妇女均应在产前第一次检查时进行一次非密螺旋体试验检查，对梅毒妇女进行治疗，如果母亲在临产前不久获得了梅毒感染，则在婴儿出生时，血清学试验可呈阴性，应对母婴进行连续随访检查。

（张军付）

第十六节　甲型病毒性肝炎

甲型病毒性肝炎(viral hepatitis A)简称甲肝，由甲型肝炎病毒(HAV)感染引起的以肝脏损害表现为主的急性病毒性传染病。本病传染源是患者和亚临床型感染者，主要经消化道传播。根据临床表现，本病可分为急性黄疸型、急性无黄疸型、淤胆型、亚临床型、重症型 5 种类型。在儿童以亚临床型感染居多，淤胆型、重症型极少。在幼儿患者中无黄疸型与黄疸型病例比例为 12∶1，在儿童患者中为 9∶1，在本病爆发流行时为 1∶1.7。通常儿童病情轻，病程短。

一、诊断标准

（一）诊断依据

1.流行病学史　当地有本病流行或有食用不洁水产品史，或有与急性病毒性肝炎的密切接触史。

2.症状　近期内出现的、持续几日以上但无其他原因可解释的症状,如乏力、食欲减退、恶心等。

3.体征　肝大并有压痛、肝区叩击痛,部分患者可有轻度脾大。

4.化验　主要是血清 ALT 升高。

5.病原学检测阳性　①血清抗 HAV－IgM 抗体阳性。②恢复期血清 HAV 总抗体或抗 HAV－IgG 比急性期效价升高＞4 倍。③急性期用免疫电镜、放射免疫试验或 ELISA 法在粪便中发现 HAV 颗粒或抗原。④血清或粪便中检出 HAV－RNA。

凡单项血清 ALT 升高,或仅有症状、体征,或有流行病学史并伴症状、体征、化验三项中有一项阳性者,均为疑似病例。疑似病例如病原学诊断阳性,且除外其他疾病者可确诊甲型病毒性肝炎。

具有上述第 1 项,同时具有病原学检查中任何一项,可诊断为甲型病毒性肝炎。在慢性乙型肝炎或自身免疫性肝病患者血清中检测抗 HAV－IgM 阳性时,判断 HAV 重叠感染应慎重,须排除类风湿因子(RF)及其他原因引起的假阳性。接种甲型肝炎疫苗后 2～3 周 8％～20％接种者可产生抗 HAV－IgM,应注意鉴别。

(二)分型诊断

1.急性黄疸型肝炎　黄疸前期有发热,伴上呼吸道感染症状,之后食欲不振、恶心、呕吐、腹泻、尿黄等。黄疸期皮肤黄染,肝脾大,肝功能异常。恢复期黄疸消退,症状消失。病程 2～4 个月。

2.急性无黄疸型肝炎　无黄疸,其他表现类似于急性黄疸型肝炎,但程度较轻。多于 2 个月内恢复。

3.淤胆型肝炎　≥3 周的直接胆红素增高性黄疸,伴 ALT、ALP、GGT、胆汁酸增高。

4.亚临床型肝炎　无明显症状,肝脏轻度肿大,肝功能轻度异常,无黄疸。

5.重症型肝炎　持续高热,精神萎靡,呕吐,黄疸迅速加深,嗜睡,昏迷,皮肤出血点,腹胀,肝脏肿大又迅速回缩,肝功能严重损害,胆酶分离,凝血酶原时间延长。发病 10 日内出现上述表现者为急性重症型肝炎(暴发型肝炎);发病 10 日后出现上述表现者为亚急性重症型肝炎。

二、治疗方案

(一)一般治疗

早期卧床休息,症状消退逐渐增加活动。饮食应以适合患儿口味的清淡饮食为宜,补充维生素 B 和维生素 C。呕吐严重或进食过少者可静脉给予葡萄糖以维持营养。

(二)保肝降酶药

1.甘草酸(强力宁)　剂量为每日 0.8～1.5ml/kg,加于 10％葡萄糖液 100ml 中,每日 1 次静脉滴注。疗程 1 个月。不良反应少,偶见胸闷、低血钾、血压升高。

2.甘草酸二铵(甘利欣)　每次 3mg/kg,每日 1 次静脉滴注,或每日 3 次口服,疗程 1 个月。不良反应少,偶见上腹不适,血压升高。

3.果糖二磷酸钠　每日 200mg/kg,每日 1 次静脉滴注,3～4 周为 1 个疗程。也可口服,每次 2 片,每日 3 次。

4.还原型谷胱甘肽(古拉定)　每次 10～20mg/kg 肌内注射或静脉滴注,每日 1 次,1～2 个月为 1 个疗程。无明显不良反应,偶有皮疹。

5.肉毒碱乳清酸盐　每日 4ml,静脉滴注,1～2 个月为 1 个疗程。

6.腺苷蛋氨酸(思美泰)　用于黄疸型肝炎、淤胆型肝炎,可口服、肌内注射或静脉滴注。每日 20～40mg/kg 静脉滴注,每日 1 次,急性肝炎用 2～4 周。不良反应罕见。

7.硫普罗宁(凯西莱)　每日 6mg/kg,分 3 次口服,3 个月为 1 个疗程。也可静脉滴注,每日 4mg/kg,每日 1 次,1 个月为 1 个疗程。不良反应有皮疹、皮肤瘙痒。

8.联苯双酯　每次 0.5～1mg/kg,每日 3 次口服,在 ALT 正常后继用 1 个月,如 ALT 仍正常则每半个月减量 1 次,6～12 个月为 1 个疗程。有黄疸及合并肝硬化的 CAH 不宜使用。该药近期降 ALT 效果好,停药后易反弹,再用药仍有效。

9.水飞蓟类药物　如西利宾安、利加隆、水飞蓟宾(益肝灵)、利肝素等。利加隆每次 2mg/kg,每日 3 次口服。水飞蓟宾每次 1.2mg/kg,每日 2～3 次口服。该类药用药后 4～6 周才见效,用药时间长,3～6 个月为 1 个疗程。无明显不良反应。

10.齐墩果酸　对保护肝脏和 ALT 恢复正常亦有一定疗效。每次 0.6～1mg/kg,每日 3 次口服,3～6 个月为 1 个疗程。不良反应少,偶见上腹不适、口干、血小板减少。

11.苦参素　可改善肝功能,剂量为 10mg/kg,每日 1 次,肌内注射。苦参素葡萄糖溶液 2ml/kg,每日 1 次静脉滴注,疗程 2 个月,无不良反应。

12.山豆根注射液(肝炎灵)　每日 0.7mg/kg,每日 1 次肌内注射,共 3 个月。有明显的降低 ALT 及 AST 的效果,停药后反跳少于联苯双酯。

(三)急性淤胆性肝炎治疗

有胆汁淤积表现时,在按一般急性肝炎治疗的基础上,可用甘草酸(强力宁)每日 1～1.5ml/kg,静脉滴注,每日 1 次;茵栀黄注射液 2～6ml 静脉滴注,每日 1 次;腺苷蛋氨酸(思美泰)每日 20mg/kg 缓慢静脉滴注,每日 1 次,2 周后改口服。苯巴比妥,每日 5mg/kg,每日分 2～3 次口服。门冬氨酸钾镁每日 0.2～0.4mg/kg 缓慢静脉滴注,每日 1 次。山莨菪碱(654－2)每次 0.1～0.2mg/kg,每日 1～2 次静脉滴注。熊去氧胆酸每次 3mg/kg,每日 3 次口服,用 1～2 个月。在其他治疗无效时,必要时可应用泼尼松或泼尼松龙,黄疸消退后停药。

(四)抗病毒治疗

对暴发性甲型肝炎进行了抗病毒药应用的研究,尚未有结论,这些药有干扰素、利巴韦林、金刚烷胺等。

(五)并发症治疗

甲肝偶可并发粒细胞减少、血小板减少性紫癜、过敏性紫癜、溶血性贫血、肝炎后再生障碍性贫血、无菌性胆囊炎、心肌炎、肾小球肾炎等。合并血液系统并发症如肝炎后再生障碍性贫血者预后差。虽然儿童发生重症肝炎的甚少,暴发性重症肝炎发生率<0.1%,一旦发生可合并肝性脑病,预后极差,其病死率约为 50%。可给予促肝细胞生长因子(PHGF)、支链氨基酸、谷氨酸钠、精氨酸、门冬氨酸钾镁、乳果糖、维生素 K_1、低蛋白饮食等治疗,并短期应用地塞米松等。

三、疗效观察与随访

1.观察内容　治疗中观察精神状态,有无发热、恶心、呕吐,食欲有无好转,黄疸有无消退,尿色转清,淤胆性肝炎者大便有无转黄色,有无出血倾向。

2.随访　治疗后复查肝功能。ALT、AST 在发病 2~3 周后大幅下降,以后下降幅度减小,一般在 1 个月左右恢复正常。血清抗 HAV-IgM 抗体于发病数日即可阳性,黄疸期达高峰,一般持续 2~4 个月,以后逐渐下降,6 个月时消失。血清抗 HAV-IgG 于恢复期出现,在 HAV 感染后持续多年。在发病 1 周内,粪便中免疫电镜检测阳性率为 39%,在黄疸高峰后 2 日即转阴性。

3.预后　本病为良性自限性疾病,绝大部分患者自然痊愈,预后良好,无慢性化倾向。治疗后临床症状与体征消失,肝功能正常,6 个月左右 HAV-IgM 转阴,1 年内无异常,为痊愈。病后可获终生免疫,极少复发。我国儿童乙肝病毒携带率较高。在乙型肝炎病毒感染(尤其是慢性肝炎)基础上重叠感染 HAV,常使症状加重或病程迁延。也有甲肝合并巨细胞病毒感染的情况,使临床过程复杂化。在内型病毒性肝炎基础上发生甲肝,易发生急性重型肝炎与肝功能衰竭。

四、治疗经验与解析

本病的主要治疗是休息。应强调早期卧床休息,但不主张长期不活动,症状消退后逐渐增加活动。恢复期过累固然不利于康复,但活动过少和吃得太多可致肥胖,也不利于肝脏功能恢复。

(李小象)

第十七节　乙型病毒性肝炎

乙型病毒性肝炎(viral hepatitis B)简称乙肝,是由乙型肝炎病毒(HBV)引起的以肝脏损害表现为主的急性病毒性传染病。本病传染源主要是 HBV 携带者和急、慢性乙型肝炎患者。主要传播途径有母婴传播、医源性传播与密切接触传播。根据临床表现,本病可分为:①急性肝炎:又分为黄疸型、无黄疸型与淤胆型;②重型肝炎(重症肝炎):又分为急性、亚急性、慢性;③慢性肝炎:病程>6 个月,按病情分为轻、中、重度 3 种类型;④无症状 HBV 携带者:病程>6 个月为慢性 HBV 携带者。在小儿多为母婴传播所致,生后 6 个月发病逐渐增多,以 4~6 岁为高峰,发病类型多为急性肝炎。

一、诊断标准

(一)现症 HBV 感染诊断标准

具备以下任何 1 项阳性,可诊断为现症 HBV 感染:①血清 HBs Ag 阳性;②血清 HBV-DNA 阳性;③血清抗-HBc IgM 阳性;④肝内 HBc Ag 和(或)HBs Ag 阳性,或 HBV-DNA 阳性。

(二)急性乙型肝炎诊断依据

1.急性黄疸型肝炎　前驱期多无发热,有食欲不振、恶心、呕吐、腹泻、尿黄等,部分患儿有皮疹。黄疸期皮肤黄染,肝脾大,AST、ALT、直接与间接胆红素升高,尿胆原与尿胆红素阳性。

2.急性无黄疸型肝炎　无黄疸,其他表现类似于急性黄疸型肝炎,但程度较轻。

3.急性淤胆型肝炎　肝大,皮肤瘙痒,≥3周的直接胆红素增高性黄疸,伴 ALT、ALP、GGT、胆固醇、胆汁酸增高。

4.病原学检查　具备上述现症 HBV 感染诊断标准。诊断急性乙型肝炎可参考下列动态指标:①HBs Ag 滴度由高到低,HBs Ag 消失后抗－HBs 阳转;②急性期抗－HBc IgM 滴度高,抗－HBc IgG 阴性或低水平。

(三)慢性乙型肝炎诊断标准　引自 2010 年卫生部《慢性乙型肝炎防治指南》。

符合慢性 HBV 感染的诊断,即:既往有乙型肝炎病史或 HBs Ag 阳性超过 6 个月,现 HBs Ag 和(或)HBV－DNA 仍为阳性者,可诊断为慢性 HBV 感染。可分为以下 2 种类型:

1.HBe Ag 阳性慢性乙型肝炎　血清 HBs Ag、HBe Ag 阳性,抗－HBe 阴性,HBV－DNA 阳性,血清 ALT 持续或反复升高,或肝组织学检查有肝炎病变。

2.HBe Ag 阴性慢性乙型肝炎　血清 HBs Ag 阳性,Hbe Ag 持续阴性,抗－HBe 阳性或阴性,HBV－DNA 阳性,血清 ALT 持续或反复异常,或肝组织学检查有肝炎病变。

上述两型慢性乙型肝炎可进一步分为轻度、中度和重度:

1.轻度　临床症状、体征轻微或缺如,肝功能指标仅 1 或 2 项轻度异常。

2.中度　症状、体征、实验室检查居于轻度和重度之间。

3.重度　有明显或持续的肝炎症状,如乏力、纳差、腹胀、尿黄、便溏等,伴有肝病面容、肝掌、蜘蛛痣、脾大并排除其他原因,且无门静脉高压征者。实验室检查血清 ALT 和(或)AST 反复或持续升高,白蛋白降低或 A/G 比值异常、丙种球蛋白明显升高。除前述条件外,凡白蛋白≤32g/L、胆红素＞5 倍正常值上限、凝血酶原活动度 60%～40%,胆碱酯酶＜2500U/L,四项检测中有一项达上述程度者即可诊断为重度慢性肝炎。

二、治疗方案

(一)一般治疗

卧床休息,症状消退、肝功能正常后继续休息 2～3 个月,以后逐渐轻度活动。生活规律,精神愉快,忌用损害肝脏的药物等。急性肝炎者饮食应以适合患儿口味的清淡饮食为宜,补充维生素 B 和维生素 C,蛋白每日 1～1.5g/kg。慢性肝炎者高蛋白、低脂、高维生素、适量碳水化合物饮食。重型肝炎、肝性脑病者低蛋白、低脂饮食。有腹水、水肿、脑水肿者低盐饮食。

(二)急性乙型肝炎治疗

急性乙型肝炎慢性化的机会很少(2%～3%),大多为自限性,治疗上可选用 2～3 种保肝利胆药物,基本上同甲型肝炎。一般不用干扰素治疗。但如为慢性 HBV 感染的急性发作,可采用抗病毒治疗。

(三)慢性乙型肝炎治疗

1.抗病毒治疗适应证　①HBe Ag 阳性者 HBV－DNA≥10^5 拷贝/ml(相当于 2000IU/ml);HBe Ag 阴性者 HBV－DNA≥10^4 拷贝/ml(相当于 2000IU/ml);②ALT≥2 倍正常值上限,如用干扰素治疗,ALT 应＜10 倍正常值上限,血总胆红素水平应＜2 倍正常值上限;③如 ALT＜2 倍正常值上限,但肝组织学 Knodell HAI≥4,或炎症坏死≥G2,或纤维化≥S2。对达不到上述治疗标准者,则应监测病情变化,如持续 HBV－DNA 阳性,且 ALT 异常,也应考虑抗病毒治疗。

(1)重组 α 干扰素治疗

1)疗效的预测因素:有下列因素者常可取得较好的疗效:①治疗前 ALT 水平较高;②HBV−DNA<$2×10^8$ 拷贝/ml;③女性;④病程短;⑤非母婴传播;⑥肝组织炎症坏死较重,纤维化程度轻;⑦对治疗的依从性好;⑧无 HCV、HDV 或 HIV 合并感染;⑨HBV 基因 A 型;⑩治疗 12 或 24 周时,血清 HBV−DNA 不能检出。其中治疗前 ALT、HBV−DNA 水平和 HBV 基因型,是预测疗效的重要因素。

2)干扰素治疗禁忌证:①绝对禁忌证:包括妊娠、精神病史(如严重抑郁症)、未能控制的癫痫、未戒断的酗酒/吸毒者、未经控制的自身免疫性疾病、失代偿期肝硬化、有症状的心脏病。②相对禁忌证:包括甲状腺疾病、视网膜病、银屑病、既往抑郁症史,未控制的糖尿病、高血压,治疗前中性粒细胞计数<$1×10^9$/L 和(或)血小板计数<$50×10^9$/L,总胆红素>$50\mu mol/L$(特别是以间接胆红素为主者)。

3)使用方法:儿童按每次 300 万~500U/m² 计算,每次<1000 万 U/m²,皮下注射或肌内注射,每周 3 次,总疗程 6 个月,可根据病情延长至 1 年。或应用长效干扰素即聚乙二醇化 α−2α 干扰素,每次 $100\mu g/m^2$,或聚乙二醇化 α−2b 干扰素每次 $1.5\mu g/kg$,每周 1 次肌内注射,疗程 1 年。

4)不良反应及处理:①流感样症候群:表现为发热、寒战、头痛、肌肉酸痛。乏力等。可在睡前注射干扰素,或在注射干扰素同时服用解热镇痛药,以减轻流感样症状。随着疗程进展,此类症状逐渐减轻或消失。②一过性骨髓抑制:表现为外周血白细胞(中性粒细胞)、血小板减少。如中性粒细胞<$0.75×10^9$/L,血小板<$50×10^9$/L,应减低干扰素剂量。1~2 周后复查,如恢复,则逐渐增加至原量。如中性粒细胞<$0.50×10^9$/L,血小板<$30×10^9$/L,则应停药。对中性粒细胞明显降低者,可应用粒细胞集落刺激因子或粒细胞巨噬细胞集落刺激因子治疗。③精神异常:可表现为抑郁、妄想症、重度焦虑和精神病。可应用抗抑郁药治疗,但对症状严重者应停用干扰素。④诱导自身抗体和自身免疫性疾病:包括抗甲状腺抗体、抗核抗体、抗胰岛素抗体,多数情况下无临床表现,少部分患者出现甲状腺疾病(甲状腺功能减退或亢进)、糖尿病、血小板减少、银屑病、白斑、类风湿关节炎和系统性红斑狼疮综合征等,严重者应停药。⑤其他少见的不良反应:肾脏损害(间质性肾炎、肾病综合征和急性肾衰竭等)、心血管并发症(心律失常、缺血性心脏病和心肌病等)、视网膜病变、听力下降和间质性肺炎等,发生时应停药。

(2)拉米夫定:核苷(酸)类似物。对不适于应用 α 干扰素或应用后没有取得疗效的患者,可考虑用拉米夫定治疗。禁忌证为失代偿性肝硬化或重型肝炎。拉米夫定的优点是服用方便,不良反应相对较少。拉米夫定治疗儿童慢性乙型肝炎的疗效与成人相似,安全性良好。儿童剂量按每日 3mg/kg 计算,每日 1 次,每日最大剂量<100mg,疗程 6~12 个月。

(3)阿德福韦酯:核苷(酸)类似物。是阿德福韦的前体,在体内水解为阿德福韦发挥抗病毒作用。适合于需长期用药或已发生对拉米夫定耐药变异的患者。在较大剂量时有一定肾毒性,但每日<10mg 剂量对肾功能影响较小。儿童剂量按 0.2~0.3mg/kg 计算,每日 1 次口服,疗程 6~12 个月。应定期监测血清肌酐和血磷。

(4)恩替卡韦:是环戊酰乌苷类似物。成人每日口服 0.5mg 能有效抑制 HBV−DNA 复制,疗效优于拉米夫定;对发生拉米夫定耐药变异的患者,将成人剂量提高至每日 1mg 能有效抑制 HBV−DNA 复制。儿童剂量按 0.02mg/kg 计算,每日 1 次口服,疗程 6~12 个月。

(5)抗病毒治疗方案

1)HBe Ag 阳性慢性乙型肝炎:可根据具体情况和患者的意愿,选用干扰素或一种核苷(酸)类似物治疗。干扰素一般疗程为 6 个月,为提高疗效亦可延长疗程至 1 年或更长。应注意剂量及疗程的个体化。如治疗 6 个月无应答者,可改用其他抗病毒药物。拉米夫定治疗后,达到 HBV－DNA 低于检测下限、ALT 复常、HBe Ag 血清学转换后,再巩固至少 1 年(经过至少两次复查上述指标,每次间隔 6 个月)仍保持不变,且总疗程至少已达 2 年者,可考虑停药,但延长疗程可减少复发。也可应用阿德福韦酯,可参照拉米夫定的疗程。

2)HBe Ag 阴性慢性乙型肝炎患者:复发率高,需要较长期治疗,最好选用干扰素或阿德福韦酯等耐药发生率低的核苷(酸)类似物治疗,疗程至少 1 年。拉米夫定、阿德福韦酯疗程应更长:在达到 HBV－DNA 低于检测下限、ALT 正常后,至少在巩固 1 年半(经过至少 3 次复查上述指标,每次间隔 6 个月)仍保持不变,且总疗程至少已达到 2 年半者,可考虑停药。由于停药后复发率较高,可以延长疗程。

2.免疫调节药物　胸腺素 α_1 不良反应小,使用安全,对于有抗病毒适应证,但不能耐受或不愿接受干扰素和核苷类似物治疗的患者,有条件可用胸腺素 α_1,成人剂量每次 1.6mg,每周 2 次,皮下注射,疗程 6 个月。有研究报道,拉米夫定和胸腺素 α_1 的联合治疗可提高持续应答率。

3.保护肝脏药物　苦参素(氧化苦参碱)具有改善肝脏生化学指标及一定的抗 HBV 作用。剂量为 10mg/kg,每日 1 次,肌内注射。苦参素葡萄糖溶液 2ml/kg,每日 1 次静脉滴注,疗程 2 个月,无不良反应。甘草酸制剂和水飞蓟宾类等制剂有不同程度的抗炎、抗氧化、保护肝细胞膜及细胞器等作用,可改善肝脏生物化学指标。联苯双酯和双环醇等也可降低 ALT、AST 水平。抗炎保肝治疗只是综合治疗的一部分,并不能取代抗病毒治疗。

4.促肝细胞生长因子　用于慢性乙型肝炎。每日 2mg/kg 静脉滴注,每日 1 次,疗程 1～2 个月,无明显不良反应。

(四)重型乙型肝炎

应用 ATP 20mg、辅酶 A 50～100U、细胞色素 C 15mg 加入葡萄糖液中静脉滴注,每日 1 次。应用支链氨基酸注射液 125ml 稀释 1 倍静脉滴注。促肝细胞生长因子每日 2mg/kg 静脉滴注。门冬氨酸钾镁 0.2～0.4ml/kg 静脉滴注,每日 1 次。早期应用地塞米松,0.2～0.3mg/kg 静脉推注,每日 1 次,连用 7 日。胰岛素 4U 加胰高血糖素 0.5mg,加入 10％葡萄糖液 100ml 中静脉滴注。有肝性脑病可用谷氨酸钾、谷氨酸钠、乳果糖,以降低血氨,口服新霉素、甲硝唑。应用甘露醇治疗脑水肿。纠正酸中毒。应用维生素 K_1 10mg,每日 1 次静脉滴注。应用 H_2 受体拮抗剂、奥美拉唑、生长抑素治疗消化道出血。近来应用人工肝支持系统,包括药用炭灌流器、膜型血浆成分分离器、胆红素吸附器,以及生物人工肝,根据病情选用血浆置换、血液灌流、血液滤过、血液透析、血浆吸附等方法单用或联合应用。治疗重型肝炎已取得显著疗效,明显降低了重型肝炎的病死率。

三、疗效观察与随访

(一)观察内容

1.观察精神状态,有无发热、恶心、呕吐,食欲有无好转,黄疸有无消退,尿色转清,淤胆性肝炎者大便有无转黄色,有无出血倾向。对重型肝炎观察有无肝性脑病表现、消化道出血、水电解质及酸碱平衡紊乱、肾衰竭等表现。

2. 干扰素治疗的监测和随访　治疗前应检查：①生物化学指标，包括 ALT、AST、胆红素、白蛋白及肾功能；②血常规、甲状腺功能、血糖及尿常规；③病毒学标志，包括 HBs Ag、HBe Ag、抗－HBe 和 HBV－DNA 的基线状态或水平；④排除自身免疫性疾病。

治疗过程中应检查：①开始治疗后的第 1 个月，应每 1～2 周检查 1 次血常规，以后每月检查 1 次，直至治疗结束；②生物化学指标，包括 ALT、AST 等，治疗开始后每月 1 次，连续 3 次，以后随病情改善可每 3 个月 1 次；③病毒学标志：治疗开始后每 3 个月检测 1 次 HBs Ag、HBe Ag、抗－HBe 和 HBV－DNA；④其他：每 3 个月检测 1 次甲状腺功能、血糖和尿常规等指标；如治疗前就已存在甲状腺功能异常或已患糖尿病者，应先用药物控制甲状腺功能异常或糖尿病，然后再开始干扰素治疗，同时应每月检查甲状腺功能和血糖水平；⑤应定期评估精神状态，对出现明显抑郁症和有自杀倾向的患者，应立即停药并密切监护。

3. 应用核苷（酸）类似物治疗时的监测和随访　治疗前检查：①生化学指标包括 ALT、AST、胆红素、白蛋白等；②病毒学标志包括 HBe Ag、抗－HBe 和 HBV－DNA 的基线状态或水平；③根据病情需要，检测血常规、血小板、磷酸肌酸激酶、血清肌酐等。

治疗过程中应对相关指标定期监测和随访，以评价疗效和提高依从性：①生化学指标治疗开始后每月 1 次，连续 3 次，以后随病情改善可每 3 个月 1 次；②病毒学标志治疗开始后每 3 个月检测 1 次 HBs Ag、HBe Ag、抗－HBe 和 HBV－DNA；③根据病情需要，检测血常规、血小板、血清磷酸肌酸激酶、肌酐等指标。无论治疗前 HBe Ag 阳性或阴性患者，治疗 1 年时 HBV－DNA 仍可检测到，或 HBV－DNA 拷贝数下降小于 2 个数量级者，应改用其他抗病毒药治疗（可先重叠用药 1～3 个月）。

（二）慢性乙型肝炎的疗效评定标准

1. 单项应答　①病毒学应答：指血清 HBV－DNA 转为阴性或低于某一规定值。②血清学应答：指血清 HBe Ag 转阴或 HBe Ag 血清学转换（转为 HBe Ab），或 HBs Ag 转阴或 HBs Ag 血清学转换（转为 HBs Ab）。③生化学应答：指血清 ALT 或 AST 恢复正常。④组织学应答：指肝脏组织学炎症坏死或纤维化程度改善达到某一规定值。

2. 时间顺序应答　①初始或早期应答：治疗 12 周时的应答。②治疗结束时应答。③持久应答：治疗结束后随访 6 个月或 12 个月以上，疗效维持不变，无复发。④反弹：达到了初始应答，但在未更改治疗的情况下，HBV－DNA 水平重新升高，或一度转阴后又转为阳性，可有或无 ALT 升高。有时也指 ALT 和 AST 复常后，在未更改治疗的情况下再度升高。⑤复发：达到治疗结束时应答，但停药后 HBV－DNA 重新升高或阳转，有时亦指 ALT 和 AST 在停药后的再度升高。

3. 联合应答　①完全应答：指出现生化学、血清学和病毒学联合应答，如 HBe Ag 阳性慢性乙型肝炎患者，治疗后 ALT 恢复正常，HBV－DNA 小于最低检测限（PCR 法）和血清 HBe Ag 转换；HBe Ag 阴性慢性乙型肝炎患者，治疗后 ALT 恢复正常，HBV－DNA 小于最低检测限（PCR 法）。②部分应答：介于完全应答与无应答之间。如 HBe Ag 阳性慢性乙型肝炎患者，治疗后 ALT 恢复正常，HBV－DNA$<10^5$ 拷贝/ml，但无血清 HBe Ag 转换。③无应答：未达到以上应答者。

（三）预后观察

不同年龄感染 HBV 后临床表现与预后均不相同。HBe Ag 阳性的母亲，其新生儿经垂直传播而感染 HBV，多发展为慢性 HBV 携带状态。婴幼儿期感染 HBV 后，常易发生慢性持续性感染,多表现为 HBV 携带者,只有一小部分发生肝炎。在 HBV 长期携带过程中,HBV 可经过亚临床型肝炎发病过程而被排除,一小部分儿童要在青春发育期后才有肝炎发病。年长儿童和成人感染 HBV 多呈一过性感染,可表现为亚临床型感染,亦可表现为急性乙型肝炎,最后以抗-HBs 阳转为痊愈标志。5 岁以下婴幼儿临床发生急性乙型肝炎的情况较少,但很易变成慢性;患儿长大后发展成慢性肝炎、肝硬化,甚至肝癌。

四、治疗经验与解析

1.在慢性乙型肝炎的综合治疗中,必须重视清除乙肝病毒。儿童期的慢性乙型肝炎如得不到有效的抗病毒治疗,必然在今后人生道路上因患肝硬化或肝癌而陷于不幸。应用 IFN 后,一般 HBe Ag 的阴转率 40%~50%,HBs Ag 的阴转率低,10%~15%。约 1/3 的患儿在给药后 12 个月,HBV-DNA 持续消失,近半数 HBe Ag 阴转,其中部分患儿在 HBe Ag 阴转的同时,出现抗 HBs 抗体。上述治疗反应,不一定在疗程结束时看出来,有的在疗程结束后半年内才出现。如果应用 IFN 后患儿未产生病毒学应答,可以考虑联合应用 IFN 和核苷(酸)类似物治疗。

2.影响干扰素疗效的主要因素如下　①女性的疗效常较好;②有中度炎症活动的慢性肝炎反而优于较轻的慢性肝炎,仅是 HBV 携带者而无 ALT 增高等炎症活动时几乎无疗效;③ALT 高者疗效常较好;④HBe Ag 及 HBV-DNA 定量较低者疗效常较好;⑤直系家属有乙肝集聚者疗效较差;⑥纤维化程度以不超过 3 期为好。也就是说,α干扰素治疗应在肝炎进展的早期开始。HBe Ag 阳性或阴性、HBV-DNA 阳性的代偿好的肝硬化患者也可用 α干扰素进行治疗,但需减少 α扰素的剂量,并进行密切监测。失代偿性肝硬化患者绝不能用 α干扰素。α干扰素治疗期间不宜同时应用众多药物,一则影响疗效观察,二则可能带来意外的不良反应。

3.应用拉米夫定应注意一定要长期用药,无血清转换者不能随意或擅自停药,如 HBe Ag 阳性突然停药可使 HBV-DNA 再次转阳,ALT 升高,称之为"拉米夫定撤药后肝炎",个别患者甚至可发生重型肝炎。拉米夫定的另一缺点是 1/3 左右用药的患者体内的 HBV 发生YMDD 变异,使病情反复;长期用药后虽然能提高 HBe Ag 血清转换率,但也有病情恶化的,轻者 ALT 升高,重者则出现肝功能衰竭。目前已有阿德福韦酯、恩替卡韦、替比夫定可治疗YMDD 变异病毒。

4.2009 年欧洲肝病研究学会(EASL)《慢性乙型肝炎治疗指南》中,推荐 7 种抗病毒药用于治疗慢性乙型肝炎,即干扰素、拉米夫定、替比夫定、恩曲他宾、恩替卡韦、阿德福韦酯、替诺福韦。其他抗病毒药尚有克拉夫定、瑞莫夫韦等。恩替卡韦和替诺福韦是一线药物,抗病毒效果最强,耐药少;阿德福韦酯和替比夫定在应用 24 周可产生耐药,抗病毒效果次之,是二线药物,而拉米夫定抗病毒效果较差,耐药多。在儿童的药物方面,对干扰素、拉米夫定、阿德福韦酯已经完成了安全性、有效性评价,对儿童应用其他药物的安全性、有效性评价正在进行中。美国已批准普通干扰素和拉米夫定用于 2 岁以上儿童,阿德福韦酯用于 12 岁以上儿童,恩替卡韦用于 16 岁以上患者。聚乙二醇干扰素尚未批准用于儿童。

(李小象)

第十八节 甲型 H1N1 流行性感冒

流行性感冒(influenza)简称流感,是由流行性感冒病毒引起的急性呼吸道传染病,临床表现为骤然发病,高热、头痛、全身酸痛、咳嗽等。流感病毒主要通过呼吸道传播方式在人际间传播。根据流感病毒的抗原性不同,可分为甲、乙、丙三型流感病毒;根据流感病毒表面的血凝素(H)和神经氨酸酶(N)抗原性的不同,每型病毒又可分为若干亚型。亚型的 H、N 变异后成为新型流感病毒,人群对新病毒无免疫力,常引起大流行。近年来流行的是季节性甲型流感病毒(H1N1、H_3N_2)和 2009 年引起全球大流行的新型甲型 H1N1 流感病毒,该病毒株与季节性甲型流感病毒(H1N1)不同,包含有猪流感、禽流感和人流感三种流感病毒的基因片断,传染性强。本节主要讨论该病毒所致的流行性感冒。

一、诊断标准

(一)流感诊断标准

1.需要考虑流感的临床情况

(1)在流感流行时期,出现下列情况之一,需要考虑是否为流感:①发热伴咳嗽和(或)咽痛等急性呼吸道症状。②发热伴原有慢性肺部疾病急性加重。③婴幼儿和儿童发热,未伴其他症状和体征。④老年人(≥65 岁)新发生呼吸道症状,或出现原有呼吸道症状加重,伴或未伴发热。⑤重病患者出现发热或低体温。

(2)在任何时期,出现发热伴咳嗽和(或)咽痛等急性呼吸道症状,并且可以追踪到与流感相关的流行病学史,如患者发病前 7 日内曾到有流感暴发的单位或社区;与流感可疑病例共同生活或有密切接触;从有流感流行的国家或地区旅行归来等。

2.需要安排病原学检查的病例 对出现以上情况的病例,可安排病原学检查以明确诊断。

3.确诊标准 具有临床表现,又有≥1 种病原学检测结果阳性者,可以确诊为流感:①流感病毒核酸检测阳性(可采用 real-time RT-PCR 和 RT-PCR 方法)。②流感病毒快速抗原检测阳性(可采用免疫荧光法和胶体金法),需结合流行病学史作综合判断。③流感病毒分离培养阳性。④急性期和恢复期双份血清的流感病毒特异性 IgG 抗体水平呈 4 倍或 4 倍以上升高。

4.重症流感判断标准 流感病例出现下列≥1 项者为重症流感病例:①神志改变:反应迟钝、嗜睡、躁动、惊厥等。②呼吸困难和(或)呼吸频率加快:成人及 5 岁以上儿童>30 次/分;1~5 岁>40 次/分;2~12 月龄>50 次/分;新生儿~2 月龄>60 次/分。③严重呕吐、腹泻,出现脱水表现。④少尿:成人尿量<400ml/24h;小儿每小时尿量<0.8ml/kg,或每日尿量婴幼儿<200ml/m^2,学龄前儿童<300ml/m^2,学龄儿童<400ml/m^2,14 岁以上儿童<17ml/h;或出现急性肾衰竭。⑤动脉血压,<90/60mmHg。⑥动脉血氧分压(PaO_2)<60mmHg(1mmHg=0.133kPa)或氧合指数(PaO_2/FiO_2)<300。⑦胸片显示双侧或多肺叶浸润影,或入院 48 小时内肺部浸润影扩大≥50%。⑧肌酸激酶(CK)、肌酸激酶同工酶(CK-MB)等酶水平迅速增高。⑨原有基础疾病明显加重,出现脏器功能不全或衰竭。

(二)甲型 H1N1 流感诊断标准

1.疑似病例　符合下列情况之一即可诊断为疑似病例：①发病前7日内与传染期甲型H1N1流感确诊病例有密切接触，并出现流感样临床表现。密切接触是指在未采取有效防护的情况下，诊治、照看传染期甲型H1N1流感患者；与患者共同生活；接触过患者的呼吸道分泌物、体液等。②出现流感样临床表现，甲型流感病毒检测阳性，尚未进一步检测病毒亚型。对上述2种情况，在条件允许的情况下，可安排甲型H1N1流感病原学检查。

2.临床诊断病例　仅限于以下情况作出临床诊断：同一起甲型H1N1流感暴发疫情中，未经实验室确诊的流感样症状病例，在排除其他致流感样症状疾病时，可诊断为临床诊断病例。甲型H1N1流感暴发是指一个地区或单位短时间出现异常增多的流感样病例，经实验室检测确认为甲型流感疫情。在条件允许的情况下，临床诊断病例可安排病原学检查。

3.确诊病例　出现流感样临床表现，同时有以下一种或几种实验室检测结果：①甲型H1N1流感病毒核酸检测阳性；②分离到甲型H1N1流感病毒；③双份血清甲型H1N1流感病毒的特异性抗体水平呈4倍或4倍以上升高。

4.重症与危重病例　出现以下情况之一者为重症病例：①持续高热＞3日，伴有剧烈咳嗽，咳脓痰、血痰，或胸痛；②呼吸频率快，呼吸困难，口唇发绀；③神志改变：反应迟钝、嗜睡、躁动、惊厥等；④严重呕吐、腹泻，出现脱水表现；⑤合并肺炎；⑥原有基础疾病明显加重。

出现以下情况之一者为危重病例：①呼吸衰竭；②感染中毒性休克；③多脏器功能不全；④出现其他需进行监护治疗的严重临床情况。

（三）甲型H1N1流感分型诊断

1.上呼吸道感染型　临床表现较轻，主要以发热伴上呼吸道感染表现为主。

2.下呼吸道感染型　临床表现较重，以病毒性肺炎为主，病情进展较快，可在短时间内发展为急性肺损伤或急性呼吸窘迫综合征，也可合并全身多系统器官损伤。

3.胃肠道感染型　以胃肠道症状为主，如呕吐、腹泻等。

二、治疗方案

（一）一般治疗

隔离患者1周或至主要症状消失。保持室内空气清新。卧床休息，多饮水，给予易消化的流质或半流质饮食，补充多种维生素，保持鼻咽及口腔清洁，密切观察病情变化，预防并发症。

（二）对症治疗

有高热者给予解热镇静剂，如对乙酰氨基酚、布洛芬，不用阿司匹林，以防发生瑞氏综合征（Reye综合征）。有烦躁及头痛者应予苯巴比妥、地西泮（安定）等。高热、呕吐、腹泻者予以静脉补液。合并细菌或真菌感染者，给予相应抗菌或抗真菌药物治疗。婴幼儿、免疫力低下者可应用胸腺素肌内注射、免疫球蛋白静脉滴注。

（三）抗病毒治疗

1.应用指征

（1）推荐使用：①凡实验室病原学确认或高度怀疑流感且有发生并发症高危因素的患者，不论基础疾病、流感疫苗免疫状态以及流感病情严重程度，都应当在发病48小时内给予治疗。②实验室确认或高度怀疑流感以及需要住院的患者，不论基础疾病、流感疫苗免疫状态，如果发病48小时后标本流感病毒检测阳性，亦推荐应用抗病毒药物治疗。

(2)考虑使用:①临床怀疑流感存在并发症高危因素、发病＞48 小时病情没有改善和 48 小时后标本检测阳性的流感患者。②临床高度怀疑或实验室确认流感、没有并发症危险因素、发病＜48 小时就诊,但希望缩短病程并进而减低可能出现并发症的危险性,或者与流感高危并发症患者有密切接触史的门诊患者,可以考虑使用抗病毒药物治疗。其中症状显著且持续＞48 小时的患者也可以从抗病毒治疗获益,但其安全性和疗效尚无前瞻性研究评价。

2.药物选择　①100％的季节性甲型流感病毒和 2009 年甲型 H1N1 流感病毒对 M_2 离子通道阻滞剂(金刚烷胺和金刚乙胺)耐药;②超过 80％的季节性甲型流感病毒(H1N1)对奥司他韦(Oseltamivir)耐药,但对扎那米韦(Zana－mivir)仍然敏感;③季节性甲型流感病毒(H_3N_2),2009 年甲型 H1N1 流感病毒对奥司他韦和扎那米韦仍然敏感;④禽流感病毒(H_5N_1)对奥司他韦和扎那米韦耐药比例较低;⑤乙型流感病毒可选用奥司他韦或扎那米韦。流感病毒容易产生变异而导致对抗病毒药物产生耐药,耐药株可经人与人之间传播。因此,医师在临床用药应尽量参考当地流行的病毒类型、亚型以及耐药监测资料。

3.甲型 H1N1 流感应用原则　①2009 甲型 H1N1 流感病毒目前对神经氨酸酶抑制剂奥司他韦、扎那米韦敏感,但对金刚烷胺和金刚乙胺耐药。②对于临床症状较轻且无并发症、病情趋于自限的甲型 H1N1 流感病例,无需积极应用神经氨酸酶抑制剂。③对于发病时即病情严重、发病后病情呈动态恶化的病例,感染甲型 H1N1 流感的高危人群应及时给予神经氨酸酶抑制剂进行抗病毒治疗。④开始给药时间应尽可能在发病 48 小时以内,以 36 小时内为最佳。⑤对于较易成为重症病例的高危人群,一旦出现流感样症状,不一定等待病毒核酸检测结果,即可开始抗病毒治疗。

4.抗病毒药物

(1)奥司他韦:用于 1 岁以上儿童,每日 3～4mg/kg,分 2 次口服;或体重＜15kg 者每次 30mg,体重 15～23kg 者每次 45mg,体重 23～40kg 者每次 60mg,体重＞40kg 者每次 75mg,每日口服 2 次,疗程 5 日。用于＜1 岁儿童的安全性和有效性尚缺少足够资料,对＜3 个月婴儿,每次 12mg,3～5 个月,每次 20mg,6～11 个月,每次 25mg,每日 2 次。对于危重或重症病例,剂量可酌情增加。对于病情迁延病例,可适当延长用药时间。对于吞咽胶囊有困难的儿童,可口服奥司他韦混悬液,25ml 含量 300mg。奥司他韦不良反应少,可有恶心、呕吐、腹痛、头痛、头晕、失眠、乏力、咳嗽等,偶有皮疹、过敏反应和肝胆系统异常。

(2)扎那米韦:用于 5 岁(英国批准)或 7 岁(美国批准)以上儿童的雾化吸入治疗。每次吸入 10mg,每日 2 次,疗程为 5 日。不良反应少,可有头痛、恶心、眩晕、鼻出血、咽部不适等。偶可引起支气管痉挛和过敏反应,有哮喘病史者可诱发哮喘,对有哮喘等基础疾病的患者要慎用。

(3)其他:帕那米韦(Peramivir)和那尼纳米韦(Laninamivir)尚未在我国上市。

5.免疫血浆　对于甲型 H1N1 流感重症和危重病例,可使用甲型 H1N1 流感近期康复者恢复期血浆或疫苗接种者免疫血浆进行治疗。对发病 1 周内的重症和危重病例,在保证医疗安全的前提下,宜早期使用。儿童 50ml,或者根据血浆特异性抗体滴度调整用量,静脉输入。必要时可重复使用。使用过程中,注意过敏反应。

(四)重症病例的呼吸支持

1.氧疗　低氧血症的患者,应及时提供氧疗,保证脉搏氧饱和度(SpO_2)＞90％,如能维持在 93％以上则更为安全。动态观察患者的情况。若氧疗后患者氧合状况未得到预期改善,呼吸困难加重或肺部病变进展迅速,应及时评估并决定是否实施机械通气,包括无创通气或有创通气。

2.机械通气　重症流感病情进展迅速,可迅速发展为重症肺炎,出现急性肺损伤(ALI)或者进展为急性呼吸窘迫综合征(ARDS)。在需要行机械通气的重症流感患者,可参照ARDS患者通气的相关指南建议进行。

(1)无创正压通气:在早期重症患者中,若应用面罩吸氧(流量>5L/min),SpO₂≤93%或动脉血氧分压(PaO₂)≤65mmHg,氧合指数[PaO₂/吸入氧浓度(FiO₂)]<300mmHg,呼吸频率>30次/分或自觉呼吸窘迫,建议早期选择无创正压通气。急性心源性肺水肿和免疫抑制的患者,若被诊断为流感和出现呼吸衰竭,应尽早试行无创正压通气。无创通气的过程建议选择全面罩。在进行无创通气期间,应严密监测,一旦发现患者不能从无创通气中获益,并且可能因为延迟有创通气而带来不良后果时,应尽早改用有创通气。通常建议若经过2~4小时的规范无创通气后,患者病情仍恶化,如吸氧浓度达FiO₂≥60%,而PaO₂仍然不能改善,氧合指数(PaO₂/FiO₂)≤200mmHg或进行性下降,呼吸窘迫不能缓解,应及时改用有创通气。

(2)有创机械通气

1)适应证:如呼吸窘迫、低氧血症、常规氧疗和无创通气失败的上述具体标准。

2)有创机械通气的设定:通常应采用肺保护性通气策略:①使用容量或压力控制模式,用小潮气量进行通气,潮气量≤6ml/kg。②初始治疗适当使用较高浓度的吸入氧,尽快缓解患者的缺氧状态,根据脉搏和氧饱和度情况逐步降低氧浓度。③呼气末正压通气(PEEP):常设置的范围5~12cmH₂O,也可以根据P-V曲线和血流动力学情况进行调节。④控制平台压≤30cmH₂O。⑤对于难治性低氧患者,可考虑肺复张和俯卧位通气。

3)有创机械通气过程注意事项:①密切监测通气过程中的生命体征与参数变化,防止出现气压伤或气胸。②充分镇静,以利于减少呼吸机相关性肺损伤。③初始治疗从较高浓度氧开始,视病情逐渐降低吸氧分数。④减少不必要的气道吸引,以免影响PEEP水平。⑤防止呼吸机相关性肺炎的发生。⑥需高度重视液体管理,如无伴有循环动力学的不稳定,采用适当的保守液体管理有利于患者病情的控制。同时,在重症的流感患者,也应注意避免低容量的发生,保证血流动力学稳定。

(3)体外膜肺(ECMO):对流感病毒肺炎引起的重症ARDS,当有创机械通气支持不能改善氧合的情况下,ECMO可作为挽救和维持生命的呼吸支持措施,尤其在急性呼吸衰竭的因素能得到纠正的病例中,ECMO替代治疗的应用价值更大。

(五)重症病例的循环支持

1.感染性休克

(1)重视早期液体复苏:一旦临床诊断感染或感染性休克,应尽快积极液体复苏,6小时内达到复苏目标:①中心静脉压(CVP)8~12mmHg。②平均动脉压>65mmHg。③每小时尿量>0.5ml/kg。④中心静脉血氧饱和度(ScvO₂)或静脉血氧饱和度(SvO₂)>70%。若液体复苏后CVP达8~12mmHg,而SvO₂或ScvO₂仍未达到70%,需输注浓缩红细胞使红细胞压积达到30%以上,或输注多巴酚丁胺以达到复苏目标。

(2)血管活性药物、正性肌力药物:去甲肾上腺素及多巴胺均可作为感染性休克治疗首选的血管活性药物。多巴酚丁胺一般用于感染性休克治疗中经过充分液体复苏后心脏功能仍未见改善的患者。

(3)糖皮质激素:对于依赖血管活性药物的感染性休克患者,可应用小剂量糖皮质激素。

(4)ARDS并休克:一是要积极地抗休克治疗,二是要高度重视液体管理,在保证循环动力学稳定的情况下,适当负平衡对患者有利。

2.心源性休克治疗　治疗包括补充血容量、应用血管活性药物和正性肌力药物。

(六)重症病例的肾脏支持

流感重症患者中,急性肾衰竭多为肾前性和肾性因素引起。合并急性肾衰竭的 ARDS 患者可采用持续的静脉−静脉血液滤过或间断血液透析治疗。肾脏替代治疗有助于合并急性肾功能不全的 ARDS 患者的液体管理。对血流动力学不稳定的患者,持续肾脏替代治疗可能更有利。

(七)重症病例的糖皮质激素治疗

糖皮质激素治疗重症流感患者,目前尚无循证医学依据。对感染性休克需要血管加压药治疗的患者可以考虑使用小剂量激素。在流感病毒感染的患者,全身大剂量的激素会带来严重的不良反应,如继发感染和增加病毒的复制。因此,仅在血流动力学不稳定时使用,氢化可的松每日 5～10mg/kg 静脉滴注,或甲泼尼龙每日 1～2mg/kg 静脉滴注。

(八)重症病例的其他支持治疗

流感病毒除了累及肺、心和肾,还可能累及全身其他脏器系统,如脑膜和神经肌肉等。此外,炎症反应可导致多器官功能障碍综合征(MODS),也是患者死亡的主要原因。出现其他脏器功能损害时,给予相应支持治疗。在重症流感病例,要重视营养支持,注意预防和治疗胃肠功能衰竭。纠正内环境紊乱,尤其是电解质的紊乱及代谢性酸中毒。

(九)并发症治疗

1.原发性流感病毒性肺炎　或称肺炎型流感,较少见,多发生于原有心、肺疾患者,特别是风湿心脏病、左房室瓣狭窄患者或孕妇。有高热持续不退、气急、发绀、阵咳、咯血等症状。体检发现双肺呼吸音低,满布哮鸣音,但无实变体征。病程可长达 3～4 周,血白细胞计数低,中性粒细胞减少。X 线检查双侧肺部呈散在性絮状阴影。患者可因心力衰竭或周围循环衰竭而死亡。痰与血培养均无致病菌生长,痰液中易分离到流感病毒,病死率较高。抗菌药物治疗无效,加强上述抗病毒治疗,静脉滴注免疫球蛋白,每日 400mg/kg,用 3～5 日。

2.继发性细菌性肺炎　以流感起病,2～4 日后病情加重,热度增高并有寒战,全身中毒症状明显,咳嗽增剧,咳脓痰,伴有胸痛。体检可见患者呼吸困难、发绀、肺部满布湿啰音,有实变或局灶性肺炎征。白细胞数和中性粒细胞显著增高。流感病毒不易分离,但在痰液中能找到致病菌,以肺炎链球菌、金黄色葡萄球菌和流感嗜血杆菌为多见。根据病原菌选择敏感抗生素治疗 7～14 日。

3.病毒与细菌混合性肺炎　流感病毒与细菌性肺炎同时并存,起病急,高热持续不退,病情较重,可呈支气管肺炎或大叶性肺炎,除血清流感抗体上升外,也可找到病原菌。

4.瑞氏综合征　与服用阿司匹林有关。该病限于 2～16 岁的儿童。因与流感有关,可呈暴发流行。临床上常在急性呼吸道感染热退数日后出现恶心、呕吐,继而嗜睡、昏迷、惊厥等神经系统症状,有肝大,但无黄疸。脑脊液检查正常,无脑炎征象,血氨增高,肝功能轻度损害。

5.中毒性休克综合征(TSS)　多在流感后出现,伴有呼吸衰竭、休克、DIC。胸片可显示急性呼吸窘迫综合征,但肺炎病变不明显。血液中可有流感病毒抗体上升,气管分泌物可找到致病菌,以金黄色葡萄球菌多见。治疗主要是应用头孢呋辛、大环内酯类药物治疗。

6.流感相关性脑病　急性高热后突发惊厥,起病1～2日内快速进展至昏迷或死亡。常有肝功能异常。其中1/4病例发生对称性双侧丘脑坏死,称之为急性坏死性脑病。甲型H1N1流感相关性急性神经并发症,是指甲型H1N1流感发病5日内出现惊厥、脑病或脑炎。其中脑病是指持续神志改变大于24小时;脑炎是指脑病加上以下表现的2项或2项以上:①发热≥38℃;②局部神经征;③脑脊液淋巴细胞增多;④脑电图提示脑炎;⑤神经影像学提示感染或炎症。治疗主要是对症治疗。

7.其他并发症　中耳炎、喉炎、气管支气管炎、心肌炎、脑炎、腮腺炎、关节炎、腹膜炎、神经炎、肾炎、急性呼吸窘迫综合征、肺出血、全血细胞减少、肾衰竭。

三、疗效观察与随访

1.观察内容　密切观察体温,警惕高热惊厥的发生。小婴儿要观察精神状况、反应、吃奶情况等。年长儿观察全身中毒症状、呼吸道局部症状有无好转。如患儿伴有恶心、呕吐、腹痛、腹泻,要注意有无脱水体征及电解质、酸碱平衡紊乱。注意有无并发症。

2.出院标准　①体温正常3日,其他流感样症状基本消失,临床情况稳定,可以出院。②因基础疾病或合并症较重,需较长时间住院治疗的甲型H1N1流感病例,在咽拭子甲型H1N1流感病毒核酸检测转为阴性后,可从隔离病房转至相应病房做进一步治疗。

四、治疗经验与解析

1.美国疾病预防控制中心的指南已推荐,对于疑似或确诊甲流的住院患者和门诊具高风险的患者,使用奥司他韦或扎那米韦。抗病毒治疗越早越好,可缩短病程约1日,有效减少病毒载量和持续时间,且降低并发症发生率。奥司他韦即使在起病48小时后服用亦能降低死亡率。美国FDA最近已批准奥司他韦用于1岁以下儿童的治疗与预防。目前研究表明奥司他韦在1岁以下儿童也是安全有效的。口服奥司他韦后无不良反应,部分病例出现低体温,多发生于服药后第2日,以夜间为主,患儿无自觉症状,不需处理。

2.大部分甲型H1N1流感患者症状较轻。需住院治疗者多为5岁以下患儿,原有哮喘的患儿为高危人群。在治疗上应进行分型治疗。对于上呼吸道感染型患者,治疗与普通季节性流感无太大差别,即在隔离、休息的基础上,在发病48小时内尽早给予奥司他韦或扎那米韦抗病毒治疗,并密切观察病情变化。对于下呼吸道感染型患者,在支持治疗和抗病毒治疗的基础上,应用相应的抗生素治疗。对出现低氧血症者,及时给予氧疗;如果2小时内不能有效改善氧合状态,尽快实施机械通气。对因重症肺炎发生呼吸衰竭或合并感染性休克者,早期给予小剂量糖皮质激素,如每日给予甲泼尼龙1.5～2mg/kg,分2～4次静脉滴注。对于胃肠道感染型患者,在支持治疗和抗病毒治疗的基础上,要积极补液,纠正水、电解质紊乱。在重症及危重症病例的抢救过程中,糖皮质激素与人免疫球蛋白对于减轻炎症反应具有良好的效果。重症及危重症病例常有继发性体液或细胞免疫功能低下,人免疫球蛋白可提供抗体。鉴于糖皮质激素的不良反应及人免疫球蛋白价格昂贵,不建议在轻症病例中使用。

3.发热、意识障碍、惊厥是流感相关性脑病的突出特点,高热常超过40℃,惊厥发生后应用抗惊厥药不易控制,意识常不再恢复,这点与一般的高热惊厥不同。临床上有些病例因发热而就诊,诊断呼吸道感染后,医生给予口服药物后患者回家,但在 24 小时内又因突发惊厥返回医院,到医院时可能已处于昏迷状态。对于此种情况,儿科医师常无法事先预测脑病的发生,很容易引起医疗纠纷。因此,在流感流行季节和地区,对于高热患者要格外注意有无轻微的精神、反应、行为的异常,警惕流感相关性脑病。该脑病的治疗可应用低温疗法联合甲泼尼龙冲击和乌司他丁,或糖皮质激素加免疫球蛋白。神经氨酸酶抑制剂不能进入中枢神经系统,但可抑制呼吸道细胞因子释放,有部分治疗效果。日本推荐应用金刚烷胺。

(周莉)

第十九节　人禽流感

禽流感(bird influenza)是禽类的病毒性流行性感冒的简称。引起禽流感的病毒包括 H_5N_1、H_9N_2、H_2N_7 及 H_7N_7 等。近年来在我国流行的是甲型 H_5N_1,称为高致病性禽流感 A/H_5N_1 病毒。禽流感病毒由动物传染至人,一般不在人与人之间传播,但可能存在环境—人传播、少数和非持续性人与人之间传播、母—婴间垂直传播。人被禽流感病毒感染后发病,称为人禽流感。本节主要讨论禽流感 A/H_5N_1 病毒感染,其主要表现为高热、咳嗽、咳痰和呼吸困难等,其中呼吸困难呈进行性加重,可在短时间内出现呼吸衰竭。

一、诊断标准

(一)诊断依据

1. 流行病学史　①发病前 7 日内接触过病、死禽(包括家禽、野生禽鸟)或其排泄物、分泌物,或暴露于其排泄物、分泌物污染的环境;②发病前 14 日内曾经到过活禽交易、宰杀市场;③发病前 14 日内与人禽流感疑似、临床诊断或实验室确诊病例有过密切接触,包括与其共同生活、居住,或护理过病例等;④发病前 14 日内在出现异常病、死禽的地区居住、生活、工作过;⑤高危职业史:从事饲养、贩卖、屠宰、加工及诊治家禽工作的职业人员,可能暴露于动物和人禽流感病毒或潜在感染性材料的实验室职业人员,未采取严格的个人防护措施处置动物高致病性禽流感疫苗的人员,在未采取严格的个人防护措施下诊治、护理人禽流感疑似、临床诊断或实验室确诊病例的医护人员。

2. 临床表现　①常见症状:高热、咳嗽、咳痰和呼吸困难等,其中呼吸困难呈进行性加重,可在短时间内出现呼吸衰竭。部分病例表现为流感样症状如肌痛、咽痛、流涕等,以及消化道症状如呕吐、腹痛、腹泻等。个别病例出现精神神经症状,如烦躁、谵妄。②体格检查:受累肺叶段区域的实变体征,病初常见于一侧肺的局部,之后可扩展至双肺多个部位。肺内可闻及细湿啰音。③实验室检查:外周血白血病、淋巴细胞、血小板可减少,肝功能异常,蛋白尿。④ X 线胸片:早期为局限性片状影,之后实变、融合大片状影,可见"支气管充气征"、"白肺"改变。病情好转后,2 周左右病灶开始吸收,部分病例出现肺间质改变或纤维化。

3. 病原学检测　①病毒分离:阳性并经亚型鉴定确认;②血清学检查:恢复期红细胞凝集抑制试验阳性(抗体效价≥40),微量中和试验禽流感病毒(H_5 亚型)抗体阳性(抗体效价≥40),恢复期血清抗体滴度比急性期血清高 4 倍以上;③病毒抗原及核酸检测:临床标本 A/H_5N_1 病毒特异性核酸或特异性 H 亚型抗原阳性。

(二)人禽流感诊断标准

1. 疑似病例 具备诊断依据中流行病学史中任何 1 项,且无其他明确诊断的肺炎病例。

2. 临床诊断病例 ①诊断为人禽流感疑似病例,但无法进一步取得临床标本或实验室证据,而与其有共同接触史的人被诊断为确诊病例,且无其他疾病确诊依据者;②具备诊断依据中流行病学史中任何 1 项,且伴有诊断依据中的临床表现,患者恢复期红细胞凝集抑制试验或微量中和试验 A/H_5N_1 病毒抗体阳性(抗体效价≥40)。

3. 确诊病例 具备流行病学史中任何 1 项或流行病学史不详,且伴有相关临床表现,并从呼吸道分泌物或相关组织标本中分离出 A/H_5N_1 病毒,或经 2 个不同实验室证实 A/H_5N_1 病毒特异性抗原或核酸阳性,或恢复期血清 A/H_5N_1 病毒抗体滴度比急性期血清高 4 倍以上。

(三)重症人禽流感诊断标准 具备以下 3 项中任何 1 项,可诊断为重症人禽流感。

1. 呼吸困难 成人休息状态下呼吸频率≥30 次/分,儿童安静状态下出现呼吸急促,<2 个月婴儿呼吸频率>60 次/分,2 个月至 1 岁>50 次/分,1 岁以上>40 次/分,且伴有下列情况之一:①X 线胸片显示多叶病变或正位胸片病灶总面积占双肺总面积的 1/3 以上;②病情进展迅速,24~48 小时内病灶面积增大超过 50%,且正位胸片病灶总面积占双肺总面积的 1/4 以上。

2. 低氧血症 氧合指数(PaO_2/FiO_2)<300mmHg(1mmHg=0.133kPa)。

3. 休克或多器官功能障碍综合征(MODS)。

二、治疗方案

(一)抗病毒治疗

1. 奥司他韦 是禽流感的首选药物。剂量与疗程同"甲型 H1N1 流行性感冒"一节中所述。对于重症患者,可加大剂量和疗程。

2. M_2 离子通道阻滞剂 包括金刚烷胺和金刚乙胺。对禽流感疗效不如奥司他韦,但在发病 48 小时内用药可有助于阻止病情发展,改善预后。1~9 岁儿童应用金刚烷胺,每日 5~8mg/kg,分 2 次口服或 1 次口服,每日最大剂量<150mg;≥10 岁患儿每日 200mg,分 2 次口服或 1 次口服。1~9 岁儿童应用金刚乙胺,每日 5~6.6mg/kg,分 2 次口服或 1 次门服,每日最大剂量<150mg;≥10 岁患儿每日 200mg,分 2 次口服或 1 次口服。神经系统不良反应有神经质、焦虑、易激动、注意力不集中和轻度头痛、头晕、嗜睡、失眠、共济失调等;胃肠道反应有恶心、呕吐、口干,大多比较轻微,停药后可迅速消失。金刚乙胺抗禽流感病毒活性比金刚烷胺高 2~4 倍,神经系统不良反应明显低于金刚烷胺,新药甲基金刚烷胺、螺旋金刚烷胺活性比金刚烷胺高,不良反应少。

(二)糖皮质激素治疗

糖皮质激素可减轻炎症,防止肺纤维化。一般不推荐常规使用。应用指征:①短期内肺部病变进展迅速,氧合指数<300mmHg,并有迅速下降趋势;②合并脓毒症伴肾上腺皮质功能不全。泼尼松、泼尼松龙或甲泼尼龙剂量为每日 1~2mg/kg,氢化可的松剂量为每日 5~10mg/kg,地塞米松剂量为每日 0.2~0.3mg/kg,疗程 1 周左右,好转后减量停用,一般不超过 2 周。

(三)特异性免疫治疗

在发病 2 周内尽早应用应用抗 A/H_5N_1 病毒特异性中和抗体、A/H_5N_1 疫苗免疫血浆或多效价免疫血浆有明显疗效,尤其是对重症患者。

(四)并发症治疗

急性呼吸衰竭:及时给予呼吸支持,包括经鼻管或面罩吸氧、无创和有创正压通气"序贯"治疗。对于出现低氧血症者及时给予鼻管或面罩吸氧;如吸氧流量≥5L/min(或吸入氧浓度≥40%),外周脉搏氧饱和度(SpO$_2$)仍然<93%,或呼吸频率仍≥30 次/分以上,应及时给予无创正压通气(NIPPV)治疗。如使用后 2 小时后,临床仍无缓解趋势,应尽早改用有创正压通气,并以小潮气量的肺保护策略治疗为主。对氧合状态不满意者,必要时实施"肺复张"等辅助通气策略。

三、疗效观察与随访

1.观察内容 监护生命体征和外周血氧饱和度、氧合指数等,密切观察体温,警惕高热惊厥的发生。动态监测实验室指标,如血生化、血气分析、血常规、床旁 X 线胸片、B 超等。发病初期血乳酸脱氢酶升高大于 8 倍以上者预后不良。合并急性呼吸窘迫综合征、急性肾损伤者预后差。

2.出院标准

(1)≥13 岁患者,具备下列条件并持续 7 日以上,即可出院:①体温正常;②临床症状消失;③X 线胸片显示病灶明显吸收。

(2)≤12 岁儿童,应同时具备(1)中①~③条件并持续 7 日以上,即可出院。如自发病至出院不足 21 日,应住院满 21 日后方可出院。

四、治疗经验与解析

1.奥司他韦是目前治疗人禽流感的主要药物,推荐尽早使用。对于确诊较晚者,如病情无缓解或加重,仍然可给予常规或加倍剂量的治疗方案。对于对奥司他韦耐药的 A/H$_5$N$_1$ 病毒,应用扎那米韦仍有疗效。如无奥司他韦、扎那米韦药物时,应尽早使用金刚烷胺。目前不推荐使用利巴韦林。阿昔洛韦或更昔洛韦是抗 DNA 病毒药,对流感病毒无效。目前缺乏使用人血免疫球蛋白治疗有效的循证医学证据,并且人血免疫球蛋白中也不可能含有抗 A/H$_5$N$_1$ 病毒特异性抗体,因此,也不推荐使用人血免疫球蛋白治疗人禽流感。

2.在疾病早期,为单纯病毒感染,没有指征不必应用抗生素,应避免因抗生素过度使用而导致的多重耐药感染的发生。病程中出现继发细菌感染时,应尽可能根据病原学检测结果选用抗生素。国内报道,在治愈患者与死亡患者之间,糖皮质激素的使用无差异,故一般不常规使用激素,除非有应用指征。对于重症患者,即使诊断、治疗已晚,如在 2 周内应用特异性病毒免疫血浆治疗,仍然可使病情迅速改善。

(周莉)

第二十节 脊髓灰质炎

脊髓灰质炎(poliomyelitis)又称小儿麻痹症,是由脊髓灰质炎病毒引起的小儿急性神经系统传染病。本病以粪—口途径为主要传播方式。流行高峰在 5~10 月份。以 4 个月至 5 岁小儿多见。根据临床表现可将本病分为:①隐性感染,又称无症状型,占 95%;②顿挫型,即病变止于前驱期;③无瘫痪型,又称脑膜炎型,病变止于瘫痪前期;④瘫痪型,有瘫痪期表现。脊髓灰质炎病毒有Ⅰ、Ⅱ、Ⅲ三种血清型,相互之间无交叉免疫,感染后可获得对同型病毒的持久免疫力。服用脊髓灰质炎减毒活疫苗偶可引起弛缓性麻痹,称为疫苗相关性麻痹性脊髓灰质炎(VAPP)。

一、诊断标准

(一)诊断标准

1.疑似病例　不能立即确定为其他病因的任何急性弛缓性麻痹的病例。

2.确诊病例

(1)与确诊为脊髓灰质炎患者有接触史,潜伏期为2～35日(一般7～14日),临床上表现有发热、烦躁不安、多汗、颈背强直等,热退后,出现躯体或四肢肌张力减弱,腱反射减弱或消失,并出现不对称性弛缓性麻痹,无感觉障碍,后期有肌萎缩。

(2)发病60日后仍残留有弛缓性麻痹。

(3)从粪便、脑脊液、咽拭子中分离到病毒,并鉴定为脊髓灰质炎病毒。

(4)从脑或脊髓组织中分离到病毒并鉴定为脊髓灰质炎病毒。

(5)1个月内未服过脊髓灰质炎疫苗,从脑脊液或血液中查到特异性IgM抗体。

(6)恢复期患者血清中抗体比急性期有4倍以上升高。

疑似病例加(1)或(2)可建立临床诊断。

疑似病例加(3)加(5),或加(4)加(6)可建立实验室诊断。

(二)VAPP诊断标准

1.疑似病例　必须同时符合下列3项。

(1)服用脊髓灰质炎减毒活疫苗后4～35日内发热,6～40日出现急性弛缓性麻痹;麻痹后60日仍残留弛缓性麻痹。

(2)有明显的下运动神经元性麻痹,无上运动神经元性麻痹体征,无明显的感觉丧失,在发病1个月后麻痹症状无进展,临床诊断符合脊髓灰质炎。

(3)麻痹后未再服用脊髓灰质炎减毒活疫苗,且从患者粪便标本中只分离到脊髓灰质炎疫苗株病毒。

2.确诊病例　疑似病例加下列任何1项可确诊为VAPP。

(1)血清或脑脊液中查到抗脊髓灰质炎病毒IgM抗体,并与粪便标本中只分离到的疫苗株病毒型别一致。

(2)恢复期血清中和抗体或特异性IgG抗体滴度比急性期有4倍或4倍以上升高,并与分离到的疫苗株病毒型别一致。

(3)分离到的疫苗株病毒毒力返祖试验呈阳性。

二、治疗方案

(一)前驱期与瘫痪前期

1.一般治疗　早期卧床休息可减少瘫痪的发生或减轻其程度,保持安静,一般休息至热退1周,避免体力活动至少2周。医生也应尽量减少对肌力检查的次数,但卧床不宜过久,急性期一过即可开始被动运动。精心护理并密切观察病情变化。

2.药物治疗 给予适量的镇静剂以减轻肌肉疼痛与感觉过敏,亦可给予局部湿热敷。应用维生素 C 静脉滴注,每日 1～3g。病情进展症状严重者,可选用糖皮质激素,如琥珀酸氢化可的松,每日 5mg/kg,每日 1 次静脉滴注,用 3～5 日;或用地塞米松每日 5～10mg,静脉滴注,用 3～5 日。亦可静脉滴注免疫球蛋白,每日 400mg/kg,共 3～5 日,或干扰素 10 万 U/kg,每日肌内注射 1 次,14 日为 1 个疗程。

(二)瘫痪期

1.一般治疗 注意护理,避免瘫痪肢体受压或因保暖而烫伤。盖被宜松且轻,关节应保持略屈曲位,下垫软物或小枕头,用支架置肢体于功能体位防止手、足下垂,踝关节成 90°。应给予营养丰富的饮食和大量水分。

2.药物治疗 体温退至正常,瘫痪不再进展者,可用加兰他敏,剂量为每日 0.05～0.1mg/kg,开始每日 1 次,肌内注射,1 个月后改为隔日 1 次。亦可用地巴唑,剂量为每日 0.1～0.2mg/kg,口服,每日 1～2 次。神经生长因子 2ml,隔日肌内注射 1 次,用 1 个月。口服呋喃硫胺或维生素 B_1,亦可应用维生素 B_{12} 或甲钴胺(弥可保)。甲钴胺每日 $10\mu g/kg$,每日静脉滴注 1 次,用 1 个月。也可应用单唾液酸四己糖神经节苷脂、胞磷胆碱等。

3.其他治疗

(1)延髓型麻痹:首先去除咽喉部分泌物,体位引流,头低脚高位,随时用导管吸取咽喉部分泌物。若累及呼吸中枢,患儿呼吸节律不规则,烦躁不安、发绀缺氧,应给予呼吸中枢兴奋药,严重者应予气管插管及应用人工呼吸器。

(2)脊髓颈胸部麻痹:可引起呼吸肌(膈肌、肋间肌)麻痹,患儿呼吸浅速。如呼吸功能尚能维持,应密切观察病情的发展,同时应用糖皮质激素,严重者则及早采用人工呼吸器。

(三)恢复期治疗

1.药物治疗 继续应用瘫痪期治疗药物。

2.康复治疗 治疗目的是促进瘫痪恢复,减少后遗症的发生。具体措施包括瘫痪肢体被动运动按摩,活动关节,促进肌肉血液循环等。对非瘫痪肢体应予主动运动,鼓励起床活动,可促进恢复,减少脱钙、肾结石等并发症。在发热已退尽,瘫痪不再发展时,可开始做针灸治疗,根据瘫痪肌群的分布选用适当的穴位,也可用中药针剂穴位注射。

(四)后遗症期治疗 后遗症期的患儿正处于生长发育时期,随着年龄的增长,健侧肢体较患肢活动量大,故后遗症期的治疗,不仅应注意功能恢复,也应注意促进肌肉发育。治疗要坚持不懈,综合运用多种方法,配合按摩、锻炼,纠正畸形,改善功能,最大限度减少致残的程度。若遗留肢体畸形不能恢复,可根据其特点、性质及患儿年龄,选择夹板、矫形鞋或矫形手术,外科手术治疗应于 2 年后进行。

(五)并发感染的治疗 呼吸肌麻痹有肺部感染时,可依据细菌敏感试验选用有效的抗生素。膀胱肌麻痹而致尿潴留者常引起细菌感染,若经常导尿更会加重尿路感染,故尽量采用压迫膀胱排尿法,或尽量缩短留置导尿时间,并注意严格执行无菌操作。

三、疗效观察与随访

1.观察内容 在前驱期与瘫痪前期,观察体温、消化道与呼吸道症状与体征,有无肌肉强直灼痛,三脚架征、吻膝试验、头下垂征是否阳性。在瘫痪期观察呼吸运动、吞咽、血压、心率、意识、体温等,进行脑神经检查、脑膜刺激征、锥体束征、腱反射、浅反射、吞咽反射、各种感觉、肌力、肌张力等检查。

2.随访　在恢复期与后遗症期,随访观察肢体的肌力、肌张力、腱反射、运动功能等。治疗有效可终止各期病变进展,病情缓解、呼吸正常、无并发症、瘫痪停止发展者为好转。

四、治疗经验与解析

1.体温降至正常之前,避免肌内注射或手术,以免诱发或加重肌肉麻痹。

2.由于脊髓灰质炎与格林－巴利综合征的治疗相似,均可应用大剂量免疫球蛋白、神经营养药物与呼吸支持治疗,区别不清时可暂拟诊,先以大剂量免疫球蛋白等进行治疗。

3.对于呼吸肌麻痹或呼吸衰竭而需气管切开、机械辅助呼吸的患者,应向家长交代气管切开的适应证、目的、必要性和可能发生的呼吸机相关性肺炎(VAP),以取得家长的同意,必要时需要家长在病历上签名以示同意。由于涉及医疗法律与纠纷问题,对 VAPP 的疑似病例与确诊病例,其诊断应由防疫部门人员告知家长。临床医护人员不应在家长面前谈论 VAPP 病因。

(申敏)

第二十一节　流行性乙型脑炎

流行性乙型脑炎(epidemic encephalitis B)简称乙脑,是由流行性乙型脑炎病毒引起的急性中枢神经系统感染性疾病。临床上以夏季急骤高热、头痛、呕吐、嗜睡、惊厥、昏迷为特征。本病经蚊虫传播,故有明显的发病季节,在南方为 6～8 月份,北方为 7～9 月份。猪为主要传染源。人感染乙脑病毒后,可发生显性或隐性感染,在人体内发生病毒血症的期限不超过 5日,所以患者并不是主要的传染源。

一、诊断标准

(一)诊断依据

1.在流行季节内发病,有蚊子叮咬史,多发生于 10 岁以下儿童。

2.有以神志改变为主的神经系统症状体征,初期主要表现有高热、寒战、精神不振、嗜睡、头痛和呕吐,部分病例可呈现脑膜刺激征,婴儿可有前囟饱满。极期神志改变加重,转入昏迷或半昏迷,频繁抽搐,中枢性呼吸衰竭,严重时发生脑疝。初期脑脊液细胞数与中性粒细胞升高,蛋白轻度升高,糖与氯化物正常。

3.排除其他引起中枢神经系统症状、体征的疾病。

4.实验室检查可见　①近 1 个月未接种乙脑疫苗者,血或脑脊液中乙脑病毒特异性 IgM抗体的检测阳性。②用免疫荧光试验检测血或脑脊液中乙脑病毒抗原阳性。③从血、脑脊液或脑组织中分离出乙脑病毒。④恢复期血清乙脑病毒特异性 IgG 抗体比初期升高 4 倍以上或恢复期血清乙脑病毒特异性 IgG 抗体阳性而初期为阴性。

具有上述前 3 项可临床诊断本病,同时具有上述实验室检查中任何一项可做病原学确诊。

(二)分型诊断

1.轻型　体温不超过 39℃,可有轻度嗜睡、头痛、呕吐,神志始终清楚,无抽搐及呼吸困难,无颅内压增高及脑膜刺激征。病程在 1 周左右,无后遗症。

2.普通型　发热达 39～40℃,有头痛、呕吐等颅内压增高的表现,有明显嗜睡或半昏迷,可有抽搐,脑膜刺激征明显,病理反射阳性,浅反射消失。病程多在 10 日左右,一般无后遗症,部分病例在恢复期仍有轻度精神神经症状。

3.重型　持续 40℃以上高热,昏迷、反复抽搐伴持续性肢体强直,颅内压增高,脑膜刺激征明显,有定位体征,有明显的呼吸困难和缺氧表现。病程多在 2 周以上,多数病例有后遗症。

4.极重型　持续发热 40～41℃,持续或反复惊厥,深度昏迷,四肢强直,中枢性呼吸衰竭,出现脑疝,痰多导致上呼吸道阻塞。死亡率达 50% 以上,存活者均留有后遗症。

二、治疗方案

(一)一般治疗

加强护理,严密观察病情变化,注意患儿意识、体温、呼吸、心率、血压、出入量等。保持口腔清洁,惊厥者防止舌咬伤,定期翻身拍背,保持呼吸道通畅,雾化吸入药物,严防痰液、呕吐物进入气道引起窒息。保持皮肤清洁干燥,防止褥疮。按病情给予流质或半流质,不能进食者可给予鼻饲或静脉补充营养,但补液不宜过多,以免加重脑水肿。

(二)急性期治疗

1.抗病毒治疗　早期应用干扰素、聚肌胞、膦甲酸钠、人免疫球蛋白可能有一定疗效。有报道应用乙脑特异性免疫球蛋白、人源化乙脑病毒单克隆抗体,取得较好疗效。α 干扰素 10 万 U/kg,每日肌内注射 1 次,用 7～10 日;利巴韦林 15mg/kg,每日静脉滴注 1 次,用 7～10 日;或膦甲酸钠每日 40mg/kg,分 2 次静脉滴注,用 10～14 日;或静脉滴注免疫球蛋白,400mg/kg,每日 1 次,用 7～10 日。人源化乙脑病毒单克隆抗体 5ml,入院后 24 小时内一次性静脉滴注。

2.降温　应用退热剂如对乙酰氨基酚、布洛芬,物理降温,如头部冰枕、冷盐水灌肠等,将体温控制在 39℃以下。持续高热、反复惊厥者应用亚冬眠疗法,静脉推注或肌内注射氯丙嗪与异丙嗪,每次各 1mg/kg,每 4～6 小时 1 次。

3.抗惊厥　惊厥与高热、颅内压增高、脑实质炎症、呼吸道分泌物阻塞、缺氧、脑性低钠血症、低血钙等有关,应分析惊厥原因,分别处理,如降温、应用甘露醇降低颅内压、吸除痰液、吸氧,纠正水与电解质紊乱、代谢性酸中毒和低血钙。以慢作用的抗惊厥药物为基础定时用药,在全身性抽搐时加用速效止惊药。可肌内注射地西泮(安定)、异戊巴比妥钠,10% 水合氯醛灌肠等。

4.解除呼吸道梗阻　定时雾化吸入糜蛋白酶与地塞米松,应用沐舒坦或乙酰半胱氨酸稀化痰液,定时与随时吸痰,必要时做气管切开以利吸痰。

5.防治中枢性呼吸衰竭　鼻导管持续吸氧。20% 甘露醇每次 5ml/kg,静脉推注,每 4～6 小时 1 次。地塞米松每次 0.5mg/kg,静脉推注,每 6～8 小时 1 次,可用 3～5 日。呋塞米(速尿)每次 1mg/kg,静脉推注,每 6～8 小时 1 次。纳洛酮每次 0.1mg/kg,静脉推注,每 4 小时 1 次。山莨菪碱每次 0.03mg/kg,静脉推注,每 15～30 分钟重复使用。山梗菜碱每次 0.1mg/kg,静脉推注,每 4 小时 1 次。严重者气管切开,应用人工呼吸机。

6.脑水肿处理　应用电冰帽或冰枕头部降温,联用上述的甘露醇、呋塞米、地塞米松。

（三）恢复期治疗　恢复期肢体瘫痪者可采取物理疗法和功能锻炼。可应用针灸疗法、推拿按摩等。对癫痫、失语等精神症状可应用高压氧治疗。

三、疗效观察与随访

1.观察内容　观察体温、神志、呼吸、心率、血压、出入量等。注意检查各种神经系统体征，如脑膜刺激征、锥体束征、深浅反射、肌张力、瞳孔大小与对光反射、眼底情况等。检查血常规、血气分析、血电解质、血生化与脑脊液等。疑有继发肺部感染时进行 X 线胸片检查。

2.预后与随访　本病预后较差，病死率较高。昏迷者可并发肺炎、褥疮、尿路感染等，部分死亡。存活者多在 6 个月内恢复，但 5%～20% 患者有后遗症，包括失语、癫痫、精神障碍等。出院后定期随访进行中枢神经系统检测。

四、治疗经验与解析

1.对惊厥患者应用镇静剂如地西泮（安定）、异戊巴比妥钠、氯丙嗪，有一定呼吸抑制作用，应用时缓慢静注并注意呼吸变化。镇静剂可交替使用，不能同时应用。如治疗中出现呼吸停止，应立即停止注射，并密切观察，必要时应用呼吸兴奋剂。水合氯醛灌肠不抑制呼吸，可反复使用。也可用不良反应小的乙酰丙嗪代替氯丙嗪。

2.中枢呼吸兴奋剂中山梗菜碱（洛贝林）、尼可刹米（可拉明）较安全，而回苏林可诱发惊厥，应慎用。

3.糖皮质激素的使用尚有争议。过去主张用于重型与极重型患者，有减少炎症与脑水肿，退热，减少炎性细胞因子释放的作用，用药时间不超过 3～5 日。但目前有人认为有降低免疫力、导致继发感染、促发胃肠道出血的作用，且疗效并不显著，应慎用或不用。

4.非特异性抗病毒治疗的疗效尚不清楚。国内河北医科大学报道应用膦甲酸钠治疗重症乙脑，疗程 10～14 日，体温在 1～3 日内降至正常，疗效较快而好，可以试用。

5.对于呼吸衰竭而需气管切开、机械辅助呼吸的患者，应向家长交代气管切开的适应证、目的、必要性和可能发生的呼吸机相关性肺炎（VAP），以取得家长的同意，必要时需要家长在病历上签名以示同意。

6.对于恢复期的患者，以后有可能发生瘫痪、癫痫、失语、智力低下等后遗症，在出院时须向家长交代可能发生的后遗症，说明康复治疗的长期性，以取得家长的理解与合作，最大限度地减少致残的程度。

（申敏）

第十二章　小儿营养性疾病

第一节　蛋白质－能量营养不良

蛋白质－能量营养不良(protein－energy malnutrition,PEM)简称营养不良,是由于长期缺乏能量和(或)蛋白质所致的营养缺乏症,主要见于3岁以下婴幼儿,临床特点为体重明显减轻、渐进性消瘦或水肿、皮下脂肪减少或消失,常伴有各器官不同程度功能紊乱和性格、行为、心理等改变。

一、诊断

(一)病史

1.喂养史　多有长期喂养不当或长期偏食、摄入不足。

2.疾病史　常见有消化系统疾病(如迁延性腹泻、过敏性肠炎、肠吸收不良综合征等);先天畸形(如唇裂、腭裂、幽门梗阻等);急、慢性传染病(如麻疹、伤寒、肝炎、结核、痢疾等)的恢复期;肠道寄生虫病;糖尿病、大量蛋白尿、发热性疾病、甲状腺功能亢进、恶性肿瘤性疾病等使营养素的消耗量增加;先天不足(如早产、多胎)等因追赶生长而需要量增加可引起营养不良。

(二)临床表现

1.临床表现　体重不增是最先出现的症状,继之体重下降、皮下脂肪逐渐减少或消失,随着病情加重,骨骼生长减慢,身高也低于正常。皮下脂肪逐渐减少或消失,首先为腹部,其次为躯干、臀部、四肢,最后为面颊部。腹部皮下脂肪层厚度是判断营养不良程度的重要指标之一。随营养不良程度加重,逐渐出现全身症状及生化代谢改变。常伴活动减少,易疲乏,食欲减退,烦躁不安,头发干枯等表现。重度营养不良时皮下脂肪消失殆尽、皮包骨样、额部出现皱纹如老人状,反应差、呆滞、肌肉萎缩、肌张力低下,低体温、脉搏缓慢,呼吸浅表等。

2.传统的分度标准　见表12－1。

表12－1　营养不良分度标准(婴幼儿)

	Ⅰ(轻)度	Ⅱ(中)度	Ⅲ(重)度
体重低于正常均值	15%～25%	25%～40%	40%以上
腹部皮褶厚度	0.8～0.4cm	0.4cm以下	消失
肌张力	基本正常	减低、肌肉松弛	低下、肌肉萎缩
精神状态	基本正常	不稳定、易疲乏烦躁不安	精神萎靡、反应低下抑制与烦躁交替

3.传统的分型:重度营养不良可分为3型。

(1)消瘦型:能量和蛋白质均不足,以缺乏能量为主。特点为皮下脂肪变薄、肌肉减少,皮肤干枯、多皱、失去弹性和光泽,呈老人脸,骨瘦如柴。无水肿。血浆总蛋白和白蛋白正常。

(2)水肿型:以蛋白质缺乏为主。特点为水肿,严重者可出现全身性凹陷性水肿,伴有毛发稀疏、干燥、无光泽、易折断和脱落,皮肤干燥、色素沉着或脱屑、溃疡,肝脏肿大。血浆总蛋白和白蛋白明显降低,总蛋白<45g/L,白蛋白<25g/L。

(3)混合型:消瘦和水肿同时存在。

4.目前的分型分度标准

(1)体重低下(underweight):体重低于同年龄、同性别参照人群值的均值减 2SD 以下为体重低下。如低于同年龄、同性别参照人群值的均值减 2SD～3SD 为中度;低于均值减 3SD 为重度。该指标主要反应慢性或急性营养不良。

(2)生长迟缓(stunting):身长低于同年龄、同性别参照人群值的均值减 2SD 为生长迟缓。如低于同年龄、同性别参照人群值的均值减 2SD～3SD 为中度;低于均值减 3SD 为重度。该指标主要反应慢性营养不良。

(3)消瘦(wasting):体重低于同性别、同身高参照人群值的均值减 2SD 为消瘦。如低于同性别、同身高参照人群值的均值减 2SD～3SD 为中度;低于均值减 3SD 为重度。该指标主要反映近期急性营养不良。

(三)实验室检查

血清白蛋白浓度降低是重要的改变,但半衰期较长(19～21 天)不够灵敏。视黄醇结合蛋白、前白蛋白、甲状腺结合前白蛋白和转铁蛋白浓度下降有早期诊断价值。胰岛素生长因子 1(IGF$_1$)是诊断蛋白质营养不良的较好指标。牛磺酸和必需氨基酸浓度降低,非必需氨基酸变化不大。血清淀粉酶、脂肪酶、胆碱酯酶、转氨酶、碱性磷酸酶、胰酶和黄嘌呤氧化酶等活力下降,治疗后可迅速恢复正常。胆固醇,各种电解质及微量元素浓度均可下降。生长激素水平升高。中度营养不良者心电图呈低电压、T 波可低平。

二、并发症

1.营养性贫血　最多见为营养性缺铁性贫血,亦可见营养性巨幼细胞性贫血或二者兼有。

2.各种维生素缺乏　常见者为维生素 A、D 缺乏,也有维生素 B、C 的缺乏。营养不良时,维生素 D 缺乏的症状不明显,而在恢复期生长速度加快时则症状比较突出。

3.感染　由于非特异性及特异性免疫功能均低下,易继发各类细菌、病毒、真菌的感染,如呼吸道感染、肠道感染、尿路感染、败血症等。特别是腹泻病,可迁延不愈加重营养不良,形成恶性循环。

4.自发性低血糖　可突然发生,表现为面色灰白、神志不清、脉搏减慢、呼吸暂停、体温不升,但一般无抽搐,若未及时诊治,可因呼吸麻痹而死亡。

三、治疗

治疗原则是积极处理各种危及生命的并发症、去除病因、调整饮食、促进消化功能。

1.积极处理各种危及生命的并发症　如腹泻时的严重脱水和电解质紊乱、酸中毒、休克、肾衰竭、自发性低血糖、继发感染及维生素 A 缺乏所致的眼部损害等。

2.去除病因　积极治疗原发病,如纠正消化道畸形、控制感染性疾病、根治各种消耗性疾病及改进喂养方法等。

3.调整饮食　应根据营养不良的程度、消化能力和对食物耐受情况逐渐调整饮食,尤其对于中、重度患儿,热量和营养物质供给应由低到高逐渐增加。饮食选择时应选择小儿易消化吸收又含有高热量与高蛋白质的食物。除乳类外,可用蛋、鱼、肝、瘦肉等,热能不够时可在食物中加少许植物油,此外应同时补充多种维生素、微量元素等。

(1)轻度营养不良:热量从 80~100kcal(334.72~418.40kJ)/(kg·d)、蛋白质 3g/(kg·d)开始,逐渐增至热量 150~170kcal(627.6~711.28kJ)/(kg·d)、蛋白质 3.5~4.5g/(kg·d),待体重接近正常后,再恢复至热量 100~120kcal(418.4~502.08U)/(kg·d)、蛋白质3.0g/(kg·d)。

(2)中度营养不良:热量自 60~80kcal(251.04~334.72U)/(kg·d),蛋白质 2g/(kg·d),脂肪 1g/(kg·d)开始,逐渐增加,约 1 周后增至热量 120kcal(502.08kJ)/(kg·d),蛋白质3g/(kg·d),脂肪 1.8g/(kg·d),以后按轻度营养不良同样步骤调整。

(3)重度营养不良:热量从 40~60kcal(167.36~251.04kJ)/(kg·d)、蛋白质 1.5~2g/(kg·d)、脂肪 1g/(kg·d)开始,首先满足患儿基础代谢需要,以后逐渐增加,按中度营养不良同样步骤调整。

4.促进消化　给予各种消化酶(胃蛋白酶、胰酶等)以助消化。补充缺乏的维生素和微量元素(如 A、B、C、锌、铁等),血锌降低者口服 1%硫酸锌糖浆,从 0.5ml/(kg·d)开始,逐渐增至 2ml/(kg·d),补充锌剂摄入可促进食欲、改善代谢。必要时可肌内注射蛋白质同化类固醇制剂如苯丙酸诺龙,每次 10~25mg,每周 1~2 次,连续 2~3 周,以促进机体对蛋白质的合成、增进食欲。对进食极少或拒绝进食者可试用胰岛素葡萄糖疗法,皮下注射正规胰岛素 2~3U/次,每日 1~2 次,在注射前需先服 20~30 克葡萄糖或静脉注射 25%葡萄糖 40~60ml 以防发生低血糖,每 1~1 周为一疗程。

5.其他治疗　病情严重、伴有明显低蛋白血症或严重贫血者,可考虑成分输血或输注白蛋白。同时给予要素饮食或进行静脉高营养,酌情选用葡萄糖、氨基酸、脂肪乳剂等静脉滴注。

(石建莉)

第二节　维生素 A 缺乏症

维生素 A 缺乏症(vitamin A deficiency)是因为饮食中缺乏维生素 A 所致,主要表现为眼结合膜与角膜干燥,暗光下视力差,皮肤干燥、毛囊角化。典型症状出现之前可以出现免疫功能损伤,导致易感性上升,这种"亚临床状态维生素 A 缺乏"现象已经日益引起人们的重视。

一、诊断

(一)病史

有维生素 A 摄入不足、吸收不良、需要量增加和营养代谢障碍者。如长期以米糊等谷类、糖类食物喂养,未及时添加辅食,食物中缺乏脂肪、肉类、肝、蛋黄、乳类、红黄色蔬菜(胡萝卜、菠菜、南瓜、西红柿);在某些疾病如慢性腹泻、脂肪泻、肝胆疾病、迁延性肺炎、各种传染病等疾病过程中维生素 A 吸收障碍和(或)消耗增加均可引起此病。

(二)临床表现

1.眼　早期为夜盲、视敏度降低;畏光、干眼、泪少,出现毕脱斑(Bitot spots);严重者角膜混浊、坏死、溃疡、穿孔、虹膜晶状体脱出,导致失明。

2.皮肤　干燥脱屑、角化增生、毛囊突出呈粗砂样改变，以四肢伸侧、肩部为重，可发展至颈背部甚至面部；毛发枯黄，易脱落，指（趾）甲失去光泽、易折断。

3.生长发育障碍　身高落后，牙釉质发育不良，易发生龋齿。

4.其他　反复呼吸道、消化道、泌尿道感染，且迁延不愈。舌乳头肥大或萎缩。出现贫血、尿道结石、神经异常等。

（三）辅助检查

1.血清维生素 A 浓度测定　婴幼儿血清正常水平为 $0.68\sim1.17\mu mol/L(20\sim50\mu g/dl)$，年长儿和成人为 $1.10\sim5.11\mu mol/L(30\sim150\mu g/dl)$。血清维生素 A 浓度 $<0.68\mu mol/L(20\mu g/dl)$ 可诊断为维生素 A 缺乏症。

2.相对量反应试验（RDR）$\geqslant20\%$　测定方法为先测定空腹血清维生素 A 浓度为（A0），随早餐服维生素 A $450\mu g$，5 小时后于午餐前复查血清维生素 A（A5），并将数值带入公式：$RDR=(A5-A0)/A5\times100\%$。

3.血清（浆）视黄醇浓度　儿童正常值为 $>1.05\mu mol(30\mu g/dl)$，如果 $<0.7\mu mol/L(20\mu g/dl)$ 为缺乏，介于二者之间为边缘缺乏。

4.血浆视黄醇结合蛋白测定　也可用于维生素 A 营养状况评价，学龄前儿童正常值为 $1.19\sim1.60\mu mol/L(25\sim35mg/L)$，维生素 A 缺乏时会下降。

5.尿液脱落细胞检查　取新鲜中段尿 10mL，在其内加入 1%龙胆紫液数滴，摇匀后计数上皮细胞，如无泌尿系感染，尿中上皮细胞超过 3 个/mm^3 为异常，有助于诊断，找到角化上皮细胞具有诊断意义。

6.暗适应检查　暗光视觉异常，有助于诊断。

二、治疗

1.一般治疗　去除病因，调整饮食，给予维生素 A 丰富的食物；在治疗继发感染时，同时治疗并存的营养缺乏症。

2.维生素 A 治疗

轻症：口服维生素 A 每日总量 $3000\mu g$（1 万 IU），如吸收正常，症状很快消失。

重症：口服维生素 A 每日 1.5 万～2.5 万 μg（5 万～8 万 IU），分 3 次口服，症状减轻后减少用量。如有腹泻或肝脏疾病影响吸收者，可肌内注射，症状减轻改口服，痊愈后改预防量。在维生素 A 治疗时，同时给予维生素 E 可提高疗效。

3.眼部治疗　早期使用 0.25%氯霉素眼药水或 0.5%红霉素或金霉素眼膏以防止继发感染和角膜溃疡穿孔；有溃疡者，用消毒鱼肝油及抗生素眼药水（0.1%利福平或 0.5%卡那霉素）滴眼，每 1～1.5 小时交替滴眼 1 次，每天不少于 20 次，并用 1%阿托品扩瞳，以防虹膜粘连。滴眼时动作要轻柔，避免挤压眼球，以免造成角膜穿孔。

三、预防

母亲在孕期多食含有维生素 A 及胡萝卜素的食物，以免发生维生素 A 缺乏，影响胎儿储存。提倡母乳喂养，人工喂养儿应及时添加含维生素 A 丰富的胡萝卜、蛋黄等食物。积极治疗慢性消化功能紊乱、长期感染、肝胆疾患及消耗性疾病，并及早补充维生素 A。维生素 A 每日预防量 1500～2000IU（450～600μg）。

四、预后

经维生素 A 治疗后临床症状可迅速好转,夜盲常于数天内明显改善,干眼症状 3～5 天消失,结膜干燥、毕脱斑 1～2 周后消失,角膜病变也渐好转,皮肤过度角化需 1～2 个月方痊愈。

(石建莉)

第三节　维生素 A 中毒症

维生素 A 摄入过量可发生急、慢性维生素 A 中毒症(vitamin A intoxication)。急性中毒多为一次误服大量鱼肝油丸或维生素 A 滴剂引起;慢性中毒则系长期给予大剂量维生素 A 所致。6 个月～3 岁的婴幼儿多见。如小儿口服一次剂量超过 30 万 IU 就可发生急性中毒;婴幼儿易感性各不相同,每天平均服用 5 万～10 万 IU,持续 6 个月引起慢性中毒,也有报道每天服用 2.5 万 IU,持续 1 个月导致慢性中毒。

一、诊断

(一)病史

有维生素 A 摄入过量的病史。

(二)临床表现

1.急性中毒　婴幼儿以颅内压增高症状为主,出现头痛、呕吐、烦躁或嗜睡、前囟隆起、眼震颤、复视、视神经乳头水肿等。多在摄入后 6～8 小时,至多 1～2 天出现。

2.慢性中毒　出现较缓慢,表现多样化,早期不易引起注意。主要表现为慢性病症状和骨骼症状,如食欲不振、易激惹、烦躁、皮肤瘙痒、皮肤干薄发亮、脱皮和色素沉着、口唇皲裂易出血、贫血、肝脾大。常有转移性长骨疼痛伴软组织肿胀、压痛而无发热变红,以前臂、小腿多见。

(三)辅助检查

血清维生素 A 浓度测定,超过正常数倍乃至 20 倍以上。脑脊液检查压力增高,细胞数正常,蛋白质含量偏低,糖正常。血转氨酶升高,血清碱性磷酸酶增高。部分患儿出现血钙、尿钙增加。X 线片对诊断有价值,管状骨骨干周围骨膜下新骨形成是重要征象,常伴有软组织肿胀。

二、鉴别诊断

急性维生素 A 中毒应该与颅内感染、颅内占位性病变相鉴别。慢性维生素 A 中毒应该注意排除血液系统疾病。

三、治疗

一旦确诊应立即停用维生素 A。急性中毒可于 1～2 天后症状便可缓解。慢性中毒骨骼病变恢复需要数月至 1 年。有出血倾向时应给予维生素 K 治疗。

四、预防

加强宣教,合理、准确使用维生素 A 制剂和剂量;治疗维生素 D 缺乏症宜用单纯维生素 D 制剂。动物内脏富含维生素 A,告知家长不要每天进食动物内脏。

(石建莉)

第四节　维生素 B_1 缺乏症

维生素 B_1 缺乏症(维生素 amin B_1 deficiency)又称脚气病(beriberi)。多见于以精白米为主食的地区。其临床特点以水肿、心脏损伤、神经炎、胃肠功能紊乱为主。任何年龄均可发病。

一、诊断

(一)病史

母乳喂养者其母亲膳食中缺乏维生素 B_1 和有脚气病的表现;人工喂养者则缺乏维生素 B_1 的补充。米麦类加工过精,或米淘洗次数过多,习惯食捞饭弃米汤以及长期偏食等均可致缺乏。

(二)临床表现

1. 婴幼儿　起病较急,常累及消化系统,如食欲减退、恶心、呕吐、腹泻或便秘,伴腹痛、腹胀。重症可分为:①脑型:以神经系统症状为主,烦躁不安,哭声嘶哑,甚至失音,对周围环境反应迟钝、淡漠、喂食呛咳,严重时发生昏迷惊厥,病情进展迅速,预后差,死亡率高。②心型:突然出现心力衰竭的症状,可有全身皮肤发绀、水肿、若不及时处理,可迅速死亡。

2. 年长儿　起病缓慢,食欲差,全身衰弱,腹泻或便秘,以水肿或多发性周围神经炎为主,如感觉障碍、肌无力甚至肌肉萎缩。

3. 先天性脚气病　若孕母缺乏维生素 B_1,则新生儿可患先天性脚气病,表现为出生时全身水肿、体温低、吸吮无力、肢体柔软、反复呕吐、嗜睡、哭声无力、给予牛乳或健康人乳后症状可逐渐消失。

(三)辅助检查

尿硫胺素浓度下降;血丙酮酸、乳酸含量增高;红细胞转酮酶活性降低。脑 CT 出现双侧基底核对称性低密度影可作为脑型脚气病的辅助诊断。

二、治疗

1. 轻症　补充维生素 B_1 15～30mg/d,分 3 次口服,一般于 2～3 日症状迅速好转。有胃肠吸收障碍者可以肌内注射,每次 10mg,一日 2 次,2 日后改口服。

2. 重型　必须分秒必争地进行抢救。对脑型或心型者,立即静脉注射丙硫硫胺(优硫胺)或呋喃硫胺,50～100mg/次,必要时间隔 3 小时可重复使用;症状控制后,剂量减少或改为每日 2～3 次,继续使用 1 周。同时进行对症治疗,吸氧、纠酸、利尿。在抢救中慎用高渗葡萄糖和激素。治疗同时补充其他维生素。

三、预防

婴幼儿、孕妇、乳母均不宜以精白米为长期主食,常食含维生素 B_1 丰富的食物。人工喂养者应及时添加辅食。每日维生素 B_1 需要量:婴儿 0.5mg,儿童 1～1.5mg,孕妇和乳母 2mg。

(石建莉)

第五节 维生素 D 缺乏性佝偻病

维生素 D 缺乏性佝偻病(rickets of vitamin D deficiency)是由于儿童体内维生素 D 不足使钙、磷代谢紊乱,产生的一种以骨骼病变为特征的全身慢性营养性疾病,主要见于 2 岁以下婴幼儿。典型的表现是生长着的长骨干骺端和骨组织矿化不全。维生素 D 不足使成熟骨矿化不全,则表现为骨质软化症(osteo－malacia)。

一、诊断

(一)病史

有日光照射不足或维生素 D 缺乏的病史,包括母亲妊娠后期维生素 D 营养不足、早产儿、未补充维生素 AD 制剂、未及时添加蛋黄、肝等含维生素 D 丰富的食物、生长速度过快、患胃肠道或肝胆疾病、长期服用抗癫痫药物或糖皮质激素影响维生素 D 及钙磷的吸收和利用等。

(二)临床表现

本病多见于 3 个月～2 岁的小儿,主要表现为生长最快部位的骨骼改变,并可影响肌肉发育和神经兴奋性的改变。佝偻病临床上分为初期、活动期、恢复期和后遗症期。

1.初期(早期) 多见于 6 个月以内,特别是<3 个月的婴儿,主要表现为非特异性的神经兴奋性增高症状,如易激惹,烦躁,睡眠不安,夜间惊啼,多汗(与季节无关),枕秃(因烦躁及头部多汗致婴儿常摇头擦枕)。

2.活动期(激期) 除初期症状外,主要表现为骨骼改变和运动机能发育迟缓。骨骼改变往往在生长最快的部位最明显,故不同年龄有不同的骨骼表现。

(1)头部:①颅骨软化:多见于 3～6 个月婴儿,因此时颅骨发育最快,软化部分常发生在枕骨或顶骨中央,前囟边较软,颅骨薄,检查者用双手固定婴儿头部,指尖稍用力压迫枕骨或顶骨的后部,可有压乒乓球样的感觉。6 月龄后颅骨软化逐渐消失;②方颅:多见于 7～8 个月以上小儿,由于骨样组织增生致额骨及顶骨双侧呈对称性隆起,形成方颅,重者可呈鞍状、十字状颅形;③前囟增大及闭合延迟:重者可延迟至 2～3 岁方闭合;④出牙延迟:可迟至 1 岁出牙,有时出牙顺序颠倒,牙齿缺乏釉质,易患龋齿。

(2)胸部:胸廓畸形多见于 1 岁左右小儿,如佝偻病肋骨串珠,肋膈沟(郝氏沟),鸡胸,漏斗胸。

(3)四肢:①腕踝畸形:多见于 6 个月以上小儿,腕和踝部骨骺处膨大,状似手镯或脚镯;②下肢畸形:见于 1 岁后站立、行走后小儿,由于骨质软化和肌肉关节松弛,在立、走的重力影响下可出现"O"形腿或"X"形腿。1 岁内小儿可有生理性弯曲,故仅对 1 岁以上小儿,才作下肢畸形检查。

（4）其他：学坐后可引起脊柱后突或侧弯，重症者可引起骨盆畸形，形成扁平骨盆。全身肌肉松弛，患儿肌张力低下，头项软弱无力，坐、立、行等运动功能发育落后，腹肌张力低下致腹部膨隆如蛙腹。条件反射形成慢，表情淡漠，语言发育迟缓，免疫力低下，常伴感染、贫血等。

3.恢复期　经适当治疗后患儿临床症状减轻至消失，精神活泼，肌张力恢复。

4.后遗症期　多见于 3 岁以后小儿，临床症状消失，仅遗留不同程度的骨骼畸形，轻、中度佝偻病治疗后很少留有骨骼改变。

（三）辅助检查

1.初期（早期）　血钙正常或稍低，血磷低，钙磷乘积稍低（30～40），血清 25－（OH）D_3 下降，碱性磷酸酶正常或增高。此期无骨骼改变，X 线片检查多正常，或仅见临时钙化带模糊。

2.活动期（激期）　血生化及骨骼 X 线改变：血钙稍降低，血磷明显降低，钙磷乘积常低于30，碱性磷酸酶明显增高。X 线检查干骺端临时钙化带模糊或消失，呈毛刷样，并有杯口状改变；骺软骨明显增宽，骨骺与干骺端距离加大；骨质普遍稀疏，密度减低，可有骨干弯曲或骨折。

3.恢复期　经适当治疗后患儿临床症状减轻至消失，精神活泼，肌张力恢复。血清钙磷浓度数天内恢复正常，钙磷乘积亦渐正常，碱性磷酸酶 4～6 周恢复正常。X 线表现于 2～3 周后即有改善，临时钙化带重新出现，逐渐致密并增宽，骨质密度增浓，逐步恢复正常。

4.后遗症期　多见于 3 岁以后小儿，血生化及骨骼 X 线检查正常。

二、鉴别诊断

1.与其他具有佝偻病体征的疾病鉴别　先天性甲状腺功能减低症、软骨营养不良、黏多糖病、脑积水。

2.与其他抗维生素 D 佝偻病鉴别

（1）低血磷性抗维生素 D 佝偻病（家族性低磷血症）：为肾小管再吸收磷及肠道吸收磷的原发性缺陷所致，佝偻病的症状多发生于 1 岁以后，且 2～3 岁后仍有活动性佝偻病表现，血钙多正常，血磷低，尿磷增加。

（2）远端肾小管酸中毒：为远曲小管泌氢障碍，从尿中丢失大量钠、钾、钙，继发甲状旁腺功能亢进，骨质脱钙，出现佝偻病症状。骨骼畸形严重，身材矮小，除低血钙、低血磷之外，有代谢性酸中毒及低钾、高氯血症，尿呈碱性（PH＞6）。

（3）维生素 D 依赖性佝偻病：为常染色体隐性遗传，分为两型：Ⅰ 型为肾脏 1－羟化酶缺陷，使 25－（OH）D_3，转变为 1,25－（OH）$_2D_3$ 发生障碍；Ⅱ 型为靶器官 1,25－（OH）$_2D_3$ 受体缺陷。两型均有严重的佝偻病症状，低血钙、低血磷、碱性磷酸酶明显增高。Ⅰ 型可有高氨基酸尿症，Ⅱ 型的一个重要特征为脱发。

（4）肾性佝偻病：由于先天或后天原因所致的慢性肾功能障碍，导致钙磷代谢紊乱，血钙低，血磷高，碱性磷酸酶正常。佝偻病症状多于幼儿后期逐渐明显，身材矮小。

（5）肝性佝偻病：肝功能不良可使 25－（OH）D_3 生成障碍，伴有胆道阻塞时肠道吸收维生素 D 及钙也降低，出现低血钙、抽搐和佝偻病征。

三、治疗

治疗的目的为控制活动期,防止骨骼畸形。

1.补充维生素 D 制剂 ①口服法:每日给维生素 D0.2 万~0.4 万 IU,或 1,25—(OH)$_2$D$_3$(罗盖全)0.5~2.0μg,连服 2~4 周后改为预防量,恢复期可用预防量维持。②突击疗法:有并发症或不能口服者,或重症佝偻病者,可用此法。肌内注射维生素 D$_3$20 万~30 万 IU,一般 1 次即可,1 月后随访若明显好转,改预防量口服维持,若好转不明显,可再肌内注射 1 次。

2.补充钙剂 口服或肌内注射维生素 D 之前一般不需先服钙剂,但 3 个月以内小婴儿或有过手足搐搦症病史者,肌内注射前宜先服钙剂 2~3 日,肌内注射后再继续服至 2 周。

3.恢复期与后遗症期 功能锻炼:轻度畸形自行恢复;外科矫治:重度畸形,4 岁后行手术矫治。

4.一般治疗 坚持母乳喂养,及时添加辅食,尤其含维生素 D 较多的食物;多晒太阳;激期勿使患儿多坐、多站,防止发生骨骼畸形。

四、预防

小儿应提倡母乳喂养,及时添加辅食,增加户外活动。①胎儿期预防:孕母应注意摄入富含维生素 D 及钙、磷的食物,并多晒太阳,冬春季妊娠或体弱多病者可于孕后期给予维生素 D 及钙剂。②新生儿期预防:自出生 2 周后即应补充维生素 D,一般维生素 D 每日生理需要量为 400~800IU,连续服用,不能坚持者可给维生素 D10 万~20 万 IU 一次肌内注射(可维持 2 个月)。③婴幼儿期预防:多晒太阳是预防佝偻病简便有效的措施。一般维生素 D 每日需要量为 400~800IU。2 岁以后小儿生长发育减慢,户外活动增多,饮食多样化,一般已不需补充维生素 D 制剂。如果饮食中含钙丰富不必加服钙剂。

(石建莉)

第六节 维生素 D 缺乏性手足搐搦症

维生素 D 缺乏性手足搐搦症是因维生素 D 缺乏致血清钙离子浓度降低,神经肌肉兴奋性增高引起,表现为全身惊厥、手足肌肉抽搐或喉痉挛等。多见于 6 个月以内的小婴儿。

一、诊断

(一)病史

多见于冬末春初发病,母孕期有肌肉抽搐史,人工喂养儿,缺少户外活动又未服鱼肝油或未添加含维生素 D 辅食,有佝偻病的症状体征等病史。

(二)临床表现

除有不同程度的活动期佝偻病表现外,主要为惊厥、手足搐搦和喉痉挛,以无热惊厥最常见。

1.典型发作

(1)惊厥:最为常见,多见于婴儿。多为无热惊厥,突然发生,表现为双眼球上翻,面肌颤动,四肢抽动,意识丧失,持续时间为数秒钟到数分钟,数日 1 次或者 1 日数次甚至数十次不等。抽搐发作停止后意识恢复,活泼如常。

(2)手足搐搦:多见于 6 个月以上的婴幼儿。发作时意识清楚,两手腕屈曲,手指伸直,大拇指紧贴掌心,足痉挛时双下肢伸直内收,足趾向下弯曲呈弓状。

(3)喉痉挛:多见于婴儿。由于声门及喉部肌肉痉挛而引起吸气困难,吸气时发生喉鸣,严重时可发生窒息,甚至死亡。

2.隐匿型 没有典型发作时可通过刺激神经肌肉而引出下列神经肌肉兴奋的体征。

(1)面神经征(Chvostek sign):以指尖或叩诊锤轻叩颧弓与口角间的面颊部,出现眼睑及口角抽动为阳性,新生儿可呈假阳性。

(2)腓反射:以叩诊锤击膝下外侧腓骨小头处的腓神经,引起足向外侧收缩者为阳性。

(3)陶瑟征(Trousseau 征):以血压计袖带包裹上臂,使血压维持在收缩压与舒张压之间,5 分钟内该手出现痉挛为阳性。

(三)辅助检查

血清耗低于 1.75mmol/L(7mg/dl),或离子耗低于 1.0mmol/L 可作出正确诊断。

(四)诊断性治疗

用钙剂治疗后抽搐停止,手足痉挛很快缓解亦有助于诊断。

二、鉴别诊断

首先与其他无热惊厥性疾病鉴别:包括低血糖症、低镁血症、婴儿痉挛症、甲状旁腺功能减退症。另外也要注意与急性喉炎、中枢神经系统感染性疾病等相鉴别。

三、治疗

应立即控制惊厥,解除喉痉挛,补充钙剂,并补充维生素 D。

1.急救处理 应迅速控制抽搐或喉痉挛,可用苯巴比妥,水合氯醛或地西泮迅速控制症状,保持呼吸道通畅,必要时行气管插管。

2.钙剂治疗 用 10%葡萄糖酸钙 5～10ml 加入葡萄糖 10～20ml 缓慢静脉注射(10 分钟以上)或静脉滴注。惊厥反复发作者每日可重复使用钙剂 2～3 次,直至惊厥停止,以后改口服钙剂治疗。钙剂不宜与乳类同服,以免形成凝块影响其吸收。

3.维生素 D 治疗 症状控制并应用钙剂后,可按维生素 D 缺乏性佝偻病补充维生素 D。

(石建莉)

第七节 维生素 D 中毒症

大剂量维生素 D 误服或长期较大剂量维生素 D 使用者可引起维生素 D 中毒症(vitamin D intoxication)。中毒剂量个体差异很大,与用量、应用时间长短和用药途径有关。服用 2 万～5 万 IU/d 或 2000IU/(kg·d),连续数周或数月即可发生中毒。

一、诊断

(一)病史

有长期大量服用或短期超量误服维生素 D 病史。

（二）临床表现

早期表现有厌食、恶心、呕吐、低热、精神不振、嗜睡、表情淡漠、便秘；晚期可出现高热、多饮多尿、烦躁、昏迷、抽搐等症状，甚至出现肾小管酸中毒、肾衰竭。

（三）辅助检查

血钙升高＞3mmol/L（12mg/dl），尿钙强阳性（Sulkowitch 反应）。尿常规可见蛋白尿，严重者出现红细胞、白细胞、管型。可出现氮质血症、脱水和电解质紊乱。X 线长骨片呈干骺端临时钙化带过度钙化，骨质疏松，骨皮质增厚。重病例在脑、心、肾、血管、皮肤等处可见钙化灶。严重者肾脏 B 超提示肾萎缩。

二、鉴别诊断

伴低热时须除外感染。多尿易误诊为泌尿系感染，但用抗生素治疗效果不满意。出现高钙血症时应与婴儿特发性高钙血症、甲状旁腺功能亢进、恶性肿瘤骨转移、低碱性磷酸酶血症鉴别。单从 X 线骨片所见，尚需与佝偻病恢复期，铅、氟中毒等鉴别，要结合病史、体征、铋和血钙等多方面进行考虑。

三、治疗

1. 立即停用维生素 D 和钙剂，限制钙盐摄入。
2. 药物　呋塞米 0.5～1mg/(kg·次)静脉注射，必要时可重复使用，以促进钙的排泄；泼尼松 2mg/(kg·d)口服，以抑制钙的吸收；降钙素 50～100IU/d 肌内注射。
3. 控制感染，纠正脱水、酸中毒。
4. 肾衰竭和心功能衰竭可以应用低钙透析液进行透析治疗。

四、预防与预后

科学、合理使用维生素 D 制剂，预防量不应超过 400IU/d，严格掌握维生素 D 突击疗法的适应证。

一般治疗以后，症状消失，预后较好。一旦发生骨骼、脑、肾、血管、皮肤出现相应的钙化，会影响体格和智力发育。如出现肾萎缩，疾病后期可能因肾衰竭而死亡。

（石建莉）

第八节　维生素 K 缺乏症

维生素 K 缺乏症（vitamin K deficiency）是因体内缺乏维生素 K，某些维生素 K 依赖凝血因子活力低下，从而致凝血机制障碍的疾病。临床特点以出血为主。以新生儿及生后 3 个月内母乳喂养儿多见。

一、诊断

（一）病史

母亲在孕期曾使用过抑制维生素 K 代谢的药物；出生时未预防性使用维生素 K；单纯母

乳喂养儿或仅加米糊而不添加其他辅食儿;有先天性肝、胆疾患儿;有长期腹泻;长期使用广谱抗生素婴儿。

(二)临床表现

根据发病时间分为以下 3 型:

1. 新生儿早发型　生后 24 小时内发病,与母亲在产前使用某些药物有关,如抗凝药、抗惊厥药、抗结核药等。表现为皮肤出血、脐带残端渗血、消化道出血、颅内出血等。

2. 新生儿经典型　生后 2～5 天发病,早产儿可迟至生后 2 周。常见出血部位为皮肤出血(穿刺处)、脐带残端渗血、消化道出血、颅内出血等。出血一般少到中等量,多为自限性。

3. 晚发性　生后 1～3 个月以内的婴儿。

轻症:皮肤注射及采血部位出血、鼻出血或少量胃肠道出血。

重症:呈急性或亚急性颅内出血,出血部位以蛛网膜下腔、硬膜下或硬膜外多见,脑实质及脑室出血少见。表现为烦躁不安、脑性尖叫、阵发性发绀、双眼凝视;出血量多时有颅内高压征,如前囟紧张隆起、抽搐、昏迷及瞳孔改变。另外,可见贫血表现和低热、黄疸、肝脾大。

(三)辅助检查

1. 凝血酶原时间和部分凝血活酶时间均延长,出血时间、血小板正常。

2. 脑脊液呈血性,有皱缩红细胞。

3. 头部 CT 或 MRI 检查可明确诊断并确定出血部位及范围大小。

二、鉴别诊断

应与颅内感染、脑血管畸形破裂出血、血友病等凝血功能障碍疾病鉴别。

三、治疗

1. 保持安静,避免搬动。消化道出血时应禁食,给予静脉营养。

2. 补充维生素 K 立即静脉注射维生素 K_1 1mg,对重症出血者静脉注射维生素 K_1 5～10mg/次,每日 2 次,连续 3～5 日。

3. 输注新鲜血　少量多次,10～15ml/(kg·次),连续 2～3 日。

4. 对症治疗

(1)降低颅内压:静脉注射地塞米松 0.5～1mg/(kg·次),每日 2 次;在应用维生素 K 或输入新鲜血后可酌情使用小剂量甘露醇,0.25～0.5g/(kg·d),每日 2～4 次。

(2)控制惊厥。

(3)有硬脑膜下血肿者可进行穿刺,穿刺无效者可考虑手术。

四、预防

1. 孕母产前二周常规口服维生素 K_1 2～4mg/d。凡因孕期使用过抑制维生素 K_1 合成的药物者,产前应给予维生素 K_1 10mg 肌内注射 3～5 天;纯母乳喂养者,其母亲应每周口服维生素 K 20mg 两次。维生素 K 的生理需要量 0.5～1μg/(kg·d)。

2. 出生后都应常规注射维生素 K_1 5mg/d,连续 3 天。

3. 对单纯性母乳喂养儿、长期腹泻、应用广谱抗生素或患有肝、胆疾病患者每周肌内注射一次维生素 K_1 1mg。

五、预后

出血量大者可因出血性休克而死亡。颅内出血的患儿病情严重有生命危险,尤其是脑干部位出血。颅内出血可遗留一定的运动和智力障碍。

(石建莉)

第九节　锌缺乏症

锌缺乏症(zinc deficiency)是体内锌含量不足导致体内多种酶的活性降低,从而影响人体的各种生理功能。临床表现为食欲减退、厌食,生长发育障碍,创伤愈合迁延,免疫功能低下,反复感染,青春期缺锌还可表现为性成熟障碍。

一、诊断

(一)病史

多见于早产、双胎、多胎儿,人工喂养及营养不良儿,有偏食、挑食不良饮食习惯患儿(尤其是素食者)。慢性腹泻、肠吸收不良综合征、肠病性肢端皮炎、组织创伤史、长期透析,长期使用青霉胺及类固醇药物患儿。

(二)临床表现

厌食、异食、食欲减退,反复黏膜、皮肤损害或感染,创伤组织及术后伤口愈合不良,易感染,体格和智能发育速度缓慢。在青春期有外生殖器发育不良,第二性征不发育。其他可见脱发、皮肤粗糙、皮炎、地图舌、反复口腔溃疡等。

(三)辅助检查

1. 血清锌<11.5μmol/L(75μg/dl)。

2. 餐后血清锌浓度反应实验(PZCR)>15%:空腹测血清锌(A0),餐后2小时再测血清锌(A2),进食总热能按全天20%算,蛋白质:脂肪:碳水化合物为(10%~15%):(30%~35%):(50%~60%)。并将数值带入公式:PZCR=(A0−A2)/A0×100%。

3. 头发锌可作参考,受头发生长速度、环境、洗涤方法等影响,与血清锌无密切相关,所以发锌不能作为确诊指标。

4. 血清碱性磷酸酶　缺锌时下降,补锌后恢复。

二、治疗

常用锌剂有:葡萄糖酸锌、硫酸锌、醋酸锌,每日剂量按0.5~1mg/kg元素锌计算,相当于:葡萄糖酸锌3.5~7mg/(kg·d),硫酸锌125~4.5mg/(kg·d),醋酸锌1.5~3mg/(kg·d),疗程2~3个月。对于不能口服或口服后吸收不良患儿,则给予静脉补充锌剂,每日剂量按元素锌计算:早产儿300μg/kg,1岁以内100μg/kg;1岁以上3~5mg/d。过量补锌会导致锌中毒,急性者出现恶心、呕吐、腹泻等消化道症状,甚至出现脱水和电解质紊乱;慢性者会损伤心、肝、肾细胞。

三、预防

鼓励母乳喂养。对早产儿、人工喂养、营养不良、长期腹泻、术后恢复、生长发育过快儿均要适当补充锌。合理膳食,补充含锌丰富的食物,如瘦肉、蛋黄、鱼类、牡蛎、奶酪等。纠正不良的饮食习惯。

(石建莉)

第十节　儿童高铅血症和铅中毒

铅(Pb)是一种有毒的重金属元素,对机体的毒性是多方面的,处于生长发育时期的儿童,可引起多系统损害,其神经毒性最为重要。WHO认为"环境中对儿童威胁最大的是铅",儿童铅中毒已成为一个全球性的公共安全问题。

一、诊断

(一)临床表现

一般从铅暴露到出现症状3~6个月,多为非特异性表现。母体血铅很容易通过胎盘进入胎儿脑组织。研究表明孕期母亲的血铅水平与儿童出生后的语言、记忆、定量及总感知能力的指数呈明显的负相关。儿童长期接触低浓度铅,可引起行为功能改变,常见的有模拟学习困难、空间综合能力下降、运动失调、多动、易冲动、注意力不集中、侵袭性增强和智商下降等。急性接触高浓度铅时会出现中毒性脑病,表现为兴奋或嗜睡、剧烈头痛、惊厥,甚至昏迷。

铅能抑制血红素的生成而引起儿童贫血,当血铅超过 0.4mg/L 时就会发生,一般为小细胞低色素性贫血。部分患儿可能出现溶血而进一步加重贫血。

铅作用于心血管系统,导致视网膜小动脉痉挛、高血压细小动脉硬化,面色苍白、心率慢。铅中毒会出现食欲不振、上腹胀满、恶心、腹部疼痛、便秘或腹泻。胃肠道急性重症型出现出血性胃肠炎,胃肠黏膜充血,并有出血点和出血斑。经过消化道吸收的铅中毒肝损害明显,可引起肝大、黄疸,甚至肝硬化或肝坏死。

铅中毒会导致患儿肾小管功能受损,患某些自身免疫性疾病或过敏性疾病的危险增高,白细胞减少,影响生长发育。

严重患儿齿龈边缘有黑色的铅线,面容为灰色(铅容)。

(二)诊断标准

美国国家疾病控制中心(CDC)1991 年将血铅(BPb)水平大于或等于 $100\mu g/L$,无论是否有临床症状、体征或其他血液生化变化,即可诊断为铅中毒(lead poisoning)。其分级标准是根据 BPb 水平共分 5 级:

Ⅰ级为相对安全的 BPb 水平,不需临床处理,BPb$<100\mu g/L$。

Ⅱ级属轻度铅中毒,要动态观察血铅水平的改变(1 次/3 月测定 BPb 含量),BPb 水平在 $100\sim199\mu g/L$。

Ⅲ级属中度铅中毒,BPb 水平在 $200\sim449\mu g/L$,要进行相关特殊检查、体检及询问病史并在 1 周内复查 BPb 含量。

Ⅳ级属重度铅中毒,BPb 水平在 $450\sim699\mu g/L$,要在 48h 内复查 BPb 水平,如确诊要收治入院进行驱铅治疗,同时进行环境勘察和环境干预。

Ⅴ级属极重度铅中毒,BPb 水平≥700μg/L,即刻复查 BPb 含量。

根据卫生部 2006 年《儿童高铅血症和铅中毒分级和处理原则》,连续两次静脉血铅为 100~199μg/L 为高铅血症;血铅 200~249μ/L 为轻度铅中毒;血铅 250~449μg/L 为中度铅中毒;血铅等于或高于 450μg/L 为重度铅中毒。

二、治疗

1. 高铅血症和轻度铅中毒(血铅小于或等于 250μg/L)治疗为脱离铅污染源,卫生指导并给予营养干预,一般不需要驱铅药物治疗,或适当给予杞枣口服液、智杞颗粒、千果花等中成药治疗。

2. 对于血铅大于 250μg/L 的中重度铅中毒儿童,推荐螯合剂解毒。治疗首选二巯丁二酸(DMSA),用法:剂量为每次 350mg/m² 或 10mg/(kg·d),每日 3 次口服,连续 5 天。继而改为每日 2 次给药,每次药量不变,连续 14 天,每个疗程共计 19 天。对无法完全脱离铅污染环境的儿童则应采用依地酸钙钠进行治疗,用量为(1000~1500)mg/m²,静脉或肌内注射,5 天为 1 疗程。停药 2~6 周后复查血铅,如等于或高于 450μg/L,可重复上述治疗方案;如连续 2 次复查血铅低于 450μ/L,但等于或高于 250μg/L 时则按中度铅中毒处理。

三、预防

保护环境,健康教育,让儿童纠正不良生活习惯,进行铅中毒筛查。多食用富含铁、锌、硒、钙的食物,补充维生素 E、C 和 B_1 等。

(石建莉)

第十三章　儿科常见急危重症救治

第一节　急性呼吸衰竭

急性呼吸衰竭(acute respiratory failuer,ARF)简称呼衰,是由于呼吸功能严重障碍引起肺氧合障碍和(或)肺泡通气不足而不能进行有效的气体交换,导致机体缺氧和(或)二氧化碳潴留,表现为一系列生理功能和代谢障碍的临床综合征。可表现为单纯低氧血症,或低氧血症伴高碳酸血症。

ARF是小儿时期常见的急症之一,由于解剖及呼吸道发育的特点,新生儿及婴幼儿急性呼衰的发生率较成人高。

呼衰的分类包括:

(1)根据病理生理和血气分析分为:

Ⅰ型呼衰:单纯性低氧血症,换气功能障碍,$PaO_2 \leqslant 6.67kPa(50mmHg)$。

Ⅱ型呼衰:低氧血症伴高碳酸血症,通气功能障碍,$PaO_2 \leqslant 6,67kPa(50mmHg)$,$PaCO_2 \geqslant 6.67kPa(50mmHg)$。

(2)根据病变部位:中枢性呼衰—泵衰竭型,神经—肌肉病变,致通气障碍。

周围性呼衰—肺衰竭型,胸壁或气道病变,致换气和(或)通气障碍。

一、诊断思路

(一)病史要点

1. 现病史有早产、免疫缺陷无胸腺、慢性心、肺部疾病及神经肌肉疾病,临床上表现呼吸困难、胸闷气促、气短、喘憋,发绀、呼吸不规则,烦躁、嗜睡,意识障碍、昏迷惊厥等。

2. 有无溺水窒息、一氧化碳中毒,脑部、胸部外伤及气管异物史等。

3. 过去史可有哮喘史,有无中枢性感染、肿瘤,胸部、肺部重症感染,手术等。

4. 有无特殊服药史(镇静剂及麻醉药等),药物过敏史。

(二)查体要点

1. 呼吸系统　呼吸频率及节律,有无鼻翼扇动、三凹征、发绀等。肺部听诊呼吸音是否对称,有无哮鸣音、湿啰音,有无呼吸音减弱(肺泡实变、胸膜渗出)等。

2. 循环系统　心率、心律,心音,血压,有无奔马律,周围循环情况。

3. 神经系统　神志,精神状况,有无头痛,嗜睡、烦躁及意识障碍,瞳孔大小及对光反射,脑膜刺激征等。

(三)辅助检查

1. 常规检查

(1)血气分析:PaO_2、$PaCO_2$、pH等。

(2)血电解质:钾、钠、氯、钙等。

2.其他检查

(1)血生化:肝肾功能。

(2)X线胸片、胸部 CT、MRI:了解肺部及胸部疾病(如肺部感染,ARDS,肺气肿,支气管梗阻,胸腔积液,心脏扩大,先天性心肺疾病)。

(3)血常规:有助于确定感染,红细胞增多提示慢性缺氧。

(4)肺泡动脉氧分压差($AaDO_2$):肺泡动脉与动脉氧分压的差值,是气体交换的有效指标。正常值为 $0.67 \sim 2.0kPa(5 \sim 15mmHg)$,升高时提示换气障碍。

(四)诊断标准

1.临床表现

(1)呼吸系统:①呼吸困难:呼吸频率加快、鼻翼扇动、三凹征、喘憋、发绀等。②呼吸抑制:呼吸节律改变,呼吸微弱、浅慢,呼吸音减弱或消失,早期为潮式呼吸,晚期为抽泣样呼吸、叹息样呼吸及呼吸暂停或骤停。

(2)循环系统:心率先增快后减慢,心律失常,心音低钝,血压先增高后下降。

(3)神经系统:先兴奋后抑制,患儿烦躁不安、凝视、头痛、嗜睡、意识障碍,甚至昏迷、惊厥等,瞳孔缩小或忽大忽小,视盘水肿。

2.血气分析诊断标准

(1)呼吸功能不全:$PaO_2 < 8kPa(60mmHg)$,$PaCO_2 > 6kPa(45mmHg)$,$SaO_2 < 0.91$。

(2)呼吸衰竭:$PaO_2 \leqslant 6.67kPa(50mmHg)$,$PaCO_2 \geqslant 6.67kPa(50mmHg)$,$SaO_2 \leqslant 0.85$。

具有上述临床表现中第(1)项,伴或不伴第(2)、(3)项,同时具有血气分析诊断标准中第(2)项,可诊断为急性呼吸衰竭。

呼衰时酸碱失衡与电解质紊乱主要表现为:严重缺氧伴呼吸性酸中毒、严重缺氧伴呼吸性酸中毒并代谢性碱中毒、严重缺氧伴混合性酸中毒、缺氧伴呼吸性碱中毒和缺氧伴混合性碱中毒。

(五)鉴别诊断

1.急性呼衰时低氧血症不同机制鉴别见表 13-1。

表 13-1 呼衰时低氧血症机制的鉴别

机制	PaO_2	$PaCO_2$	$AaDO_2$	吸高浓度氧
通气不足	↓	↑	不变	PaO_2 改善,$PaCO_2$↑
V/Q 失调	↓↓	不变或稍↑	↑↑	PaO_2 及 $AaDO_2$ 改善
弥散障碍	↓↓	不变	↑	PaO_2 及 $AaDO_2$ 改善
肺内动静脉分流	↓↓↓	正常或稍↓	↑↑↑	PaO_2,$AaDO_2$ 无改善

2.中枢性呼衰　为肺通气功能障碍,以呼吸节律改变为主,无三凹征。周围性呼衰为肺通气及换气功能障碍,主要表现为呼吸困难、频率加快、呼吸表浅。

3.上呼吸道梗阻　表现为吸气性呼吸困难。下呼吸道梗阻表现为呼气性呼吸困难。

4.代偿性呼吸性酸中毒与呼吸性酸中毒合并代谢性碱中毒的鉴别见表 13-2。

表 13-2　代偿性呼吸性酸中毒与呼吸性酸中毒合并代谢性碱中毒的鉴别

类型	代偿性呼吸酸中毒	呼吸性酸中毒合并代谢性碱中毒
病史	呼衰时间较长	呼衰经补碱、利尿及激素治疗,已代偿的呼酸人工通气后
症状	不明显,可有嗜睡	嗜睡,躁动不安,意识障碍中,手足搐搦
体征	神经反射正常或减弱	肌张力增高,神经反射尤进(低钾时减弱)
血 pH	7.35~7.45	7.4 以上
$PaCO_2$	明显升高	一般升高
AB	$AB = PaCO_2 \times 0.6$	$AB > PaCO_2 \times 0.6$
BE	↑	明显↑
CO_2CP	↑	明显↑
血氯	常在 80mmol/L 以上	常在 80mmol/L 以下
血钾	正常或↑	低于正常
治疗后情况	改善通气功能后 SB 随之↓,pH 向 7.40 移动	改善通气后 pH 向偏碱方向移动,补钾后 pH 向 7.40 移动

5.失代偿性呼吸性酸中毒与呼吸性酸中毒合并代谢性酸中毒的鉴别见表 13-3。

表 13-3　失代偿性呼吸性酸中毒与呼吸性酸中毒合并代谢性酸中毒的鉴别

类型	失代偿性呼吸性酸中毒	呼吸性酸中毒合并代谢性酸中毒
病史	单纯性呼衰时间较短	呼衰合并休克,肾衰竭,饥饿,腹泻
症状	单纯呼吸道症状,嗜睡,意识朦胧	失代偿性呼吸性酸中毒症状合并胃肠道、循环衰竭及肾功能不全症状
体征	肌张力减弱,神经反射减弱	
血 pH	一般↓	明显↑
$PaCO_2$	明显↑	一般↑
AB	稍高	正常或低于正常
BE	正常或偏高	明显低于正常
CO_2CP	升高	正常或下降
治疗后情况	改善通气后好转	补碱后好转

二、治疗措施

急性呼衰多为突然发生,应立即积极抢救。

（一）治疗原则

治疗原则改善通气,增加氧气摄入促进二氧化碳排出,维持血气正常,保证重要脏器功能,防止并发症的发生。

（二）治疗方案

1.一般治疗

（1）去除病因:积极治疗引起呼衰的病因和诱因,应用有效的抗生素防治感染或广谱抗病毒药物。

（2）保持呼吸道通畅:清除呼吸道分泌物,湿化吸氧,雾化吸入药物,拍背,吸痰。解除气道痉挛。

（3）氧疗：呼衰时应提高吸氧浓度。吸氧方式可选鼻导管、口罩、面罩或头罩给氧，一般不主张持续高浓度吸氧，以免氧中毒，Ⅰ型呼衰应给高浓度吸氧（>35%），Ⅱ型呼衰给低浓度吸氧（<32%），病情稳定后改为间歇吸氧。

2.呼吸兴奋剂　兴奋呼吸中枢，增加通气量，适用于中枢性呼衰。常用尼可刹米（可拉明），每次5岁以下10mg/kg，5~7岁15mg/kg，或洛贝林（山梗菜碱），每次0.1mg/kg，静脉注射，30min后可重复使用亦可用氨茶碱，4~6mg/kg，首次静脉注射后，每8小时以2mg/kg维持治疗。

3.对症治疗

（1）纠正酸碱失衡和电解质紊乱：呼吸性酸中毒或混合性酸中毒时应积极改善通气功能来纠酸。当合并代谢性酸中毒血pH<7.2时，给予5%碳酸氢钠溶液，每次2~5ml/kg，稀释成1.4%等渗液静脉滴注，并积极改善通气排出二氧化碳。同时应根据血液生化检查结果补钾等，纠正电解质紊乱。补液量为每日60~80ml/kg，根据病情酌情增加，以生理维持液为宜，或按脱水性质而定。

（2）维持心、脑、肾功能

1）呼衰合并心功能不全时：应用强心剂、利尿剂及血管活性药物。心肌缺氧易致心律不齐，强心剂应缓慢小剂量给予。血管活性药可选用酚妥拉明，每次0.3~0.5mg/kg（每次不超过10mg），加10%葡萄糖20ml静脉缓慢滴注；多巴酚丁胺，每分钟2~10μg/kg，持续静脉滴注，东莨菪碱，每次0.03~0.05mg/kg，静脉滴注。

2）防治脑水肿：20%甘露醇，每次1g/kg静脉推注，每日2~3次，地塞米松，每日0.5mg/kg。

4.机械呼吸：是抢救重症呼衰最有效的方法。常用有经鼻持续气道正压给氧（CPAP），常频机械通气及高频振荡通气等。

应用指征为：①呼吸频率仅为正常的1/2时。②极微弱的呼吸，全肺范围的呼吸音减低。③呼吸骤停，频繁或长达10s以上的呼吸暂停。④吸高浓度氧气仍有发绀，$PaPO_2$<50mmHg。⑤病情迅速恶化，神经精神症状加重相关治疗无效。

停用呼吸器的指征为：①患儿病情稳定，呼吸循环系统功能稳定。②能维持自主呼吸2~3h无异常。③吸入50%O_2时，PaO_2>6.67kPa（50mmHg），$PaCO_2$<6.67kPa（50mmHg）。

三、预后

呼衰的病死率高。影响预后的因素有原发病、患儿年龄、酸碱失衡情况及患病前健康状况。

四、预防

对有肺部疾病，胸壁疾病及神经肌肉病变的患儿及密切注意呼吸功能，积极治疗原发病，早期发现呼吸衰竭，并及时判断是通气障碍还是换气障碍，采取有效措施，防止严重呼吸衰竭发生。

（马永涛）

第二节 心力衰竭

心力衰竭(心衰)是指由于心功能减退,虽经发挥代偿能力,仍不能泵出足够的氧合血,以满足全身组织代谢需要的一种临床综合征。小儿各年龄均可发生,以婴幼儿期最常见且多呈急性经过,如不及时控制,往往威胁小儿生命。

一、调节心脏功能的主要因素

1.前负荷 前负荷或称容量负荷,系指心室收缩前所遇到的负荷,常以心室舒张末期容量或压力表示。测定肺小动脉楔压可反映左室舒张末期压力(LVEDP)或称左室充盈压即左室前负荷。测定中心静脉压(CVP)则可反映右室前负荷。根据 Frank-Starling 定律;在一定范围,心肌收缩力的增强与心肌纤维的初长或张力成正比。心室扩张时,心肌纤维拉长,收缩力和心搏出量随之增加。此关系可由图 13-1 说明。上面的曲线为正常的心室功能曲线,表明心排血量在一定范围内随前负荷的增加而增加。在前负荷过度的情况下(即超出垂直虚线以外),即使心肌收缩力未减弱,也可发生肺或体循环充血临床可出现呼吸困难、水肿等症状。下面的曲线表示心力衰竭同时伴有收缩力减弱时的心功能状态,在水平虚线以下则产生低心排血量的症状。

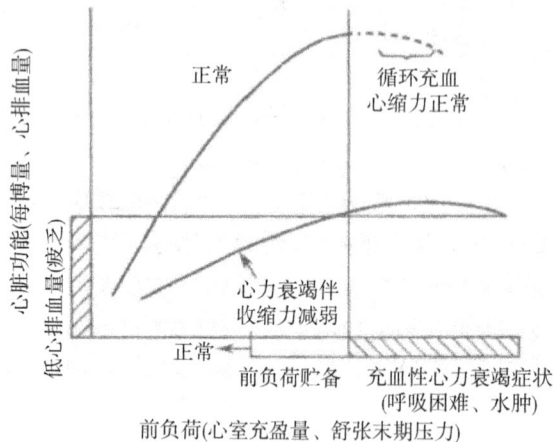

图 13-1 前负荷改变对心功能的影响

2.后负荷 后负荷或称压力负荷,系指心室射血时所遇到的阻抗,常以主动脉压或总外周血管阻力表示。当后负荷增加时,心排血量减少。前负荷与后负荷的关系及两者对心功能的影响可由图 13-2 说明。正常的心功能曲线表明随心室充盈量的增加,每搏量和排血量亦增加。如 A 线所示,当主动脉的阻抗(或后负荷)增加时,排血量减少。反之,如最初的心室充盈压高,则减轻后负荷可使心功能改善(B 线)。然而,当静脉回流量不足时(心室充盈量低,C线),减轻后负荷对患儿可能是不利的,因为外周血管扩张,回心血量减少,使充盈量进一步减少以致心排血量降低。

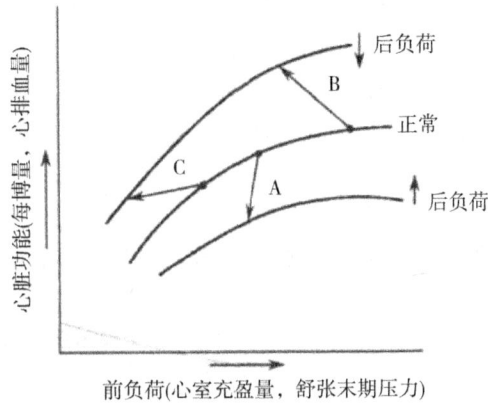

图 13-2 前负荷与心功能的关系

3. 心肌收缩性 心肌收缩性系指与心室前、后负荷无关的心室本身的收缩力,是心肌固有的生理特性之一。心肌收缩力增强时,心排血量增加,反之亦然。影响心肌收缩性的内在因素与心肌超微结构、能量代谢、钙离子的转运及心肌收缩蛋白的合成有密切关系。

4. 心率 心脏的排血量=每搏量×心率,故心率的变化可影响心排血量。在一定限度内,心率增快可使每分排血量增加,但心率过快如超过 180 次 1 分时,由于心室舒张期缩短,心室充盈不足,加以心肌耗氧量增加,使心功能受损,每分钟排血量反而减少。此外,心率过缓如完全性房室传导阻滞心室率在 40 次/分以下时,也同样可致每分钟排血量下降。

二、病因

引起小儿心力衰竭的原因很多,上述四个调节心功能因素的变化均可导致心力衰竭。

1. 心肌收缩力减弱 如各种原因所致的心肌炎、心肌病等均可影响心肌收缩状态,使射血分数(即心搏出量/心室舒张末期容量)与心排血量下降,导致心力衰竭。

2. 前负荷过度或不足 如左向右分流型先天性心脏病(间隔缺损、动脉导管未闭等)、二尖瓣或主动脉瓣关闭不全等,因血液的分流或反流使心室容量负荷增加而致心力衰竭。此外,甲状腺功能亢进、严重贫血、维生素缺乏、静脉输液过多等也可增加血容量,加重前负荷,引起心力衰竭。

3. 限制性心肌病、心内膜弹力纤维增生症、心包疾病等 可使左或右室舒张期充盈不足,心排血量减少而致心力衰竭。

4. 后负荷过重 如高血压、主动脉瓣狭窄、主动脉缩窄等增加左室射血阻抗,可致左心衰竭;二尖瓣狭窄、肺动脉高压、肺动脉瓣狭窄等增加右室后负荷,引起右心衰竭。

5. 心率与心律失常 心率过快或异位性心动过速等使心室舒张期缩短,心室充盈减少及心肌耗氧量增加,心排血量减少。心率过缓时,虽然每搏量有所增加,但每分钟排血量仍然下降。

三、临床根据引起心力衰竭的原发疾病的不同归纳如下

1. 心源性

(1)先天性心脏病:是婴儿期心力衰竭的主要原因。据统计,在各种类型先天性心脏病中,约 20% 患儿迟早会发生心力衰竭,而发生心力衰竭者 90% 是在 1 岁以内。大血管错位、

主动脉缩窄、室间隔缺损等都是常引起心力衰竭的先天性心血管畸形。此外,某些先天性心脏病往往在一个特定的年龄期内,容易发生心力衰竭,如据 Billig 等的意见,生后第 1 周内常见的心力衰竭原因是伴主动脉瓣闭锁的左心发育不良综合征,其次为大血管错位,生后 1～4周为主动脉缩窄和大血管错位,1～3 个月龄则为左向右分流的畸形如室间隔缺损、动脉导管未闭和心内膜垫缺损。

(2)风湿热及风湿性心瓣膜病:是 4 岁以上小儿心力衰竭的主要原因。

(3)心肌病:病毒性心肌炎和中毒性心肌炎,心内膜弹力纤维增生症,克山病,原发性和继发性心肌病,冠状动脉起源异常等。

(4)其他:室上性心动过速、心房颤动、心房扑动、完全性房室传导阻滞等多种心律失常以及心包炎、心包缩窄、感染性心内膜炎、心脏肿瘤等均可引起心力衰竭。

2.肺源性　以呼吸道感染性疾病为主,如重症肺炎、毛细支气管炎、哮喘性支气管炎特别是哮喘持续状态。

3.肾源性　急性肾炎、慢性肾炎、肾动脉狭窄、先天性肾发育不良、慢性肾盂肾炎等伴有显著高血压时,均可引起心力衰竭。

4.其他　如输液(血)量过多、维生素 B_1 缺乏,重度贫血、甲状腺功能亢进、电解质紊乱、高原缺氧、红斑狼疮等病,均可发生心力衰竭。

四、发病机制与病理生理

心力衰竭的发病机制相当复杂,多种因素参与了心力衰竭的发生、发展过程。尽管人们对其认识正在不断深入,但迄今对其复杂的发病机制仍未完全阐明。过去认为血流动力学变化(心脏前负荷、后负荷增加)在心力衰竭的发病机制中起重要作用。随着研究的不断深入,近十余年来,已逐渐从这种血流动力学的模式转变为神经内分泌细胞因子的病理生理模式。目前认为"神经内分泌细胞因子系统长期、慢性被激活促进了心室重构,进而使心功能进一步减退"。

1.神经内分泌系统在心力衰竭中的作用

(1)交感神经系统激活对心力衰竭的影响:心力衰竭时心排血量减少,通过压力感受器反射性引起交感神经活性增强,刺激肾上腺髓质分泌儿茶酚胺(CA)。当 β 受体兴奋时,心率加快,心肌收缩力增强,心排血量增加。当 α 受体兴奋时,皮肤及内脏小动脉收缩,心和脑血管扩张,保证了重要生命器官的血供,并使血压得以维持。然而,血循环中 CA 的持续升高却对心脏带来不利影响,并可促进心功能的恶化,主要表现为:

1)CA 对心脏的毒性作用:如引起 CA 性心肌病,心肌灶性坏死等。

2)心脏 $β_1$ 受体数目减少、密度下调,使 β 受体介导的腺苷酸环化酶活性降低,心肌收缩力减弱。

3)G 蛋白代谢异常,GS/GI 比值减小,影响正常心肌收缩力的主要受体是 $β_1$ 受体,受体与 G 蛋白耦联,G 蛋白将信息传递给腺苷酸环化酶,影响 cAMP 的合成。心力衰竭时 G 蛋白的代谢异常使 GS/GI(兴奋性 G 蛋白/抑制性 G 蛋白)的比值减小,因而心肌收缩力减弱。

4)激活肾素血管紧张素醛固酮系统(RAAS)。

(2)RAAS 激活在心力衰竭中的作用:心力衰竭时肾血流量减少,刺激肾小球旁器中 $β_1$ 受体,从而激活 RAAS。RAAS 的激活使血管紧张素Ⅱ(AngⅡ)和醛固酮分泌增加,导致外周血管收缩,钠水潴留,心室前、后负荷增加,促使心力衰竭进一步加重。此外,近年来对醛固酮的生物学作用有了深入一步的了解。醛固酮分泌增加,除使钠水潴留外,尚有其他不良的生物学效应,包括内皮功能障碍、炎症及广泛的组织损伤、心肌纤维化和心室的重构等。

(3)利钠肽系统(NPS)在心力衰竭中的作用:心脏不仅有泵的功能,而且是内分泌的分泌器官。主要分泌的有心房利钠肽(ANP)和脑利钠肽(BNP)。前者主要在心房细胞合成,并贮存于心房肌特殊颗粒中。心房容量负荷、机械牵张是刺激 ANP 合成、分泌、释放的主要因素;BNP 主要在心室细胞合成,慢性充血性心力衰竭患儿心房肌细胞的分泌颗粒也含有少量 BNP。心肌缺血、坏死、损伤,心室壁张力增加及压力负荷过重等均能刺激 BNP 的合成。

近年来大量的研究证明,ANP 和 BNP 能舒张入球小动脉,收缩出球小动脉,使肾小球滤过率增加,并可抑制 AngⅡ介导的近曲小管钠水再吸收,且拮抗血管加压素在集合管内的钠水潴留作用,另外还能抑制肾素及醛固酮的分泌。通过以上机制最终发挥利钠、利尿作用。ANP 和 BNP 能抑制 CA 的分泌和交感神经冲动的传出而降低或抑制交感神经系统的活性,从而可直接舒张动、静脉,降低外周血管阻力。

心力衰竭时,由于钠水潴留使容量过度负荷,因房室压力升高使 NPS 激活。NPS 激活后除通过利钠利尿减轻钠水潴留、减少血容量外,还通过抑制血管收缩肽的产生,拮抗其缩血管作用及直接舒张血管,使全身外周血管阻力降低,减少静脉回心血量,进而减轻心脏前、后负荷,改善心功能。在生理状态下,NPS 和 RAAS 的作用相互拮抗并保持平衡。这种平衡对于维持正常的血容量、血压和心血管功能是非常重要的。心力衰竭后期,由于利钠肽受体(NPR)下调及肾脏对 NPS 的反应性降低,同时 RAAS 活性增加,使 NPS 与 RAAS 失去平衡,在一定程度上也加重了心力衰竭。

心力衰竭时神经内分泌机制之间的相互作用见图 13-3。

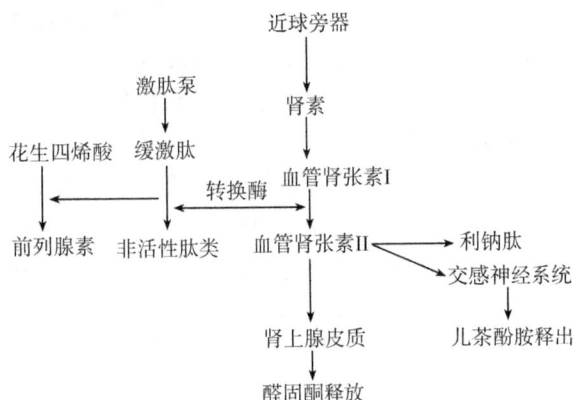

图 13-3　心力衰竭时神经体液代偿之间的相互关系

(4)血管加压素(抗利尿素)在心力衰竭中的作用:血管加压素在下丘脑合成,贮存于神经垂体,经常少量释放进入血循环中,有抗利尿作用,增加水的再吸收。心力衰竭时血管加压素分泌增加,使细胞外液潴留,游离水的排出减少,导致低钠血症,外周血管收缩,心室后负荷增加,从而加重了心力衰竭。

2.细胞因子与心力衰竭　越来越多的证据表明,细胞因子是心力衰竭病理生理和发病机制中的重要因素。细胞因子[主要是肿瘤坏死因子-α(TNF-α)、白细胞介素-6(IL-6)和白细胞介素-1(IL-1)],通过介导左室重构,降低心肌收缩力,使 β 受体失耦联等作用引发和(或)加重心力衰竭。心脏分泌细胞因子,这些因子又再损伤心脏,视为心脏的"自杀行为"。

(1)TNF－α:正常心肌细胞不能产生 TNF－α,但心力衰竭时,在多种因素刺激下,心肌细胞产生大量 TNF－α mRNA 及表达 TNF－α。TNF－α 的生物活性是通过 TNF－α 受体(TNFR)介导的。人的 TNF－R 又分为两种。TNF－R1 表达更充分且似乎是主要的信号受体,由 TNF－α 引起的绝大多数不良反应均由该受体所介导,而 TNF－R2 对心脏有保护作用。TNF－α 对心脏的不良作用包括抑制心肌的收缩性,参与心室的重构,使心肌细胞凋亡增加,内皮功能障碍,胰岛素抵抗加重,诱导型－氧化氮合酶(iNOS)的激活,β 受体与腺苷酸环化酶脱耦联等。TNF－α 促使心肌细胞凋亡的机制包括:①刺激心肌组织合成,释放 NO,后者能直接促发心肌细胞凋亡。②使原癌基因表达增加而促进细胞凋亡。

(2)IL－6:IL－6 是类似 TNF－α 和 IL－1 的另一种多功能细胞因子,也可介导免疫和炎症反应。IL－6 的分泌与 TNF－α 和 IL－1 直接相关,后两者可通过释放核因子 KB(NF－KB)核结合蛋白来诱导 IL－6 的基因表达。此外,IL－6 也参与心肌重构和心功能不全的发生和发展。

(3)IL－1:引起心力衰竭的另一种主要细胞因子是 IL－1。一般认为 IL－1 和 TNF－α 都是原始型的致炎性细胞因子。在原发性扩张性心肌病患儿的心肌中已证实有 IL－1,它以剂量依赖的形式抑制心肌的收缩力,这一作用与 TNF－α 相一致,且似乎与 iNOS 的刺激有关。另一些发现已证明 IL－1 与心肌细胞的凋亡、肥大和心律失常的发生有关。

(4)核因子 KB(NF－KB):该因子在调节一组炎症基因中起着极其重要的作用,这些基因包括:致炎症因子,化学因子和黏附分子。目前仅极少数关于心力衰竭时 NF－KB 的资料。既然心力衰竭时致炎性细胞因子增加,故可推测在各自的细胞中 NF－KB 的活性也升高。现已证实来自心力衰竭患儿的心肌组织显示了 NF－KB 的活性。

(5)白细胞介素－10(IL－10):IL－10 是最重要的抗炎性细胞因子之一,已知它可分别下调 TNF－α、IL－1 和 IL－6 的产生。现已证实在内毒素(脂多糖)刺激的来自心力衰竭患儿外周血单核细胞中有这种现象,而且 IL－10 可限制巨噬细胞源性 NO 和氧自由基的产生,这可增加可溶性 TNFR 的释放,后者可降低 TNF－α 的活性。

心力衰竭时 TNF－α、IL－6、IL－1 等增强免疫的细胞因子被激活而 IL－10 等有抑制免疫效应的细胞因子水平降低,导致免疫平衡的破坏,最终诱发和加重了心力衰竭的进程。抗细胞因子疗法将成为一条治疗心力衰竭的新途径。近年来 vesnannone 作为一种新合成的磷酸二酯酶抑制剂可提高心力衰竭的疗效,研究认为该药对包括 TNF－α、IL－6 在内的细胞因子的抑制作用可能是其抗心力衰竭作用的主要机制。此外,近年来研制出一种抗细胞因子疗法如使用依那西普(etanercept)和英利昔单抗(infliximab)来治疗心力衰竭,但临床试验结果令人失望,可能抗细胞因子疗法仅对证实处于炎症状态的心力衰竭患儿有效。

五、临床表现

心力衰竭的临床表现随年龄不同而有一定差别。年长儿心力衰竭与成人的表现相似,左心衰竭时主要出现肺循环淤血的症状和体征,其特点为咳嗽、呼吸困难、肺部啰音或哮鸣音、青紫、奔马律。右心衰竭时主要表现体循环淤血的症状和体征,其特点为颈静脉怒张、肝颈反流试验阳性、肝大及周围水肿。

婴儿期心力衰竭的症状常不典型,多呈全心衰竭,临床有如下特点。

1.一般起病较急,病情进展迅速 可呈暴发型经过急性心肌炎及心内膜弹力纤维增生症发生心力衰竭时,常急骤起病,可于数分钟或数小时内突然发生呼吸困难,同时出现呕吐、烦躁、多汗、面色苍白或青紫、四肢冷、脉速而无力,心动过速可有奔马律、肺部干湿性啰音或哮鸣音。先天性心脏病如室间隔缺损等多呈慢性充血性心力衰竭,起病较慢,症状主要为喂养困难、拒食、喂食时或喂食后出现呼吸困难,疲劳、烦躁、多汗、喜竖起抱、常干咳、哭声低弱。

2.以心动过速、呼吸困难和肝大为主症

(1)心动过速:婴儿心率可达 180 次/分以上,幼儿 160 次/分以上,心动过速是心力衰竭的最早表现,但须除外因哭吵、发热、缺氧等原因所致的心率增快。

(2)呼吸困难:安静时出现呼吸困难是婴幼儿心力衰竭常见的症状,呼吸频率可增至 50~100 次/分,甚至更快。严重时肺部可听到干湿性啰音或哮鸣音。

(3)肝大:婴幼儿一般肝脏在肋缘下不超过 2~3cm,如超过 3cm 为病理性增大,尤其是短时间内肝脏进行性增大超过 1.5cm 以上,且边缘钝、有触痛时,是诊断心力衰竭的重要体征。但检查时应注意体位、肺气肿、腹胀等因素的影响,同时应叩诊肝上界。

3.其他症状和体征 婴幼儿心力衰竭时,颈静脉怒张及水肿比年长儿明显,前者可能因婴幼儿颈部较短、皮下脂肪多,且哭闹时颈静脉压亦可增高;后者因婴幼儿的末梢组织可能比成人能积聚更多的液体,如在 24 小时内体重突然增加 200~300g,常为水肿的最初指标,如有水肿多在面部而下肢较少见。

六、辅助检查

1.胸部 X 线检查 心影多呈普遍性扩大,搏动减弱,肺纹理增加,肺门阴影增宽,急性肺水肿时肺野呈云雾状阴影,有时可见叶间积液及肋膈角变钝。

2.心电图检查 对心力衰竭诊断帮助不大,可见到非特异性 ST－T 改变和 P 波增高。如发现房、室肥厚及心律失常,有助于病因诊断。

3.超声心动图检查 可见心室和心房腔扩大,心室收缩时间间期延长,射血分数降低。

4.心导管检查 可发现心房压力增高,左心衰竭时左房平均压超过 12mmHg(1.6kPa),右心衰竭时右房平均压超过 6mmHg(0.8kPa)。心室舒张末期压力及肺毛细血管楔压亦增高。

5.血气分析及电解质测定 容量负荷过重伴肺部显著充血时,同通气/血流比例失调,PaO_2 轻度下降,伴轻度呼吸性碱中毒。心力衰竭较轻时,仅有间质水肿而无肺泡水肿,可呈呼吸性碱中毒。婴儿严重心力衰竭时可同时出现呼吸性酸中毒与代谢性酸中毒。此外,心力衰竭婴儿可发生低钠血症,主要是由于液体潴留导致的稀释性低钠血症。

6.利钠肽的测定 大量研究证实血浆 ANP、BNP 水平在充血性心力衰竭时显著升高并与心力衰竭的严重程度、血流动力学紊乱程度密切相关。近年来,用 ELISA 法测定 BNP 或其 N 终端利钠肽前体(NTProBNP)的水平有很高的敏感性和特异性,可作为诊断心力衰竭和判断其预后的重要指标。成人血浆 BNP 正常值低于 100pg/ml。小儿血浆中 BNP 正常水平尚未统一。Koch 等测定了 195 例健康儿童 BNP 的正常值,结果显示出生时血浆 BNP 水平高,一周内迅速下降(231.6~48.4pg/ml),2 周以后低于 32.7pg/ml,10 岁以内男女之间平均 BNP 无显著差异。10 岁以上女孩血浆 BNP 水平明显高于同年龄组的男孩(分别为 12.1pg/ml 和 5.1pg/ml)。青春前期女性 BNP 显著低于青春期和成熟女性,这可能是因为雌激素使

BNP基因表达增强,男孩青春期前后无差别。

七、诊断

根据典型症状和体征,结合动脉血气、X线胸片和既往心脏病史等,一般不难作出诊断:右室需与支气管哮喘鉴别,咳大量粉红色泡沫样痰和心尖部舒张期奔马律有助于急性左心衰竭的诊断,而长期的哮喘病史,高音调乐性哮鸣音而湿性啰音不明显则有助于诊断支气管哮喘。非心源性哮喘与急性左心衰竭虽都有呼吸困难、发绀和心率增快等相同症状和体征,但治疗方法各异,两者需鉴别(表13—4)。前者常有感染、过敏,吸入有毒气体、尿毒症、低蛋白血症、播散性血管内凝血、肺淋巴管阻塞以及胸腔负压突然增高等相应病史和诱因,多数咯粉红色泡沫痰和端坐呼吸不明显。肺毛细血管楔嵌压在急性左心衰竭常大于25~30mmHg,而非心源性肺水肿毛细血管楔嵌压常在6~12mmHg。

表13—4 心源性哮喘与非心源性哮喘的鉴别

	心源性	非心源性
病史	有基础心脏病	常无基础心脏病
末梢循环	不良(四肢冷)	末梢灌注过多(四肢温暖)
S_3奔马律	有	无
颈静脉充盈	常怒张	无
周围动脉搏动	弱	有力,宏大
爆裂音	有(湿性)	常无(如有为干性)
心电图表现	缺血梗死或心律失常	正常或窦性心动过速
胸部X线片	沿肺门分布	外周分布
肺毛细血管楔嵌压	>18mmHg	<18mmHg
水肿液蛋白/血清蛋白	<0.5	>0.5

对于小儿诊断标准如下:

1.具备以下四项考虑心力衰竭

(1)呼吸急促:婴儿>60次/分,幼儿>50次/分,儿童>40次/分。

(2)心动过速:婴儿>180次/分,幼儿>140次/分,儿童>120次/分。

(3)心脏扩大(体检、X线或超声心动图)。

(4)烦躁、喂养困难、体重增加、尿少、水肿、多汗、青紫、呛咳、阵发性呼吸困难(两项以上)。

2.具备以上四项加以下一项或以上两项加以下两项即可确诊心力衰竭。

(1)肝大,婴幼儿在肋下≥3cm,儿童>1cm;进行性肝大或伴有触痛者更有意义。

(2)肺水肿。

(3)奔马律。

八、治疗

心力衰竭的治疗原则为消除病因或诱因,减轻心脏负荷和增加心肌收缩力。具体措施如下。

1.一般治疗

（1）休息、镇静：卧床休息可减轻心脏负担，儿童取半卧位，婴儿可将头部抬高 20°～30°或置于婴儿睡椅中。应尽量避免患儿烦躁、哭闹，必要时可适当应用苯巴比妥等镇静剂，严重烦躁、肺水肿者可皮下注射吗啡 0.05mg/kg。

（2）饮食：少量多次给予易消化和富有营养的食物。儿童限制钠盐在 0.5～1.0g/d 以下，婴儿一般仍给牛奶，不必限盐。由于强效利尿剂的应用，在限钠方面应小心，以免引起"低盐衰竭"。

（3）吸氧：对气急和有青紫者应及时给氧，一般可吸入 30%～50% 的湿化氧。

（4）积极治疗病因及诱因：如风湿活动时积极进行抗风湿治疗，维生素 B_1 缺乏引起的心力衰竭应注射大量维生素 B_1 等。

2.正性肌力药的应用

（1）洋地黄类：洋地黄用于治疗心力衰竭已有 200 多年，近年来认为洋地黄类药物除具有中等正性肌力作用，减慢心率外，更重要的是具有神经内分泌的调节作用。小儿心力衰竭时常用的洋地黄制剂为地高辛和毛花苷 C（西地兰），剂量与用法见表 13-5：

表 13-5 洋地黄类药物的临床应用

洋地黄类制剂	给药途径	洋地黄化总量(mg/kg)	每日平均维持量	效力开始时间	效力最大时间	药效消失时间	
						中毒作用消失时间	效力完全消失时间
地高辛	口服	<2 岁 0.05～0.06 >2 岁 0.04～0.05	1/4～1/5 洋地黄化量				
	静注	<2 岁 0.03～0.04 >2 岁 0.02～0.03	分 2 次,q12h	10 分钟	1～2 小时		
毛花苷 C	静注	<2 岁 0.03～0.04 >2 岁 0.02～0.03		10～30 分钟	1～2 小时	1 天	2～4 天

1）洋地黄化法：急性心力衰竭者一般选用地高辛或毛花苷 C 静注，首次给洋地黄化总量的 1/2，余量分 2 次，每隔 4～8 小时给予。洋地黄最后一次剂量后 12 小时可开始给维持量。

2）维持量法：现已证明，洋地黄的正性肌力作用与其用量呈线性关系。每日给维持量的地高辛经 4～5 个半衰期（6～8 天）也能在血中达到有效血清浓度。此法适用于轻型、慢性心力衰竭或对洋地黄敏感易中毒的心力衰竭患儿。为较快提高有效血浓度，最初可给洋地黄化量的 1/2，12 小时后再用维持量，这样可避免洋地黄中毒，且能取得更满意的效果。

3）使用洋地黄的注意事项：①用药前应了解患儿在 2～3 周内洋地黄使用情况，并作心电图对照。如需用而情况不明者应从小剂量开始并密切观察反应。②各种原因所致的心肌炎、心肌缺血、缺氧对洋地黄耐受性差，剂量一般按常规用量减去 1/3，且洋地黄化时间不宜过快，病情允许时可用维持量法。③未成熟儿及初生两周以内新生儿因肝功能尚不完善，易引起中毒，洋地黄化剂量应偏小，可按婴儿剂量减少 1/3～1/2。④用药期间需密切注意电解质变化，低钾、低镁易诱发洋地黄中毒，应及时防治。钙剂对洋地黄有协同作用，故用洋地黄时应避免用钙剂，但若患儿有明显低血钙，特别是伴低钙抽搐时，仍需给钙剂，用时应稀释后缓慢静滴，并将洋地黄化量减少 1/5～1/4，且尽量在洋地黄血中高峰值之后使用。

4）洋地黄毒性反应：①临床表现：小儿洋地黄中毒最常见的表现为心律失常，以频发室性期前收缩呈二联、三联或多源性，各类房室传导阻滞，阵发性房性心动过速伴房室传导阻滞等多见，严重者可发生室性心动过速、心室颤动而致死。其次表现为恶心、呕吐等胃肠道症状，面神经系统症状如嗜睡、头昏、色视等较少见。利用放射免疫法测定血清地高辛浓度对判断有无洋地黄中毒具一定意义。一般认为中毒浓度在婴儿为 4～5μg/L，儿童为 3μg/L。浓度 <2μg/L 则很少出现中毒反应。②洋地黄中毒的处理：立即停用洋地黄制剂及排钾利尿剂。补钾：轻者口服 10%氯化钾 1～2ml/(kg·d)。重者需静脉滴注 10%氯化钾 1.5ml/kg，用 10%葡萄糖液稀释至 0.3%～0.6%，静滴 4～6 小时。肾功能不全、高血钾及合并房室传导阻滞者忌用静脉补给钾盐。心律失常的治疗：对室性心动过速首选苯妥英钠，以每次 2～3mg/kg，在 3～5 分钟静脉缓慢推注，必要时每 15 分钟可重复一次，总量不超过 5 次。也可用利多卡因 1～2mg/kg 静注，然后以 20～5μg/(kg·min)的速度持续静滴直至洋地黄大部分排除而且中毒症状完全消失为止。对二～三度房室传导阻滞可用阿托品 0.01～0.03mg/kg 静注，或异丙肾上腺素 0.05mg 加入 10%葡萄糖液 100ml 中按每分钟 0.15～0.2μg/kg 滴注，必要时用临时性心内起搏。如有条件可用抗地高辛抗体。

(2)儿茶酚胺类：

1)异丙肾上腺素：该药兴奋 β 肾上腺素能受体，使心肌收缩力增强，用量为 0.05～0.5μg/(kg·min)静注。主要副作用为血管扩张、血压下降、心动过速和心律失常。目前多数学者不把该药物作为首选的正性肌力药物，除非有显著心动过缓或其他正性肌力药物无效时。

2)多巴胺：其心血管效应与剂量相关，小剂量[0.5～2μg/(kg·min)]时，兴奋外周多巴胺受体使肾、肠系膜和冠脉血流量明显增加，脑和肺血管轻度扩张，总的外周血管阻力(TPVR)下降或不变，总的效应是心排血量增加或不变，血压亦无改变；中剂量[2～6μg/(kg·min)]时，激活心脏肾上腺素能受体，通过 β₁ 和 α 受体介导的直接作用，以及主要由 β₂ 受体介导的从心脏肾上腺素能神经末梢中释放贮存的去甲肾上腺素之间接作用使心肌收缩力增强，TPVR 升高或不变，总的效应是心排血量显著增加，心率轻度增快，血压轻至中度增高；大剂量[>6～10μg/(kg·min)]时，由于血管 α₁ 和 α₂ 受体激活使血管收缩，导致 TPVR 和心脏后负荷剂量依赖性增加，这一作用可影响心排血量而心率及血压增加较明显。目前认为治疗心力衰竭时，多巴胺剂量以 2～4μg/(kg·min)静滴为宜。该药主要用于心脏手术后的心力衰竭或新生儿窒息伴发心力衰竭，肾衰竭，感染性或心源性休克。

3)多巴酚丁胺：为新合成的儿茶酚胺，它直接增加心肌收缩力而不引起明显的心动过速或显著改变外周动脉的阻力。一般用量 2～20μg/(kg·min)静滴，超过 20μg/(kg·min)时发生心律失常的机会就明显增加。该药主要用于以心排血量减少和舒张期充盈压升高为特征的急性心力衰竭。

(3)双异吡啶类：此类药物可抑制磷酸二酯酶的活性，使细胞内环磷酸腺苷(cAMP)浓度升高，从而使钙通道的膜蛋白磷酸化，促进钙内流，增强心肌收缩力，还有扩血管的作用，与多巴胺或多巴酚丁胺联用可提高疗效。常用制剂有：

1)氨力农(氨利酮，amnnone)：用量为首次静注负荷量 0.25～0.75mg/kg，必要时 30 分钟重复一次，然后静滴 5～10μg/(kg·min)。口服剂量为每次 1～4mg/kg，每 8 小时一次。该药副作用较大，国外已基本停用。

2)米力农(甲腈氨利酮，milrinone)：静注 25～75μg/kg，以小剂量开始，根据需要递增。静注速度每秒 100μg，间隔 10 分钟注射一次，最多注射 3 次，继之静滴 0.25～1.0μg/(kg·min)，共 24 小时，或静注后停药 16 小时改为口服 2.5～7.5mg，每 6 小时一次(成人量，小儿口服量尚未见报道)。

3. 利尿剂　对急性心力衰竭,常用的利尿剂为呋塞米或依他尼酸。这两种药物主要作用与髓袢升支,抑制升支稀释段对氯的主动运转,使钠和水的再吸收减少。其作用快、效力强,但应注意电解质紊乱如低氯血症、低钾血症、低钠血症、碱中毒。常用量为 1mg/kg。对个别耐受性大者可用到 3mg/kg,通常每日一次,必要时可在 24 小时内重复 2~3 次。近年来,因发现呋塞米间歇静注,其利尿作用波动较大,采取 0.1~0.3mg/(kg・h)静脉持续泵入的方法,效果更好。慢性心力衰竭一般用噻嗪类与保钾利尿剂联合使用,前者多用氢氯噻嗪,每日1~2mg/kg 口服,后者多用螺内酯,每日 1~2mg/kg 口服。

4. 血管扩张剂　应用血管扩张剂治疗心力衰竭,是近十多年来一个重大进展。大多数血管扩张剂对心脏并无直接作用,其治疗心力衰竭的机制主要在于降低小动脉的阻力,减轻后负荷,以及扩张静脉系统减轻前负荷。目前公认的血管扩张剂适应证依次为:①前后负荷过重的左心衰竭。②二尖瓣、主动脉瓣反流的心力衰竭。③难治性全心衰竭。④心力衰竭伴洋地黄中毒。在治疗前,最好对患儿进行血流动力学的检测。当左室充盈压>15~18mmHg(2.0~2.4kPa)和心排血指数<2.5L(min・m²),而动脉压正常或稍高时,用血管扩张剂治疗可获得显著疗效。如有效血容量不足、左室充盈压≤12mmHg(1.6kPa),禁用血管扩张剂。对严重心力衰竭患儿,联合应用血管扩张剂与收缩能药物,可显著提高疗效。儿科常用的血管扩张剂有如下几种。

(1)酚妥拉明(phentolamine,regitine):系 α 受体阻滞剂,主要作用为扩张小动脉,对静脉也具扩张作用,剂量为 0.5~5μg/(kg・min),加于 5%~10%葡萄糖液中静脉滴注。紧急情况下可先以 0.15~0.25mg/kg 缓慢静注,再静脉滴注。情况好转后可改用口服血管扩张剂,至心力衰竭控制。此药缺点是易致心率加快,突然出现低血压,也可致心律失常,用时应密切观察。

(2)硝普钠(sodium nitroprusside):为动静脉双重扩张剂,用量为 0.5~8μg/(kg・min)静滴,最初应从小剂量开始,逐渐递增。使用过程应检测血中硫氰酸或氰化物水平以防中毒。使用以上二药有条件时需用微型输液泵或微量定时注射器按规定速度注入,用药期间必须定时(10~20 分钟)观测血压,避免意外。

(3)卡托普利(开博通,captopril):该药为血管紧张素Ⅰ转换酶抑制剂,使血管紧张素Ⅱ生成减少,体循环阻力下降,后负荷降低,同时尚可抑制醛固酮的生成,减轻钠水潴留,降低前负荷。与地高辛联用,可提高疗效。首剂 0.5mg/kg 口服,每日 2~3 次,以后根据病情逐渐加量至每次 2mg/kg,每日 4 次。该药主要副作用是引起低血压、心动过缓,故使用时要注意监测血压。其他副作用有中性粒细胞减少、蛋白尿等,但较少见,停药后可恢复。

(4)哌唑嗪(prazosin):为突触后 α一受体阻滞剂,作用与硝普钠相似,主要用于慢性心力衰竭的小儿口服给药,首剂 5μg/kg,然后增加剂量,最大量 25μg/kg,每小时 1 次。

5. β 受体阻滞剂(BB)　由于 BB 有负性肌力作用,历来被认为可加重心力衰竭而忌用。近年来对心力衰竭发病机制的认识不断加深,关注到神经内分泌系统过度激活对心脏的不良影响,故这类药物已逐渐成为心力衰竭不可缺少的一种治疗措施,也是近 20 多年来对心力衰竭治疗产生的新观念。

(1)BB 治疗心力衰竭的作用机制:

1)减慢心率,减少能量消耗,改善心脏舒张期弛张、充盈和顺应性,从而改善因心率增快引起的心肌缺血和能量匮乏状态。

2)缓解由于交感神经功能亢进引起的冠脉痉挛,改善心肌缺血缺氧。

3)抑制交感神经过度兴奋,防止心肌细胞内钙超载,避免高浓度去甲肾上腺素对心肌细胞的损伤。

4)抗心律失常作用。

5)阻断肾上腺素介导的心肌生长和重构,防止儿茶酚胺引起的细胞毒性和凋亡。

6)上调 β 受体。

7)直接或间接抑制心力衰竭时 RAAS 的激活,避免过量 Ang Ⅱ 对心肌的损害。

8)有研究表明,BB 能通过 β_1、β_2 受体减少内皮素 1(ET1)的产生,从而避免 ET1 作用引起的高血压和动脉粥样硬化,对防止心力衰竭恶化有利。

(2)目前认为 BB 适用于:①轻度中度心力衰竭并左室射血分数(EF)<40%者。②舒张期功能障碍,如肥厚性心肌病,扩张性心肌病等。

(3)由于 BB 用于治疗小儿心力衰竭的经验有限,具体使用时应注意:①应在心力衰竭症状控制的情况下,在应用强心剂、利尿剂、扩血管剂、ACEI 等常规治疗基础上加用 BB。②应从极小剂量开始,视患儿反应情况缓慢加量。③应长期服用才能体现药物的效用。疗效的取得是一个缓慢的过程,至少在 3 个月以上。通常治疗开始 2~3 个月心功能可能暂时下降,不要在此时立即停药,而应加用其他治疗措施。④严密观察病情变化,包括体重、血压、心电图等,在调整药量期间,如症状或水肿加重,可增加 ACEI 用量或加用利尿剂,同时暂缓增加或略减少 BB 的用量。

(4)常用的 BB 有以下两种:

1)卡维地洛:该药为非选择性 BB,不仅有阻断 β 受体作用,同时也阻断 α 受体,后者同时起扩张血管作用,减轻心脏后负荷。初始剂量 0.1mg/(kg・d),分 2 次口服,每周递增 1 次,每次增加 0.1mg/(kg・d),最大耐受量为 0.3~0.8mg/(kg・d),长期维持,至少半年以上,平均 2 年,至心功能正常、心收缩力接近正常为止。

2)美托洛尔:为选择性 β_1 受体阻滞剂,初始量 0.2~0.5mg/(kg・d),分 2 次口服,每周递增 1 次,每次增加 0.5mg/(kg・d),至最大耐受量 2mg/(kg・d),长期维持时间同上。

6.心力衰竭的呼吸支持　近年来,在治疗心力衰竭患儿,尤其是婴幼儿心力衰竭时,强调了给予呼吸支持的重要性。呼吸急促是婴儿心力衰竭突出症状,由于肺充血、肺顺应性降低可使呼吸作功及耗氧量增加。充血和水肿的黏膜妨碍了空气在终末呼吸单位的流动,并使肺脏更易感染。严重心力衰竭时合并有呼吸性和代谢性酸中毒。因此,对于这种患儿应经常做鼻咽部吸引,如分泌物黏稠或合并感染,尚需做体位引流或理疗以保持呼吸道通畅。

7.急性左心衰竭肺水肿的处理

(1)乙醇氧气吸入:在通气的玻璃瓶中装入 50%~70% 乙醇,每次吸氧 10~20 分钟,间隔 15~30 分钟,重复 1~2 次。如有明显 CO_2 潴留及 PaO_2 降低者,应用机械通气。

(2)镇静:极度烦躁不安时,首选吗啡,每次 0.05~0.2mg/kg 皮下或静脉缓注,如无呼吸抑制而患儿仍烦躁不安,20~30 分钟后可重复一次。

(3)利尿:选用袢利尿剂,呋塞米每次 1~2mg/kg,静脉推注。

(4)快速洋地黄化:可用毛花苷 C 静注。

(5)使用血管扩张剂:常用酚妥拉明详见前面所述。

(6)减少静脉回流:患儿取半卧位或坐位,两腿下垂以减少静脉回心血量。严重者可采用束臂带同时束缚 3 个肢体,压力维持在收缩压与舒张压之间,每 15 分钟轮流将一肢体的束带放松 15 分钟,换未束缚的肢体。

8. 心肌能量代谢赋活剂

(1)果糖磷酸钠(1,6—二磷酸果糖,FDP):该药通过刺激磷酸果糖激酶和丙酮酸激酶的活性,产生足够的 ATP 和磷酸肌酸,促进钾离子内流,增加细胞膜的稳定性,防止细胞产生氧自由基,从而对缺血、缺氧和再灌注损伤的细胞起保护作用,尚能改善心肌的收缩力和舒张功能。静滴用量为 100～250mg/kg,每日 1～2 次。

(2)左卡尼丁:又称维生素 BT,左旋肉(毒)碱或雷卡,其主要功能是作为载体将长链脂肪酸从线粒体膜外输送到膜内,促进脂肪酸的 β 氧化,使线粒体对脂肪的代谢加速。在心肌组织中,细胞内脂肪酸的 β 氧化过程必须有左卡尼丁的参与才能通过三羧酸循环,从而增进心肌的能量代谢,改善心脏功能。该药 50～100mg/(kg·d)(最大量不超过 3g/d),分 2～3 次口服。静滴量为 10mg/(kg·d)。

(3)磷酸肌酸钠:磷酸肌酸在肌肉收缩的能量代谢中发挥重要作用。它是心肌和骨骼肌的化学能量贮备,并用于 ATP 的再合成。ATP 的水解为肌动蛋白收缩过程提供能量,故可用于改善心肌的能量代谢。静脉滴注给药成人为 2g/d,连用 3～10 天,1～7 岁儿童剂量减半,≤1 岁剂量再减半。

9. 治疗心力衰竭有前景的新药

(1)钙增敏剂:现已证实,左西孟旦(levosimendan)可增加心肌细胞对钙的敏感性,增强心肌收缩力,不影响心率且有扩血管作用而不增加心肌的氧耗量。该药不增加心肌细胞内钙水平,但延长钙的作用,半衰期约 80 小时,已获准用于急性心力衰竭治疗的临床试验,在成人和小儿心力衰竭中都取得了较好的效果,但应用时间不长,需进一步观察。一项多中心、双盲对照研究显示,146 例缺血性心脏病引起的 Ⅲ～Ⅳ 级心力衰竭成人患儿,用左西孟旦 0.1～0.4μg/(kg·min)静滴 4 小时,与对照组比,28% 患儿心脏每搏量增加,39% 患儿心脏指数升高,心率稍加快,呼吸困难和疲劳感减轻。

(2)BNP:奈西立肽(Nesiritide)为人工重组的 BNP,研究显示静脉持续泵入该药 0.015～0.03μg(kg·min)可降低体循环阻力,减少容量负荷,增加心排血量,同时不增加心率和心肌氧耗,抑制神经内分泌激活,无快速减敏性,可作为一线药物治疗充血性心力衰竭时对袢利尿剂无效的高容量负荷状态。负荷量为 2μg/kg,静脉缓推 1 分钟以上,静脉维持量为 0.005～0.03μg/(kg·min),至少应连续使用 72 小时。

(3)醛固酮拮抗剂:有抑制 RAAS 的作用,可阻断心肌及间质的重构,适用于心功能Ⅲ～Ⅳ级患儿。严重心力衰竭使用袢利尿剂加小剂量 ACEI 和螺内酯(安体舒通)可显著提高疗效,降低死亡率。螺内酯剂量为 2～4mg/(kg·d),分 2 次口服。依普利酮(eplerenone)为选择性醛固酮受体拮抗剂,在盐皮质激素受体上与醛固酮产生竞争性拮抗,可用于心力衰竭和高血压的治疗,与 ACEI 制剂依那普利联用效果较好,可使高血压患儿的收缩压和舒张压降低,左心室肥厚减轻。

(4)Istaroxime:为新一代正性肌力药,与传统的正性肌力药不同,是具有松弛性正性肌力药,能减少 Na⁺—K⁺—ATP 酶的活性,刺激肌浆网钙 ATP 同工酶 2(SERCA2a)对钙再摄取的功能,既影响心肌的收缩力,又影响心肌的松弛。Istaroxime 是第一个作用于 SERCA2a 的药物,不增加心肌的氧耗量和心率,较少触发心律失常。

(5)腺苷受体拮抗剂：为一种新型利尿剂。腺苷是影响肾功能的重要因素,抑制腺苷能延缓肾功能恶化。最近研究证实急性心力衰竭伴肾功能异常的成人患儿经静脉注射 300mg/d 选择性腺苷受体拮抗剂 rolofylline 可明显改善心力衰竭的症状,伴有腺苷水平下降。这一新型利尿剂极可能为心力衰竭合并肾功能不全的患儿带来新的福音,急性心力衰竭或顽固性心力衰竭的治疗将增添新的武器,尤其是对利尿剂抵抗的心力衰竭患儿。

(马志英)

第三节　急性肾衰竭

急性肾衰竭(acute renal failure,ARF)又称为急性肾衰竭,简称急性肾衰,是指由多种原因引起的肾功能在短期内(数小时或数天)急剧下降的临床综合征。其临床特征为少尿或无尿、氮质血症、酸中毒、水和电解质失衡。根据急性肾衰的病因,可将其分为 3 种类型急性肾衰:①肾前性急性肾衰:是指任何原因引起的全身有效循环血容量减少,使肾血流量急剧降低所引起的急性肾功能减退,见于出血性或感染性休克、急性腹泻并脱水等。②肾性急性肾衰:是肾实质病变引起的急性肾功能减退,见于急性肾小管坏死、急性肾小球肾炎、药物或重金属等毒物中毒、急性血管内溶血、肌红蛋白尿、间质性肾炎等。③肾后性急性肾衰:是指任何原因引起的急性泌尿道梗阻引起的急性肾功能减退,见于输尿管结石、血块或肿瘤等引起的尿道梗阻、尿道畸形所致尿道狭窄等。一般情况下,如未加注明,急性肾衰通常指肾性急性肾衰。

一、诊断思路

(一)病史要点

1.现病史　询问有无少尿、肉眼血尿、尿频、尿急、尿痛、排尿困难、食欲减退、头痛、视物不清、水肿、抽搐、意识不清、血便、呕血、鼻出血、恶心、呕吐、腹泻等。少尿型急性肾衰竭,临床过程分为三期:

(1)少尿期:少尿期一般持续 1~2 周,长者可达 4~6 周,持续时间越长,肾损害越重。持续少尿大于 15d,或无尿大于 10d 者,预后不良。少尿期的系统症状有:

1)水钠潴留:患儿可表现为全身水肿、高血压、肺水肿、脑水肿和心力衰竭,有时因水潴留可出现稀释性低钠血症。

2)电解质紊乱:常见高钾、低钠、低钙、高镁、高磷和低氯血症。

3)代谢性酸中毒:表现为恶心、呕吐、疲乏、嗜睡、呼吸深快、食欲不振、甚至昏迷,血 pH 降低。

4)尿毒症:因肾排泄障碍使各种毒性物质在体内积聚所致。可出现全身各系统中毒症状。其严重程度与血中尿素氮及肌酐增高的浓度相一致。①消化系统:表现为食欲不振、恶心、呕吐和腹泻等,严重者出现消化道出血或黄疸,而消化道出血可加重氮质血症。②心血管系统:主要因水钠潴留所致,表现为高血压和心力衰竭,还可发生心律失常、心包炎等。③神经系统症状:可有嗜睡、神志混乱、焦虑不安、抽搐、昏迷和自主神经功能紊乱如多汗或皮肤干燥,还可表现为意识、行为、记忆、感觉、情感等多种功能障碍。④血液系统:ARF 常伴有正细胞正色素性贫血,贫血随肾功能恶化而加重,系由于红细胞生成减少、血管外溶血、血液稀释和消化道出血等原因所致。出血倾向(牙龈出血、鼻出血、皮肤瘀点及消化道出血)多因血小板减少、血小板功能异常和 DIC 引起。急性肾衰早期白细胞总数常增高,中性粒细胞比例也增高。

5)感染:感染是急性肾衰竭最为常见的并发症,以呼吸道和尿路感染多见,致病菌以金黄色葡萄球菌和革兰阴性杆菌最多见。

(2)利尿期:当急性肾衰竭患儿尿量逐渐增多,全身水肿减轻,24h 尿量达 250ml/m² 以上时,即为利尿期。一般持续 1～2 周(长者可达 1 个月),此期由于大量排尿,可出现脱水、低钠和低钾血症。早期氮质血症持续甚至加重,后期肾功能逐渐恢复。

(3)恢复期:利尿期后,肾功能改善,尿量恢复正常,血尿素氮和肌酐逐渐恢复正常,而肾浓缩功能需要数月才能恢复正常,少数患者遗留不可逆性的肾功能损害。此期患儿可表现为虚弱无力、消瘦、营养不良、贫血和免疫功能低下。

2.过去史 询问病前有无反复呕吐、频繁腹泻、大手术、严重创伤、烧(烫)伤、大出血、严重感染、休克、严重心律失常、心力衰竭、心包填塞、急性肾炎等肾脏疾病、尿路结石、肿瘤、肾静脉血栓形成等。近期有无误服或接触化学毒物,如汞、铅等重金属,或生物毒素如蛇毒、鱼胆、毒蕈、蜂蜇等。病前有无用过肾毒性药物,如氨基糖苷类药物、磺胺类药、非甾体抗炎药、环孢素、头孢拉定、万古霉菌、造影剂等。

3.个人史 无特殊注意询问之处。

4.家族史 询问家族中有无肾脏疾病患者。

(二)查体要点

注意检查心率、呼吸、血压是否正常,有无水肿、高血压、精神萎靡、嗜睡或烦躁不安、昏迷、呼吸深快、心律失常、心动过缓、心音低钝、牙龈出血、皮肤瘀点、鼻出血等。

(三)辅助检查

1.常规检查

(1)尿常规检查:可见蛋白、红细胞、白细胞及管型。肾前性急性肾衰尿比重＞1.020,尿沉渣镜检可见透明管型、细颗粒管型;肾性急性肾衰尿比重常＜1.015,尿沉渣镜检可见肾小管细胞管型、棕色粗颗粒管型、红细胞管型等。

(2)血生化检查:血肌酐(Cr)、尿素氮(BUN)、钾、磷、镁升高。血钠、钙、二氧化碳结合力、pH、HCO_3^- 降低,阴离子间隙增大。内生肌酐清除率下降。

2.其他检查

(1)心电图:可有高钾血症表现及各种心律失常,T 波高尖,P－R 间期延长,QRS 波增宽,房室传导阻滞等。

(2)影像学检查:X 线腹部平片可了解有无肾结石、肾结核,B 超检查可了解有无。肾结石、肿瘤、畸形等。放射性核素检查可了解肾血流量、肾小球与肾小管功能。采用腹平片、超声波、CT、磁共振等检查有助于了解肾脏的大小、形态,血管及输尿管、膀胱有无梗阻,也可了解肾血流量、肾小球和肾小管的功能,使用造影剂可能加重肾损害,须慎用。

(3)肾活检病理检查:对病因不明的患儿,可在透析治疗配合下进行肾活检病理检查。急性肾小管坏死的肾脏病理改变:①肉眼检查肾脏体积增大、苍白色,剖面皮质肿胀、髓质呈暗红色。②光镜检查主要部位在近端小管直段,早期小管上皮细胞肿胀,脂肪变性和空泡变性;晚期小管上皮细胞可呈融合样坏死,细胞核浓缩,细胞破裂或溶解,形成裂隙和剥脱区基膜暴露或断裂,间质充血、水肿和炎性细胞浸润,有时可见肾小管上皮细胞再生,肾小球和肾小动脉则多无显著变化。近端肾小管刷状缘弥漫性消失、变薄和远端肾单位节段性管腔内管型形成,是缺血性急性肾小管坏死常见的特征性病理改变。近端肾小管及远端肾单位节段散在局灶斑块坏死和细胞脱落,是中毒型急性肾小管坏死的病理特征。

(四)诊断标准

1.诊断依据

(1)尿异常:①少尿,标准为:24h 尿量$<250ml/m^2$,或新生儿每小时尿量$<1ml/kg$,婴幼儿 24h 尿量$<200ml$,学龄前儿童$<300ml$,学龄儿童$<400ml$。②无尿,标准为:24h 尿量$<50ml$,新生儿每小时尿量$<0.5ml/kg$。③尿沉渣检查可见蛋白、红细胞、白细胞及管型,可见肾衰竭管型。

(2)氮质血症:血 $Cr>176\mu mol/L$,血 $BUN>15mmol/L$。或每日血 Cr 增加$\geqslant44\mu mol/L$,或血 BUN 增加$\geqslant3.57mmol/L$,表现为厌食、恶心、呕吐、腹胀、腹泻,严重者消化道出血、贫血、嗜睡、烦躁、抽搐、昏迷等。

(3)高钾血症:血钾$>5.5mmol/L$。表现为乏力、口唇及四肢麻木、心动过缓、心音低钝、心律失常、肌张力减低、膝反射消失。血钾$>6mmol/L$ 时心电图示 T 波高尖,QRS 波增宽,P－R 间期延长等。

(4)低钠血症:血钠$<135mmol/L$。严重者血钠$<120mmol/L$,表现为头晕、呕吐、腹痛、肌痛,严重者嗜睡或烦躁、血压下降、休克、昏迷、惊厥。

(5)低钙血症和高磷血症:血钙$<1.75mmol/L$,严重者发生抽搐。血磷$>1.8mmol/L$。

(6)代谢性酸中毒:血 CO_2 结合力$<18mmol/L$,标准重碳酸盐(HCO_3^-)$<18mmol/L$,碱剩余$<-3mmol/L$,血 $pH<7.35$。表现为呼吸深快、乏力、嗜睡或烦躁、心动过速、血压下降。

(7)排除相似疾病:根据病史与相关的检测内容,排除肾前性急性肾衰;根据病史、X 线或 B 超排除泌尿道梗阻所致肾后性急性肾衰。

凡符合少尿标准或无尿标准,具有上述第(2)、(7)条,即可诊断为肾性急性肾衰。无尿量减少为非少尿型急性肾衰。上述第(3)～(6)条为参考条件。

2.肾功能分期诊断

(1)肾功能正常期:血 BUN、Cr 及肌酐清除率(Ccr)正常。

(2)肾功能不全代偿期:血 BUN、Cr 正常,Ccr 为 $50\sim80ml/(min \cdot 1.73m^2)$。

(3)肾功能不全失代偿期:血 $BUN\geqslant15mmol/L$,$Cr\geqslant176\mu mol/L$,Ccr 为 $30\sim50ml/(min \cdot 1.73m^2)$。

(4)肾衰竭期(尿毒症期):Ccr 为 $10\sim30ml/(min \cdot 1.73m^2)$,血 $BUN\geqslant21.4mmol/L$,血 $Cr\geqslant353.6\mu mol/L$,并出现疲乏、不安、胃肠道症状、贫血、酸中毒等临床症状。

(5)终末期:$Ccr<10ml/(min \cdot 1.73m^2)$,如无肾功能替代治疗难以生存。

（五）鉴别诊断

对小儿少尿、氮质血症应区分肾前性、肾性与肾后性肾衰,病史询问及全面体格检查十分重要。应了解有无严重感染病史、严重失水、低血压、外伤或手术、肾炎、尿路感染或梗阻史,有无输血或毒物、药物接触史。

1. 肾前性与肾性急性肾衰的鉴别见表 13－6。

表 13－6　肾前性与肾性急性肾衰的鉴别

	肾前性	肾性
尿比重	>1.020	<1.015
尿渗透压(mOsm/kg)	>500	<350
尿沉渣	基本正常,偶见透明管型	异常,可见肾衰竭管型
尿钠(mmol/L)	<20	>40
尿/血渗透压	>2(mOsm/kg·H_2O 之比)	<1.1(同左)
尿/血肌酐	>40(μmol/L 之比)	<20(同左)
肾衰指数	<1	>1
滤过钠排泄分数(FE_{Na})	<1%	>1%
中心静脉压	<0.49kPa(50mmH_2O)	>0.49kPa(50mmH_2O)
补液试验	尿量增多	无变化

注:* 肾衰指数＝(尿钠×血肌酐)/尿肌酐,滤过钠排泄分数＝(尿钠×血肌酐)/(血钠×尿肌酐),其中尿钠、血钠单位为 mmol/L,尿肌酐、血肌酐单位为 μmol/L。补液试验:用 0.9％氯化钠液 20ml/kg,1 小时内静脉注入。

在肾前性、肾性肾衰区别不清时,可进行补液及利尿试验。用 2∶1 等张含钠液,20ml/kg,在 20~40 分钟内静脉推注,如尿量明显增多,则为肾前性;如无反应,再用 20％甘露醇,0.2~0.3/kg,在 20~30 分钟内静脉推注,如尿量增加仍不明显,再给予呋塞米,1~2mg/kg,静脉推注,仍无效者为肾性。应注意有心力衰竭、肺水肿的患者慎用此试验。

2. 肾后性肾衰　有其特征:①有导致尿路梗阻的原发病,如结石、肿瘤、后尿道瓣膜等。②梗阻发生后尿量突然减少,梗阻一旦解除尿量骤增,氮质血症降至正常。③影像学检查见双肾增大,有肾盂、肾盏、输尿管的扩张、畸形。

3. 慢性肾衰　急剧恶化既往有慢性肾脏病史,平时有多尿或夜尿增多现象,呈慢性病容,贫血严重,有尿毒症性心血管系统并发症、骨病或神经病变等。B 超可见双肾缩小、结构紊乱。

二、治疗措施

治疗原则是去除病因,积极治疗原发病,减轻症状,改善肾功能,防止并发症的发生。

1. 一般治疗　少尿期中,每日供给热量在儿童为 125.5kJ(30kcal)/kg,幼儿 167.3kJ(40kcal)/kg,婴儿 209.2kJ(50kcal)/kg。或均按每日 1674kJ/m^2 供给热量。应用高糖、适量脂肪、低蛋白饮食,糖每日 3~5g/kg,蛋白质每日<0.5/kg,酌情补充必需氨基酸及维生素。严格限制高钾食物如香蕉、海带、橘子等。不用青霉素钾盐。利尿期中,当血肌酐接近正常时,可增加饮食中的蛋白质。防治感染应用无肾毒性的抗生素。

2. 少尿期的治疗

（1）利尿疗法:用于急性肾衰早期。每次将多巴胺和酚妥拉明,各 0.3mg/kg,加入 100~

250ml 葡萄糖溶液中,按多巴胺量以每分钟 3～5μg/kg 速度静脉滴注,结束后应用呋塞米(速尿),1～2mg/kg,静脉推注。甘露醇有增加血容量、诱发左心衰的副作用,有循环充血时不宜用甘露醇,有血容量不足时慎用呋塞米。少尿在 24h 内,为肾衰早期,应用利尿疗法可使部分少尿型肾衰转变为非少尿型肾衰。如果利尿疗法效果差,不宜加大呋塞米剂量,而应尽早进行透析治疗。在临床工作中,应注意预防急性肾衰。对失水、出血、烧(烫)伤患儿应及时补液输血,不用肾毒性药物,在多次输血中注意溶血反应,在白血病等化疗时应用别嘌醇以防尿酸结晶在肾沉着等。

(2)补液:按下列公式计算每日摄入液量,严格控制水、钠摄入量。

1)经典公式:每日摄入液量＝前 1 日尿量＋不显性失水量(每日 300～400ml/m²)＋异常丢失量(呕吐、粪便、引流量)－内生水量(每日 100ml/m²)

2)经验公式:每日摄入液量＝前 1 日尿量＋异常丢失量(呕吐、粪便、引流量)＋30ml/kg(<1 岁)或 20ml/kg(1～2 岁)或 15ml/kg(>2 岁)。

体温每升高 1℃,应增加补液量 75ml/m²。无吐泻时不用含钠液。治疗应使血钠正常且每日体重减少 1％。

(3)高钾血症:用呋塞米,限制含钾药物或食物。可应用 10％葡萄糖酸钙,每次 0.5～1ml/kg,总量每次 10～20ml,静脉滴注或缓慢静脉推注(>10min)。50％葡萄糖溶液 2ml/kg加正胰岛素静脉滴注,后者按每 4g 葡萄糖加 1U 胰岛素。5％碳酸氢钠,3～5ml/kg,静脉滴注。也可应用阳离子交换树脂,0.5～1g/kg,加 25％山梨醇 50～100ml,口服或保留灌肠。上述处理无效时应尽早进行腹膜透析或血液透析。

(4)代谢性酸中毒:轻度酸中毒、中度酸中毒可暂不补碱,但在动脉血 pH<7.20 或 HCO_3^-<15mmol/L 时,给予碱性药物纠酸,使 HCO_3^- 为 15～17mmol/L 即可。应补 5％碳酸氢钠的毫升数＝[17－患者标准重碳酸盐(mmol/L)]×0.5×体重(kg)×1.7。

(5)低钠血症:一般不用高渗盐水,对血钠<120mmol/L 且伴有低钠性脑水肿及水中毒者,可酌情补充。应补 3％氯化钠溶液毫升数＝[130－患者血钠(mmol/L)]×1.2×体重(kg),一般先补总量的 1/3～1/2。

(6)低钙血症:补碱时可诱发低钙抽搐,可按高钾血症时补钙量补充。

(7)高磷血症:限制含磷饮食,应用氢氧化铝,每日 60mg/kg,分 3 次口服。

(8)透析治疗:目前主张早期透析,凡上述保守治疗无效者,均应尽早进行透析。透析的方法包括腹膜透析、血液透析和连续动静脉血液滤过三种技术,儿童、尤其是婴幼儿以腹膜透析为常用。在高代谢型肾衰、严重感染者应用血液透析。透析指征:①少尿或无尿>2 日。②动脉血 pH<7.2,HCO_3^-<12mmol/L。③血钾>6.5mmol/L。④血 BUN>28.6mmol/L,血 Cr 在婴儿>442μmol/L,幼儿>530.4μmol/L,年长儿>707.2μmol/L。⑤急性心力衰竭、肺水肿或脑水肿。⑥尿毒症症状显著。⑦药物或毒物中毒,该物质又能被透析去除。

3. 利尿期的治疗　防治水、电解质紊乱:利尿期早期,肾小管功能和肾小球滤过率尚未恢复,血肌酐、尿素氮、血钾和酸中毒仍继续升高,伴随着多尿,还可出现低钾和低钠血症等电解质紊乱,故应注意监测尿量、电解质和血压变化,及时纠正水、电解质紊乱,当血浆肌酐接近正常水平时,应增加饮食中蛋白质摄入量。利尿期早期的氮质血症及高钾血症,按少尿期原则处理。利尿期补液量,为前 1 日尿量的 1/3～2/3,为 1/2 张含钠溶液,注意防治低钠、低钾血症及脱水。利尿期补液不宜过多,以不脱水为原则,补液过多可延长利尿期。

4.恢复期的治疗　此期肾功能日趋恢复正常,但可遗留营养不良、贫血和免疫力低下,少数患者遗留不可逆性肾功能损害,应注意休息和加强营养,防治感染。

5.病因治疗　针对有关病因及原发病治疗。肾结石、肾肿瘤可手术治疗。

6.并发症治疗

(1)防治感染:有感染征象时尽早给予对肾无毒性抗生素。依血肌酐浓度给药剂量及间隔时间,肾衰时剂量=正常人剂量/患者血肌酐(mg/dl),肾衰时给药间期=正常人给药间期×患者血肌酐(mg/dl)。

(2)消化道出血:应用法莫替丁或奥美拉唑、维生素 K_1、酚磺乙胺等。

(3)心力衰竭:急性肾衰的心力衰竭时,由于心肌缺氧与水肿,对洋地黄制剂非常敏感,即使少量应用,也易发生中毒,应慎用。心力衰竭时主要治疗以酚妥拉明扩血管、呋塞米利尿、限盐、限水、吸氧为主,必要时透析治疗。

三、预后

预后取决于原发病的性质、病情的严重程度、诊断是否及时、治疗是否及时与合理。在广泛开展透析疗法后,本病死亡率有所下降,但仍高达 30%～36%。急性肾衰竭患者经上述治疗,由少尿期进入利尿期及恢复期,临床症状消失,尿量、血生化、肾功能逐渐恢复正常、无并发症者为治愈。一般少尿或无尿时间持续 3～4 周以上者或发生多脏器功能衰竭者死亡率高,可达 85%,预后恶劣。非少尿型急性肾衰者预后较好。药物所致的急性肾小管坏死多为非少尿型急性肾衰竭,临床表现较少尿型急性肾衰症状轻、并发症少、病死率低。

部分患者在出院后仍有肾小管浓缩功能不全,饮水少时尿比重仍<1.015,易发生脱水。因此,对治愈出院的患儿,应在出院后每月复查尿常规、尿沉渣涂片、尿比重、血压、肾功能等,直到均为正常。

四、预防

预防肾前性急性肾衰,应及时防治任何原因引起的全身有效循环血容量减少,如出血性或感染性休克、急性腹泻并脱水等。预防肾性急性肾衰,应及时治疗急性肾小管坏死、急性肾小球肾炎、药物或重金属等毒物中毒、急性血管内溶血、肌红蛋白尿、间质性肾炎等。早期应用多巴胺+呋塞米的利尿疗法可减少肾前性急性肾衰发展为肾性急性肾衰的可能。预防肾后性急性肾衰,防治输尿管结石、血块或肿瘤等引起的尿道梗阻、尿道畸形所致尿道狭窄等。

(马永涛)

第四节　多器官功能障碍综合征

多器官功能障碍综合征(multiple organ dysfunction syndrome,MODS)是指由于严重感染、严重创伤、休克、缺血再灌注损伤、外科手术应激等原因,导致同时或相继发生两个或两个以上器官或系统功能障碍的综合征。在 MODS 晚期则发生多系统器官功能衰竭(multiple-systemic organ failure,MSOF)。MSOF 是指在发病 24h 以上,同时或相继发生的两个或两个以上器官或系统功能衰竭。在 MODS 发病早期及过程中表现出失控的全身炎症、高动力循环状态和持续高代谢状态等,称为全身炎症反应综合征(systemic inflammatory response syndrome,SIRS)。脓毒症(sepsis)是指感染引起的 SIRS。脓毒症出现循环功能障碍称为感染性休克或脓毒性休克(septic shock)。机体在启动炎症反应的同时,代偿性抗炎症反应也伴随发生,如抗炎反应占优势时,免疫功能降低,产生代偿性抗炎症反应综合征(compensa－tory anti－inflammatory response syndrome,CARS)。当 SIRS 占主导时则出现休克、细胞凋亡与器官功能失常,而 CARS 占主导时则出现免疫抑制,增加机体感染易感性。SIRS 与 CARS 均可导致 CHAOS 紊乱,最终发生 MODS。CHAOS 的含义是:C(cardio－vascular comprimise)即心血管受累、休克,主要见于 SIRS;H(homeostasis)即自稳态恢复,指 SIRS 与 CARS 达到新的平衡;A(apoptosis)即细胞凋亡,见于 SIRS;O(Organ dysfunetion)即器官功能障碍;S(suppression of the immune system)即免疫受抑制,见于 CARS。

一、诊断步骤

(一)病史要点

1.现病史　询问是否有发热、畏寒或寒战、腹胀、呕吐、腹泻、脓血便、黄疸、关节痛、皮疹、皮肤黏膜出血、瘀斑、消化道出血、面色苍白、四肢厥冷、皮肤苍白或潮红、尿少或无尿、呼吸困难、气喘、头痛、嗜睡、抽搐、意识改变甚至昏迷等。

2.过去史　询问近期是否有肺炎、肠炎、皮肤烧(烫)伤或烫伤、脑炎、脑膜炎、细菌性痢疾、败血症、感染性休克、呼吸衰竭、急性肾衰竭、心力衰竭、白血病、肿瘤、结缔组织病、急性化脓性胆管炎、暴发性心肌炎、急性坏死性胰腺炎、严重创伤、大手术、急性重症肝炎等病史。

3.个人史　询问有无接种各种传染病疫苗,有无药物过敏史。

4.家族史　询问家庭成员中近期是否有发热、感染性疾病、脑膜炎、细菌性痢疾的情况。

(二)查体要点

注意血压、脉压差、心率、脉搏、呼吸、神志情况、体温变化及热型,小婴儿、重度营养不良患儿可不发热或表现为体温不升。注意有无精神萎靡、烦躁、意识改变、面色苍白或青灰、四肢厥冷、心率加快、脉搏细弱、心音低钝、气促、血压下降、脉压差变小、皮肤出血点、瘀斑、皮疹、关节肿胀、肝脾大、黄疸、腹部压痛、脑膜刺激征、毛细血管充盈时间延长、脱水体征等。注意有无眼底出血、视盘水肿。

(三)辅助检查

1.常规检查　细菌感染时外周血检查白细胞总数明显升高,严重时或革兰阴性菌败血症时不高或降低,中性分类增多,核左移,可见中毒颗粒。休克时血液浓缩,可有血红蛋白升高。并发 DIC 时有血小板减少与凝血功能异常,D－二聚体阳性。CRP 升高。败血症者,血液或骨髓普通培养、厌氧菌培养和 L 型细菌培养可呈阳性。急性肾衰竭时肾功能异常。肝功能衰竭、肝性脑病时,血氨升高,肝功能损害,胆红素升高。呼吸衰竭时,血 PaO_2 下降,$PaCO_2$ 上升,pH 减少。

2.其他检查　根据原发病不同,可进行胸 X 线片、B 超、超声心动图、头颅 CT 等检查等。

(四)鉴别诊断

本病中全身各系统、脏器均可出现病变,当早期以某 1～2 个脏器病变为主时,需与该脏器的常见疾病区别。但往往由该脏器的疾病严重化而发展为 MODS,鉴别内容只是判断是否可发展为 MODS。

二、治疗措施

(一)经典治疗

1. 监护和对症治疗　重点观察项目是体温、呼吸、脉搏、心率(包括心律、心音强弱)、血压、尿量、血小板计数、电解质、心电图、血气分析、中心静脉压测定、肝肾功能和凝血及纤溶系统指标等,根据病情变化,随时调整治疗方案,有条件和必要时可做血流动力学监测和 Swan—Gang 导管监测肺动脉楔压。维持有效血容量,保持电解质平衡,矫治贫血及低蛋白血症、脱水、酸中毒等,并应早期注意能量供应。主要是针对各器官功能障碍对策的组合,即对心力衰竭、休克、呼吸衰竭、肾衰竭、肝功能衰竭、感染中毒性脑病或脑水肿、DIC、中毒性肠麻痹等的综合治疗。充血心力衰竭、感染性休克、DIC、急性肾衰竭、急性呼吸衰竭见本书相应各节。

2. 控制感染　根据感染的途径和部位,如呼吸道、神经系统、腹腔内或尿道感染等,分析可能的致病菌,选用对革兰阴性或阳性细菌有杀菌作用抗生素,一般两种联合应用,然后根据血、尿、体温和感染灶致病菌培养结果及药敏试验,选择有效抗生素。对肠道厌氧菌须注意保护,因为这是一道有效抑制肠道需氧菌黏附及入侵肠黏膜的生物学屏障,因此,除非有明确指征,一般不宜随便使用有抗厌氧菌活性的抗生素,尤其是主要经胆道排泄的抗生素。如发现脓肿或脓胸形成应切开或穿刺排脓。

3. 控制休克　注意休克的分型,及时稳妥扩容。心源性休克应在改善心功能基础上慎重补充血容量,不能迅速扩容。在扩容基础上可应用血管活性药物,以改善微循环,增加组织血液灌流。感染性休克中,充分的液体复苏是逆转病情、降低病死率的关键。常用生理盐水等晶体液复苏,一旦晶体液复苏疗效欠佳,可适当补充胶体液如血浆。在应用血管活性药物方面,12 个月以下婴儿可出现多巴胺或多巴酚丁胺抵抗现象,可换用肾上腺素。我国应用莨菪类药物治疗感染性休克有丰富的经验,应予重视。

4. 早期脏器功能支持　早期纠正血容量不足和微循环障碍是防治 MSOF 发生发展的重要因素,须迅速应用晶体液扩容,然后根据情况应用胶体液,如红细胞比容低于 30%,可适当应用全血,以助携氧和细胞的供氧。同时尚应注意心排血量的排出,有条件时可插 Swan—Gang 导管,测量肺动脉楔压。心脏支持应以补充血容量开始,如有前后负荷增加或心脏收缩功能减退,可慎重应用正性肌力药或血管活性药,多巴胺和多巴酚丁胺是常用的血管活性药,当血容量补充后,周围循环仍不能改善,而中心静脉压上升时,提示血容量已足,不能继续扩容,而须用血管扩张剂和改善心功能的药物。

5. 保护肾功能　血容量补足后,必须注意尿量,保护肾功能,襻利尿剂对防止急性肾衰有良好的作用,在补充血容量后,如尿量仍不增加,且血尿素氮和肌酐上升,可应用呋塞米(速尿),1mg/kg,半小时静脉注射一次,剂量加倍,直至尿量满意为止,约 4～5 次,总量不超过10mg/kg,如仍无利尿作用产生,则再增加剂量也无益,应寻找原因。在充分补充血容量的同时,早期应用呋塞米,常可使少尿性肾衰逆转为多尿性肾衰,所以应反复测定尿量和尿液成分。对脓毒症患儿应特别谨慎,此类患儿肾脏虽可排出正常尿量,但通过储钠以维持血容量,因此即使尿量正常,仍须继续输液以增加血容量。应注意避免应用有肾毒性的药物,以维护肾功能。

6. 营养支持　早期进行营养和代谢支持,提供足够的热量,减少氨基酸作为能量消耗,减少肌肉蛋白质的分解代谢,促进蛋白质的合成,防止营养和代谢紊乱,支持各脏器系统的功能。病危不能进食时,应进行胃肠外营养,但应注意不可过多补充非蛋白热量,否则可导致高渗性昏迷。胃肠外营养原则是逐渐增加输入种类及浓度,开始 2d 只输葡萄糖、电解质和氨基酸,葡萄糖输注起始速度为每分钟 6～8mg/kg,以后数天内根据患儿耐受情况,逐渐提高至每分钟 8～10mg/kg;氨基酸起始量为每日 0.5 如确定患儿能耐受葡萄糖及氨基酸浓度及剂量,即可开始加用脂肪乳剂,开始量为每日 0.5～1g/kg,逐渐加量,一般 7～10d,患儿即可获足够热量及氮量,热量中糖与脂肪比例为 60～70：30～40。危重患儿对胃肠外营养液要求是：①减低氮热量比率。②在总热量供给中增大脂肪比率。③适当增加氨基酸的输注。④在氨基酸种类中增加支链氨基酸(亮氨酸、异亮氨酸、缬氨酸)比例。⑤减少液体负荷。

7. 防止医源性疾病 注意在集中抢救中的医源性损害,如输液不宜过多过快,以防产生心衰、肺水肿。避免过多应用碳酸氢钠,尤其在严重肺功能不全情况下,避免过多应用碳酸氢钠,以免 $PaCO_2$ 增高,导致呼吸性酸中毒及 pH 下降。避免使用对器官毒性大的药物。机械通气时注意避免气压伤及肺部感染。控制输用库存的陈旧血,因为库存 6d 以上的血内,有大量的微粒,其中包括已凝集变性的血小板、细胞碎屑、纤维蛋白及其他纤维蛋白沉淀物等,可引起微血栓及其他并发症。

8. 抗炎症介质治疗 如抗内毒素单克隆抗体制剂 E5 和 HA-1A、己酮可可碱、氨力农(氨吡酮,amrinonc)、地塞米松、环氧化酶(COX)抑制剂、抗肿瘤坏死因子抗体、抗白细胞介素-1(IL-1)受体抗体、抗 IL-1 抗体、抗 IL-8 抗体、抗细胞间黏附分子(ICAM-1)抗体、抗血管细胞黏附分子(VCAM-1)抗体、可溶性肿瘤坏死因子受体(STNFR)、可溶性 IL-1 受体、IL-1 受体拮抗剂、血小板活化因子受体拮抗剂(PAFa)等。在 20 世纪 90 年代后期,人们就不同细胞因子的抗体、拮抗剂进行了前瞻性随机对照的临床试验研究,证实单用某一种物质如 TNFα 单克隆抗体(TNF-MAh)、IL-1 受体拮抗剂(IL-IRa)或 PAF 受体拮抗剂(PAFa)在动物试验中疗效很好,但在 MODS 的患者中应用,近年来报道无明显疗效,与对照组 MODS 患者的病死率无显著差异。这是由于动物试验中多在发病前应用细胞因子抗体、拮抗剂,动物致病因素单一;而在 MODS 患者试验中是在发病后才应用细胞因子抗体,患者致病因素复杂,阻断单纯一种细胞因子并不能阻断几十种细胞因子构成的炎症介质网络。2000～2001 年已停止进行单纯一种细胞因子抗体、拮抗剂的临床试验。

9. 连续性肾脏替代疗法(CRRT) CRRT 是 24h 连续的缓慢进行血液净化,模拟人肾脏的功能。CRRT 方法包括连续性动-静脉血液滤过(CAVH)、连续性静-静脉血液滤过(CVVH)、连续性动-静脉血液透析(CAVHD)、连续性静-静脉血液透析(CVVHD)、连续性动-静脉血液透析滤过(CAVHDF)、连续性静-静脉血液透析滤过(CVVHDF)、持续性高通量透析(CHFD)、持续性缓慢超滤(SCUF)。近年来又发展了 CRRT 加血浆吸附器(CP-FA)。在 SIRS、MODS 中,大部分细胞因子分子量为 10～30kDa,可被 CRRT 清除。CRRT 每天可清除 20～40L 体液中的细胞因子。近年来国内外应用 CRRT 治疗 MODS 患者,疗效显著。上海华山医院应用 CVVH 治疗 13 例 MODS 患者,12h 后血液 TNF-α,IL-1β 水平显著下降,生存率提高。CRRT 也用于 ARDS、心力衰竭、肝性脑病、急性坏死性胰腺炎等。

10. 分期治疗 对于严重感染引起的 SIRS、MODS、MSOF,可分期治疗。败血症期以抗感染治疗为主,也可合用大剂量免疫球蛋白、抗炎症介质药物、连续性肾脏替代疗法。败血症综合征期应用糖皮质激素、营养支持疗法,维持有效循环血容量,吸氧。败血症休克早期以扩容治疗为主,纠正酸中毒。败血症休克难治期则在上述治疗的基础上应用血管活性药物。

MODS 期的治疗是根据不同的器官功能障碍进行相应治疗。进入 MSOF 期多不可逆转。

三、预后

SIRS、MODS 经及时诊治,心率、呼吸、血压等生命体征稳定、感染症状消失、器官功能的各项指标恢复正常,经随访 3 年无后遗症者为治愈。

如能早期诊治 SIRS,阻断 SIRS 的连续恶化,病情可好转,生命体征稳定,感染症状消失而痊愈,防止其发展成 MODS。如在 MODS 阶段及时诊治,经积极抢救和治疗后生命体征稳定,仍可治愈。如发展成 MSOF 后,即使予以综合治疗,病死率依然很高,幸存者多有后遗症。MODS 为儿科危急重症,病死率高达到 80%～90%,若有≥4 个器官功能衰竭,病死率高达到 100%。

四、预防

凡有可能引起 MODS 以及 MSOF 的因素存在时,发生 SIRS 均应早期采取防治措施,阻止单一脏器功能障碍或衰竭向多脏器功能障碍或衰竭发展。SIRS 经积极治疗多可逆转,MODS 期的治疗是根据不同的器官功能障碍进行相应治疗。进入 MSOF 期多不可逆转。

（申敏）

第五节　休克

一、概述

休克是各种强烈致病因素作用于机体引起的急性循环障碍,以组织的有效血液灌流量急剧降低为特征,导致组织细胞缺血、缺氧、代谢紊乱和脏器功能损害的急性临床综合征。有效循环血量减少是不同病因所致休克的共同病理生理基础。作为临床较常见的危急重症之一,人们对休克发病机制的研究和认识日渐提高,从微循环学说进而到从细胞和分子水平对休克发生、发展的各个环节进行深入研究,取得了较大进展,并指导临床实践,为提高抢救成功率、改善预后奠定了必要的基础。

二、流行病学

在美国,每年休克病例数约占所有儿童和成人住院患者数的 2%,死亡率 20%～50% 不等,死亡率随累及的器官功能衰竭数的增加而上升。感染性休克在儿科最常见,尤以新生儿、先天性免疫功能缺陷、白血病、肿瘤或化疗者容易发生。先天性泌尿道畸形、先天性心脏病、大面积烧(烫)伤、多发性创伤及在监护室监护时间过长的患儿发生感染性休克的危险性增加。

三、病因

根据不同病因,一般将休克分为分布性休克、低血容量性休克、心源性休克和梗阻性休克。分布性休克包括感染性休克、神经源性休克以及过敏性休克。

1.感染性休克　又称脓毒性休克,主要由细菌、病毒等致病性微生物及其有害产物所致,以革兰阴性菌感染居首位。儿童感染性休克的病原体随年龄和免疫状态的不同而变化。新生儿期以 B 族溶血性链球菌、肠杆菌科、李斯特菌(Listeria monocytogernes)、金黄色葡萄球菌和脑膜炎双球菌为主;婴儿期常见的为流感嗜血杆菌、肺炎球菌、金黄色葡萄球菌和脑膜炎双球菌;儿童期以肺炎球菌、脑膜炎双球菌、金黄色葡萄球菌和肠杆菌科多见。而免疫低下者常见的引发感染性休克的致病菌为肠杆菌科、金黄色葡萄球菌、假单胞菌和白假丝酵母。引起感染性休克主要的感染为败血症、流行性脑脊髓膜炎、中毒性痢疾、坏死性小肠炎、严重的肺炎及泌尿道感染。另外,由于感染或其他因素所致的肠黏膜屏障功能障碍,使肠道细菌及内毒素或其他肠毒素透过肠道黏膜导致肠道细菌转移或肠源性毒血症,是引发感染性休克的原因之一。近年来,病毒性感染引起的病毒血症合并休克有增加的趋势。

2.过敏性休克　是机体对某些药物、血清制剂或食物等过敏所致。青霉素、破伤风抗毒素、部分海鲜、菠萝、坚果类食品(如花生、榛子等)均为较常见的引起过敏的物质。

3.神经源性休克　因创伤等引起的剧烈疼痛,使小血管扩张、血液淤滞、有效循环血量减少而致休克。

4.低血容量性休克　由于血容量急剧减少,致使心排血量和血压下降所致。婴幼儿吐、泻所致的重度脱水,是儿科引起血容量锐减致低血容量性休克的重要原因。其他常见的原因有外伤引起的大量失血、严重烧(烫)伤时血浆外渗、消化道大出血及凝血机制障碍所致的其他出血性疾病等。

5.心源性休克　是由于心脏急性排血功能障碍导致组织和器官血液灌流不足而致的休克。常见病因有先天性心脏病、暴发性心肌炎、严重心律失常、心脏压塞和急性肺梗死等。需重视的是,新生儿窒息是新生儿期心源性休克的重要原因。

6.梗阻性休克　是由于心排血量降低并非心肌功能欠佳。引起原因有气胸、心脏压塞、肺栓塞和主动脉缩窄等,导致心外血流通道受阻。

四、发病机制

不同类型的休克其病因各异,发病机制亦不尽相同,但有效循环血量下降是其共同的病理生理基础。有效循环血量下降、心排血量降低及微循环障碍是休克发生、发展的基本环节。

1.感染性休克　是感染引起的全身炎症反应综合征。其发生、发展受多种因素影响。内毒素可作为休克的启动因素,导致微循环、凝血、纤溶系统功能障碍,释放大量炎症介质,细胞功能损害,甚至重要器官功能衰竭。感染性休克时存在低容量血症、心功能损害、血管张力降低、血流分布紊乱和细胞氧利用障碍等多因素共同机制。

(1)炎症介质释放及其损害:内毒素及组织缺血缺氧状态刺激机体释放大量炎症介质,如肿瘤坏死因子、白细胞介素、粒细胞—单核细胞刺激因子和血小板激活因子等大量释放,多种炎症细胞因子(TNF、ILs、PAT、LTs、EDRF、VPF 等)、多种炎症介质(PGs、C_{3a}、C_{5a} 等)以及氧自由基和一氧化氮(NO)等引起全身炎症反应综合征(systemic inflammatory response syndrome,SIRS),并可发展为多器官功能不全综合征;前列环素(prostacyclin,PGI_2)和血栓素 A_2(thromboxane,TXA_2)能影响血管通透性并有强烈血管收缩作用,促进血小板聚集形成血栓,成为休克发展的重要原因;β—内啡肽释放增加可抑制心脏功能,致心排血量下降;儿茶酚胺大量分泌,引起肾小动脉痉挛,激活肾素—血管紧张素—醛固酮系统,使血管收缩,心肌缺血,加重微循环障碍;组胺使小血管通透性增加,血浆渗出,有效循环血量减少。

（2）自由基损害：休克时，机体内超氧化物歧化酶。过氧化氢酶等清除自由基、对机体的保护作用减弱，使自由基过度增加而损害机体。

（3）纤维连接蛋白（fibronectin，Fn）减少：休克时，血浆 Fn 浓度下降，使血管内皮之间的黏附能力减低，血管壁完整性受损，通透性增加，血浆渗出，血液浓缩，有效循环血量更趋减少。

（4）钙离子大量内流：休克时，细胞功能受损，钙离子以细胞内、外极大的浓度差为动力，大量流入细胞内，使蛋白质和脂肪被破坏，产生大量游离脂肪酸，抑制线粒体功能，造成细胞不可逆的损害。

上述几方面的共同结果是血管内皮损伤，通透性增加，微血栓形成，微循环障碍，有效循环血量不足，组织细胞缺氧并导致恶性循环，进而发展为弥散性血管内凝血（DIC）及多器官功能衰竭（multiple organs failure，MOF）。

2.过敏性休克　外界抗原物质进入体内与相应的抗体作用后，释放大量组胺、缓激肽、5－羟色胺和血小板激活因子，致全身毛细血管扩张，通透性增加，血浆渗出，有效循环血量急剧下降，血压下降。

3.神经源性休克　因剧烈疼痛等刺激，引起缓激肽、5－羟色胺等释放，致血管扩张，微循环淤血，使有效循环血量减少，血压下降。

4.低血容量性休克　系由于大量失血、失液和血浆丢失等原因，引起血容量急剧减少，回心血量下降，心排血量严重不足所致。

5.心源性休克　由于急性心脏排血功能障碍，心排血量降低，微循环障碍，使重要脏器血液灌流不足。休克早期，由于代偿机制作用，周围血管收缩，心脏后负荷增加，心排血量进一步下降。随着病情继续恶化，酸性代谢产物堆积，毛细血管扩张，致血液淤滞，组织器官灌流更趋减少，器官功能严重受损。

6.梗阻性休克　气胸、心脏压塞、左右心室流出道梗阻导致心外血流通道受阻，心脏舒张期充盈压增高。

五、临床表现

不同原因所致休克的临床表现具有一定的重叠性和共性。

休克早期：表现为呼吸和心率加快，其程度与体温升高不平行；反应差，轻度烦躁不安；肢端及全身皮肤温暖，血压正常或稍低。可有全身性炎症反应表现，如发热、白细胞增加、中性粒细胞比例升高及中毒颗粒出现。

休克中晚期：面色苍白、四肢厥冷、脉搏细弱、尿量减少，有严重缺氧和循环衰竭表现，如呼吸急促、唇周发绀、烦躁不安、意识障碍、动脉血氧分压降低、血氧饱和度下降、代谢性酸中毒；心率增快、四肢及皮肤湿冷、出现花纹，血压降低，收缩压可低于 40mmHg 以下，尿量减少或无尿，晚期可有 DIC 表现。

随病情演变，可进一步出现 MOF 的征象，相继波及肺、胃肠道、脑、肾、心脏及肝脏，表现为呼吸窘迫、严重低氧血症和高碳酸血症，腹胀、肠鸣音减弱、消化道出血，精神淡漠、昏迷，少尿或无尿、血尿素氮升高、血清肌酐>176.8μmol/L，心功能衰竭、心肌同工酶升高，肝脏肿大、黄疸、血清胆红素>34μmol/L，清蛋白降低等。

心源性休克尚有原发疾病的症状和体征，如室上性阵发性心动过速者，心率可达 250 次/

分以上,有阵发性发作病史及心动图改变。心脏压塞者则有颈静脉怒张、奇脉和心音遥远等体征。过敏性休克可因喉水肿而迅速出现呼吸困难、气促、胸闷、发绀,严重者因窒息、脑缺氧致脑水肿而出现意识丧失、抽搐昏迷。

感染性休克依临床病情轻重分为两型见表 13-7。

表 13-7 轻、重型休克临床表现

症状	轻型	重型
神志	尚清楚,但有烦躁和萎靡	意识不清、昏迷或惊厥
面色、肤色	面色苍白、皮肤干冷、轻度花纹	面色青灰、皮肤湿冷、明显花纹
肢体温度	手足发凉、甲床轻度发绀	四肢冷近膝、肘关节、甲床明显发绀
毛细血管再充盈时间	1~3 秒	大于 3 秒
心音、脉搏	心率快、脉细速	心音弱、钝,脉微弱或扪不到
血压	脉压正常或偏低(20~30mmHg)	测不到,脉压<20mmHg
呼吸	增快	深快、呼吸困难或节律不齐
尿量	稍减少(婴儿 10~5ml/h)儿童(20~10ml/h)	少尿或无尿(婴儿<5ml/h)儿童<10ml/h
眼底检查	小动脉痉挛,动脉：静脉为 1：2 或 1：3(正常 2：3)	小动脉痉挛,小静脉淤张,部分患者出现视神经乳头水肿
甲皱微循环	小动脉痉挛,管袢数目减少	小静脉淤张、血色变紫、血流变慢、血流断续、红细胞凝集

六、监护

做好监护对评价患儿病情、指导治疗和判断预后具有积极意义。基本的监护包括神志、心率、脉搏、呼吸、血压、体温、尿量、血乳酸含量测定和血气分析等,也可根据情况选用测血压、中心静脉压、肺动脉楔压、胃肠黏膜内 pH 直和超声心动图监测等,主要有:过度增加。

1.血压　是休克监测的重要指标,尤其是脉压对估计心排血量情况很有价值。脉压降低,表明心室射血功能下降,外周阻力增高。当脉压<20mmHg 时,提示心排血量不足。危重病例应采用有创动脉压监测。

2.中心静脉压　中心静脉压(central venous pressure,CVP)测定有助于鉴别心功能不全或血容量不足所致的休克,对决定是否需要补充血容量和决定输液的质、量和速度以及是否需要正性肌力作用药物提供依据。CVP 正常值为 6~12cmH$_2$O。

3.肺动脉楔压　肺动脉楔压(pulmonary artery wedge pressure,PAWP)能较好反映左心室功能,正常值为 8~12mmHg,<8mmHg 时,提示血容量不足;>20mmHg 时,表示左心功能不全;26~30mmHg 时,提示有重度肺充血;>30mmHg 时,则常发生肺水肿。

4.尿量　反映脏器灌注情况,有助于早期诊断、评价治疗后脏器灌注改善状况。一般每小时记录一次,每小时<0.5ml/kg 为少尿。

5.体温　体表温度是较为简便、有效的监测外周灌注情况的指标。全身皮肤温度低,提示休克处于严重状态。有研究资料显示:预后佳者,趾端温度与外界温度差大于 4℃ 以上,而趾端温度与外界温度差在 1~2℃者,预后凶险。

6.血气分析　监测体内酸碱平衡状态和体内氧运送状况,是处理休克时不可缺少的监测项目。

7. 血乳酸测定 反映休克时微循环和代谢的状况,对判断预后有意义,升高的程度与病死率密切相关,休克时血乳酸含量常>2mmol/L。及时有效的治疗,改善脏器灌注情况,血乳酸水平在 1 小时内即可下降。

8. 胃肠黏膜内 pH 值测定 文献报道,休克患儿胃肠黏膜内 pH 值(gastric intramucosal pH,pHi)值低于 7.3 时,死亡率上升。随着设备和技术的进一步完善,有望成为评价感染性休克患者循环状况和复苏效果的金标准。

9. 超声心动图 是一种无创、可重复性较好的监测手段,可了解心脏收缩、舒张功能、有无心包积液、估测肺动脉压力等。

七、治疗

(一)感染性休克

感染性休克病情变化急骤,应及时施以综合治疗措施,包括复苏抢救、纠正代谢紊乱和脏器功能支持、可能的病因治疗等,以达到纠正异常血流动力学状态、清除感染源的目的。

1. 感染性休克早期 目标导向复苏(early goal directed therapy,EGDT)和集束化治疗策略(bundle treatment)是感染性休克治疗最基本和最有效的措施,以尽可能保证组织和器官的有效灌注,改善微循环,阻止休克的进展。EGDT 策略为 6 小时内完成早期液体复苏目标:CVP8～12mmHg(使用呼吸机者为 12～15mmHg),MAP≥65mmHg,$ScvO_2$≥0.70 和每小时尿量≥30ml,首批快速扩容以 0.9％生理盐水 20ml/(kg·次),在 10～20 分钟快速输入或推注,然后评估循环与组织灌注情况(心率、血压、脉搏、毛细血管再充盈时间等)评估。若循环无明显改善,可再予第 2 剂、第 3 剂,每剂均为 10～20ml/kg。总量最多可达 40～60ml/kg。第 1 小时输液既要重视液量不足,又要注意心肺功能(如肺部啰音、奔马律、肝大、呼吸做功增加等常示心功能衰竭、肺水肿)。条件允许应监测中心静脉压。第 1 小时液体复苏不用含糖液,血糖应控制在正常范围,若有低血糖可用葡萄糖 0.5～1g/kg 纠正。集束治疗方法:①2 小时内建立中心静脉压(CVP)和(或)中心静脉血氧饱和度($ScvO_2$)监测。②1 小时内给予广谱抗生素治疗,并取血或病灶处留取标本进行病原菌培养。③EGDT 基础上,若 $ScvO_2$<0.70时,输注浓缩红细胞使血细胞比容(Hct)>0.30,若 $ScvO_2$ 仍<0.70,则给予多巴酚丁胺 2～20ug/(kg·min)。④将血糖控制在 8.3mmol/L 以下。⑤合并急性呼吸窘迫综合征(ARDS)者进行机械通气时采用低平台压<30mmHg。⑥如需要可用升压药维持血压,给予氢化可的松 3～5mg/(kg·d)静脉滴注。继续输液可用 1/2～2/3 张液体,可根据血电解质测定结果进行调整,6～8 小时内输液速度 5～10ml/(kg·h)。维持输液用 1/3 张液体,24 小时内输液速度 2～4ml/(kg·h),24 小时后根据情况进行调整。在保证通气前提下,根据血气分析结果给予碳酸氢钠,使 pH 达 7.25 即可。可适当补充胶体液,如血浆等。

低血容量性休克、神经源性休克和过敏性休克液体复苏与感染性休克相同;心源性休克和梗阻性休克发生时,液体复苏应采用小剂量,每次 5～10ml/kg,15～20 分钟推注。

2. 血管活性药物

(1)多巴胺(dopamine):具 α、β 和多巴胺受体兴奋作用,使心肌收缩力加强,血压升高,心排血量增加,改善脏器灌注,常用剂量 2～20ug/(kg·min)。

(2)多巴酚丁胺(dobutamine):能增强心肌收缩力,提高心排血量,与扩容相结合可改善组织氧利用,通常不升高血压。常用剂量 2～20ug/(kg·min)。

(3)肾上腺素(epinephrine):有加强心肌收缩力和升高血压作用,兼具抑制炎症介质释放作用,减轻炎症反应,主要用于严重低血压时。但因会增加代谢率,提高乳酸水平,在感染性休克时不作首选。常用剂量为 0.05、0.2ug/(kg·min)。冷休克有多巴胺抵抗时首选。去甲肾上腺素 0.05～0.3ug/(kg·min)持续静脉泵注,暖休克有多巴胺抵抗时首选,尤其感染性休克,在足够液体复苏后仍表现的休克为高排低阻型休克,去甲肾上腺素可首选使用。去甲肾上腺素抵抗时可采用血管加压素。

(4)莨菪类药物:能解除血管平滑肌痉挛,降低外周阻力,改善微循环。常用山莨菪碱(654－2),一般每次 0.3～0.5mg/kg,重者可增至 0.5～2mg/kg,静脉注射,每 10～15 分钟 1 次,至面色红润、肢暖、血压回升、尿量恢复后减少剂量及延长用药间隔。阿托品每次 0.03～0.06mg/kg,用法同上。注意血容量的补充。

(5)纳洛酮(naloxone):为内啡肽拮抗剂,能逆转低血压、改善意识状态,其临床疗效有待进一步评价。剂量为 0.1mg/kg 静脉注射,15～30 分钟后可重复,也可于首剂后以 0.1mg/(kg·h)连续静脉滴注。

(6)正性肌力药物:伴有心功能障碍,疗效欠佳时可用正性肌力药物。常用多巴酚丁胺 2～20ug/(kg·min)持续静脉泵注,根据血压调整剂量,最大不宜超过 20ug/(kg·min)。多巴酚丁胺抵抗者,可用肾上腺素。若存在儿茶酚胺抵抗,可选用磷酸二酯酶抑制剂米力农,负荷 25～75ug/kg,5～10 分钟慢注,维持 0.25～1.0ug/(kg·min),最大不超过 1.13mg/(kg·d)。

(7)硝普钠:心功能障碍严重且又存在高外周阻力的患儿,在液体复苏及应用正性肌力药物基础上,可使用半衰期短的血管扩张剂,如硝普钠 0.5～8ug/(kg·min),应从小剂量开始,避光使用。

3.纠正酸中毒休克　因组织缺血缺氧,多发生代谢性酸中毒,但治疗关键是改善组织器官的有效灌注。有研究资料显示,危重患者用碳酸氢钠纠正酸中毒并不改善血流动力学状况或增加心血管系统对儿茶酚胺的反应性。碳酸氢钠的使用须结合临床情况慎重考虑。对病情重、已有器官受累或年龄较小的婴儿,宜选用 1.4%碳酸氢钠等渗溶液。不主张大剂量快速静脉滴注,仅在 pH 低于 7.1 和肺灌注和功能足以排出 CO_2 时使用碳酸氢钠。

4.肾上腺皮质激素　皮质激素在感染性休克治疗中的作用及是否常规应用仍有争议。近期在儿科的一项前瞻性观察研究结果发现,1/2 以上感染性休克患儿存在肾上腺功能不全。目前建议在对重症休克疑有肾上腺皮质功能低下(如流脑)、ARDS、长期使用激素或出现儿茶酚胺抵抗性休克时可以使用。目前主张小剂量、中疗程。可用氢化可的松 3～5mg/(kg·d)或甲泼尼松龙 2～3mg/(kg·d),分 2～3 次给予。

5.控制感染　尽早使用抗生素是全身性感染和感染性休克的重要治疗措施。病原菌未明确前,宜选用 2 种以上广谱抗生素联合应用,以兼顾革兰阴性和革兰阳性细菌,一旦病原菌明确,则选用敏感抗生素。当肾功能不全时,要慎用有肾毒性的抗生素,如必须使用,应减少剂量,调整给药间隔时间。鉴于抗生素杀灭细菌,菌体破坏刺激炎症介质释放,可能加重病情,有学者主张使用激素或非激素类抗炎药物,以减轻这类炎症反应。

6.血液滤过(hemofiltration)　通过体外循环装置中的细菌筛和炭吸附作用,清除大量致炎介质和抗炎介质,以降低炎症反应强度,同时可促进肺部水分清除,清除心脏抑制因子,可有效稳定心血管系统和呼吸系统改善循环功能,大部分文献研究认为可降低病死率和改善预后。采用的模式包括连续静脉血液透析滤过、高容量血液滤过、血浆吸附等模式。

7. 体外膜肺（extracorporeal membrane oxygenation，ECMO） 严重感染性休克合并 MOF 时，心、肺功能较差。当常规疗法效果不佳时，可使用 ECMO，能改善组织氧供，降低死亡率。是目前认为终末期唯一可能有效的方法。

8. 免疫疗法（immunotherapy） 近年来，已先后有抗内毒素抗体、抗白介素抗体、抗肿瘤坏死因子抗体等问世，但临床应用效果至今未得到证实。

9. 重要脏器功能维护

(1)肺：积极供氧，纠正低氧血症，必要时予持续正压给氧（continuous positive airway pressure，CPAP）、呼气末正压呼吸（positive end expiratory pressure，PEEP）、气管插管机械通气。危重者，可予肺表面活性物质。

(2)心脏：由于心肌损害及心肌抑制因子等作用，影响心肌收缩力，易引起心力衰竭，常用米力农、多巴酚丁胺等药物控制。

(3)脑：发生脑水肿时，颅内压增高，可选用 20% 甘露醇，剂量为 $0.5\sim1g/kg$，也可与甘油果糖交替使用。

(4)纠正凝血障碍：早期可给予小剂量肝素 $5\sim10U/kg$ 皮下注射或静脉输注（注意肝素钠不能皮下注射），每 6 小时 1 次。若已明确有 DIC，则应按 DIC 常规治疗。

10. 营养支持 是危重患者康复的重要条件，常用静脉高营养。除用葡萄糖溶液供应热量外，尚有：①氨基酸注射液，新生儿 $2\sim2.5g/kg$，婴儿 $2.5\sim3.0g/kg$，年长儿 $1.5\sim2.5g/kg$；②脂肪乳剂，第 1 天 $5\sim10ml/kg$，以后每天增加 $5ml/kg$，最大量新生儿 $40ml/(kg \cdot d)$、年长儿 $20ml/(kg \cdot d)$。

(二)过敏性休克

立即去除可能引起过敏的原因；静脉滴注肾上腺素 $0.01\sim0.03mg/kg$，必要时 $1\sim2$ 小时后重复；静脉滴注或推注肾上腺皮质激素；地塞米松 $0.1\sim0.25mg/kg$ 或氢化可的松 $8\sim10mg/kg$ 加于 10% 葡萄糖 $20\sim40ml$ 中；保持呼吸道通畅；余同感染性休克。

(三)低血容量性休克

若系大量失血所致，如肺咯血、消化道出血、外伤等，应及时止血，予垂体后叶素、西咪替丁、6－氨基己酸等，必要时外科手术治疗。积极补充血容量，中度以上失血者（血红蛋白降至 $70\sim100g/L$），应予输血，使 Hct 达到 $32\%\sim34\%$。

(四)心源性休克

积极治疗原发疾病，余基本原则同感染性休克，需注意：①茛若类药物不宜首选，以免增加心肌氧耗。②常合并心力衰竭，应予多巴酚丁胺、米力农等药物，洋地黄制剂在心肌炎、缺氧、中毒等引起的心源性休克慎用。③依血流动力学特点，可使用硝酸甘油、酚妥拉明和硝普钠等扩血管药物。④输液量及速度应予控制，一般每天 $<50ml/kg$。⑤有条件者可采用主动脉内球囊反搏术、ECMO、左心辅助装置治疗。

(五)神经源性休克

积极去除病因、止痛；立即皮下或肌肉注射肾上腺素 $0.01\sim0.03mg/kg$，必要时 $10\sim15$ 分钟后重复使用；余参见感染性休克。

（沙坎·阿克纳依）

第六节　烧(烫)伤

烧(烫)伤指物理或化学因子所致人体组织的损伤。常见因子有热水、蒸汽、火焰、电流、放射线、激光、酸碱等。

小儿烧(烫)伤为小儿创伤中的常见病与多发病,12岁以下小儿烧(烫)伤占同期烧(烫)伤患者30.77%。12岁前是儿童生长发育重要阶段,由于小儿特殊的生理解剖特点,较严重小儿烧(烫)伤除危及生命外,致残率高,不仅阻碍小儿的身体发育,也会对其生理发育产生不利影响。因此,烧(烫)伤临床工作者应重视小儿烧(烫)伤的救治,以期减少小儿烧(烫)伤的死亡率和致残率。

一、烧(烫)伤面积和深度的估计及分级

(一)烧(烫)伤面积的估计

在小儿生长发育阶段,不同的年龄,体表面积估计不同。常用的小儿烧(烫)伤面积估计法有以下三种。

1.手掌法　五指并拢,患儿一手掌面积等于其自身体表面积的1%。此法用于小儿小面积烧、烫伤的快速估计。

2.第三军医大学公式　适用于12岁以下儿童。

小儿头颈部面积(%)=9+(12-年龄)

小儿双下肢面积(%)=41-(12-年龄)

其他部位面积计算同成人,即前后躯26%,双上臂8%,双下臂6%,臀部5%,会阴部1%,双手5%,双足7%。

3.伦勃(Lund-Browder)法　此法较精确,见表13-8。

表13-8　伦勃法

	0~1岁	1~4岁	5~9岁	10~14岁	15岁	成人
头	19	17	13	11	9	7
颈	2	2	2	2	2	2
前后躯	26	26	26	26	26	26
双上臂	8	8	8	8	8	8
双下臂	6	6	6	6	6	6
双手	5	5	5	5	5	5
臀	5	5	5	5	5	5
会阴	1	1	1	1	1	1
双大腿	11	13	16	17	18	19
双小腿	10	10	11	12	13	14
双足	7	7	7	7	7	7

注意:计算烧(烫)伤面积时,Ⅰ度烧(烫)伤面积不计算在内。

(二)烧(烫)伤深度的判断

皮肤是人体最大的器官,约占体重的15%。其血供丰富,成人每分钟皮肤血流量为200~500ml,而烧(烫)伤后可急剧增至7000~8000ml。在小儿,由于其皮肤含水量较成人高,皮肤相对面积血流量相对较大,故烧(烫)伤后更易发生血容量的改变,导致水、电解质平衡紊乱。

皮肤分表皮与真皮两大部分,表皮由浅及深分角质层、透明层、颗粒层、棘状层及生发层,表皮各层细胞均自生发层细胞分化成熟而来。真皮分乳头层和网状层,由致密纤维结构构成。小儿皮肤特点为角质层薄,真皮层也较薄而且血管较丰富。

根据皮肤结构将烧(烫)伤深度分为Ⅰ度烧(烫)伤、Ⅱ度烧(烫)伤、Ⅲ度烧(烫)伤,其中Ⅱ度烧(烫)伤又分为浅Ⅱ度烧(烫)伤和深Ⅱ度烧(烫)伤,即Ⅲ度四分法。

1.Ⅰ度烧(烫)伤　伤及表皮,局部红肿、红斑、疼痛、烧灼感,无水疱,3~5天痊愈,不留瘢痕。

2.浅Ⅱ度烧(烫)伤　伤及真皮浅层,大水疱,剧痛,部分生发层存在。水疱破裂后创面渗液多,基底肿胀、发红、皮温高。约两周愈合,不留瘢痕。

3.深Ⅱ度烧(烫)伤　伤及真皮深层,可有水疱,渗液少、感觉迟钝。基底稍湿微红或红白相间,可见网状栓塞血管。3~4周愈合,留有瘢痕。

4.Ⅲ度烧(烫)伤　伤及皮肤全层,甚至深达皮下、肌肉、骨骼。创面无水疱,痛觉消失,呈腊白或焦黄或黑痂,可见树枝状血管栓塞。愈合缓慢,需手术,愈后有瘢痕甚至畸形。

(三)烧(烫)伤分级

根据小儿烧(烫)伤面积、深度分为4级。

1.轻度烧(烫)伤　总面积5%以下的Ⅱ度烧(烫)伤。

2.中度烧(烫)伤　总面积5%~15%的Ⅱ度烧(烫)伤,或总面积5%以下的Ⅲ度烧(烫)伤。

3.重度烧(烫)伤　总面积15%　~25%的Ⅱ度烧(烫)伤,或总面积5%~10%的Ⅲ度烧(烫)伤。

4.特重度烧(烫)伤　总面积25%以上的Ⅱ度烧(烫)伤,或总面积10%以上的Ⅲ度烧(烫)伤。

小儿若有吸入性损伤,或是其他合并伤,营养不良,发育不良,伤前健康不良及有中毒可能的化学烧(烫)伤,要害部位电烧(烫)伤或化学烧(烫)伤等,也应视为重度或特重度烧(烫)伤。

二、烧(烫)伤的临床分期

根据烧(烫)伤的发展规律,可将烧(烫)伤病程分为以下各期。

1.休克期　一般为烧(烫)伤后48小时内。与成年人比较,小儿机体发育不够成熟,体液代谢比较旺盛,各器官调节机能较差,易发生水、电解质平衡紊乱。局部主要改变为毛细血管扩张和通透性增加,血管内的血浆样液体很快渗入组织间隙形成局部水肿,并从创面渗出形成水疱液或创面渗出液而丢失。渗出以伤后2~3小时为急剧,8小时达高峰,随后逐渐减缓,48小时后渗出于组织间隙的水肿液开始回吸收。由于此期体液大量丢失,有效循环血量减少,故易发生低血容量休克。若休克纠正不及时或延迟复苏,多导致休克期延长,造成感染性休克。

2.感染期　指烧(烫)伤后短期内所发生的局部的(或)全身的急性感染。水肿回吸收期一开始,感染就上升为主要矛盾。烧(烫)伤后由于皮肤等组织的损害和坏死,一方面破坏了皮肤抵御微生物入侵的功能;另一方面烧(烫)伤组织中的丰富蛋白质成为微生物的理想培养基;而烧(烫)伤后存在的免疫抑制和不同程度的高分解代谢,也使烧(烫)伤后感染机会增加。而且小儿的细胞外液量大于成人,每天体液的周转量也较成人大,故对休克的耐受力差,导致休克期的不平稳,使其以后感染的几率增加。

烧(烫)伤后 2～3 周,坏死组织广泛溶解阶段,又是全身感染另一峰期。

3.修复期　浅度烧(烫)伤多自行修复,深Ⅱ创面靠残存的上皮岛融合修复,Ⅲ度创面靠皮肤移植修复。

4.康复期　深Ⅱ度和Ⅲ度创面愈合后,均可产生瘢痕,并可并发瘢痕增生、挛缩畸形,影响功能,故还需要一个锻炼、理疗、体疗和手术整形过程以恢复功能。大面积烧(烫)伤由于皮肤毁损严重,康复期可能更长,一般多需 1～2 年的康复锻炼。

三、烧(烫)伤免疫

严重烧(烫)伤后机体免疫功能变化表现为双向性改变,一方面表现为全身炎症反应综合征为特征的过度反应,另一方面表现为淋巴细胞功能、IL－2 合成水平及细胞吞噬功能减弱为代表的免疫抑制状态。正是这两方面的共同作用,打破了机体的免疫网络平衡,导致免疫功能紊乱,进一步诱发器官功能不全综合征。这一病理过程贯穿于烧(烫)伤的整个病程中,与烧(烫)伤休克、感染及死亡率密切相关。

烧(烫)伤后机体免疫功能发生严重紊乱主要表现为免疫功能低下,在 Krause P. J 报告的儿童严重烧(烫)伤病例中免疫功能的变化与成人一致。

局部防御机制改变。烧(烫)伤后皮肤屏障毁损,微生物极易入侵,另外,皮肤烧(烫)伤后导致大量的抗体、补体等免疫成分自创面丢失,这些均可导致机体免疫功能下降。

全身非特异性免疫功能改变。烧(烫)伤后中性粒细胞趋化及黏附功能下降;单核、巨噬细胞系统在严重烧(烫)伤后成熟受阻,外周血出现大量幼稚单核细胞;巨噬细胞吞噬功能下降,加工递呈外来抗原能力减弱,使 T 淋巴细胞识别外来异物能力下降;红细胞的黏附能力,自休克期到创面基本愈合始终低于对照组;NK 细胞数量减少;补体系统补体溶血活性降低,补体单一成分消耗与烧(烫)伤感染密切相关,而且补体裂解产物对机体发生不良的作用;纤维结合蛋白是血中重要的调理素,可促进网状内皮系统的清除功能,烧(烫)伤后也表现为降低。

全身特异性免疫功能改变。烧(烫)伤后体液免疫,各类免疫球蛋白变化不完全相同,总的趋势是早期降低后期恢复。烧(烫)伤后细胞免疫功能是低下的,主要原因是 Th 细胞的下降及 Ts 细胞的升高。

四、烧(烫)伤休克

小儿与成人生理特点有明显差异,小儿相对体表面积大,体液含量高,血容量少,各系统器官发育不完全,代偿能力差。虽然其液体损失的绝对量不一定很大,但对小儿整个循环量来说都占很大比例。而且小儿由于解剖生理特点,心脏代偿能力差,肺容量、气道通气量低,烧(烫)伤后极易缺氧而加重休克。因此临床小儿烧(烫)伤面积小于 10%,亦可发生休克。

小儿烧(烫)伤后烧(烫)伤组织及其附近区域的微血管变化,主要是组织胺、五羟色胺、缓激肽、球蛋白通透因子等作用,毛细血管出现小孔,血管通透性增高。大量的体液流入第三间隙和体外,引起休克和水、电解质紊乱。

小儿小面积烧(烫)伤只表现为局部的体液渗出,中大面积烧(烫)伤,多存在休克。患儿入院后表现为烦躁不安,哭闹或者神志恍惚,反应迟钝;出现烦渴、少尿或无尿、末梢循环不良、皮肤弹性差、心率及呼吸增快等临床表现和体征。小儿休克诊断的主要依据是烦躁不安,皮肤颜色的变化和尿量减少,尿量每小时少于每公斤体重 1ml 即可确定为少尿,而心率、呼吸可只作参考。出现以上表现并结合临床实验室检查即可诊断。

五、烧(烫)伤感染

烧(烫)伤感染可来自烧(烫)伤创面、肠道、呼吸道等多种途径,其中以创面感染最为常见。烧(烫)伤创面表面细菌菌量高,但病原菌未侵入临近活组织,这种感染属于非侵袭性感染,临床表现除有轻度或中度发烧外,没有其他明显的全身症状。加强创面处理即可。

需要重视的是烧(烫)伤创面脓毒症,它是大面积烧(烫)伤患儿较易出现的并发症,发病率较高,也是导致多器官功能障碍综合征的主要因素之一。小儿自身抵抗力差,小儿重度烧(烫)伤后,大面积皮肤受损,屏障抗感染力降低,为细菌敞开了门户,另外大量体液及蛋白从创面丢失导致患儿血清球蛋白、白蛋白等明显下降;烧(烫)伤后机体对细菌及其产物反应中释放一系列炎症介质引起链式反应,出现放大效应导致全身性炎症反应综合征。若炎症反应失控则逐步发展为脓毒症、严重脓毒症和脓毒症性休克。

小儿烧(烫)伤后脓毒症的发生多在伤后 10 天内,为早期脓毒症,与休克关系密切,预后差;2～3 周后发生率明显下降,多由创面处理不当造成。

(一)临床表现及诊断

1. 一般情况 常伴有神志的改变,反应迟钝,表情淡漠或烦躁不安,原因不明的哭闹。体温表现为持续的稽留热(39.5～40℃),这种持续高热经一般对症处理后不易奏效;或者体温持续相对偏低,甚至体温不升,持续的体温不升则具重要诊断价值。除体温异常外,心率多超过 160 次/min,出现腹胀、腹泻也应警惕创面脓毒症的存在。

2. 创面变化 表现为创面水肿回吸收延迟,创缘炎性反应明显,创缘加深、凹陷。坏死斑为特征性表现,为软组织的血管与血管周围炎与感染性出血灶。一般开始表现为创面点状、小的斑块状色泽加深区,以后发展为呈中心坏死的浅褐色或黑色斑块。

(二)特殊感染

1. 真菌感染 近年来抗生素的滥用,是导致真菌感染增加的一个重要因素。有些患儿病程较久,体温持续升高而改用高效广谱抗生素也无法控制,此时要高度怀疑真菌感染。控制真菌感染关键在于预防,加强营养,增加全身抵抗力,积极处理创面,缩短病程,合理使用抗生素。发生真菌感染时,原则上尽可能停用抗生素,同时加用抗真菌药物,采取深度感染创面及时切除和加强全身支持疗法等综合措施。

真菌感染多在严重烧(烫)伤 3 周后出现,临床表现变化多端,出现寒战发热,与其他病原菌感染相似,容易被掩盖,会导致早期诊断困难。发热、白细胞升高、尿中出现真菌是诊断有力的证据。结合创面检查可见创面较灰暗,有霉斑或颗粒,肉芽水肿苍白,敷料上也可有霉斑,应用抗生素和局部换药处理无效。及时做多部位(咽拭、尿、痰、创面)真菌涂片和培养检查,如血培养阳性或两处找到同一菌株的真菌,应尽早应用抗真菌药,如三唑类和两性霉素B,首选氟康唑。

2.厌氧菌感染　多为与需氧菌的混合感染,较重要的是梭状芽孢杆菌感染。在深部坏死组织中特别是患儿电击伤引起大量肌肉坏死时,由于这些部位的缺氧环境适合于该菌生长繁殖,使其大量增殖,引起大块肌肉变性坏死,组织急剧破坏。

创面表现为患部恶臭,有气泡或出现皮下积气,触之有捻发感;创面分泌物涂片可见染色阳性的含芽孢杆菌;X线摄片可见皮下或肌肉间积气,同时伴全身感染症状。

一旦发生此类感染,需行广泛彻底的清创,创面禁止包扎,如发生肢体坏死则常需截肢。同时全身静脉用甲硝唑、替硝唑或大剂量青霉素治疗,有条件可行高压氧治疗。

临床鉴别诊断参见下表13-9。

表13-9　临床鉴别诊断

名称	定义
SIRS	符合以下2个以上条件:
	体温>39.5℃或<36℃,心动过速(心率>110次/min)
	呼吸频率>28次/min,或$PaCO_2$<2.45kPa
	外周血白细胞数>20×10^9/L或<4.0~10^9/L或未成熟细胞>0.10
脓毒症	感染所致的SIRS
严重脓毒症	脓毒症并伴有器官低灌注
脓毒症性休克	严重脓毒症并伴有低血压(收缩压<12.0kPa)

六、烧(烫)伤治疗

(一)现场急救

热烧伤,立即灭火,脱离热源;肢体烫伤或烧伤,可浸泡冷水10~15分钟,或以凉水毛巾湿敷10~15分钟;强酸强碱烧伤迅速以大量清水冲洗;电烧伤,切断电源;若心跳呼吸停止,立即心肺复苏。

创面以干净被单、毛巾包扎创面后就医。小儿颈部及肢体的环行焦痂应及时做焦痂切开减压术。

重度烧烫伤,保持呼吸道通畅很重要,必要时气管切开。

患儿有剧烈疼痛,尤其大面积烧(烫)伤,应予以镇静止痛,以地西泮3~5mg/kg或苯巴比妥肌注。必要时以哌替啶每次0.5~1.0m/kg肌注,但1岁以内婴幼儿最好不用。

(二)防治休克

小儿烧(烫)伤属于低血容量性休克,补液可以尽快恢复血容量,缩短机体低灌注时间,减轻缺血缺氧性损害;补充的液体进入外周循环,稀释了血液,降低了肿瘤坏死因子(TNF)等炎症介质的浓度,减轻了炎症介质对心、肝、肾等重要脏器的损害。一般来说,烧(烫)伤面积超过10%的小儿均应行补液治疗。

1.补液量　小儿休克期补液公式:(2岁以下)第一个24小时总量=烧(烫)伤面积(%)×体重(kg)×2ml+100-150ml×体重(kg),胶体、晶体比例1:1;(2岁以上)第一个24小时总量=烧(烫)伤面积(%)×体重(kg)×1.5ml+80~100ml×体重(kg),胶体、晶体比例1:1;第二个24小时晶、胶体总量减半,晶胶体比例一般为2:1~1:1。原则上补液总量要合理,宁少勿多,输液速度要均匀,视烧(烫)伤严重程度增减胶体量,不能机械地搬用公式,而应视患儿病情和补液的反应不断调整,根据脉搏、尿量、精神状态、躁动情况、口渴程度等指和医师的经验来掌握。

2.补液种类　晶体常选用平衡盐液、生理盐水、5%糖盐水。平衡盐液的电解质浓度和渗透压与血浆相近,但其乳酸钠必须经过肝脏分解,小儿肝功能发育尚不完善,故有一定的局限性。可采用2:1等渗液(生理盐水 200ml、10%葡萄糖 72ml、5%碳酸氢钠 28ml)。胶体选用白蛋白、血浆、人血免疫球蛋白、全血等。

3.补液方法　第一个 8 小时补晶胶体总量的一半,后 16 小时补另一半,水分 24 小时均匀输入,补液时晶体、胶体、水分交替进行。根据休克监测指标,其中最重要的是以每小时尿量来调整输液速度及增减输液量,一般尿量维持在 $1ml/(kg \cdot h)$ 左右为宜。如果第一个 24 小时的液体量完成不了,不必强行完成,只要小儿尿量、心率正常范围,四肢温暖,神志安静即可。

头面颈部严重烧(烫)伤及合并吸入性损伤者,应适当增加胶体比例;在无休克条件下,休克期可边补液边脱水(20%甘露醇 1g/kg),以防止发生脑水肿、呼吸道梗阻、肺水肿等并发症。

用小儿滴桶输液,婴幼儿最好用输液泵输液,这样能较好地控制输液速度,防止因短期内输液过多过快所致的脑水肿、肺水肿等并发症。

必须强调恢复体液及电解质平衡和器官功能并非一定要使其恢复到所有生理参数达到正常水平。只有成功地恢复和维持使组织达到最佳氧化作用的有效灌注压才是最终治疗目标。

4.其他治疗　大面积或以后躯创面为主的患儿,最好辅以空气悬浮床治疗。它能保持床温恒定,床面悬浮状态,不会在身体突出部位产生压伤,宜于保持创面干燥,从而防止创面受压加深和感染。但由于其局部温度高、湿度低,且空气流通较快,患儿体内水分易于蒸发,因而常规补液的同时,可以通过口服或静脉补入,按平均每日每公斤体重每 1% 的烧(烫)伤面积增加 0.33ml 以补充使用悬浮床造成的水分丢失。

对有呼吸频率改变而无明显缺氧体征者,予以鼻饲管给氧;患儿烦躁,可给予镇静止痛治疗;同时纠正酸中毒,利尿,使用细胞保护剂等;必要时使用扶持心力的药物,如西地兰、多巴酚丁胺等,均可不同程度的减轻休克造成的细胞损害。注意抗休克治疗中应减少搬动和频繁刺激患儿;严重烧(烫)伤导致机体免疫功能下降,加之小儿处于发育成长阶段,免疫系统发育不完善,更易出现免疫功能紊乱,胸腺肽具有明显提高改善烧(烫)伤患儿 T 细胞及 NK 细胞功能,可作为一种良好的免疫调节剂使用。

5.烧(烫)伤休克延迟复苏　指烧(烫)伤患儿因各种原因入院时间比较晚,烧(烫)伤面积比较大,已经发生休克,需要进行烧(烫)伤休克延迟复苏的治疗。

快速补液一般首选股静脉穿刺插管术,也可选择高位大隐静脉切开术,一般不选择低位,因为这样不利于快速补液。入院后 2~3 小时将液体总量的一半快速输入,其余部分在第一个 24 小时内匀速输入。监测心率、每小时尿量、呼吸频率、氧饱和度。要求心跳有力,心率在 120~140 次/min 左右,每小时尿量>每公斤体重 1ml,呼吸频率 20~40 次/min,氧饱和度>90%,患儿安静,口唇红润,四肢末梢温暖。

快速补液要求打破传统输液公式的限制,在尽可能短的时间内补足因复苏延迟所耽误的输液量，因此复苏时必须对心肺功能进行监测以保证复苏质量。

延迟复苏常常伴随感染的提前和凶险。建议当天就使用广谱强效抗生素，同时使用免疫增强剂。

(三)创面处理

小儿创面处理时，应注意小儿体温易受环境温度的影响，要保持环境温暖、清洁。注意包扎及暴露创面均不宜过多。

烧(烫)伤创面外用药：常用的有 0.5％洗必泰溶液、0.1％新洁尔灭、碘伏、过氧化氢、磺胺嘧啶银(SD－Ag)磺胺嘧啶锌(SD－Zn)、蛋黄油，以及近几年的新药贝复剂、金因肽等。贝复剂(碱性成纤维细胞生长因子)金因肽(重组人表皮细胞生长因子)，都是通过基因工程技术纯化精制后得到的多肽类物质，共同生物学作用是促进一种或多种细胞的生长活性，加速细胞间质合成，刺激新生血管形成，从而促进创面愈合。

1.一般处理　清创时相对无菌隔离和保暖环境至关重要，一般以 0.1％新洁尔灭或 0.5％。洗必泰溶液清洁创面。小面积创面用消毒液清洗创面后，以凡士林油纱贴敷包扎；头面、颈、臀、会阴等特殊部位烧(烫)伤可以 SD－Ag 糊外涂，暴露干燥。中大面积烧(烫)伤，首先必须抗休克，特别是大面积患者早期只是简单快速处理创面，待抗休克治疗进行 4～8 小时后再行清创；中面积四肢包扎，余暴露，大面积均以暴露为主。对于浅Ⅱ度创面保存清洁表皮及水疱皮，引流水疱液；深Ⅱ度、Ⅲ度创面坏死表皮应清除干净，不要涂抹油膏类药物；创面污染严重或有外伤，可肌注破伤风抗毒素(1500U)。

2.包扎治疗　用消毒吸水的敷料包扎固定烧(烫)伤创面，使之与外界隔离，不受外来微生物的污染，并具有减轻创面疼痛、保暖和制动作用，还便于创面用药及避免造成创面擦伤性损害。

(1)湿敷包扎：常用于脓液较多的创面和肉芽创面植皮前的准备。将吸水性良好的无菌粗孔纱布 3～5 层浸入生理盐水或抗菌药物溶液中，敷于创面上，外置数层无菌干纱布包扎，每天换药 1～2 次。有些Ⅱ度、深Ⅱ度烧(烫)伤创面的修复、Ⅲ度烧(烫)伤植皮区、供皮区的修复，可将适当大小的无菌内层纱布以贝复剂或金因肽喷湿敷于创面，再进行常规包扎。

(2)霜剂贴敷包扎：SD－Ag 能发挥磺胺嘧啶和硝酸银二者的抗菌作用，分解后缓慢释放的银离子和磺胺嘧啶对细菌蛋白有选择性毒杀作用。其抗菌谱广，对绿脓杆菌具强大抑制作用，对金葡菌、阴沟肠杆菌、铜绿假单胞菌等均具有较强抑制作用，并可渗透入痂下组织。常用的有磺胺嘧啶银霜剂。多用于深Ⅱ度及处于溶痂状态剖面，应用1％磺胺嘧啶银霜剂涂布于无菌纱布上，贴敷于创面，每日或隔日换药。

(3)生物敷料贴敷包扎：生物敷料贴敷用于暂时性封闭创面，为创面修复提供过渡性保护。异体皮覆盖创面：同种异体皮是较好的创面覆盖物，有良好的黏附性，渗透性较好，有利于创面情况的改善和肉芽组织的重建。但价格昂贵，且容易出现占位现象，一般用于大面积切痂自体皮源缺乏时覆盖创面。

戊二醛处理猪皮或辐照猪皮：具有一定渗透性及屏障功能，不透水而有一定防止水分蒸发作用，保持创面早期相对液体环境，能促进创面愈合。

人工合成膜：多取材于合成类高分子材料，为半透膜的敷料，应用于浅度创面或供皮区，为其下的再上皮化过程提供防蒸发、防细菌的屏障，并能有效地控制疼痛。

用 0.1％碘伏消毒，生理盐水冲洗创面，彻底清创，然后用纱布将创面蘸干；根据具体情况选择适宜的生物敷料覆盖创面,超出创缘约 1~2cm;加用 8~10 层无菌纱布覆盖,超出创缘约 5cm,再用绷带加压包扎,松紧度适宜。一般于第 3、4 天首次更换敷料,并彻底清创,以后 3~5 天更换一次敷料,直至创面愈合。

采用本疗法应严格掌握其适应证,选择易于包扎创面,如四肢、躯干浅Ⅱ度烧(烫)伤创面或供皮区,才能取得良好疗效。应用时一定要注意创面的清洁程度及烧(烫)伤深度,如污染较重或者失活组织过多,则易于形成膜下积脓,处理不及时将导致极坏的后果。

3.暴露治疗　将烧(烫)伤创面直接暴露于空气中,创面上不覆盖任何敷料。由外用药物、渗出液与坏死组织形成一层痂皮或焦痂。

创面清创后,外涂磺胺嘧啶银糊剂,辅以远红外线、烤灯局部照射,促使创面干燥。

4.半暴露治疗　指不用外层敷料,创面上仅覆盖单层内层敷料。仅适用于头面、颈、会阴、臀部等不便包扎创面,也常用于后期残留创面。

用 0.5% 洗必泰溶液或 0.1% 新洁尔灭溶液消毒,置单层抗菌素纱布、磺胺嘧啶银霜纱布按创面大小剪裁后置于创面半暴露;后期残留创面则以蛋黄油纱布半暴露,每天或隔日更换一次。

鉴于患儿不合作的特点,对浅度创面尽可能包扎,适当约束,尤其是腹背两面均有创面的,可避免继发创面加深或感染。包扎创面如果分泌物不多,则不必每次都更换内层油纱,仅更换外层纱布,以利于表皮细胞生长。包扎要牢固,防止患儿挣脱,可以适当约束四肢。会阴部、头面部创面暴露,浅Ⅱ度表皮脱去可外用油纱半暴露,表皮完整的浅Ⅱ度及深Ⅱ度、Ⅲ度创面外用 SD-Ag 糊外涂,暴露干燥。患儿卧床姿势以不压创面为原则,腹背部有创面患儿,要定期翻身,防止创面加深及褥疮形成。

(四)防治感染

防治原则:平稳度过休克期,正确处理创面,增强机体抵抗力,合理的营养支持治疗及合理使用抗生素。

对中小面积浅度烧(烫)伤,只要创面处理适当,一般不需使用抗生素。但大面积的深度烧(烫)伤,应用抗生素对烧(烫)伤后侵袭性感染的预防和控制有不容忽视的作用,但其应用须审慎合理。

一般早期可选择两种抗生素,以兼顾 G$^+$ 球菌和 G$^-$ 杆菌(三代头孢和氨基糖苷类联合应用),用药 5~7 天,如无特殊情况即可停药。此后根据细菌学诊断和药物敏感结果来决定抗生素的取舍,并决定应用的时机和时限。围手术期用药 2 天,注意术中用药一次。抗生素的起始治疗是否适当,与患儿愈后有密切关系,经验性抗生素治疗应以病房内连续的创面细菌学监测结果的分析和药物敏感实验为主要依据。应该强调的是,在正确合理应用抗生素的同时,应遵循外科原则,正确处理烧(烫)伤创面,切除坏死组织,这比全身应用抗生素更为重要。

烧(烫)伤早期短程使用抗生素同时予以早期肠道喂养,可有效地防止肠源性感染的发生和发展。原因在于肠黏膜中迅速建立有效的抗生素屏障,阻止细菌向体内侵入和播散,并对细菌有直接抑制或杀灭作用。为避免菌群失调,同时可口服微生态制剂如双歧杆菌等。

对于年龄小,烧(烫)伤面积大、深度深、休克期度过不平稳的患儿,在伤后 10 天内要特别警惕创面脓毒症及败血症、脓毒休克的发生,一旦出现征兆,立即按有效、联合、大剂量与静滴的原则,使用强有力的抗生素控制感染。同时迅速纠正低蛋白血症和贫血,有效地维持内环境稳定;有条件尽早应用内毒素拮抗药物,以减少血中内毒素浓度。

（五）手术治疗

大面积深度烧（烫）伤患儿，须尽早手术，去除坏死组织并植皮闭合创面，减少感染和烧（烫）伤毒素的影响，以缩短病程，提高其成活率。手术时机一般选在伤后 2～7 天。

1.术前准备　患儿全身情况要求休克平稳度过，无明显低蛋白血症、贫血及水、电解质失衡，重要脏器功能较好；建立可靠的静脉通道、呼吸通道，必要时做静切和气切；备血，并根据术式准备异体皮或异种皮及其他生物敷料等；确定手术方式，切削痂面积、部位和取皮面积、部位及植皮方式。恰当的创面准备是植皮存活的关键之一，切削痂创面保持干燥，湿敷包扎创面术前一天换药，保持创面清洁，小儿削痂创面最好术前涂擦美兰以精确削痂深度。

2.术式选择　供皮区的选择和取皮方法：头部、大腿是最常选用部位，全厚皮一般以腹部为供皮区。手术前一天剃除供皮区域和临近皮肤的毛发。手术取皮前供皮区皮下注射含肾上腺素的生理盐水（生理盐水 200ml＋肾上腺素 1ml），不但可以防止出血，而且有助于防止取皮过深，对头皮供区应注意取皮时切勿损伤毛囊。以滚轴刀切取刃厚或中厚皮片，全厚皮片和真皮下血管网皮片则以手术刀切取。取皮完毕，供皮区以凡士林油纱贴敷后加压包扎，全厚皮片和真皮下血管网皮片切取后供皮区直接缝合或移植刃厚皮片覆盖。

（1）切痂植皮术：一般在伤后 3～5 天进行。其适应证为较为集中的有一定范围的Ⅲ度创面，特别是大面积Ⅲ度烧（烫）伤，也适用于感染创面及化学毒性物质所致烧（烫）伤创面。在烧（烫）伤早期，为了减轻全身烧（烫）伤反应，控制感染，减少并发症，将坏死组织切除，同时配合早期植皮覆盖创面的手术方法。在止血带下，以手术刀沿深筋膜与皮下脂肪间的疏松结缔组织层次分离并切除焦痂。患儿切痂面积控制在 10％ 以内，对烧（烫）伤反应轻，一般情况良好者切痂面积可适当扩大，但以不超过 15％ 为宜。

（2）削痂植皮术：一般在伤后 3～5 天进行。其适应证为深Ⅱ度烧（烫）伤，或介于深Ⅱ度和Ⅲ度烧（烫）伤间的烧（烫）伤创面。削痂手术应及早进行，否则创面易溶脱感染导致手术和植皮失败。削痂术的优点是能保留较多的软组织，术后局部外形较好。肢体削痂一般在止血带下进行，以滚轴刀削除全部坏死组织，保留下有生机的真皮或脂肪组织，削痂后创面应呈瓷白色，松止血带后呈密集点状出血。

（3）肉芽植皮术：手术前一天以 0.5％。洗必泰湿敷创面，新鲜肉芽创面清创后见出血活跃，可直接植皮；老化水肿的肉芽创面需以手术刀刮除肉芽组织至纤维板层或健康组织层，用 3％双氧水、生理盐水冲洗后移植自体皮片。

（4）剥痂植皮术：当烧伤创面坏死组织开始分离，并有所松动，已有部分肉芽形成时，用剪刀或手术刀将焦痂去除。它作为深度烧伤创面早期未进行切削痂手术的一种辅助措施。

根据创面的部位、深度以及患儿的供皮区的多少，以上手术移植皮片分为以下几种。

皮片移植：刃厚皮片（0.22～0.25mm）包括皮肤表层和少许皮肤真皮乳头层用于邮票状植皮或大张刃厚皮片移植；中厚皮片分薄中厚（0.37～0.50mm）厚中厚（0.80mm 左右）两种，包括皮肤表皮和真皮浅层，多用于颜面、躯体外露部、肢体关节和功能部位皮肤缺损修复；全厚皮（1.1mm），一般徒手取皮，供区多选择腹部，主要用于颜面、颈部等特殊功能部位的修复。

大张网状自体皮移植：大张自体皮网状均匀开洞，最大限度地张开网，移植到创面上。附真皮下血管网的超全厚皮片移植：保留皮肤的全部成分，真皮组织没有损伤，其修复后的色泽无明显变化，创面的瘢痕形成极少，保持了原有的弹性。

混合皮肤移植：大张异体皮等距开洞嵌入自体皮小皮片。

表皮细胞直接移植和表皮细胞体外培养移植:培养的表皮细胞可由实验室提供或通过商业途径获得。但主要问题是培养的表皮单独应用于切痂创面后成活率低及皮片的耐损伤性均不理想,多在大面积烧(烫)伤供皮区极度缺乏时采用。

脱细胞异体真皮与自体薄皮片移植:脱细胞异体真皮(如 Alloderm),是由异体皮肤经系列处理去除表皮及真皮内细胞成分,保留正常胶原纤维组织和基底膜等细胞外间质成分而成。将其水化后用于切痂创面,一期或二期移植自体皮肤。其使用方便,对创面要求低,成活率高,但存在皮源有限,费用昂贵及传染疾病的风险。

人工合成真皮基质和自体薄皮片移植:所用真皮替代品(如 Integra)由牛胶原提取物与硫酸软骨素与氨基葡聚糖交联而成的基质上与其上覆盖的一层硅胶膜组成。临床上将其植于创面上,约2~3周,在其上移植自体薄皮片。创面愈合后弹性韧性较好,色素沉着轻,瘢痕挛缩不明显,缺点是对创面要求程度高,对出血、感染抵御能力差。

(5)微粒皮移植:利用微粒皮肤表面组织与真皮组织含油脂成分不同,以生理盐水飘浮法将微粒皮转移到异体皮或异种皮的真皮面,再移植至切削痂创面上,移植供受区之比可达1:(15~20)。

(6)喷洒法皮粒播植术:应用专用的皮粒播撒器,将混悬于等渗盐水中的自体皮粒直接播撒于大张异体(种)皮的真皮面或受皮区创面。喷洒法皮粒播植术操作简单,皮粒播撒均匀,缩短了手术时间,特别适用于小儿大面积烧(烫)伤的手术治疗。

(7)皮瓣:各种皮瓣的应用,为肢体严重创伤(电烧(烫)伤、热压伤)所致的局部皮肤缺损及软组织缺损的治疗和整复功能提供了良好方法。

3.术后处理 严密观察患儿一般情况及对手术的反应。注意创面是否有出血,包扎外层敷料有无渗血,手术部位有无污染。常规应用抗生素,术后2~3天首次换药,根据创面情况,每日或隔日换药直至皮片成活并封闭创面。

(六)烧(烫)伤并发症治疗

由于小儿的生理和病理生理特点,小儿烧(烫)伤后并发症的表现和处理与成人有所不同,在诊断和治疗上应注意。

1.低渗性脑水肿 多发生于小儿烧(烫)伤早期,特别是休克期。它与烧(烫)伤早期组织水肿、输液不当和休克缺氧有关。由于小儿血脑屏障通透性较成人高,水分通过血脑屏障速度快,易造成细胞间的低渗,导致脑水肿。临床主要表现为神经系统症状,早期表现为嗜睡、病情淡漠或烦躁不安,惊厥、抽搐而少有喷射状呕吐。晚期则出现体温升高、血压升高、脉搏缓慢、潮式呼吸及瞳孔双侧大小不等等脑疝症状。化验检查血钠<135mmol/L。

治疗主要为降颅压治疗,同时限制给水,特别是口服水分和连续静脉补液。

2.高热 小儿烧(烫)伤后均有不同程度的发热,这是由于小儿体温调节中枢尚未成熟,易受各种因素刺激而产生高热。小儿肛温持续在39.5℃或40℃以上要紧急处理。

烧(烫)伤小儿高热常见原因为创面感染、脓毒症及换药刺激或包扎引起。治疗重点在于预防高热,及时降温处理并针对病因治疗。

3.惊厥 惊厥是大脑功能失常的严重临床表现,往往是抽搐与昏迷同时存在。这是由于小儿的大脑皮层发育不完善,神经细胞分化不完全,大脑功能倾向于扩散和泛化。多见于3岁以下婴幼儿,多由高热、脑缺氧、脑水肿、中毒性脑病或水、电解质失衡引起。

惊厥症状典型,诊断无困难。早期症状不典型,有时仅见一个肢体抽动或一侧口角、眼角抽动,必须及时处理。

患儿出现惊厥,首先急救,保持呼吸通畅及施行人工呼吸。同时止痉治疗,以苯巴比妥 5 ~7mg/kg 每次肌注或静脉滴注。

4.消化不良　消化不良或消化功能紊乱在烧(烫)伤小儿较为常见,尤其多发生于 3 岁以下小儿。是由于小儿消化系统发育不完善,胃酸分泌能力差造成。病因多为肠内、肠外感染,饮食因素等引起。

临床表现轻者以消化道症状为主,如食欲减退、恶心呕吐、腹泻等。重者大便呈水样便,呕吐频繁,导致脱水、酸中毒、低钾等一系列水、电解质紊乱。

治疗重点在于预防,积极控制创面感染,预防脓毒症发生;重视小儿营养素的合理配制,给予易消化和适合小儿的饮食。重度消化不良可禁食数天,给予静脉营养,然后依病情逐步增加饮食量。

5.毒素休克综合征　系由金葡菌感染后引起的严重多系统疾病,其临床特征为急性高热、皮疹、呕吐、腹泻、低血压及多器官损害等。

常发生于伤后 1 周内,多见于中、小面积且创面覆盖包扎的患者。大多发于 10 岁以下儿童,主要与低龄儿童中其特异性抗体水平较低有关。

治疗在于休克期力争平稳度过,休克补液一开始就应支持治疗;加强创面处理,特别是早期创面处理,防止创面感染,并定期创面培养,了解创面细菌及药敏情况。注意早期胃肠道营养促进胃肠功能恢复,合理使用抗生素,防止肠内菌群失调与移位。

七、烧(烫)伤营养支持

高代谢反应是烧(烫)伤的一个显著特点,早期肠道营养是降低烧(烫)伤后高代谢的有效措施之一。合理有效的营养支持对于减少内源性蛋白质的大量消耗,增强机体的抵抗力,维持器官功能,促进损伤组织的修复,防止各种并发症的发生具有重要意义。

1.烧(烫)伤患儿的营养需要量　和烧(烫)伤面积成正比,创面越大,丢失的营养物质就越多。营养需要量计算方法如下:热能需要量:常用的是 Curreir 公式

烧(烫)伤患儿热量需要量(kcal/d)＝65×体重(kg)＋25×烧(烫)伤面积(%)

蛋白质是构成人体的主要成分,是生命活动中最重要的物质基础,Sathedand 提出烧(烫)伤后蛋白质需要量,儿童＝3g×体重(kg)＋1g×烧(烫)伤面积(%),摄入蛋白热卡与氮比例 100：1。

脂肪和碳水化合物是儿童热量主要来源,脂肪按 3.0/(kg·d),碳水化合物按 10g/(kg·d)补充。

儿童生长所需水量为 120~160ml/(kg·d)(1 周~1 岁),105ml/(kg·d)(1~3 岁),85ml/(kg·d)(3~10 岁),50~80ml/(kg·d)(10~14 岁)。而从创面丢失的水量则为每 1% 烧(烫)伤面积每公斤体重丢失水分 2~3ml/d。

2.种类

葡萄糖:多为 25% 葡萄糖,若按葡萄糖、果糖、木糖醇为 8：4：2 的比例供给则具最好的代谢效应。

氨基酸制剂:有凡命、8.5% 乐凡命、氧复命、18 氨基酸等,它们可用于大龄儿童。对于婴幼儿,尽量选用儿童专用氨基酸制剂,如小儿氨基酸注射液、爱咪特、Vaminlac、Neopham 等。

脂肪乳剂：有力能、Intralipid 等，是一种能够释放高能量，高营养的可以静脉输注的脂肪乳剂，Intralipid 每升提供 1100 千卡的热量；此外，脂肪乳剂对脑细胞再生、保护肝脏、增加食欲、调整胃肠机理、提高机体免疫力等方面作用理想。使用时，以 5～10ml/(kg·d) 的量输注，先慢后快，一般为 20 滴/min。心肺功能不全、严重肝肾功能不全、代谢紊乱和脓毒败血症不宜使用。不可添加胰岛素、钠、钾、镁，但可加用氨基酸、水乐维它等输注。

维生素、微量元素与矿物质：有维它利匹特、水乐维它、派达益尔、格利福斯等。

特殊能量物质：谷胺酰胺、精氨酸等。

3. 方法　应尽早施行口服胃肠道营养，原则以胃肠营养为主，静脉营养为辅的综合营养措施，重点将胃肠内营养作为烧（烫）伤后获取代谢支持的主要途径。

患儿胃肠道解剖不同于成人，肠壁本身较薄，尤其是婴幼儿肠黏膜下组织极为薄弱。因此在抗休克的同时，通过口服少量流质饮食，有助于胃肠道蠕动，增加肠黏膜下血流量，降低黏膜氧耗量，减轻胃肠道组织再灌注损伤，从而起到保护胃肠黏膜，减轻胃肠道应激反应的作用。婴幼儿处于发育旺盛期，代谢率高，营养需要量大，而补充营养所需却很困难；且患儿常可见腹胀、腹泻等消化不良的症状，尤其多见于病程长的患儿。所以应尽量给予高热量，易消化饮食，必要时给予助消化药物。患儿可少量多次口服牛奶、鸡蛋、混合奶等；或行胃肠道管饲，胃管内持续滴注或少量多次注入安素液、能全素等。

如果胃肠道营养无法满足每日患儿生长和修复创面所需，则要辅助静脉营养。在静脉营养开始前，必须对脱水等电解质紊乱进行处理；合并肝肾功能障碍时，要调整好静脉输液的组成和数量，必须确认患儿钠、钾、氯、钙、磷、镁、BUN、Cr 的血清含量在正常范围。

静脉营养支持强调减少葡萄糖的供给，采用脂肪和糖混合能源，降低非蛋白热卡和氮的比值。糖总浓度不超过 12.5%，糖脂提供的热量比为 1∶1，非蛋白热∶氮＝(100～200)∶1。

输注方法为将每日量在 24 小时内均匀分配，经周围静脉缓慢输入，儿童最好用输液泵。抗生素在间歇期滴注，不得加入营养液中。输注氨基酸时必须同时输注葡萄糖，以避免氨基酸作为外蛋白能量消耗。

应重视婴幼儿水分的补充，一岁以内的婴幼儿，正常需水量为 120～160ml/(kg·d)，倘若有发热、出汗及创面水分丢失，尚需适当增加水分的补充；输入过多脂肪乳剂可导致低氧血症、菌血症和抑制免疫功能；使用较高热量的支链氨基酸可以更好的保持氮平衡，减少尿素的产生；还应补充谷胺酰胺如麦滋林颗粒，以参与肠道黏膜细胞的蛋白合成，维持其结构正常；谷胺酰胺的代谢产物谷胱甘肽是机体有效抗氧化剂，精氨酸与生长激素与氮平衡改善及 T 细胞功能维持有关；肠道、膳食中的食物纤维可维持肠道正常功能，预防细菌移位。

静脉营养液较其他液体渗透压高，输注时间长，对血管刺激性大，易引起疼痛，静脉炎的发生率高，应注意预防静脉导管引起的感染。由于小儿好动与出汗而使固定穿刺部位的纱布与胶布容易脱落，故需定期消毒与更换输液器，并注意导管固定情况以及皮肤有无炎症与感染。

4. 生长激素　生长激素是人体内促生长发育及调节代谢的激素。大量动物及临床实验表明，它能促进蛋白质合成，改善负氮平衡，促进组织修复，调节机体免疫机能等作用。重组人生长激素(rhGH)，通过刺激 IGF－1 的合成与释放，促进蛋白质合成，抑制蛋白质分解，增加氨基酸的摄取和细胞增生。

烧（烫）伤患儿应用剂量为 1.0U/d，皮下注射，每 12 小时一次，使用 6～12 天。由于 rh-

GH可使糖吸收减少,糖氧化受抑制,因此在治疗过程中需同时使用胰岛素,以保持血糖在正常范围(3.9～5.6mmol/L)。

八、烧(烫)伤康复

烧(烫)伤康复治疗包括功能、容貌、心理、体能等康复内容。烧(烫)伤后造成的容貌、外观和功能损害,主要是由创面修复后瘢痕增生引起,因此,烧(烫)伤康复治疗的主要内容是防治增生性瘢痕。

瘢痕过度增生是由于创面愈合过程中,胶原合成超过其分解移除的结果。因此及时植皮,高质量地覆盖创面,避免形成残余创面,是预防增生性瘢痕最有效的措施。烧(烫)伤早期即进行功能练习,功能部位在包扎时要正确固定,并配合进行适度的被动练习,为植皮术后预防瘢痕挛缩,最大限度的恢复关节功能创造了条件。

1.外科治疗 对烧(烫)伤后的瘢痕,通过手术来减轻张力,在减轻瘢痕增生的方面有比较良好的效果。面部瘢痕切除后,采用分区大张全厚皮片移植,或采用皮瓣来消除创面,也可使用扩张器后修复。颈部瘢痕松解修复创面后,戴颈托固定颈部于后伸位;四肢大关节部位瘢痕以全厚皮片或皮瓣修复,术后固定髋、膝、肘、腕关节于伸直位,肩关节外展上举位,踝关节跖屈位;术后1周开始关节活动,循序渐进逐渐加大关节活动度;手部植皮后应分指及功能位包扎,防止并指、拳状指、鹰状指畸形;掌指部瘢痕手术整复后,白天鼓励患儿活动患指,夜间还需固定于伸直位一段时间以防止挛缩。小儿烧(烫)伤后瘢痕挛缩手术时机应相对提前,于功能部位如眼睑、口周、颈部、双手、会阴等处瘢痕一经形成早期手术比较适宜。手术方式选择的原则是彻底清除瘢痕,充分矫正畸形,以减少对患儿生长发育的不良影响。

2.物理疗法 有压迫治疗、放射治疗、激光、冷冻等多种治疗方法。对于小儿烧(烫)伤后瘢痕治疗,加压疗法是一种有效、经济、简便的方法,特点为成本低、易掌握、效果明显,若要达到满意疗效应坚持早期、持久应用。创面封闭后及时制作弹性适度的弹力套压迫,躯干部位以不影响呼吸、肢体部位以不影响末梢血运为准。患儿佩戴面罩、弹力套或弹力绷带使局部加压,减少瘢痕血液供应,从而抑制瘢痕增生,坚持应用6～12个月,可见瘢痕明显变软,功能同步改善。应用时注意局部卫生,除换药和洗澡外均不能松开。小儿应用压力疗法,不要影响其生长发育,避免产生面部发育受限、肢体变细、胸部发育畸形等改变。与此同时选择适宜的玩具,以诱导患儿加强主动功能练习,辅以被动练习。

3.药物疗法 临床尝试过许多药物,但疗效并不确切,有皮质类固醇类药物、维生素E和维生素A、锌剂及市售的抑疤灵、复春散、康瑞保等。硅酮制剂因其化学性质稳定,具备生理惰性,无毒副作用,可缓解增生性瘢痕的疼痛和搔痒、软化瘢痕组织、抑制瘢痕继续增生,较常用。此类产品有瘢痕贴,它是一种无色半透明薄膜,质地柔软随形性好,其一面无黏性,另一面有黏着性,能紧密的贴附于瘢痕及皮肤表面。瘢痕贴配合弹力套和弹力绷带使用效果更佳。

九、小儿特殊部位及特殊原因烧(烫)伤

(一)吸入性损伤

1.分期 主要针对中重度吸入性损伤而言,分三期:肺水肿期,最早可在伤后2小时发生,由于肺毛细血管通透性增加而导致肺水肿。坏死组织脱落期,伤后2～3天即可发生,患

儿吸出痰液中可见坏死脱落的黏膜组感染期，可一直持续至愈合前，但在伤后一周内发生率高。主要是由于大量分泌物集聚及坏死黏膜脱落阻塞，导致细菌滋生引起肺部感染。

2.诊断　有在密闭空间受伤病史及口鼻周围的烧（烫）伤。通常有声音嘶哑和刺激性干咳，此时多累及声门以下；出现哮鸣音和湿啰音、呼吸急促、呼吸困难等体征时，说明病变已累及支气管或肺实质。血气分析是诊断并指导治疗的重要指标。5 岁以上小儿可用纤维支气管镜检查明确诊断。

3.治疗　及时地休克复苏和抗感染治疗是提高吸入性损伤救治成功的有效途径。可疑吸入性损伤患儿给予鼻导管吸氧并且采取上半身抬高的低坡体位，以减轻头面部肿胀，改善肺部通气。

儿童气道狭窄，呼吸功能代偿能力差，易发生呼吸衰竭；早期呼吸道处理是抢救小儿生命关键，水肿严重合并吸入性损伤尽早气管切开，不宜拖延观察，伤后 24 小时内为宜。手术适应证掌握不宜过严，一旦有指征宜尽早切开。对轻中度吸入性损伤出现呼吸困难症状，经非手术治疗短期内不能解除者，也应行气管切开。

气管切开指征：①头面部严重烧（烫）伤，肿胀明显，呈鱼嘴状。②颈部环状或半环状焦痂。③伤后迅速出现呼吸困难且进行性加重。④声嘶、喘鸣呈鸡鸣声，吞咽困难，疼痛或咽部有异物感者。⑤鼻导管吸氧后仍有严重低氧血症或高碳酸血症，需要机械通气者。⑥支气管镜或喉镜检查已明确中、重度损伤。当有上述指征中任何一项时即应行气管切开。

气管切开后，呼吸频率＞40 次/min，呼吸困难仍无明显减轻，动脉血气分析 $PO_2 <$ 60mmHg，尽快上人工呼吸机，机械通气。

气管切开后常规气管雾化吸入和湿化，雾化液采用生理盐水 20ml＋糜蛋白酶 4000U＋地塞米松 5mg＋庆大霉素 4 万单位；湿化液采用生理盐水 500ml＋糜蛋白酶 4000U＋庆大霉素 4 万 U，每日 3～4 次，同时辅以化痰排痰治疗。

合并吸入性损伤的烧（烫）伤休克复苏补液量适当加大，但不宜盲目加大，复苏不理想时，首先应排除各种液体成分比例失当。需及早使用高效抗生素。小儿神经、体液调节机制未臻完善，易并发脑水肿、肺水肿，故年龄愈小，匀速补液愈重要。可常规应用甘露醇（3ml/kg）、654-2（0.5mg/kg）、丹参（0.3mg/kg）等。

（二）头面部深度烧（烫）伤

小儿头面部体表面积占全身体表面积比例大，尤其 3 岁以下的小儿。同时头面部组织疏松，毛细血管丰富，伤后休克期渗出多，所以休克发生率也相当高。

对头面部烧（烫）伤患儿首先应检查有无吸入性损伤和休克状态，面积大于 5% 患儿应给予静脉补液，同时从鼻导管或气管插管给氧以改善缺氧状态。

局部创面处理：早期处理重点是清创。烧（烫）伤创面周围皮肤头发应剃尽，去除脱落的坏死表皮及异物，用肥皂水及清水清洗面部创面周围皮肤后，用 0.5‰洗必泰溶液清洗创面。彻底清创的目的是使污染创面变为清洁创面，从而促进Ⅱ度创面一期愈合，可预防因创面感染加深而引起面部疤痕增生。对于浅Ⅱ度创面、大部分深Ⅱ度创面，早期认真清创，外涂 SD－Ag 干燥。对于Ⅲ度创面，采用暴露疗法，3 周左右等待焦痂溶脱，肉芽创面形成后，行肉芽创面植皮术。植皮按面部解剖区域及生理凹陷行大张皮刃厚或中厚皮移植，一般在术后两天首次更换敷料，观察植皮成活情况。

由于早期很难确定面部Ⅲ度创面坏死组织的深度和范围，切除平面不够清楚，手术出血多,因此不主张早期切痂植皮。

创面修复应分次有计划进行,皮源有限时,首先保证面部创面修复,以中厚大张皮分区植皮。

头部颅骨外露创面,采用暴露颅骨凿除坏死外板,肉芽生长后邮票植皮,在皮瓣修复受限条件下首选。

由于眼睑反射性闭合,小儿眼部烧(烫)伤以眼睑烧(烫)伤常见。浅度的眼睑烧(烫)伤在常规处理后,2周左右愈合,深度的眼睑烧(烫)伤由于水肿严重,可致睑外翻应尽早行手术治疗。

头面部烧(烫)伤常波及外耳。小儿外耳皮肤薄,皮下组织少,因此外耳烧(烫)伤常累及耳软骨,易并发耳软骨炎;一旦发生耳软骨炎,常需切除耳软骨,以致造成小耳畸形,故应特别注意耳软骨炎的发生。外耳烧(烫)伤应经常清除渗液,保持外耳清洁和避免受压。深度创面脱痂后外露的软骨只要未感染应立即移植自体刃厚皮片封闭创面。

(三)手部烧(烫)伤

小儿手部烧(烫)伤由于治疗不当或不及时,往往会造成严重挛缩畸形和功能障碍,较成人致残率高。由于小儿皮肤薄,在同样条件下,烧(烫)伤深度较成人深,如发生感染,也比成人容易加深。小儿手部烧(烫)伤多发生于掌侧或全手烧(烫)伤,因屈肌张力大,多发生屈肌挛缩。小儿处于生长发育阶段,受损伤皮肤等软组织的生长必然落后于骨骼的生长发育,加之皮肤本身的瘢痕挛缩,这双重因素的影响,其畸形产生快,功能障碍也较成人重,且有逐渐加重的倾向和术后复发的可能。

治疗首先要明确烧(烫)伤的深度和范围,及时处理创面,防止发生感染。双手创面换药以保全功能为重点,包扎时应五指分开。对深Ⅱ度和Ⅲ度创面,创面处理包扎完毕后,用夹板或石膏托将伤手固定于功能位,即腕关节背伸、掌指关节轻度屈曲、指间关节伸直、拇指对掌位,这样可以防止关节侧副韧带的挛缩和第一指蹼间隙的挛缩,维持腕关节的功能位,有利于手部功能的恢复。由于小儿手部烧(烫)伤的特点,必须尽早消灭创面,防止或减少瘢痕的产生,使皮肤的发育与骨骼的发育达到或接近同步。只要全身和局部条件许可,即可切痂或削痂植皮。创面条件好,只要供皮足够,易行全厚皮片移植;如果创面大,供皮区有限,估计全厚皮或中厚皮片移植不易成活,可行邮票植皮,消灭创面。如果创面有深部组织外露,需做皮瓣移植,视情况行带蒂皮瓣移植或吻合血管的游离皮瓣移植。创面修复后亦将伤手固定于功能位。植皮存活后要及时加强功能练习,必要时用弹性支具。功能练习能够刺激移植皮片的生长,防止或减轻畸形的复发,并促进功能恢复。

(四)电烧伤

由于小儿的好动本性,经常在无人照看的情况下,触摸电插头、电器等,导致小儿肢体接触电源,引起电击伤。

1.特点　电烧伤部位多为四肢,尤其上肢和足。有的创面虽小,但烧伤深度深,可造成整个肢体坏死或骨、肌腱外露,创面修复需多次手术,伤残率高。患儿受伤早期易出现昏迷、休克、心律失常等并发症;伤后2～3周多出现创面继发性出血,而且电烧伤常引起肌肉和血细胞的广泛破坏,释放大量血红蛋白和肌红蛋白,易造成急性肾功能不全。

2.治疗

(1)详细询问病情,迅速重点检查可疑部位,诊断是否合并颅脑损伤、骨折、内脏损伤、四肢深度电击伤,入院后立即行筋膜、肌膜切开减压,预防肌间隙综合征的发生。

(2)休克期补液量,不仅取决于皮肤烧伤面积,更应考虑皮肤烧伤范围,输液量明显多于同等面积热力烧伤的2～3倍。注意碱化尿液,维持尿 pH 7.0 以上。合并心肌损伤和颅脑损伤,心肺复苏后,补液量应适当控制,以防止心力衰竭或脑水肿,并予心电监护 48～72 小时至病情稳定。

(3)创面处理:电烧伤对组织损坏性极大,常为深度烧(烫)伤,在休克期平稳后尽早手术治疗,扩创,清除坏死无活力组织,对可能恢复活性的"间生态"组织予以保留。肌腱明显坏死需切除,失去光泽呈灰白色损伤较轻应予保留;神经主干除非明显炭化也应保留,必要时可用正常组织包埋,注意避免损伤神经鞘;对炭化骨质予以咬除,一般尽量做支架保留,特别是指骨。扩创后视创面情况,应用血供良好的皮瓣、肌皮瓣覆盖创面。一次不能覆盖的创面,可选用异体、异种皮,生物敷料或植皮进行暂时覆盖。达到截肢适应证应尽早截肢,以控制感染,减少并发症,挽救生命。截肢部位的选择应适应假肢的安装和使用,应尽可能在截肢平面形成皮瓣,或先用肌肉组织覆盖骨端,然后植皮闭合截肢平面。

(五)化学烧(烫)伤

1. 酸烧伤　常见的酸烧伤有硫酸、盐酸、硝酸、氢氟酸等烧(烫)伤,小儿酸烧(烫)伤多位于面部、四肢等暴露部位,常导致毁容及四肢功能和发育障碍。因此酸烧(烫)伤后正确的创面处理与患儿愈合质量密切相关。一般而言,酸的浓度不高,强度较弱,多造成Ⅱ度烧(烫)伤,高浓度的强酸往往引起Ⅲ度烧(烫)伤。由于酸烧(烫)伤可使蛋白质凝固和组织脱水,因此不能以创面水疱来判断酸烧(烫)伤的深浅。

伤后立即用清水及弱碱性冲洗剂反复交替冲洗创面 30 分钟以上,创面处理同热力烧(烫)伤。酸烧(烫)伤的浅度创面,痂皮脱落后可一期愈合。深度创面则需早期切削痂植皮,特别是功能部位,尽量以大张中厚、全厚皮修复。颜面部的深度创面应尽早切痂,并以整形方法以整张全厚皮移植,必要时以皮瓣修复。

硝酸烧(烫)伤:冲洗至少持续 10 分钟,最好 30 分钟以上,以避免深筋膜以下的组织烧(烫)伤。急诊切痂以防止硝酸进一步侵蚀创面,同时预防 NO_2 吸入肺内与水接触形成硝酸和亚硝酸,致急性肺水肿。

氢氟酸烧(烫)伤:氢氟酸在电子、陶瓷、玻璃、矿山、化学工业及高科技等领域应用较为广泛。氢氟酸致伤有如下特点:极强的腐蚀性、较强的穿透性及反复损伤。除局部损伤外,氢氟酸极易造成致命性低钙血症。局部予钙镁浸泡液湿敷,全身钙剂治疗。50% $MgSO_4$ 湿敷,10% 葡萄糖酸钙 5～10ml 静脉滴注。止痛、抗感染、查血清离子钙。

2. 碱烧(烫)伤　常见到碱烧(烫)伤有氢氧化钠、氢氧化钾、石灰、氨水等引起。碱烧(烫)伤使细胞脱水、蛋白质变性、脂肪皂化,创面不易干燥,呈黏滑或肥皂样变化。皂化时由于产生热量使深部组织继续损伤,故局部损伤常较酸烧(烫)伤深。

清创时首先去除创面上的碱颗粒和碱性液体,然后用凉水冲洗创面 30 分钟以上。碱烧(烫)伤的浅度创面清创彻底后湿敷包扎,深度创面,一般 3 周内不能愈合,需早期切削痂后植皮修复。

(沙坎·阿克纳依)

第七节　溺水

溺水又称为淹溺，俗称被水淹，是人淹没于水中；水充满呼吸道和肺泡引起窒息。小儿溺水是儿童常见的意外损害并导致死亡的主要原因。不论是农村还是城市，这种事故每年都屡见不鲜，应当引起家庭、学校和社会的普遍重视。我国部分省区的调查研究表明，溺水是 1～4 岁儿童意外死亡的主要原因，80％以上溺水发生时脱离了看护。据美国对 1986—1997 年 12 年间 5 岁以内小儿溺水的统计报告，全国儿童意外溺水发生率为 2.2/10 万人口，而农村儿童意外溺水的死亡率为 2.3/10 万人口，但儿童溺水致死率呈下降趋势，其中全国儿童溺水致死率下降 41％，而农村儿童溺水致死率仅下降 28％，说明儿童溺水并致死的事故以农村较为突出。发生溺水，男孩较女孩多见，夏秋季节发生率高。

一、病因

1.游泳溺水　有的小儿虽然会游泳，但在过深、水质不好或杂草丛生的水域中游泳，有时因抽筋、无力、水草缠身等较易发生溺水。不会游泳的孩子在这样的水域中游泳，溺水的危险性就更大。有的孩子在游泳中互相击水，一旦被呛昏，常发生溺水。

2.失足溺水　小儿溺水以失足溺水为多见。在经济较发达国家可因游泳池缺乏围栏而致儿童意外溺水，家庭溺水多因在浴盆中洗澡时失去看护时发生；小儿在河边、井边、池塘边玩耍时，由于滑倒、相互推玩而掉进水中发生溺水的也较常见。城市公共厕所的粪池多数较深，小儿上这种厕所，一旦失足也有掉入池中发生溺粪水事故的。冬季，有的小孩在河冰层上玩或行走时，由于冰层突然塌陷而发生溺水者也偶有发生。

3.灾害溺水　由于水灾使小儿溺水，在受水灾地区较多见。在生活中小儿自杀溺水较少见。

二、发病机理

发生溺水时，由于水灌入呼吸道引起窒息，从而出现昏迷、心室纤维颤动、血压下降等，吸收到血液循环的水引起血液渗透压改变、电解质紊乱和组织损害，窒息缺氧 5～6 分钟即可引起呼吸心跳骤停，最终导致死亡。对不慎跌入粪池、污水池或化学物贮槽时，可引起皮肤和黏膜的损害及全身中毒。

溺水后窒息但心脏未停搏者称为近乎溺死（near drowning）或溺昏，心脏停搏者称为溺死（drowning），溺水后死亡的俗称为淹死了。溺水主要从两个方面触发机体病理生理变化。

1.干性溺水　溺水时，由于惊慌、恐惧、骤然的寒冷刺激等引起喉头痉挛，严重者导致呼吸道完全梗阻、窒息死亡，可因喉头痉挛而发生心脏反射性的停搏，也可因窒息、心肌缺氧而导致心脏停搏。在溺水死亡病例的尸检中发现约 10％仅吸入相当量的水，说明导致死亡的主要原因是窒息。

2.湿性溺水　不论淹入什么水中都会本能的引起反应性屏气，避免水进入呼吸道，但由于缺氧，不能坚持屏气而被迫进行深呼吸，致使大量水涌入呼吸道和肺泡，从而阻碍肺泡的气体交换，引起全身性的缺氧和二氧化碳潴留，而呼吸道内的水分将经肺泡吸收进入血液循环，从而发生血液循环的病理生理改变。

溺水时,根据吸入水所含的成分不同,引起的病理改变各异。吸入淡水(低渗)时主要导致血液稀释、红细胞溶解及血液中游离血红蛋白增多;吸入海水(高渗)时肺组织内呈高渗状态,并导致肺泡上皮和肺泡毛细血管上皮受损。发生溺水的水温对溺水后生还的影响不同,一般来说,水越冷,存活的机会越大。

三、临床表现及诊断

发生溺水后,患儿全身皮肤黏膜苍白和发绀、四肢厥冷、呼吸和心跳微弱甚至停止,昏迷;口、鼻腔内有泡沫或污泥、杂草等;腹部隆起,以上腹部明显,是大量水吞入胃内引起急性胃扩张之故。

在复苏过程中可出现各种心律失常,甚至心室纤维颤动,从而出现心力衰竭和肺水肿,初期复苏后可出现颅内压升高、急性呼吸窘迫综合征、急性肾功能衰竭、溶血性贫血甚至DIC等的各种临床表现。复苏后期可继发肺部感染或发生迟发性肺水肿。

实验室检查如下:①动脉血气分析和pH测定显示低氧血症、高碳酸血症和酸中毒。②电解质测定:淡水溺水者血中电解质(钾、钠、氯化物等)含量不同程度降低,但发生溶血时钾离子浓度升高并出现血红蛋白尿;海水溺水者血钙和镁浓度增高,但复苏后血中的钙和镁重新进入组织,从而电解质紊乱可获得不同程度的恢复。③X线:胸部X线表现有肺门阴影扩大和加深、肺纹理增粗、肺野有絮状渗出或呈弥漫性肺水肿的表现。

结合溺水史即可对小儿溺水作出明确诊断。

四、现场急救

对溺水者生命的抢救重在溺水现场急救,抢救工作必须争分夺秒,但复苏后的监护也极为重要,急救后心跳、呼吸恢复仅为抢救成功的第一步,紧接着由于心、脑、肺、肾等重要脏器发生严重缺氧和代谢紊乱,就有呼吸心跳再度停止而导致死亡的危险。

溺水的现场急救包括自救、他救和医疗急救,但儿童几无自救能力,仅年长儿特别是经过培训者有一定能力自救,所以还是以他救为主。

(一)自救

自救最安全的姿势是仰泳,大凡会游泳者均会仰泳,方法是采取仰面位,头顶向后,口向上方,这样就可使口鼻露出水面进行呼吸,深吸气、浅呼气,即可保持身体浮于水面等待他人救助,不论是不熟悉水性者还是非小腿肌肉痉挛(抽筋)者通过这种方式可较顺利的脱离溺水现场。小腿腓肠肌痉挛通常发生在会游泳者,也是导致溺水的常见原因,小腿肌肉发生痉挛时应息心静气,及时呼叫求救,尽量将身体缩成一团浮出水面,深吸一口气后再浸入水中,将痉挛下肢的:趾用力向前上方拉并持续用力,使:趾翘起来,直至疼痛消失。发生溺水后切忌将手上举或挣扎,这样反而易使人下沉。

(二)他救

遇到小儿溺水,救护者应保持镇静,尽快尽可能的脱去外衣裤,迅速游到溺水者附近,但在靠近溺水儿童前,应先判断小儿的神志状况。如为学龄前儿童溺水,可从小儿的各个方向靠近,但大龄儿溺水时,如溺水儿童尚清醒,以从背后靠近为宜,用一只手从背后抱住溺水者的头颈,另一只手抓住其手臂游向岸边,救护过程中应注意防止溺水者紧抱缠身,以免双双发生危险,如被抱住,应放手自沉以使溺水者放手再进行救护。在救护过程中,如遇溺水儿童头或脊柱损伤,将儿童浮到水面后,在始终保持头颈水平与脊柱一致和呼吸道通畅的情况下,再平稳的将其移上岸。

如救护者游泳技术不熟练或不会游泳,在无救护设施如救生圈或小船时应呼叫救援,并通过投递绳索或竹竿等,使溺水者握住再拖拉上岸。

(三)医疗急救

1.一般处理 在将溺水者救出水面后,要立即清除其口、鼻内的泥沙、杂草、呕吐物等,通畅气道,并将其紧裹的内衣、腰带解除或放松。

2.控水 控水是必须进行的,但时间不宜过长。所谓控水处理,是利用头低、脚高的体位,将溺水者体内的水倒出来。具体做法是:救护者一腿跪地,另一腿屈膝,将溺水儿童的腹部放在膝盖上,是其头下垂,然后按压腹、背部;也可利用地面上的自然斜坡,将头放于下坡处的位置进行控水。

控水要快,以能倒出口、咽及气管内的水为度,如控出的水不多,也不可为此耽误时间,应立即行心肺复苏。由于呼吸道的容积有限,即使仅有少量的水控出,对减少呼吸道阻塞和对有效的人工呼吸都是必要的。

3.心肺复苏 心肺复苏(cardiopulmonary resuscitation,CPR) 是指针对呼吸和循环骤停所采取的抢救措施,以人工呼吸替代患者的自主呼吸,以心脏按压建立起暂时的人工循环并以此诱发患者的心脏自主搏动。但就溺水而言,急救现场一般都缺乏复苏设备和条件,应动员全社会的力量,普及复苏基本知识和技术的教育和培训,进行全民互救,才能真正提高复苏的成功率。

心肺复苏的主要任务是迅速有效地恢复心和脑等重要生命器官的血流灌注和供氧,是否赢得复苏的时间是心肺复苏能否成功的关键。在急救现场,即使难以估计溺水儿童确切的窒息时间,也应在迅速清理呼吸道后及早开始复苏,因此,熟练掌握并应用心肺复苏技术、及时进行人工呼吸和胸外心脏按压对抢救溺水儿童的生命极为重要。

心肺复苏的主要措施是人工呼吸和胸外心脏按压。在进行心肺复苏的同时,应迅速派人请医生前来急救,及早进行气管插管建立机械通气,也可在不中断心肺复苏的前提下,迅速送往医院急救。

五、复苏后的监护和治疗

尽管通过初期复苏后恢复自主呼吸和心脏搏动,但由于窒息时间和吸入水的成分不同,心、脑、肺、肾等重要脏器发生严重缺氧和代谢紊乱,将可能发生严重的并发症并导致死亡的危险。小儿若是坠入粪池发生窒息,较常见的情况是小儿从粪池被救起时一般情况尚好,而不久突然惊厥,甚至发生生命危险,其原因不能仅用缺氧解释,为此,对类似溺水的小儿,在清理呼吸道和初期复苏后,呼吸、心跳恢复,应用肥皂洗浴,必要时进行洗胃和导泻,以防大量有毒物质的吸收,并应最少留院观察 12 小时。

(一)监护

在心肺复苏后的 72 小时内,患儿的生命体征可能会发生较大的波动,有的患儿甚至在复苏后 4 天再度出现症状,要加强监护,谨防严重并发症的发生并及时处理,对溺水儿童复苏后的监护主要包括以下几个方面。

1.生命体征的监护 包括体温、呼吸、脉搏、血压、瞳孔和神志的监测。通过持续心电监护随时观察,同时也能进行血氧饱和度的监测;动态血压监测要注意四定,即定体位、定部位、定时间和定血压计,做到记录客观;溺水儿童复苏后体质较弱、精神状况差,通过对瞳孔和神志的观察及神经系统的检查可及时掌握有无脑损伤及恢复情况。警惕发生心律失常、脑水肿、呼吸和循环衰竭。

2.呼吸道管理 采取正确的体位、合理的呼吸道管理是保持呼吸道通畅、促进气体交换、改善缺氧和二氧化碳潴留的有力保证。采取仰卧、肩部垫高 10~15°、头偏向一侧、及时清除呼吸道的异物和分泌物,保持气道通畅。尽管通过现场处理,溺水儿童的口鼻内仍可能遗留有异物或污泥,在留院观察治疗过程中仍应注意继续将其清除,并定时翻身拍背、吸痰,吸痰前先注入 2ml 生理盐水灌洗呼吸道可预防肺部感染,同时在给氧的湿化瓶内加入 25%～30% 的酒精,可降低肺泡表面张力,改善气体交换。如进行机械通气,应注意气管插管的护理。

3.末梢循环的监测 通过末梢循环的观察和记录,能较直观的反映出患儿的全身循环状况。通过观察皮肤和口唇的颜色、四肢的温度和湿度、指(趾)甲的颜色和静脉充盈情况及尿量等可正确评估患儿的循环功能,有条件时应作中心静脉压监测。如患儿的肢体温暖、口唇和指(趾)甲色泽红润、毛细血管充盈时间正常,提示患儿的循环功能良好。

(二)治疗

1.一般治疗

(1)保暖、向心脏方向推动按摩肢体,刺激血液循环。

(2)打开静脉通道进行静脉补液结合血电解质的测定,适时补充电解质,溺淡水者应予脱水利尿和碱化尿液,预防肺水肿、脑水肿和急性肾功能衰竭;为预防心力衰竭,复苏后初期补液以需要量的 2/3 补给;纠正酸中毒,静脉缓慢输注 5% 碳酸氢钠溶液 3~5ml/kg,或 25%～50% 葡萄糖溶液稀释后 12ml/kg,但溺海水者不宜输入高渗液。

(3)应用广谱抗生素,预防肺部感染。

2.常见并发症的治疗

(1)急性肺水肿和吸入性肺炎脱水剂、抗生素、肾上腺皮质激素。

(2)脑水肿脱水剂和肾上腺皮质激素的应用,注意头部降温。

(3)心力衰竭静脉缓慢滴注西地兰,小于 2 岁 0.035mg/kg,大于 2 岁 0.02～0.03mg/kg,2~4 小时后可根据心力衰竭控制情况再用 1/3。

六、预防

1.加强全民的安全教育 小儿特别是学龄前儿童无安全意识和危险意识,通过教育,提高家长的安全防范及应急能力,加强对学龄前儿童的看管;给小儿洗澡要注意安全,避免小儿跌落水中而发生呛水事故;小龄儿去深粪池厕所应有家长或监护人协助和扶持;小儿学习游泳要有人教,并带好救生圈,练习游泳或进行游泳运动时应有家长或监护人陪同;如果发现小儿在水边或水中嬉戏,不应大声叫喊而致小儿惊吓,而是应到跟前劝说其离开危险区域。

2.培养儿童的安全意识 儿童游泳要有同伴,平时要教育小孩不要到江、河、湖、海的深水区域玩耍或游泳,不要在池塘边嬉戏,不要到急流、草多的水域游泳,要讲明其危险性,最好参加集体、有组织的游泳活动。冬天要教育孩子不要到水深、冰薄的水域活动,以免发生冰踏落水的危险。

(申敏)

第十四章　中医儿科

第一节　哮喘

一、概述

哮喘是小儿时期常见的一种以发作性的哮鸣,气促,呼气延长为特征的肺系疾患,俗称"喘"。在乳儿期发病的则称为"奶哮"、"乳哮"。凡呼吸急促,张口抬肩,不得平卧者谓之喘,喘是指气息而言。喉中伴有哮吼声者谓之哮,哮指声响而言。但是,哮必兼喘,而喘不一定兼哮,喘为哮之始,哮为喘之渐,轻哮为喘,重喘为哮,故喘易治,而哮难疗。说明哮与喘在临床辨证论治中是有区别的。然而二者又可相互影响,互为因果,故而通称哮喘。

哮喘是儿科呼吸道常见病多发病,本病在各年龄阶段均可发生,初发年龄多在1～6岁,大多在3岁以内起病,近年来发病率有所增加,发病年龄有趋于幼小的倾向。青春期以前患者男女发病率之比为2∶1,成年期则无性别差异。

二、病理机制

中医病因分为内因素体脾肺肾三脏功能失调,痰饮内伏,这取决于遗传因素。外因气候骤变,感受外邪,接触异物,进食生冷酸咸肥厚或劳倦过度,或情志影响。痰饮久伏,遇到诱因,一触即发,反复不已。痰随气升,气因痰阻,痰气相搏,痰阻气道所致。新病属实,久病必虚,影响到肺脾肾三脏。哮喘发作期患者经综合治疗后,症状缓解并不困难。近年来防治本病有很大进展,但本病可反复发作数年、十数年或更久,因此小儿哮喘病的防治工作较成人更为重要。患儿经积极治疗,随着年龄的增长,可逐渐痊愈。但若失于防治,可反复发作,甚至带病终身。

三、诊断要点

1. 常突然发病,发作时以呼吸急促,喉间痰声辘辘,呼气延长,甚至呼吸困难,活动受限,严重者不能平卧。

2. 有诱发因素,如气候突变、感冒、接触过敏物等。

3. 可有家族哮喘史或婴幼儿湿疹、荨麻疹史。

4. 肺部听诊可发现两肺满布哮鸣音,呼气延长。

5. 肺功能检查采用 FEV_1 与用力肺活量(FVC)比率,呼气峰流速(PEFR)了解有无气流受阻。$FEV_1/FVC<70\%～75\%$ 提示气流受阻,吸入支气管扩张剂15～20分钟后增加15%或更多表明为可逆性气流受阻。24小时 PEFR 变异率>20%是哮喘的特点。

6. 胸部 X 线检查急性期胸片正常或呈间质性改变,可有肺气肿或肺不张。胸片还可排除肺部其他疾病,如肺炎、肺结核、气管支气管异物和先天性畸形。

四、辨证论治

发则以攻邪为急,未发以扶正气为主。故发作期,应当攻邪以治其标,攻邪重在理气和脾,常用豁痰、宣肺、降气等法,并辨其寒热而施治。如寒热虚实错杂者,则当清温调配,攻补兼施。在缓解期,则当扶正以治其本,扶正重在扶脾益肾,补土生金,调理脏腑功能,去除生痰之因,以逐步根治。

(一)发作期

1. 风寒犯肺

(1)症状:咳嗽气促,喉间有哮鸣声,咳痰清稀色白,呈黏沫状,无汗,面色晦暗,四肢不温,口中不渴,或渴喜热饮,舌苔薄白或白滑,脉象浮滑。

(2)治法:温肺散寒,化痰定喘。

(3)方药:小青龙汤合三子养亲汤。

药用麻黄 3g、桂枝 10g、芍药 10g、干姜 1g、细辛 2g、五味子 10g、半夏 5g、炙甘草 3g、白芥子 5g、苏子 10g、莱菔子 10g。咳甚者加紫菀 10g、款冬花 10g 以助止咳化痰。哮甚者加葶苈子 3g 祛痰定喘。

2. 风热袭肺

(1)症状:咳喘哮鸣,痰稠色黄,发热面红,胸闷膈满,渴喜冷饮,声高息涌,惟以呼出为快,小便黄而大便干燥秘结,舌苔薄黄或黄腻,脉象滑数。

(2)治法:清肺化痰,止咳平喘。

(3)方药:麻杏石甘汤、定喘汤加减。

药用麻黄 3g、生石膏 25g(先下)、杏仁 10g、苏子 10g、葶苈 3g、甘草 3g、黄芩 10g、黛蛤散 10g(包)等。痰多者加瓜蒌 10g、半夏 3g、海浮石 10g 降逆化痰。哮甚者加白芥子 5g、五味子 10g 豁痰平喘。

3. 痰气交阻

(1)症状:哮喘持续,病程较长,面色欠华,常伴发热咳嗽,喉有痰,舌淡苔薄白,或红而少苔,脉细弱。

(2)治法:化痰降气,纳气平喘。

(3)方药:射干麻黄汤合都气丸加减。

药用射干 6g、麻黄 10g、生姜 10g、细辛 3g、紫菀 6g、款冬花 6g、大枣 3 枚、半夏 10g、五味子 3g、熟地黄 10g、山茱萸 10g、干山药 10g、泽泻 10g、茯苓 10g、丹皮 10g。

(二)缓解期

1. 肺气虚

(1)症状:面色苍白,气短懒言,倦怠乏力,容易出汗,反复感冒,胃纳不香,苔薄白,脉细而无力。

(2)治法:补肺固表。

(3)方药:玉屏风散加减。

药用防风 30g、炙黄芪 60g、白术 60g;自汗多者加龙骨、牡蛎、浮小麦敛汗;咽红,口干,手足心热,舌红苔少,加沙参,五味子。

2. 脾气虚

(1)症状：面色虚浮少华，时有痰嗣，食少便溏，倦怠乏力，自汗出，舌淡，苔少，脉缓无力。

(2)治法：健脾化痰。

(3)方药：六君子汤加减。

药用党参12g、茯苓9g、白术12g、甘草6g、陈皮6g、半夏9g、厚朴9g、六神曲15g。

3.肾气虚

(1)症状：面色㿠白，形寒怯冷，下肢不温，脚软无力，动则心悸气短，大便澄彻清冷，或夜间遗尿，舌淡苔白，脉细无力。

(2)治法：温肾扶元。

(3)方药：金匮肾气丸加减

(4)常用药：熟地10g、山萸肉10g、山药12g、茯苓10g、泽泻10g、丹皮5g、肉桂2g、附子2g。若水失蒸化，痰涎上乏者，可加半夏3g、胆星5g以燥湿化痰祛饮。若见形体羸弱，腰膝酸软，五心烦热，大便秘结，舌红少苔脉细数，则属肾阴不足，虚火内生，治宜滋阴补肾，方用六味地黄丸，或麦味地黄丸加减。阴阳两虚者，可用参脉散加仙灵脾10g、白石英10g、五味子10g、胡桃肉10g，或用河车大造丸，紫河车粉，脐带粉等以补元气，益精血，定喘嗽。

五、辨证论

哮喘的辨证论治见表14-1。

表14-1　哮喘辨证论治简表

证型	症状特点	治法	代表方
风寒犯肺	咳喘气促，痰白清稀，鼻流清涕，形寒肢冷，舌淡苔白，脉浮紧	温肺散寒，化痰定喘	小青龙汤加味
风热袭肺	喘促气粗，咳痰黄稠，面红烦渴，舌红苔黄干，脉滑数	清肺化痰，止咳平喘	麻杏石甘汤加味
痰气交阻	咳喘日久，喉间痰鸣，面色少华，舌淡苔白或舌红少苔，脉细滑	化痰降气，纳气平喘	射干麻黄汤合都气丸加减
肺卫不固	面白自汗，反复感冒诱发哮喘，神疲乏力，舌淡，脉细	补肺固表	玉屏风散加味
脾虚气弱	食少便溏，微喘痰多，唇舌淡白，脉细	健脾化痰	六君子汤加味
肾气不足	动则气短，腰膝酸软，夜尿增多，舌淡或舌红少苔	温肾扶元	金匮肾气丸加减

六、鉴别诊断

1.咳嗽　以咳嗽为主症，可伴发热，无气急气喘，鼻煽。两肺听诊，可闻呼吸以较粗或伴干啰音。

2.肺炎　以发热，咳嗽，气急，鼻煽为主要症状，严重者涕泪俱闭，面色苍白紫绀，肺部听诊可及干湿啰音，X线下可见肺纹理增多，紊乱，可见小片状、斑片状阴影。

七、预防

1.进行适当的体育锻炼和户外活动，以增强体质，减少发作。

2.避免受凉，防止感冒，在气候转变之时注意冷暖，及时增减衣服，尤须注意颈项部，如天灾、百劳、肺俞穴等处的保暖。

3.避免吸入烟尘和刺激性气体。

4.饮食起居要有节制，不宜过饱，勿食过甜过咸及生冷。

5.发作时应保持安静，尽量减少患儿的紧张情绪，饮食宜清淡、易消化，可少量多嚼。

6.缓解期必须注意营养,多见阳光,适当活动,加速恢复。

(孔令霞)

第二节　肺炎

一、概述

肺炎是儿科常见肺系疾病之一(肺位于胸中,上连气道,开窍于鼻,合称肺系)。临床以发热,咳嗽,气急,鼻煽,痰涎上壅,甚则涕泪俱无,张口抬肩,摇身撷肚为主要特征。

本病一年四季均可发生,而以冬春二季尤为常见。3岁以下婴幼儿更易发病,年龄越大,体质强健者,发病率越低,预后良好。年龄愈小,体质愈弱者,发病率越高,预后越差。故年幼体弱及感邪重者,病情多重,而易发生邪陷厥阴,心阳虚衰之变证。亦可于疾病后期,因正虚邪恋,气阴两伤,余邪不清而致病情迁延难愈。

二、病理机制

外因主要由于小儿寒温失调,风邪犯肺所致。这里所说的风邪包括一年四季的时气,不仅单招六淫中的"风邪",而内因主要责之于小儿脏腑娇嫩,形气末充,卫外功能不固或禀赋不足,后天失养,或因罹患其他疾病等,而致正气虚抵抗力差,外邪乘虚而入所致。总之,肺炎的形成,是由于小儿脏腑娇嫩,卫外不固,风邪侵犯痰热壅肺,肺气痹阻而致。其病理机制主要是肺气郁闭之演变。痰热是主要病理产物。病初属实热,病情发展后,可由实转虚。本病危重阶段,形成心阳虚衰,或邪毒内陷变证。

三、诊断要点

1.起病较急,轻者发热咳嗽,痰多,重者呼吸急促,鼻翼煽动,甚至面色苍白,唇甲紫绀,烦躁不安,四肢厥冷,或壮热不已,神昏谵语,四肢抽搐。新生儿、素体阳气不足之婴儿上述证候可不典型。

2.肺部叩诊可呈浊音,听诊可闻及固定的湿啰音。

3.血象检查有助于诊断,若为细菌性,则白细胞总数和中性粒细胞增高,甚至可见中性核左移,胞浆中可见中毒颗粒;病毒性则内细胞总数正常或降低,有时可见异型淋巴细胞。

4.胸部X线检查可见小片状、斑片状阴影,或见不均匀的大片阴影。

四、辨证论治

本病治疗原则,以宣肺定喘、清热化痰为主。初起为风邪闭肺治宜宣散为先。按热壅肺,肺气痹阻,治以涤痰开肺,清热定喘之法。痰多者重在涤痰。喘甚者应平喘。肺热症状明显者,则宜清肺泻热。病久气阴耗低以补养气阴为主。如果出现变证,则应根据病情变化灵活施治。

(一)常证

1.风寒闭肺

(1)症状:恶寒发热无汗,呛咳气急,痰白而稀,苔腻,舌质不红,指纹青红,多在风关,脉象

— 465 —

浮紧。

(2)治法:辛温解表,宣肺止咳。

(3)方药:三拗汤加减。

药用麻黄 3g、杏仁 10g、甘草 3g、桑白皮 10g、连翘 10g、前胡 5g、桔梗 3g,川贝 5g、莱菔子 6g、天竹黄 10g;热重者加黄芩 10g、山楂 5g、鱼腥草 10g、板蓝根 10g。如风温之邪化热伤阴,见口干而喘者加沙参 10g、天花粉 10g、鲜生地 10g、玄参 10g 清热解毒,养阴生津。

2.热邪犯肺

(1)症状:初期发热,恶风,有汗不解,口渴引饮,咳嗽痰黄黏,咽部红赤,苔薄黄或白干,脉浮数。

(2)治法:辛凉宣肺,止咳化痰。

(3)方药:银翘散和麻杏石甘汤加减。

药用麻黄 6g、苦杏仁 6g、石膏 18g、甘草 3g、金银花 15g、连翘 9g、芦根 30g、桑白皮 15g、薄荷 3g。

3.痰热闭肺

(1)症状:发热较高,咳嗽而喘,喉间痰鸣,声如拽锯,泛吐痰涎,呼吸困难,气急鼻煽,口唇紫绀,面赤口干,苔黄质红,脉象滑数。

(2)治法:清热宣肺,涤痰定喘。

(3)方药:五虎汤合葶苈大枣泻肺汤。

五虎汤由麻黄、杏仁、石膏、甘草合细茶叶组成。麻杏石甘汤宣肺定喘,细茶叶一温,清热除痰,配合芽菇子 10g 泻肺定喘,行水排痰。大枣 5 枚其性甘防止猛泻有损肺气。热重者,加黄芩 10g、山栀 5g、连翘 10g,清解里热;腹胀便秘者,可配牛黄夺命散清热泻火,涤痰通腑。面唇紫绀者,加丹参 10g、赤芍 10g、红花 6g 活血化瘀。

4.阴虚肺热

(1)症状:低热,盗汗,面色潮红,口唇樱红,干咳无痰,舌苔光剥,质红而干,脉细数。

(2)治法:养阴清热,润肺止咳。

(3)方药:沙参麦冬汤加减。

药用沙参 10g、麦冬 10g、天花粉 10g、玉竹 10g、桑叶 10g、扁豆 10g、生甘草 3g、百部 10g、紫菀 10g、青蒿 10g、地骨皮 10g、黄芩 6g。食欲不振者,加生谷芽 10g、生麦芽 10g 消食开胃。

5.肺脾气虚

(1)症状:面色㿠白不华,容易汗出,咳嗽无力,喉中痰鸣,气喘不甚明显,精神疲倦不振,消瘦纳呆,大便溏薄,低烧而不规则,起伏不定。舌苔白滑,舌质薄淡,脉细无力,指纹色淡。

(2)治法:益气健脾,调和营卫。

(3)方药:人参五味子汤加减。

药用人参 10g、炙甘草 3g、茯苓 10g、白术 10g、五味子 6g、麦冬 10g、生姜 3 片、大枣 3 枚。虚汗多或动则汗出者加黄芪 15g 益气固表止汗;咳重者加紫菀 10g、款冬花 10g 润肺止咳。

(二)变证

1.邪陷厥阴

(1)症状:壮热,神昏谵语,四肢抽动,口噤,项强,二目上视,舌红,苔黄腻,脉细数。

(2)治法:清心开窍,平肝熄风。

（3）方药:羚羊钩藤汤加减。

药用羚羊角粉 1.5g(分冲)、钩藤 10g、菊花 10g、桑叶 10g、川贝 6g、鲜生地 10g、杭白芍 10g、甘草 3g、竹茹 10g、黄芩 10g、黄连 1g,山栀 5g。抽搐重者,配紫雪散 0.6g,以镇肝熄风。神昏者,配牛黄清心丸,清心开窍。痰多者加天竹黄 10g,竹沥水 30ml(分冲),化痰开窍。气阴两虚者,可用生脉散和参附龙牡救逆汤,气阴并治。

2.心阳虚衰

（1）症状:面色苍白,口唇肢端青紫发绀,呼吸困难加重,额汗不温,四肢厥冷,烦躁不宁,右胁肝脏肿大,舌淡紫,苔薄白,脉微欲绝。

（2）治疗:温补心阳,救逆固脱。

（3）方药:参附龙牡救逆汤加减。

药用附子(先煎)9g、龙骨(煅先煎)30g、牡蛎(煅先煎)30g、阿胶(烊冲)15g、白芍(炒)18g、党参 30g、炙甘草 9g。

五、辨证论治

肺炎的辨证论治见表 14—2。

表 14—2　肺炎的辨证论治简表

证型	症状特点	治法	代表方
风寒闭肺	恶寒发热无汗,呛咳气急,痰白而稀,苔腻,脉象浮紧	辛温解表,宣肺止咳	三拗汤加减
热邪犯肺	壮热,咳嗽,喘急,烦躁,口渴饮冷,舌红苔黄,脉数	辛凉宣肺,止咳化痰	麻杏石甘汤合银翘散加味
痰热壅肺	发热,咳嗽痰多,喉间痰鸣,气促,胸闷纳呆,舌苔黄厚,脉滑数	清热宣肺,涤痰定喘	五虎汤合葶苈大枣泻肺汤加减
肺胃阴虚	低热,干咳少痰,面色潮红,盗汗,舌红少苔,脉细数	养阴清热,润肺止咳	沙参麦冬汤加味
肺脾气虚	微咳痰多,神疲食少,面色少华,大便稀溏,自汗,唇舌淡红,脉细无力	益气健脾,调和营卫	人参五味子汤加减
邪陷厥阴	壮热,神昏谵语,四肢抽搐,舌红苔黄,脉数	清心开窍,平肝熄风	羚角钩藤汤合安宫牛黄丸加减
心阳虚衰	病程中突然呼吸急促,心悸烦躁,面白唇绀,四肢厥冷,舌暗苔白,脉微	温补心阳,救逆固脱	参附龙牡救逆汤加减

六、预防

1.积极开展卫生宣传教育工作,搞好个人和环境卫生。居室保持空气新鲜,冬春季节少带小儿到公共场所,预防各种时行疾病。

2.积极进行体格锻炼,提倡户外活动,多晒太阳,衣着要注意寒温适宜,较大儿童可以进行一些力所能及的体育锻炼和劳动,以增强体质,减少感冒的发生。

3.营养不良,发育较差的小儿,最易肺炎,宜增加营养,助长发育。

4.肺炎易发季节,可用复方贯众气雾剂,用于蒸汽吸入及室内雾化消毒。

（孔令霞）

第三节 百日咳

一、概述

顿咳是由感受时行邪毒引起的急性时行疾病。临床以阵发性痉挛性咳嗽,咳后伴有特殊的鸡鸣样吸气性吼声为主要特征。古代医籍对本病有许多命名,因其咳嗽阵发,停顿片时再咳,而称"顿咳"、"顿嗽"、"顿呛";因其咳时颈项伸引,状如鹭鸶,而称"鹭鸶咳";因其具有传染性,而称"天哮呛"、"疫咳"等。本病病程较长,可持续2~3个月,西医学称为"百日咳"。

本病若无并发症,一般预后良好,但因病程较长,对小儿的健康影响较大。年幼体弱儿发病,病情较重,容易并发肺炎喘嗽、惊厥等,甚至危及生命。

百日咳患者为本病的传染源,发病前1~2天至病程3周传染性最强。主要通过空气飞沫传播。多在冬春季节,儿童易感,当地有本病发生或流行,近期有接触史。

二、病理机制

小儿素体虚弱,肺脾不足,以致卫外不固,易致外邪袭肺,咳逆不已。脾运不健,则痰涎内生,排出不畅,阻塞气道,故咳逆泛呕。肺气郁闭,可见呼吸短促不匀。时行邪气恋肺,痰浊内留化热,久咳不已,则损伤肺络,可见咯血。新病属实,久病必虚,故咳久每易损及肺脾,出现肺脾气阴亏损的证候。

三、诊断要点

临床过程可分三期:

1.卡他期 从起病至发生痉咳,1~2周。类似感冒,流涕、打喷嚏、咳嗽,2~3天后,其他症状逐渐消失,咳嗽日渐加重,趋向阵发,并日轻夜重。

2.痉咳期 2~6周,阵发性痉挛性咳嗽为本期的特点。痉咳为一连串不间断的短咳,咳十几声或几十声后深长吸气时发出鸡鸣样吼声,然后发生下一次痉咳,如此反复发作多次,直至吐出痰液为止。轻者每日数次,重者每日数十次,以夜间为多。间歇期无特殊如常人。

3.恢复期 2~3周。阵发性痉咳减轻,次数减少,鸡鸣样吸气性吼声消失,渐至正常。

4.实验室检查 在初咳期末和痉咳期血白细胞总数增多,可达$(20\sim50)\times10^9$/L,淋巴细胞增多,为0.6~0.8,无幼稚细胞。鼻咽拭子细菌培养和咳碟法细菌培养,可有百日咳杆菌生长,早期培养阳性率高。

四、辨证论治

1.初咳期(约1~2周)

(1)症状:咳嗽初起,似伤风感冒,但有逐渐加重之势,痰稀,而多白痰,咳嗽以晚间为重,伴有微热、流涕、喷嚏。闻风热备多兼面赤唇红,咳痰黏稠,舌红舌苔薄黄,脉浮数,指纹浮紫。风寒者,多兼面色㿠白,咳淡稀白,多泡沫,唇淡,舌苔白,脉浮,指纹淡红。

(2)治法:风热者治宜疏表清热,化痰降气;风寒者,治宜祛风散寒,宣肺止咳。

(3)方药:风热者,以桑菊饮加减疏风宣肺,药用桑叶10g、菊花10g、连翘10g、薄荷3g(后下）、杏仁 10g、桔梗 3g、芦根 15g、甘草 3g。

风寒者,以咳嗽散加减。药用桔梗 3g(炒)、荆芥 5g、紫菀 5g、百部 5g、白前 5g、陈皮 3g、甘草 3g。

2.痉咳期(4～6周)

(1)症状:咳嗽频作,涕泪交作,弯腰曲背,日轻夜重,咳时连声不断,咳至尾声时,伴有深吸气样鸡鸣声,并咳吐出痰涎或食物后,痉咳方可暂停,不久又复发作。同时伴有胸胁牵痛,头痛汗出,目胞浮肿,甚至面红目赤,或双目出血,鼻衄,或痰中带血,舌质红,舌苔黄腻,脉数,指纹紫滞。

(2)治法:清热泻肺,化痰降逆。

(3)方药:桑白皮汤和葶苈大枣泻肺汤加减。

药用桑白皮 15g、黄芩 9g、黄连 5g、苦杏仁 10g、川贝母 10g、栀子 9g、半夏 9g、紫苏子 10g、生姜 6g、芦根 10g、薏苡仁 20g、桃仁 9g、冬瓜子 10g、金银花 15g、连翘 15g、桔梗 9g、甘草 6g、葶苈子 10g、大枣 10g。痰中带血可加鲜茅根 30g、山栀 3g、仙鹤草 10g 清热凉血止血;痰多而面目浮肿者加炒白芥子 3g 以泻肺气,呕吐者加竹茹 6g 以和胃降逆。本方若加入鱼腥草 15g 宣肺清热解毒。

在本期,有部分患儿,由于痰热旺盛,高热,出现抽搐神昏,喉中痰鸣,牙关紧闭,以清心开窍,平肝熄风,可用安宫牛黄丸,内陷厥阴,可突然壮热此时发生变证。

3.恢复期

(1)症状:咳嗽发作次数减少,咳嗽程度减轻,咳而无力,神怯气弱,困倦乏力,纳少而烦,舌质淡红,苔少或光剥苔,脉象细重按无力,指纹淡滞。

(2)治法:益气育阴,补肺健脾。

(3)方药:人参五味子汤加减。

药用党参 10g、茯苓 10g、炒白术 10g、炙甘草 6g、麦冬 10g、五味子 3g。若气虚明显,汗多项白,舌淡苔少,可加炙黄芪 15g 益气,生牡蛎 20g(先下)以敛汗。倘若阴虚之证显著,而见五心烦热、盗汗、舌绛少津、皮肤干燥者,可用沙参麦冬饮治疗,药用沙参 10g、麦冬 10g、玉竹 10g 清热养阴润燥;天花粉 10g、生扁豆 10g 清胃火益胃津;桑叶 10g 清肃宣通肺络,疏达皮毛;生甘草 3g 泻火和中。

五、辨证论治

百日咳的辨证论治见表 14-3。

表 14-3　顿咳的辨证论治简表

证型	症状特点	治法	代表方
邪犯肺卫	咳嗽日渐加重,日轻夜重,喷嚏,流涕咽红,痰液稀白或黄,舌红苔白,脉浮有力	疏风清热,宣肺止咳	杏苏散或桑菊饮合麻杏石甘汤
痰火阻肺	阵发性痉咳,伴吸气性鸡鸣样吼声,入夜尤甚,痰液黏稠,舌红,苔薄黄或黄腻,脉滑数,指纹紫滞	泻肺清热,化痰降逆	桑白皮汤和葶苈大枣泻肺汤加减
气阴耗伤	痉咳缓解或见咳声无力,鸡鸣样吼声消失,痰白清稀,神疲乏力,气短懒言,食少纳呆,自汗或盗汗,大便不实,舌淡苔薄白,脉细弱	益气健脾或养阴润肺	人参五味子汤或沙参麦冬汤加减

六、鉴别诊断

1.气管、支气管异物　有误吸史,以呛咳为主,起病突然,无鸡鸣样吸气声。

2.支气管炎、肺炎　有类似阵咳,无鸡鸣样吸气声,常伴有发热,肺部听诊有干湿啰音,胸部 X 线摄片有炎症改变。

3.百日咳综合征　由副百日咳杆菌、腺病毒等病原体引起,临床症状与百日咳相似,但较轻,主要靠细菌培养,病毒分离等鉴别。

七、预防及护理措施

1.发现顿咳患儿,应立即隔离,时间从发病日算起 40 天或痉咳期出院后 30 天为止;对疑似患儿或与患儿密切接触者,应留意观察 21 天。

2.患儿污染的环境及物品,应采用通风、日晒、消毒的方法处理。

3.流行季节,勿带小儿去公共场所,并经常吃大蒜,或用大蒜液滴鼻。

4.按时接种"百白破"疫苗提高小儿的免疫能力。

5.发病后要注意充分的休息,避免外出,保还充足的睡眠,如因夜间咳重,影响睡眠者,可夜间加服药 1 次,或给枣仁、百部、五味子,煎剂饮之,有助于安眠。

(孔令霞)

第四节　泄泻

一、概述

泄泻是儿科常见的一种胃肠道疾病,以大便次数增多,稀薄,或如水样或泻完谷为主要特征,是婴幼儿时期常见病证之一,也是婴幼儿时期引起死亡的重要原因。本病一年四季皆有发生,尤以夏秋两季为多。发病年龄以 2 岁以内的小儿多见,年龄越小,发病率越高,预后也越差,对小儿健康威胁甚大,应积极进行防治。

二、病理机制

病因感受外邪(包括环境因素及感染因素)或内伤饮食,加之小儿"脾常不足",引起脾胃功能失调,水湿滞胃而发生泄泻。泄泻轻者预后良好,若起病急骤,泄下无度,极易伤津耗液导致阴竭阳脱;若久泻迁延不愈者,则易形成慢惊风或疳证。故小儿泄泻是影响小儿生长发育甚至造成小儿死亡的主要原因之一。

三、诊断要点

1.大便次数增多,每日 3～5 次,多达 10 次以上。大便呈淡黄色,如蛋花汤样,或色褐而臭,可有少量黏液,或稀薄如水样,或伴有恶心、呕吐、厌食、腹痛、发热、口渴等症。

2.有乳食不节,饮食不洁或外感时邪的病史。

3.重症腹泻严重者,可见体温升高,烦渴神萎,皮肤干瘪,囟门凹陷,眼眶下陷,啼哭无泪,口唇樱红,呼吸深长,腹胀等症。

四、辨证论治

（一）常证

1.风寒泄泻

（1）症状：大便稀烂，色淡夹有泡沫，气味稍臭，1 日 3～5 次或 5～6 次，便前便时肠鸣，鼻流清涕，咳嗽，咽痒，或恶风寒，口不渴，舌淡，苔薄白。

（2）治法：疏风解表，化湿止泻。

（3）方药：藿香正气散加味。

药用大腹皮、白芷、紫苏、茯苓各 6g；半夏曲、白术、陈皮、厚朴、苦桔梗各 12g；藿香 20g、甘草 10g。

2.伤食泄泻

（1）症状：大便稀烂夹有乳片或食物残渣，一日 3～5 次或 7～8 次，便前腹痛，不思乳食，腹胀拒按，嗳气或呕吐，大便气味酸臭，夜寐欠安，舌淡红，苔厚腻或黄垢。

（2）治法：消食化积，运脾止泻。

（3）方药：保和丸加味。

药用六神曲 12g、半夏 9g、茯苓 9g、陈皮 9g、莱菔子 12g、山楂(焦)15g、鸡内金(炙)12g。

3.湿热泄泻

（1）症状：大便水样或蛋花样，泻下急迫，量多，日行数十次，气味秽臭，纳差食少，身倦乏力，口渴引饮，伴泛恶，烦躁，发热或不发热，小便短黄，苔黄腻。

（2）治法：清热利湿，行气止泻。

（3）方药：葛根芩连汤加减。

（4）常用药：葛根 15g、黄芩 9g、黄连 6g、炙甘草 3g。

4.脾虚泄泻

（1）症状：大便稀溏，多于食后作泻，色淡不臭，时轻时重，面色萎黄，形体瘦弱，神倦乏力，不思乳食，舌淡，边有齿印，苔白，脉象细弱。

（2）治法：益气健脾，渗湿止泻。

（3）方药：参苓白术散加减。

药用山药 15g、薏苡仁 30g、党参 20g、炙甘草 6g、砂仁 6g、白扁豆 30g、茯苓 9g、白术(炒)20g。

5.脾肾阳虚

（1）症状：久泻不愈，大便清稀，或完谷不化，1 日 3～5 次或更多，伴脱肛，形寒肢冷，面色㿠白，精神萎靡，睡时露睛，舌淡苔白，脉沉细。

（2）治法：温肾健脾，固涩止泻。

（3）方药：附子理中汤合四神丸加减。

药用附子 9g、党参 9g、白术 9g、干姜 9g、甘草 9g、补骨脂 10g、五味子 10g、肉豆蔻 6g、吴茱萸 6g、生姜 6g、大枣 10g、石榴皮 12g。

（二）变证

1.气阴两伤

（1）症状：泻下无度，精神不振，四肢乏力，眼眶、囟门凹陷，甚至腹凹如舟，皮肤干燥，消瘦,心烦不安,啼哭无力,口渴引饮,小便短赤,甚至无尿,唇红而干,舌红少津,少苔或无苔,脉细数。

(2)治法:益气养阴。

(3)方药:人参乌梅汤加减。

2.阴竭阳脱

(1)症状:泻下不止,次频量多,精神萎靡不振,表情淡漠,面色青灰或苍白,四肢厥冷,多汗,气息低微,舌淡,苔薄白,脉沉细欲绝。

(2)治法:回阳固脱。

(3)方药:参附龙牡救逆。

五、辨证论治

泄泻的辨证论治见表14—4。

表14—4　泄泻的辨证论治简表

证型	症状特点	治法	代表方
风寒泄泻	大便清稀,色淡夹泡沫,兼有恶寒发热,舌淡红苔白腻	疏风解表,化湿止泻	藿香正气散加味
伤食泄泻	大便酸臭或如败卵,夹不消化食物,痛时欲泻,泻后痛减,苔黄腻或黄垢	消食化积,运脾止泻	保和丸加味
湿热泄泻	泻下急迫如注,或泻下不爽,气味臭秽,舌红苔黄腻	清热利湿,行气止泻	葛根芩连汤加减
脾虚泄泻	大便稀溏,食后作泻,反复发作,面萎神疲,舌淡苔白脉细	益气健脾,渗湿止泻	参苓白术散加减
脾肾阳虚	久泻不愈,大便清稀或完谷不化,形寒肢冷,舌淡苔白,脉沉细	温肾健脾,固涩止泻	附子理中汤合四神丸加减
气阴两伤	泻下无度,眼眶囟门凹陷,小便短赤,唇红而干,舌红少津,脉细数	益气养阴	人参乌梅汤加减
阴竭阳脱	暴泻或久泻不止,肢冷气微,脉沉细欲绝	回阳固脱	参附龙牡救逆汤

六、鉴别诊断

1.痢疾　痢疾初期大便稀,次数增多,腹痛明显,伴里急后重,大便有黏冻,脓血,粪培养有痢疾杆菌。

2.生理性腹泻　多见于6个月以内的婴儿,外观虚胖,有湿疹,出生后不久出现泄泻,除大便次数增多,无其他症状,食欲好,不影响生长发育。

七、预防调摄

1.合理喂养,提倡母乳喂养,添加辅食应循原则,品种不宜过多,交换不宜过频,注意营养搭配。

2.注意食品卫生,食品必须新鲜,干净,餐具要卫生,教育小儿饭前便后洗手。

3.饮食应定时定量,不要暴饮暴食,忌生冷、油腻、不易消化的食物。

4.增强户外活动,注意气候变化,增减衣物,避免腹部受凉。

(孔令霞)

第五节　厌食

一、概述

厌食症是小儿消化系统的一种常见病,其表现为小儿较长时期见食不贪,食欲不振,甚至拒食的一种病证。各个年龄都可发病,尤以 1～6 岁小儿多见。患儿一般除食欲不振外,其他情况较好。长期厌食可使肠胃功能亦有所减退,易导致呼吸道感冒、消化功能紊乱,患病机会增加。

二、病理机制

本病原因主要由于饮食不节,喂养不当,或长期储备损伤脾胃,而致纳运失司,并可起于其他疾病之后,耗损脾气,或伤及阴。亦有,情志所伤生活失调而致发病。部分患儿因为先天不足,五脏皆虚,脾胃尤甚,生后不思饮食。若久病多病,或先天禀赋不足,脾运失常,临床表现为脾胃气虚和胃阴不足的症状。本病迁延不愈,水谷精微摄取不足,无生化血气,可导致全身消瘦,转为疳证。

三、诊断要点

1.有喂养不当史,如进食不定时、定量,喜食生冷、甘甜厚味食品,喜吃零食,或偏食等。
2.长期食欲不振,食量明显少于同龄正常儿童。
3.面色少华,形体偏瘦,但精神尚好,活动如常。
4.无其他影响食欲不振的疾病。

四、辨证论治

本病脾不健运者宜健脾助运。胃阴不足者宜滋阴养胃。脾胃虚弱者宜健脾益胃。但无论何型均应着重调脾胃,转运中焦气,使脾运复使,则胃纳可开。同时注意患儿的饮食调节。

1.脾胃不和
(1)症状:乳食少进或不思乳食,食而无味,面色少华,舌质稍淡,苔薄白或腻,脉象缓。
(2)治法:运脾和胃。
(3)方药:调脾散加减。
药用苍术 6g、厚朴 6g、陈皮 6g、甘草 3g、生姜 2 片、大枣 3 枚;伤于乳食者,加焦山楂 10g、焦神曲 10g、焦麦芽 10g、鸡内金 10g 消食化滞;苔白厚腻者,加藿香 10g、白蔻仁 6g 芳香化湿;呕吐者,加半夏 6g、竹茹 10g 降逆止呕;形体较虚弱,见气虚乏力者,加太子参、茯苓、白扁豆各 10g 健脾益气。

2.脾胃气虚
(1)症状:面色㿠白,形体瘦弱,神倦乏力,不思乳食,腹胀,大便溏薄,舌淡苔白,脉象细弱。

（2）治法：健脾益气。

（3）方药：参苓白术散加味。

药用党参 10g、茯苓 10g、炒白术 10、炙甘草 3g、陈皮 8g、木香 3g、砂仁 6g；兼有食滞者，加焦山楂、焦神曲、焦麦芽各 10g 以消食化积；脾胃虚寒，见手足不温，大便完谷不化者，用理中汤以温中散寒。

3.脾胃阴虚

（1）症状：不欲进食，口干咽燥，夜寐不宁，食少饮多，面色欠华，皮肤偏干，便干，苔红少津或舌苔花剥，脉细无力。

（2）治法：滋养胃阴。

（3）方药：养胃增液汤。

药用沙参 10g、麦冬 10g、生地 10g、玉竹 10g、冰糖 10g、胡黄连 6g、丹皮 10g；乳食停滞者加炒神曲、炒麦芽、炒三棱各 10g 消食化滞；便秘加郁李仁 16g、火麻仁 10g 润肠通使。

五、辨证论治

厌食的辨证论治见表 14－5。

表 14－5 厌食的辨证论治简表

证型	症状特点	治法	代表方
脾胃不和	食欲不振甚则厌食,可见脘腹饱胀,舌淡红苔薄腻,指纹红淡,脉滑	运脾和胃	调脾散加味
脾胃气虚	食少纳呆,面黄乏力,舌淡苔薄白,脉缓无力	健脾益气	参苓白术散加味
脾胃阴虚	食少纳呆,口干,大便干结,舌红少津,脉细数	滋养胃阴	养胃增液汤加味

六、鉴别诊断

1.食积 为乳食停积中脘，除饮食不振，不思乳食，伴嗳气酸腐，大便臭，腹胀痛，有伤食史。

2.疰夏 饮食不振，但有季节性，夏季多发，伴倦怠乏力，大便溏，苔厚腻。

七、预防

1.正确喂养，纠正不良的饮食习惯。

2.注意精神调护，让小儿保持良好情绪，以增进食欲。

3.可以食疗，予健脾开胃之食物。

（孔令霞）

第六节 疳证

一、概述

疳证是由于长期喂养不当，或摄入不足，或饮食不节，致使脾胃功能受损，气液耗伤而逐渐形成的慢性病证。临床表现以形体消瘦，饮食异常，皮肤干燥，毛发焦枯、烦躁不安、腹大青筋及生长发育迟缓为特征。

本病多见于婴幼儿,无明显发病季节,5 岁以下小儿多见。病久则影响生长发育,或正气虚弱可致病情恶化,故前代医家将疳证与麻疹、天花、惊风称为损害儿童最严重的儿科四大证"麻、痘、惊、疳"之一。西医学中由多种病因所致的营养障碍可属疳证范畴。

二、病理机制

脾胃功能失调是疳证的主要原因,这与小儿时期"脾常不足"的生理特点有关。同时饮食不当,喂养不当营养失调;用药过于超下、猛下,或不当下而妄下,或吐泻中虚而再误,伤食后去积太过,都可使胃中津液耗伤而生内热,亡津液,血液干涸而成,或其他疾病转化而成。

三、诊断要点

1. 有喂养不当,病后失调及长期消瘦史。

2. 形体消瘦,体重低于正常值 15%～40%,面色萎黄,毛发焦枯。严重者形体干枯赢瘦,体重可低于正常值 40%以上。

3. 饮食异常,大便溏薄,或有脘腹膨胀等明显脾胃功能失调的表现。

4. 兼有精神不振,或烦躁易怒,或挤眉擦眼,或吮指磨牙等症。

四、辨证论治

(一)常证

1. 疳气

(1)症状:形体较瘦,面色萎黄少华,毛发稍稀,多数病儿有厌食或食欲不振,精神欠佳,性情烦躁,易发脾气,大便或溏或秘,舌苔薄白或微黄,脉沉缓。

(2)治法:和脾健运。

(3)方药:资生健脾丸加减。

药用白术 75g、黄连、甘草各 22g、白茯苓、人参各 45g、神曲、陈皮、砂仁、麦芽、山楂、山药、肉豆蔻各 30g 为绿豆大小,每服 50 丸。气弱少力多汗者加黄芪 10g、浮小麦 10g 益气固表敛汗。

2. 疳积

(1)症状:形体明显消瘦,肚腹膨胀,甚至青筋暴露,面色萎黄无华,毛发稀疏如穗,精神不振或烦躁不安,寐不安,伴动作异常,食欲不振或多食多便。舌淡,苔薄腻,脉细数。

(2)治法:消积理脾。

(3)方药:肥儿丸加减。

药用神曲 300g、黄连 300g、肉豆蔻 150g、使君子 150g、麦芽 150g、槟榔 120g、木香 60g 为栗米大小丸,每服 30 丸。

3. 干疳

(1)症状:面色既白,毛发枯黄,皮肤干瘪起皱,大肉已脱,骨瘦如柴,面部呈老人貌,精神萎靡,哭声无力,睡卧露睛,腹凹如舟,厌食纳呆,大便稀溏或便秘,口唇干燥,舌质淡苔光,脉细弱无力。

(2)治法:补气养血,健脾益胃。

(3)方药:八珍汤加减。

药用当归 6g、生地 6g、川芎 6g、杭芍 10g、人参 10g、茯苓 10g、白术 10g、炙甘草 6g。唇舌色白,四肢不温,脾阳偏虚加干姜 6g、附片 1g。

(二)兼证

1.眼疳

(1)症状:初为夜盲,入幕暗处视物不清,甚至眼角干涩,畏光羞明,黑睛模糊,白翳遮眼。

(2)治法:健脾养血,养阴明目。

(3)方药:参苓白术散合石斛夜光丸加减。

2.口疳

(1)症状:口舌生疮,口腔糜烂,秽臭难闻,面赤唇红,烦躁哭闹,惊悸不安,舌红苔薄黄。

(2)治法:健脾养血,清心泻火。

(3)方药:参苓白术散合泻心导赤散加减。

3.疳肿胀

(1)症状:足踝浮肿,甚至颜面四肢浮肿,面色无华,四肢欠温,小便不利,大便溏稀,舌淡红,苔薄白。

(2)治法:健脾温阳利水。

(3)方药:参苓白术散合真武汤加减。

五、辨证论治

疳证的辨证论治见表14—6。

表14—6　疳证的辨证论治简表

证型	症状特点	治法	代表方
疳气	形体消瘦,面萎少华,毛发稀疏,便溏或秘,舌淡,脉细	和脾健运	资生健脾丸加味
疳积	形体消瘦,肚腹膨胀,精神不振,或烦躁失眠,舌淡,脉细数	消积健脾	肥儿丸加味
干疳	极度消瘦,毛发焦枯,目光无彩,呈老人貌,时有低热,舌红嫩,脉沉细	补益气血,健脾益胃	八珍汤加味
眼疳	兼见两目干涩,目睛失泽,夜间视物不清	健脾养血,滋阴明目	参苓白术散合石斛夜光丸
口疳	兼见口舌生疮,糜烂难闻,舌红苔薄黄	健脾养血,清心泻火	参苓白术散合泻心导赤散加味
疳肿胀	兼见浮肿,四肢不温,大便溏薄,小便不利	健脾温阳利水	参苓白术散合真武汤加味

六、鉴别诊断

厌食:小儿较长时间见食不贪,食欲不振,面色少华形体偏瘦,但精神尚好,活动如常,无烦躁易怒、挤眉擦眼或吮指磨牙等症。

七、预防

1.提倡母乳喂养,宣传合理喂养方法,及时添加辅食。

2.发现小儿体重不增或减轻,皮下脂肪减少,肌肉松弛,面色无华,应注意,及时诊断治疗。

3.多呼吸新鲜空气,多晒太阳,多运动。

(孔令霞)

第七节　胎黄

一、概述

胎黄亦称为"胎疸",即新生儿黄疸是一组临床症群。以出生后皮肤、巩膜、小便出现黄色、肝大、阻塞性黄疸、肝功能损害为主要表现。大多数是由于胆汁黏稠淤积胆管造成一时性胆道阻塞,或是由于病毒感染等原因造成。胎黄有生理性、病理性之区别。生理性胎黄是指婴儿出生后2~3天出现黄疸,足月儿于出生后10~14天自行消退,早产儿可延迟至3~4周消退,食欲良好,睡眠正常,一般无其他症状;病理性胎黄出现时间或早或迟,有在生后24小时内出现,也有生后2~3周方见,消退时间延长,或消退后又复现,或黄疸程度较重,伴有精神萎靡,嗜睡或睡眠不宁,纳呆等表现。胎黄除与先天胎禀因素有关外,还与分娩过程及后天感邪等多种因素有关。

二、病理机制

病因多属于肝胆湿热,蕴郁于里,上不得越,下不得泄,熏蒸瘀遏,周身俱黄;或由于因寒湿阻遏,脾阳不振,胆液为湿所阻,浸淫肌肉,溢于皮肤发黄;气机不畅,肝胆疏泄失常,以致气滞血郁,络脉淤积,邪瘀蕴结而黄。

三、诊断要点

1.皮肤、巩膜、尿液呈现黄色,伴有精神倦怠,不欲吮乳,大便或呈灰白色。且黄疸出现较早(生后24小时内)、发展快,或消退后再出现,或黄疸出现较迟,持续不退。

2.部分病儿肝脾肿大。

3.血清胆红素≥85μmol/L,血清结合胆红素≥26μmol/L。

四、辨证论治

生理性黄疸,不需要治疗,可以自行消退。病理性黄疸的辨证,宜分别采用清热利湿、温中化湿、化瘀消积等方法治疗。

1.湿热熏蒸

(1)症状:面目和周身皮肤发黄,颜色鲜明如橘皮,精神疲倦,不欲吮乳,大便干燥,小便黄赤,舌红苔黄腻。病情严重者,可见烦躁不安,呕吐腹胀,甚或神昏,抽搐等症状。

(2)治法:清热利湿。

(3)方药:茵陈蒿汤加减。

药用茵陈10g,山栀6g,大黄3g。若腹胀、呕吐可加半夏10g、姜竹茹10g以降逆止呕。若腹胀明显者,加厚朴3g、枳实3g理气导滞。偶有湿热严重,热犯神明,则宜用清营汤合安宫牛黄丸或紫雪丹,以清热凉血,开窍熄风。

2.寒湿阻滞

(1)症状:面目和周身皮肤发黄,颜色较淡而晦暗,或见黄疸日久不退,精神疲倦,四肢不温,不欲吮乳,有时呕吐或有腹部胀就大便溏而色灰白,小便短少,舌质淡,苔白腻。

(2)治法:温中化湿。

(3)方药:茵陈理中汤加减。

药用茵陈10g、干姜3g、党参10g、白术10g、茯苓10g、三七6g。若证见腹部胀满可加厚朴3g以理气消胀,呕吐可加竹茹10g降逆止呕,陈皮6g和胃。

3.瘀积发黄

(1)症状:而目和皮肤发黄,颜色较深,晦暗无华,并日益加精神疲倦,不欲吮乳,右胁痞块质硬,腹部胀满,大便灰白,小便黄短,口唇紫红,舌有瘀点,舌苔黄或白。

(2)治法:化瘀消积。

(3)方药:血府逐瘀汤加减。

药用柴胡6g、桔梗6g、枳壳6g、甘草6g(调理气机,畅达肝胆之郁结)、桃仁10g、当归10g、白芍5g、生地6g、牛膝10g。若见腹部胀满,可加厚朴3g以理气散结,若尿黄可加茵陈6g、栀子6g、酒军3g以通腑利湿。

五、辨证论治

胎黄的辨证论治见表14-7。

表14-7 胎黄的辨证论治简表

证型	症状特点	治法	代表方
湿热熏蒸	面目皮肤发黄,色鲜明,神疲,不欲吮乳,小便黄,舌红苔黄,指纹滞。	清热利湿退黄	茵陈蒿汤加味
寒湿阻滞	面目皮肤发黄,色晦暗,黄疸持久不退,精神倦息,四肢欠温,不欲吮乳,时时啼哭,大便溏薄灰白,小便短少,舌质淡、苔白腻,指纹淡红	温中化湿退黄	茵陈理中汤加味
瘀积发黄	面目皮肤发黄,面色晦滞,日益加重,腹部胀满,右胁下痞块,神疲纳呆,小便短黄,大便不调或灰白,舌紫暗有瘀斑瘀点、苔黄或白,指纹紫滞	化瘀消积,疏肝利胆退黄	血府逐瘀汤加减

六、鉴别诊断

1.生理性胎黄 生理性胎黄生后2~3天出现,第4~6天最重,足月儿生后10~14天消退,血清胆红素≤240μmol/L。早产儿延迟生后21~28天消退,血清胆红素≤255μmol/L,一般情况良好,不伴其他临床症状。

2.新生儿败血症及其他感染 新生儿感染特别是较严重的细菌感染时,可有黄疸、精神萎靡、反应差、厌食及体温改变,血培养可明确诊断。

七、预防

1.妊娠期间,不可滥用药物。注意饮食卫生,忌酒和辛辣之物;若孕妇有黄疸病史或肝病史,或分娩出有病理性黄疸婴儿均应积极检查和治疗。

2.婴儿出生后,要注意观察黄疸的情况,尤其要注意区别是生理性黄疸,还是病理性黄疸,以便及早考虑病理性黄疸的诊断和治疗。注意观察婴儿全身有无精神萎靡,嗜睡,吸吮困难,惊惕不安,两眼斜视,四肢强直或抽搐等症状,以便及早发现。

3.注意保护婴儿皮肤、脐部、臀部的清洁,防止损伤致邪毒外侵。

(孔令霞)

第八节　夜啼

一、概述

夜啼是指婴儿入夜啼哭不安,或每夜定时啼哭,甚则眼直视或紧闭,呼吸急促,心跳加快,出汗,严重者通宵达旦,但白天如常为临床特征的一种病证。本病多见于小婴儿,预后良好,但如长期夜啼,亦可影响小儿正常生长发育。本证早在《颅囟经》和《诸病源候论》中即有记载。

二、病理机制

夜啼病因是因脾寒、因心热、因惊恐所致,其病位在心、脾。病机有寒凝气滞腹痛而啼,热扰心经神烦而啼;惊恐伤神志不安而啼。

三、诊断要点

1.入夜啼哭,不得安睡,甚则通宵达旦,连夜不止,少则数日,多则经月,但白天一般嬉笑如常,能安静入睡。

2.体格检查无异常发现。

3.排除因发热、积滞、咳喘、吐泻、口疮、肠套叠、佝偻病等其他病证所致者。

四、辨证论治

夜啼治疗主要应祛除病因。因脾脏虚寒者,治以温脾散寒,因心经积热者,治以导热清心,因暴受惊恐者,治以镇惊安神。

1.脾虚中寒

(1)症状:夜喜啼哭,哭声低弱,曲腰而啼,睡喜伏卧,腹喜摩按温慰,四肢欠温,吮乳无力,大便溏薄,小便色清,面色青白,唇舌色淡,苔薄白,指纹多淡红。

(2)治法:温脾散寒,理气止痛

(3)方药:匀气散加减

药用白芍 10g、乌药 10g、香附 6g、良姜 6g。若寒兼虚者可用理中汤温中散寒理气健脾。

2.热扰心经

(1)症状:啼哭声响亮,见灯火则哭声更剧,面赤唇红,烦躁不宁,身腹俱暖,大便秘结,小便短赤,舌尖红苔黄,指纹红紫。

(2)治法:清心导赤,除烦止啼。

(3)方药:导赤散加减。

药用生地 10g、木通 3g、淡竹叶 10g、甘草梢 6g、黄连 1g,若腹胀大便不通,躁扰不安者,可加大黄 3g 泻火除烦。若夹乳食不化,腹胀,大便酸臭者,加焦麦芽 10g、栀子 6g、焦山楂 10g

消食导积。

3.暴受惊恐

(1)症状:夜间突然啼哭,神情不安,面色青白。似见异物状,哭声不已,精神不安,舌苔多无变化,指纹青紫,脉来急。

(2)治法:镇惊安神。

(3)方药:朱砂安神丸加减。

药用朱砂 0.3g、黄连 3g、当归 10g、生地 10g、甘草 3g。

五、辨证论治

夜啼的辨证论治见表 14-8。

表 14-8　夜啼的辨证论治简表

证型	症状特点	治法	代表方
脾虚中寒	夜啼,哭声低微,睡喜俛卧,腹喜摩按,肢冷便溏,舌淡苔薄白,指纹淡红	温脾散寒,理气止啼	匀气散加减
热扰心经	夜啼见灯火尤甚,哭声洪亮,面赤唇红,烦躁不安,舌尖红,苔薄黄,指纹紫滞	清心导赤,除烦止啼	泻心导赤散加减
暴受惊恐	夜啼,哭声尖锐,表情恐惧,时作惊惕,指纹青紫	镇惊安神	朱砂安神丸加减

六、鉴别诊断

1.新生儿中枢神经系统感染或颅内出血　常有音调高,哭声急的脑性尖叫。

2.肠痉挛　由于阵发性的腹痛引起啼哭,哭声呈阵发性,时作时止,无明显昼夜差别。

3.肠套叠　可引起突然嚎哭不安,伴面色苍白,出汗等症状。

4.甲状腺功能减退　由于声带发生水肿,虽能哭闹,但声音嘶哑。

5.佝偻病　患儿夜间啼哭,烦躁不安。

七、预防调摄

1.注意防寒保暖,但勿衣被过暖。

2.孕妇及乳母不可过食寒凉及辛辣热性食物,勿受惊吓。

3.不将婴儿抱入怀中睡眠,不通宵开启灯具,养成良好的睡眠习惯。

4.注意保持周围环境的安静祥和,检查衣被避免有异物刺伤皮肤。排除饥饿,过饱,寒冷,虫咬,尿布浸渍,衣服刺激等后,则要进一步做系统检查,早明确诊断。

(孔令霞)

第九节　儿童多动症

一、概述

儿童多动症又称注意力缺陷多动症,是儿童时期一种较常见的行为异常性疾患,常见于 4

~7 岁的小儿,是指智力基本正常的小儿,表现出与年龄不相称的注意力不集中,动作过多,情绪冲动,并可有认知障碍和学习困难的一组综合征。

本病在古代文献中无专门记载,根据临床表现与中医学之"脏躁"、"健忘"等病证有关。

二、病理机制

本病病因主要有先天禀赋不足,产伤与外伤,及生长发育影响。本病的主要病机是先天禀赋不足,父母健康欠佳,肾气不足,或妊娠期间精神调养失宜,使胎儿先天不足,肝肾亏虚。产伤与外伤,使胎儿气血淤滞,经脉流行不畅,心肝失养而神魂不宁。生长发育影响,阴阳失调,阳动有余,阴静不足。总之,源于心、肝、脾、肾功能不全。

三、诊断要点

1. 多在 7 岁以前起病,男性多于女性。

2. 注意力障碍,多动不能控制,情绪不稳,冲动任性均持续 6 个月以上。

3. 有知觉和认知功能障碍,学习成绩低于同龄儿童,但智力正常。

4. 翻手试验,指鼻试验,指指试验阳性。

四、辨证论治

1. 肾虚肝亢

(1)症状:手足多动,动作笨拙,性格暴躁,易激动,冲动任性,难以静坐,注意力不集中,并有五心烦热,盗汗升火,大便秘结,舌红,苔薄,脉细弦。

(2)治法:滋肾养肝,潜阳止动。

(3)方药:杞菊地黄丸加减。

药用枸杞子 10g、菊花 15g、熟地黄 30g、山茱萸 9g、山药 30g、茯苓 9g、牡丹皮 12g、泽泻 10g、白芍 12g、五味子 6g、蒺藜 10g、珍珠母 30g、牡蛎 30g、钩藤 15g、女贞子 15g、墨旱莲 15g。

2. 心脾不足

(1)症状:神思涣散,注意力不集中,神疲乏力,形体消瘦或虚胖,多动而不暴躁,言语冒失,做事有头无尾,睡眠不熟,记忆力差,伴自汗盗汗,偏食纳少,面色乏华,舌淡嫩,苔少或薄白,脉虚弱。

(2)治法:养心健脾,安神止动。

(3)方药:归脾汤合甘麦大枣汤加减。

药用白术 9g、茯神 9g、黄芪 15g、龙眼肉 9g、酸枣仁 15g、党参 9g、木香 3g、炙甘草 6g、当归 6g、远志 3g、生姜 6g、大枣 9g。

3. 心肾不足

(1)症状:记忆力欠佳,自控力差,多动不安,注意力不集中,遗尿,梦多,或有腰酸乏力,面色黧黑,苔薄,脉细软。

(2)治法:补益心肾。

(3)方药:孔圣枕中丹加减。

药用远志 10g、菖蒲 10g、龟板 30g、龙骨 30g。

五、辨证论治

小儿多动症的辨证论治见表14－9。

表14－9　小儿多动症的辨证论治简表

证型	症状特点	治法	代表方
肾虚肝亢	神思涣散,多动多语,烦热消瘦,毛发不荣,舌红少津,脉细数	滋肾养肝,潜阳止动	杞菊地黄丸加减
心脾不足	神疲乏力,注意力不集中,多语而少激昂,舌淡胖,苔薄白	养心健脾,安神止动	归脾汤合甘麦大枣汤加减
心肾不足	记忆力差,注意力不集中,遗尿,梦多,面色黧黑,苔薄,脉细软	补益心肾	孔圣枕中丹加减

六、鉴别诊断

1.正常顽皮儿童　有时出现注意力不集中,但大部分时间仍然正常学习,功课作业完成迅速。能遵守纪律,上课一旦出现小动作,经指出即自我制约而停止。

2.多发性抽动症　是一种以运动、言语和抽搐为特征的综合征,常见头部、躯干、上下肢小抽动。并有喉部发出奇特鸣叫声,或有骂人言语。

七、预防调摄

1.避免早产、难产、窒息。注意防止小儿脑外伤,中毒及中枢感染。

2.保证患儿有规律性的生活,培养良好生活习惯。

3.对患儿的学习进行耐心训练与帮助,不责骂或体罚。稍有进步,给予表扬、鼓励。

4.保证患儿营养,补充蛋白质、水果及新鲜水果。

(孔令霞)

第十节　口疮

一、概述

口疮是指口腔黏膜出现淡黄色或灰白色溃疡,局部灼热疼痛,流涎,或伴发热,是一种常见的口腔疾病。若溃疡面积较大,甚至满口糜烂如腐,称为口糜。溃疡发生在口唇两侧,称为燕口疮。

任何年龄的小儿均可发病,本病可单独发生或因其他疾患致机体抵抗力降低时伴发。西医学中疱疹性口腔炎、疱疹性咽峡炎和溃疡性口腔炎、口角炎均可属"口疮"范畴。

二、病理机制

小儿口疮,多由风热乘脾,心脾积热,虚火上炎所致。外感风热之邪,内应于脾胃,脾开窍于口,故风热夹毒上攻,口腔黏膜破溃;过食肥甘厚腻,蕴而生热,热积于心脾,外发为口疮;素体阴虚或大病伤阴,阴液亏耗,水不治火,虚火上浮,熏灼生疮。

三、诊断要点

1.口腔内齿龈、上腭、两颊、舌面发生溃烂,溃烂点1个或多个,甚至满口糜烂,流涎,疼痛。

2.外感引起者可伴有发热,颌下可有淋巴结肿大。

3.血象白细胞总数及中性粒细胞偏高或正常。

四、辨证论治

1.风热乘脾

(1)症状:以口颊,上颌,齿龈,口角溃烂为主,甚至满口糜烂,周围泛红,疼痛拒食,烦躁不安,口臭,涎多,小便短赤,大便秘结,或伴发热,舌红苔薄黄。

(2)治法:疏风清热解毒。

(3)方药:凉膈散加减。

药用栀子6g、黄芩6g、连翘10g、薄荷3g、竹叶10g、大黄3g、芒硝6g、甘草3g;烦躁不安,小便短赤,心火偏盛者可加木通3g、鲜生地10g,或加服导赤丹,每次1丸,日服2次,以清心利小便,口干者加生石膏30g(先煎)、天花粉10g清热生津,大便通畅者去大黄、芒硝。

2.心脾积热

(1)症状:舌上,舌边溃烂,色赤疼痛,心烦不安,口干欲饮,小便短黄,舌尖红,苔薄黄。

(2)治法:清心泻脾。

(3)方药:泻心导赤汤加减。

药用:黄连3g、生地10g、竹叶10g、木通3g、甘草3g。

3.虚火上炎

(1)症状:口腔溃烂,周围色不红或微红,疼痛不甚,反复发作或迁延不愈,神疲颧红,口干不渴,舌红苔少或花剥。

(2)治法:滋阴降火,引火归元。

(3)方药:六味地黄丸加减。

药用:熟地黄10g、山茱萸10g、干山药10g、泽泻10g、茯苓10g、丹皮10g、肉桂10g。

五、辨证治

口疮的辨证论治见表14—10。

表14—10　口疮的辨证论治简表

证型	症状特点	治法	代表方
风热乘脾	口颊,上腭,齿龈等多部位溃疡糜烂,发热烦躁,尿赤便秘,舌红苔薄黄,脉浮数	疏风清热解毒	凉膈散加味
心脾积热	多部位溃烂,色赤疼痛,心烦口干,舌尖红,脉滑数	清心泻脾	泻心导赤汤加味
虚火上炎	口腔溃烂,色不红或微红,神疲颧红,口干不渴,苔少或花剥	滋阴降火,引火归元	六味地黄丸加肉桂

六、鉴别诊断

鹅口疮：多发生在初生儿或体弱多病的婴幼儿，口腔及舌头上布满白屑，周围有红晕，疼痛不明显。

七、预防

1. 保持口腔清洁，注意饮食卫生。
2. 食物宜新鲜，干净卫生，多食新鲜的水果蔬菜，不宜过食肥甘厚腻。
3. 注意保护新生儿的口腔黏膜。

（孔令霞）

第十一节 紫癜

一、概述

皮肤出现紫色斑点称为紫癜，为血液溢于皮下所致。西医学根据紫癜患儿血液的变化，将紫癜分为两类疾病：一是由血小板总数减少致凝血功能障碍所致的称为特发性血小板减少性紫癜；二是非血小板减少，多由过敏引起毛细血管变态反应，使血管壁通透性增高所致的称为过敏性紫癜。两类紫癜病除皮肤出现出血性皮疹－紫癜外，还伴有其他部位不同程度的出血，如鼻衄、齿衄、便血、尿血等。紫癜以学龄期儿童为多见，病程长，可反复发作，一般预后较好，多可痊愈，少数可因颅内出血而预后不良。

二、病理机制

感受外邪，湿热夹毒蕴阻于肌表血分，迫血妄行，外溢于皮肤孔窍；禀赋不足；或后天失养；或疾病迁延，均可导致脏腑阴阳气血失调，如气虚则不能摄血，阴虚则虚火伤络，血瘀则血不归经，均可发为紫癜。

三、诊断要点

1. 过敏性紫癜

（1）紫癜多见于下肢、臀部，呈对称性分布，为略高于皮肤的红色或紫红色斑丘疹，压之不退色，若反复发生，则紫癜色暗淡。可同时看到便血、尿血、腹痛、关节肿痛等症。腹痛及关节肿痛可先见于皮疹之前。

（2）起病前多有细菌、病毒或寄生虫感染及服用某些药物、食用某些食物或接触某些物品等过敏因素。

（3）实验室检查：白细胞总数及嗜酸性粒细胞可略增高；血小板正常；出凝血时间、血块收缩试验正常；血沉加速；毛细血管脆性试验阳性。有肾脏损害可见血尿、蛋白尿及管型尿；有消化道出血可见肉眼血便或大便隐血试验阳性。

2. 血小板减少性紫癜

（1）紫癜遍于全身，以四肢、面部多见，瘀点、瘀斑为红色或青紫色，压之不退色。

（2）可伴鼻衄、齿衄、便血及尿血；严重者可因颅内出血而见抽搐及昏迷。

（3）实验室检查：血小板计数明显减少；出血时间延长，血块收缩不良；毛细血管脆性试验阳性；骨髓检查巨核细胞增多与成熟障碍。

四、辨证论治

1.风热伤络

（1）症状：发热微恶风，紫斑多发于四肢，尤以下肢为主，呈对称性分布，斑色鲜红，成血疹或斑疹，大小形态不一，可融合成片，面微浮，舌质红苔薄脉浮数。或伴恶心呕吐，腹痛便血，尿血，关节肿痛等。

（2）治法：疏风清热，凉血止血。

（3）方药：银翘散加味或升麻葛根汤加减。

药用银花 10g、连翘 10g、牛蒡子 10g、薄荷 3g（后下）、升麻 3g、葛根 6g、丹皮 10g、赤芍 10g、生地炭 10g、荆芥炭 10g、炒防风 6g。

若皮肤瘙痒可加地肤子 10g、浮萍 10g、赤小豆 10g 以消风利湿止痒。恶心呕吐加竹茹 10g、马尾连 10g 清热止呕。腹痛便血者，加地榆炭 10g、槐角 10g 涩肠止血。尿血者，大小蓟各 10g、旱莲草 10g 等凉血止血。关节肿痛者，加防己 10g、牛膝 10g 活络止痛。

2.血热妄行

（1）症状：起病较急，皮肤出现瘀点或瓦片大小不均斑色鲜红，或伴鼻衄、齿衄、呕血、便血、尿血色鲜红或紫红，同时，并见心风口渴，便秘或伴腹痛，或兼发热，舌质多红，脉细数有力。

（2）治法：清热解毒，凉血止血。

（3）方药：犀角地黄汤加减。

药用犀角 3g（或水牛角 15g）、生地 10g、玄参 10g、丹皮 10g、赤芍 10g、黄连 3g、栀子 3g、黄柏 6g、竹叶 10g。

鼻衄、齿衄者，加侧柏炭 10g、白茅根 10g 以凉血止血。若呕血者，加三七粉 5g（分冲）凉血止血。若腹痛者，加白芍 10g、甘草 6g 缓急止痛。大便秘结者，加熟军 10g 通便泄热。

3.气不摄血

（1）症状：病程较长，紫癜反复出现。瘀点或皮斑颜色淡紫，面色萎黄无华，神疲乏力，食欲不振，头晕心悸，唇舌色淡，舌质较胖，苔薄白，脉沉细无力。

（2）治法：益气摄血。

（3）方药：归脾汤。

药用党参 10g、炙白术 10g、黄芪 15g、当归 10g、远志 6g、酸枣仁 10g、龙眼肉 10g、茯神 10g、木香 3g、生姜 3 片、大枣 4 枚。

若皮下瘀斑或其他部位出血不止者，加蒲黄炭 10g、阿胶 10g（炭化）、血余炭 10g、乌梅炭 10g 活血止血养血。

若斑色淡红，量不多，隐而不显，精神萎弱，畏寒肢冷，腰酸足软，面色㿠白，属肾阳不足者，可加附子 10g、肉桂 5g、炮姜炭 5g、艾叶炭 10g 以温经散寒，兼止血。加鹿茸 3g、肉苁蓉 10g、巴戟天 10g 补肾阳益精血。

若出血过多，见面色苍白，四肢厥逆，冷汗淋漓等阳虚欲脱之象者，加独参汤，药用红参

10g 水煎兑服,以益气固脱。

4.阴虚火旺

(1)症状:皮肤紫斑时发时止,兼有鼻齿血衄,面红低热,心热,盗汗心烦不宁,口燥咽干,舌红少津,脉细数。

(2)治法:滋阴降火,凉血止血。

(3)方药:大补阴煎加减。

药用生地 10g、丹皮 10g、玄参 10g、知母 10g、龟板 10g、女贞子 10g、旱莲草 10g、茜草根 10g、侧柏叶 10g、阿胶 10g、甘草 6g。

若阴虚发热明显者,可加鳖甲 10g、地骨皮 10g、银柴胡 10g 养阴清热。若盗汗明显者,加牡蛎 15g(先煎)、白芍 10g 以敛汗。若鼻齿衄血者,加黑山栀 6g、白茅根 15g、乌梅炭 10g 凉血止血。

5.气滞血瘀

(1)症状:病程缠绵,出血反复不止,皮肤紫癜色暗,面色晦暗,腹中剧痛阵作,或伴有恶心呕吐,大便下血,或有关节肿痛,或腹中积块,舌质色紫,有瘀点,脉弦或涩。

(2)治法:消瘀止血,益气行气。

(3)方药:桃红四物汤加减。

药用桃仁 10g、红花 10g、赤芍 10g、丹参 10g、生地 10g、当归 10g、阿胶 10g(烊化)养血止血。

气虚者加党参 10g、黄芪 10g、山药 15g 以益气。

气滞者加陈皮 6g、青皮 6g、木香 3g 行气。

五、辨证论治

紫癜的辨证论治见表 14—11。

表 14—11　紫癜的辨证论治简表

证型	症状特点	治法	代表方
风热伤络	发病急,常伴有发热,全身不适等外热证,紫癜色鲜明,为斑丘疹,大小形态不一,下半身尤以小腿及臀部为多,呈对称性,发作反复,伴瘙痒。舌红、苔薄黄或微腻,脉浮数	疏风清热,凉血止血	银翘散加味
血热妄行	发病急,发热,烦躁,紫癜遍布,色鲜红,口臭,腹痛腹胀,便秘,常有鼻衄、齿衄、便血,舌红苔黄,脉洪数	清热泻火,凉血止血	犀角地黄汤加减
肝肾阴虚	紫斑反复发作,迁延日久,色黯淡,伴腰膝酸软,五心烦热,潮热盗汗,头晕耳鸣,尿血,舌红少苔,脉细数	滋补肝肾,活血化瘀	大补阴煎加减
气不摄血	起病慢,紫癜反复发作,迁延日久,色淡紫,常伴鼻衄、齿衄,面色少华,纳差,头晕心悸,口唇色淡,舌质淡胖,脉沉细无力	健脾养心,益气摄血	归脾汤加味
气滞血瘀	紫癜反复不愈,以下肢为多,色黯淡,常见鼻衄、齿衄、腹腔剧痛阵作,或伴有恶心呕吐,大便下血,或有关节肿痛,或腹中积块,舌质色紫,有瘀点,脉弦或涩	消瘀止血,益气行气	桃红四物汤加减

六、鉴别诊断

注意鉴别本病是血小板减少性紫癜,还是过敏性紫癜。

七、预防调摄

1.积极寻找引起本病的各种原因,防治各种感染性疾病,清除体内各种寄生虫。

2.不吃和不使用容易引起紫癜的食物与药物。

3.平时注意锻炼身体,增强体质,提高抗病能力。

4.急性期,消除紧张情绪。避免外出或出血量多时,应限制患儿活动,尽量卧床,对于大出血者,更应绝对卧床休息。防止跌仆碰撞,以免引起出血。

(孔令霞)

第十二节　川崎病

一、概述

川崎病,是以全身血管炎为主要病变的小儿急性发热性疾病,同时伴有结膜充血、皮疹、淋巴结肿大,故又名皮肤黏膜淋巴结综合征。本病主要侵犯中小型动脉,特别是冠状动脉,其次是腋动脉、髂动脉和肾动脉,易发生瘤样改变。本病是 20 世纪 60 年代后期由日本学者川崎富作首先发现的,世界各地均有发病,日本发病最高,我国于 1978 年首次报道,有逐年增多的趋势。其临床特点为急性发热,皮肤黏膜病损和淋巴结肿大。本病男多于女,好发于婴幼儿,80%以上患儿<3 岁,无明显季节性,病程多为 6～8 周,有心血管症状时可持续数月至数年。心肌梗死与冠状动脉瘤破裂是本病主要死因。

一种病因未明的根据急性发热伴有皮疹等特点,本病可归属温病范畴。西医认为与多种病毒(EB 病毒、轮状病毒等)、细菌(如链球菌、丙酸杆菌等)和其他微生物(如立克次体、支原体等)感染及其引起的免疫反应有关。另有报道,药物过敏、环境污染等可能作为致病因素。

二、病理机制

本病病因尚未明确,其发生、发展及演变过程,与温病有相似之处,故属祖国医学温病范畴,系化温毒或疫毒之邪侵袭肺胃,热壅阳明,充斥皮肤黏膜、瘀阻肢体四末,继之毒从火化,内串营分,形成气营两燔。若病热发展,或失治误治,可导致热毒炽盛、肝风内动;或热毒内陷,心阳暴脱。疾病后期余热留恋、津亏液少,呈阴虚之势,甚至阴损及阳,形成气阴两虚。

三、诊断要点

本病通常起病急、热势高、传变快、化燥伤阴明显。四季可发病,多见于 4 岁以内小儿。

临床可分为四期:急性期(1～11 天),亚急性期(11～12 天),恢复期(21～60 天),慢性期(未定)。

发热为最早出现的症状:突然发热,呈弛张热或持续性发热,持续 1～2 周,多为 7～10 天,平均最高温度达 39～39.9℃,抗生素治疗无效。

皮肤黏膜表现:①皮疹:于发热后不久出现多形红斑或猩红热样皮疹,无水疱或结痂,分布于躯干、四肢等部。②四肢末端改变:四肢末端、手掌足底早期充血,潮红,以后手足呈硬结性水肿。③双侧球结膜充血:但无分泌物,于发病后不久出现,随体温下降而逐渐消退。④口腔黏膜改变:于发热后不久出现口唇红、干裂,有血痂或痂皮形成,口腔及咽部黏膜充血,舌乳头隆起呈"草莓舌"。

淋巴结:在发热初期出现短暂的颈前淋巴结肿大,直径约 1.5cm,大多为单侧,稍有压痛、非化脓性,约数日后消退。

血象检查白细胞可增高,以中性粒细胞增加为主,有核左移现象,血小板早期正常,第 2～3 周显著增高,血沉增快,C 反应蛋白阳性。

心脏损害:为本病重症的表现,可发生心肌炎、心包炎,听诊有心动过速、奔马律、心音低钝、收缩期杂音等。有 20%～30%患儿出现冠状动脉瘤,发病高峰时间为第 2～3 周,第 4 周以后出现新病变的可能性较少。

其他症状:关节疼痛,咳嗽,流涕,腹痛,黄疸等。

四、辨证论治

1. 卫气同病

(1)症状:起病急骤,发热较高,不恶寒或微恶风,口渴喜饮,轻咳无痰,目赤咽红,掌跖潮红,纳减,舌边尖红,舌苔白薄或黄,脉浮数。

(2)治法:辛凉解表,清热解毒。

(3)方药:银翘白虎汤加减。

药用金银花 30g、连翘 15g、知母 12g、石膏 30g、玄参 10g、石菖蒲 10g、甘草 6g。

2. 气营两燔

(1)症状:壮热不已,汗出不畅,烦躁不宁或嗜睡,斑疹隐隐,咽峡焮红,喉核肿痛,颈部坚硬触痛、不红,掌跖趾端潮红,口唇干裂,舌质红绛,杨梅舌,指纹紫或脉细数。

(2)治法:清营解毒,凉血化瘀。

(3)方药:清营汤加减。

药用犀角 9g、生地黄 15g、玄参 9g、麦冬 9g、丹参 6g、黄连 3g、金银花 9g、连翘 2g、竹叶(心)3g。

3. 气阴两伤

(1)症状:身热退,乏力,自汗盗汗,斑疹消退,指趾末端沿指、(趾)甲与皮肤交界处出现薄片或膜样脱屑,口渴喜饮,舌红少津、苔薄白,指纹紫,脉细数。

(2)治法:益气养阴。

(3)方药:生脉散加味。

药用党参 30g、沙参 18g、黄芪 18g、麦冬 18g、五味子 18g、川贝母 15g、淮山药 18g、僵蚕 15g、何首乌 18g、天花粉 15g。

五、辨证论治

川崎病的辨证论治见表 14—12。

表 14－12　川崎病的辨证论治简表

证型	症状特点	治法	代表方
卫气同病	起病急骤,发热较高,不恶寒或微恶风,口渴喜饮,轻咳无痰,目赤咽红,掌跖潮红,纳减,舌边尖红,舌苔白浅或黄,脉浮数	辛凉解表,清热解毒	银翘白虎汤加减
气营两燔	壮热不已,汗出不畅,烦躁不宁或嗜睡,斑疹隐隐,咽峡焮红,喉核肿痛,颈部坚硬触痛,不红,掌跖趾端潮红,口唇干裂,舌质红绛,杨梅舌,指纹紫或脉细数	清营解毒,凉血化瘀	清营汤加减
气阴两伤	身热退,乏力,自汗盗汗,斑疹消退,指趾末端沿指、(趾)甲与皮肤交界处出现薄片或膜样脱屑,口渴喜饮,舌红少津、苔薄白,指纹紫,脉细数	益气养阴	生脉散加味

六、鉴别诊断

1.猩红热　皮疹为弥漫性的细小丘疹,多在发热第二天出现,全身皮肤弥漫性充血潮红,有口周苍白斑等特殊体征,咽拭子有 A 族乙型溶血性链球菌生长,病后 3 周至病愈后 1 月抗"O"滴度在 1∶400 以上,青霉素治疗有效。

2.传染性的单核细胞增多　可持续发热,淋巴结肿大,但无球结膜充血及口腔黏膜改变,四肢末端无硬肿或脱皮。外周血白细胞分类以单核细胞及淋巴细胞为主,异性细胞达 10％以上。

七、预防调摄

1.在本病的亚急性期和恢复期,应每 3～6 个月跟踪观察一次,随访一年,防止冠状动脉瘤的发生。

2.病程中,饮食清淡新鲜,补充足够的水分,注意口腔护理,注意心率、心律、心音强弱及脉搏变化。

（孔令霞）

第十三节　暑温

一、概述

小儿暑温是由感受暑温时毒引起的急性时行疾病。临床以高热,昏迷,抽搐,甚则内闭外脱为主要特征。根据临床表现的不同,在古代医籍中尚有"暑风"、"暑痉"、"暑厥"等名称。"暑风"者手足搐搦而动,"暑痉"以项强或角弓反张为著,均是指暑温亢盛引动肝风之证。"暑厥"必见手足逆冷,是指暑温直犯心包,起病即见神昏肢厥者。

本病即为西医所叙"流行性乙型脑炎"(简称"乙脑")。是人兽共患疾病。80％～90％病例集中在 7、8、9 三个月,居处有蚊虫孳生,人群普遍易感,多数为 10 岁以下儿童,尤以 2～6 岁儿童发病率最高。感染后可获得较持久的免疫力。

本病发病急骤,传变迅速,病情凶险。病情轻者,尚能顺利康复;病情重者,可危及生命或留下严重后遗症。

二、病理机制

病因主要为外感暑邪,经肌表而入,按卫气营血规律传变。暑邪伤人易化热化火,伤津竭液,闭窍动风。由于小儿稚阴稚阳,肤薄神怯,暑邪入侵,犯"卫"则发热头痛无汗,头项强直,入"气"则高热烦渴,有汗不解,入"营"则心肝俱病,神昏惊厥,入"血"则耗血动血,咳吐咖啡样血液,可出现呼吸不规则,内闭外脱。

三、诊断要点

1.具有严格季节性,儿童易感。

2.典型的临床病程可分 4 期。

初期:病程第 1～3 天。发热,头痛,恶心和呕吐,嗜睡,可有脑膜刺激征。

极期:病程第 4～10 天。持续高热,烦躁,嗜睡,谵妄,昏迷,抽搐,严重者内闭外脱,脑膜刺激征、病理反射及其他神经系统体征阳性。

恢复期:病程第 10 天后,体温逐渐降至正常,意识逐渐转清,抽搐逐渐停止,神经系统体征逐渐消失,一般于 2 周左右完全恢复。重者可有持续低热、意识不清、痴呆、狂躁、吞咽困难、失语、失听、失明、肢体震颤或僵硬等,经积极治疗大多数于 6 个月内恢复。

后遗症期:少数重症患者,6 个月后仍留有恢复期症状,不能完全恢复,如痴呆、瘫痪等。

3.实验室检查 血象可见白细胞总数增多,一般在(10～20)×10⁹/L 病初中性粒细胞在 0.8 以上,随后淋巴细胞占优势。脑脊液检查压力升高,外观清亮,蛋白轻度增多,氯化物正常,糖正常或稍高,白细胞多有轻度增多,在(50～500)×10⁶/L,个别可达 1000×10⁶/L 以上,病初中性粒细胞为主,随后淋巴细胞增多。

四、辨证论治

1.邪在卫分

(1)症状:突然发热,微恶寒或但热不恶寒,面赤,汗出,头痛嗜睡,口渴或渴而不欲饮,泛恶,苔黄,脉浮数,指纹浮红。

(2)治法:辛凉透表,清热解毒。

(3)方药:新加香薷饮加减。

药用香薷 10g、厚朴 6g、扁豆 10g、银花 10g、连翘 10g。若偏于暑的,可加用鲜荷叶 10g、西瓜翠衣 20g 以解暑透热。偏于湿的,可加用茵陈 10g、滑石 20g(包)、佩兰 10g、通草 3g 以淡渗祛湿,芳香化湿。

2.邪在气营

(1)症状:壮热多汗,头痛,频频呕吐,口渴引饮,面赤唇红,项强烦躁昏睡,大便干燥,小便短赤,苔黄厚,脉洪,指纹青紫。

(2)治法:清气凉营,泻火涤痰。

(3)方药:清瘟败毒饮加减。

药用生石膏 30g(先下)、知母 10g、甘草 3g、薏米 10g、党参 10g。项强烦躁者加天麻 10g、钩藤 10g、羚羊角粉 3g(分冲)以平肝镇惊。大便秘结者可加生大黄 6g、芒硝(分冲)2g 以通腑泄热。

3.邪在营血

(1)症状:高热烦躁,神昏谵语,项强,牙关紧闭,四肢抽搐,甚则角弓反张,喉中痰鸣如锯,皮肤发斑,尿血,便血,舌质红绛,舌苔干黄,脉弦,指纹紫红。

(2)治法:清热凉营,平肝熄风。

(3)方药:犀角地黄汤合增液汤加减。

药用犀角 2g、黄连 5g、竹叶 3g、银花 10g、连翘 10g、玄参 10g、生地 15g、麦冬 10g 以清热养阴。可加大枣 2 枚以解毒泄热透色,加赤芍 10g、丹皮 10g、茅根 15g 清热凉血。加铃羊角粉 3g(分冲)、钩藤 10g 平肝熄风。

4.内闭外脱

(1)症状:壮热神迷,抽搐,突然又出现面色苍白,四肢厥冷,脉微细欲绝,唇舌焦黑。

(2)治法:开闭固脱,回阳救逆。

(3)方药:独参汤或参附龙牡救逆汤。

药用人参 30g,放煎顿服以补正气。或以人参 10g、附子 5g 以回阳;龙骨 20g、牡蛎 20g 以固脱。

5.余热未尽

(1)症状:低热缠绵,虚烦少宁,口干喜饮,多汗少寐,小便短黄,舌红苔少,脉象细数。

(2)治法:清热养阴。

(3)方药:青蒿鳖甲汤或黄芪桂枝五物汤加减。

药用竹叶 6g、生石膏 20g(先下)以洗余热,党参 10g、麦冬 10g 益气养阴,甘草 6g、粳米 10g 以调养胃气。

6.痰蒙清窍

(1)症状:意识不清,神志痴呆,或狂躁不宁,精神烦躁,舌謇失语,吞咽困难,喉间痰鸣,舌红绛,苔黄腻或无苔。

(2)治法:清热豁痰开窍。

(3)方药:涤痰汤加减。

药用陈皮 6g、半夏 10g、茯苓 10g、胆南星 8g、枳实 6g。

7.内风扰动

(1)症状:肢体拘紧,手足瘛疭,瘫痪不语,舌苔白,脉整数。

(2)治法:养血熄风,疏通经络。

(3)方药:大定风珠和止痉散加减。

药用生地 10g、白芍 10g、阿胶 10g、龟板 10g、牡蛎 10g、党参 10g、当归 10g、桃仁 10g、红花 10g、地龙 10g。

五、辨证论治

暑温的辨证论治见表 14—13。

表 14—13　暑温的辨证论治简表

证型		症状特点	治法	代表方
邪犯卫气		发热微恶寒,无汗或少汗,口渴,头痛,恶心呕吐,颈项强急,舌红苔薄白或黄,脉浮数或洪数,指纹浮紫或紫滞	辛凉透表、清热解毒	银翘散合白虎汤加减
气营两燔		持续高热,口渴引饮,剧烈头痛,恶心呕吐,烦躁不安,神昏谵语,颈项强直,四肢抽搐,痰鸣气粗,大便秘结,小便短赤,舌质红绛	清气凉营涤痰镇惊	清瘟败毒饮加减
邪入营血		发热起伏,朝轻暮重,夜间尤甚,昏迷不醒,两目上视,瞳孔反应迟钝,牙关紧闭,颈项强直,反复抽搐,喉间痰涌,胸腹灼热,肢端逆冷,舌质绛红而干,舌体卷缩僵硬,舌苔剥脱,脉细弦数,指纹紫	凉血护阴开窍熄风	犀角地黄汤合增液汤加减
邪恋正虚	余热未尽	低热不退,夜热早凉,两颧潮红,盗汗时作,虚烦不宁,口干喜饮,大便干结,舌红少苔,脉细数	养阴清热或益气除热	青蒿鳖甲汤或黄芪桂枝五物汤加减
	痰蒙清窍	意识不清,痴呆失聪,吞咽困难,喉间痰鸣,舌苔腻,脉滑	豁痰开窍	涤痰汤加减
	内风扰动	肢体震颤,不自主动作,或强直性瘫痪,舌质红绛,舌苔剥脱,脉细弦数	熄风止痉	大定风珠或止痉散加减

六、鉴别诊断

毒痢:本病起病急,突然高热,神昏,惊厥。肛指或温盐水灌肠可见脓血便,大便培养可见痢疾杆菌。

七、预防

1.夏暑季节,气候炎热,小儿肌肤娇嫩,不要在烈日下游泳,不要贪凉弄水,防止暑热所侵。

2.居处要通风,衣服应宽大一些,保证充足睡眠,注意清洁。

3.开展群众性爱国卫生运动,消灭蚊子,防止暑温流行。

4.经常翻身,口腔保持清洁;有惊厥者,可用包纱布的压舌板,止舌咬伤;饮食宜给流食,并供给充足水分。

(孔令霞)

第十四节　汗证

一、概述

在安静状态下,全身或局部无故出汗过多,甚至大汗淋漓,为异常出汗,称为汗证。本证多见于5岁以下小儿。汗证常见的有自汗、盗汗、脱汗。但临床所见,不论自汗或盗汗又各有阴阳见证,小儿往往自汗、盗汗并见。

二、病理机制

小儿汗证的发生,多由体虚所致。一般虽有阴虚者盗汗,阳虚者自汗之谓,但小儿不论盗汗、自汗多因表虚不固,营卫不和,肺虚痰热,或阳气衰损等引起,现代医学疾病中如佝偻病、结核病、先天性心脏病、风湿热、低血糖等见汗出过多者,皆属于本证讨论范围。若在天气炎热,衣被过厚,或喂奶过急,活动剧烈的情况下汗多,而无其他异常,不属病态。

三、诊断要点

1.排除护理不当、气候等因素发生在睡眠或安静状态下,以全身或局部多汗为主要表现。

2.自汗乃不分寤寐,时时汗出,动则益甚者;盗汗为睡时汗出,醒来汗止者;脱汗指大汗不止或汗出如油,肢冷息微者。多见于2~6岁体虚较弱小儿。

3.多汗常湿衣或湿枕,常自汗、盗汗并见。

四、辨证论治

1.表虚不固

(1)症状:以自汗为主,汗出以头额、肩背部明显,动则益甚。神倦乏力,面色少华,肢端欠温,平时易感冒,舌质淡红,或舌边齿印,苔薄嫩,脉象较弱。

(2)治法:益气固表。

(3)方药:玉屏风散合牡蛎散。

药用黄芪15g、白术10g、防风3g、牡蛎15g(先煎)、浮小麦10g、麻黄根6g。若有表邪者,去牡蛎散。若因于风寒者,加生姜2片、大枣3枚、防风6g以祛风寒,调营卫。若因于暑湿者,加藿香10g、佩兰6g、滑石10g、甘草3g以祛暑湿。若不兼表邪,仅汗出过多去防风。牡蛎散用量加大。另外,可配合外治,用龙骨、牡蛎粉外扑,以敛汗潜阳。

2.营卫不和

(1)症状:自汗为主。患儿遍身汗出,微畏风寒,不发热,或许有低热,精神疲倦,胃纳不振,舌质淡红,苔薄白,脉缓。

(2)治法:调和营卫。

(3)方药:黄芪桂枝五物汤。

药用黄芪15g、桂枝6g、配白芍10g、生姜2片、大枣3枚;黄芪以固表。若汗出不止,可加浮小麦10g养心敛汗,龙骨10g、牡蛎10g潜阳敛阴。若精神倦怠,胃纳不振,面色少华者,加党参10g、山药10g健脾益气。若伴口渴、尿黄、虚烦不眠,兼有胃阴耗损者,可加石斛10g、芦根10g、柏子仁10g养阴安神。

3.气阴虚弱

(1)症状:以盗汗为主,也常兼自汗,汗出较多,形瘦神萎,颊少寐,口干,手足心热或伴潮热,气弱声微,口唇淡红,舌淡苔少,或见剥苔,脉象细弱或细数。

(2)治法:益气养阴。

(3)方药:生脉散加味。

药用人参10g若偏于阴津不足,虚热较甚者,可用西洋参或北沙参,以益气生津。麦冬10g、五味子10g。若气虚偏甚,面色无华,神萎气弱之证较重,其汗时时而出,动则加剧,食少肤冷,加黄芪 10g、白术 10g、浮小麦 10g 益气健脾,固涩止汗;若阴虚偏甚,潮热心烦,手足心热,睡卧不寐,舌质红绛少津,盗汗骨蒸之证较重,生脉散合秦艽鳖甲散,以滋阴敛津,清热除蒸。若阴火旺明显者,可用当归六黄汤以滋阴清热,固表止汗。若阴虚内热,火扰心神时,则心烦不寐,夜啼不宁,小便短赤,加酸枣仁 10g、莲子心 10g、石菖蒲 6g、导赤散等,以清心火宁心神。若气血虚亏,心失所养面色不华,唇爪甲淡而失荣,心悸怔忡,夜惊不宁,动则汗出更甚。合归脾汤加龙骨 10g、牡蛎 10g、浮小麦 10g 等以益气养血。

4.心脾积热

(1)症状:自汗或盗汗,以头部或四肢为多,汗渍色黄,口臭,口渴不欲饮,大便干结。小便黄短,舌红,苔腻,脉滑数。

(2)治法:清心泻脾除湿。

(3)方药:泻黄散合导赤散。

药用藿香(叶)21g、栀子(仁)3g、石膏 15g、甘草 90g、防风 120g、地黄 30g、木通 6g、竹叶 10g、甘草梢 10g。

五、辨证论治

汗证的辨证论治见表 14—14。

表 14—14 汗证的辨证论治简表

证型	症状特点	治法	代表方
表虚不固	以自汗为主,兼有盗汗,汗及全身,动则更甚,面色少华,纳呆乏力,四肢欠温,易感冒,舌淡少苔,脉细弱	益气固表敛汗	玉屏风散合牡蛎散加味
营卫不和	遍身汗出,微畏风寒,不发热,精神疲倦,胃纳不振,舌质淡红,苔薄白,脉缓	调和营卫	黄芪桂枝五物汤
气阴两虚	多见于热病或久病后,以盗汗为主,汗及全身,形体消瘦,神萎乏力,心烦少眠,口渴喜饮,手足心灼热,舌淡少苔或见花剥苔,脉细弱而数	益气养阴	生脉散加味
心脾积热	自汗或盗汗,出汗以头部四肢为主,汗渍色黄酸臭,口臭,面赤唇红,口干渴,烦躁少寐,便结尿赤,舌红,苔黄而腻,脉滑数	清心泻脾除湿	泻黄散合导赤散

六、鉴别诊断

1.黄汗 多见于黄疸及湿热内盛者,汗色发黄,染衣色如黄柏色。

2.战汗 常见于热病过程中,临床上表现为恶寒发热,全身战栗,随之出汗。

七、预防调摄

1.增强小儿体质,进行适当锻炼;积极治疗各种急慢性疾病,注意病后调理;注意饮食调节合理喂养,避免辛辣、煎炒、炙食物。

2.患儿减少活动,勤换衣被,勤擦身洗澡,注意个人卫生,保持皮肤干燥,擦拭时不用湿冷毛巾,以免受凉感冒;应注意多饮开水,可适当加入食盐。

(孔令霞)

第十五节 奶癣

一、概述

奶癣,亦称奶疹,乳麻是由感受时邪病毒而引起的一种急性时疫性疾病。多发生于哺乳的婴儿。奶癣又称"胎癣"、"浸淫疮"或"黄水疮"等,即西医所称的小儿湿疹,是婴儿时期常见的皮肤病。临床以皮肤红斑、粟粒状丘疹、丘疱疹或水疱、疱破后出现点状糜烂、渗液、结痂,并伴剧烈瘙痒为特征。

二、病理机制

中医学认为体内湿热毒盛,又外感风邪,湿热与风邪浸淫肌肤,或饮食不节,过食肥甘厚味,易生湿热,或脾胃虚弱,血虚生风,以致皮肤发生红斑、丘疹、糜烂、渗液、结痂。湿邪黏腻,缠绵不断,反复发作,久留肌肤,则耗血伤津,湿久化燥,皮肤失养,导致患部皮肤增厚、粗糙、脱屑,呈苔藓样变。

三、诊断要点

1. 本病皮损多发于颜面,先自两颊开始,继而延及额部、头皮,亦可泛发于全身。常有剧烈瘙痒,因瘙痒使患儿睡卧不安,神情烦躁,且迁延日久。

2. 皮损有湿性、干性之分。湿性者以红斑、水泡、糜烂、渗液为主要表现,多见于1~3个月肥胖婴儿;干性者以皮肤潮红、干燥、脱屑为主,无渗液,多见于1岁以上消瘦小儿。

3. 皮损时轻时重,时愈时发,常在发热、腹泻时证候突然消失,待热退、腹泻停止后皮损又现。

4. 其病程长,但在2岁左右便可自愈。部分患儿和其家族中有哮喘等病史。

四、辨证论治

1. 湿热蕴阻

(1)症状:形体肥胖,两颊柔软如棉,颜面见红斑、水泡、糜烂、渗液,延及头皮、颈部、躯干及四肢,瘙痒难忍,或伴发热、烦躁不安、纳呆,舌红、苔黄微腻,指纹紫浮。

(2)治法:疏风清热利湿。

(3)方药:消风导赤汤加味。

药用生地15g、赤茯苓15g、牛蒡子10g、白鲜皮10g、金银花10g、薄荷10g、木通10g、黄连3g、甘草3g、荆芥6g、肉桂6g。

2. 风热留恋

(1)症状:形体消瘦,皮损潮红、干燥,或见红色丘疹,烦躁瘙痒,搔之起屑而无渗液,反复发作,舌红,苔薄黄或黄腻,脉浮数,指纹紫。

(2)治法:疏风清热。

(3)方药:银翘散加味。

药用银花10g、连翘10g、薄荷3g(后下)、竹叶6g、牛蒡子10g、桔梗6g、杏仁10g、木通3g、薏仁 10g、六一散 10g(包)、赤芍 10g、蝉衣 3g、僵蚕 6g。

五、辨证论治

奶癣的辨证论治见表 14－15。

表 14－15　奶癣的辨证论治简表

证型	症状特点	治法	代表方
湿热蕴阻	形体肥胖,两颊柔软如棉,颜面见红斑、水泡、糜烂、渗液,延及头皮、颈部、躯干及四肢,瘙痒难忍,或伴发热、烦躁不安、纳呆,舌红、苔黄微腻,指纹紫浮	疏风清热利湿	消风导赤汤加味
风热留恋	形体消瘦,皮损潮红,干燥,或见红色丘疹,烦躁瘙痒,搔之起屑而无渗液,反复发作,舌红少苔,指纹紫浮	疏风清热	银翘散加味

六、鉴别诊断

1.麻疹　麻疹热高出疹,奶癣热退出疹,麻疹有麻疹黏膜斑,而奶癣没有;奶癣一般情况良好,伴随症状轻。麻疹伴随症状重,甚至发生麻毒闭肺,麻毒攻喉等逆症。

2.风疹　其皮疹与奶癣相似,但风疹为淡红色细小斑丘疹,而奶癣为玫瑰丘疹;从发热看,风疹一般是低热,常在 38℃ 左右,少有高热;而奶癣则常高热,多持续在 39～41℃。

3.药物　药物疹多有服用或外用药物史,其皮疹融合一起,分布范围亦较广泛,药物疹可见于任何年龄,而奶癣只见于 6～18 个月的小儿。

七、预防

1.发现典型及类似病儿应立即隔离 7～10 天。

2.患儿多喝开水,饮食以流质成半流质为宜。

3.室内空气要流通,但应注意避风寒。

(孔令霞)

第十五章　小儿药学

第一节　不同年龄儿童的生理特点与用药

一、胎儿的生理特点与用药

胎儿虽不是儿科用药的直接对象,然而孕妇往往为防治某种疾病而使用药物。胎儿期细胞分化、组织器官的发育特别迅速,功能日臻完善,尤其在妊娠初期3个月内最易受药物影响。即使不使用药物也可通过食品添加剂、化妆品、污染物、感染、射线等诸多因素影响胎儿,导致胎儿发育异常、畸变等。且孕期用药对胎儿产生的影响和后果可以延续到胎儿娩出以后,特别是20世纪60年代初,沙利度胺(反应停,Thalidomide)药害致畸事件引起的震惊,使胎儿期用药成为儿童安全用药关注的对象。一般情况不会直接对胎儿用药,而是药物进入母体后再进入胎儿;不存在吸收过程,母体内的药物主要通过胎盘转运、分布进入胎儿或消除。药物对胎儿的影响不但与药物性质、药理毒理作用有关,还与母亲、胎盘、胎儿的生理状况有关。哺乳期乳母用药,药物可以通过乳汁进入乳儿体内,与药物在乳腺、乳汁内的转运、分布密切相关,是被动用药。

(一)胎盘药物转运的主要方式

药物通过胎盘的跨膜转运机制主要有以下几种方式。

1. 被动转运　被动转运的特点是药物转运的方向取决于浓度差,不消耗能量。

(1)简单扩散(simple diffusion):大部分药物以简单扩散方式通过胎盘,影响其转运的主要因素为药物的理化性质及母体、胎盘和胎儿的状态。药物从母体向胎盘的扩散速率取决于胎盘表面积、胎盘膜厚度和胎盘血流量。

(2)载体转运(carrier transport):又称易化扩散,转运时需要一定的载体参与,所以有一定的特异性,即受饱和限速和竞争性抑制影响,不能逆浓度差转运,多见于葡萄糖等营养物质的转运,与药物转运关系不大。

(3)滤过(filtration):滤过是分子量较小的水溶性物质通过生物膜含水膜孔扩散转运。含水膜孔孔径很小,胎盘细胞膜孔直径约为1nm,只允许水溶性小分子通过。

2. 主动转运　主动转运需要载体,特异性高,受饱和限速和竞争性抑制影响,需消耗能量,可以逆浓度差或电位梯度转运。目前对胎盘营养转运系统(氨基酸、维生素和葡萄糖等)研究较多,但对药物主动转运系统知之甚少。以主动转运方式通过胎盘的药物通常与内源性底物结构相似。

3. 特殊转运　某些物质在转运前需经胎盘代谢或转化后才能通过胎盘,到达胎儿体内再还原成原来的物质。

(二)影响胎盘药物转运的主要因素

胎盘是将母体血和胎儿血隔开的屏障。由羊膜、叶状绒毛膜和底蜕膜构成。中间层的绒毛膜是胎盘的主要功能部分,是胎盘循环的部位。它起着母儿间物质交换和分泌某些激素的作用。胎盘屏障可阻止有害物质进入胎儿体内,起着保护胎儿的作用,药物需通过胎盘屏障才能到达胎儿体内,然而胎盘屏障并不牢固。影响药物通过胎盘转运程度的主要因素如下。

1.胎盘因素

(1)胎盘的发育程度与药物转运:从受孕 13d 起,绒毛膜开始形成血管,子宫内膜螺旋动脉开始伸入绒毛间隙,到妊娠 4～5 周(即停经 2～3 周)胎盘循环开始建立并逐步完善,此时经母体给予任何药物都必须通过胎盘才能进入胎儿循环。随着妊娠期的发展,绒毛膜数量增加,母儿间接触面积越来越大,临产时达到 $10m^2$ 左右。此外,胎儿血管壁与绒毛间隙组织的厚度也随着妊娠期的发展而变薄,从妊娠初期的 $250\mu m$ 到临产时的 $3～6\mu m$,这有助于药物分子的扩散。故妊娠后期(27 周以后)大部分药物可通过胎盘到达胎儿体内。胎盘的成熟程度不同,其生物学功能亦有差异,影响对药物转运,一般情况妊娠中期转运较慢,妊娠初期 3 个月和妊娠末期 3 个月转运较快。

(2)胎盘对药物的代谢:妊娠期胎盘含有某些药物代谢酶,可对某些药物进行代谢。主要有催化药物氧化的氧化酶,以及对内源性生物活性物质如肾上腺素、组胺、乙酰胆碱和一些多肽激素进行代谢的代谢酶。因此,胎盘组织本身可进行芳香族化合物的氧化反应,如羟化反应、脱甲基反应等药物代谢。虽然胎盘的代谢活性远较母亲肝和胎儿肝小,但对内源性物质如皮质激素等有重要的生物学意义。

(3)胎盘血流量:胎盘药物转运可受母亲胎盘血流量和胎儿胎盘血流量的影响。子宫收缩时,胎盘/子宫血液量减少,药物由母亲血液循环通过胎盘进入胎儿血液循环的量即可减少。

2.药物理化因素 药物通过胎盘转运的程度与速度,与胎盘的状况及药物在孕妇体内的药动学过程有关,但主要取决于药物的理化性质。

(1)药物的脂溶性和解离度:绝大多数药物以简单扩散方式通过生物膜。药物分子由脂质双分子层浓度高的一侧,通过物理扩散过程,向浓度低的一侧扩散,不与膜分子作用或耗用能量,亦不需载体。其转运速度与程度取决于药物在膜两侧的浓度和梯度、亲脂性、电荷性、分子大小等。弱酸和弱碱的解离程度与环境中的 pH 有关,从而药物分子所处环境亦可影响跨膜转运。

(2)药物分子大小:许多水溶性极性、非极性小分子物质在流体静压或渗透压的影响下,可以通过生物膜含水膜孔扩散转运,即滤过。各种细胞生物膜膜孔大小不同,红细胞、肠上皮细胞等多数细胞含水膜孔均较小,仅约 0.4nm,只允许水、尿素及其他小分子水溶性物质通过,相对分子质量＞100～200 的物质难以通过这类膜孔。肠绒毛、肾小球,以及某些毛细血管内皮细胞的膜孔较大,约 4nm,可允许较大分子甚至连清蛋白那样大的分子有时也能通过。对胎盘而言,膜孔大小介于上述两者之间,膜孔直径约 1nm,多数药物的相对分子质量在 250～500,可以通过。而相对分子质量在 500～1000 的药物就不易通过了。对相对分子质量＞1000 者,几乎不能通过胎盘。

(3)药物与蛋白质的结合程度:药物与血浆蛋白结合后,不易通过胎盘。因此,某些与血浆蛋白结合率高的药物(如磺胺、巴比妥等)就较难通过胎盘。

(三)药物对胎儿的影响

胎儿期的特点是细胞分化、组织器官发育特别迅速,易受药物等诸多外界因素影响。胎儿各组织器官及细胞的分化时间有迟有早。胚胎各器官的分化形成大约起始于妊娠的第 20 天,到妊娠 3 个月时组织器官形成。若在此期间给孕妇用药,就可能干扰部分胚胎组织的正常分化。任何一群细胞受到干扰时就可以陷入与其他部分不相应的分化期。如胚胎继续发育,就会由于某一组织或器官不能正常发育而形成先天畸形。在14周以后,组织器官分化大体完成,造成畸形的可能性相对较小,但此时胎儿仍在继续生长发育,若用药不当,仍可能影响胎儿生长与功能发育,形成耳聋、失明、智力低下,甚至死胎等。产前用药,若分娩时胎儿体内药物未完全清除,胎儿娩出后即可继续受到药物作用,例如产前3h内注射地西泮,产后24h内胎儿血药浓度仍可高于母血,从而引起初生婴儿吮吸力减弱、体温不升、窒息等。

二、新生儿用药与母乳喂养

胎儿娩出后,便停止了与母体的直接联系,开始适应变化多端的宫外新环境。为了适应新环境,各个系统都必须经历巨大的解剖生理变化,主要是肺呼吸的建立、血液循环的改变、消化和排泄功能的开始等,这一系列变化约需1个月,这段时期称为新生儿期。

新生儿除一般的口服、注射、吸入、外敷等给药途径外,尚有哺乳输入,初生数日的新生儿还可做脐带血管注射。

(一)新生儿药物吸收

1.胃肠功能对口服药物吸收的影响 新生儿出生后胃肠道迅速发生显著的生理改变。

(1)胃生理容量:出生后从第1天到第10天新生儿胃的平均生理容量(ml/kg)分别为2、4、10、16、19、21、23、24、25、27;1岁小儿为45;成人为60。由于幽门括约肌收缩较强,贲门括约肌较弱,以致胃内容物在哭闹时易反流入食管而引起呕吐。

(2)肠道:新生儿肠道长度约为身长的8倍,幼儿则为6倍,成人为4~5倍。新生儿大、小肠长度之比为1∶6,成人为1∶4。胃仅表现收缩而很少蠕动,胃排空时间为6~8h,因此主要在胃内吸收的药物,比预计的吸收更完全。小肠主要表现为分节运动,主要在十二指肠中吸收的药物吸收推迟,出现作用较慢。

(3)胃液pH:刚出生时,胃液pH>6,24h内胃液酸度显著增加,pH降为1,因此在酸性环境中易失活药物此时不宜口服。随着胃酸分泌明显减少,出生后10d,基本上处于无酸状态,以后酸度又逐渐增加,到3岁时才达成人水平。因此,新生儿口服药物吸收的量较难预料。胃肠道吸收功能有较大个体差异。

2.用药部位的血流对注射给药的影响 新生儿平均心率为116~146/min。新生儿心排血量为180~240ml/(kg·min),比成人多2~3倍。血流速度快于成人,循环一周仅需12s,成人为22s。新生儿肌内或皮下注射后的吸收和成人一样,主要取决于注射部位的血流速度。新生儿由于肌肉组织较少,皮下组织相对量较大,血液循环较差。当这些部位的灌注减少时,情况更为复杂,药物可滞留在肌肉中,吸收变得不规则,难以预料。药物蓄积于局部,灌注突然改变时,进入循环的药量可意外骤增,导致血药浓度升高而引起中毒。这种情况对强心苷、氨基糖苷类抗生素、抗惊厥药尤为危险。静脉注射给药速度最快,药效也较可靠。

3.皮肤或黏膜对吸收的影响 新生儿皮肤、黏膜、肺泡等相对面积(m²/kg)大于成人或年长儿,且黏膜娇嫩,皮肤角化层薄,故药物外敷后被动转运吸收速度较快。某些药物可以通过黏膜或皮肤途径给药,如小儿口服滴剂、口腔膜剂、喷雾剂、通过直肠黏膜吸收的栓剂、微型灌肠剂、通过皮肤吸收的贴敷剂及经皮给药制剂等。新生儿黏膜血管丰富,药物吸收迅速,是一种方便的给药途径。某些外用药,如滴鼻液、滴眼液等可因透皮吸收较多而引起不良反应,特别是有炎症或破损时局部用药过多,可使药物因吸收过多而引起中毒。

4.特殊给药途径 初生数日内的新生儿,必要时还可通过脐带血管内注射给药。某些药物,如红霉素可浓集于乳汁中,母乳中红霉素浓度较母亲血浆中的浓度高4~5倍。故必要时可通过哺乳给药。

5.给药途径的选择 新生儿口服药物吸收差异很大,患病时口服吸收不可靠。肠黏膜炎症时,平时不吸收的药物也可吸收,文献报道个别患儿因口服新霉素而致聋。肌内注射或皮下注射有时吸收不恒定,应视具体药物选择给药途径。例如地高辛口服能充分吸收,而肌内注射吸收很慢;苯巴比妥口服吸收差而肌内注射吸收快;地西泮肌内注射、口服均能很好吸收。静脉注射给药快而可靠,故新生儿重症时宜静脉给药。一般不用脐血管注射给药,因脐静脉给药有可能引起肝坏死,脐动脉给经则有可能引起肢体或肾坏死。新生儿服药(包括中药)方法,一般一剂可分为多次,在两次喂奶之间喂服,灌入奶瓶代替平日之喂水,令其吸吮。

(二)药物分布与转运的影响因素

药物作用主要取决于靶器官中自由药物的浓度及维持时间的长短。药物的分布及转运与体液、组织血流量、药物蛋白结合率、体内脂肪含量、膜通透性等有关。特别是生理性水分布与蛋白结合率对药物分布容积关系更大,而这些因素新生儿与成人或年长儿有很大差异。

1.体液 新生儿体液总量约占体重的80%,未成熟儿可达85%,新生儿细胞外液占体重的45%,约为成人的2倍,因此其间质液所含药物浓度将被稀释为成人的1/2。细胞内液占体重的35%,低于成人的40%,故细胞内液药物浓度相对较高,最大时可较成人高25%。早产儿体脂肪含量低,仅占体重的1%,脂性药物不能充分与其结合,血中自由药物浓度升高。一般药物的分布容积(V_d)在新生儿期往往相对较大,药物排泄亦较慢,血浆$t_{1/2}$亦较长,因此新生儿用药间隔时间应适当延长。新生儿细胞外液比例高,对影响水盐代谢和酸碱平衡的药物较成人敏感。

2.膜通透性 新生儿膜透性高,血—脑屏障功能低于成人。有些药物在脑组织和脑脊液中的分布较成人多,例如氨苄西林,对脑膜炎的治疗较为有利。

3.药物与血浆蛋白结合率 药物与血浆蛋白结合,是影响药物分布的另一重要因素。药物与血浆蛋白结合率取决于它们之间的亲和力(亲和常数)及血浆蛋白的量。清蛋白是结合容量最大的血浆蛋白。一般新生儿表现低蛋白血症,血浆蛋白含量较成人或年长儿低,足月儿为37.6~37.9g/L,早产儿为35.5g/L。且其与药物亲和力低,结合能力弱。由于自由药物比例较高,故有较多药物透过生物膜进入组织。一般只有自由型药物才表现药理作用。尽管新生儿血浆药物浓度正常或低于正常,但仍能导致更强的药理作用,甚至出现中毒。特别是一些蛋白结合率较高的药物,如苯妥英钠,按4~8mg/(kg·d)给药,有效血药浓度为10~20μg/ml。成人自由药物浓度为0.6~1.2μg/ml,假定该自由药物浓度产生合乎需要的作用,且无毒;如果用于新生儿,根据体重调整剂量,使总药物血浆浓度也为10~20μg/ml,由于新生儿自由型占11%,故自由苯妥英钠药物浓度可达1.1~2.2μg/ml,这一浓度将可导致中毒。因此,新生儿千克体重剂量应较年长儿或成人小一些。

4.其他因素的影响 新生儿易出现血清胆红素生理性升高,一般在出生后2~4d出现,称为生理性黄疸。也较易出现较高浓度的非酯化脂肪酸,且血pH稍低,它们也可置换与白蛋白结合的药物,使自由药物浓度明显增高,导致药理作用增强,甚至出现毒性。有些药物可与血清胆红素竞争清蛋白结合部位,将胆红素置换出来成为游离胆红素。新生儿血脑屏障功能不成熟,大量胆红素进入脑组织引起胆红素脑病,例如磺胺类抗菌药物用于早产儿,预防脓毒症时,可能出现胆红素脑病(核黄疸)。

(三)肝和酶系统的发育对药物代谢的影响

药物在体内的代谢(生物转化)是指原形药物随血流经过肝或其他代谢器官时,发生氧化、还原、水解和结合等反应,从而使药物化学结构改变,极性和水溶性增大,使药物易于排出体外的过程。肝是多数药物代谢的场所。肝血流量、血浆蛋白结合水平和肝药物代谢酶活性是影响肝代谢的主要因素。对于肝功能尚未成熟的新生儿而言,肝药物代谢酶活性是肝代谢的决定因素,其发育速度、发育模式及在肝细胞的分布和表达均对肝代谢有重要的影响。同样,新生儿肝药物代谢也分为 I 相和 II 相代谢。

1. I 相代谢　　I 相代谢中,细胞色素 P_{450} 酶(cytochrome P_{450} enzyme,CYP_{450})对多数药物的代谢影响最大,是一类主要存在于肝脏、肠道中的单加氧酶,催化多种内、外源物质的代谢。另外还包括醇醛脱氢酶、酯酶和单加氧酶等。CYP 酶是血红素酶超家族之一,在药物代谢中发挥重要作用的主要包括 CYP1A2、CYP2A6、CYP2B6、CYP2C's、CYP2D6、CYP2E1 和 CYP3A4/7 酶。CYP 酶发育的速度和模式对新生儿和婴儿的治疗效果有重要的影响。而个体间的差异,如发育模式、基因多态性、潜在诱导/抑制活性使得 CYP 酶的成熟对新生儿和婴儿的药动学的影响更为复杂。大量文献报道随婴儿 CYP 酶的成熟,半衰期缩短,肝对药物代谢能力提高。这些研究表明肝代谢途径在出生后发生迅速变化。目前,体外研究检测了单种CYP 酶的成熟情况。这与体内研究结果一致,进一步揭示了单种 CYP 酶的成熟特征。同时,这些研究也揭示了 CYP 酶的成熟速度和发育模式,并根据 CYP 酶通常的活性发育模式将其归类。体外评估揭示了胎儿中较低的 CYP 酶蛋由水平和活性(总 CYP 酶蛋白水平为成人的1/3)。这些数据与文献报道的胎儿肝代谢药物的能力相符。对于大多数 CYP 酶,胎儿活性水平仅为成人的一小部分,分娩促使迅速发育。结果,新生儿有部分肝生物转化能力,通常CYP 酶随年龄的增长而完善,一般 1 年后达成人水平。

胎儿肝微粒体中 CYP1A2 酶活性可忽略不计。CYP1A2 酶活性在出生后仍然很低,体外活性在 1～3 个月被检测到。在 1 岁之前,CYP1A2 酶活性仅为成人的 50%,1 岁之后达成人活性水平。这种发育模式使得茶碱在新生儿中的半衰期较长,清除率较低。不成熟的CYP1A2 酶发育阻止了茶碱的生物转化,导致茶碱在新生儿和婴儿体内的半衰期延长。只有1～3 个月后,对茶碱的清除才会明显增加。这种随年龄变化的茶碱清除模式反映了在婴儿中体外 CYP1A2 酶活性的成熟。

胎儿不表达 CYP2A6 和 CYP2B6 酶活性。另外,出生后 CYP2A6 和 CYP2B6 酶的发育尚不清楚。这两种 CYP 酶只有在 1 岁后达成人水平。

CYP2C 亚家族的作用底物十分广泛,包括抗癫痫药、非甾体抗炎药,华法林、奥美拉唑、甲苯磺丁脲、地西泮、普萘洛尔等,也包括一些内源性物质。胎儿和新生儿(<1 周)肝 CYP2C酶活性有限。出生后 1 个月,CYP2C 酶迅速上升至成人的 50%。随后 1 年内 CYP2C 酶活性逐渐下降,1 岁后达成人水平。作为 CYP2C 酶亚家族的作用底物,地西泮代谢物尿水平与体外 CYP2C 酶发育模式一致。新生儿展现了非常低的尿地西泮代谢产物水平。然而,地西泮尿代谢水平在婴儿体内显著增加。此后,代谢产物水平相对稳定,直至 5 岁。

CYP2D 亚家族的同工酶 CYP2D6 参与多类药物的代谢,如三环或非三环类抗抑郁药、β受体抵抗药、抗心律失常药、阿片类药物等。胎儿肝低水平表达 CYP2D6 酶活性。在紧接着的产后期,CYP2D6 酶活性显著增加。1 个月前,CYP2D6 酶活性约达成人的 30%,1 岁前发育成熟。关于新生儿和小婴儿 CYP2D6 酶作用底物的肝清除体外评估尚缺乏数据。

CYP3A 亚家族是肝中表达最丰富的 CYP 酶。CYP3A4 酶是成人肝最主要的酶,而胎儿肝首要表达 CYP3A7 酶。尽管 CYP3A4 和 CYP3A7 酶在核苷酸序列上有 95% 的相似度,但这两种 CYP3A 酶具有底物特异性。目前对 CYP3A7 酶的研究较少。胎儿肝代谢各种各样底物的能力表明 CYP3A7 酶与 CYP3A4 的作用底物有重叠。CYP3A 酶蛋白水平在发育过程中相对稳定。胎儿肝 CYP3A7 酶活性水平较高,CYP3A4 酶表达有限(约为成人的 10%)。CYP3A7 酶活性在分娩 1 周后达峰值,继而在 1 年内迅速下降。成人肝可能仅表达胎儿的 10%。在产后期,CYP3A4 酶活性水平增加,而 CYP3A7 酶活性降低。CYP3A4 酶活性在 1 个月之前达成人的 30%～40%,1 岁前达成人水平。对 CYP3A7 酶的研究较少,因而对 CYP3A7 和 CYP3A4 酶转化的药动学结果知之甚少。然而,一些研究表明,新生儿和成人在消除已知 CYP3A4 酶作用底物的能力存在相当大的差异。如早产儿和足月新生儿消除 CYP3A4 酶作用底物咪达唑仑的能力较差,3 个月大时消除能力为新生儿的 5 倍。这些数据表明咪达唑仑并非 CYP3A7 酶的有效作用底物。

2. Ⅱ相代谢　Ⅱ相代谢又称结合反应,其主要目的在于增加内源性和外源性代谢物的水溶性,使其易于排出体外。一般来说,Ⅱ相代谢酶表达方式和催化效率随儿童生长发育而不断改变。这些变化对新生儿和小婴儿体内药物代谢有重要的影响。一般,新生儿较弱的结合能力会导致外源性和内源性物质的排出延迟,易在体内造成蓄积。重要的 Ⅱ相代谢酶包括葡糖醛酸转移酶、磺基转移酶、谷胱甘肽－S－转移酶和 N－乙酰基转移酶。

(四)肾功能对药物排泄的影响

肾排泄是药物排泄的主渠道。新生儿肾重量约占体重的 1/125,肾小球数目与成人相等,但肾小球直径约为成人的 1/2;肾小管长度仅为成人的 1/10,肾小管发育差,毛细血管小且分支少。由于发育不成熟,肾功能差,肾有效血流量按体表面积换算只有成人的 20%～40%;肾小球滤过率足月儿每分钟 5～7ml,早产儿为每分钟 3～5ml,远低于年长儿、儿童和成人,按体表面积换算,仅为成人的 25%～40%;肾小管排泌功能新生儿很低,为成人的 20%～30%。新生儿肾清除率远低于成人。因此,主要由肾小球滤过排泄的药物(如地高辛、庆大霉素等)和肾小管排泌的药物(如青霉素等)的消除显著延长。例如氯霉素的新生儿为 25h,而成人为 4h,其清除率仅占成人的 30%～40%。早产儿对青霉素类的清除,按体表面积计算仅为 2 岁小儿的 17%。总清除率直接依赖于肾功能的地高辛,当肾小球滤过率降低时可致地高辛蓄积。一些以肾排泄为主要消除渠道的药物由于在新生儿清除率降低,$t_{1/2}$ 延长,血药浓度较高,使药物有效作用时间延长而可能引起蓄积中毒。这类药物包括氨基糖苷类、林可霉素、磺胺嘧啶、磺胺甲噁唑、甲氧苄啶、异烟肼、地高辛、毒毛花苷 K 等。

(五)对药物反应的影响

实验证明,不少药物对新生动物的毒性大于较成熟动物。对人体,某些毒性反应对新生儿较成人明显,例如过量水杨酸盐可引起代谢性酸中毒,而成人时很少见到。新生儿对吗啡耐受性差,较易出现呼吸抑制,对洋地黄耐受性也较低。

新生儿期应用某些药物时可能产生的不良反应如下。

1. 高胆红素血症　新生儿胆红素与清蛋白结合不牢固,某些药物可夺取清蛋白,使游离胆红素增高,在血清总胆红素水平不太高的情况下发生高胆红素血症甚至胆红素脑病。竞争力最强的有新生霉素、吲哚美辛、维生素 K_1、毛花苷 K、地西泮等;较强的有磺胺类药物,水杨酸盐、苯甲酸钠、咖啡因等;较弱的有红霉素、卡那霉素、氯丙嗪、肾上腺素等。这类药在新生儿有黄疸时应慎用甚至禁用。

2.高铁血红蛋白血症　新生儿高铁血红蛋白还原酶活性低,某些有氧化作用的药物可能引起新生儿高铁血红蛋白血症。例如磺胺类、氯丙嗪类、对氨基水杨酸盐、苯唑卡因、非那西丁,以及其他硝基化合物。

3.溶血　有先天性葡糖-6-磷酸脱氢酶缺乏的新生儿,可在某些药物(氧化剂)作用下引起溶血。这类药包括维生素 B、抗疟原中药、磺胺类、呋喃类、对氨基水杨酸、阿司匹林、非那西丁、氯霉素、新生霉素等。

4.其他可能对新生儿产生不良反应的药物　氢氯噻嗪能抑制碳酸酐酶活性,影响新生儿呼吸暂停的恢复,并能使游离胆红素增加,还具有光敏作用,故新生儿应禁用。有的外用药如新霉素软膏、硼酸、乙醇等可通过皮肤吸收,1%阿托品滴眼液、萘甲唑林滴鼻剂等可通过黏膜吸收,而引起新生儿中毒。

(六)药物与母乳喂养

母乳中药物浓度不高,但新生儿肝、肾功能相对不健全,有可能发生药物蓄积,且新生儿血浆中蛋白浓度较低,没有足够的血浆蛋白与药物结合,且新生儿部分血清蛋白为结合力较低的胎儿蛋白,自由药物浓度相对较高,因此,给哺乳母亲用药前必须考虑药物对婴儿安全的影响。可以直接给婴儿应用的药物也可以给母亲应用,而给母亲应用的药物婴儿通常不用。必须用时需查找此药在乳汁和婴儿血中浓度的资料作为用药依据。如缺乏资料,母亲用药期间最好考虑暂时人工喂养,否则需密切观察婴儿有无中毒症状。在母亲有效治疗的同时,为减少对婴儿的危险,可采取如下措施:①避免在血药浓度高峰期间哺乳;②用单剂疗法代替多剂疗法;③选用短效药物或其他较安全药物,例如母亲泌尿道感染时不用磺胺而改用氨苄西林代替等。

三、婴幼儿生理特点与用药

婴幼儿期包括从 1 个月至 3 岁儿童。此期儿童体格发育显著加快,各器官功能渐趋完善。从体重看,除初生数日呈生理性下降外,头 3 个月以平均每周 200~250g,即每月以 800~1000g 的速率增加,3~4 个月约为初生时的 2 倍。以后渐慢,3~6 个月平均每月增重 500g,6~12 个月平均每月增重 250g,1 周岁体重约为初生时的 3 倍,2 周岁约为 4 倍。这一时期生长迅速,要密切注意有些药物通过不同机制影响儿童发育,如服用四环素类药物、类固醇、某些含激素的制剂等。还须警惕某些中枢抑制性药物对智力的损害。婴幼儿对药物的毒性反应或过敏反应可以是明显的或不明显的,特别是中枢神经系统的毒性。例如氨基糖苷类对婴幼儿很难反映出药物早期中毒的指征。一旦听神经受损,多成聋哑,终身残疾。使用这类药品,要严格掌握指征,必要时应进行血药浓度监测。

(一)药物吸收

婴幼儿对药物吸收与成人不尽相同。口服药物的吸收与胃肠道生理特点有关,婴幼儿胃内酸度仍低于成人,3 岁左右才达成人胃液的 pH,胃容积 1 岁时已达 40ml/kg 左右,仍小于成人。到 6~8 个月胃肠才有蠕动,胃排空时间较新生儿缩短,在十二指肠吸收的药物吸收速度快于新生儿。婴幼儿吞咽能力较差,吞服片剂有一定困难,且大多不愿服药。片剂口服不慎可误入气管,可以用糖浆剂、合剂等代替片剂。注意色、香、味等以克服婴幼儿用药不合作情况。注意喂药时药物的泼洒、量取误差等实际问题。对危重病儿,为及时达到有效血浓度,宜用注射方法给药。婴幼儿期还易发生消化功能紊乱,要注意与急、慢性胃肠炎及药物引起的腹泻等反应的区别。

(二)药物分布

儿童的体液总量从新生儿的 80%,到 1 岁时降到 70%,仍高于成人的 55%~60%。细胞外液从新生儿的 45%,到 6 个月时为 42%,1 岁时为 35%,均高于成人的 20%,水溶性药物在细胞外液浓度被稀释。新生儿脂肪含量随年龄增长而有所增加,幼儿脂溶性药物分布容积较新生儿期大。婴幼儿体液调节功能较差,细胞外液比重又大,其水和电解质代谢易受疾病及外界影响。要注意脱水时可影响药物的分布和血浓度。婴幼儿血—脑屏障功能仍较差,某些药物可进入脑脊液。

(三)药物代谢

婴幼儿期药物代谢的主要酶系肝线粒体酶、葡糖醛酸转移酶的活性已趋成熟。特别是使药物和葡糖醛酸结合的酶的活性,在胎儿期缺乏,新生儿期迅速日趋完善,而婴幼儿期已达成人水平。由于婴幼儿期肝的相对重量,新生儿期为 3.6%,6 个月为 3.9%,1 岁时达到 4%,约为成人的 2 倍。因此,幼儿药物的肝代谢速率高于新生儿,亦高于成人,使很多以肝代谢为主要消除途径的药物短于成人。

(四)药物排泄

婴幼儿期肾小球滤过率和肾血流量迅速增进,6~12 个月可超过成人值,肾小管排泌能力在 7 个月至 1 岁时接近成人水平。肾占全身的比例,婴幼儿期为 0.7%,1~2 岁为 0.74%,略高于成人的 0.42%。

由于婴幼儿药物肝代谢速率与肾排泄快,一些以肝代谢为主渠道消除的药物总消除速率也较成人快,使不少药物短于新生儿,如磺溴酞 $t_{1/2}$ 新生儿为 9.6min,幼儿为 5.5min;又如卡那霉素等均短于成人。

(五)对药物的反应

婴幼儿期对药物的毒性反应不明显,特别要注意氨基糖苷类(耳肾毒性)、四环素类(抑制骨生长,损害牙釉质钙化并使牙齿黄染)和喹诺酮类(影响软骨发育)药物等。吗啡类镇静药对婴幼儿耐受性较差,对呼吸中枢有明显抑制作用,故不用或必要时慎用。婴幼儿呼吸道较窄,炎症时黏膜肿胀,渗出物增多,较易堵塞气道。因此,呼吸道感染时应多用祛痰药,少用镇咳药,特别是中枢镇咳药。婴幼儿腹泻时不宜过早使用止泻药,以免肠内毒素堆积,引起全身中毒症状。

四、儿童期及青春期生理特点与用药

儿童期包括学龄前期和学龄期儿童。这一时期的生理特点是体格发育较前缓慢。儿童期的末期由于内分泌的改变,生长发育特别快,第二性征开始出现,进入青春发育早期。

儿童期正处于生长发育的特殊阶段,因此对影响神经、骨骼发育和内分泌的药物特别敏感。长期服用中枢神经抑制药可造成中枢神经的损害;长期服用肾上腺皮质激素可严重影响儿童生长发育,引起儿童肾上腺皮质功能不全或萎缩;长期使用雄激素可使骨骼闭合过早,影响儿童生长,甚至使男童性早熟,女婴男性化。并且,这一阶段的儿童本身就是用药依从性不好的群体,忘服、漏服、擅自减药、停药等现象时有发生。因此,家长对处于儿童期的小儿必须引起重视,按医嘱及时给儿童用药,注意观察疗效及不良反应,如抗癫痫药物的使用。癫痫患者约80％起病于儿童期,其治疗是一个长期的给药过程。而抗癫痫药物的血药浓度与其毒性反应密切相关,药量不足或超量都可能使症状不能控制,超量还可导致症状频繁发作或加重,对儿童的身心健康造成伤害。

这一阶段的儿童体内酶系统基本发育成熟,可以处置药物,但某些药物对具有特异质的儿童可产生严重的特异质反应。如有特异质的儿童服用异烟肼后于体内代谢缓慢,血药浓度偏高,易导致多发性外周神经炎;红细胞内缺乏葡糖－6－磷酸脱氢酶的儿童服用伯氨喹易引起溶血反应;有的服用氯霉素、苯巴比妥、磺胺类可发生中毒性表皮坏死等。因此,必须熟悉药物使用方法及注意点,以便采取必要的措施。

（申敏）

第二节　药物相互作用与合理用药

药物相互作用主要是指将两种或两种以上的多种药物以相同或不相同途径,同时或先后给予时所引起的药物作用或效应上的变化,即单独使用时一般不发生的联合效应。

临床上常常将多种药物合并使用,其主要目的为:①提高药物的疗效;②减少药物的某些不良反应;③延缓机体耐受性或病原体耐药性的产生,从而提高某些药物的疗效。这是临床需要的,是合理的联合用药。若盲目地联合应用多种药物,不仅不能提高疗效,反而引起不应有的各种不良反应,且不良反应的发生率可随用药品种的增加而增加,这种用药称为不合理联合用药。"药物相互作用"从狭义上讲是指两种或多种药物在人体内共同存在时产生的一种不良影响,可以是药效的降低或失效,也可以是毒性作用的增加,而这种不良影响是单独应用一种药物时所没有的。研究合并用药中药物的相互作用可以提高疗效,防止或减少药物的不良反应,是临床合理用药的一个重要方面。药物相互作用有药剂学的、药动学的和药效学的3种类型。药剂学的相互作用指药物制剂在体外混合后到给药前即发生变色、浑浊、沉淀或失效等;药动学的相互作用指一种药物影响了另一种药物的吸收、分布、转运和消除等过程,从而引起一个或几个药动学参数的改变;药效学相互作用一般指两种或数种药物作用于同一受体、同一部位或同一生理系统而引起原有药物药效方面(包括药理学和毒理学方面)的改变。药物相互作用常常相互影响对方的药动学或药效或理化特性,也有的只影响对方而自己不受影响。

很多药物的相互作用研究是有条件的,往往由于研究条件不一致,如实验对象、年龄、性别、有无疾病、是否吸烟喝酒等而可能得到不同结果。例如,服四环素时同时服硫酸亚铁,可显著影响四环素吸收。若硫酸亚铁在服四环素前3h或后2h服,却不影响四环素吸收。所以不同来源的资料,由于条件不同而可能存在一定差异。有的药物即使其药动学特性有了改变,并不能说明临床效应一定有改变,例如丙磺舒可显著改变呋塞米(速尿)的药动学特性,但并不改变其用药后8h内的利尿作用。

一、药物在体外的相互作用

药剂学的相互作用是由于将不同药物(或制剂)不合理配伍在一起,如注射液的伍用或制备复方制剂时发生直接的物理或化学反应,导致药物作用的改变,即一般所称的配伍禁忌,亦有人称之为物理化学性的相互作用。本类相互作用多发生于液体制剂且在药物进入体内之前,如在注射器或输液瓶中即可发生。临床上,加一种或几种药物到输液中,或者将两种或两种以上注射液合并注射是常有的,特别是儿科临床,由于小儿,特别是婴幼儿口服给药不便且吸收不规则,往往多采用注射给药。为了减少多次注射给患者带来的痛苦,或为了给药方便,常采用两种或两种以上注射液一起加入输液或合并给药,此时药物之间有可能产生相互作用,应多加注意。一般给药的药剂学相互作用,可以查阅有关文献。此处主要讨论注射液配伍时的相互作用。

注射液的相互作用分两类:一类是外观上肉眼可以看到的变化,如沉淀、变色、产生气体、浑浊、乳化等;另一类是外观上无明显变化而实际上发生了药物活性降低或毒性增加的变化,这类变化应更加注意。一种药物注射液加入其他药物注射液时必须考虑以下几种情况。

(一)pH 的改变对药物的影响

各种药物注射液都有一定的适宜 pH 范围,当不同药物注射液混合后 pH 就会改变,如超出了药物适宜的 pH 范围,药物则可引起变化。主要有如下几种情况。

1. 有机酸性药物,如青霉素、巴比妥类、磺胺类、水杨酸类、对氨基水杨酸等。这类药物一般水中溶解度小,多用其可溶性盐类制成注射液,注射液多呈碱性,若与酸性注射液配伍,由于 pH 下降太多而生成酸性药物沉淀。例如 20% 磺胺嘧啶钠注射液 pH 为 9.5~11,与 10% 葡萄糖液(pH 3.2~5.5)混合后,pH 明显改变,当 pH<9.0 时,可形成磺胺嘧啶结晶析出。这种微细结晶从静脉进入微血管,有可能造成栓塞。

2. 有机碱性药物,如天然或合成的生物碱与类生物碱、天然或合成的激素、苯丙胺类、某些局部麻醉药及其他有机碱等,水中溶解度很小,而其盐类的水中溶解度较大,注射液多为其盐类的呈酸性水溶液。与碱性注射液混合后,由于 pH 升高而析出碱基产生沉淀。例如酸性的盐酸氯丙嗪注射液同碱性的异戊巴比妥钠注射液混合,可造成两药或两药之一的沉淀。还有一些两性药物如胰岛素、万古霉素、精氨酸等都以盐酸盐或其他盐类的水溶液供用,在碱性溶液中能受 OH^- 或 H_3O^+ 离子催化,在一定的 pH 范围内,药物注射液稳定。如果 pH 超过了一定范围,则可引起药物降解失效或减效。例如维生素 C 注射液 pH 以 5~6 为宜,若 pH 在 6 以上,则易氧化降效,故不宜与碱性的氨茶碱、谷氨酸钠等注射液配伍。再如多巴胺、间羟胺在 pH 2.5~4.5 最稳定,而氨苄西林钠水溶液为 pH 8.5~10.0。复合维生素 B 注射液在 pH 3.5~5.0 稳定,pH 升高可引起复合维生素 B 失效。

3. pH 影响等电点引起注射液沉淀。有些药物注射液有一定的等电点,pH 的改变可影响其稳定性。

(二)药物之间产生化学反应

有些药物与注射液混合时,药物之间或药物与附加剂之间可产生化学变化,引起药物失效或活性下降。有的变化在外观上可以察觉,有的外观如常,不易察觉。如维生素 C 注射液与维生素 K_3 注射液混合后发生氧化还原反应失效。庆大霉素注射液与羧苄西林混合时,可使庆大霉素抗菌活性下降或消失。有的变化与具体条件有关,例如青霉素注射液与普鲁卡因注射液混合生成普鲁卡因青霉素,水中溶解度为 1∶250,故水的量小于这个比例,则有沉淀产生,不能静脉注射;大于这个比例,则无沉淀。

(三)因溶媒的改变影响药物溶解而析出沉淀

有些药物水中溶解度很小,制成注射液需加入特殊的增溶剂或者以非水溶剂制成注射液,例如氢化可的松注射液、氯霉素注射液、地西泮注射液等。这些注射液加到任何一种输液或与其他注射液混合时,常可因增溶剂或溶剂被稀释而释出结晶。如氢化可的松注射液是以50％乙醇作溶剂的,当与其他水溶性注射液混合或加入输液时,由于乙醇浓度被稀释,溶解度下降而析出。又如地西泮注射液中含丙二醇、乙醇,以及缓冲系统作助溶剂与稳定剂,加入输液或水溶性注射液混合时亦可能析出。有时析出的颗粒极微细,肉眼不易察觉,一旦输入血管,可能引起栓塞,发生意外。

(四)药物加入输液中滴注应注意的问题

1.药物加入输液,由于高度稀释或由于长时间滴注,延长了药物进入体内的时间,血药浓度有时往往较低,甚至低于有效血浓度,影响疗效。例如庆大霉素 60mg,1h 静脉滴注的最高血药浓度,远低于 5min 内静脉注射所得的最高血药浓度。

2.缓慢滴注,可能会使某些药物分解失效,如氨苄西林加入葡萄糖注射液中滴注时,可缓缓分解,故输注时间不宜超过 4h。

因此,临床上合并使用注射时,应注意如下几点:①有无必要混合注射或输注,如无必要,应以分开为好;②确认各药物之间在药剂学上是可以配伍的;③混合输注时不影响各个药物的药动学过程,如药动学过程改变,应不减低疗效,不增加毒性;④尽量避免多种药物混合滴注或输注时间过长。

二、药物在体内的相互作用

体内药物相互作用包括药动学的相互作用和药效学的相互作用。

(一)药动学的相互作用

一种药物吸收、分布、代谢、消除速率等常可受联合应用的其他药物(包括食物、吸烟等因素)的影响而引起药动学参数的改变,如体内药量或血药浓度的增减而引起药效或毒性增强或减弱,相互作用可以是双向的,即相互影响;也可以是单向的,即一种药物使另一种并用的药物发生药动学的改变,使其血药浓度改变而本身不受影响。

1.胃肠道吸收过程中的相互作用　胃肠道药物的吸收与吸收速度和生物利用度有关。速率的增加或减少,将影响药物血浆浓度的高低,从而直接影响某些药物单剂量给药时的疗效,特别是在需要药物迅速生效的场合,例如解热镇痛、平喘、镇静、催眠等。药物吸收程度的改变,将影响药物进入体循环的总量及浓度一时间曲线下面积(AUC),对药物作用的影响与剂量的改变相当。吸收速率在单剂量给药时起重要作用。临床上大多采用多剂量给药,此时吸收程度显得更为重要。例如食物可影响阿司匹林的吸收速率,从而影响一次给药时对急性头痛的疗效,但不影响多次给药时青少年风湿性关节炎的疗效。

(1)解离程度与溶解程度对药物吸收的影响:药物在胃肠道的吸收,以简单扩散为主,药物由高浓度区域通过生物膜向低浓度区域转运的速率取决于膜两侧的药物浓度差。大多数药物是弱有机酸或弱有机碱或它们的盐类,在溶液中解离型与非解离型混合存在。非解离型部分脂溶性高易通过生物膜,而解离型部分脂溶性较低而难于通过。两种和两种以上药物合用时(包括某些附加剂),有可能使解离增大或减少,从而妨碍或增加它们在胃肠道的吸收,例如抗酸药可延缓弱酸类药物如水杨酸类、磺胺类、呋喃妥因、某些巴比妥类的吸收,原因是抗酸药提高了胃肠道的 pH,使弱有机酸类药物在碱性环境中解离度增大。抗酸药引起胃肠道的 pH 升高尚可导致合用的肠溶衣片的肠溶衣溶解而失去作用。

药物在胃肠道吸收前,首先溶于胃液中。对某些难溶性药物,其溶解度对吸收的影响比解离度更重要。pH 改变可使某些联合用的难溶性药物溶解度增高者吸收增加,反之亦可减少难溶药物的吸收。还有一些药物(或附加剂),具有一定的助溶作用而使联合用的难溶性药物溶解度增加而吸收增加。

抗酸药除了改变胃、肠液的 pH 外,常会产生一些复杂的影响。但如果药物与抗酸药间隔 2h 或多于 2h 服,相互作用即可避免。

(2)胃排空时间与肠蠕动的影响:大多数药物主要在小肠上段吸收,可改变胃排空速率的药物能影响其他药物运送到此部位的速率与浓度,因此影响其吸收速率与吸收程度,从而改变其作用的起始时间、血药峰浓度、峰时间和作用强度。能抑制胃蠕动、延缓胃排空时间的药物如抗胆碱药(颠茄、阿托品、丙胺太林等)或其他具有抗胆碱作用的药物(如抗组胺药、氯丙嗪等)均能使多数同服药在胃中滞留,吸收速率减慢,而致血药峰浓度降低,峰时间也变慢。例如丙胺太林能使合用的对乙酰氨基酚的吸收速率降低。反之,某些可增强胃蠕动促进胃排空的药物能使合用药物的吸收速率增高。例如止吐药甲氧氯普胺能使并用的对乙酰氨基酚或四环素血药峰浓度与峰时间比单用时的高而快。有些水溶性差的药物,如地高辛在肠中的溶解少而慢,与抑制胃肠蠕动的药物合用,使其在胃中多停留一些时间而溶出量增加,在其吸收部位十二指肠的停留时间亦增加,因此吸收量可增大。如地高辛与丙胺太林合用,地高辛的血药浓度可提高 30% 左右,如与促进胃肠蠕动的药物(甲氧氯普胺等)合用,可减少其吸收。但如口服地高辛溶液,则丙胺太林对其吸收无明显影响。某些药物如维生素 B_2 只能在小肠的某一部位吸收,减少肠蠕动的药物能使其在吸收部位滞留时间延长,吸收增加而增效。有些易在胃中被破坏的药物,合用抗酸药,增加胃排空速率可减少破坏而使吸收增加,例如左旋多巴,并用抗酸药可增加其吸收。从理论上讲,弱酸性药物在胃中被吸收更快,延长胃的排空时间有利于弱酸性药物的吸收。事实上由于肠道有较大的吸收面积和血流量,弱酸性药物在肠道的吸收比胃中要快得多。

(3)胃肠道内药物间相互作用的影响:有些药物同服时可在消化道内互相结合,或形成络合物、复合物,或由于吸附作用而妨碍吸收。如钙、铁、镁、铝等二价或三价离子,可与某些药物相互作用生成难溶性物质或复合物而吸收减少。例如四环素族抗生素与硫酸亚铁同服后,血药浓度可较对照值降低 50% 以上。药用炭、白陶土能吸附多数有机药物,如与生物碱、抗生素、维生素、激素等同时服用,可使后者吸收减少。考来烯胺为阴离子交换树脂,若与阿司匹林、洋地黄毒苷、甲状腺素、华法林等合用可形成复合物而妨碍后者的吸收。如必须使用,应间隔 4~6h,分别口服。

(4)肠道环境的改变:新霉素、对氨水杨酸、柳氮磺吡啶等药物能改变肠壁功能,从而影响其他药物的吸收,如上述药物分别用药 5~6d 后,口服地高辛的吸收率均降低。细胞毒素药物(环磷酰胺、长春碱、长春新碱、博来霉素等)能破坏肠道黏膜,妨碍其他药物吸收。有些药物能作用肠道内正常菌群,改变另一药物的吸收,口服红霉素、四环素等能抑制肠道内敏感菌,使维生素 K 的合成减少,从而可加强双香豆素类的抗凝血作用。约有 10% 患者口服地高辛后 40% 在肠内经细菌转化为双氢地高辛等无强心作用的代谢物。口服红霉素能抑制肠道细菌,从而阻断了此转化过程,结果地高辛血药浓度可明显升高,引起中毒。又如甲氨蝶呤经肠道正常菌群转化减低其毒性才能被吸收,合用新霉素可杀灭这些菌群,使甲氨蝶呤毒性增加。

2.影响药物分布的相互作用　影响药物在体内分布的主要因素有,药物在血液和组织之间的分配系数、局部血流量、药物与血浆蛋白和组织的结合、药物向组织的主动转运。

对药物分布影响最大的因素是药物与血浆蛋白(主要是清蛋白)的结合。药物与血浆蛋白的结合是可逆的,结合后暂时失去了活性,不能从肾小球过滤,多数也不受生物转化的影响。大多数药物吸收后以不同的比例与血浆蛋白结合,当自由药物在血内浓度降低时,结合药物可从血浆蛋白游离出来。血中自由药物浓度直接关系到药物的作用强度。不同药物与血浆蛋白结合不但结合率不同,而且结合力强弱程度与亲和力亦不同。药物与血浆蛋白的结合是非特异性的,每一蛋白分子结合药物的量有饱和现象。当两种药物或多种药物合用时,作用于同一结合点的药物对结合部位可以产生竞争,结合力强的药物可将结合力弱的药物置换出来,其血浆游离型浓度相应增加,药理活性也增加,但增加程度还受药物分布容积的影响。如该药分布容积大(例如苯妥英钠),从血浆蛋白结合部位置换出来的游离型药物可以很快分布到其他组织、器官中去,血浆中自由药物浓度不会改变很大,不至于引起药效的明显改变。若一种药物的分布容积较小而结合率又很高,当它被置换出来后,血浆中自由浓度将明显增加,其药理作用也将大大增加。抗凝血药华法林(结合率 98%～99%),可被保泰松等药物置换出来,如有 1%～2%被置换出来时,血浆中华法林浓度几乎可增加 1～2 倍,抗凝血作用大增,可导致严重出血。药物竞争血浆蛋白产生的后果除了与药物分布容积大小有关外,还与药物与血浆蛋白结合率大小有关,具有高度结合率的药物才有临床意义。一般认为结合率＞85%以上者,置换有可能造成不良反应,低于 85%者则不致引起严重的后果。此外,机体代偿能力也有影响,如肝肾功能良好,当血浆自由药物浓度增高时,肝代谢亦增多,肾排泄亦加速,不会产生明显影响。一般讲,置换药物必须对蛋白结合点有高度的亲和力,其浓度应接近或超过蛋白结合点的摩尔浓度。通常只有酸性药物才具备这些条件,而碱性药物的分布容积大,用药量小,血药浓度低,一般不能满足这一要求。如置换药物只使用了一次剂量,其影响是短暂的。在多剂量给药中两种药物同时使用,置换药物将影响稳态自由药物浓度。尽管体外实验时,很多药物间有竞争蛋白结合的置换作用,但有临床意义的却不太多。

3.生物转化过程中的药物相互作用　大多数药物主要在肝被肝微粒体酶催化而代谢,使脂溶性药物转化为水溶性代谢物经肾排出体外,其他组织的酶对药物的转化是次要的。在联合用药过程中,如一种药物影响了肝微粒体酶的活性,则可升高或降低另一种药物的代谢速率,使药效增强或减弱。不少药物反复使用时可诱导肝微粒体活性增加,使其他药物代谢大大加速,表现为酶诱导(酶促)作用;也有些药物可抑制肝微粒体酶的活性,表现为酶抑制作用。

少数药物兼具两种作用,如保泰松可促进氨基比林、氢化可的松、华法林右旋体的代谢,又可抑制苯妥英钠、华法林左旋体的代谢。格鲁米特与羟基保泰松在环己巴比妥的代谢中,开始阶段呈酶抑作用,连续给药后呈酶促作用。

酶促作用与酶抑作用与酶诱导药或抑制药的血药浓度有关,达到一定浓度水平才能产生明显作用。不同的酶促药之间,不同的酶抑药之间也可能产生相互作用。如甲苯磺丁脲与氯霉素、磺胺苯吡唑、双香豆素、保泰松合用时可延长甲苯磺丁脲的降血糖作用。

有的药物能影响非微粒体代谢酶的活性。单胺氧化酶抑制药如帕吉林、呋喃唑酮等可抑制线粒体酶的活性,从而削弱肠壁与肝对儿茶酚胺类及酪胺的代谢;别嘌醇能抑制黄嘌呤氧化酶,从而使合用的巯嘌呤(6-MP)与硫唑嘌呤的血药浓度升高,作用与毒性增强,严重时可致骨髓抑制而死亡。

酶诱导药的一般特点是亲脂性、有较长半衰期,易与细胞色素 P_{450} 酶结合。

酶抑作用的另一种机制是一种药物作为底物竞争另一药物的代谢酶。

4.肾排泄过程的药物相互作用　药物可通过多种途径排出体外,最重要的是肾排泄。肾排泄过程中药物相互作用对那些体内代谢很少,主要以原型排出的药物影响较大。药物通过肾排泄有三种机制:肾小球滤过、肾小管分泌、肾小管重吸收。其中任一过程受影响均可改变排泄速率。

(1)肾小球滤过:血流通过肾小球时,自由的药物,只要分子大小适当均可经肾小球滤过进入原尿,而与血浆蛋白结合的药物不能滤过。能影响其他药物与血浆蛋白结合的药物均可使肾小球滤过发生改变,从而影响药物自肾排出,但临床实际意义不大。

(2)肾小管分泌:肾小管分泌是需要通过转运载体的主动转运过程。载体有酸性药载体和碱性药载体,当两种酸性药物或两种碱性药物并用时,可相互竞争载体而出现竞争性抑制。易透膜的药物可使另一种相对不易透膜者由肾小管的分泌明显减少,有可能增强其疗效或毒性。如丙磺舒可使β—内酰胺类抗生素和一些其他药物排泄减慢而增效。据报道,痛风患者合用丙磺舒与吲哚美辛(消炎痛),后者不良反应发生率较单用时明显增加。肾小管分泌过程中药物相互作用现象临床上较多见,应予重视。

(3)肾小管重吸收:从肾小球滤过或从肾小管分泌进入原尿的药物有可能通过肾小管重吸收。肾小管重吸收主要的是被动重吸收,即通过简单扩散。对于弱电解质,非解离型易被重吸收,解离型的不易被肾小管重吸收。而弱电解质的解离状态受 pH 制约。弱酸性药物在pH 较低的介质中分子态较多,pH 升高则离子态部分增多而分子态减少,应用碱性药物使尿碱化,此时弱酸类药的重吸收减少而排泄增多。弱碱类药则相反,pH 下降则离子态增多,分子态减少。应用酸化药酸化尿液,使弱碱类药物重吸收减少而排泄增加,反之则排泄量减少,药物作用增强。

(二)药效学的药物相互作用

药物效应的发挥是药物和受体(效应器官、组织或细胞)相互作用的结果。药效学的相互作用主要指影响药物与受体作用的各种因素。两种药物合用时,一种药物可改变另一种药物效应的发挥,而对该药血浆浓度并无明显影响。不同作用性质的药物,分别对不同受体起激动或阻断(拮抗)作用,药效学的相互作用就可能发生于受体部位。两种作用相同的药物联合应用,可使效应得到加强,这类相互作用可用"协同""相加"表示;作用相反的药物伍用,结果是原有效应的减弱,可用"拮抗"表示之。

1.药物效应的协同　药理效应相同的两药合用时,它们的效应可以协同或相加,如各药不减量使用,就有药物中毒的可能,临床上这类例子较多。例如,氨基糖苷类抗生素(如庆大霉素、卡那霉素、链霉素等)与硫酸镁合用,由于这类抗生素可抑制神经肌肉接头的神经传递,可加强硫酸镁的呼吸麻痹;与依他尼酸合用,可引起听力的显著减退,甚至发展成永久性耳聋,抗胆碱药(阿托品等)与具有抗胆碱作用的药物(如氯丙嗪、抗组胺药、三环类抗抑郁药)合用可引起胆碱能神经功能过度低下的毒性症状,表现为中毒性精神病。应用氯丙嗪时,不宜按常量注射安乃近,否则可导致严重体温降低。

2.神经递质和影响　如单胺氧化酶抑制药(MAOI)在肾上腺素能神经末梢部位与不少药物(如苯丙胺、麻黄碱、哌甲酯、酪胺、左旋多巴、胍乙啶等)相互作用,可引起高血压,甚至高血压危象。

3.敏感化 一种药物可使受体或组织对另一种药物敏感性增强,例如排钾利尿药使血钾水平降低,从而使心脏对强心苷敏感化。

4.竞争受体 如阿托品拮抗乙酰胆碱与受体的结合,酚妥拉明拮抗肾上腺素对α肾上腺素受体的作用。

三、影响药物相互作用的因素

临床上联合用药时药物的相互作用还受其他因素的影响。

(一)给药因素

1.给药途径 某些药物相互作用仅在口服时发生,多数药物的相互作用发生于静脉注射。

2.给药时间 胃肠道内的药物相互作用只有在同时给药或给药时间很接近时才发生。如四环素与铁剂同服,后者可减少前者的吸收,两药相隔3h或3h以上服用则可避免。

3.给药顺序 两种药物给药先后顺序不同,可能会产生相互作用。如先用利血平耗竭神经元的儿茶酚胺,后用单胺氧化酶抑制药,一般无不良反应,如将用药顺序反过来,就有可能引起高血压。

4.疗程长短 大多数药物的相互作用,通常需要合并用药后数小时到数周才能表现出来。例如一些药物的酶促作用或酶抑作用,要反复用药一段时间后才能显示出来。

5.剂量 药物相互作用必须在达到一定浓度水平时才能发生,药物相互作用产生不良反应的程度与药物剂量大小有关。

6.剂型 不同剂型药物其相互作用可能有所不同,例如肠溶衣片和素片与抗酸药的相互作用。

(二)患者因素

1.年龄 婴幼儿、老年人由于生理特点,容易发生不良药物相互作用。

2.病情 癫痫、精神病、糖尿病、甲状腺功能亢进症等对某些药物的反应可完全不同。对药物相互作用产生的不良影响,也可能因人而异。

3.肝肾功能 肝、肾是药物消除的主要器官,肝功能的下降或不足(例如新生儿或慢性肝病)都可能影响药物代谢,使血药水平提高,发生不良相互作用的机会增加。由于肝病引起的低蛋白血症或各种原因所致的肝血流量改变,均可影响药物的相互作用。例如苯巴比妥可增加肝血流量,而西咪替丁、吲哚美辛等能降低肝血流量。由于心排血量的减少,肝血流量也可相应减少。药物主要排泄器官肾功能的改变,必然会影响药物的排泄,肾小球滤过率降低或肾小管功能受损均可使血药浓度升高,增加发生药物相互作用的机会。如幼婴儿肾功能不完全,发生药物相互作用的可能性大于成人。

胆汁排泄与肝肠循环的干扰也是影响药物相互作用的重要因素之一。

4.血浆蛋白水平 低蛋白血症、严重营养不良、饥饿状态、婴幼儿等血浆蛋白水平降低时,由于自由药物浓度增加而发生药物不良相互作用的严重性就较大。

5.消化道和尿液的pH 消化道与尿液的pH可影响弱酸或弱碱性药物的解离度,从而影响药物的吸收与药物肾排泄,使某些药物的相互作用受到显著影响。

6.遗传学因素 药物在体内药动学过程的各个环节上都可能受遗传因素的影响,如人群中对异烟肼的代谢速度可分为快乙酰化型与慢乙酰化型,可影响其与其他药物相互作用。

（三）食物与环境因素

食物的性质和量及不同的服药时间（饭前、饭后、空腹等）均可影响血药浓度水平与药物相互作用。例如富含脂肪的食物可增加脂溶性药物的吸收。某些食物如炭火烤制的食物、卷心菜等有一定的酶促作用。

四、相互作用的若干原则

影响药物相互作用的因素很多,涉及范围极广。由于许多药物相互作用的机制与规律还不够明确,要准确及时地预见可发生的相互作用尚有一定困难。为了减少由于药物相互作用引起药源性疾病的发生率,特别要注意有害反应。在预测药物相互作用发生的可能性与安全合理用药时,下述若干原则可供参考。

1.如下情况需多加注意

（1）治疗指数窄、剂量稍增即可显著改变药物效应或毒性显著增高的药物,尤其是非线性消除过程的药物。

（2）与血药浓度关系密切的药物。

（3）对心率、呼吸、血压、中枢神经、血凝等有显著影响的药物。

（4）新药联合应用时,除了新药本身的作用,尚需注意可能发生的相互作用。

（5）长期用药的患者或饮酒患者,易发生药物相互作用。

2.如下情况,应考虑发生相互作用的可能性

（1）弱酸性或弱碱性药物和活性或稳定性对 pH 变化敏感的药物,与能改变胃肠道 pH 的药物同用时。

（2）具有吸附作用的药物与其他药物同用时。

（3）含二价或二价以上金属离子的药物与弱有机酸或弱有机碱、含氮中性化合物、含多羟基的药物或可能产生难溶性结合物的其他药物同时口服时。

（4）能影响胃肠道蠕动的药物与口服后主要在胃或小肠上段吸收的药物合用时。

（5）血浆蛋白结合率很高（一般＞85％）,而表观分布容积又较小的药物与其他蛋白结合力强的药物合用时。

（6）主要通过肝代谢失活的药物与具有酶促或酶抑作用或能影响肝血流量的药物同用时。

（7）主要经肾排泄的药物与影响尿 pH、肾血流量、可影响肾功能的药物同用时。

（8）与作用于同一受体部位的药物同用时。

（9）能改变电解质平衡的药物与强心苷等同用时。

3.药物相互作用可能引起的严重不良反应

（1）高血压危象:如单胺氧化酶抑制药与麻黄碱、间羟胺、酪胺等合用时。

（2）严重低血压反应:如氯丙嗪与氢氯噻嗪、依他尼酸、普萘洛尔等合用时。

（3）心律失常:主要见于强心苷、奎尼丁、维拉帕米等与某些药物合用时。

（4）出血:不少药物与抗凝血药合用时,可增强抗凝血药效引起出血。

（5）呼吸麻痹:一些作用于神经肌肉接头的药物合用可能引起呼吸肌麻痹。

（6）低血糖反应:部分降血糖药与其他可增强其活性的药物合用时。

（7）严重骨髓抑制：如甲氨蝶呤与磺胺类、水杨酸类等合用时；别嘌醇与巯嘌呤等合用时。

（8）听力反应：如氨基糖苷类抗生素与依他尼酸、呋塞米或抗组胺药等合用时。

药物相互作用是一个比较复杂的问题，如能注意上述若干原则，有助于避免联合用药引起的严重不良反应。为避免联合用药引起的不良药物相互作用，应尽量避免不必要的合并用药，能用 1 种药物治疗者就不要再用第 2 种药物。

4. 药物相互作用对半衰期的影响　许多药物能诱导肝微粒体药物代谢酶的活性，这种作用称为酶促作用。例如苯巴比妥、苯妥英钠、利福平、格鲁米特等，不仅本身代谢加快，并能使许多其他药物代谢加快，如苯巴比妥可使华法林、氯霉素、灰黄霉素、氢化可的松、苯妥英钠、甲状腺素、保泰松等药物代谢加快，半衰期缩短。还有许多药物可抑制与代谢有关的酶，使另一些药物代谢延缓，半衰期延长，甚至蓄积中毒。这种作用称酶抑作用。例如，氯霉素、异烟肼、对氨基苯甲酸、单胺氧化酶抑制药、双香豆素、哌甲酯、保泰松、泼尼松、哌替啶等。另有少数药物如保泰松可对一些药物如氨基比林、氢化可的松起酶促作用；对另一些药物如苯妥英钠起酶抑作用，即兼具酶促和酶抑两种作用。

（李伟锋）

第三节　儿科用药剂量的计算与个体化给药方案

药物使用得当，则可达到用药目的"药到病除"，用药不当，则事与愿违。用药后总希望患者体内的血药浓度尽快达到并保持在治疗浓度范围之内，为此需要根据药动学参数，结合患者具体情况制订个体化给药方案。开展血药浓度监测，根据测得的血药浓度调整给药方案，达到科学用药的目的，但目前，在我国一般医院普遍开展血药浓度监测还受到一定的条件限制，故主要还是以经验用药为主。儿科用药剂量的计算，历来是儿科医务人员关注的问题。由于小儿机体发育不够成熟，其药动学、药效学、药物敏感性与成人相比都有它的特殊性，加上遗传基因多态性，个体差异大，儿科药物剂量及用药间隔时间的计算，大体可归纳如下。

一、常用儿科用药剂量的计算

儿科用药剂量的计算，经验方法很多，择要介绍如下。

1. 已知千克体重剂量的药物　许多儿科常用药物的儿童与新生儿千克体重剂量是已知的，可以在本书或其他有关文献中查得。对这类药物剂量的计算，比较简单，以千克体重剂量乘以体重数即可。这种方法比较方便、实用，是目前最常用的方法。需要注意如下问题。

（1）体重的估算：进行实际称量，结果准确，故为临床所常用。但对大多数门诊病儿，特别在冬季脱衣不便，实施称量有一定的困难，可根据年龄，根据公式对体重进行估算。

（2）千克体重剂量的选择：有些药物用途或给药途径不同，千克体重剂量可能不同，需根据用药目的、给药途径选择相应的千克体重剂量。有些药物，千克体重剂量可在一定范围内进行选择，一般情况可选择中间平均值计算所需剂量。计算结果不一定是整数，为了方便用药需根据该药物制剂规格，稍加调整。年长儿，特别是学龄儿童，算得的剂量往往稍微偏高，可采用千克体重计量偏下或下限值。有时算得的剂量可能比成人剂量还大，实际给药时不得超过成人剂量。幼儿按千克体重计量计算所得结果，往往稍微偏低，可采用千克体重计量偏上或上限值计算。此外还需结合临床经验或病情适当增减，例如营养不良，对药物敏感性增加,应酌情减量,一度营养不良者减 15%～25%,二度减 25%～40%。有时尚需考虑小儿的合作情况、溅洒等实际问题,量取误差,考虑实际上能达到的用量。有些药物,其千克体重剂量在不同的文献,有一定的出入,可能是由于不同的研究,工作方法不同或个体差异,所得结果不同。或者是随着用药经验的积累,研究工作的深入,对原有剂量或引自国外的资料进行了修正,可进行比较研究后选用,一般情况可多考虑近期国内权威性的文献为准。必要时可测血药浓度后选择。

2. 根据成人剂量折算　新药或其他缺乏儿童或新生儿千克体重剂量资料的药物,一般根据成人剂量折算。

研制中的新药,需进行小儿药物临床研究时,一般在成人Ⅰ期试验后先确定成人剂量,再按体表面积来折算小儿剂量,毒性反应大的新药酌情减少。

其他药物,折算方法较多,将主要者介绍如下。

(1)按年龄比例根据成人剂量折算:只要知道成人剂量,可按年龄比例推算。根据年龄按比例由成人剂量折算小儿剂量的方法,由于个体差异,有较大差距,计算方法比较粗糙,仅适用于一般药物的计算,初次应用,剂量宜偏小,并可视药物性质、患者情况适当调整。

(2)按体重比例由成人剂量折算:按体重比例折算方法,可适用于从新生儿至成人。但方法也较粗糙,仅适用于一般药物的计算。计算结果对幼儿往往偏小,应用时亦结合具体情况适当调整。

(3)按体表面积折算:按体表面积折算,更能反映全身体液和细胞外液之间的关系,是一种较为合理的计算方法,可适用于各年龄包括新生儿及成人的整个阶段。

按体重折算剂量与按体表面积折算剂量,存在一定差异。千克体表面积(SA/kg)新生儿为 0.065,3 个月为 0.056,约为成人(0.027)的 2 倍,故按体重与体表面积折算幼婴儿剂量,两者几乎可以差 1 倍。体表面积法计算小儿剂量,一般认为比较合理,但体表面积计算起来比较麻烦,其前提是需要准确的小儿体重与身高数。实际工作中,对每一患者特别是门诊患者测量体重与身高,较难做到,不然亦只能根据年龄估算,所以按体表面积计算剂量,不大方便,故临床上目前仍然较普遍采用按千克体重剂量计算剂量。

(4)其他:有些药物剂量适应幅度较大。如复方甘草合剂、哌嗪、硫酸镁等可按岁数递增。有些药物,如助消化药、蓖麻油等仅分婴儿与儿童剂量,有些药物的剂量对整个儿童期都一样,如甲苯达唑、大蒜素等,甚至和成人一样。有的药物应用的目的不同,剂量亦不同,如阿司匹林。有的根据病情,剂量有所不同,肾功能受损时,应根据受损程度减少剂量,所以,计算药物剂量时应根据具体情况进行分析,根据小儿生理特点、病情轻重、药物作用及适用范围,结合临床经验,酌情运用,不可千篇一律。

二、个体化给药方案的制订

根据药物已知的治疗血药浓度范围、根据基因多态性类型、个体药动学参数计算给药剂量,包括单次给药的剂量及重复多次给药的负荷剂量(首次剂量,有的称"突击剂量")与维持剂量及给药间隔时间,并结合血药浓度监测,进行个体化给药方案设计,能使患者血药浓度保持在有效、安全范围以内,这就是科学合理用药。不同种族,不同民族,不同人群由于遗传基因多态性,对药物的处置与反应,可能存在个体差异。小儿是迅速生长发育过程中的人群,不同年龄段个体之间,由于发育成熟程度不同,导致对药物处置与反应的个体差异。根据遗传基因多态性类型及不同年龄段发育程度差异的个体化药动学参数制订小儿个体化给药方案，是当前面临的儿科临床药学的主要研究内容，是儿科用药从传统的经验用药提升到科学用药的主要研究内容，也是当前儿科药学学科的重要内容，尚有大量工作亟待去做。

（朱慧娟）

第四节　强心药

强心药是治疗心功能不全的主要药物。在儿科引起心力衰竭的常见疾病有心肌炎、心肌病、先天性心脏病、心律失常、先天性心脏病手术后、肺炎并发急性心力衰竭等，其发生机制是心肌收缩力减低和心脏负荷过重。除给予强心治疗外，还应注意血管扩张药和利尿药等综合性治疗措施。

一、概述

（一）分类

强心药分为强心苷和非强心苷类。强心苷类药物按其作用发生快慢分为：①速效强心苷，如毒毛花苷K和毛花苷丙；②中效强心苷，如地高辛和甲基地高辛；③慢效强心苷，如洋地黄毒苷。非强心苷类药物分三类：①磷酸二酯酶抑制剂，如氨力农和米力农等；②拟交感胺类药物，如多巴胺、多巴酚丁胺等；③其他非苷类药物，如胰高糖素。

（二）作用特点

非苷类强心药是通过直接或间接提高心肌细胞内环磷腺苷水平而发挥强心作用的，而强心苷类药物则选择性作用于心脏，主要有以下三方面作用：

1. 正性肌力作用　强心苷类药物能选择性直接作用于心肌，加强心肌收缩力，提高心排血量。其主要机制为作用于心肌细胞膜钠泵受体，抑制钠-钾-ATP酶的活性，使细胞内钠离子水平升高，进而激活钠-钙交换，使细胞内钙离子增多，从而增强心肌收缩力，增加心排出量，降低左心室舒张末压力。洋地黄选择性作用于心肌，可提高心肌肌张力上升速度，使心肌舒张期延长；但对心肌静止张力无明显改变；洋地黄对心房肌和心室肌的作用相似，对心功能不全的心脏不增加心肌耗氧量。

2. 负性频率作用　①直接作用：强心苷直接兴奋迷走神经和增强心肌对乙酰胆碱的敏感性，使窦房结自律性降低，窦性心率减慢，同时使房室结有效不应期延长，使传导延缓，减慢心率。②间接作用：因正性肌力作用使心肌收缩力加强，心排血量增加，刺激主动脉压力感受器反射性地使迷走神经兴奋性增高，交感神经兴奋性降低，而抑制窦房结，使窦性心率减慢。

3. 利尿作用　①间接作用：因心肌收缩力加强，心排血量增加，使肾小球滤过率增加，醛固酮分泌减少，肾小管对钠重吸收减少，起到排钠利尿作用。②直接作用：直接作用于肾小管，抑制肾小管对钠的重吸收，起到排钠利尿作用。另外，洋地黄可直接兴奋心肌和冠状动脉神经感受器，通过迷走神经反射性降低肾交感神经的传出冲动，从而增加肾灌注而产生利尿作用，且这种作用早于强心作用而出现。

总之，强心苷类药物的作用与剂量呈线性关系，小剂量有小作用，大剂量大作用；其排泄量与体存量密切相关，体存量少排泄量亦少，体存量多排泄量亦多。因此临床上不一定追求饱和量，维持量给药经6～8天血药浓度亦可达到稳态，临床上尽可能应用维持量法，但急症时除外。

（三）用药原则

强心苷主要用于治疗心功能不全，剂量有个体差异性。其制剂的应用分两部分，首先给全效量，然后给维持量以维持疗效。

1.全效量　又称饱和量、洋地黄化量，有两种应用方法：①速给法，适用于急性心功能不全，近两周内未用过洋地黄制剂者，选用速效洋地黄制剂静脉推注；②缓给法，适用于慢性心功能不全，选用中效洋地黄制剂。

2.维持量　达到全效量后，给予维持量以补充每日强心苷的排泄量，适用于慢性心功能不全，选用中效洋地黄制剂。

（四）药物选择

急性心力衰竭选用速效洋地黄制剂，如毒毛花苷 K，毛花苷丙；慢性心力衰竭选用中效和慢效洋地黄制剂，如地高辛等。

（五）注意事项

1.强心苷治疗量和中毒量接近，应严格掌握药物量，应用剂量应个体化，以免发生强心苷中毒或过量，尽量从小剂量开始，有条件时监测血药浓度。

2.强心苷与钙剂有协同作用，在用洋地黄时静脉推注钙剂可使血钙急剧上升而出现心室纤颤死亡，故避免在应用洋地黄过程中静脉用钙剂。但存在低钙时仍可给予钙剂，因为在低钙状态下迅速纠正低钙有利于洋地黄化，能较快控制心衰，但须在应用洋地黄 2～4 小时后给予，最好有心电监护，心率小于 80 次/分时停用，一日总钙量不宜超过 25～40mg/kg。

3.洋地黄引起的心脏毒性主要是失钾，心衰患儿血钾不应低于 4.0mmol/L；若低于此值时不宜静脉用钙。另外当心衰严重或超量应用洋地黄时，洋地黄不仅能抑制钠-钾泵而且可抑制肝细胞和骨骼肌细胞摄取钾而使血清钾升高。当血钾和血钙均降低时，应先按常规纠正低钾，血清钾达到 4.0mmol/L 以上时再谨慎的给予钙剂。

4.洋地黄应用过程中低镁的发生率较高，低镁可导致严重心律失常而致死，故对于慢性心衰尤其是合并营养不良时应给予镁剂。

5.法洛四联症及梗阻性心肌病患儿禁用强心苷，以免加重病情。心肌炎对强心苷特别敏感，易发生强心苷中毒，饱和量应给予常规剂量的 1/3～1/2。

附：洋地黄中毒

1.易患因素　洋地黄与其他药物合用时应注意其相互作用，排钾利尿剂、激素、高渗糖和碳酸氢钠等可使血钾降低而使洋地黄中毒的发生率增加，但螺内酯可使其清除率降低 25%。硝普钠和肼屈嗪可使地高辛肾脏清除率增加 50%。抗心律失常药奎尼丁和胺碘酮可使地高辛清除率降低 50%，维拉帕米亦使其清除率减少。消炎镇痛药阿司匹林和布洛芬可明显提高地高辛血浓度，而肝酶诱导剂巴比妥类和苯妥英钠等则可降低地高辛血浓度。西咪替丁可使地高辛清除率降低，而阿奇霉素可使地高辛浓度升高 30%～50%。红霉素、四环素、硝苯地平、地尔硫䓬可增加地高辛吸收，并降低肾小球滤过率，易发生中毒。苯妥英钠、保泰松能促进强心苷代谢，若同时应用时，应增加洋地黄用量。琥珀胆碱可加强强心作用，与强心苷同时应用易中毒。两性霉素 B 引起低血钾，易致强心苷中毒。

2.洋地黄中毒的表现　由于洋地黄的治疗量和中毒量非常接近，且部分重叠，故应用过程中要注意洋地黄中毒的发生。

(1)心外表现:①胃肠表现:恶心、呕吐、食欲减退等。其中厌食是早期表现。②神经精神症状:常见头痛、头晕、乏力、烦躁、失眠、易激动、精神恍惚、惊厥等,可能系中枢兴奋作用及强心苷抑制神经系统 Na^+-K^+-ATP 酶有关。③视觉异常:视力模糊、绿视、黄视、阅读困难,周围视野内光闪烁是洋地黄中毒常见视觉症状,但小儿少见。④少尿:治疗中出现难以用其他原因解释的少尿,应考虑有发生强心苷中毒的可能。因中毒量强心苷明显抑制迷走神经,交感神经兴奋性增加,肾血管收缩,肾血流量减少,滤过率减少致尿少。

(2)心脏表现:①强心苷治疗心力衰竭一度好转,而又突然恶化,进而发展为难治性心力衰竭,这是洋地黄中毒的一种难以诊断的表现,应予以重视。其机制可能是对心肌直接毒性作用引起心肌局灶性心肌炎症或坏死,致使心肌收缩力减弱或中毒致严重心律失常所致。②心律失常,各种心律失常可持续性、间歇性、单一性、两种或多种性、且具有易变性,应及时进行心电监护以了解其性质。小儿以房室传导阻滞、窦性心动过缓、期前收缩等多见;严重者可出现室性心动过速、心室纤颤、1 度房室传导阻滞。

3.洋地黄中毒的诊断　应注意以下问题:①洋地黄中毒与用量大小无绝对的比例关系。②洋地黄中毒可无自觉症状,甚至洋地黄中毒引起的心律失常若非做心电图仅靠听诊亦难以发现。③洋地黄应用后可见 ST 段呈鱼钩样改变,此为洋地黄作用,非洋地黄中毒。④正确认识洋地黄血药浓度的检测意义。

4.洋地黄中毒的治疗

(1)立即停用强心苷,同时停用利尿药及导致钾盐丢失的药物。

(2)补充钾盐:①轻者口服 10%氯化钾溶液 1~2ml/kg,每日 3 次。②重者采用静脉滴注 10%氯化钾,浓度按 0.3%静脉缓慢滴注,定时复查心电图以防高钾血症。

(3)各种心律不齐处理:①快速心律失常采用苯妥英钠及利多卡因,苯妥英钠 1~2mg/kg,轻者口服,重者静脉滴注。利多卡因每次加入 10%葡萄糖注射液中静脉缓推或静脉滴注。②缓慢性心律失常,采用阿托品 0.01~0.02mg/kg 静脉推注,静脉滴注也可采用异丙肾上腺素 0.5~1mg 加入 10%葡萄糖注射液中静脉滴注,据心率调节滴速,轻者也可给舌下含化,每次 2.5~10mg,2~4 小时 1 次。

(4)临时人工起搏:中毒引起的Ⅲ度房室传导阻滞,采用保守治疗无效者适用。

(5)洋地黄特异性抗体是洋地黄中毒的特效拮抗剂,期望不久临床广泛应用。

5.强心苷中毒的预防

(1)严格掌握洋地黄适应证及禁忌证,定时复查心电图。

(2)近 2 周内用过洋地黄制剂者,不给洋地黄饱和量,以免发生中毒。

(3)详细检查有无洋地黄中毒的易患因素,如低血钾、低血镁、高血钙、酸中毒、肝肾功能障碍和心肌缺血等。

(4)强心苷剂量必须注意个体化,因人而异,不能千篇一律用药。应该密切观察治疗反应。

二、地高辛

(一)其他名称

狄戈辛,LANOXIN。

（二）特性

本品是由毛花洋地黄中提取而制成的中效强心剂，为无色片状结晶或结晶性粉末，无臭、味苦，不溶于水和乙醚，微溶于稀醇。

（三）作用

1.增强心肌收缩力　直接作用于心肌，加强心肌的正性收缩，使心搏量增加，肺微血管压与静脉压下降，瘀血减轻。

2.减慢心率　因本品可使心脏收缩力加强，静脉压下降，因而可反射性地使心动过速消失，并可兴奋迷走神经，使窦性心率减慢。另外，本品可作用于传导系统，使房室结不应期延长，传导减慢。

3.利尿作用　因心肌收缩力加强，心排血量增加，循环改善，滤过率增加，致尿量增加。

本品排泄快，蓄积小，比洋地黄毒苷安全。口服吸收不全，吸收率为 50%～80%，口服后 1～2 小时起效，最大作用时间 3～6 小时，维持 4～7 天，为 36 小时；静脉注射 10～30 分钟起效，2～4 小时达最大效应，3～6 天作用消失。有效血浓度为 1～3ng/ml，一般以 2ng/ml 为宜。

（四）制剂

片剂：每片 0.25mg。注射液：每支 0.25mg(1ml)；0.5mg(2ml)。

（五）临床应用

适用于各种急慢性心力衰竭和非洋地黄中毒引起的室上性心律失常的治疗。

（六）用法用量

1.治疗急性心力衰竭

(1)饱和量：口服快速洋地黄化，适用于能口服者，出生～生后 2 周剂量为 0.02～0.03mg/kg；生后 2 周～2 岁剂量为 0.03～0.04mg/kg；大于 2 岁者剂量为 0.02～0.03mg/kg。首剂量给饱和量的 1/3～1/2，余量分 2～3 次给予，每 6～8 小时给予 1 次，24 小时内达到饱和量。静脉注射快速洋地黄化，适用于病情危重不能口服者，饱和量为口服量的 1/2～1/3；首剂给饱和量的 1/2，加入 10%葡萄糖注射液 10～20ml 中缓注 15 分钟，余量分 2 次给予，每 6～8 小时给予 1 次，24 小时内达到饱和量。根据病情酌情再给维持量。

(2)维持量：适用于洋地黄化后 12 小时，若心力衰竭未纠正者，其维持量是口服饱和量的 1/5～1/4，每天分 2 次或 1 次给予。

2.治疗轻度和慢性心力衰竭　洋地黄化采用口服缓给法，用饱和量的 1/4～1/5，每天分 2 次给予，间隔 12 小时，连续服用，6～8 天能达到有效血药浓度。

3.治疗非洋地黄中毒引起的心房纤颤、心房扑动及室上性心动过速可采用快速洋地黄化或缓慢洋地黄化法。

也可按以下方法给予：

口服：本品总量，早产儿 0.02～0.03mg/kg；小于 1 月新生儿 0.03～0.04mg/kg；1 月～2 岁，0.05～0.06mg/kg；2～5 岁，0.03～0.04mg/kg；5～10 岁，0.02～0.035mg/kg；10 岁或大于 10 岁，按照成人常用量。本品总量分 3 次或每 6～8 小时给予。维持量为总量的 1/5～1/3，分 2 次，每 12 小时 1 次或每日 1 次。在小婴幼儿(尤其早产儿)需仔细确定剂量和密切监测血药浓度和心电图。近年通过研究证明，地高辛逐日给予一定剂量，经 6～7 天能在体内达到稳定的浓度而发挥全效作用，因此，病情不急而又易中毒者，可逐日按 5.5μg/kg 给药，也能获得满意的治疗效果,并能减少中毒发生率。

（七）注意

1. 不良反应　主要为洋地黄的中毒反应,如胃肠道反应,恶心、呕吐、食欲减退等;神经系统表现,情绪激动、谵妄、乏力、头疼、眩晕、失眠、精神错乱、失语、黄视等;心脏方面表现,频发室性期前收缩,呈二联律、三联律,干扰性房室脱节、房室传导阻滞等。

2. 静脉注射时以 5%～25% 葡萄糖注射液 10～20ml 稀释后缓慢注射,一般静脉推注时间大于 15 分钟,用药过程中尤其应注意心率、心律及一般情况的变化。

3. 洋地黄中毒的预防和处理　洋地黄治疗量和中毒量很接近,易发生中毒反应,必须提高警惕。用洋地黄治疗同时应补充钾盐,防止因低血钾诱发的洋地黄中毒;但若出现房室传导阻滞时,禁用钾盐。严格计算药物剂量。在用药前、中、后,应用心电监护。有条件者,可监测地高辛血浓度,由于新生儿和小婴儿血中内源性洋地黄物质较高(地高辛浓度 0.35～1.5ng/ml),因此最好在应用洋地黄之前测定其基础值。一般认为儿童地高辛血浓度大于 2ng/ml,婴儿大于 3.0ng/ml,新生儿大于 3.5ng/ml,有洋地黄中毒的可能,但若临床无洋地黄中毒的任何表现,也不能诊断洋地黄中毒;相反,若在洋地黄应用过程中出现严重心律失常,即使洋地黄血药浓度测定结果在正常范围之内,也不能否定洋地黄中毒的发生。

4. 梗阻性心肌病、法洛四联症禁用,以免加重病情。

5. 新生儿对本品的耐受性不定,其肾清除减少。早产儿与未成熟儿对本品敏感,按其不成熟程度而减小剂量。按体重或体表面积,大于 1 月婴儿比成人用量略大。

（八）药物相互作用

1. 与奎尼丁和普罗帕酮合用时,可使本品血药浓度升高,甚至达到中毒浓度;与胺碘酮和阿托品合用时,本品吸收增加。

2. 口服青霉素、四环素、红霉素、氯霉素等药物可抑制肠道细菌转化地高辛为双氢地高辛和双氢地高辛苷元(二者无强心作用)的作用,使地高辛的肠道吸收增加,血药浓度升高,可引起中毒。

3. 与维拉帕米和地尔硫䓬合用时,可提高本药的血药浓度,引起严重心动过缓;与硝苯地平合用,本品肾清除率减少,血清地高辛浓度增加。

4. 与丙胺太林合用时,本品血药浓度升高 30% 左右;与抗酸药或止泻吸附药(如白陶土与果胶)、阴离子交换树脂、柳氮磺吡啶和新霉素合用,本品吸收减少;甲氧氯普胺可降低本品的生物利用度。

5. 与哌唑嗪合用时,血清地高辛浓度上升 50% 以上;与肼屈嗪合用,治疗心衰的作用增强;与普萘洛尔合用治疗快速性心房纤颤有协同作用,但可引起心动过缓;与卡托普利合用治疗心衰有协同作用,本品血药浓度增加;与酚妥拉明合用,心衰治疗作用加强,且心率改变不明显;与利血平合用可引起严重的心动过缓及传导阻滞;与胍乙啶合用,本品对颈动脉窦压力感受器敏感性增强,易发生房室传导阻滞;与硝普钠和硝酸甘油合用,本品肾清除增加,血清地高辛浓度下降。

6. 与双嘧达莫合用,可增强本品治疗心衰的作用。

7. 与非强心苷类强心剂(多巴胺、多巴酚丁胺、氨力农、米力农)合用治疗心衰,有协同作用。

8. 与两性霉素 B、皮质激素或排钾利尿药合用,可引起低血钾而致洋地黄中毒;螺内酯可延长本品半衰期。

9.与吲哚美辛合用,本品肾清除减少,半衰期延长;对氨基水杨酸可减少本品的吸收。

10.与肝素合用,可部分抵消肝素的抗凝作用。

11.与肾上腺素、去甲肾上腺素、异丙肾上腺素合用,易引起心律失常。

12.凡能引起高血钙、低血钾、低血镁的药物均能增加本品毒性。

三、甲地高辛

(一)其他名称

β—甲基地高辛,β—Methyldigoxin,DIGICOR。

(二)特性

本品为白色或类白色结晶性粉末,无臭,味苦,不溶于水,略溶于氯仿,极微溶于甲醇、乙醇。其强心作用优于地高辛。

(三)作用

本品为地高辛衍生物,其正性肌力作用强于地高辛,其负性频率作用和对心肌电生理等特性与地高辛相似。本品是地高辛末端 β 位的羟基被甲氧基取代,使其分子活性和药物亲脂性显著增强。

口服吸收完全,吸收率达 91%～98%。口服 10～20 分钟发挥作用,30～40 分钟达高峰浓度,1 小时达最大效应,$t_{1/2}$ 为 41 小时。本品作用强、起效快、用量小,甲地高辛 0.3mg 相当于地高辛 0.5mg,作用完全消失时间为 6 天。排泄速度比地高辛快,7 天排泄完,蓄积作用小,大部分经肾脏排泄,一部分经肾外途径排泄。平均峰值血药浓度为 1.99ng/ml。

(四)制剂

片剂:每片 0.1mg;0.05mg。注射液:每支 0.2mg(2ml)。

(五)临床应用

主要用于治疗心力衰竭,对不能耐受地高辛或有中毒反应者改用本品常可耐受,对于心衰合并肾功能不全者本品较地高辛安全。

(六)用法用量

轻者口服每次 4～6μg/kg,每日 2 次,连续服用 2～3 天后减半量,心力衰竭纠正后,以小量维持治疗,维持量为 1/5 饱和量。

(七)注意

用药后,少数患儿可有头痛、头晕,消化道反应较地高辛小,余基本同地高辛。

(八)药物相互作用

与地高辛相似。

四、毛花苷丙

(一)其他名称

西地兰,毛花洋地黄苷 C. CEDI—LANID,DIGILANID—C。

(二)特性

本品为白色结晶性粉末,无臭,置空气中能吸收约 70% 水分,不溶于水,稍溶于乙醇,易溶于甲、二氧六环吡啶。

（三）作用

本品为快速作用的洋地黄制剂。①加强心肌收缩力，使心搏量增加，心排空完全，使心室舒张期末压明显下降，静脉瘀血减轻；②减慢心率，因心肌收缩力加强，静脉压下降，因而可使反向性代偿性心动过速消除，减慢窦性心率；③利尿作用，因心搏出时增加，肾血流增多，肾小球滤过率增加而产生利尿作用。同时又能直接作用于肾脏亨利袢升支及远曲小管，抑制钠回吸收而产生利尿作用。

本品作用快，进入机体后 5～30 分钟开始发挥作用，1～2 小时达最大效应，维持 2～3 天。蓄积作用小，第 1 天排泄 50%，第 2 天排泄 80%，第 3 天排泄完毕。

（四）制剂

片剂：每片 0.25mg；0.5mg。注射液：每支 0.4mg(2ml)。

（五）临床应用

主要用于治疗急性心力衰竭和室上性心动过速发作。

（六）用法用量

1.治疗急性心力衰竭　静脉推注法，饱和量：小于 2 岁者按 0.03～0.04mg/kg，大于 2 岁者按 0.02～0.03mg/kg，首剂用饱和量的 1/2 或 1/3，加入 10%葡萄糖注射液 10～20ml 缓慢静脉注射 15 分钟，余量分 2 次给予，分别于 6～8 小时 1 次，8～12 小时达饱和量。末次用药后 12 小时，酌情给予地高辛维持治疗。静脉注射时，一定注意心律、心率及一般情况变化。早产儿和足月新生儿或肾功能减退、心肌炎患儿，肌内注射或静脉注射，每日 0.022mg/kg；2周～3 岁，每日 0.025mg/kg。静脉注射获满意疗效后，可改用地高辛常用维持量。

2.治疗室上性心动过速发作　静脉推注，其剂量同上，若 1 次静推复律后，立即停用，改用口服普罗帕酮等其他抗心律失常药物维持治疗。若 1 剂未达治疗效果，隔 2 小时后重复 1剂，剂量同上。或改用其他抗心律失常药物，如维拉帕米、普罗帕酮等，详见抗心律失常章。

（七）注意

注意事项同地高辛。

（八）药物相互作用

与地高辛相似。

五、毒毛花苷

（一）其他名称

毒毛旋花子苷 K，毒毛苷 K，康吡箭毒子素，Strofan－K。

（二）特性

本品为白色或黄色粉末，溶于水及乙醇，不溶于乙醚，在碱性溶液中易分解。

（三）作用

本品属快速强心剂，其作用比毛花苷丙快。口服不易吸收（吸收率仅 3%～10%），仅供静脉注射，其作用比毛花苷丙、地高辛快。其排泄快，蓄积作用小。静脉注射 5～15 分钟生效，1～2 小时达最大效应，维持 1～4 天。

（四）制剂

注射液：每支 0.25mg(1ml)。

（五）临床应用

主要用于各种原因引起的急性心力衰竭,且短时间内未用过洋地黄制剂的患儿。

（六）用法用量

1.饱和量 小于2岁者0.006~0.012mg/kg,大于2岁者0.005~0.01mg/kg,加入10％葡萄糖注射液10~20ml中缓慢静脉推注,推注时间大于15分钟。根据病情,8~12小时后可重复1次。

2.维持量 心力衰竭纠正后,可酌情口服地高辛或甲基地高辛维持治疗,维持量为饱和量的1/4~1/5,均分每日2次或每日1次服用。

3.儿童用量 儿童常用量也可按体重0.007~0.01mg/kg或按体表面积0.3mg/m²,首剂给予一半剂量,其余分成几个相等部分,间隔0.5~2小时给予。

（七）注意

1~2周内用过洋地黄制剂者慎用本品,余注意事项基本同地高辛。

（八）药物相互作用

与地高辛相似。

六、洋地黄

（一）其他名称

洋地黄叶、毛地黄,Digitalis Leaf。

（二）特性

本品是玄参科植物紫花洋地黄的干叶粉,为绿色或灰绿色粉末,有特异臭味,味极苦,应避光保存。

（三）作用

本品直接作用于心脏,治疗量可增强心肌收缩力,使心搏量增加,抑制心脏传导系统,减慢心率;中毒剂量则因抑制房室传导系统和兴奋异位节律点而致各种心律失常。

口服后缓慢吸收,吸收不完全,服药后4~6小时起效,12~14小时达最大效应,2~3周排泄完毕,具有高度蓄积性,长期使用可致洋地黄中毒。

（四）制剂

片剂:每片0.1g。

（五）临床应用

本品效价不稳定,有效剂量个体差异大,不易掌握,已被地高辛及其他洋地黄制剂取代。主要用于各种原因所致的慢性心功能不全、心房纤颤、心房扑动和室上性心动过速。

（六）用法用量

1.饱和量 小于2岁者每次6~8mg/kg,大于2岁者每次4~6mg/kg,每日3次,连用2~3天。速给法:首次用饱和量的1/3~1/2,余量分2~3次给予,每4~6小时1次,18小时达饱和量,末次用药后12小时可酌情给维持量;缓给法:饱和量均分于2天,每6~8小时1次,首次剂量加倍。

2.维持量 用饱和量的1/10,每日1次。

（七）注意

1.本品排泄慢,蓄积性强,用药前一定要询问病史,近1~2周内是否用过洋地黄制剂。

2.中毒后有恶心、呕吐、厌食、头疼、眩晕等,停药后症状消失。

3.其他注意事项同地高辛。

（八）药物相互作用

与地高辛相似。

七、洋地黄毒苷

（一）其他名称

狄吉妥辛，DIGOTIN。

（二）特性

本品为白色或黄白色细结晶粉末，无臭，味极苦，溶于乙醇等，不溶于水。

（三）作用

本品为洋地黄提纯制剂，其作用与洋地黄相似，但效价约为洋地黄的 1000 倍，其剂量约为洋地黄的 1/1000。给药后吸收完全，经 1～4 小时起效，8～12 小时达最大效应，维持 2～3 周；静脉注射 0.5 小时见效，4～8 小时达最大效应。有效血药浓度为 13～25ng/ml，中毒血药浓度大于 35ng/ml。由于本品作用时间长，因此蓄积作用大，易引起洋地黄中毒。

（四）制剂

片剂：每片 0.1mg。注射液：每支 0.2mg(1ml)；0.1mg(1ml)。

（五）临床应用

主要用于治疗慢性心功能不全。

（六）用法用量

1.饱和量　小于 2 岁者每次 6～8μg/kg，大于 2 岁者每次 4～6μg/kg，每日 3 次，连用 2～3 天。速给法：同洋地黄，首剂给饱和量的 1/2～1/3，余量分 3～4 次，每 4～6 小时 1 次，18 小时达饱和量，末次用药后 12 小时酌情给维持量；缓给法：饱和量均分，于 2～3 天内达饱和，一般 6～8 小时给药 1 次，首剂加倍，根据病情酌情给维持量。

2.维持量　用饱和量的 1/10，每日 1 次。

（七）注意

本品注射效果并不比口服强或快，肝肾功能不全者忌用，余同地高辛。

（八）药物相互作用

同时服用苯妥英钠、苯巴比妥、利福平等能使本品血中浓度降低 50%，其他与地高辛相似。

八、黄夹苷

（一）其他名称

强心灵、强心素，Thevetin。

（二）特性

本品系从国产的黄花夹竹桃果仁中提取的混合强心苷，为无色细小片状结晶性粉末，味极苦，无臭，微溶于水，溶于乙醇。

（三）作用

本品口服疗效与地高辛相似，作用机制亦相似。口服后 2 小时显效，2～4 小时达峰值，5～6 天排泄完全。口服吸收率为 50%，较地高辛略低。

（四）制剂

片剂：每片 0.25mg；注射液：每支 0.25mg(1ml)。

（五）临床应用

主要治疗各种原因引起的急性、慢性心力衰竭。

（六）用法用量

1.轻者口服，小于 2 岁者饱和量为 0.06～0.08mg/kg，大于 2 岁者饱和量为 0.04～0.06mg/kg。速给法：首剂用饱和量的 1/2～1/3，余量分 2～3 次给予，每 4～6 小时 1 次，8～12 小时达饱和量。末次用药后 12 小时，可酌情给维持量，其维持量是饱和量 1/4～1/5，每日分 2 次服用，直至心力衰竭纠正。

2.重症心力衰竭或不能口服者，可静脉推注，小于 2 岁者饱和量为 0.007～0.01mg/kg，大于 2 岁者饱和量为 0.003～0.007mg/kg。速给法：首剂给饱和量的 2/3，余量 4 小时后酌情给予，加入 10％葡萄糖注射液 10～20ml 中缓注 15 分钟。末次用药后 12 小时酌情给口服维持量，其维持量是饱和量 1/4～1/5。

（七）注意

同地高辛。

（八）药物相互作用

与地高辛相似。

九、盐酸多巴胺

（一）其他名称

3－羟酪胺，多巴胺。

（二）特性

为白色针状结晶或结晶性粉末，无臭、味微苦，易溶于水，溶于乙醇。

（三）作用

本品为体内合成去甲肾上腺素的前体，能够兴奋多巴胺受体、β_1 受体，高浓度时可兴奋 α 受体，其作用与剂量有关。小剂量，每分钟 2～5μg/kg，主要兴奋多巴胺受体，使肾血管、肠系膜血管、脑血管及冠状血管等多种脏器血管扩张，尤其使肾血流量增加，尿量和尿钠排泄增加；中等剂量，每分钟 6～15μg/kg，直接兴奋 β_1 受体，增强心肌收缩力，扩张冠状动脉，增加肾血流量，但心率增快不显著；大剂量，每分钟＞15μg/kg，兴奋 α 受体，使所有动、静脉收缩，血压升高，肾血流减少，周围血管和肺毛细血管阻力增加，心率增快，心肌耗氧量增加。综上所述，小剂量和中等剂量可使动、静脉扩张，降低心脏前、后负荷，减轻肺瘀血，增加心脏排血量，有利心衰治疗，大剂量则作用相反。

（四）制剂

注射液：每支 20mg(2ml)。

（五）临床应用

主要应用于急性心衰、难治性心衰和心源性休克，尤其适用于合并房室传导阻滞者，可在常规应用洋地黄的基础上加用本品；亦可用于感染性休克、中毒性休克和急性肾功能不全等。

（六）用法用量

1.用于急性心衰、难治性心衰和心源性休克的治疗，尤其适用于合并房室传导阻滞者，可在常规应用洋地黄的基础上加用本品。可从小剂量开始逐渐增加直至生效,一般以每分钟 1～3μg/kg 开始,每分钟 5～8μg/kg 维持。心力衰竭控制后可逐渐减量并停用,一般不超过 7～10 天。

2. 治疗心源性休克、感染性休克、中毒性休克,从小剂量开始,每分钟 1μg/kg,继之每 10 分钟增加直至升压满意或已达每分钟 1μg/kg,如多巴胺不能维持足够的灌注压,可同时应用间羟胺,因后者有兴奋 α 受体的作用,剂量以每分钟 8～15μg/kg 滴注,如治疗过程尿量增加,虽血压未恢复正常,可不必增加剂量,以免血压过度增高,增加心肌负担和减少组织的血流灌注。血压正常、临床症状好转逐渐停药。

3. 治疗肾功能不全　多巴胺合用利尿药效果良好,其剂量每次 10～20mg,加入 10％葡萄糖注射液 100ml 中缓慢滴注,每日 1 次,尿量增多后停用。

(七)注意

1. 不良反应　应用剂量过大有呼吸加速、恶心、呕吐、室性心律失常和心绞痛等;静脉注射本品应避免漏出血管外,以免发生坏死;若发生坏死,可用酚妥拉明 5～10mg 加生理盐水注射液局部封闭。少数用药过程中发生低血压,应及时调节滴速,以提高至正常为宜;若经调整剂量血压仍低,应停用本品,加用血管收缩药。停用本品时,应逐渐递减,以免发生严重低血压。

2. 本品有个体差异性,用量应强调个体化,治疗应从小剂量开始,根据治疗反应及病情调节滴速,以免剂量过大使心率加快,周围血管阻力增加,心肌耗氧量增加。一旦达到有效剂量,应保持滴速,以维持重要脏器灌注,根据病情持续应用一段时间。应用过程中应密切观察心率、血压、尿量及一般情况的变化。

3. 应用本品前应先补充血容量和纠正酸中毒。

4. 嗜铬细胞瘤和心律失常未纠正者禁用。

5. 在儿童中使用,应进行严密监测患儿病情变化。

(八)药物相互作用

1. 本品可与硝普钠、异丙肾上腺素、多巴酚丁胺合用,但应注意心排血量的改变。

2. 大剂量多巴胺与 α 受体阻断药合用时,后者扩血管效应可被本品外周血管收缩作用拮抗。

3. 本品与全麻药合用,可使心肌对多巴胺异常敏感,易引起室性心律失常。

4. 与胍乙啶合用可加强本品的升压作用。

5. 本品与苯妥英钠同时静脉注射可产生低血压与心动过缓,若必须使用时,应二药交替应用。

6. 与单胺氧化酶抑制剂同用,可延长及加强多巴胺效应。

7. 盐酸普萘洛尔可抵消本品对心脏的所有作用。

8. 氯丙嗪可抵消本品对肾血管的扩张作用。

9. 本品不能与碱性液体配伍应用。

十、盐酸多巴酚丁胺

(一)其他名称

杜丁胺,独步催,多巴酚丁胺,DOBUTREX,INOTREX。

（二）特性

本品为白色或类白色结晶性粉末，几乎无臭，味微苦，略溶于水、无水乙醇。

（三）作用

本品为新型拟肾上腺素药物，可同时兴奋 β_1、β_2 和 α 受体，尤其兴奋受体的作用最强，可增强心肌收缩力，增加心排血量，对心率的影响小于异丙基肾上腺素。小剂量可产生轻度缩血管作用；大剂量既有血管收缩作用，又有舒张血管的作用，通过血液重新分布，增加冠状血管和骨骼肌的血液供应。另外，本品可加快心脏传导系统的传导速度。

口服无效，静脉注射 1~2 分钟起效，10 分钟达最高峰，持续数分钟，$t_{1/2}$ 为 2 分钟，主要经肝内代谢，经肾脏排出。

（四）制剂

注射液：每支 250mg(5ml)；20mg(2ml)。

（五）临床应用

本品主要应用于急性心衰、难治性心衰和心源性休克，尤其适用于合并房室传导阻滞者。另外，可应用于各种末梢循环障碍、骨折及创伤难愈、高血压、动脉硬化、内耳眩晕症、青光眼等。

（六）用法用量

每次 10~20mg，用 5％葡萄糖稀释后滴注，滴速为每分钟 2.5~10μg/kg，一般从小剂量开始，视心率、血压、尿量及病情调整滴速，一般应用 7~10 天。

（七）注意

1. 不良反应　偶见心悸、热感、发汗、食欲减退、气短、头痛、胸痛等，停药后症状消失。注意滴速不宜过快，滴速过快易引起血管扩张，血压下降。

2. 应用前应先补充血容量，长期应用易产生耐药性。

3. 糖尿病、梗阻型肥厚性心肌病患者禁用。

4. 输注液配好后应于 24 小时内用完。

（八）药物相互作用

1. 与全麻药同用，室性心律失常的发生率增高。

2. β 受体阻断药可拮抗多巴酚丁胺对 β_1 受体的兴奋作用，导致 α 受体作用占优势，加大外周阻力。

3. 与硝普钠合用，可导致心排血量微增。

4. 酚妥拉明可阻断多巴酚丁胺的血管收缩作用，而盐酸普萘洛尔可阻断多巴酚丁胺的血管舒张作用。

5. 多巴酚丁胺不能与碱性药物、氧化剂配伍。

6. 与地高辛合用治疗心衰有协同作用，但易引起心律失常。

十一、氨力农

（一）其他名称

氨吡酮，氨利酮，氨双吡酮，氨联吡啶酮，INOCOR，WINCORAN。

（二）特性

是一种双吡啶衍生物，非苷类，非儿茶酚胺类强心剂。

（三）作用

选择性抑制磷酸二酯酶Ⅲ的活性,使环磷酸腺苷的分解减少,心肌细胞内环磷酸腺苷浓度增加,使心肌细胞内钙离子浓度增加,从而发挥正性肌力作用,增强心肌收缩力,增加左室最大压力的上升速度。本品可降低衰竭心脏的耗氧量,增加心脏排血量,使心脏指数、射血分数、每搏作功指数提高。同时,可作用于血管平滑肌,使血管发生非特异性扩张,肺血管和周围血管扩张,外周阻降低,降低心脏前后负荷,使心功能改善,肾血流量增加,尿量增加。

静脉注射 2 分钟生效,10～12 分钟达高峰,可持续 60～90 分钟,约 60% 由肾脏排泄,$t_{1/2}$ 为 5～30 分钟。

（四）制剂

注射液:每支 50mg;100mg。

（五）临床应用

主要应用于急性心衰、难治性心衰和心源性休克,尤其适用于合并房室传导阻滞者,可在常规应用洋地黄的基础上加用本品。另外,本品可扩张肺血管,降低肺动脉压力,因此可应用于伴有肺动脉高压者。

（六）用法用量

静脉应用的负荷量为 0.5～1.0mg/kg,5～10 分钟静推完,其维持量为每分钟 5～10μg/kg,一般应用不超过 7～10 天。

（七）注意

1. 不良反应　可损害肝脏,使肝脏酶活性增高,但停药后可逐渐恢复正常。长期应用可出现胃肠道症状,如恶心、呕吐、腹泻等,但停药后症状消失。长期应用亦可致血小板减少,尤其口服时血小板减少的发生率达 15%～20%,故目前已废除口服药。由于可使心肌细胞内钙增多,因此可加重心肌细胞内的钙超载而诱使基础心脏病恶化和心律失常出现。另外,应用时可出现头痛、厌食、味觉和嗅觉迟钝。静脉注射时可有局部不适感,药液外漏可导致局部组织坏死。

2. 应用前应补足血容量,否则可发生低血压。

3. 氨力农虽具有良好的短期血流动力学效应,但长期治疗副作用多,对长期生存率不利,故多用于急性心衰或难治性心衰的短期治疗,且不作为一线药物应用。

4. 注意避光应用。

5. 对氨力农和亚硫酸氢盐过敏者禁用,肝功能不良者慎用。

6. 婴幼儿慎用。

（八）药物相互作用

1. 氨力农不可与含葡萄糖的液体混合。

2. 滴注氨力农的输液管不要静推呋塞米(混合易产生沉淀)。

3. 与硝酸异山梨酯合用有相加作用。

4. 与洋地黄合用,正性肌力作用增强。

5. 与儿茶酚胺类强心药合用可增加疗效。

6. 与血管紧张素转换酶抑制剂、硝酸酯类合用治疗心衰有协同作用。

7. 与肼屈嗪合用治疗心力衰竭,疗效增强,不良反应减少。

8. 与硝苯地平合用,可增加疗效。

9.与丙吡胺合用可导致血压过低。

十二、米力农

（一）其他名称

米利酮，甲氰吡酮，二联吡啶酮，WIN47203。

（二）特性

为氨力农的衍生物，其特性同氨力农。

（三）作用

为磷酸二酯酶抑制剂，可增加心肌收缩力，扩张周围血管，并有利尿和扩张支气管作用，可改善肺功能。其正性肌力作用比氨力农强20倍，且无明显毒副作用，米力农的作用与剂量有关。

（四）制剂

注射液：每支0.05g；0.1g。

（五）临床应用

临床应用同氨力农，主要应用于急性心衰、难治性心衰和心源性休克，尤其适用于合并房室传导阻滞者，可在常规应用洋地黄的基础上加用本品。

（六）用法用量

国外用于肾功能正常的感染性休克患儿，负荷剂量为$75\mu g/kg$静脉注射，以后每分钟$0.75\sim1\mu g/kg$的速度静脉滴注，并建议每分钟增加$0.25\mu g/kg$，负荷量顺应增加以便更快地达到稳态血药浓度。

用于儿童心脏外科手术后的低心排出量时，建议在心脏分流术后5min内静脉快速给予负荷量$50\mu g/kg$，继以每分钟给$3\mu g/kg$的速度静脉滴注30分钟，之后以$0.5\mu g/kg$静脉滴注维持。

（七）注意

1.不良反应 较氨力农少，可出现头痛、肌无力、失眠和胃肠道症状，如恶心、呕吐等，但停药后症状可消失。本品有水钠潴留作用，可加重室性心律不齐。

2.严重室性心律失常和肝、肾功受损者慎用。

3.国内儿童用药安全性和有效性尚不明确.应慎用。

（八）药物相互作用

与氨力农相似。

（时艳平）

第五节　血脂调节药

一、概述

近年来由于肥胖儿童的增多，高脂血症在儿童中也常可见，为儿童健康成长带来了隐患。动脉粥样硬化和冠心病是影响健康的常见心血管疾病，高脂血症是其重要的发病因素之一，因此调节血脂也就成为防治动脉粥样硬化和冠心病的一个重要方面。当前应用的血脂调节药主要包括以下五类：

1.他汀类　即羟甲戊二酰辅酶A（HMG－CoA）还原酶抑制剂，其作用机制为抑制胆固醇的体内生成。此类药物降低血胆固醇与低密度脂蛋白的水平，降幅为30%～60%。代表性药物有洛伐他汀、辛伐他汀、普伐他汀、氟伐他汀等。

2.贝丁酸类　即甲氧芳酸类、纤维酸类。其降血脂的作用是通过增加脂蛋白脂酶和肝脂酶活性，使富含甘油三酯脂蛋白的分解代谢增加，以及减少极低密度脂蛋白的分泌。此类药物降低甘油三酯比降低胆固醇的作用强。代表性药物有吉非贝特、非诺贝特、苯扎贝特等。

3.烟酸及其衍生物类　其降血脂作用是通过抑制脂肪组织的脂肪溶解，减少游离脂肪酸进入肝内而使极低密度脂蛋白生成减少，以及抑制肝内合成含载脂蛋白B的脂蛋白。此类药物降低甘油三酯比降低血低密度脂蛋白作用强，也可升高高密度脂蛋白。代表性药物为烟酸和阿昔莫司。

4.胆酸螯合剂　即降脂树脂，为阳离子交换树脂，非特异性地在肠道将富含胆固醇的胆酸螯合而随粪便排出，结果使血低密度脂蛋白水平降低，高密度脂蛋白升高。代表性药物有考来烯胺、考来替泊。

5.普罗布考　为一种抗氧化剂，使低密度脂蛋白不易被氧化。此药降低血低密度脂蛋白和胆固醇水平，但可延长QT间期，已经少用。

除以上各类药物外，一些多不饱和脂肪酸，包括来自鱼肝油中的二十碳五烯酸、二十二碳六烯酸，来自植物油中的亚油酸、亚麻酸等所含的十八碳三烯酸，也有降低血胆固醇和甘油三酯的作用，但只能作为辅助治疗用药。

二、氯贝丁酯

（一）其他名称

安妥明、冠心平、降脂乙酯，Atromid－S。

（二）特性

为苯氧酸的衍生物，为无色或淡黄色澄明油状液体，有特异臭，味辛甜，遇光色渐变深。易溶于乙醇。丙酮、氯仿。

（三）作用

通过激活脂蛋白脂酶，使极低密度脂蛋白和甘油三酯在血中易被分解成脂肪酸及甘油，后二者又被脂肪组织摄取，并被合成为甘油三酯而贮存于脂肪组织中，从而显著降低血中极低密度脂蛋白及甘油三酯含量，降低甘油三酯的效果较降低胆固醇为佳。此外，尚有轻度抑制肝脏极低密度脂蛋白的合成以及轻度降低肝脏极低密度脂蛋白进入血浆的作用。另外，本品亦能降低血纤维蛋白原含量和血小板的黏性，防止血栓形成。

（四）制剂

胶囊剂：每粒0.125g；0.25g。

（五）临床应用

适用于Ⅲ、Ⅳ和Ⅴ型高脂血症。

（六）用法用量

大于10岁者，每次0.125g，每日2～3次于进餐时给予。

（七）注意

1.不良反应 消化系统反应常见恶心、呕吐、食欲减退、腹胀、腹泻等;神经系统反应可见乏力、头痛等;其他可见肌痛、肌炎样综合征、肝功能异常、皮肤瘙痒、荨麻疹等。

2.食物可增加本药的吸收,宜在进餐时服用。

3.对本药过敏、肝功能不全、严重肾功能不全、胆石症者禁用。

(八)药物相互作用

1.与抗凝剂合用,抗凝作用增强。

2.慎与其他降胆固醇药合用。

3.慎与含有激素的避孕药合用。

4.与甲苯磺丁脲、苯妥英钠、呋塞米合用,可使后者作用及毒性增强。

三、非诺贝特

(一)其他名称

力平之,利必非,美利普特。

(二)特性

为白色或类白色结晶性粉末,无臭,无味。极易溶于氯仿,易溶于乙醚、丙酮,几乎不溶于水。

(三)作用

通过激活过氧化物增殖体激活受体(PPAR),使低密度脂蛋白中的小而密的部分减少,大而疏的部分相对增多;同时抑制极低密度脂蛋白的生成,并使三酰甘油分解增多;另外,可使载脂蛋白 A 生成增加,提高高密度脂蛋白,发挥降血脂作用。另外,可降低高尿酸血症的血尿酸浓度。

口服吸收良好而迅速,餐后吸收率可达 80%。口服后 4~7 小时血药浓度达峰值。持续用药后 $t_{1/2}$ 为 21.7 小时;85.5%~90%经肾脏排出。

(四)制剂

片剂:每片 0.1g;0.2g;0.3g。胶囊:每粒 0.1g;0.2g;0.3g。缓释胶囊:每粒 0.25g。

(五)临床应用

适用于高三酰甘油血症,高胆固醇血症或混合型高脂血症。

(六)用法用量

大于 10 岁者,每日 5mg/kg,分 3 次于进餐时给予。

(七)注意

1.不良反应 消化系统反应常见腹部不适、腹泻、便秘等,偶见口干、食欲减退等;神经系统反应可见乏力、头痛、眩晕和失眠等;其他可见肌痛、血磷酸肌酸激酶增高、皮疹和湿疹等。

2.食物可增加本药的吸收,宜在进餐时服用。

3.对本药过敏、肝功能不全、严重肾功能不全、胆石症者禁用。

(八)药物相互作用

1.与抗凝剂合用,抗凝作用增强。

2.慎与其他降胆固醇药合用。

3.慎与含有激素的避孕药合用。

四、洛伐他汀

（一）其他名称

海立,海立之,美降脂。

（二）特性

为他汀类降血脂药,从真菌培养液中分离制备的羟甲戊二酰辅酶A(HMG－CoA)还原酶抑制剂。为白色结晶性粉末,无臭、无味,不溶于水。

（三）作用

在肝脏通过竞争性抑制胆固醇合成过程中的限速酶HMG－CoA还原酶,使胆固醇的合成减少;同时触发肝代偿性增加低密度脂蛋白受体的合成,使肝对低密度脂蛋白的摄取增加,最终使血胆固醇和低密度脂蛋白水平降低。另外,可降低血清三酰甘油水平,增高血高密度脂蛋白水平。

口服后约30％被吸收。口服后2～4小时血药浓度达峰值,长期治疗后停药,作用可维持4～6周。血浆蛋白结合率为95％,$t_{1/2}$为3小时;83％随粪便排出,10％随尿排出。

（四）制剂

片剂:每片10mg;20mg;30mg。胶囊:每粒10mg;20mg。

（五）临床应用

适用于高胆固醇血症或混合型高脂血症,尤其适用于高胆固醇血症,为伴低密度脂蛋白胆固醇增高者的首选药物。

（六）用法用量

儿童起始剂量为每日10mg,维持剂量为每日10～40mg。

（七）注意

1.不良反应　①消化系统反应:常见恶心、腹泻等;罕见急性胰腺炎;偶见腹痛、消化不良、便秘、食欲减退等。②神经系统反应:多见头痛、眩晕;少见失眠、感觉异常和焦虑。③皮肤:可见皮疹;罕见血管神经性水肿、狼疮样综合征、荨麻疹、发热、颜面潮红、表皮松解综合征等。④其他:可见肌痛、血磷酸肌酸激酶增高、光敏感、视物模糊、溶血性贫血、血小板减少、嗜酸性粒细胞增多等。

2.食物可增加本药的吸收,宜在进餐时服用。

3.治疗期间发生如下情况应停药　①氨基转移酶超过正常高限3倍以上或持续升高;②肌酸磷酸激酶显著升高或发生肌炎;③存在严重感染、低血压、大手术、外伤、严重内分泌紊乱或代谢紊乱,无法控制的抽搐等严重情况,尤其继发于横纹肌溶解的肾衰竭时。

4.对本药过敏、活动性肝病、持续肝功能异常者禁用。

5.国外有儿童应用本品的临床资料,国内儿童长期应用安全性未确立,应用时应进行密切观察随访。

（八）药物相互作用

1.与抗凝剂,如双香豆素类合用可使凝血酶原时间延长。

2.与环孢素、红霉素、吉非贝齐、烟酸等合用可使发生横纹肌溶解和急性肾衰的机会增加。

3.考来烯胺、考来替泊可使本药的生物利用度降低,应在服前者4小时后服用本药。

4.与普萘洛尔合用,可使本药及其代谢产物曲线下面积减少,代谢物的血药浓度峰值明显下降。

五、普伐他汀

（一）其他名称

普拉司汀,帕伐他汀,帕瓦停,普拉固,Selectin,Provachol。

（二）特性

是从真菌制备的一种亲水性羟甲戊二酰辅酶 A（HMG－CoA）还原酶抑制剂,活性强。药用其钠盐,为白色或类白色结晶性粉末,无臭,无味,易溶于水。

（三）作用

本药自身具有活性,其作用较洛伐他汀强。可高度选择性抑制肝内胆固醇合成过程中的限速酶 HMG－CoA 还原酶,使胆固醇的合成减少;触发肝代偿性增加低密度脂蛋白受体的合成,从而加强由受体介导的低密度脂蛋白的分解和从血中的清除过程;还可抑制极低密度脂蛋白胆固醇的合成,从而减少低密度脂蛋白的生成。另外,尚可轻度降低血三酰甘油,升高高密度脂蛋白胆固醇水平。

口服吸收迅速,吸收率为 34% 左右,生物利用度仅为 18%,但存在广泛的肠肝循环。口服后 1 小时血药浓度达峰值,蛋白结合率为 50%,$t_{1/2}$ 为 $1.3\sim2.7$ 小时;70% 随粪便排出,20% 随尿排出。

（四）制剂

片剂:每片 5mg;10mg。

（五）临床应用

适用于高胆固醇血症或混合型高脂血症。

（六）用法用量

年长儿童起始剂量为每日 5mg,维持剂量为每日 5～20mg。

（七）注意

1.不良反应　①消化系统反应:常见恶心、呕吐、腹痛、腹胀、腹泻、便秘,偶见肝功能异常,罕见急性胰腺炎(治疗 3 个月内)。②神经系统反应:多见头痛、眩晕;少见失眠。③肌肉骨骼:罕见肌痛、肌炎、横纹肌溶解。④其他:可见皮疹、胸痛、血小板和白细胞减少等。

2.宜在睡前服用。

3.治疗期间发生如下情况应停药　①氨基转移酶超过正常高限 3 倍以上或持续升高;②肌酸磷酸激酶显著升高或发生肌炎。

4.对本药过敏、活动性肝病者禁用。

5.小儿用药的安全性尚未确立,应谨慎使用,应用时须密切监测。

（八）药物相互作用

1.与抗凝剂合用可使凝血酶原时间延长。

2.与环孢素、红霉素、吉非贝齐、烟酸、免疫抑制药及其他 HMG－CoA 还原酶抑制药等合用可使发生横纹肌溶解和急性肾衰的机会增加。

3.考来烯胺、考来替泊可使本药的生物利用度降低,应在服前者 4 小时后服本药。

4.抗酸药及西咪替丁可改变本药的血药浓度,但不影响疗效。

六、辛伐他汀

（一）其他名称

塞瓦停，舒降脂，斯伐他汀，新伐他丁，新伐他汀。

（二）特性

是由土曲霉酵解产物合成的羟甲戊二酰辅酶 A（HMG－CoA）还原酶抑制剂，本身无活性。为白色或类白色结晶性粉末，无吸湿性，不溶于水。

（三）作用

本药水解产物在肝内通过竞争性抑制胆固醇合成过程中的限速酶 HMG－CoA 还原酶，使胆固醇的合成减少及低密度脂蛋白受体合成增加，从而使血胆固醇和低密度脂蛋白胆固醇水平显著下降。也可降低血三酰甘油和增高血高密度脂蛋白水平。

口服后吸收良好，首过效应高，生物利用度为 5％。口服后 1.3～2.4 小时血药浓度达高峰，2 周起效，4～6 周作用达高峰，长期治疗停药后作用可维持 4～6 周。血浆蛋白结合率为 95％，$t_{1/2}$ 为 3 小时；60％经胆汁随粪便排出，13％随尿排出。

（四）制剂

片剂：每片 5mg；10mg；20mg。

（五）临床应用

适用于高胆固醇血症或混合型高脂血症。

（六）用法用量

大于 10 岁儿童起始剂量为每日 5mg，维持剂量为每日 5～80mg，

（七）注意

1.不良反应　①消化系统反应：常见恶心、腹痛、腹胀、腹泻、便秘，罕见肝炎、急性胰腺炎（治疗 3 个月内）。②神经系统反应：偶见头痛，可有眩晕、失眠、感觉异常及外周神经病。③肌肉骨骼：罕见肌痛、肌炎、横纹肌溶解。④其他：可见皮疹、狼疮样综合征、荨麻疹、光过敏、胸痛、血小板和白细胞减少等。

2.宜与食物同服。

3.治疗期间发生如下情况应停药　①氨基转移酶超过正常高限 3 倍以上或持续升高；②肌酸磷酸激酶显著升高或发生肌炎。

4.大量应用葡萄汁可使本药活性增加，应避免服用此类饮料。

5.对本药过敏、活动性肝病者禁用。

6.已明确在 10～17 岁的杂合子家族性高胆固醇血症的儿童中使用本品的安全性。

（八）药物相互作用

1.与抗凝剂，如香豆素衍生物合用可使凝血酶原时间延长。

2.与环孢素、红霉素、吉非贝齐、烟酸、酮康唑等合用可使发生横纹肌溶解和急性肾衰的机会增加。

3.考来烯胺、考来替泊可使本药的生物利用度降低，应在服前者 4 小时后服用本药。

4.本药可使地高辛的血药浓度轻度升高。

七、阿托伐他汀钙

（一）其他名称

立普妥,阿乐。

（二）作用

阿托伐他汀是 HMG－CoA 还原酶的选择性、竞争性抑制剂,HMG－CoA 还原酶为一限速酶,该酶将 3－羟基－3－甲基－戊二酰基辅酶 A 转化为甲羟戊酸(包括胆固醇在内的固醇的前体)。甘油三酯和胆固醇在肝脏内合并成极低密度脂蛋白胆固醇(VLDL)并释放到血浆中以进一步输送至周围组织。低密度脂蛋白胆固醇(LDL)由极低密度脂蛋白胆固醇(VLDL)形成并主要通过受体对高亲和力的低密度脂蛋白胆固醇(LDL)分解代谢。

（三）制剂

片剂:20mg。

（四）临床应用

高胆固醇血症、混合型高脂血症。

（五）用法用量

4～17 岁患有严重脂质紊乱(如纯合子家族性高胆固醇血症)的患者中本品推荐起始剂量为每日 10mg。根据患者临床情况,最大剂量可增加至每日 80mg。

（六）注意

1.肝脏影响　开始治疗前应做肝功检查并定期复查。患者出现任何提示有肝脏损害的症状或体征时应检查肝功能。转氨酶水平升高的患者应加以监测直至恢复正常。如果转氨酶持续升高超过正常值 3 倍以上,建议减低剂量或停用本品。过量饮酒和(或)曾有肝疾病史患者慎用本品。

2.骨骼肌影响　与其他 HMG－CoA 还原酶抑制剂一样,在罕见情况下,阿托伐他汀可能影响骨骼肌,引起肌痛、肌炎和肌病,可能进展为威胁生命的横纹肌溶解症,表现为 CPK 明显升高(超过正常上限 10 倍以上)、肌球蛋白血症和肌球蛋白尿,导致肾衰。

3.对半乳糖不耐受、人乳糖缺乏、或有葡萄糖－半乳糖吸收障碍等罕见遗传疾病的患者不应服用本品。

4.不良反应　便秘、胃肠胀气、消化不良和腹痛,通常在继续用药后缓解。

（七）药物相互作用

1.当他汀类药物与环孢素、纤维酸衍生物、大环内酯类抗生素(包括红霉素)、康唑类抗真菌药或烟酸合用时,发生肌病的危险性增加。在极罕见情况下,可导致横纹肌溶解,伴有肌球蛋白尿而后继发肾功能不全。

2.细胞色素 P450 3A4 抑制剂　阿托伐他汀经细胞色素 P450 3A4 代谢,本品与细胞色素 P450 3A4 的抑制剂(环孢素、大环内酯类抗生素如红霉素或克拉霉素和康唑类抗真菌药如伊曲康唑及 HIV 蛋白酶抑制剂)合用可能发生药物相互作用。合并用药导致阿托伐他汀血浆浓度增加。

3.红霉素、克拉霉素　阿托伐他汀每日 1 次 10mg,分别和细胞色素 P450 3A4 抑制剂红霉素(500mg,每日 4 次)或克拉霉素(500mg,每日 2 次)联合应用,阿托伐他汀的血浆浓度增高。克拉霉素分别使阿托伐他汀的最大血药浓度和药时曲线下面积增加 56％和 80％。

4.伊曲康唑　阿托伐他汀和伊曲康唑合用,可导致前者半衰期延长 3 倍。

5.柚子汁　包含抑制细胞色素 P450 3A4 的一种或更多成分,可增加经过该酶代谢的药物血浆浓度。摄入 240ml 柚子汁使阿托伐他汀 AUC 增加 37％,活性对羟基代谢物 AUC 降低 20.4％。但是,摄入大量柚子汁(每天饮用超过 1.2 升,连续 5 天)增加阿托伐他汀和活性(阿托伐他汀和代谢物)HMG－CoA 还原酶抑制剂 AUC 分别为 2.5 倍和 1.3 倍。所以,建议服用阿托伐他汀者不应同时摄入大量柚子汁。

6. 细胞色素 P450 3A4 诱导剂　细胞色素 P450 3A4 诱导剂(利福平、苯妥英钠)对本品的作用不详。本品与该同工酶的其他底物间可能的相互作用不详,但对治疗指数窄的药物如Ⅲ类抗心律失常药物(胺碘酮)应予注意。

7. 地高辛　本品 10mg 与多剂量的地高辛联合用药时,地高辛的稳态血浆浓度不受影响。本品每日一次 80mg 与地高辛联合用药时,地高辛浓度增加约 20％。这是由于细胞膜转运蛋白 P－糖蛋白受到抑制。患者服用地高辛应适当监测。

8. 考来替泊　考来替泊与本品合用时,阿托伐他汀及其活性代谢产物的血浆浓度下降 25％。但二药合用的降脂效果大于单一药物使用的降脂效果。

9. 抗酸剂　本品与含有氢氧化镁和氢氧化铝的口服抗酸药混悬剂合用时,阿托伐他汀及其活性代谢产物的血浆浓度下降约 35％;但其降低低密度脂蛋白胆固醇的作用未受影响。

10. 华法林　本品与华法林合用,凝血酶原时间在最初几天内轻度下降,15 天后恢复正常。即便如此,服用华法林的患者加服本品时应严密监测。

八、烟酸

(一)其他名称

尼古丁酸,尼克丁酸,尼克酸、烟碱酸。

(二)特性

为 B 族维生素,呈白色结晶或结晶性粉末,几乎无臭,味微酸,溶于沸水。易溶于碱性溶液。

(三)作用

每日口服 3g 烟酸,能降低血浆甘油三酯约 26％,长期用药也能降低血浆胆固醇约 10％。烟酸可减少 cAMP 含量,使外周脂肪组织中甘油三酯的分解减少,使释放入血中的游离脂肪酸减少,继而使肝中甘油三酯合成减少;烟酸可减少肝脏 Apo B 的产生,从而减少肝脏合成极低密度脂蛋白,引起低密度脂蛋白合成减少。烟酸转化成烟酰胺后则无降血脂作用。烟酸还能促进胆固醇经肠排泄,所以血中胆固醇含量也有降低;此外,烟酸能明显提高高密度脂蛋白含量。另外,尚有扩张周围血管的作用。

口服吸收完全,口服后 30～60 分钟血药浓度达峰值,血浆蛋白结合率小于 20％。肝内代谢,$t_{1/2}$ 为 45 分钟。

(四)制剂

片剂:每片 50mg;100mg。注射液:每支 50mg(1ml);100mg(1ml);20mg(2ml);100mg(2ml);50mg(5ml)。

(五)临床应用

适用于防治糙皮病等烟酸缺乏病及烟酸的补充。另外,适用于除Ⅰ型以外的各型高脂血症的辅助用药,亦可作为血管扩张药治疗偏头痛等。

(六)用法用量

1. 口服给药　用于 2 岁以上儿童。糙皮病,每次 25～50mg,每日 2～3 次。高脂血症,每次 50mg,每日 3 次,逐渐增加剂量,直到每日 500～600mg。偏头痛,每次 25～50mg,每日 2～3 次。

2.静脉给药　糙皮病,2 岁以上小儿每日 300mg,静脉缓慢注射。

附:每日需要膳食摄取量为:新生儿～3 岁 5～9mg,4～6 岁 12mg,7～10 岁 13mg。青少年:男性 15～20mg,女性 13～15mg。

(七)注意

1.不良反应　①皮肤:可有皮肤潮红、发热、瘙痒、荨麻疹等,静脉注射可引起皮肤红斑,大剂量可导致皮肤干燥。②消化系统反应:较常见恶心、呕吐、腹泻,可加重溃疡,大剂量可导致肝功能异常。③内分泌/代谢:大剂量可导致高血糖、高尿酸等。④其他:可见头晕、乏力、眼干、视觉障碍、心悸、心律失常等。

2.与牛奶同服或进餐时服用可减少腹部不适症状,服药前 30 分钟给予阿司匹林可减轻本品扩血管作用所导致的不良反应。

3.对本品过敏和消化性溃疡者禁用;动脉出血、糖尿病、青光眼、高尿酸血症、肝病、低血压者慎用。

4.小于 2 岁的儿童禁用。

(八)药物相互作用

1.与树脂类药或纤维酸类药合用可增加疗效。

2.与胆汁酸络合剂或苯氧酸类合用可提高疗效。

3.与胍乙啶等肾上腺素受体阻断药合用,本药扩血管作用增强,并可引起直立性低血压。

4.异烟肼可阻止烟酸与辅酶 I 结合而致烟酸缺乏。

5.与他汀类药合用具有潜在横纹肌溶解的危险。

九、考来烯胺

(一)其他名称

消胆胺,降脂 1 号树脂,Cuemid,Questran。

(二)特性

为白色或类白色颗粒或粉末,有特异臭。不溶于水、酸及碱性溶液。

(三)作用

本品是一种阴离子交换树脂,服用后在小肠内与胆酸结合,形成不溶性化合物阻止其吸收,而随粪便排泄;与胆酸在小肠内结合导致胆汁酸在肝内合成增加,从而使肝内胆固醇减少,导致肝脏低密度脂蛋白受体活性增加而去除血浆中低密度脂蛋白;增加肝脏极低密度脂蛋白的合成,从而增加血浆中甘油三酯的浓度;降低血清中的胆酸,可缓解因胆酸过多而沉积于皮肤所致的瘙痒。

口服后不从胃肠道吸收,用药后 1～2 周,血浆胆固醇浓度开始降低,可持续降低 1 年以上。用药 1～3 周,因胆汁淤积所致的瘙痒得到缓解。停药后 2～4 周血浆胆固醇浓度恢复至基础水平。

(四)制剂

散剂:每包 9g(含 4g 无水考来烯胺)。

(五)临床应用

适用于Ⅱa型高脂血症,高胆固醇血症,也可用于胆管不完全阻塞导致的瘙痒、胆汁性肝硬化和药物引起的胆汁郁积性黄疸、慢性胆囊炎、胆石症和卟啉沉着病等。

（六）用法用量

口服给药,用于高脂血症的小儿,初始剂量为每日 4g(无水考来烯胺),分 2 次给予;维持量为每日 2～24g(无水考来烯胺),分 2 次或多次服用。

（七）注意

1. 不良反应　较常见的有便秘、胃灼热、消化不良、恶心、呕吐、胃痛;较少见的有胆石症、胰腺炎、胃肠出血或胃溃疡、脂肪泻或吸收不良综合征、嗳气、肿胀、眩晕、头痛等。

2. 本药粉剂应与 120～180ml 水混合后再服用。

3. 治疗过程中出现下列情况应停药　便秘或症状加重,有发生肠梗阻的危险;血浆胆固醇浓度反常性增高;用药 3 个月无效。

4. 长期服用可导致脂溶性维生素吸收不良,宜补充并应补充钙盐。

（八）药物相互作用

1. 本品可与双香豆素抗凝药结合,如同用,宜间隔 4～6 小时。

2. 本品可影响洋地黄、保泰松、四环素、苯巴比妥和甲状腺素的吸收,同用时应调整剂量。

（郎婧）

第六节　祛痰药

一、概述

痰是呼吸道有炎症时由支气管黏液腺和杯状细胞产生的过多的分泌物。痰可阻塞呼吸道,引起呼吸困难,痰的存在又为呼吸道感染提供了条件,并可加重感染。应用祛痰药是治疗呼吸系统疾病的重要措施之一。

祛痰药是可刺激胃黏膜的神经末梢,引起轻微的恶心,反射性的促进腺体分泌增加,使痰液中的黏性成分分解,分子变小,痰液黏度降低,使之易于咳出,或能加速呼吸道黏膜纤毛运动、改善痰液转运功能的药物。

（一）分类

祛痰药按其作用方式可分为四类:①恶心性祛痰药:氯化铵、愈创甘油醚等。②刺激性祛痰药:复方安息香酊等。③黏痰溶解药:乙酰半胱氨酸、盐酸半胱甲酯等。④黏液调节剂:盐酸溴己新、羧甲司坦等。

（二）作用特点

1. 恶心性祛痰药　口服后可刺激胃黏膜的迷走神经末梢,导致轻微的恶心,反射性地促进呼吸道腺体分泌增加,使痰液稀释,易于咯出。

2. 刺激性祛痰药　多为挥发性物质,如安息香酊加入沸水中吸入其蒸气,可刺激呼吸道黏膜,改善黏膜的血液循环,使痰液变稀,易于咯出,促进炎症消退,也有减少痰量的作用。

3. 黏液溶解剂　乙酰半胱氨酸等可分解痰液的黏性成分如黏多糖,降低痰液黏滞性,使痰液变稀,易于咯出。

4. 黏液调节剂　溴己新等主要作用于气管,支气管的黏液产生细胞,促使其分泌黏滞性低的分泌物,使呼吸道分泌的流变性恢复正常,痰液由黏变稀,易于咯出。

(三)用药原则

1.在呼吸道炎症初期,如急性支气管炎,感冒,痰少而稠不易咯出,采用恶心性祛痰药为宜。

2.慢性呼吸道炎症可采用刺激性祛痰药,既可减少痰量,又能矫正痰之恶臭,并有轻度抗菌消炎的作用,亦可用溴己新。

3.咳痰困难者,可用乙酰半胱氨酸,盐酸半胱甲酯作气雾或向气管滴入。

4.在手术中咳痰困难及肺合并症的危急状态,可气管内滴入或注入乙酰半胱氨酸。

5.咳嗽多痰而伴多量干湿啰音或长期咳嗽伴湿啰音不易消失者,宜用愈创甘油醚等,亦可配合理疗促使痰液早日吸收。

(四)注意事项

1.服用氯化铵应多饮开水。

2.因痰多而引起的咳嗽,应使用祛痰药而不宜用镇咳药。

3.因痰液为病原体的良好培养基而加重炎症,故祛痰药常与抗菌药物禁用。

二、氯化铵

(一)其他名称

硇砂,氯化铔。

(二)特性

为无色结晶或白色结晶性粉末,无臭,味咸凉,遇热即升华挥散。易溶于水。

(三)作用

口服后能局部刺激胃黏膜而引起轻度恶心,反射地兴奋气管、支气管腺体迷走神经,促进腺体分泌增加,痰液稀释而易于咳出。也有小部分药物吸收后经呼吸道黏膜排出,由于盐类渗透压作用带出水分使痰液变稀,也有助于痰液排出。但作用较弱,常与其他药物配伍应用。

有酸化体液和尿液的作用,可用于纠正碱中毒,改变某些药物经肾排泄的速度和在泌尿系统的作用强度。本品能增加肾小管氯离子浓度,加速钠和水的排出,具有利尿作用。

(四)制剂

片剂:每片 0.3g;0.5g。溶液剂:每 100ml 含 10g。

(五)临床应用

本品一般不单独应用,大多与其他镇咳祛痰药组成复方制剂。主要适用于患急、慢性支气管炎,痰黏稠而不易咳出的儿童,还可用于心源性或肾性水肿。

(六)用法用量

口服:每日 40~60mg/kg,分 3 次服用。

(七)注意

1.不良反应 剂量过大可引起恶心,呕吐,胃痛等高氯性酸中毒,为减轻对胃的刺激,片剂宜溶于水,饭后服用。另有口渴,头痛,过度通气和进行性嗜睡,并导致重高氯酸血症与低钾血症。酸中毒时可静脉滴注碳酸氢钠或乳酸钠溶液予以纠正;低钾血症可口服适量钾盐。

2.不宜与排钾性利尿药合用。因氯化铵增加血氨,对肝功能不全者有一定危险。

3.肝、肾功能不全及溃疡病患者禁用。

4. 代谢性酸血症患者禁用,以防引起酸血症和高血氨症。

(八)药物相互作用

1. 与阿司匹林合用,可减慢阿司匹林排泄而加强疗效。

2. 与弱碱药物合用可促进其排泄。

3. 与四环素和青霉素合用可增强抗菌疗效。

4. 与口服降糖药氯磺丙脲合用时,可使后者作用明显增强,造成血糖过低。

三、盐酸溴己新

(一)其他名称

必消痰、必嗽平,BISOLVON。

(二)特性

为白色或类白色结晶性粉末,无臭,无味,极微溶于水,略溶于乙醇及三氯甲烷。

(三)作用

本品属黏液调节剂,可直接作用于支气管腺体,促使黏液分泌细胞的溶酶体释出,可使痰中的黏多糖纤维分化和断裂,还可抑制黏液腺和杯状细胞中酸性糖蛋白合成,导致痰液黏度降低易于咯出,此外,使痰液中的酸性黏多糖成分之一唾液酸含量减少,降低痰液黏度。主要作用于气管、支气管黏膜的腺体的黏液产生细胞,使之分泌黏滞性较低的小分子黏蛋白,并使气管支气管分泌的流变学特性恢复正常,黏痰减少,痰液稀释易于咯出,其祛痰作用尚与其促进呼吸道黏膜的纤毛运动及具有恶心性祛痰作用有关。

口服吸收迅速,达峰时间 1 小时,血峰浓度 7.3mg/ml,$t_{1/2}$ 1.7 小时,代谢后大部分随尿排出。

(四)制剂

片剂:每片 4mg;8mg。注射剂:每支 2mg(1ml);4mg(2ml)。气雾剂:每瓶 14g,含本品 0.42g。

(五)临床应用

主要适用于急、慢性支气管炎及其他呼吸道疾病,痰液黏稠不易咳出的患者。对咳脓性痰患者应加用抗生素控制感染。

(六)用法及用量

口服:每次 0.2mg/kg,每日 2 次。肌内注射:每次 0.06~0.13mg/kg,每日 1~2 次。雾化吸入:0.2%溶液,每次 0.3~1.0ml,每日 1~3 次。

(七)注意

1. 不良反应　不良反应少见,毒性作用很小,但口服需 3~5 日后才能见效,肌内注射生效较快。

2. 如有感染症状,咯脓性痰时宜和抗生素合用,哮喘患者易与平喘药合用。

3. 偶有恶心,胃部不适,减量或停药后可消失,胃溃疡患者慎用,少数患者用药后血清转氨酶一过性升高,可自行恢复。

(八)药物相互作用

本品能增加四环素类抗生素在支气管的分布浓度,二者合用时,能增强该类抗生素的抗菌作用。

四、盐酸氨溴索

（一）其他名称

盐酸溴环己胺醇，沐舒坦，美舒咳，MUCOVENL，MUSCO。

（二）特性

本品为溴己新的代谢产物，为白色或类白色结晶性粉末。

（三）作用

为稀化黏液祛痰药，可促使肺表面活性物质的分泌及支气管纤毛运动，促进痰液溶解，显著降低痰黏度，使痰液易于咳出，改善通气功能和呼吸困难。

口服后吸收良好，体内迅速分布，以肺、肝、肾分布较多，经肝脏代谢，随尿排出。口服后1小时血药浓度达峰值，血浆蛋白结合率90%；作用维持时间3～6小时。

（四）制剂

片剂，每片15mg；30mg。注射剂：每2ml含盐酸氨溴索15mg，溶液剂，每1ml含盐酸氨溴索3mg。气雾剂：每2ml含盐酸氨溴索15mg。

（五）临床应用

适用于儿童急、慢性呼吸道疾病。如急、慢性支气管炎，支气管哮喘，支气管扩张，肺结核等引起的痰液黏稠，咳嗽困难。

（六）用法用量

口服：小于12岁，每日1.2～1.6mg/kg，分2～3次给予。或按大于12岁，每次30mg，每日3次；5～12岁，每次15mg，每日3次；2～5岁，每次7.5mg，每日3次；小于2岁，每次7.5mg，每日2次。饭后服用，长期应用可减为每日2次。肌内注射：儿童每日1.2～1.6mg/kg，分2～3次注射。

（七）注意

1. 不良反应　不良反应轻微，偶有上腹部不适、胃痛、腹泻、恶心、呕吐、皮疹等。

2. 有时会出现口腔、呼吸道干燥。

3. 注射液不可与pH大于6.5的其他溶液混合。

4. 胃溃疡、青光眼、肝功能不全等患者慎用。

（八）药物相互作用

1. 本品与抗生素（阿莫西林，头孢呋辛，红霉素，多西环素）联合应用可升高抗生素在肺组织浓度，增强其抗菌疗效。

2. 与其他β_2类受体激动剂、茶碱等扩张支气管药物有协同作用。

3. 与镇咳药合用，虽咳嗽得到控制，但易出现分泌物阻塞。

五、乙酰半胱氨酸

（一）其他名称

痰易净，易咳净，MUCOMYST，AIRBRON。

（二）特性

为白色结晶性粉末，有类似蒜的臭味，味酸，有吸湿性，易溶于水及乙醇，其1%水溶液pH为2～2.8。

（三）作用

属黏液溶解剂，具有较强的黏痰溶解作用，其分子中所含硫基（—SH）能使痰中糖蛋白双硫键（—S—S—）断裂，降低痰的黏滞性，并使之液化。还能使脓性痰中的 DNA 纤维断裂。不仅能溶解白色黏痰也能溶解脓性痰，适用于手术后咳痰困难及肺炎合并症的治疗和预防急、慢性支气管疾患及肺部疾患引起的咳痰困难、呼吸困难等。

给药后一般于 1 分钟内显效，持续 5～10 分钟在体内迅速代谢。

（四）制剂

喷雾剂：每瓶 0.5g；1.0g。颗粒剂：每包 100mg。泡腾片剂：每片 0.6g。

（五）临床应用

主要用于大量黏痰阻塞引起的呼吸困难，如手术后的咳痰困难及气管切开后痰液黏稠不易吸引时。也用于急性和慢性支气管炎、支气管扩张、肺结核、肺炎等引起的痰液黏稠、咳痰困难、痰阻气管等。也可用于对乙酰氨基酚中毒的解毒。

（六）用法用量

1. 喷雾　仅用于非紧急情况下，以 10% 溶液喷雾吸入。0～3 个月，每次 0.5ml；6 个月～1 岁，每次 1ml；2～4 岁，每次 1.5ml；5～8 岁，每次 2ml；大于 9 岁，每次 3ml，均为每日 2 次。

2. 气管内滴入　以 5% 溶液经气管插管滴入或直接滴入气管内，每日 3 次。0～3 个月，每次 0.25ml；6 个月～4 岁，每次 0.5ml；5～8 岁，每次 0.75ml；大于 9 岁，每次 1ml，均为每日 3～4 次。

3. 气管注入　以 5% 溶液用有刻度的注射器自气管的甲状软骨环骨膜处注入气管腔内，每日 2 次，婴儿每次 0.5ml，儿童每次 1ml。只能作为应急措施，不能作为常规给药。

4. 口服　2～5 岁，每日 200～300mg；6～14 岁，每日 300～400mg，分 3～4 次服用。

（七）注意

1. 不良反应　可引起支气管痉挛、恶心、呕吐、胃炎等，一般减量即可缓解，如遇恶心，呕吐可暂停给药。支气管痉挛可用异丙肾上腺素缓解。偶尔出现寒战与发热、咯血、口腔炎、鼻溢血等。

2. 直接滴入呼吸道可产生大量痰液，需用吸痰器吸引排痰。

3. 一般祛痰药无效时，用本品有效。

4. 不宜与金属、橡皮、氧化剂、氧气接触，喷雾器必须用玻璃制品或塑料制品，在空气中易氧化，应临用前配制，用剩的溶液应密封贮于冰箱中，48 小时内用完。

5. 支气管哮喘患者禁用。

（八）药物相互作用

1. 本品能增加金制剂的排泄，减弱青霉素，四环素，头孢菌素类抗生素的抗菌活性，不宜与这些药物同时使用。必要时可间隔 4 小时交替使用。

2. 与异丙肾上腺素合用或交替使用，可提高药效，减少不良反应。

3. 本药与碘化油，糜蛋白酶，胰蛋白酶有配伍禁忌。

4. 不影响红霉素、多西环素、羟氨苄西林的吸收。

六、厄多司坦

（一）其他名称

益多斯太因,阿多停,坦通,DOSTEIN。

（二）作用

为黏痰溶解剂。能使支气管分泌液中糖蛋白二硫键断裂,降低痰液的黏滞性,保护 α_1 一抗胰蛋白酶不被氧化失活,从而起到自由基清除剂作用,使痰液易于咳出。

（三）制剂

胶囊剂:每粒 100mg。

（四）临床应用

适用于急、慢性支气管炎、咽炎和感冒等引起的呼吸道阻塞及痰液黏稠。

（五）用法用量

口服:每日 10mg/kg,分 2 次服用。

（六）注意

1.不良反应　偶见较轻微的胃肠道反应,如恶心、呕吐、腹泻、口干等。

2.应避免与可待因、复方桔梗片等强效镇咳药同时应用。

七、美司钠

（一）其他名称

巯乙磺酸钠,美安,美钠,MISTABRON,MUCOFLUID。

（二）特性

为白色结晶性粉末,无臭,可溶于水。

（三）作用

为局部应用的速效、强效黏液溶解剂。因其化学结构中亦含有巯基（—SH）,与乙酰半胱氨酸作用相似,能使黏性痰中糖蛋白的二硫键断裂,降低痰液的黏滞性,其作用较乙酰半胱氨酸强 2 倍,且较易耐受。

本品极性大,口服于胃肠内吸收良好,有较高的生物利用度,口服后 2 小时膀胱内达游离巯基峰浓度,并持续 3 个小时。

（四）制剂

气雾剂:0.2g/ml。溶液剂:每 100ml 含 10g。

（五）临床应用

适用于慢性支气管炎,阻塞性肺炎,术后肺不张等痰黏稠咳痰困难者。

（六）用法用量

雾化吸入或气管滴入,小儿剂量参考浓度为 5％～20％溶液,每次 1～2ml。

（七）注意

不良反应有局部刺激作用,可致咳嗽,支气管痉挛等。

（八）药物相互作用

不易与红霉素、四环素、氨茶碱等合用。

八、羧甲司坦

（一）其他名称

强力灵,化痰片,羧甲半胱氨酸,MUCODYNE。

（二）特性

为半胱氨酸的巯基取代衍生物，白色结晶性粉末，无臭，呈酸性，不溶于冷水及乙醇，易溶于酸性和碱性水溶液。

（三）作用

为黏液调节剂。可减少支气管黏液的分泌，裂解痰中黏多糖蛋白等黏性物质，使低黏度的唾液黏蛋白分泌增加，而高黏度的岩藻黏蛋白产生减少，使痰液的黏滞性降低，易于咯出。作用与溴己新相似，并且有促进受损支气管黏膜修复的作用。

口服吸收良好，起效快，达峰时间 2 小时，血峰浓度 $4.39\mu g/ml$，$t_{1/2}$ 1.39 小时。

（四）制剂

片剂：每片 0.25g；0.6g。糖浆剂：每 100ml 含 2g。

（五）临床应用

祛痰药，适用于各种呼吸道疾病引起的痰液稠厚，咳出困难，气管阻塞，及预防手术后的咳痰困难和肺炎合并症等。

（六）用法用量

口服：每日 30mg/kg，分 3 次服。或按 2～4 岁儿童，每次 100mg，5～8 岁儿童每次 200mg，均为每日 3 次。

（七）注意

1. 不良反应　偶有轻度头痛、头晕、恶心、胃部不适、腹泻、胃肠道出血、皮疹等。

2. 有消化道溃疡病史者慎用。

3. 小于 2 岁的幼儿用药安全尚未确定，应慎用。

（八）药物相互作用

1. 不易与强镇咳药合用，以免稀化的痰液堵塞气道。

2. 本药不影响氨基糖苷类、β—内酰胺类等抗生素的药效。

九、盐酸半胱甲酯

（一）其他名称

半胱氨酸甲酯，ACDRILE。

（二）特性

为白色有光泽结晶性粉末，略有臭味，易溶于水。

（三）作用

为黏痰溶解剂。使痰黏度降低，易于排出，并有黏膜保护作用和促进黏膜损伤修复的作用，用于大量黏液引起的呼吸困难，可防止对黏膜的刺激和感染。

（四）制剂

片剂：每片 0.1g。粉剂：每瓶 0.5g；1g。

（五）临床应用

用于支气管哮喘，支气管炎及防治手术后咳痰困难及肺炎合并症。

（六）用法用量

口服：每次 1.5mg/kg，每日 2～3 次。雾化吸入：10％溶液，1～3ml/次，每日 2～3 次。气管滴入和注入：每次 5％溶液，0.5～2ml，每日 2 次。

（七）注意

1.不良反应　可引起呛咳、支气管痉挛、恶心、呕吐、胃炎等，一般减量即可缓解。如遇恶心、呕吐可暂停给药，支气管痉挛可用异丙肾上腺素缓解。

2.有心脏病和肝病者禁用。

十、愈创甘油醚

（一）其他名称

愈甘醚，甘油愈创木酯，愈创木酚甘油醚。

（二）特性

本品为白色结晶或结晶粉末，无臭，苦味，略溶于水（1:33），在甘油中能缓慢溶解。其2%水溶液 pH5～7。

（三）作用

为恶心性祛痰药。口服后刺激胃黏膜，反射性地引起支气管分泌增加，降低痰的黏度，而产生祛痰作用，并兼有一定镇咳作用和消毒防腐作用，可减少痰液的恶臭。大剂量尚有平滑肌松弛作用。

口服吸收不完全，大部分随粪便排出，少量吸收后代谢为葡萄糖醛酸结合物随尿排出，排泄快。

（四）制剂

片剂：每片 0.2g。糖浆剂（去咳露）：20mg（1ml）。愈咳糖浆：每 100ml 含本品 1.5g、喷托维林 0.15g、氯苯那敏 30mg、薄荷脑 10mg。

（五）临床应用

用于咳嗽多痰的慢性支气管炎、肺脓肿、支气管扩张或哮喘伴有继发性感染等。

（六）用法用量

片剂或 1%糖浆：每次 3mg/kg，每日 3 次。愈咳糖浆：儿童每次每岁 0.5～1ml，最大剂量不超过 10ml。也可按 2～6 岁，每 4 小时服 50～100mg；6～12 岁，每 4 小时 100～200mg。

（七）注意

1.不良反应　偶有恶心，胃肠不适，少数患儿可能有出血现象，停药后可自行停止，无须特殊处理。

2.由于本品有刺激和扩张血管作用，对已有肺出血，急性胃肠炎或肾炎患者禁用。

3.多与其他镇咳，平喘药合用。

4.待症状控制后 3～5 天再停药。

（八）药物相互作用

1.与镇咳、平喘药合用可提高疗效。

2.与盐酸苯丙醇胺联用时，对高血压、心脏病、糖尿病等患者要特别谨慎。

十一、糜蛋白酶

（一）其他名称

胰凝乳蛋白酶。

（二）特性

为白色或黄色结晶或不规则形粉末,无臭,易溶于水。固体状态稳定,应于临用前溶解。

（三）作用

具有分解肽键的作用。能使黏稠痰液液化,便于咳出。对脓性或非脓性痰都有效。对眼部睫状韧带有选择性松弛作用。

（四）制剂

粉针剂:每支 1mg;5mg。

（五）临床应用

用于急、慢性支气管炎,肺脓肿等痰稠者,清除化脓创面,溶解脓液和坏死组织,有助于肉芽生长,促进愈合,抗炎,防止局部血肿及水肿等。

（六）用法用量

上呼吸道脓痰的液化　①气管滴入:以生理盐水溶解成 0.5mg/ml 浓度,每日 1 次。②雾化吸入:以生理盐水溶解为 2.5mg/ml 的浓度,每日 1 次喷雾吸入。③肌内注射或湿敷:每次 0.1mg/kg,每日 1 次。

（七）注意

1. 不良反应　个别患者出现皮疹、荨麻疹过敏反应,可用抗组织胺类药物治疗。

2. 临用前用生理盐水或注射用水现配,因水溶液易失活。用前需做过敏试验。

3. 严重肝病及凝血功能不正常者禁用。

4. 禁用于静脉注射。

5. 眼科应用时可引起一过性眼压增高(可持续 1 周,用毛果芸香碱滴眼液可纠正)、眼色素层炎、角膜水肿、伤口愈合缓慢。

6. 肌内注射可出现局部疼痛、红肿或红斑。

（八）药物相互作用

与抗生素、磺胺药等合用,有助于上述药物渗入病灶,增加疗效。

十二、脱氧核糖核酸酶

（一）其他名称

胰去氧核糖核酸酶,胰道酶,DNA 酶,DORNASE。

（二）特性

从哺乳动物胰腺或溶血性链球菌培养基中分离提取而得的酶制品,为白色粉末,易溶于水。在室温中过度稀释可迅速灭活,溶液 pH 为 6～7 时活性最大。

（三）作用

可直接作用于脓痰中的 DNA,使其迅速分解。由于本品溶解 DNA 后,痰中的蛋白失去了 DNA 的保护,易被白细胞中的蛋白溶解酶分解,产生继发性的蛋白溶解作用,因而进一步促使痰液溶解,痰液黏度降低,易于咯出。

（四）制剂

注射用粉针剂:每支 2.5 万单位;10 万单位。

（五）临床应用

适用于呼吸道感染而有大量脓痰的患者,同时用于胸腔内有纤维蛋白膜外沉积或有黏性渗出物堵塞者。

（六）用法用量

蒸气吸入（气雾吸入）：儿童每次 0.5 万～1.25 万单位，溶于 10％丙二醇或生理盐水 2～3ml 中，每日 1～2 次。

（七）注意

1. 不良反应　用药后可有咽部疼痛，每次喷雾后应立即漱口。长期应用可见皮疹、发热等。

2. 溶液须临用前配制，贮藏温度不得超过 4℃。

3. 急性化脓性蜂窝组织炎及有支气管胸膜瘘管的活动性结核患者禁用。

（八）药物相互作用

1. 与抗生素药物合用，可使抗生素易于到达感染灶，充分发挥作用，增加疗效。

2. 与肝素、枸橼酸盐有配伍禁忌。

十三、稀化黏素

（一）其他名称

吉诺通，标准桃金娘油，Myrtol Stand－ardizedo

（二）特性

本品为桃金娘科树叶的标准提取物，是一种脂溶性挥发油。

（三）作用

具有溶解黏液，刺激腺体分泌，稀释呼吸道黏稠的分泌物，促进呼吸道黏膜纤毛摆动，加速液体流动，促进分泌物排出等作用。

口服从小肠吸收，大部分经肺及支气管排出。

（四）制剂

胶囊剂：每粒 300mg。肠溶胶囊剂（儿童装）：每粒 120mg。

（五）临床应用

用于急、慢性支气管炎、支气管扩张、肺气肿、硅沉着病、鼻窦炎等痰液黏稠或排痰困难者。

（六）用法用量

口服，4～10 岁，急性患者，每次 120mg，每日 3～4 次；慢性患者，每次 120mg，每日 2 次。

（七）注意

1. 不良反应　偶有恶心，胃部不适、皮疹、面部水肿等。

2. 胶囊剂不可打开或嚼碎后服用，不可用热水送服，应用温、凉开水，餐前半小时空腹服。

3. 对本品过敏者禁用。

十四、复方安息香酊

（一）特性

为微黄色澄明液体，含醇量 20％～70％。

（二）作用

为刺激性祛痰药。吸入其蒸气，对呼吸道黏膜有温和的刺激作用，可改善黏膜的血液循环促进炎症消退，减少痰量。

（三）制剂

酊剂：含安息香 10％，苏合香 7.5％，芦荟粉 2％，妥路脂 2.5％。

（四）临床应用

用于上呼吸道慢性炎症。

（五）用法用量

取适量加入沸水中，吸入其蒸气。

十五、小儿化痰止咳糖浆

（一）特性

为棕红色半透明有芳香气味的黏稠液体。

（二）作用

为祛痰剂，用于咳嗽痰稠，不易咳出。

（三）制剂

糖浆剂：每 10ml 含桔梗流浸膏 0.1ml，桑皮流浸膏 0.15ml，吐根酊 0.6ml，盐酸麻黄碱 3.75mg，枸橼酸钠 20.8mg，枸橼酸 2.08mg。

（四）临床应用

适用于上呼吸道炎症初期，痰液黏稠不易咯出时。

（五）用法用量

口服：每次每岁 1ml，每日 3～4 次，每次不得超过 10ml。

（刘宇超）

第七节　助消化药

一、概述

厌食或食欲低下是小儿常见症状，主要有两种病理生理因素：①局部或全身性疾病影响消化道功能；②中枢神经系统受内外环境刺激使消化功能平衡失调，消化液分泌减少，消化酶活力减低，胃肠平滑肌张力低下，引起食欲减退。其原因有多种，最多见的是疾病，还有长期便秘、无盐饮食、情绪变化、饮食习惯不良、气温过高等。治疗时除治疗原发病、去除病因外，主要采用健胃助消化药，使其消化功能恢复。

（一）药物分类

包括三类　①健胃药，以中成药为主，如小儿消食片等；②助消化药，如胃蛋白酶、胰酶、淀粉酶、稀盐酸等；③其他，如卡尼汀等。

（二）作用特点

健胃药能使消化液分泌增加，改善食欲；促进胃肠蠕动，有助于胃肠中气体排出，减轻胃的饱胀感。助消化药多为生理成分，起替代作用，有助于蛋白质、脂肪、淀粉的分解、转化。

（三）注意事项

胃蛋白酶在酸性条件下作用强，故需与稀盐酸同时服用。胰酶在中性或微碱性条件下消化力最好。

二、胃蛋白酶

（一）特性

本品由家畜的胃黏膜提取而得，为白色或淡黄色粉末，有微臭，有引湿性，溶于水，其水溶液显酸性，热至 70℃以上或 PH 在 8 以上失去活性。在酸性条件下较稳定。

（二）作用

本品是一种蛋白水解酶，使凝固的蛋白质分解成多肽和寡肽，但不能进一步使之分解成氨基酸，体内胃蛋白酶原需经盐酸激活，形成胃蛋白酶才能生效。由于胃蛋白酶缺乏症患者常伴胃酸缺乏，单用胃蛋白酶常难以奏效（其消化功能在 pH 为 1.6～1.8 时最强），故此药常与稀盐酸同时服用。

（三）制剂

片剂：每片 0.1g。合剂：3％，每 100ml 含胃蛋白酶 3g，稀盐酸 3ml，橙皮酊 3ml，糖浆 10ml。

（四）临床应用

常用于因食蛋白性食物过多所致消化不良或久病后引起消化功能减退及缺乏胃蛋白酶的慢性萎缩性胃炎及恶性贫血。

（五）用法用量

片剂：小儿每次 0.1～0.2g，每日 3 次，饭时或饭前服用，同时服稀盐酸 0.5～2ml。

合剂：不足 2 岁者每次 2.5～5ml，大于 2 岁者每次 5～10ml，每日 3 次，饭前或进食时服用。

（六）注意

本品遇热不稳定，温度至 37℃以上将失效。

（七）药物相互作用

1. 不宜与抗酸药同服，因胃内 pH 升高而使其活力降低。

2. 本品的药理作用与硫糖铝相拮抗，二者不宜合用。

三、胰酶

（一）其他名称

得每通。

（二）特性

本品由家畜的胰腺中提取而得，为白色或淡黄色粉末，有肉臭和肉味，有引湿性，溶于水，遇酸、强碱、重金属盐、70％以上乙醇及加热均可使其失去活性。

（三）作用

本品含胰腺的多种酶，主要有胰蛋白酶，使蛋白质水解为多肽、寡肽；胰淀粉酶，使淀粉转变为糊精和糖；胰脂肪酶，水解脂肪为甘油和脂肪酸。在中性或弱碱性条件下活性最强，故制成肠溶片或与碳酸氢钠同服。

（四）制剂

片剂：每片 0.3g；0.5g。复方胰酶散：胰酶 0.2g，酵母 0.3g，碳酸氢钠 0.3g，乳酶生 0.2g混匀，分成三包。

（五）临床应用

主要用于食欲减退、消化不良及胰腺、肝脏疾病引起的消化功能障碍。

（六）用法用量

肠溶片：小儿每次 0.3g，每日 3 次，饭前服用。

散剂：1～2 岁每次 1 包，大于 2 岁的儿童每次 2 包，每日 3 次，饭前服用。

（七）注意

1. 不良反应　偶见过敏反应，如打喷嚏，流泪、皮疹、鼻炎和支气管哮喘等。

2. 胰酶可引起口和肛门周围的疼痛，幼儿尤易发生。

3. 服用散剂易残留于口腔内消化黏膜上，而发生严重的口腔溃疡。

4. 在酸性条件下易破坏，所以服用肠溶片时不能嚼碎，不宜与酸性药物同服。

四、卡尼汀

（一）其他名称

康胃素，肉毒碱。

（二）特性

本品存在于生物体内，特别富含于横纹肌中，呈针状结晶，易溶于水。

（三）作用

能促进消化液分泌，增强消化酶活性，参与脂肪代谢，并有调节胃肠功能的作用。

（四）制剂

片剂：每片 50mg。

（五）临床应用

用于食欲减退、消化不良、胃酸缺乏症、慢性胃炎以及婴幼儿厌食症。

（六）用法用量

小儿每次 25～50mg，每日 3～4 次，饭前服用，疗程依病情而定，3 天～2 个月不等。

（七）注意

胃酸过多或急慢性胰腺炎患者禁用。

（八）药物相互作用

不宜与碱性药物同服。

五、乳酶生

（一）其他名称

表飞鸣，Biofermine。

（二）特性

本品为一种活的乳酸杆菌制剂，为白色粉末，无臭无味，难溶于水。

（三）作用

能分解糖类生成乳酸，提高肠内酸度从而抑制肠内病原体的繁殖。

（四）制剂

片剂：每片 0.3g，含活乳酸菌数不少于 300 万个。

（五）临床应用

用于小儿饮食不当引起的消化不良、腹泻、肠发酵、肠胀气。

（六）用法用量

不足 1 岁的婴幼儿每次 0.1g，2～5 岁每次 0.2～0.3g，大于 5 岁者每次 0.3～0.6g，每日 3 次，饭前服用。

（七）注意

应在冷暗处保存，超过有效期后不宜再用。

（八）药物相互作用

1.不宜与抗菌药物合用。

2.不宜与碱式碳酸铋、鞣酸蛋白、酊剂等吸着剂合用。

（朱慧娟）

第八节　止吐药及胃肠动力药物

一、概述

呕吐是小儿常见症状之一，由于食管、胃或肠道呈逆蠕动，伴有腹肌强力收缩，迫使胃内容物从口、鼻涌出。呕吐是机体的保护性反应，但会给患者带来痛苦，影响进食，造成脱水和电解质紊乱。

引起呕吐的原因有多种，常见的有：①消化道疾病，包括功能异常、炎症和梗阻；②化疗药物、放射治疗、中毒等；③晕车、晕船、迷路失调；④中枢神经系统疾病，如颅内压增高、脑炎、脑膜炎、颅内占位性病变。此外，情绪过度激动、哭闹、咳嗽、感染等也可引起呕吐。

（一）止吐药分类

①抗胆碱药（东莨菪碱）；②抗组织胺类药物（苯海拉明、氯苯丁嗪）；③吩噻嗪类（氯丙嗪、异丙嗪）；④多巴胺或 5－羟色胺受体阻断剂（舒必利、甲氧氯普胺）；⑤其他（维生素 B_6）。

（二）胃肠动力药

是能增加胃肠推进性蠕动的一类药物，主要用于治疗食管及胃肠道各种运动障碍性疾病。第一个胃肠动力药是甲氧氯普胺，是中枢与外周多巴胺受体拮抗剂，既有止吐作用，又有兴奋胃肠运动作用，因能透过血脑屏障，引起的中枢神经副作用－锥体外系统症状（约 10％～20％）为其主要缺点。多潘立酮系第二代胃肠动力药，为第一个外周多巴胺受体拮抗剂，作用同甲氧氯普胺。因其透过血脑屏障能力差，可避免中枢神经副作用。西沙必利是第三代胃肠动力药，系通过增加肠肌神经丛末梢释放乙酰胆碱而增强全胃肠道的推进性运动，无抗多巴胺作用。

（三）作用特点

各种止吐药通过影响呕吐反射的不同环节发挥作用。抗胆碱药能降低迷路感受区的刺激感受性，抑制前庭小脑途径的传导。抗组织胺药的作用部位主要在催吐化学感受区。吩噻嗪类的止吐作用最强，不但能抑制催吐化学感受区的兴奋性，对呕吐中枢也有抑制作用。

（四）用药原则

治疗时应首先解除病因，酌情使用止吐药。对不同疾病引起的呕吐，应根据药物作用特点选择药物，如东莨菪碱对防治晕动病最有效，昂丹司琼、吩噻嗪类对术后、毒物、放射病、化疗等引起的呕吐有效,但不用于晕车、晕船,抗组织胺药对晕动病、迷路失调引起的呕吐最有效。

对晕动病、化疗反应、放射病引起的呕吐,预防比治疗效果好。口服制剂多用于预防,治疗以采用注射剂、栓剂为佳。

(五)注意事项

①由于药物中毒引起的呕吐,不宜乱用止吐药,因吐出胃内有毒物质对治疗疾病是有利的;②硫乙拉嗪(吐来抗)止吐作用虽强,但不良反应严重,故小儿禁用。

二、甲氧氯普胺

(一)其他名称

胃复安,灭吐灵,Paspertin,Primperan。

(二)特性

本药为白色至淡黄色结晶性粉末,味苦,几乎无臭,在氯仿中溶解,在水中几乎不溶,在酸性溶液中溶解。其盐酸盐供注射用。

(三)作用

1. 有较强的中枢性镇吐作用,通过多巴胺的拮抗作用,使延脑呕吐中枢的活性阈值增高,传入内脏神经冲动减少。

2. 通过多巴胺抑制胃平滑肌松弛,促使胃肠道平滑肌对胆碱能反应增强。

3. 加强胃及上部肠段的运动,促进小肠蠕动及排空,增强胃窦部的时相活性,使胃、肠间的功能协调,从而提高食物通过率。

4. 可增加食管括约肌压力,使食管蠕动收缩幅度增加,进而使食管内容物廓清能力增加。

口服后迅速吸收,有明显的首过作用,口服吸收后 15～30 分钟出现作用,肌内注射作用出现更快。止吐作用可持续 4～6 小时或更长。主要以游离型、结合型或代谢产物随尿排泄。

(四)制剂

片剂:每片 5mg。注射剂:每支 10mg(1ml)。

(五)临床应用

1. 用于肿瘤、白血病的化疗、放射治疗及药物、脑部损伤所引起的呕吐。

2. 用于晕车、晕船、海空作业引起的呕吐,一般采用预防性口服给药。

3. 对于胃肠胀气、胃酸过多、恶心、呕吐、嗳气等有较好疗效。

4. 适用于胃肠钡剂 X 线检查、小肠插管,使之顺利通过,宜采用注射给药。

5. 预防全身麻醉时胃肠道反流所致吸入性肺炎。

(六)用法用量

口服,小儿每次 0.1～0.15mg/kg,每日 3 次,饭前半小时服用,宜短期应用。肌内注射或静脉注射,小儿每次 0.1～0.3mg/kg,每日剂量不宜超过 0.5mg/kg,因易引起锥体外系反应。

(七)注意

1. 不良反应　①较常见的不良反应有倦怠、嗜睡、头晕、容易激惹。较少见的反应有腹泻、恶心、便秘、皮疹、口渴等。②注射后可能引起直立性低血压。③长期应用或剂量过大容易出现锥体外系症状,特别是小儿。表现肌震颤、头面部抽搐样动作、双手颤抖摆动、共济失调等。可能因阻断多巴胺受体,使胆碱能受体相对亢进所致。可用苯海索等抗胆碱药治疗。

2.有肝、肾衰竭者慎用,因易出现锥体外系反应,可减少用量。

3.有癫痫病史、对普鲁卡因过敏者、嗜铬细胞瘤患者禁用。

4.有胃肠道出血、机械性梗阻、穿孔者禁用,因该药可使胃肠道蠕动增强,使病情转重。

5.遇光变成黄色或棕黄色,毒性增强,不可应用。

(八)药物相互作用

1.能减少地高辛的肠道吸收率。

2.增加氨苄西林、四环素、左旋多巴、对乙酰氨基酚等的肠道吸收率。

3.阿托品、颠茄等抗胆碱药能减弱本品的止吐效应。

4.能降低西咪替丁的口服生物利用度,两药合用时应间隔 1 小时。

5.吩噻嗪类药物能增强该药的锥体外系副作用,不宜合用。

三、多潘立酮

(一)其他名称

吗丁啉,MOTILIUM。

(二)特性

制品为马来酸盐,白色或类白色粉末,几乎不溶于水。

(三)作用

为一作用较强的多巴胺受体拮抗剂,具有外周阻滞作用,不透过血脑屏障。通过拮抗多巴胺受体影响胃肠运动,使胃肠道上部的蠕动和张力恢复正常,促进胃排空,使食物顺利排入肠道,增强胃窦及十二指肠运动,协调幽门收缩,增强食管蠕动和食管下部括约肌的张力。抗呕吐作用与神经作用比值比甲氧氯普胺高 72 倍。

静脉注射 5mg 后,胃排空速率加快,并能消除阿朴吗啡引起的胃排空缓慢。口服或直肠给药吸收迅速,达峰时分别为 15～30 分钟和 1 小时,以胃肠局部药物浓度最高。口服生物利用度为 17.6%～23.6%,为 7～8 小时。主要在肝脏代谢,30% 随尿排泄,60% 随粪便排泄。

(四)制剂

片剂:每片 10mg。注射剂:每支 10mg(2ml)。栓剂:幼儿栓每枚 10mg;儿童栓每枚 30mg。口服混悬液:每瓶 100ml,浓度为 1mg/ml。滴剂 10mg/ml。

(五)临床用

1.治疗由于胃排空、胃食管反流、消化不良、食管炎等引起的上腹部胀闷感、疼痛、嗳气、腹胀、胃烧灼感等。

2.用于功能性、器质性、感染性、饮食性、放射治疗、药物治疗引起的恶心、呕吐。对服用多巴胺受体激动剂(如左旋多巴)引起的恶心、呕吐有特效。

(六)用法用量

临床应用"1"中,口服,小儿每次 0.3mg/kg,每日 3～4 次,饭前 15～30 分钟及睡前服用。临床应用"2"中,口服,小儿每次 0.6mg/kg,每日 3～4 次。如不能口服可使用肛栓,大于 2 岁的儿童每日 2～4 枚(30mg/枚);小于 2 岁的儿童每日 2～4 枚(10mg/枚)。

(七)注意

1.不良反应 偶见腹部轻度痉挛。

2.小于 1 岁的婴幼儿,由于其代谢及血脑屏障功能发育不完善,故对幼儿给药应慎重,因不能排除发生中枢神经系统副作用的可能性。

3.栓剂最好在直肠空时插入。

（八）药物相互作用

抗胆碱药可能拮抗本品的作用。

四、西沙必利

（一）其他名称

普瑞博思，PREPULSID。

（二）作用

本品无抗多巴胺作用，也不直接作用于胆碱能受体。主要作用于胃肠道壁的环行肌与纵行肌间的肌神经丛，使其胆碱能神经末梢增加对乙酰胆碱的生理性释放。因肌神经丛分布于食管、胃、肠，故其动力作用也遍及全部消化道，因此本品能在胃肠道所有水平上激发协调性运动。不刺激毒蕈碱及烟碱受体，也不抑制胆碱酶的活性。不影响血浆泌乳素水平，故无溢乳的不良反应。

口服后吸收迅速，1～2小时达血药峰值，口服给药的绝对生物利用度为40％，$t_{1/2}$为7～10小时，血浆蛋白结合率为97.5％，主要经氧化脱羟和芳香族的羟基化作用被代谢，几乎全部的代谢产物近似均等地随粪、尿排泄，乳汁排泄很少。

（三）制剂

片剂：每片5mg。混悬剂：1mg/ml。

（四）临床应用

用于功能性消化不良症、反流性食管炎及幼儿慢性、过多性反胃及呕吐等。

（五）用法用量

口服，儿童每次0.2mg/kg，每日3次，饭前15～30分钟服用。

（六）注意

1.由于本品促进胃肠活动，可能发生瞬时性腹部痉挛、腹鸣或腹泻，此时可考虑酌减剂量。本品对胃肠功能增加的患者可能有害，必须使用时应注意观察。

2.曾有过敏、轻度短暂头痛或头晕的报道。

3.偶见可逆性肝功能异常，并可能伴有胆汁淤积。

4.个别报道，本品可影响中枢神经系统，导致惊厥性癫痫、锥体外系反应和尿频等。

5.随着西沙必利的广泛应用，临床报道可引起心动过速、Q－T间期延长综合征，甚至致命性心律失常（尖端扭转型心动过速）的危险。

6.心动过缓、QT间期延长、婴幼儿禁用。

（七）药物相互作用

1.由于本品系通过促进肠肌层节后神经释放乙酰胆碱而发挥胃肠动力作用，因此抗胆碱药可降低本品效应。

2.服用本品后，胃排空速率加快，如同服经胃吸收的药物，其吸收速率可能降低，而经小肠吸收的药物其吸收速率可能会增加（如苯二氮䓬类、抗凝剂、对乙酰氨基酚及H_2受体阻断药等）。

3.与咪唑类药物、大环内酯类抗生素、抗抑郁药同时用，易导致心律失常。由于上述药物可影响西沙必利的代谢,使其血药浓度升高。

4.西沙必利不宜与可引起心律失常的药物同时用。

五、昂丹司琼

(一)其他名称

枢复宁,ZOFRAN。

(二)特性

本品的盐酸二水合物为白色结晶性固体(自水/异丙醇中结晶)。

(三)作用

放疗、化疗可引起小肠5-羟色胺释放,通过5-羟色胺$_3$受体引起迷走传入神经兴奋,导致呕吐反射,也可引起位于第四脑室底后支区5-羟色胺的释放,通过中枢机制引起呕吐。本品为一强效、高度选择性的5-羟色胺$_3$受体拮抗剂,能拮抗外周和中枢神经之5-羟色胺$_3$受体,防止因放疗、化疗引起的恶心、呕吐。本品对手术后恶心、呕吐有同样效果。无镇静作用,不影响行为。

口服吸收迅速,1小时后血药浓度达峰值,口服生物利用度约60%,表观分布容积(V_d)约为140L、$t_{1/2}$为3小时。血浆蛋白结合率为70%～76%。主要在肝脏代谢,代谢产物主要随尿和粪便排泄,50%以内以原形随尿排出。

(四)制剂

片剂:每片4mg;8mg。注射剂:每支4mg(1ml);8mg(2ml)。

(五)临床应用

1.适用于由细胞毒性药物化疗和放射治疗引起的恶心、呕吐。

2.预防手术后的恶心、呕吐。

(六)用法用量

临床应用"1"中,用药剂量和给药途径应视化疗、放疗引致恶心、呕吐的严重程度而定。小儿首次剂量5mg/m²,缓慢静脉注射,或化疗前15分钟用0.9%氯化钠注射液30～50ml稀释后静脉滴注,或化疗前1～2小时口服。维持剂量每次4mg/m²,每8～12小时口服1次,可连用5天。化疗前加地塞米松静脉注射可加强其止吐效果。预防手术后的恶心、呕吐,应在麻醉前1小时口服1剂4mg/m²,或麻醉时同时静脉输注,其后每次4mg/m²,每隔8小时1次,共2次。

(七)注意

1.不良反应 有头痛、头部及上腹部不适感或发热感,偶有暂时性转氨酶升高,某些患者可有便秘。

2.对制剂中的任何成分有过敏者不适用。

六、乙乳胆铵萘二磺酸盐

(一)其他名称

阿克吐,ABOVIS。

(二)特性

本品为白色结晶或晶形粉末,无臭或有极微的特异性气味,味苦,极易溶于水。

（三）作用

对胃、肠及胆道有兴奋作用，使平滑肌及消化道运动功能增强，促进胆汁向十二指肠排出，促进胃内容物排出。口服后 2～4 小时血药浓度达峰值，吸收后代谢快。

（四）制剂

胶囊剂：每粒 25mg；50mg。

（五）临床应用

适用于消化道功能异常所引起的恶心、呕吐、腹胀和食欲减退及慢性胃炎、消化道术后的治疗。

（六）用法用量

口服，小儿每次 0.5～1mg/kg，每日 3 次。

（七）注意

1. 不良反应　有 2.5% 左右患者在服药后出现胃部不适、腹泻、腹疼、困倦及出汗等不良反应。

2. 对患有哮喘、甲状腺功能亢进、消化性溃疡及癫痫者不宜应用，因本品对交感神经有兴奋作用，有可能使病情转重。

（八）药物相互作用

抗胆碱酯酶药可增强本品的作用，合用时要减少剂量。

七、盐酸氯丙嗪

（一）其他名称

冬眠灵，WINTERMINE。

（二）特性

本品为白色或乳白色结晶性粉末，有微臭，味极苦，有引湿性，遇光渐变色，水溶液呈酸性反应。在水、乙醇或氯仿中易溶，在乙醚或苯中不溶。

（三）作用

小剂量可抑制延脑催吐化学敏感区的多巴胺受体，大剂量时又可直接抑制呕吐中枢，产生强大的镇吐作用。但对刺激前庭所致的呕吐无效。其他作用参见抗精神、行为异常药。

（四）制剂

片剂：每片 5mg；12.5mg；25mg。注射剂每支 10mg(1ml)；25mg(1ml)；50mg(2ml)。

（五）临床应用

通常用于其他药物难以控制的呕吐，对放射病、化疗、尿毒症引起的呕吐有效，对晕动病无效。因副作用大，仅在需要时用几次。

（六）用法用量

口服，儿童每次 0.5～1mg/kg；肌内注射或静脉注射：每次 0.5～1mg/kg，必要时用 1 次。其他临床应用参见抗精神、行为异常药。

（七）注意

参见抗精神、行为异常药。不足 6 个月的婴儿不宜用作止吐药。

八、舒必利

（一）其他名称

止吐灵,DOGMATIL。

（二）特性

本品为白色或类白色结晶性粉末,无臭,味微苦,在水中几乎不溶,在氢氧化钠溶液中极易溶解。

（三）作用

1.有很强的止吐作用,口服比氯丙嗪强 166 倍,皮下注射强 142 倍,比甲氧氯普胺强5 倍。

2.促进胃排空,缩短食物对胃窦的刺激,减少胃泌素的分泌。增加胃幽门括约肌张力,防止胆汁反流。

3.抗抑郁作用,改善患者精神状态。

（四）制剂

片剂:每片 100mg。注射剂:每支 50mg(2ml);100mg(2ml)。

（五）临床应用

1.用于治疗各种原因的呕吐。

2.预防颅脑创伤、脑手术后的应激性溃疡。

（六）用法用量

治疗呕吐,口服或肌内注射,儿童每次 1～2mg/kg,每日 2～3 次;预防应激性溃疡,宜先肌内注射每次 1～2mg/kg,后口服维持每次 0.5～1mg/kg,每日 2～3 次。

（七）注意

1.不良反应　有疲倦、无力及锥体外系兴奋作用,故不宜剂量过大和长时间应用。

2.心血管疾患、低血压者慎用。

3.新生儿、婴幼儿禁用。高血压、嗜铬细胞瘤患者禁用。

4.如出现皮疹等过敏反应,应停用。

（朱慧娟）

第九节　利尿药

一、概述

利尿药是一类促进体内电解质(Na^+为主)和水分的排出而增加尿量的药物,通过影响肾小球的滤过,肾小管的再吸收和分泌等功能而实现利尿功能,但主要是影响肾小管的重吸收。

（一）利尿药分类

常用的利尿药主要根据其影响部位,化学结构及作用机制分为四类。①袢利尿药(高效利尿剂),如呋塞米(呋喃苯胺酸),布美他尼等。②噻嗪类利尿药,包括噻嗪类,氯噻酮等。③留钾利尿药,主要有螺内酯(醛固酮抑制剂),氨苯蝶啶。④碳酸酐酶抑制剂及氯化铵等。

（二）作用特点

1.袢利尿药(高效利尿剂)　主要抑制髓袢升支髓质部对 Cl^- 和 Na^+ 的再吸收,Na^+,K^+,H^+ 和水分的大量排出。临床上常用于治疗心、肝、肾性水肿。

2.噻嗪类利尿药　主要抑制髓袢升支皮质部对 Na^+ 和 Cl^- 的再吸收,促进肾脏对氯化钠的排泄而产生利尿作用。本类药物尚有降压作用。临床上治疗心源性水肿效果好。利尿作用中等,为中效能利尿药。

3. 留钾利尿药 其作用缓慢而持久,促进 Na$^+$ 和 Cl$^-$ 的排出而产生利尿作用,因 Na$^+$ 和 Cl$^-$ 交换机制受抑,K$^+$ 的排出减少,故为留钾利尿药。临床上治疗与醛固酮升高有关的顽固性水肿。该类利尿作用弱,为低效能利尿药。

4. 碳酸酐酶抑制剂 主要抑制肾小管上皮细胞中的碳酸酐酶,H$^+$ 的产生减少,但 Na$^+$、水与重碳酸盐排出增加而产生利尿作用。常用于治疗青光眼、脑水肿等。该药利尿作用弱。

(三)用药原则

利尿药的选择应视病情而定,心脏性水肿一般选用氢氯噻嗪,慢性病例应采用间歇疗法,或与保钾利尿药氨苯蝶啶联合,急性心衰多用强效快速利尿药呋塞米,依他尼酸静脉注射。肾性水肿有少尿,明显循环充血者应当选用快速利尿药呋塞米,依他尼酸静脉注射,忌用保钾利尿药和渗透性利尿药。肝性水肿或腹水首选保钾性利尿药,氨苯蝶啶、螺内酯。因醋甲唑胺能减少脑脊液的分泌,故是治疗慢性脑积水的首选药物。

(四)注意事项

1. 高、中效能利尿药 长期反复应用可引起低盐综合征,低氯及低钾血症。应注意水,电解质紊乱现象。

2. 低效能利尿药 为留钾利尿药,常与氢氯噻嗪利尿药合用,二者可取长补短。

二、呋塞米

(一)其他名称

呋喃苯胺酸,速尿,Fursemide。

(二)特性

本品为白色或类白色结晶性粉末,无臭,几乎无味。溶于丙酮,不溶于水,略溶于乙醇。

(三)作用

具有利尿作用强,迅速,适应证广,副作用少等特点。通过抑制髓袢升支髓质部对 Cl$^-$ 和 Na$^+$ 的重吸收,而致尿中 Cl$^-$、Na$^+$、K$^+$ 和水分的大量排出,产生利尿作用。由于尿中 Cl$^-$,Na$^+$、K$^+$ 和 H$^+$ 排出增加,HCO$_3^-$ 的排出不增加,故长期大量应用,可致电解质紊乱及急性痛风。静脉注射后扩张小动脉,增加心排出量,降低肾血流阻力,增加肾皮质流量。

口服吸收率为 60%～70%,进食能减慢吸收,但不影响吸收率及其疗效,口服和静脉用药后作用开始时间分别为 30～60 分钟和 5 分钟,达峰时间为 1～2 小时,0.33～1 小时。作用持续时间分别为 6～8 小时和 2 小时。$t_{1/2}$ 存在较大的个体差异,正常人为 30～60 分钟,无尿患者延长至 75～155 分钟。新生儿由于肝肾廓清能力较差,$t_{1/2}$ 延长至 4～8 小时。88% 以原形经肾脏排泄,12% 经肝脏代谢随胆汁排泄。本品不被透析清除。

(四)制剂

注射剂:每支 20mg(2ml)。片剂:每片 20mg。

(五)临床应用

临床上用于治疗各种类型水肿,如脑水肿、心、肺、肾性水肿,肝硬化腹水,血管障碍所引起的周围性水肿,其利尿作用迅速、强大,多用于其他利尿药无效的严重病例。静脉缓慢给药,可治疗肺水肿和脑水肿。加速药物中毒排泄。可用于高血压的治疗,不作为首选,但当噻嗪类药物疗效不佳时,尤其伴肾功能不全或出现高血压危象时尤其适用。在失水、休克、中毒等导致肾脏血流灌注不足时,及时应用可减少急性肾小管坏死的机会。用于高钾血症、高钙血症以及稀释性低钠血症等电解质紊乱情况。用于抗利尿激素分泌过多症。

(六)用法用量

1.肌内注射或静脉注射　隔日 1 次,每次 0.5～2mg/kg,不易与其他药物混合注射。静脉注射 5 分钟即可显效,1 小时内发挥最大作用,可持续 4～6 小时。

2.口服　儿童开始剂量 1～3mg/kg,每日 3 次,如病情严重,可间隔 6～8 小时,增加 1～2mg/kg,极限量为 5～6mg/kg,口服后 1 小时内起作用,可持续 6～8 小时。需要长期应用者,宜采用间歇疗法,给药 1～3 口,停药 2～4 日。

(七)注意

1.不良反应　①可引起恶心、呕吐、腹泻、上腹痛,胃肠出血,长期应用可致胃及十二指肠溃疡。②水和电解质紊乱:由于利尿作用迅速、强大,过度利尿可引起电解质紊乱。③耳中毒:耳鸣、眩晕、大剂量静脉注射,可致听力下降或暂时性耳聋。④可引起高尿酸血症。⑤静脉注射偶可致心律失常、皮疹、多形红斑、肝损害、粒细胞下降、糖尿病患者可致血糖升高。⑥在脱水的同时,可出现可逆性血中尿素水平的升高。如肌酐水平不显著升高和肾功能无损害时,可继续使用本品,否则应立即停药。

2.用药过程中应注意血 K^+、Na^+、Cl^-、Ca^{2+}、的监测。

3.手术患者,因能够降低动脉对升压胺反应,增加筒箭毒碱的肌松弛及麻醉作用,故术前 1 周应停用。

4.本品在新生儿的 $t_{1/2}$ 明显延长,用药间隔应延长。

5.对磺胺类药物和噻嗪类利尿药过敏者,对本品也可能过敏。

6.严重肝肾功能损害、胰腺炎、红斑狼疮等患者慎用。

(八)药物相互作用

1.本品与抗组胺药合用时耳毒性增加,易出现耳鸣、头晕、眩晕。

2.本品与两性霉素、头孢菌素、氨基糖苷类等抗生素合用,肾毒性耳毒性增加。

3.与锂盐合用时肾毒性明显增加,应慎用。

4.本品引起的低 K^+ 可增强强心苷的毒性,故二者合用时应补钾。

5.肾上腺糖皮质激素,盐皮质激素,促皮质素及雌激素能降低本品的利尿作用,并增加电解质紊乱尤其是低血钾症的发生机会。

6.非甾体类抗炎镇痛药能降低本品的利尿作用,肾损害机会也增加。

7.与拟交感神经药及抗惊厥药物合用,利尿作用减弱。

8.与苯妥英钠合用,可降低本品的利尿作用达 50%。

9.与吲哚美辛合用,影响后者在肠道的吸收并对抗后者的升血压作用。

10.本品降低抗凝药物和抗纤溶药物的作用(如肝素、链激酶、尿激酶等)。

11.本品与水合氯醛同时应用,可产生心动过速,血压下降。

12.与碳酸氢钠合用,可发生低氯性碱中毒机会。

13.增加降压药作用,如合并用药时,降压药的用量应适当减量。

三、依他尼酸

(一)其他名称

利尿酸,ETACRYNIC,EDECRIN。

(二)特征

本品为白色结晶性粉末,无臭,味微苦涩。易溶于冰醋酸、乙醇、乙醚,几乎不溶于水。

(三)作用

利尿作用、丢失电解质的情况、作用强度、显效速度和持续时间均与呋塞米基本一致。口服30分钟显效,2小时达高峰,持续约2小时。

(四)制剂

片剂:每片25mg。粉针剂:每支含依他尼酸钠25％,甘露醇31.25mg。

(五)临床应用

适用于充血性心力衰竭,脑水肿,急性肺水肿,肾性水肿,肝硬化及肝癌,血吸虫病腹水和其他原因的水肿。

(六)用法用量

1.口服 大于5岁者,每次2～3mg/kg,每日1次,3～5日为1疗程。

2.静脉注射或静脉滴注 每次0.5～1mg/kg,每日1次,用前以5％葡萄糖注射液或0.9％氯化钠注射液按1mg/ml的浓度稀释后缓注或缓滴,3～5天为1疗程,偶需注射第2次时,应更换部位,以免发生血栓性静脉炎。

(七)注意

1.不良反应 ①按常量服用,虽然同时补充钾盐,仍可能出现口干、乏力、肌肉痉挛、感觉异常、恶心、皮疹、头痛、视力不清等。②本品能引起高尿酸血症,高血糖症。③静脉注射有发生胃肠反应倾向,偶有细胞损害,粒细胞缺乏、皮疹等。

2.易引起电解质紊乱,需要同时补充氯化钾,因排氯可引起重碳酸盐的蓄积和代谢性碱中毒,可用氯化物(如氯化精氨酸)调整。

3.由于本品利尿作用强大、迅速,故达到利尿效果后,可采用间歇疗法,以最小量隔日使用或用药3～5天后,停药数日后再用,以免引起电解质紊乱。

4.尿闭患者和婴幼儿禁用本品。小于5岁者慎用。

5.应用时,应注意查血液电解质和二氧化碳结合力等,如有异常,应减少用量或停药。

6.本品需遮光保存。

(八)药物相互作用

1.本品可引起暂时性或永久性耳聋,应避免与氨基糖苷类抗生素合用。

2.静脉注射时不宜与普鲁卡因、青霉素、氯霉素等配伍,以免使本品失效。

3.与糖皮质激素合用,可增加低血钾和胃出血发生的概率。

4.与强心苷合用,可因本品导致低血钾而增加强心苷的毒性。

5.与华法林、氯贝丁酯合用,因与血浆蛋白竞争结合而增加后二者在血浆中游离药物的浓度。

6.注射剂在pH低于5的酸性溶液中,可析出依他尼酸析晶。

四、布美他尼

(一)其他名称

丁脲胺,BUMEX,丁苯氧酸,AQUA－ZONE。

（二）特性

为白色结晶或结晶性粉末，无臭，味微苦。在乙醇中溶解，在氯仿中微溶，在水中不溶，熔点 231～235℃。

（三）作用

布美他尼为呋塞米的衍生物，为袢利尿剂。其作用部位，作用机制和作用特点均与呋塞米、依他尼酸相似，具有高效、速效、短效、毒性低、无耳毒性等优点，但其利尿作用为呋塞米的 20～60 倍，所用剂量仅为呋塞米的 1/40。对近曲小管有明显作用，但对远曲小管无作用，抑制碳酸酐酶的作用较弱，故排钾作用小于呋塞米。

口服吸收较好，生物利用度大于 90%，血浆蛋白结合率在 90% 以上，进入体内后 80% 经肝脏迅速代谢为有活性的坎利酮。口服后 30～60 分钟显效，1～2 小时血药浓度达峰值，作用持续 4～6 小时；静脉给药约 5 分钟开始起效，30 分钟血药浓度达峰值，持续 2～4 小时；$t_{1/2}$ 约 1.5 小时。

（四）制剂

片剂：每片 1mg；6mg；注射剂：每支 0.5mg；2ml。

（五）临床作用

适应证基本同呋塞米，临床上可作为呋塞米的代用品，用于各种顽固性水肿，少尿及急性肺水肿的治疗。尤其对急慢性肾衰竭患者更为适合。这是因为布美他尼不仅具有促进肾血流量和肾小球滤过作用，同时，在肾脏发挥利尿作用时药物摩尔浓度比呋塞米低 50 倍，在肾衰时，用大剂量呋塞米无效时，本品仍可有效。

（六）用法用量

口服：每次 0.01～0.02mg/kg，必要时 4～6 小时 1 次。肌肉或静脉注射剂量同口服。

（七）注意

1. 不良反应　①水、电解质紊乱：由于强效利尿作用，也可引起低血容量反应，低盐综合征。但低钾血症的发生率较呋塞米、噻嗪类利尿药较低。②少数人可有短暂性的中性粒细胞降低，血小板减少，偶有恶心，呕吐，男性乳房发育，皮疹等。

2. 严重的肝、肾功能不全，糖尿病，痛风患者慎用。婴幼儿用量尚未确定，应慎用。

3. 由于本品能增加尿磷的排泄量，可干扰尿磷的测定。

4. 注射液不宜加入酸性溶液中静脉滴注，以免产生沉淀。

（八）药物相互作用

参阅呋塞米。

五、氢氯噻嗪

（一）其他名称

双氢氯噻嗪，双氢克尿塞 ESIDREX，HYDRODIURIL，0RETIC。

（二）特性

为白色结晶性粉末，无臭，味微苦，不溶于水，溶于丙酮。

（三）作用

此药为中效利尿药，其作用机制主要作用于肾小管髓袢升支粗段皮质部，抑制氯化钠再吸收，从而使腔内渗透压升高。水分重吸收减少而出现利尿作用。此外，本品还有微弱的抑制碳酸酐酶作用,因此尿中 HCO_3^- 丢失较轻,还有抗利尿作用,能够使尿崩症患者的尿量减少,作用机制不详。

本品有温和而确切的降压作用,对立位卧位的收缩压、舒张压均可下降,也可增强其他降压药的降压作用。其作用机制与增加 Na^+ 从尿中排出有关。

口服吸收迅速,但不完全,进入体内分布于各组织,以肾脏含量最高,肝脏次之。一般口服 1 小时产生利尿作用,约 2 小时血药浓度达峰值,维持约 $12\sim18$ 小时。$t_{1/2}$ 12 小时,服用量的 95% 以原形从近曲小管分泌,随尿排出。

(四)制剂

片剂:每片 10mg;25mg。

(五)临床应用

临床上适用于各种水肿,尤其对心脏性水肿效果好,对治疗肾性水肿和肾功能损害的效果亦可。对各期高血压及尿崩症均有效。用于预防含钙成分形成的结石。

(六)用法用量

1.治疗水肿　每日 $0.5\sim1.5$mg/kg,分 3 次口服,间日或每周 $1\sim2$ 次,体重恢复正常后可考虑减量停药。

2.治疗肝硬化腹水　最好与螺内酯合用,以防血钾过低诱发肝性脑病。

3.治疗高血压　多与其他降压药合用可减少后者剂量,减少副作用。每日 $1\sim2$mg/kg,早晚 2 次分服,1 周后减为每日 $0.5\sim1$mg/kg,渐停药。

4.尿崩症　每日 $1\sim2$mg/kg,或按体表面积 $30\sim60$mg/m² 早晚 2 次分服,按疗效调整剂量。小于 6 个月婴儿,剂量可达每日 3mg/kg。

(七)注意

1.不良反应　少数患者,服药后可产生肠道反应及皮疹,过敏性皮炎,急性胰腺炎,血小板减少,粒细胞缺乏及肝内阻塞性黄疸等。

2.服药期间,应定期检查电解质含量,如发生异常,应立即停药或减量,并注意钾盐补充。

3.停药时应逐渐减量,突然停药,可能引起钠氯及水的潴留。

4.肝、肾功能障碍、糖尿病患者慎用。

5.与磺胺药有交叉过敏反应。

(八)药物相互作用

1.本品引起的低血钾可增强洋地黄类药物的毒性。

2.肾上腺皮质激素,促肾上腺皮质激素、雌激素,两性霉素 B(静脉用药),能降低本类药物利尿作用,增加发生电解质紊乱的机会,尤其是低钾血症。

3.本品可升高尿酸及血糖水平,与抗痛风药或降压药合用时应注意调整剂量。

4.非甾体抗炎药尤其是吲哚美辛或交感神经节阻滞药可减弱本品的利尿作用。

5.与多巴胺合用,利尿作用增强。

6.与降压药合用,利尿、降压作用均加强。

7.本品可使抗凝药作用减弱。

8.与锂盐合用,因本品可减少肾脏对锂的清除,从而增加锂的肾毒性。

9.本品与碳酸氢钠合用,发生低氯性碱中毒机会增加。

六、氯噻酮

（一）特性

白色或黄色结晶性粉末，无臭或几乎无臭，无味，几乎不溶于水，溶于乙醇、氯仿，溶于氯化钾溶液。

（二）作用

本品作用与噻嗪类相似。口服吸收不完全，主要与红细胞内碳酸酐酶结合，而与血浆蛋白结合很少，严重贫血时与血浆蛋白（主要是白蛋白）的结合增多。口服 2 小时起效，达峰时间为 6 小时，作用持续时间为 24～72 小时。$t_{1/2}$ 为 35～50 小时。本药 $t_{1/2}$ 和作用时间显著长于其他噻嗪类药物的原因，是胃肠道吸收较慢，另外主要与红细胞内碳酸酐酶结合，故排泄和代谢均较慢。除利尿作用外，尚有降压作用，能增强其他降压药的降压作用。主要以原形随尿排泄，部分在体内被代谢，由肾外途径排泄，胆道不是主要排泄途径。

（三）制剂

片剂：每片 25mg；50mg；100mg。

（四）临床应用

治疗水肿性疾病及高血压病。

（五）用法用量

口服：小儿常用量每次 2mg/kg，每日 1～2 次，每周连服 3 日，并根据疗效调整剂量。

（六）注意

1. 偶见胃肠道反应，轻度眩晕、疲倦。有时会引起高尿酸血症，可致低钾血症。

2. 严重肝功能不全或严重肾功能不全的患者禁用。对本品过敏者慎用。

（七）药物相互作用：参阅氢氯噻嗪。

七、苄氟噻嗪

（一）其他名称

BENURON，MATURKTIN。

（二）特性

本品为白色或乳白色的结晶性粉末，无臭无味。几乎不溶于水、氯仿，溶于乙醇（1∶17）、丙酮（1∶1.5）、乙醚（1∶500）。

（三）作用

本品为口服高效噻嗪类利尿药。作用与氢氯噻嗪相似，唯排泄较慢，持续时间较长（约 18 小时），钾离子和碳酸氢根的排出量较少。

口服吸收迅速完全，血浆蛋白结合率高达 94%，口服 1 小时起作用，达峰时间 6～12 小时，作用持续时间 18 小时以上，半衰期为 8.5 小时。绝大部分经肾脏排泄（30% 为原形），少量随胆汁排泄。胃肠道易吸收，显效时间为 1 小时。血药高峰时间为 6～12 小时，持续时间为 24～36 小时。经肝脏代谢，随尿排泄。

（四）制剂

片剂：每片 2.5mg；5mg；10mg。

（五）临床应用

1. 水肿性疾病排泄体内过多的钠和水,减少细胞外容量,消除水肿。常见的包括充血性心力衰竭、肝硬化腹水、肾病综合征、急慢性肾炎水肿、慢性肾衰竭早期、肾上腺皮质激素和雌激素治疗所致的钠、水潴留。

2. 原发性高血压可单独或与其他降压药联合作用。

3. 中枢性或肾性尿崩症。

4. 肾石症主要用于预防含钙盐成分形成的结石。

(六)用法用量

口服。

1. 治疗水肿性疾病或尿崩症　开始每日按体重 0.4mg/kg 或按体表面积 12mg/m² ,单次或分两次服用。维持量,每日 0.05～0.1mg/kg 或 1.5～3mg/m² 。

2. 治疗高血压　每日 0.05～0.4mg/kg 或按体表面积 1.5～12mg/m² ,分 1～2 次服用。可酌情调整剂量。

(七)注意

1. 不良反应　与氢氯噻嗪相似。长期使用可失钾,导致低钾血症。大多数不良反应与剂量和疗程有关。①水、电解质紊乱所致的副作用较为常见。低钾血症较易发生与噻嗪类利尿药排钾作用有关,长期缺钾可损伤肾小管,严重失钾可引起肾小管上皮的空泡变化,以及引起严重快速性心律失常等异位心律。低氯性碱中毒或低氯、低钾性碱中毒,噻嗪类特别是氢氯噻嗪常明显增加氯化物的排泄。此外低钠血症也较常见,导致中枢神经系统症状及加重肾损害。脱水造成血容量和肾血流量减少亦可引起肾小球滤过率降低。上述水、电解质紊乱的临床常见反应有口干、烦渴、肌肉痉挛、恶心、呕吐和极度疲乏无力等。②高糖血症。噻嗪类利尿药可使糖耐量降低,血糖升高,可能与抑制胰岛素释放有关。③高尿酸血症。干扰肾小管排泄尿酸,少数可诱发痛风发作。由于通常无关节疼痛,故高尿酸血症易被忽视。④过敏反应如皮疹、荨麻疹等,但较为少见。⑤血白细胞减少或缺乏症、血小板减少性紫癜等亦少见。⑥其他,如胆囊炎、胰腺炎、性功能减退、光敏感、色觉障碍等但较罕见。个别病例可有胃肠道反应:恶心呕吐,腹胀腹泻。

2. 交叉过敏　与磺胺类药物、呋塞米、布美他尼、碳酸酐酶抑制剂有交叉过敏。

3. 下列情况慎用　①无尿或严重肾功能减退者,因本类药效果差,应用大剂量时可致药物蓄积,毒性增加;②糖尿病;③高尿酸血症或有痛风病史者;④严重肝功能损害者,水、电解质紊乱可诱发肝性脑病;⑤高钙血症;⑥低钠血症;⑦红斑狼疮,可加重病情或诱发活动;⑧胰腺炎;⑨交感神经切除者(降压作用加强);⑩有黄疸的婴儿。

(八)药物相互作用

1. 肾上腺皮质激素、促肾上腺皮质激素、雌激素、两性霉素 B(静脉用药),能降低本类药物的利尿作用,增加发生电解质紊乱的机会,尤其是低钾血症。

2. 非甾体类消炎镇痛药尤其是吲哚美辛,能降低本类药的利尿作用,与前者抑制前列腺素合成有关。

3. 与拟交感胺类药物合用,利尿作用减弱。

4. 考来烯胺(消胆胺)能减少胃肠道对本类药物的吸收,故应在口服考来烯胺 1 小时前或 4 小时后服用本类药。

5. 与多巴胺合用,利尿作用加强。

6. 与降压药合用时,利尿降压作用均加强。

7. 与抗痛风药合用时,后者应调整剂量。

8. 使抗凝药作用减弱,主要是由于利尿后机体血浆容量下降,血中凝血因子水平升高,加上利尿使肝脏血液供应改善,合成凝血因子增多。

9. 降低降糖药的作用。

10. 洋地黄类药物、胺碘酮等与本类药合用时,应慎防因低钾血症引起的副作用。

11. 与锂制剂合用,因本类药物可减少肾脏对锂的清除,增加锂的肾毒性。

12. 乌洛托品与本类药合用,转化为甲醛受抑制,疗效下降。

13. 增强非去极化肌松药的作用,与血钾下降有关。

14. 与碳酸氢钠合用,发生低氯性碱中毒机会增加。

八、螺内酯

(一)其他名称

安体舒通,螺旋内酯固醇　ANTISTERONE,ALDACTONE。

(二)特性

为白色或类白色细微结晶性粉末,微有硫醇臭,味微苦,不溶于水,易溶于苯及醋酸乙酯。

(三)作用

为低效利尿药。与醛固酮有类似的化学结构,两者在肾小管起竞争作用,从而干扰醛固酮对远曲小管中钠重吸收的促进作用,故用药后促使钠和氯排出增加而产生利尿作用,但钾的排泄减少,为留钾利尿药,利尿作用较弱,缓慢而持久。

口服后吸收较好,微粒制剂易吸收,生物利用度 90% 左右,血浆蛋白结合率 90% 以上,进入体内后 80% 由肝脏迅速代谢为有活性的坎利酮。螺内酯和其代谢产物的 $t_{1/2}$ 约为 10～12 小时。口服后 1 天左右起效,2～3 日达峰值,停药后作用仍可维持 2～3 日。无活性的代谢产物主要随尿、部分随胆汁排泄,约有 10% 以原形经肾脏排泄。

(四)制剂

片剂:每片 20mg。胶囊剂:每粒 20mg。

(五)临床应用

临床上主要治疗与醛固酮升高有关的顽固性水肿,对肝硬化和肾病综合征患者较有效。与降压药合用治疗原发性高血压及醛固酮增多症的诊断与治疗。用于低钾血症的预防。单用本品利尿作用较差。

(六)用法用量

治疗水肿:每日 1～3mg/kg 或 30～90mg/m²,分 1～2 次口服,用药 5 日后如疗效满意继续用原量,否则加其他药。最大用量为每日 3～9mg/kg 或 90～270mg/m²。

(七)注意

1. 不良反应　服后可能引起头痛、嗜睡、精神紊乱、运动失调、皮疹等,并可引起低钠血症、高钾血症。

2. 可与高、中效利尿药合用,疗效增加,不良反应减轻。

3. 肾功衰竭及高钾血症患者禁用。

4. 本品有保钾作用,在应用过程中切不可盲目补钾,以免引起钾中毒。

5.对诊断的干扰可干扰荧光法测定血浆皮质醇浓度等。

（八）药物相互作用

1.本品可与氢氯噻嗪利尿药合用，两者取长补短，二药合用疗效增加，不良反应减轻。

2.本品可加强降压药和利尿药的作用，与此类药物同用时应注意调整药物剂量。

3.多巴胺可加强本品的利尿作用。

4.与下列药物合用时，发生高钾血症的机会增加，如：含钾药物，库存血（含钾 30mmol/L，如库存 10 日以上时含钾可高达 65mmol/L），血管紧张素转换酶抑制剂，环孢素 A 以及其他保钾利尿药等。

5.与氯化铵合用时，易发生代谢性酸中毒。

6.本品能使地高辛半衰期延长。

7.甘草类药物可降低本品的利尿作用。

8.本品能降低双香豆素类药物的抗凝作用。

九、氨苯蝶啶

（一）其他名称

三氨蝶啶 DYRENIUM,PTEROFEN。

（二）特性

本品为黄色结晶性粉末，几乎无臭，无味，不溶于水、乙醇等，可溶于甲酸（1∶30）。

（三）作用

作用与螺内酯部分相同，抑制远曲小管和集合管皮质段对 Na^+ 的重吸收，增加 Na^+、Cl^- 排泄而利尿，对 K^+ 有潴留作用，其留钾排钠作用与螺内酯相似，为低效利尿药，其留钾作用较螺内酯弱。

口服吸收迅速，但不完全，生物利用度约 30%～70%。口服后 2 小时起效，6 小时血浓度达峰值，作用持续时间为 12～16 小时。$t_{1/2}$ 为 1.5～2 小时，但无尿者的 $t_{1/2}$ 明显延长，可达 10 小时以上。在肝脏代谢，原形和代谢物主要经肾脏排泄，少部经胆道排泄。

（四）制剂

片剂：每片 50mg。

（五）临床应用

临床上用于治疗心力衰竭，肝硬化和慢性肾炎等引起的顽固性水肿或腹水，亦用于对氢氯噻嗪或螺内酯无效的病例。常与排钾利尿药合用。

（六）用法用量

每日 2～4mg/kg 或 120mg/m² ，分 2 次口服，每日或隔日疗法，5～7 天为 1 疗程。可酌情增加至 6mg/kg 或 300mg/m² ，每日总量不得超过 300mg。

（七）注意

1.不良反应　服后偶有消化道症状及口干，皮疹等。

2.大剂量长时间应用或与螺内酯合用，可致高钾血症，停药后可渐消失，应随时调整剂量。

3.服药后多数患者出现淡蓝色的荧光尿。

4.严重肝肾功能不全者、有高钾血症者慎用。

（八）药物相互作用

除以下几项，基本同螺内酯。

1.本品可能使血尿酸升高，与噻嗪类利尿药合用时尿酸可进一步升高。

2.与氯磺丙脲合用，可导致严重的低钠血症。

3.与锂剂合用，可加强锂的肾毒性作用。

4.降糖药与本品合用时，应加大降糖药物的剂量，因本品可使血糖升高。

十、盐酸阿米洛利

（一）其他名称

氨氯吡咪，Amildride。

（二）特性

本品为黄色或绿黄色粉末，无臭或几乎无臭，味苦，溶于沸水。

（三）作用

利尿作用与氨苯蝶啶相似，作用快，维持时间较久（维持 24～48 小时），在远端小管及集合管皮质段抑制 Na^+-H^+ 和 Na^+-K^+ 交换，为目前排钠留钾利尿药中作用最强的药物。能增加氢氯噻嗪和依他尼酸等药的作用并减少钾的丢失，一般不单独应用，本品无降压作用。

口服吸收较差，仅为 15%～20%，空腹可使吸收加快，但吸收率并不明显增加。血浆蛋白结合率很低，在体内不被代谢，$t_{1/2}$ 6～9 小时，单次口服起效时间为 2 小时，6～10 小时达高峰，持续 24 小时，20%～50% 经肾脏排泄，40% 左右随粪便排出。本品适合于肝功能受损者应用。

（四）制剂

片剂：每片 5mg。阿米洛利－氢氯噻嗪片：每片含阿米洛利 5mg，氢氯噻嗪 50mg。

（五）临床应用

同氨苯蝶啶。

（六）用法用量

每日 0.2～0.4mg/kg，分 2～3 次口服。

（七）注意

肾功能不全者慎用。

（八）药物相互作用

参阅螺内酯。

十一、乙酰唑胺

（一）其他名称

醋唑磺胺，醋氮酰胺，DIAMOX。

（二）特性

本品为白色针状结晶或结晶性粉末，无臭，味微苦，溶于沸水，极微溶于水，易溶于氨溶液。

（三）作用

属于碳酸酐酶抑制剂，能抑制肾小管上皮细胞中碳酸酐酶，使 H^+ 的分泌、及 Na^+-H^+

交换减少,重吸收 Na$^+$ 降低,促进 Na$^+$,H$_2$O 与重碳酸盐的排出增加,从而产生利尿作用。长期服用,会导致耐药性的发生,目前很少单独用于利尿,与汞利尿剂合用,可彼此纠正引起的酸碱平衡失调。本品具有类似磺胺结构,口服吸收良好。服药后 30 分钟即能影响尿液的 pH,1~1.5 小时开始降低眼压,2~4 小时血药浓度达峰值,作用持续时间为 8~12 小时。$t_{1/2}$ 约为 3~6 小时。绝大部分药物以原形由肾小管分泌,服用量的 80% 在 8~12 小时内排出,24 小时可完全排尽。

（四）制剂

片剂:每片 0.25g。注射剂:每支 250mg(5ml)。

（五）临床应用

用于心脏病性水肿,脑水肿,青光眼,能减少房水及脑积液的产生,亦治疗消化道溃疡,减少胃酸分泌,也可试用癫痫大小发作。

（六）用法用量

1.心源性水肿　每次 5~10mg/kg,早餐后服用,每日 1 次。

2.治疗慢性脑积水,脑水肿,青光眼每次 5~10mg/kg,每日 2~3 次,口服。

3.青光眼急性发作静脉或肌内注射,每次 5~10mg/kg,每 6 小时 1 次。

（七）注意

1.不良反应　常见症状有困倦、面部及四肢麻木、头痛、恶心、嗜睡、尿频等。

2.长期服用可加服钾盐,以防血钾过低。

3.应注意纠正代谢性酸中毒。

4.肝性脑病,肾功能及肾上腺皮质功能严重减退,低血钾,肺心病,心力衰竭者慎用。

5.有尿路结石史慎用。

6.可引起肾绞痛,结石症,肾病综合征等。为预防发生,尚须加服钾盐、镁盐等。

7.应避免应用钙、碘、广谱抗生素,及可增加碳酸酐酶活性的药物。

附:利尿合剂的组成:氨茶碱 0.25mg,普鲁卡因 0.5mg,安钠咖 0.5mg,维生素 C 0.1g,50% 葡萄糖注射液 100ml,10% 葡萄糖注射液 500ml。用于治疗肾性水肿。

用法:每次 10~12ml/kg,静脉滴注,1 日 1~3 次(其中每次氨茶碱小于 4mg/kg)。

（八）药物相互作用

1.本品可减少锂盐在近曲小管的重吸收,降低锂的血浓度。

2.钙、碘及广谱抗生素可增强碳酸酐酶的活性而减弱本品的作用。

3.与苯巴比妥、卡马西平或苯妥英钠联合应用可使骨软化发病率上升。

4.与缩瞳药同时应用,可使本品作用增强。

5.不宜与氯化钠合用,以免减弱本品的效力。

6.勿与奎尼丁并用,因在碱性尿中能增加奎尼丁在肾小管的再吸收量,使奎尼丁的血浓度增高,增强奎尼丁的毒性。

7.本品使尿液碱化后,可使水杨酸类及呋喃妥因、诺氟沙星、巴比妥、磺胺等弱酸性药物排泄增多,影响疗效。

（郭石）

第十节　抗贫血药

一、概述

贫血是小儿时期常见的症状之一,是指血液中红细胞数及血红蛋白量低于正常值的一种病理现象。其主要病因是外来营养物质、代谢产物和与血细胞生成有关因子的不足、急慢性失血、红细胞过度破坏等。常见的贫血主要有小细胞低色素性贫血(缺铁性贫血)、巨幼红细胞性贫血、再生障碍性贫血、溶血性贫血和失血性贫血。抗贫血药是能提高血红蛋白的药物,本节主要介绍用于治疗缺铁性贫血和巨幼红细胞性贫血的药物。

（一）分类及原因

补血药包括:铁剂(硫酸亚铁、富马酸亚铁、枸橼酸铁铵、多糖铁复合物等)、叶酸、维生素 B_{12}、辅酶维 B_{12} 等。

缺铁性贫血是最常见的一类贫血。其主要是由于铁的摄入不足、损失过多或吸收、利用发生障碍,导致体内供造血用的铁不足,亚铁血红素的合成减少,血红蛋白量降低。常见于急慢性失血、儿童生长期等。铁剂是防治此类贫血的有效药物。

巨幼红细胞性贫血是由于缺乏叶酸或维生素 B_{12},使幼稚红细胞成熟过程受阻引起。红细胞在成熟过程中不断分裂、增殖,而这一过程首先需要合成 DNA。维生素 B_{12}、叶酸是 DNA 合成的主要辅酶,故发生营养不良性、婴幼儿期巨幼红细胞性贫血和恶性贫血时采用此类药物治疗。对叶酸拮抗剂,如甲氨蝶呤、乙氨嘧啶所致的巨幼红细胞性贫血,需用亚叶酸钙治疗。

再生障碍性贫血系骨髓造血功能衰竭所致的一种贫血综合征,其主要临床表现为全血细胞减少。某些理化因素(如苯、氯霉素、放射线)和病理因素(如尿毒症、肿瘤)可部分或全部破坏骨髓的造血功能,引起多种类型血细胞减少,称为再生障碍性贫血。抗再生障碍性贫血药物包括:改造造血干细胞药物,如雄性激素(司坦唑醇、去氢甲睾酮、丙酸睾酮、甲睾酮等);改造造血微环境药物(硝酸士的宁、山莨菪碱等);纠正免疫缺陷药物(抗胸腺细胞球蛋白等);中成药,如再障生血片。

（二）作用特点

铁剂是合成血红蛋白的原料。叶酸和维生素 B_{12} 是合成脱氧核糖核酸的主要辅酶,缺乏时引起巨幼红细胞性贫血。

治疗再生障碍性贫血一般用雄性激素治疗。近年来对再障的研究表明,此类患者存在免疫失衡,T 抑制细胞增加,抑制骨髓造血干细胞的增殖,免疫调节剂可以用来纠正免疫失衡,达到治疗的目的。

（三）用药原则

铁剂是治疗缺铁性贫血的特效药,同时服用维生素 C 可促进铁剂的吸收。贫血纠正后,应继续服用 2~3 个月,以备铁储存,防止复发。一般不主张用注射铁剂,注射铁剂仅适用于口服铁剂有严重反应或有肠道疾病影响其吸收者。使用时,应根据患者的血红蛋白值,计算出需补充铁的量。由于注射铁剂可致过敏反应,初次剂量宜小。

治疗再障主张按型用药、联合用药和早期综合治疗,防治感染和出血,争取有充分的抗再障治疗。一般疗程应在 1～3 个月以上,慢性型宜用中药,坚持长期治疗。

(四)注意事项

1.铁剂中毒,轻者恶心、呕吐、腹泻、腹痛,重者惊厥、昏迷、休克,可致死亡,故应注意保存,防止大量吞服。

2.注射铁剂可能有全身不良反应,表现为头痛、发热、关节痛等。肌内注射局部疼痛及色素沉着,可产生荨麻疹,甚至可致过敏性休克,应慎用,必要时从小剂量开始使用。

3.对严重的巨幼红细胞性贫血患者,维生素 B_{12}、叶酸治疗的同时应补钾,以免血钾迅速下降,导致突然死亡。有神经系统症状的巨幼红细胞性贫血,单用叶酸治疗会使症状加重,应注意。

4.雄激素长期应用可致肝损害,应注意查肝功,及时改换药物。

二、硫酸亚铁

(一)其他名称

硫酸低铁,Iron Sulfate。

(二)特性

本品为二价铁,较三价铁易吸收,含元素铁约 20%。呈淡蓝绿色柱状结晶或颗粒;无臭,味微咸涩,易溶于水,在潮湿空气中易氧化变质,生成黄棕色的碱式硫酸铁。

(三)作用

铁为合成血红蛋白、肌红蛋白及某些含铁酶的重要成分之一。正常人体内铁大多与蛋白质结合成复合物,其中 60%～70%为血红蛋白铁,20%～30%为铁蛋白和含铁血黄素,储存于肝、脾、骨髓等组织中,约有 5%存在于肌红蛋白和各种含铁酶中。

铁盐以二价离子的形式,在十二指肠和空肠上段吸收。其排泄是以肠道、皮肤等含铁细胞的脱落为主要途径,少量随尿、胆汁、汗等排泄。

(四)制剂

片剂:每片 0.3g。缓释片:每片 0.25g。硫酸亚铁糖浆:4%。

(五)临床应用

主要用于预防缺铁性贫血,治疗营养性缺铁性贫血、失血性贫血及其他原因引起的缺铁性贫血。

(六)用法用量

口服。预防量:每日 5mg/kg。治疗量:不足 1 岁者,每次 60mg,每日 3 次;1～5 岁,每次 120mg,每日 3 次;6～12 岁,每次 0.3g,每日 2 次。

(七)注意

1.不良反应 偶见食欲低下、腹痛、腹泻、恶心、呕吐、便秘等。为减轻不良反应,可从半量开始服用,待胃肠道症状消失后改为常用量。

2.大便可因服用铁剂转成黑色,须预先对患者讲清楚,以免顾虑。

3.血红蛋白沉着症、含铁血黄素沉着症及不伴缺铁的其他贫血、肝肾功能严重损害、对铁剂过敏者禁用。

4.酒精中毒、肝炎、急性感染、肠道炎症、胰腺炎及消化性溃疡等患者慎用。

5.治疗期间需做下列检查 血红蛋白测定、网织红细胞计数、血清铁蛋白及血清铁测定。

6. 小儿误服 1g 以上可致急性中毒,出现胃肠坏死、出血,甚至昏迷、休克,所以应注意保存。一旦发生急性中毒应立即催吐,或用 1‰碳酸氢钠洗胃,并应用去铁胺等。长期超量服用可致慢性中毒,引起血色病。

7. 本品应保存于干燥、避光处。若氧化变质,则不宜使用。

(八)药物相互作用

1. 稀盐酸或维生素 C 可使铁剂易于吸收,抗酸药可影响铁的吸收。

2. 与茶、咖啡、碳酸氢钠、鞣酸蛋白、钙剂等同服,可致铁盐沉着,妨碍其吸收。

3. 与四环素类易形成络合物,二者同服会相互妨碍吸收。

三、富马酸亚铁

(一)其他名称

富马酸铁,富马铁,红红。

(二)特性

为红棕色或橙红色微细粉末,无臭、无味,略溶于水。含元素铁 33‰,体内吸收较好,较难被氧化成三价铁,奏效快,副作用少。

(三)作用

铁是红细胞中血红蛋白的组成元素。缺铁时,红细胞合成血红蛋白量减少,致使红细胞体积变小,携氧能力下降,形成缺铁性贫血。口服本品可以补充铁元素,纠正缺铁性贫血。

(四)制剂

片剂:每片 0.2g。胶囊剂:每粒 0.2g。

(五)临床应用

用于治疗各种原因引起的缺铁性贫血、失血性贫血及营养不良、儿童发育期等引起的缺铁性贫血。

(六)用法用量

口服:不足 1 岁者,每次 35mg,每日 3 次;1～5 岁,每次 70mg,每日 3 次;6～12 岁,每次 140mg,每日 3 次。轻者疗程 2～4 周,重症患者 3～4 周。

(七)注意

1. 不良反应 偶见恶心、呕吐、便秘等。排黑便勿与大便潜血混淆。

2. 酒精中毒、肝炎、急性感染、肠道炎症、胰腺炎等患者慎用。

3. 对铁过敏者及非缺铁性贫血患者禁用;胃与十二指肠溃疡、溃疡性肠炎患者禁用。

(八)药物相互作用

1. 与维生素 C 同服时,有利于本品的吸收。

2. 与磷酸盐类、四环素类、鞣酸及抗酸药等同服,可妨碍铁的吸收。

3. 本品可减少左旋多巴、卡比多巴、甲基多巴及喹诺酮类药物的吸收。

四、右旋糖酐铁

(一)其他名称

右糖酐铁,葡聚糖铁,科莫非,COSMOFER。

(二)特性

为右旋糖酐与铁的络合物,是一种可溶性的三价铁。注射液为深棕色的胶体溶液。

(三)作用

通过直接向体内补充三价铁离子而改善因铁缺乏导致的贫血。

右旋糖酐铁经静脉滴注后,能被网状内皮系统细胞摄取,特别是在肝脏和脾脏中,铁能缓慢地释放并结合于蛋白。6～8周后可观察到造血功能增强。循环铁的血浆 $t_{1/2}$ 为 5 小时,总铁(结合的和循环的) $t_{1/2}$ 为 20 小时。

肌内注射后,右旋糖酐铁从注射部位被吸收入毛细血管和淋巴系统。循环铁被网状内皮系统细胞吞噬后,分解成铁和右旋糖酐。铁能立即与蛋白结合形成血铁黄素或铁蛋白,还有少部分形成转铁蛋白。这种铁在生理上可补充血红蛋白和消耗铁储备。

肌内注射右旋糖酐铁,大部分在 72 小时内被吸收,大多数剩余的铁在随后的 3～4 周被吸收。铁不易从机体中被清除,过量蓄积可能产生毒性。该复合物分子较大(165000Da),不易通过肾清除。少量的铁能随尿液和粪便清除。右旋糖酐可以被代谢和消除。

(四)制剂

注射液:每支 50mg(2ml);100mg(2ml)。

(五)临床应用

适用于缺铁性贫血有下列情况者:①有胃肠道疾病,如慢性腹泻,影响铁的吸收。②确诊缺铁性贫血,口服铁剂无效,又找不出其他原因。③口服各种铁剂均有严重反应,虽经改变剂量和用药方法,仍无效者。

(六)用法用量

用量计算方法:需元素铁总量(mg)=(120－患者血红蛋白量)×80×kg(体重)×3.4×1.5×0.001

注释:120 为正常血红蛋白量 g/L;80 为血容量 ml/kg;3.4 为转变血红蛋白 1g 所需元素铁 mg 数;1.5 为补充组织储存铁的量。

用法:将总量分数次作深部肌内注射或静脉注射,静脉注射用 0.9% 氯化钠注射液或 5% 葡萄糖液稀释,在 2～3 分钟内注射完。每次注射量 0.5～1mg/kg,首次剂量宜小,每 2～3 天 1 次,如无不良反应,每日 1 次。

(七)注意

1. 不良反应　注射后偶有面部潮红、头疼、头昏,重者有恶心、呕吐、腹泻、寒战、发热、肌肉关节酸痛、荨麻疹,甚至气促、心率加快、出汗、休克、昏迷。全身反应可发生在注射后数分钟,也可在注射几小时后。缓慢注射可降低急性过敏反应。

2. 静脉注射不可溢出血管外,因可引起剧烈疼痛及炎症反应。不可作皮下注射。肌内注射后不应按摩局部。

3. 严重肝、肾功能减低者、哮喘、湿疹或其他特应性变态反应的患者禁用。

4. 该药物可能会导致血浆胆红素水平的提高和血浆钙水平的降低。

5. 注射后血红蛋白未见逐渐升高者,应立即停药。

6. 肌内注射期间应停用口服制剂。

7. 本品需冷藏储存,放久可有沉淀。

五、葡萄糖酸亚铁

(一)其他名称

Iron Gluconate。

（二）特性

元素铁的含量为 12.5%，呈灰绿色或微黄色粉末或颗粒，味涩，有焦糖味。在热水中易溶，在水中溶解，在乙醇中几乎不溶。

（三）作用

元素铁作为机体生化过程所需要的物质，为造血提供原料，参与血红蛋白的合成。口服后经十二指肠吸收，对胃肠道刺激性小，作用温和，起效快。

（四）制剂

片剂（糖衣片）：每片 0.1g；0.3g。胶囊剂：每粒 0.25g；0.3g；0.4g。

糖浆：每支 0.25g(10ml)；0.3g(10ml)。

（五）临床应用

主要用于防治各种原因引起的缺铁性贫血。如慢性失血、营养不良、儿童生长期等所致的缺铁性贫血。

（六）用法用量

预防量：每天 10～15mg/kg，治疗量：每天 30mg/kg，分 3 次口服。

（七）注意

1. 不良反应　偶有胃肠道刺激症状，饭后服用可减轻此症状。

2. 细菌感染患者不宜服用本品。

3. 服药后排黑色便，易与大便潜血混淆，应注意辨别。

4. 于密闭、避光、干燥处存放。

（八）药物相互作用

服药后 2 小时内忌饮茶水和食用含鞣酸的食物或药物。

六、多糖铁复合物

（一）其他名称

力蜚能，红源达，Niferex。

（二）特性

本品为棕黑色或棕褐色结晶性粉末状有机复合物，在 pH4.6 以上和 pH4.0 以下时，可溶于水，形成深棕色溶液，在 pH4.0～4.6 时不溶解。

（三）作用

铁是构成血红蛋白的基本元素，本品可作为铁元素补充剂，迅速提高血铁水平与升高血红蛋白。放射性同位素示踪研究证实：本品能像硫酸亚铁一样易被人体吸收。

多糖铁是有机复合物，不含游离的二价铁和三价铁。大鼠和狗的慢性毒性试验证明，每天摄入本品 250mg/kg，连续服用 3 个月，未见不良反应。由于本品不含铁离子，临床上不会导致铁离子所引起的便秘、腹泻、恶心或胃炎等不良反应。

（四）制剂

胶囊剂：每粒含铁元素 150mg。

（五）临床应用

主治慢性失血所致的缺铁性贫血和营养不良、儿童发育期等引起的缺铁性贫血。

（六）用法用量

口服：6～12 岁每次 75mg～150mg，不足 6 岁者每次 37.5～75mg，每日 1 次。

（七）注意

1. 不良反应　偶有恶心、呕吐、腹泻和胃部烧灼感，但一般不影响治疗。

2. 铁蛋白中的铁饱和率增加，对细菌增殖有利，且使内毒素菌株增加其内毒素产量，所以婴幼儿补铁过量时，易发生大肠埃希菌感染。

3. 铁能促进不饱和脂肪酸的自氧化作用，因此，铁过量会加重缺乏维生素 E 的早产儿的红细胞溶血现象。

（八）药物相互作用

1. 长期大量的补锌可影响铁的代谢。

2. 与鞣酸盐、磷酸盐及其他过渡元素、茶叶和含鞣质较多的中药等同时服用，会阻碍铁的吸收利用；维生素 C、枸橼酸盐、乙醇、糖、氨基酸能促进铁的吸收。

3. 四环素、青霉胺、土霉素可与铁剂形成不溶性络合物，影响本品的吸收。

4. 胃酸有利于铁的吸收，服用抗酸药能阻碍铁的吸收。

七、维生素 B_{12}

（一）其他名称

氰钴胺，钴胺素，氰基钴胺，Cyanoco－balamin。

（二）特性

为一种含钴的深红色结晶或结晶性粉末，无臭、无味，引湿性强，见光易分解，略溶于水和乙醇，其水溶液为粉红色至红色的澄明液体。

（三）作用

本品是细胞合成核苷酸过程中的重要辅酶，参与体内甲基转换与叶酸代谢，促进 5－甲基四氢叶酸转变成四氢叶酸，进一步合成脱氧核糖核酸，使巨幼红细胞发育恢复正常。还促使甲基丙二酰辅酶 A 转化成琥珀酸辅酶 A，维持神经髓鞘的完整性。对肝脏功能、蛋氨酸合成、糖及脂肪代谢有一定作用。另外，本品可促使甲基丙二酸转变为琥珀酸，参与三羧酸循环。

肌内注射后吸收迅速而完全，约 1 小时血药浓度达峰值；体内分布较广，但主要贮存于肝脏。大部分在 8 小时左右经肾脏排泄，剂量愈大，排泄愈多。

（四）制剂

注射剂：每支 0.05mg(1ml)；0.1mg(1ml)；0.25mg(1ml)；0.5mg(1ml)；1mg(1ml)。

（五）临床应用

主要用于治疗恶性贫血，亦可与叶酸合用治疗营养性巨幼红细胞性贫血、抗叶酸药引起的贫血及脂肪泻。尚可用于治疗神经系统疾病（如神经炎、神经萎缩、神经痛等）、肝脏疾病（肝炎、肝硬化等）、白细胞减少症、再生障碍性贫血，一般用量较大，且疗效有争议。外用可用于治疗Ⅰ～Ⅱ度放射性损伤。

（六）用法用量

肌内注射。维生素 B_{12} 缺乏症每次 25～50μg，隔日 1 次，两周为 1 疗程。用于神经系统疾病时，用量可酌增。

（七）注意

1.不良反应　偶见皮疹、瘙痒、腹泻以及过敏性哮喘,极个别有过敏性休克。

2.口服时,胃中需有内因子存在方能吸收,因此,内服时须同时服用含此种内因子制剂才能见效。

3.治疗期间可能出现缺铁性贫血,应补充铁剂。在开始用药后 48 小时,应查血钾浓度并及时补钾(因钾离子大量进入细胞内,可引起低钾血症)。

4.家族性遗传性球后视神经炎(leber's disease)禁用,因血清中原维生素 B_{12} 量异常增高,如使用此药则使视神经萎缩加速。恶性肿瘤患者、对本品过敏者禁用。

5.不可静脉给药,以防引起意外(曾有死亡报道)。

(八)药物相互作用

1.应用维生素 B_{12} 后 1 小时内不应大量摄入维生素 C,因维生素 C 可破坏维生素 B_{12}。

2.重金属盐类及微生物均能使之失效。

3.与氯霉素合用时,会抵消维生素 B_{12} 的造血反应,故应避免二者同时使用。

4.对氨基水杨酸可减弱本品的作用,与葡萄糖液也有配伍禁忌。

5.考来烯胺可结合维生素 B_{12},减少其吸收。

6.与叶酸有协同作用。

八、腺苷钴胺

(一)其他名称

辅酶维生素 B_{12},辅酶维 B_{12},Coenzyme Vitamin B_{12}。

(二)特性

本品是氰钴型维生素 B_{12} 的衍生物,为维生素 B_{12} 在体内的主要形式,是橘黄色或暗红色结晶或结晶性粉末,吸湿性强,遇光易分解变色,略溶于水和乙醇。

(三)作用

以辅酶的形式参与体内核酸的合成及胆碱、氨基酸、蛋白质、脂肪等的代谢,促进红细胞的发育、成熟,保持神经系统髓鞘的完整性。其优点是吸收利用率高,活性强,与组织亲和力强,排泄较慢。

(四)制剂

片剂:每片 0.25mg。注射剂:每支 0.5mg(1ml)。

(五)临床应用

治疗巨幼红细胞性贫血、营养不良性贫血、多发性神经炎、神经根炎、神经麻痹等,还可用于因放射线、药物等引起的白细胞减少症。

(六)用法用量

1.治疗巨幼红细胞性贫血　口服:每次 0.25mg,每日 1～3 次。肌内注射:每次 0.25～0.5mg,每日 1 次。疗程同维生素 B_{12}。

2.治疗多发性神经炎、神经根炎、神经麻痹等,多采用注射剂,每次 0.5mg,每日 1 次,疗程视病情而定。

3.治疗因放射线、药物等引起的白细胞减少症,剂量用法同上。

(七)注意

1.不良反应　偶有过敏反应,甚至出现休克,应注意。

2.应避光、密封保存,注射液开瓶后应尽快使用,以免失效。

九、叶酸

(一)其他名称

维生素 M,维生素 B_c,Vitamin M,Vitamin B_c。

(二)特性

本品是由蝶啶、对氨基苯甲酸及谷氨酸的残基组成的水溶性 B 族维生素,为黄色或橙黄色结晶性粉末,无臭、无味,不溶于水和乙醇。存在于肝、肾、酵母、绿叶蔬菜、豆类等,现多由人工合成制得。

(三)作用

叶酸在体内经二氢叶酸还原酶及维生素 B_{12} 的作用,形成四氢叶酸(THFA),后者与多种一碳单位(包括 CH_3、CH_2、CHO 等)结合成四氢叶酸类辅酶,传递一碳单位,参与体内很多重要反应及核酸和氨基酸的合成。THFA 在丝氨酸转羟甲酶的作用下,形成 N-5,10-甲烯基四氢叶酸,能促使尿嘧啶核苷酸(dUMP)形成胸腺嘧啶核苷酸(dTMP),后者可参与细胞的 DNA 合成,促进细胞的分裂与成熟。在 DNA 合成过程中,脱氧尿苷酸转变为脱氧胸苷酸,其间所需的甲基由亚甲基四氢叶酸提供。叶酸缺乏时,DNA 合成减慢,但 RNA 合成不受影响,结果在骨髓中生成细胞体积较大而细胞核发育较幼稚的血细胞,尤以红细胞最为明显,及时补充可有治疗效应。

口服后主要以还原的形式在空肠近端吸收,5~20 分钟出现于血中,1 小时后达高峰,其 $t_{1/2}$ 约 40 分钟。贫血患者吸收速度较正常人快。叶酸由门静脉进入肝脏,以 N-5-甲基四氢叶酸的形式储存于肝脏中(储存量约为全身总量的 1/3~1/2),并分布到其他组织器官。治疗量的叶酸约 90% 随尿排泄,大剂量注射后 2 小时,有 20%~30% 出现于尿中。

(四)制剂

片剂:每片 5mg。注射液:每支 15mg(1ml)。复方叶酸注射液:每支 1ml,含叶酸 5mg,维生素 B_{12} 30μg。

(五)临床应用

治疗由于各种原因所致的叶酸缺乏及叶酸缺乏所致的巨幼红细胞性贫血,并可预防慢性溶血性贫血和因长期服用止痛药、抗惊厥药、长期慢性溶血引起的叶酸缺乏。

(六)用法用量

口服片剂。治疗量:儿童每次 5mg,每日 3 次,或每日 1~3 片,分 3 次给予。连用 2 周后改为每日 5mg,至血红蛋白正常。预防量:每次 0.4mg,每日 1 次。

肌内注射:每次 5mg,每日 1 次,或复方叶酸制剂,肌内注射,每日 1~2ml。

(七)注意

1.不良反应 少数患者长期服用后可出现厌食、恶心、腹胀等胃肠道症状,偶见过敏反应。

2.静脉注射可致不良反应,不宜使用。大量服用叶酸时,可使尿呈黄色。

3.大剂量持续服用叶酸可降低血清维生素 B_{12} 的含量,加重神经系统症状,因此当诊断不明而需用叶酸作为诊断性治疗时,每日量以不超过 0.4mg 为宜。

4.营养性巨幼红细胞性贫血常合并缺铁,应同时补充铁,并补充蛋白质及其他 B 族维生素。

5.应避光、密封保存。

（八）药物相互作用

1.大剂量叶酸能拮抗苯巴比妥、苯妥英钠和扑米酮的抗癫痫作用,可使癫痫发作的临界值明显降低,并使敏感患者的发作次数增加。因此,这些患者应用的叶酸剂量主张不超过0.4mg为宜,以免影响病情。

2.甲氨蝶呤、乙胺嘧啶能阻止叶酸转化为四氢叶酸,影响叶酸的治疗作用,反之,在治疗白血病、恶性肿瘤时,使用叶酸也会降低甲氨蝶呤的疗效。

3.维生素 C、维生素 B_1、维生素 B_6 会抑制叶酸在胃肠中的吸收。

十、亚叶酸钙

（一）其他名称

甲叶钙,甲酰四氢叶酸钙,同奥,Cal—cium Leucovorin,CF。

（二）特性

呈微黄色至黄色结晶或无定形粉末,无臭,易溶于水及氢氧化钠溶液。

（三）作用

本品为叶酸在体内的活化形式,是叶酸还原型的甲酰化衍生物,主要用于高剂量甲氨蝶呤等叶酸拮抗剂的解救。

甲氨蝶呤的主要作用是与二氢叶酸还原酶结合,阻断二氢叶酸转变为四氢叶酸,从而抑制 DNA 的合成。本品进入体内后,经四氢叶酸还原酶作用转变为四氢叶酸,能有效地对抗甲氨蝶呤引起的毒性反应,但对已存在的甲氨蝶呤神经毒性则无明显作用。

叶酸在肝脏及骨髓中先变成甲酰四氢叶酸,再转换为四氢叶酸,参与核酸的合成。本品作用比叶酸好。

（四）制剂

注射剂:每支 3mg(1ml);5mg(1ml);100mg(10ml)。

（五）临床应用

1.治疗由于叶酸缺乏引起的巨幼红细胞性贫血。

2.用作叶酸拮抗剂(如甲氨蝶呤、乙胺嘧啶或甲氧苄啶等)的解毒剂。

3.用于防治大、中剂量甲氨蝶呤(MTX)所引起的严重毒性作用。

4.与 5—氟尿嘧啶合用,用于治疗晚期结肠、直肠癌。

（六）用法用量

1.治疗叶酸缺乏引起的巨幼红细胞性贫血:一般每天 1mg,尚无根据证明剂量增加疗效会增加。

2.高剂量甲氨蝶呤治疗后亚叶酸钙"解救"疗法,还用于甲氨蝶呤消除不畅或不慎超剂量使用时。

3.配合治疗结直肠癌。

（七）注意

1.不良反应　本品不良反应较少见,偶见荨麻疹、哮喘等过敏反应。

2.恶性贫血、维生素 B_{12} 缺乏引起的巨幼红细胞性贫血禁用(因合成血红蛋白过程中消耗

维生素 B_{12} ）。

（八）药物相互作用

较大剂量使用本品时,如与巴比妥、扑米酮或苯妥英钠合用,会影响其抗癫痫作用。

十一、甲钴胺

（一）其他名称

弥可保,钴宾酰胺。

（二）特性

本品注射液为红色澄明液体,PH:5.3～7.3,渗透压比：约 1(对 0.9％氯化钠注射液的比）。

（三）作用

本品为辅酶型维生素 B_{12}甲钴胺制剂,存在于髓液和血液中,在神经组织中具较好的传递性,可治疗周围性神经障碍。另外,本品能促进核酸、蛋白、脂肪的代谢,能使受损的神经组织修复。

（四）制剂

片剂:每片 0.5mg。注射剂:0.5mg(1ml)。

（五）临床应用

治疗因缺乏维生素 B_{12}引起的巨幼红细胞性贫血、末梢神经障碍。

（六）用法用量

口服:儿童每日 1 片,分 3 次服用。肌内注射:儿童每次 200～300μg,每周 3 次。用药 2 个月后,继续以维持量治疗 1～3 个月。

（七）注意

1. 不良反应　口服出现食欲减退、恶心、腹泻等。肌内注射部位偶有疼痛、硬结及出现发热、头痛、出汗、皮疹等。

2. 对本品过敏者禁用,过敏反应表现为:血压下降、呼吸困难等。

3. 婴幼儿使用本品时,应避免在同一部位反复注射。

4. 本品的用量应视年龄、病情轻重酌情增减。

5. 本品易分解,应避光、室温下保存,开封后立即使用。

（八）药物相互作用

本品促进汞及其化合物的吸收,故从事相关工作的人员,不宜长期大量服用本品。

十二、促红素

（一）其他名称

红细胞生成素、怡发津、促红细胞生成素、益比奥、rHuEPO。

（二）特性

本品由 165 个氨基酸组成,其成分为糖蛋白,含蛋白 60％,糖类 40％。临床应用的制剂由重组 DNA 技术合成,具有与正常人体内存在的天然红细胞生成素相同的生理功能,注射液为无色澄明液体,pH6.9±0.5。

（三）作用

人体内红细胞生成素 90% 在肾脏生成，小部分在肝脏合成，但患有慢性肾衰的患者，红细胞生成素的生成受到抑制。由于红细胞生成素的不足，不能刺激产生更多的红细胞，这就是肾性贫血的原发病因。

本品能与红系祖细胞表面受体结合，刺激红细胞的增殖、分化与成熟，增加红细胞数量和提高血红蛋白水平，但对红细胞的寿命无影响。其生成红细胞的过程，受缺氧因素的调节。另外，本品还能改善血小板功能，对止血障碍也有所改善。

慢性肾衰的患者单剂量静脉注射后，$t_{1/2}$ 为 4～13 小时；长期血液透析的患者单剂量静脉注射后，$t_{1/2}$ 为 8～12 小时；如重复给药，$t_{1/2}$ 可缩短为 6 小时。皮下注射后 5～8 小时血药浓度达峰值。生物利用度为 20%。本品大部分在肝脏代谢，约 10% 以原形随尿排出。

（四）制剂

注射剂：1500 单位（2ml）；3000 单位（2ml）；1500 单位（1ml）；3000 单位（1ml）；6000 单位（1ml）。

（五）临床应用

主要用于慢性肾衰患者的肾性贫血。对与多发性骨髓瘤有关的贫血，骨髓异常增殖综合征（MDS）及慢性疾病引起的贫血等亦有一定疗效。

（六）用法用量

肾性贫血静脉注射或皮下注射：初始剂量 50～100 单位/kg，每周 3 次，使血细胞比容（HCT）增加到 30%～33% 或血红蛋白达到 100～120g/L，HCT 不宜超过 35%，在此基础上调整用药剂量。一般维持量减半，每周 2～3 次，然后每 2～4 周检查血细胞比容，以调整剂量，避免红细胞生成过速，维持血细胞比容和血红蛋白在适当水平。对非肾性贫血，剂量可适当增加。

（七）注意

1. 不良反应　过敏反应表现为皮疹或荨麻疹等。剂量过大时可有轻度血压升高，偶可诱发癫痫发作、脑血管意外，故在应用期间，要严格监测血压、血栓情况，必要时应减量或停药，并调整降压药物的使用。

2. 本品不能立即纠正严重贫血，故不能代替急救输血。

3. 应用本品有时会引起血清钾轻度升高，应适当调整饮食，若发生血钾升高，应遵医嘱调整剂量。

4. 治疗期间因出现有效造血，铁需求量增加。通常会出现血清铁浓度下降，如果患者血清铁蛋白低于 100ng/ml，或转铁蛋白饱和度低于 20%，应每日补充铁剂。

5. 铅中毒者禁用，癫痫患者慎用。

（八）药物相互作用

叶酸或维生素 B_{12} 不足、严重铝过多都会降低本品疗效。用药期间应补充叶酸或维生素 B_{12}。

（郭石）

第十六章 小儿保健与儿童营养

小儿保健(child health care)属于预防医学范畴,是研究小儿生长发育规律及其影响因素,采取有效措施预防小儿疾病、促进身心健康的一门学科。

目前,我国已建立了较完整的妇幼卫生保健网以及相应的保健机构,完善了各种工作制度和预防保健制度。各级小儿保健组织通过对不同年龄阶段的小儿及其家庭进行预防保健指导、计划免疫和健康监测,达到了增强小儿体质、促进小儿健康以及降低小儿发病率和死亡率的目的。

第一节 各年龄期小儿的特点及保健

一、胎儿特点及保健

(一)胎儿的特点

胎儿的发育与孕母的健康、营养状况、情绪和生活环境等密切相关。孕母如受到理化因素刺激或缺乏营养,可影响胎儿的生长发育,甚至导致胎儿死亡、流产、早产或先天畸形等不良结果。故胎儿期保健应以孕母的保健为重点,通过做好对孕母的产前保健达到保护胎儿健康发育的目的。

(二)胎儿的保健

1. 产前保健

(1)预防先天畸形:引起先天畸形的原因比较复杂,有遗传、感染、化学物质、射线、药物、毒物以及营养障碍等多方面的因素。目前,有统计数据表明,在新生儿的主要死亡原因中,感染性疾病所致的死亡比例逐渐下降,而先天畸形所致的死亡比例呈上升趋势。为了小儿的健康成长,应采取有效措施,预防和减少先天畸形的发生。如禁止近亲结婚;有遗传性疾病家族史者婚前应进行遗传咨询;预防孕期感染,特别是妊娠期,孕母如感染风疹病毒、巨细胞病毒、肠道病毒及弓形虫等可引起流产或先天性心脏病、白内障、聋哑、小头畸形,智力低下等;患有严重心、肝、肾疾病以及糖尿病、甲状腺功能亢进或低下、结核病等慢性疾病的孕母应在医生指导下进行治疗,定期进行产前检查,必要时终止妊娠。

(2)保证充足营养:胎儿生长发育所需要的营养物质完全依赖孕母供给、如果孕母仅有轻度营养不良,则胎儿自身体组织摄取的原料短期内尚能满足需要,但会使孕母身体逐渐虚弱;若孕母长期营养缺乏,则胎儿的生长发育就会受到影响,并易导致营养不良发生。对婴儿先天性佝偻病、缺铁性贫血等疾病的预防,应着重在妊娠后期,因为此期的营养既要保证孕母与胎儿的营养需求,又要为孕母产后哺乳,做好营养储备;且胎儿最后 3 个月内生长发育速度加快,对营养物质的需求量也相应增加。因此,孕母妊娠后期更应加强营养,注意膳食搭配,保证各种营养物质的摄入,尤其是钙、铁、锌、维生素 D 等营养素的补充。

(3)为孕母提供良好的生活环境:孕母应注意保持良好的生活规律,心情愉快、休息充足,注意劳逸结合,避免妊娠期发生合并症,预防流产、早产的发生。

2.产时保健

重点是注意预防产伤及产时感染:帮助孕母选择正确的分娩方式,权衡各种助产方式的利弊,合理使用器械助产。凡有胎膜早破、羊水污染、宫内窒息、胎粪吸入、脐带脱垂以及产程延长、难产等情况,胎儿感染机会明显增加,可预防性使用抗生素,以预防感染的发生。

3.产后保健

预防并及时处理新生儿缺氧、窒息、低体温、低血钙、低血糖和颅内出血等情况产房温度保持在 22～24℃;新生儿娩出后迅速清除口、鼻腔内黏液,保证呼吸道通畅;擦干全身皮肤,用柔软的包被包裹;严格消毒、结扎脐带;记录出生时 APgar 评分、呼吸、体温、心率、体重与身长;设立母婴室,尽早母乳喂养。对早产儿、低出生体重儿、宫内感染、产时异常等高危儿应予以特殊监护。

此外,在每个孕母妊娠末期,社区保健工作者应至少做 1 次家庭访视,了解孕母为即将出生的新生儿所做的心理准备和物品准备,向每个孕母进行有关新生儿保暖、喂养和疾病预防等方面的健康教育,使每个新生儿在出生后就能得到正确的护理。

二、新生儿特点及保健

(一)新生儿特点

新生儿脱离母体后需经历解剖、生理上的巨大变化,才能适应宫外的新环境,而新生儿身体各组织和器官的功能发育尚不成熟,对外界环境变化的适应性和调节性差,抵抗力弱,易患各种疾病,且病情变化快,发病率和死亡率较高。据报道,婴儿死亡总人数中约 $1/2～2/3$ 是新生儿,其中早期新生儿死亡人数占新生儿死亡总人数的 70% 左右故新生儿保健重点应在生后 1 周内。

(二)新生儿保健

1.家庭访视(home visit)

家庭访视一般包括新生儿出院后 2～3d 内的初访,生后 5～7d 的周访,生后 10～14d 的半月访和生后 27～28d 的满月访,并建立新生儿健康管理卡和预防接种不同时间的访视应有相应的重点,并根据新生儿、家庭以及家长的具体情况进行有针对性的保健指导。对早产儿、低出生体重儿或足月小样儿应提早进行家庭访视并增加访视的次数。

(1)初访重点:了解新生儿出生情况、分娩方式、出生体重、母亲孕期情况;观察新生儿的面色、呼吸、哭声;了解新生儿的喂养、吸吮力、睡眠和大小便等情况以及母乳分泌情况;测量身长、体重和体温;检查皮肤、黏膜与脐部,注意有无黄疸出现,脐部有无感染、出血等,检查有无听觉障碍以及其他先天畸形,如唇裂或腭裂、先天性髋关节脱位、先天性心脏病等;进行喂养和护理指导,如母乳喂养、保暖、预防感染等。

(2)周访重点:了解新生儿吸吮乳汁、哭声、大小便情况以及喂养和护理过程中是否出现新的问题,并根据存在的问题给予指导;检查新生儿黄疸程度和脐带是否脱落。

(3)半月访重点:检查黄疸是否消退,体重是否恢复至出生体重,如有体重恢复不佳者,应分析其原因足月儿在生后半月左右应每天给予预防量维生素 D,以预防维生素 D 缺乏性佝偻病。

(4)满月访重点:了解喂养、护理情况,测量体重和作全面的体格检查足月儿满月如体重增加不足 600g,应分析其原因;满月访结束时,作出新生儿期的访视小结,并指导家长继续进行婴儿的生长发育监测和定期的体格检查。

家庭访视能及时发现异常,从而降低新生儿疾病发生率或减轻疾病的严重程度每次访视后,应认真填写新生儿卡,待新生儿满月后转婴儿保健系统管理。

2.合理喂养　母乳是新生儿的最佳食品,应鼓励母亲进行母乳喂养,宣传母乳喂养的优点,教授哺乳的方法和技巧,并指导母亲观察乳汁分泌是否充足、新生儿吸吮是否有力等情况。若母乳充足,母亲在哺乳前可有乳房胀痛感或乳汁溢出浸湿胸前衣服等现象;新生儿吸吮乳汁时吞咽声音较大,哺乳后安静入睡,大小便正常,体重正常增长低出生体重儿吸吮力强者可按正常新生儿的喂养方法进行,按需授乳;吸吮力弱者可将母乳挤出,用滴管哺喂,一次量不宜过大,以免吸入气管。喂哺后新生儿应右侧卧位,床头略抬高,避免溢奶引起窒息,如确系无母乳或母乳不足者,则指导采取科学的人工喂养方法。

3.保暖　新生儿房间应阳光充足,通风良好,温度湿度适宜。有条件者室内温度保持在22～24℃,湿度55%～65%。冬季环境温度过低可使新生儿(特别是低出生体重儿)体温不升,影响代谢和血液循环,甚至发生新生儿寒冷损伤综合征,所以,新生儿在寒冷季节要特别注意保暖。访视时应指导家长正确使用热水袋或代用品保暖,防止烫伤。夏季若环境温度过高、衣被过厚或包裹过严,可引起新生儿体温上升因此,要随着气温的变化,调节环境温度,增减衣被、包裹。

4.日常护理　指导家长观察新生儿的精神状态、面色、呼吸、体温和大小便等情况,了解新生儿的生活方式。新生儿皮肤娇嫩,且新陈代谢旺盛,应每日沐浴 1 次,水温以略高于体温为宜,可用中性的婴儿沐浴露或肥皂,介绍正确的眼睛、口腔黏膜、鼻腔、外耳道、脐部和臀部的护理方法。新生儿脐痂未脱落前要注意保持清洁干燥用柔软、浅色、吸水性强的棉布制作衣服和被褥,避免使用合成制品或羊毛织物,以防过敏。衣服式样简单,易于穿脱,宽松不妨碍肢体活动尿布以白色为宜,便于观察大小便的颜色;且应勤换勤洗,保持臀部和会阴部皮肤清洁干燥,注意防止尿布性皮炎(diaper dermatitis)的发生。新生儿包裹不宜过紧,更不宜用带子捆绑,应保持双下肢屈曲以利髋关节的发育。

5.预防疾病和意外　定时开窗通风,保持室内空气清新,但要防止对流风。新生儿应行专用用具,食具用后要正确消毒,保持衣服、被褥和尿布清洁干燥。母亲在哺乳和护理前应洗手。家人患感冒时必须戴口罩接触新生儿。尽量减少亲友探视和亲吻新生儿,避免交叉感染。凡患有皮肤病、呼吸道和消化道感染及其他传染病者,不能接触新生儿。按时接种卡介苗(Bacille Calmette Guerin,BCG)和乙肝疫苗(hepatitis B vaccine,HB)。新生儿出生两周后应口服维生素 D,以预防维生素 D 缺乏症的发生。注意防止因包被蒙头过严、哺乳姿势不当、乳房堵塞新生儿口鼻等造成新生儿窒息。

6.早期教养　新生儿的视、听、触觉已初步发展,在此基础上,可通过反复的视觉和听觉训练,建立各种条件反射,培养新生儿对周围环境的定向力以及反应能力,家长在教养中起着重要作用,一方面,应鼓励家长经常抚摸和拥抱新生儿,促进父母与新生儿的情感连结,建立和培养亲子感情;另一方面,父母对新生儿凝视、说话、唱歌等,可促进新生儿的智力发育。

三、婴儿特点及保健

(一)婴儿的特点

婴儿的生长发育是出生后各期中最迅速的,因此,婴儿对能量和营养素尤其是蛋白质的需要量相对较多,不过由于其消化和吸收功能尚未发育完善,故易出现消化功能紊乱和营养不良等疾病。随着月龄的增加,婴儿通过胎盘从母体获得的免疫物质逐渐减少,而自身的免疫功能尚未成熟,故易患肺炎等感染性疾病和传染病。

(二)婴儿的保健

1.合理喂养 4～6个月以内婴儿提倡母乳喂养。4个月以上婴儿要及时添加辅食(addi-tion of solid foods),使其适应多种食物,减少以后偏食、挑食等情况的发生;掌握辅食添加的顺序和原则、食物的选择和制作方法等。在添加辅食的过程中,家长要注意观察婴儿的大便,及时判断辅食添加是否恰当,根据具体情况指导断奶。断奶应采用渐进的方式,以春、秋凉爽的季节较为适宜。同时,注意断奶时婴儿可能出现焦躁不安、易怒、失眠或啼哭等表现,家长应给予特别的关心和爱抚。

自辅食添加起,即应训练婴儿用勺进食;7～8个月后学习用杯喝奶和水,以促进咀嚼、吞咽及口腔协调动作的发育;9～10个月的婴儿开始有主动进食的要求,可先训练其自己抓取食物的能力,尽早让婴儿学习自己用勺进食,促进其眼、手协调动作,并能促进手部肌肉发育,同时也使小儿的独立性、自主性得到发展。

2.日常护现

(1)清洁卫生:每日早晚应给婴儿洗脸、洗脚和臀部,勤换衣裤,用尿布保护会阴部皮肤清洁。有条件者每日沐浴,天气炎热、出汗多时可适当增加沐浴次数,沐浴不仅可保持婴儿清洁舒适,还为婴儿提供了嬉戏和运动的机会;同时,家长也可利用这一时间观察婴儿的健康状况,更多地抚摸婴儿,增加情感交流。沐浴后,要特别注意擦干皮肤皱褶处,如颈、腋、腹股沟、脐窝等部位,并敷爽身粉。婴儿头部前囟处易形成鳞状污垢或痂皮,可涂植物油或石蜡油,24h后用肥皂和热水洗净,不可强行剥落,以免引起皮肤破损和出血。耳部及外耳道的可见部分,每日以细软毛巾轻拭干净;鼻孔分泌物,用棉签蘸水轻轻揩除,切勿将棉签插入鼻腔。在哺乳或进食后可喂少量温开水清洁口腔。

(2)衣着:婴儿衣着应简单、宽松而少接缝,除去内侧商标等物,以避免摩擦皮肤和便于穿脱及四肢活动。衣服上不宜用纽扣,宜用带子代替,以免婴儿误食或误吸,造成意外伤害。婴儿颈短,上衣不宜有领,可用和尚领或圆领。用松紧腰裤,最好穿连衣裤或背带裤,以利胸廓和肺脏发育。婴儿臀下不宜使用塑料布或橡胶单,以免发生尿布性皮炎,注意按季节增减衣服和被褥,冬季不宜穿得过多、过厚,以免影响四肢活动和血液循环,一般以婴儿两足温暖为宜。

(3)睡眠:充足的睡眠是保证婴儿健康的先决条件之一。如睡眠不足,婴儿会烦躁、易激惹、食欲减退、体重下降,并造成恶性循环。婴儿所的睡眠时间个体差异较大;随年龄增长所需睡眠时间逐渐减少,且两次睡眠的间隔时间延长,为保证充足的睡眠,应在出生后即培养良好的睡眠习惯。一般1～2个月小婴儿尚未建立昼夜生活节律,胃容量小、可夜间哺乳1～2次,但不应含奶头入睡;3～4个月后逐渐停止夜间哺乳,任其熟睡。婴儿的睡眠环境不需要过分安静,光线可稍暗。婴儿睡前应避免过度兴奋,保持身体清洁、干爽和舒适应有固定的睡眠场所和睡眠时间,可利用固定的音乐助眠,不拍、不摇、不抱。各种卧位均可,但通常侧卧是最安全和舒适的。侧卧时要注意两侧经常更换,以免面部或头部变形,习惯养成后,小要轻易改变。

(4)牙齿:4～10个月乳牙开始萌出时,婴儿会有一些不舒服的表现,如吮吸手指、咬东西、流口水等,严重者会表现烦躁不安、入睡困难和拒食等。可指导家长用干净软布帮助婴儿清洁齿龈和萌出的乳牙,并给较大婴儿提供一些较硬的饼干、烤面包片或馒头片等食物咀嚼,使其感到舒适。注意检查婴儿周围的物品是否安全,以防婴儿将其放入口中引起意外。

(5)户外活动:家长应每日带婴儿进行户外活动,呼吸新鲜空气和晒太阳;有条件者可进行空气浴和日光浴,以增强体质和预防佝偻病的发生。

3.早期教育

(1)大小便训练:婴儿3个月后可以把尿,会坐后可以练习大小便坐盆,每次约3～5min。婴儿坐盆时不要分散其注意力。随食物性质的改变和消化功能的成熟,婴儿大便次数逐渐减少,至每日1～2次时,即可开始训练定时大便。小便训练可从6个月开始。1岁时训练白天不用尿布,然后是夜间按时叫醒坐盆小便,最后晚上也不用尿布。作此期间,婴儿应穿易脱的裤子,以利于培养排便习惯。

(2)视、听能力训练:对3个月内的婴儿,可以在婴儿床上悬吊颜色鲜艳、能发声及转动的玩具,逗引婴儿注意;每天定时播放悦耳的音乐;家人经常面对婴儿说话、讲故事、唱歌。3～6个月婴儿需进一步完善视、听觉,可选择各种颜色、形状、发声的玩具,逗引婴儿看、摸和听。用温柔的声音表示赞许、鼓励,用严厉的声音表示禁止、批评,以培养婴儿分辨声调和好坏的能力。对6～12个月的婴儿应培养其稍长时间的注意力,引导其观察周围事物,促使其逐渐认识和熟悉常见的事物;以询问方式让其看、指、找,从而使其视觉、听觉与心理活动紧密联系起来。

(3)动作的发展:家长应为婴儿提供运动的空间和机会。2个月时,婴儿可开始练习空腹俯卧,并逐渐延长俯卧的时间,培养俯卧抬头,扩大婴儿的视野,3～6个月,婴儿喜欢注视和玩弄自己的小手,能够抓握细小的物品,应用玩具练习婴儿的抓握能力;并训练其翻身。7～9个月,用能够滚动的、颜色鲜艳的软球等玩具逗引婴儿爬行,同时练习婴儿站立、坐下和迈步,以增强婴儿的活动能力和扩大其活动范围。10～12个月,和婴儿玩"躲猫猫"的游戏,鼓励婴儿学走路。

(4)语言的培养:婴幼儿时期是语言能力发展的关键期,尽早使孩子学会语言、学好语言,是发展智力,发展口头、书面表达能力,理解知识能力的前提。语言的发展是一个连续的有序过程。最先是练习发音,然后是感受语言或理解语言,最后才是用语言表达,也就是说话婴儿出生后,家长就要利用一切机会和婴儿说话,逗引婴儿"咿呀"学语,利用日常接触的人和物,引导婴儿把语言同人、物及动作联系起来。5、6个月婴儿可以培养其对简单语言做出相应的动作反应,如用动作回答简单的要求,用眼睛寻找询问的物品等,以发展理解语言的能力;9个月开始注意培养婴儿有意识地模仿发音,如"爸爸"、"妈妈"等。应使用规范的普通话,不用方言、儿语,并应多说重复词语,以巩固强化记忆。

4.防止意外　此期常见的意外事故有异物吸入、窒息、中毒、跌伤、触电、溺水和烫伤等,应向家长特别强调对意外的预防,例如:婴儿床褥及枕头不要过于柔软,婴儿尽量不要和父母睡在同一张床上,小床高度应达小儿肩部,以防其站立时从床内跌出,婴儿床附近地面应铺有小块地毯,不要让小儿含着乳头入睡等。

5.预防疾病和促进健康　婴儿对传染性疾病普遍易感,为保证婴儿的健康成长,必须切实按照计划免疫程序,完成预防接种的基础免疫,预防各种急性传染病的发生。同时,要定期为婴儿做体格检查,进行生长发育监测,以便及早发现问题,及时纠正,以预防佝偻病、营养不良和营养性贫血等疾病的发生。婴儿期常见的健康问题还包括婴儿腹泻、食物过敏、湿疹、尿布性皮炎和脂溢性皮炎等,保健人员应根据具体情况给予健康指导。

四、幼儿特点及保健

(一)幼儿的特点

幼儿生长发育速度较前减慢,但神经心理发育迅速,行走能力增强,语言沟通增加,自主性和独立性不断发展,活动范围日益扩大,与外界环境接触机会逐渐增多,因其免疫功能仍不健全,且对危险的识别能力较差,故感染性和传染性疾病发病率仍较高,意外伤害发生率有所增加。

(二)幼儿的保健

1.合理安排膳食　幼儿刚刚断奶,生长发育仍较迅速,应注意供给足够的能量和营养物质,保证各种营养素充足且均衡。在2～2.5岁以前,幼儿乳牙尚未出齐,咀嚼能力和胃肠消化能力较弱,食物应软、烂、细、碎,食物的种类和制作方法需经常变换,做到多样化、色、香、味、形俱全,以增进幼儿食欲。由于幼儿期生长速度较婴儿期减缓,需要量相对下降,以及注意力受外界环境的吸引,18个月左右的小儿常常出现生理性厌食(physiologic anorexia)。幼儿明显表现出对食物缺乏兴趣或偏食。保健人员应帮助家长了解小儿进食的特点,指导家长掌握合理的喂养方法和技巧。例如:幼儿自主性增加,应鼓励幼儿自己进食,并为其提供小块、条状、方便用手拿的食物;在幼儿碗里不要一次放入大量的食物,有效的办法是先放少量食物,吃完后再添加,使其保持进食兴趣而不感到家长的强迫;保持愉快、宽松的就餐环境,不要在就餐前后或过程中批评或惩罚小儿,以免影响食欲。幼儿还喜欢将各种食物分开,先吃完一种再吃另一种。他们就餐时比较注重仪式,如喜欢用固定的餐具等,并喜欢按固定时间进食。

在注意幼儿的膳食质量的同时,还要注意培养幼儿良好的进食习惯。就餐前15mm使幼儿做好心理和生理上的就餐准备,避免过度兴奋或疲劳。进餐时应专心、不玩耍,鼓励和培养其自用餐具,养成不吃零食、不偏食、不挑食等良好习惯。成人自己要改正不良饮食习惯,为小儿树立良好榜样。此外,还要注意培养幼儿的就餐礼仪,如吃饭时不讲话,不能任意将自己喜欢的菜拿到自己面前等。

2.日常护理　由于幼儿的自理能力不断增加,家长既要保持和促进小儿的独立性,又要保证安全和卫生。

(1)衣着:幼儿衣着应颜色鲜艳便于识别,穿脱简便便于自理。幼儿3岁左右应学习穿脱衣服、整理自己的用物。成人应为他们创造自理条件,如衣裤宽松、鞋子不用系带式等。

(2)睡眠:幼儿的睡眠时间随年龄的增长而减少。一般每晚可睡10～12h,白天小睡1～2次。幼儿睡前常需有人陪伴、讲故事,或带一个喜欢的玩具上床,以使他们有安全感。就寝前不要给幼儿阅读紧张的故事或做兴奋的游戏,可用低沉而缓慢的声音重复讲故事帮助其入眠,

(3)口腔保健:幼儿不能自理时,家长可用软布或软毛牙刷轻轻清洁幼儿牙齿表面。3岁后,幼儿应能在父母的指导下自己刷牙,早晚各一次,并做到进食后漱口。为保护牙齿应少吃易致龋病的食物,如糖果、饼干、甜点等,并改正不良习惯,如喝着牛奶或果汁入睡家长还应带幼儿定期进行口腔检查,一般应半年一次。

3.早期教育

(1)大小便训练:18~24个月时,幼儿开始能够自主控制肛门和尿道括约肌,而且认知的发展使他们能够表示便意,理解应在什么时间和地方排泄,为大小便训练做好了生理和心理的准备。在训练过程中,家长应注意多采用鼓励的方式,训练失败时不要表示失望或责备幼儿。大便训练常较小便训练先完成,因为它较有规律性,而且幼儿对排大便的感觉更强烈和明确。在环境突然变化时,幼儿已经形成的排泄习惯有时会改变,但当幼儿情绪平稳后,排泄习惯会恢复。

(2)动作的发展:玩具可促进动作的发展,应根据不同的年龄选择合适的玩具,12~15个月幼儿喜欢走路,他们以扔、捡东西,或放东西到袋中再取出为乐。18个月大的幼儿喜欢能推拉的玩具因此,1~2岁幼儿要选择发展走、跳、攀登、投掷和发展肌肉活动的玩具,如球类、小型拖拉车、积木、滑梯等。2岁后的幼儿开始模仿成人的活动,喜欢奔跑、蹦跳等剧烈的运动,并喜欢在纸上随意涂画,故2~3岁幼儿要选择能发展动作、注意、思维、想象等能力的玩具,如形象玩具(积木、娃娃等)、能装拆的玩具、三轮车、攀登架、彩色橡皮泥等。成人可从旁观察引导,鼓励幼儿独自活动,以发展其动作的协调性。

(3)语言的发展:幼儿打强烈的好奇心、求知欲和表现欲,喜欢问问题、唱简单的歌摇、翻看故事书或看动画片等。成人应满足其欲望,经常与其交谈,鼓励其多表达,通过游戏、讲故事、唱歌等促进幼儿语言发育,并借助于动画片等电视节目扩大其词汇量,使用规范语言,并注意纠正其发音。

(4)卫生习惯的培养:培养幼儿养成饭前便后洗手,不喝生水,不吃未洗净的瓜果,不食掉在地上的食物,不随地吐痰和大小便,不乱扔瓜果纸屑等习惯。

(5)品德教育:幼儿应学习互助合作、团结友爱、尊敬长辈、与他人分享、使用礼貌用语等。由于幼儿模仿力极强,成人要给小儿树立良好的榜样。成人对幼儿教育的态度和要求应一致,要平等对待每个幼儿,以免引起幼儿心现紊乱、造成缺乏信心或顽固任性。当幼儿破坏了家长一再强调的某些规则时,如安全注意事项,成给予适当的惩罚。

4.预防疾病和意外　继续加强预防接种和防病工作,每3~6个月为幼儿做健康检查一次,预防龋病,筛查听、视力异常,进行生长发育系统监测。指导家长防止意外发生,如异物吸入、跌伤、烫伤、中毒、电击伤、交通事故等。

5.防治常见的心理行为问题　幼儿的心理与行为问题除了生物性原因和自身心理因素之外,主要是与周围环境,特别是人际关系环境相互作用而产生的。成人应努力营造和谐、宽容、融洽的家庭氛围,采取科学、合理的教养方式,建构良好的亲子关系;幼儿园教师要提高身的心理健康水平,用健康的心理和健全的人格影响和促进幼儿的健康成长。幼儿常见的心理行为问题包括违拗、发脾气和破坏性行为等,家民应针对原因及时采取有效措施加以应对。

五、学龄前儿童特点及保健

(一)学龄前儿童的特点

学龄前儿童体格发育较前减慢,但语言、思维、动作、神经精神发育仍较快,具有好奇、多问的特点。此外,学龄前儿童的防病能力虽然有所增强,但易患急性肾炎、风湿病等免疫性疾病;且因接触范围进一步扩大,喜模仿而缺乏经验,易发生各种意外学龄前期是小儿性格形成的关键时期,此期小儿具有较强的可塑性,应继续加强期教育,培养其良好的道德品质和生活能力。

(二)学龄前儿童的保健

1.合理营养　学龄前儿童饮食接近成人,食品制作要多样化,并做到粗、细、荤、素食品搭配,保证充足能量和优质蛋白质的摄入。注意培养小儿健康的饮食习惯和良好的进餐礼仪。学龄前儿童喜欢参与食品制作和餐桌的布置,家长可利用此机会进行营养知识、食品卫生和日常安全等方面的健康教育。

2.日常护理

(1)自理能力:学龄前儿童已有部分自理能力,如穿衣、如厕、进食、洗脸、刷牙等,但其动作缓慢、不协调,常需他人协助,可能要花费成人更多的时间和精力,此时仍应鼓励小儿自理,不能包办,不能有厌烦情绪。

(2)睡眠:学龄前儿童想象力极其丰富,常可导致小儿怕黑、做噩梦等,小儿往往不敢一个人在卧睡觉,常需要成人的陪伴。成人可在小儿入睡前适当陪伴,与其进行一些轻松、愉快的活动,以减轻紧张情绪。还可在卧室内开一盏暗光小灯。

3.早期教育

(1)品德教育:培养小儿关心集体、遵守纪律、团结协作、热爱劳动等品质。安排小儿学习手工制作、绘画、弹奏乐器、唱歌和跳舞、参观动植物园和博物馆等活动,培养广泛兴趣,促进想象、思维能力发展,陶冶情操。

(2)智力发展:学龄前儿童绘画、搭积木、剪贴和做模型的复杂性和技巧性明显增加;且游戏的模仿性更强,如玩"过家家""医生和患者"等游戏。成人应有意识地引导小儿进行较复杂的智力游戏,增强其思维能力和动手能力。

4.预防疾病和意外　小儿应每年进行1~2次健康检查和体格测量,筛查与矫治近视、龋病、缺铁性贫血、营养不良、肥胖症、寄生虫等常见病,继续监测生长发育,预防接种可在此期进行加强。对学龄前儿童开展安全教育,采取相应的安全措施,以预防外伤、溺水、中毒、交通事故等意外发生。

5.防治常见的心理行为问题　学龄前儿童常见的心理行为问题包括吮拇指和咬指甲、遗尿、手淫、攻击性或破坏性行为等,家长应针对原因采取有效措施加以应对。

六、学龄儿童特点及保健

(一)学龄儿童的特点

学龄儿童大脑皮质功能发育更加成熟,对事物具有一定的分析、理解能力,认知和心理社会发展非常迅速。此期是小儿接受科学文化教育的重要时期,也是小儿心理发展上的一个重大转折期,同伴、学校和社会环境对其影响较大。学龄儿童机体抵抗力有所增强,发病率较前减低,但要注意用眼卫生和口腔卫生,端正坐、立、行姿势,防治精神、情绪和行为等方面的问题。

(二)学龄儿童的保健

1.合理营养　学龄儿童的膳食要求营养充分而均衡,以满足小儿体格生长、心理和智力发展、紧张学习等需求;要重视早餐和课间加餐,小学生常因晨起食欲不佳及赶时间进食不足,要注意保证早餐的质和量,最好于上午课间补充适量的营养食品,以保证体格发育,保持精力充沛;同时,要特别重视补充强化铁食品,以降低缺铁性贫血的发病率。家长在安排饮食时,可让小儿参与制定菜谱和准备食物,以增加其兴趣和食欲。学龄儿童的饮食习惯和方式受大众传媒、同伴和家人的影响较大。学校应开设营养教育课程,进行营养卫生宣教,纠正挑食、偏食、吃零食、暴饮暴食等不良习惯。

2.体格锻炼　系统的体育锻炼,如体操、跑步、球类活动、游泳等均能促进小儿体力、耐力的发展因此,学龄儿童应每天进行户外活动和体格锻炼。课间参加户外活动还可清醒头脑,缓解躯体疲劳。适当的劳动也可增强体质,促进生长发育,而且可养成小儿热爱劳动的习惯和思想,促进其全面发展体格锻炼时,内容要适当,循序渐进,能操之过急。

3.预防疾病　保证学龄儿童充足的睡眠和休息,定期进行健康检查,继续按免疫程序进行预防接种,宣传常见传染病的有关知识,并对传染病做到早发现、早报告、早隔离、早治疗。学校和家庭还应注意培养小儿正确的坐、立、行走和读书的姿势,预防脊柱后凸、侧弯等畸形及近视的发生。具体措施如下:

(1)培养良好的睡眠习惯:养成按时上床和起床的习惯,有条件者保证午睡片刻,以保证学龄儿童精力充沛,身体健康。

(2)注意口腔卫生:培养小儿每天早晚刷牙、饭后漱口的习惯,预防龋病。

(3)预防近视:学龄儿童应特别注意保护视力,教给小儿有助于预防近视的良好的用眼习惯,如:近距离的用眼姿势要正确,教育小儿写字、读书时应端坐,书本和眼睛应保持 30cm 左右的距离,保持正确姿势。课堂桌椅要配套,并定期更换座位。教室光线充足,避免小儿在太弱的光线下看书、写字。近距离用眼的时间不宜过长,每隔 45～60min 要休息 10～15min。休息时应隔窗远眺或进行户外活动,使眼球调节肌得以充分放松。教导学生写字不要过小过密,并积极开展眼保健操活动。近距离用眼时的光线要适中。近距离用眼时光线过强或太弱均是造成近视眼的重要因素。一旦小儿发生近视,要及时到医院进行检查和治疗。

(4)培养正确的坐、立、行等姿势:学龄期是骨骼生长发育的重要阶段,小儿骨骼的可塑性很大,如果小儿经常保持某些不良姿势,如听课、看书、写字时弯腰、歪头、扭身,站立和行走时歪肩、驼背等,可影响胸廓的正常发育,造成骨骼畸形。

①听课、阅读时,应抬头,两肩放平,躯干挺直,两臂自然下垂,大腿平放椅面上,腰部靠在椅背上,两小腿与地面垂直或稍向前伸,脚平放地上,这样使身体舒适,不易疲劳。阅读时,书本应与桌面成 30°～40°角,使书本与视线成直角,可避免颈肌的疲劳。

②写字时,头稍向前倾,两臂等长地放在桌上,前胸与桌沿保持 1 拳的距离,眼与书本要保持 30cm 左右的距离。

③站立时,两臂自然下垂,挺胸收腹。休息时两足交替伸出,不要固定一侧。

④走路时,双足勿向内或向外撇。背书包时要双肩交换,避免形成歪肩。最好使用双肩背带的书包。

4.培养良好习惯　禁止小儿吸烟、饮酒,改正随地吐痰、乱丢杂物等不良习惯,注意培养良好的学习习惯和性情,加强素质教育,通过适当的体育锻炼培养小儿的毅力和奋斗精神,通过良好兴趣的培养陶冶高尚情操。要充分利用各种机会和宣传工具,有计划、有目的地帮助小儿抵制社会上各种不良风气的影响。

5.防止意外事故　学龄儿童常发生的意外伤害包括车祸、溺水,以及在活动时发生擦伤、割伤、挫伤、扭伤或骨折等。小儿必须学习交通规则和意外事故的防范知识,以减少伤残的发生。

6.防治常见的心理行为问题 学龄儿童对学校不适应是比较常见的问题,表现为焦虑、恐惧或拒绝上学。其原因较多,例如不愿意与父母分离、上学时产生分离性焦虑,害怕某位老师,与同伴关系紧张,不喜欢学校的环境或害怕考试等。家长一定要查明原因,采取相应措施。同时,需要学校和家长的有效沟通、密切配合,帮助小儿适应学校生活。

七、青春期儿童特点及保健

青春期是个体由小儿过渡到成人的时期,足小儿生长发育的最后阶段,也是人的一生中决定体格、体质、智力和心理发育的关键时期。

(一)青春期儿童的特点

1.体格及性器官发育迅速 此期青少年的生长发育在性激素的作用下明显加快,表现为体重、身高明显增加,体格发育呈现第二个高峰期,并有明显的性别差异。

2.心理与社会适应能力发展相对缓慢 青春期是人的一生中极为特殊的时期。此期少年生理发育十分迅速,使他们产生了成人感,在对人对事的态度、情绪情感的表达以及行为的内容和方式等方面都发生了明显的变化,同时他们也渴望社会、学校和家长能给予他们成人式的信任和尊重。但他们的心理水平尚处于从幼稚向成熟发展的过渡时期,思维方式还处于从经验型向理论型的过渡,看待事物带有很大的片面性;在人格特点上,还缺乏成人那种深刻而稳定的情绪体验,缺乏承受压力、克服困难的意志力;社会经验也十分欠缺。所以,人们常常称青少年是"成人的面庞,娃娃的头脑"。故其身心发展处在一种非平衡状态,容易出现心理冲突和矛盾。其次,由于性的成熟,他们对异性产生了好奇,滋生了对异性的渴望,但这种愿望和情绪又不能公开表现,所以,他们常感到压抑和苦恼。

(1)闭锁性与开放性:进入青春期后,青少年的内心活动更为丰富了,但表露于外的东西却少了,加上他们对外界(如家长和老师)的不信任和不满意,使这种自我闭锁的程度增加与此同时,他们又常感到孤独和寂寞,希望有人来关心和理解他们,因而不断地寻找朋友,一旦找到,就会推心置腹,毫不保留。

(2)反抗性与依赖性:由于青少年产生了强烈的成人感,具有强烈的独立意识,他们常处于一种与成人相抵触的情绪状态中,不愿听取父母、老师及其他成人的意见。事实上,他们的内心并没有完全摆脱对成人的依赖,只是依赖的方式有所变化,希望从成人处得到更多精神上的理解、支持和保护。

(3)自满和自卑:青少年尚不能确切地认识自己的能力,很难对自己做出一个全面而恰当的评价,偶然的成功可使他们认为自己很优秀,沾沾自喜;偶然的失败,可使他们认为自己很无能而自卑。

由上述可知,青少年常处于各种心理矛盾的包围之中,如果这些矛盾不能得以顺利解决,就可能在情绪、情感、性格及行为等方面出现异常,甚至出现严重的心理及行为偏差。所以,青少年的心理、情绪及行为问题的及早发现、尽早调整,对他们身心的正发展具有重要意义。

(二)青春期儿童的保健

1.供给充足营养 青少年体格生长迅速,脑力劳动和体力运动消耗亦增加,所以,必须供给充足的能量、蛋白质、维生素及矿物质(如铁、钙、碘等)等营养素。青少年的食欲通常十分旺盛,但由于缺乏营养知识以及受大众传媒的鼓动和同伴间的相互影响,他们喜欢吃一些营养成分不均衡的流行食品,并常常忽视早餐,从而造成营养不良。当女孩开始关心自己的外貌和身材时,她们会对正常范围内的体重增加和脂肪增长担心,形成过度偏食或挑食,严重危害其身体健康。家长、学校和保健人员均有责任指导青少年选择营养适当的食物和保持良好的饮食习惯。

2.健康教育 良好的个人卫生、充足的睡眠、适当的体格锻炼对促进青少年的健康成长十分重要。

(1)培养良好的卫生习惯:加强青春期女孩的经期卫生指导,如保持生活规律,注意会阴部卫生,避免受凉、剧烈运动及重体力劳动,避免坐浴等。

(2)保证充足睡眠:青少年需要充足的睡眠和休息以满足此期迅速生长的需求,应养成按时作息、早睡早起的睡眠习惯。家长和其他成人应起到榜样和监督作用。

(3)养成健康的生活方式:受社会不良因素的影响,青少年容易染上吸烟、饮酒等不良习惯,甚至有的青少年染上吸毒及滥用药物的恶习,应加强正面教育,大力宣传吸烟、酗酒、吸毒及滥用药物的危害,强调青少年应开始对自己的生活方式和身心健康负责,帮助其养成良好的生活习惯。

(4)进行性教育:性教育是青春期健康教育的一个重要内容,家长、学校和保健人员可通过交谈、宣传手册、上生理卫生课等方式对青少年进行性教育,其内容应包括介绍生殖器官的结构与功能、第二性征、月经和遗精、妊娠、性心理、性传播疾病等知识,以解除青少年对性的困惑。提倡正常的男女学生之间的交往,并自觉抵制黄色书刊、录像等的不良影响;对于青少年的自慰行为如手淫等应给予正确引导,避免夸大其对健康的危害,以减少恐惧、苦恼和追悔的心理冲突和压力。

3.法制和品德教育 青少年思想尚未稳定,易受外界一些错误的或不健康的因素影响。因此,青少年需要接受系统的法制教育,学习助人为乐、勇于上进的道德风尚,自觉抵制自私自利、金钱至上等腐化堕落思想的影响。

4.预防疾病和意外 青少年应重点防治结核病、风湿病、屈光不正、沙眼、肥胖、龋病、神经性厌食和脊柱畸形等疾病,可通过定期健康检查早期发现、早期治疗。由于青少年神经内分泌调节不够稳定,还可出现良性甲状腺肿、痤疮、贫血等,女孩易出现月经不规则、痛经等。意外创伤和事故是青少年尤其是男孩常见的问题,包括运动创伤、车祸、溺水、打架斗殴所致损伤等,应继续进行安全教育。

5.防治常见的心理行为问题 青少年最常见的心理行为问题为多种原因引起的出走、自杀及对自我形象不满等,其中,自杀在女孩中较多见家庭及社会应给予重视,并采取积极的措施解决此类问题。

(张倩)

第二节 体格锻炼

体格锻炼是促进小儿生长发育、增强体质、增进健康的积极措施。通过体格锻炼能提高机体对外界环境的耐受力和抵抗力,培养小儿坚强的意志和性格,促进小儿德、智、体、美全面发展。

小儿体格锻炼的形式多种多样,如利用自然因素(日光、空气和水)、体育运动以及集体小儿在一起游戏等,都能对小儿机体发生重要的影响,且各种锻炼形式之间能互相补充、彼此加

强。因此,在锻炼时,可以同时利用2～3种形式。常用的锻炼方法如下:

一、户外活动

一年四季均可进行,可增强小儿体温调节机能及对外界气温变化的适应能力,同时可促进小儿生长及预防佝偻病的发生。婴儿出生后应尽早户外活动,到人少处接触新鲜空气。户外活动时间由开始每日1～2次,每次10～15min,逐渐延长到1～2h。年长儿除恶劣气候外,应多在户外玩耍。外出时,衣着适宜,避免过多。经常少穿一些也是一种锻炼,应从小养成习惯。

二、皮肤锻炼

1.婴儿抚触(baby massage)　抚触是按照一定顺序和手法对婴儿进行爱抚和触摸,有许多益处。它有利于婴儿的生长发育,有益于血液循环、呼吸、消化、肢体肌肉的放松与活动,增强免疫力,增进食物的消化和吸收,减少婴儿哭闹,增加睡眠;同时,抚触是父母与婴儿之间最好的交流方式之一,帮助婴儿获得安全感,发展对父母的信任感。抚触可以从新生儿期开始。一般在婴儿洗澡后、情绪平稳时进行。抚触时,房间温度要适宜,可用少量润肤油使婴儿皮肤润滑,每日1～2次,每次5～10min,在婴儿面部、胸部、腹部、背部、四肢及手足有规律地轻揉抚触力度应逐渐增加,以婴儿舒适合作为宜。

2.水浴　利用水的机械作用和水的温度刺激机体,使皮肤血管收缩或舒张,以促进机体的血液循环、新陈代谢及体温调节,增强机体对温度变化的适应能力。不同年龄及体质的小儿应选择不同的水浴方法。

(1)温水浴:由于水的传热能力比空气强,可提高皮肤适应冷热变化的能力,故温水浴不仅可保持皮肤清洁,还可促进新陈代谢,增加食欲,有利于睡眠和生长发育,有益于抵抗疾病。新生儿在脐带脱落后即可进行温水浴,水温在37～37.5℃。冬春季每日1次,夏秋季可以每日2次,在水中时间约为7～12min。每次浴毕可用较冷的(33～35℃)冲淋小儿,随即擦干,用温暖毛巾包裹,穿好衣服。冬季要注意室温、水温,做好温水浴前的准备工作,以减少体表热量散发。

(2)擦浴:适用于7～8个月以上的婴儿。擦浴时室温保持在26－28℃,开始水温可为32～33℃,待婴儿适应后,每隔2～3d降1℃,婴儿可逐渐降至26℃,幼儿可降至24℃。先将能吸水而软硬度适中的毛巾浸入水中,拧半干并在手上叠为手套状,然后在婴儿四肢做向心性擦浴,擦毕再用干毛巾擦至皮肤微红。

(3)淋浴:这是一种较强烈的锻炼,适用于3岁以上的小儿,效果比擦浴好。每日1次,每次冲淋身体20～40s,室温保持在18～20℃,水温35～36℃。淋浴时,小儿立于有少量温水的盆中,喷头不高于小儿头顶40cm,从上肢到胸背、下肢,不可冲淋头部。浴后用干毛巾擦至全身皮肤微红。待小儿适应后,年幼儿可逐渐将水温降至26～28℃,年长儿可降至24～26℃。淋浴一般以早餐前或午睡后进行为宜。

(4)游泳:有条件者可从小训练,但注意应有成人在旁照顾。浴场应选择平坦、活水、水底为沙质、水质清洁、附近无污染源的地方或游泳池。气温不应低于24～26℃,水温不低于22℃。开始时间每次1～2min,逐渐延长。如有寒冷感或寒战等不良反应,则应立即出水,擦干身体,并做柔软操以取暖,在空腹或刚进食后不可游泳。

3. 空气浴 利用气温和体表温度之间的差异形成刺激,气温越低,作用时间越长,刺激强度就越大,可促进机体新陈代谢、改善呼吸功能和增强心脏活动。健康小儿从出生时即可进行。一般先在室内进行,预先做好通风换气使室内空气新鲜,室温不低于 20℃,逐渐减少衣服至只穿短裤,适应后可移至户外。宜从夏季开始,随着气温的降低,使机体逐步适应。一般在饭后 1～1.5h 进行较好,每日 1～2 次,每次 2～3min,逐渐延长至夏季 2～3h,冬季以 20～25min 为宜,室温每 4～5d 下降 1℃。3 岁以下及体弱儿气温不宜低于 15℃,3～7 岁不低于 12～14℃,学龄儿可降至 10～12℃。小儿脱衣后先用干毛巾擦全身皮肤至微红以做准备,可结合小儿游戏或体育活动进行。空气浴时要随时观察小儿反应,若小儿有寒冷的表现,如皮肤苍白、口唇发青等,应立即穿衣。此外,小儿应养成少着衣、用冷水洗脸、夜间开窗睡眠等习惯。

4. 日光浴 日光中的紫外线能使皮肤中的 7-脱氢胆固醇转变为维生素 D,预防小儿佝偻病的发生;而日光中的红外线可促进皮肤中的血管扩张,促进血液循环,增强小儿的心肺功能,日光浴适于 1 岁以上小儿。宜在气温 22℃ 以上且无大风时进行。夏季以早餐后 1～1.5h 最佳;春、秋季可在上午 10～12 时进行。小儿应躺在树荫或凉棚下,空气流通又无强风处进行,头戴白帽以防止因日光直射头部而引起中暑,戴遮阳镜以保护眼睛。不满 5 岁者很难安稳地接受日光,可以做安静的游戏如玩积木等。先晒背部,再晒身体两侧,最后晒胸腹部。开始时每侧晒半分钟,以后逐渐增加,但每次日光浴时间不宜超过 20～30min。一般日光浴前应进行一段时间的空气浴,日光浴时注意观察小儿的反应,如出现头晕、头痛、脉搏增快、出汗过多、体辨上升或神经兴奋等情况应限制日光照射量或停止进行。

三、体育运动

1. 体操 体操可促进肌肉、骨骼的生长,增强呼吸、循环功能,从而达到增强体质、预防疾病的目的。

(1)被动操:适合于 2～6 个月的婴儿。婴儿完全在成人帮助下进行四肢伸屈运动。每日 1～2 次,逐渐过渡到部分主动操。被动操可促进婴儿运动功能的发育,改善血循环,促进婴儿心情愉快。

(2)部分主动操:6～12 个月的婴儿有部分主动动作,在成人的适当扶持下,可以进行爬、坐、仰卧起身、扶站、扶走、双手取物等动作的训练,以扩大婴儿的视野,促进其智力的发展。而 2～18 个月尚不会走路或刚走还不稳的幼儿,在成人的扶持下主要锻炼走、前进、后退、平衡、扶物过障碍物等动作,如竹竿操。

(3)主动操:幼儿模仿操适用于 18 个月～3 岁的幼儿,此年龄阶段的小儿模仿性强,可配合儿歌或音乐进行有节奏的运动。广播体操和健美操等适用于 3～6 岁的小儿,以增强大肌群、肩胛带、背及腹肌的运动,促进手脚动作的协调性,有益于肌肉骨骼的发育在集体小儿机构中,要每天按时进行广播体操,四季不间断。

2. 游戏、田径及球类 托儿所及幼儿园可以组织小体育课,采用活动性游戏方式如赛跑、滚球、扔沙包、丢手绢、立定跳远等。年长儿可利用器械进行锻炼,如滑梯、木马,还可以由老师组织各种田径活动、舞蹈、球类、跳绳等。

小儿在进行体格锻炼时,应注意做到坚持不懈,持之以恒,循序渐进,量力而行,并要有营养及合理生活制度作保证。

(司冬梅)

第三节　意外事故的预防

意外伤害是 21 世纪威胁儿童生命和幸福的一个严重问题,目前已经成为我国及世界各国 0~14 岁小儿第一位死因。小儿由于认知能力不足,识别危险的能力差,缺乏自身防卫能力,加上好奇心重、活泼好动等特点,往往由于成人的一时疏忽,而发生意外事故,如外伤、气道异物、中毒、触电、溺水等。故预防意外是儿童保健工作中的一个重要组成部分,社会各方应给予关注和支持,建立小儿意外伤害和死亡的信息网络系统和社区管理系统。

一、窒息与异物进入机体

1. 窒息的原因　窒息是初生 1~3 个月内婴儿较常见的意外事故,多发生于寒冷季节。如婴儿包裹过严,床上的大毛巾等物品不慎盖在婴儿脸上,或因母亲与婴儿同床,熟睡后误将手臂或被子捂住婴儿的口鼻部而导致婴儿窒息等。另外,婴儿易发生溢奶,如家长未能及时发现,婴儿可将奶液或奶块呛入气管引起窒息。

2. 异物进入机体的可能　由于婴幼儿的好奇心重,在玩耍时,他们可能会将小物品如豆类、小玩具、纽扣、硬币等塞入鼻腔、外耳道或放入口内,从而引起鼻腔、外耳道或消化道异物,多见于 1~5 岁小儿;呼吸道异物则多见于学龄前儿童,小儿进食时哭闹、嬉笑或将异物含在口中,当哭笑、跌倒、惊恐而深吸气时,将异物吸入呼吸道,如果冻、瓜子、花生等,也有因成人给小儿强迫喂药而引起。

3. 预防措施

(1)看护婴幼儿时,必须做到放手不放眼,放眼不放心。对易发生意外事故的情况应有预见性。

(2)婴儿与母亲应分床睡,婴儿床不宜过软,应整洁无杂物。

(3)小儿在进餐时成人切勿惊吓、逗乐、责骂小儿,以免小儿大笑、大哭而将食物吸入气管。

(4)不给婴幼儿整粒的瓜子、花生、豆子及带刺、带骨、带核的食品。

(5)培养小儿良好的饮食习惯,细嚼慢咽,以免将鱼刺、骨头或果核吞入。

(6)不给小儿玩体积小、锐利、带有毒性物质的玩具及物品,如小珠子、纽扣、棋子、别针、图钉、硬币、小刀、剪刀等,以免塞入耳、鼻或放入门中误吞,造成耳、鼻、气管及食道异物、刺伤、割伤及中毒等。

二、中毒

引起小儿中毒的物品较多,常见的急性中毒包括食物、有毒动植物、药物、化学品中毒等,小儿中毒的预防措施有:

1. 保证小儿食物的清洁和新鲜,防止食物在制作、储备、运输、出售过程中处理不当所致的细菌性食物中毒;腐败变质及过期的食品不能食用;生吃蔬菜瓜果要洗净。

2. 口服药物及日常使用的灭虫、灭蚊、灭鼠等剧毒物品应放置在小儿拿不到的地方,使用时应充分考虑小儿的安全;家长喂药前要认真核对药瓶标签、用量及服法,对变质、标签不清、有效期不明确的药物切勿服用。

3.教育小儿勿随便采集野生植物及野果,避免食用有毒的植物,如毒蘑菇、含氰果仁(苦杏仁、桃仁、李仁等)、白果仁(白果二酸)等。

4.冬季室内使用煤炉或烤火炉应注意室内通风,并定期清扫管道,避免管道阻塞或经常检查煤气管道是否漏气,以免一氧化碳中毒。

三、外伤

常见的外伤有骨折、脱位、灼伤及电击伤等。小儿外伤的预防措施有:

1.婴幼儿居室的窗户、楼梯、阳台、睡床等都应置有栏杆,防止发生坠床或跌伤家具边缘最好以圆角为宜,以免发生碰伤。

2.小儿应远离厨房,避免开水、油、汤等烫伤;热水瓶、热锅应放在小儿不能触及的地方;给小儿洗脸、脚及洗澡时,要先倒冷水后加热水;暖气片应加罩;指导家长正确使用优质热水袋保暖以免烫伤。

3.妥善存放易燃、易爆、易损品,如鞭炮、焰火、玻璃器皿等。教育小儿不可随意玩火柴、打火机、煤气等危险物品。

4.室内电器、电源应有防止触电的安全装置;雷雨时,勿在大树下、电线杆旁或高层的墙檐下避雨,以免触电。

5.户外活动场地应平整无碎石、泥沙,最好有草坪;室内地面宜铺有地板或地毯。

6.大型玩具如滑梯、跷跷板、攀登架等,应定期检查,及时维修;小儿玩耍时,应有成人在旁照顾。

四、溺水与交通事故

溺水是水网地区小儿常见的意外事故,也是游泳中最严重的意外事故。交通事故也很常见。小儿溺水与交通事故的预防措施有:

1.幼托机构应远离公路、河塘等,以免发生车祸及溺水。在农村房前屋后的水缸粪缸均应加盖,以免小儿失足跌入。

2.教育小儿不可去无安全措施的池塘、江河玩水或游泳绝不可将婴幼儿单独留在澡盆中。

3.教育小儿遵守交通规则,识别红绿灯;勿在马路上玩耍;对学龄前儿童要做好接送工作。

(司冬梅)

第四节　计划免疫

儿童计划免疫(planned immunization)是根据小儿的免疫特点和传染病疫情的监测情况制定的免疫程序,足有计划、有目的地将生物制品接种到婴幼儿体内,以确保小儿获得可靠的抵抗疾病的能力,从而达到预防、控制乃至消灭相应传染病的目的。预防接种(preventive vaccination)是计划免疫的核心。

一、免疫方式及常用制剂

(一)主动免疫及常用制剂

主动免疫(native immunization)是指给易感者接种特界性抗原,刺激机体产生特异性抗体,从而产生相应的免疫能力。这是预防接种的主要内容。但主动免疫制剂在接种后经过一定期限产生的抗体,在持续1~5年后逐渐减少,故还要适时地安排加强免疫,以巩固免疫效果。

主动免疫常用制剂包括:①用细菌菌体或细菌多糖体制成的菌苗(bacterin);②用病毒或立克次体接种于动物、鸡胚或在组织中培养,经处理后形成的疫苗(vaccine);③用细菌所产生的外毒素加入甲醛变成无毒性而仍有抗原性的类毒素(toxoid)。我们统称各种免疫制剂为"疫苗"。

按性质可以将疫苗划分为死疫苗和活疫苗。死疫苗又称灭活疫苗(inactivated vaccine),其性质稳定、安全,冷暗处保存。由于死疫苗进入体内不能生长繁殖,对人体刺激时间短,产生免疫力不高,因此,需多次重复注射,且接种童大,如霍乱菌苗、乙型脑炎疫苗等。而活疫苗(activated vaccine)接种到人体后,可生长繁殖,但不引起疾病,产生免疫力持久且效果好,因此,接种次数少,接种量小,如卡介苗、脊髓灰质炎疫苗等。但此类疫苗有效期短,需冷藏,死后失效。

(二)被动免疫及常用制剂

未接受主动免疫的易感者在接触传染源后,被给予相应的抗体,而立即获得免疫力,称之为被动免疫(passive immunization)。由于抗体留在机体中的时间短暂(一般约3周),故主要用于应急预防和治疗。例如,给未注射麻疹疫苗的麻疹易感儿注射丙种球蛋白以预防麻疹;受伤时注射破伤风抗毒素以预防破伤风。

用于人工被动免疫的生物制品称被动免疫制剂,包括特异性免疫血清、丙种球蛋白、胎盘球蛋白等,其中特异性免疫血清又包括抗毒素,抗菌血清和抗病毒血清。此类制剂来源于动物血清,对人体是一种异型蛋白,注射后容易引起过敏反应或血清病,特别是重复使用时,更易发生。

二、免疫程序

免疫程序是指接种疫苗的先后顺序及要求:我国卫生部规定,小儿在1岁内必须完成卡介苗、脊髓灰质炎疫苗(trivalent oral polio vaccine,TOPV),百白破混合制剂(per-tussis vaccine,diphtheria toxoid and tetanus toxoid,DTP)、麻疹疫苗(measles vaccines)和乙肝疫苗的接种。此外,小儿还可根据本地疾病的流行情况,家长的意愿选择疫苗进行接种,如流行性脑脊髓膜炎疫苗、流感疫苗、腮腺炎疫苗、风疹疫苗、甲型肝炎疫苗等。我国卫生部规定的儿童计划免疫程序见表16-1。

表16-1 儿童计划免疫程序

预防疾病	结核病	脊髓灰质炎	麻疹	百日咳 白喉 破伤风	乙型肝炎
接种疫苗	卡介苗	脊髓灰质炎三价混合减毒活疫苗	麻疹减毒活疫苗	百日咳菌液、白喉类毒素、破伤风类毒素混合制剂	乙型肝炎疫苗
接种次数	1	3	1	3	3
接种年龄	生后2~3d	第一次2个月 第二次3个月 第二次4个月	8个月以上易感儿	第一次3个月 第二次4个月 第三次5个月	第一次出生时 第二次1个月 第三次6个月
接种方法	左上臂三角肌中部皮内注射	口服	上臂外侧皮下注射	有吸附制剂者臀肌或三角肌内注射,无吸附制剂者三角肌下缘皮下注射	三角肌内注射
每次剂量	0.1mL	1丸	0.2mL	0.5mL	5μg
复种		4岁时加强一次	7岁时加强一次	1.5~2岁用百白破混合制剂、7岁用吸附白破二联类毒素各加强一次	
禁忌	出生体重<2.5kg,患结核、急性传染病、肾炎、心脏病、湿疹、其他皮肤病、免疫缺陷者	免疫缺陷、免疫抑制剂治疗期间、发热、腹泻、急性传染病者	发热、鸡蛋过敏、免疫缺陷者	发热、有明确过敏史、神经系统疾病、急性传染病者	肝炎、急性传染病(包括有接触史而未过检疫期者)、其他严重疾病者
注意事项	2个月以上婴儿接种前应做PPD试验,阴性者才能接种	冰开水送服或含服,服后1h内禁热饮	接种前1个月及接种后2周避免用胎盘球蛋白、丙种球蛋白制剂	2次接种可间隔4~12周	

三、预防接种的准备及注意事项

1.环境准备 接种场所光线明亮,空气新鲜,温度适宜;接种及急救物品摆放有序。

2.心理准备 做好解释、宣传工作,消除家长和小儿的紧张、恐惧心理;接种宜在饭后进行,以免晕厥。

3.严格执行免疫程序 掌握接种的剂量、次数、间隔时间和不同疫苗的联合免疫方案,及时记录及预约,交代接种后的注意事项及处理措施。

4.严格执行查对制度及无菌操作原则 接种活疫苗时,只用75%乙醇消毒;抽吸后如有剩余药液放置不能超过2h;接种后剩余活菌苗应烧毁。

四、预防接种的反应及处理

(一)一般反应

1.局部反应　接种后数小时至 24h 左右,注射部位会出现红、肿、热、痛,有时还伴有局部淋巴结肿大或淋巴管炎;红晕直径在 2.5cm 以下为弱反应,2.6~5cm 为中等反应,5cm 以上为强反应。局部反应一般持续 2~3d。如接种活疫苗,则局部反应出现较晚、持续时间较长。

2.全身反应　一般于接种后 24h 内出现不同程度的体温升高,多为中、低度发热,持续 1~2d。体温 37.5℃以下为弱反应,37.5~38.5℃为中等反应,38.6℃以上为强反应。但接种活疫苗需经过一定潜伏期(5~7d)才有体温上升。此外,还常伴有头晕、恶心、全身不适、呕吐、腹泻等反应。个别小儿接种麻疹疫苗后 5~7d 出现散在皮疹。

多数小儿的局部和(或)全身反应轻微,无需特殊处理,适当休息,多饮水即可局部反应较重时,可用清洁毛巾热敷;全身反应严重者可对症处理。如局部红肿继续扩大,高热持续不退,应尽快到医院就诊。

(二)异常反应

1.超敏反应　可表现为过敏性休克、过敏性皮疹等。过敏性休克一般于注射免疫制剂后数秒或数分钟内发生。表现为烦躁不安、四肢湿冷、呼吸困难、脉细速、恶心呕吐、面色苍白、口周青紫、惊厥、大小便失禁以至昏迷。如不及时抢救,可在短时间内危及生命。此时应使患儿平卧,头稍低,注意保暖,吸氧,并立即皮下或静脉注射 1∶1000 肾上腺素,必要时可重复注射,病情稍稳定后,应尽快转至医院继续治疗。过敏性皮疹以荨麻疹最多见,一般于接种后数小时至数天内出现,服用抗组胺药即可。

2.晕厥　个别小儿在接种时或接种后数分钟突然发生晕厥,多因精神或心理因素所致,在空腹、疲劳或室内闷热等情况下更容易发生。此时应立即使患儿平卧,头稍低,给予少量热开水或糖水,必要时可针刺人中、合谷穴。数分钟后仍不能恢复正常者,皮下注射 1∶1000 肾上腺素。

3.全身感染　有严重原发性免疫缺陷或继发性免疫功能遭受破坏(如放射病)者,接种活疫苗后可扩散为全身感染,如接种卡介苗后引起全身播散性结核。

(司冬梅)

第五节　儿童营养

小儿生长发育迅速,新陈代谢旺盛,摄入的膳食应当有足够的营养,满足体内新组织的增生和旧组织的修复,以进行正常生理活动,避免发生营养缺乏性疾病。因此,供给适合小儿生理特点的营养种类和数量是保证小儿健康成长的重要环节。

一、能量与营养素的需要

(一)能量的需要

人体能量代谢的最佳状态是达到能量消耗与能量摄入的平衡,能量缺乏和过剩都对身体健康不利,供给人体能量的三大营养素为蛋白质、脂肪、碳水化合物它们在体内的产能分别为:蛋白质 4kCal/s(16.8kJ/g),脂肪 9kCal/g(37.8kJ/g),碳水化合物 4kCal/g(16.8kJ/g)。上述三种产能营养素提供的能量,是维持小儿健康的必要前提。若长期摄入过多,余下部分以脂肪形式储存于体内,造成一系列的生理功能改变,甚至导致疾病;反之,能量不足的小儿反应淡漠,活动减少,长期不足可使小儿生长缓慢,体重、身长偏低正常小儿能量需要有以下 5 个方面:

1. 基础代谢　小儿对基础代谢的能量需要较成人高,随年龄不同而发生变化。婴幼儿时期,基础代谢的能量需要占总能量的 $50\%\sim60\%$。1 岁以内小儿每日平均约需能量 55kCal/kg(230kJ/kg),以后随年龄增长而逐渐减少;7 岁小儿每日需 44kCal/kg(184kJ/kg);12 岁时的需要量接近成人,每日需 30kCal/kg(126kJ/kg)。此外,由于小儿年龄不同,各器官在基础代谢中所占比例也存在差异。如脑代谢在婴儿时期占全部基础代谢的 30% 左右,而成人则只占 25%。

2. 食物特殊动力作用　人体摄取食物而引起的机体能量代谢的额外增多,称食物特殊动力作用,又称食物热力作用。系进食后胃肠道消化、吸收等活动以及食物代谢时产生的能量所致。它与食物成分有关,三大产能营养素中以蛋白质的特殊动力作用最大,可使代谢增加 30%。婴儿摄入的食物中蛋白质含量较高,此项能量约占总能量的 $7\%\sim8\%$,年长儿的膳食为混合食物,其食物特殊动力作用占 5%。

3. 活动　小儿对活动所需的能量与其身体大小、活动类型、活动强度及活动持续时间有关,喜爱活动的小儿与同年龄年龄安静小儿相比,活动所需的能量可多 $3\sim4$ 倍;初生婴儿睡眠时间较多,活动量较小,能量消耗较少。婴儿每日约需 $15\sim20$ kCal/kg($63\sim84$kJ/kg)。随年龄增长,活动强度、活动时间逐渐增加,需要量也增加,$12\sim13$ 岁时,每日约需 30kCal/kg(126kJ/kg),当能量摄入不足时,小儿常常首先表现为活动减少。

4. 生长　生长发育消耗的能量为小儿时期特有。它与小儿的生长速度成正比。1 岁以内婴儿体格发育速度最快,此项能量的需要量相对较多。6 个月以内的婴儿,每日约需 $40\sim50$ kCal/kg($167\sim209$kJ/kg);6 个月~1 岁每日约需 $15\sim20$ kCal/kg($63\sim84$kJ/kg);1 岁以后小儿生长速度趋于平稳,能量需要随之减少,每日需 5kCal/kg(20kJ/kg)。至青春期体格发育再次加速,亦增加了能量的需要量。

5. 排泄　正常情况下,通过排泄消耗的能量不超过总能量的 10%。指每日摄入的供能食物中未被消化吸收而排出体外的部分。腹泻时这部分能量损失有所增加。

小儿总能量需求为以上五方面能量的总和。根据小儿年龄、体重及生长速度估计每天所需的能量,日龄 1 周的新生儿约为 60kCal/kg(250kJ/kg),第 $2\sim3$ 周约 100kCal/kg(418kJ/kg),1 岁以内婴儿每天为 110kCal/kg(460kJ/kg),以后每增加 3 岁约减去 10kCal/kg(40kJ/kg),15 岁时为 60kCal/kg(250kJ/kg)。总能量的需求存在个体差异,如体重相同的健康儿,瘦长体型者因体内代谢活跃组织较肥胖儿多,对能量的需要量更大。

(二)营养素的需要

1. 产能营养素

(1)碳水化合物:是供给人体能量的主要产能物质,并参与构成细胞和组织。1 岁以内婴儿对碳水化合物的需要量相对较多,每天约需 12g/kg。碳水化合物所产生的能量占总能量的 $50\%\sim60\%$。当碳水化合物供应过多,产能占总能量的 80% 以上时,可能转变成脂肪储存于体内,开始小儿体重增长很快,继之面色苍白,下肢浮肿;反之,碳水化合物产能低于总能量的 40%时,机体将动员脂肪保证能量的供应,小儿将发生营养不良、水肿、酸中毒。碳水化合物主要来源于粮谷类和根茎类食物。

(2)脂类:包括脂肪、胆固醇、磷脂,其共同特点是具有脂溶性。食物中的脂肪占脂类的95%,发挥提供能量、维持正常体温、保护器官等作用。婴儿时期脂肪所提供的能量占每日总能量的 35%~50%。随年龄增长,脂肪提供能量的比例逐渐下降,至年长儿为总能量的 25%~30%。

必需脂肪酸是人体不可缺少而自身不能合成的、必须从食物获得的脂肪酸,其中最重要的亚油酸由植物合成。必需脂肪酸在体内的作用广泛,如参与线粒体、细胞膜的构成、保持皮肤的正常代谢等,是小儿时期不可缺少的营养素,缺乏易引起生长发育迟缓,含脂类丰富的食物主要有乳、肉、鱼及各种植物油等。

(3)蛋白质:在构成人体细胞和组织、调节人体生理活动等方面起着重要的作用。对于小儿来说,可用于补充损耗的细胞、构成和增长新的组织,从而维持正常的生长发育。小儿对蛋白质的需要量相对较多,人乳喂养的婴儿,每日约需蛋白质 2g/kg。牛乳中蛋白质的利用率略低于人乳,故牛乳喂养者每日约需 3.5g/kg,1 岁以后供给量逐渐减少,至青春期又增加。成人每日:蛋白质 1.1g/kg,呈氮总平衡状态。而小儿食入的氮量较大小便排出的氮量多,呈正氮平衡,蛋白质所供能量约占每日总能量的 10%~15%。

蛋白质由 20 种基本氨基酸组成,其中作为优质蛋白质的 8 种必需氨基酸即异亮氨酸(isoleucine,Ise)、亮氨酸(leucine,Leu)、赖氨酸(lysine,Lys)、色氨酸(tryptophan,Trp)、蛋氨酸(methionine,Met)、苯丙氨酸(phenylanine,Phe)、苏氨酸(threonine,Thr)及缬氨酸(valine,Val),在体内不能合成或合成的速度不能满足机体需要,需直接由食物供给。婴幼儿生长旺盛,保证优质蛋白质的供给非常重要,优质蛋白质应占总蛋白的 50%。除需要有与成人相同的 8 种必需氨基酸外,组氨酸(histidine,His)是婴儿的必需氨基酸;胱氨酸、酪氨酸、精氨酸、牛磺酸对早产儿可能也必需。为使体内的氨基酸具有合适的比例,可混合食用几种食物,使必需氨基酸在种类和数量上互相补充,以发挥蛋白质互补作用,提高食物的生物价值,满足小儿生长发育的需要。如豆类制品与米面同时食用,大豆蛋白中富含的赖氨酸,可补充单纯米面所含赖氨酸的不足,而米面也可对大豆蛋白中含量不足的蛋氨酸加以补充,达到互补效果。蛋白质含量丰富的食物是乳类、蛋、肉、鱼和豆类。

婴儿的消化功能尚未发育完善,摄入过多的蛋白质时,可对身体造成损害。如过量摄入蛋白质,可使肾脏排出的含氮废物增多,增加机体水分的排出,可出现慢性失水。因此,4~6个月的婴儿在乳量充足的情况下,不必另外摄入更多的蛋白质。

2.非产能营养素

(1)维生素:主要发挥调节体内新陈代谢的作用。多数维生素在体内不能合成或合成的数量不足,须由食物供给。维生素的种类很多,按其溶解性可分为脂溶性(A、D、E、K)与水溶性(B族和C)两大类。其中脂溶性维生素可储存于体内,无需每日供应,因其排泄较慢,缺乏时症状出现较迟,过量易蓄积中毒。水溶性维生素易溶于水,从尿中排泄迅速,不易在体内储存,必须每日供给,若体内缺乏可迅速出现相应症状,但过量常不易发生中毒现象。各种维生素的作用和来源见表 16-2。

表16－2 各种维生素的作用和来源

维生素种类		作用	来源
脂溶性维生素	维生素A	促进生长发育,促进免疫功能,维持上皮细胞的完整性,增加皮肤黏膜的抵抗力,为形成视紫质所必需的成分	肝、鱼肝油、牛乳、胡萝卜素等
	维生素D	调节钙磷代谢,促进肠道对钙磷吸收,维持血液钙、磷浓度以及骨骼、牙齿的正常发育	肝、鱼肝油、蛋黄类、紫外线照射皮肤
	维生素K	由肝脏利用、合成凝血酶原	肝,蛋、豆类、青菜、肠内细菌合成
	维生素E	有效的抗氧化剂,促进细胞成熟和分化	麦胚油、豆类、蔬菜
	维生素B_1	构成脱羧辅酶的主要成分,为糖代谢所必需,维持神经、心肌的活动机能,调节胃肠蠕动,促进生长发育	米糠、麦麸、豆、花生、酵母
	维生素B_2	为辅黄酶主要成分,参与机体氧化过程,维持皮肤、口腔和眼的健康	肝、蛋、乳类、蔬菜、酵母
水溶性维生素	维生素B_6	为转氨酶和氨基酸脱羟酶的组成成分,参与神经、氨基酸及脂肪代谢	各种食物中,亦可在肠道内有细菌合成
	叶酸	其活动形式四氢叶酸参与核苷酸的合成,有生血作用	各种食物、绿叶蔬菜、肝、肾、酵母
	维生素B_{12}	参与核酸的合成,促进四氢叶酸的形成,促进细胞和细胞核的成熟,对生血和神经组织代谢有重要作用	肝、肾、肉等动物食品
	维生素C	参与人体的羟化和还原过程,对胶原蛋白、细胞间黏合质、神经递质的合成与类固醇的羟化、氨基酸代谢、杭体及红细胞的生成等均有重要作用。增强抵抗力,有解毒作用	各种水果、新鲜蔬菜

(2)矿物质

1)宏量元素:每日膳食需要量在100mg以上者为宏量元素,又称常量元素,体内除氢、氧、氮、碳四种基本元素外,钙、磷、镁、钠、钾、氯、硫亦为宏量元素,在体内发挥重要的作用。如钙、磷、镁构成骨骼,参与人体组织形成;钠、钾参与水电解质平衡的维持等。

2)微量元素:是体内含量很少、需由食物供给、在体内发挥一定生理功能的元素,如铁、铜、锌、碘、氟等。其中碘、锌、硒、铜、钼、铬、钴、铁8种元素为人体必需微量元素,是酶、维生素必需的活性因子,参与激素的作用及核酸代谢。尽管它们在人体内含量极少,但它们对维持人体中的一些决定性的新陈代谢却是十分必要的。一旦缺少了这些必需的微量元素,人体就会出现疾病,甚至危及生命。小儿可因缺乏必需微量元素或其配比不合理而发生营养缺乏病,如碘与人体的新陈代谢、体格生长和智能发育关系密切,一旦缺乏可影响小儿的身高、体重、骨骼肌肉的增长,尤其严重的是可对胎儿和婴幼儿神经系统的发育造成损害。此外,铁、锌亦是小儿时期容易缺乏的微量营养素。各种元素的作用和来源见表16－3。

表16-3 各种元素的作用和来源

维生素种类		作用	来源
宏量元素	钙	为凝血因子,能降低神经肌肉的兴奋性,是构成骨骼、牙齿的主要成分	绿色蔬菜、乳类、蛋类
	磷	是骨骼、牙齿、细胞核蛋白、各种酶的主要成分,协助糖、脂肪、蛋白质的代谢,参与缓冲系统、维持酸碱平衡	谷类、豆类、五谷、乳类
	镁	构成骨骼及牙齿的成分,激活糖代谢酶,与神经肌肉兴奋性有关,为细胞内阳离子,对所有细胞代谢过程都重要,常与钙同时缺乏,导致手足抽搐症	谷类、豆类、干果、肉、乳类
	钾	构成细胞浆的要素,维持酸碱平衡,调节神经肌肉活动	果汁、紫菜、乳、肉
	钠、氯	调节人体液体酸碱性,调节水分交换,保持渗透压平衡	食盐、新鲜食物、蛋类
	铁	血红蛋白、肌蛋白、细胞色素和其他酶系统的主要成分,帮助氧的运输	肝、蛋黄、血、豆、肉类、绿色蔬菜
	铜	对制造红细胞、合成血红蛋白和铁的吸收起很大作用,与许多酶如细胞色素瘤、氧化酶的关系密切,存在于人体红细胞、脑、肝等组织内,缺乏时引起贫血	肝、肉、鱼、豆类、全谷
微量元素	锌	为多种酶的组成成分,如:与能量代谢有关的碳酸酐酶,与核酸代谢有关的酶,调节DNA的复制转录,促进蛋白质的合成,还参与和免疫有关酶的作用	鱼、蛋、肉、禽、麦胚、全谷
	碘	为甲状腺素T_3、T_4主要成分,缺乏时引起单纯性甲状腺肿及地方性甲状腺功能减退症	海带、紫菜、海鱼等
	硒	保护心血管,维护心肌健康,促进生长,保护视觉	肝、肾、肉类、海带
	钼	是黄素依赖酶的成分,作为酶的辅助因子发挥作用	乳类、内脏、干豆
	铬	是葡萄糖耐量因子的重要组成部分,为潜在性胰岛素作用,影响脂肪代谢,增强RNA的合成	肉类、豆类、畜肝
	钴	以维生素B_{12}的成分存在,即与红细胞的成熟有关;影响甲状腺代谢	肝、肾、海带等

3.其他

(1)水:是机体的重要成分,参加体内所有的新陈代谢及体温调节活动。如促进化学反应、促使物质溶解等。机体内新陈代谢和能量的需要量决定水的需要量,小儿新陈代谢旺盛,对能量的需要量大,因此对水的需要量相对较多。婴儿每日需150mL/kg,以后每3岁约减少25mL/kg,成人每日需40~45mL/kg。

(2)膳食纤维:具有生理功能的膳食纤维包括纤维素、半纤维素、果胶、木质素等。一般从谷类、新鲜蔬菜、水果、坚果中获取。膳食纤维可促进肠蠕动,吸收大肠水分,使粪便变软、体积增加,有通便作用。并能促进钙质吸收。小儿适宜的摄入量为每日20~35g。

(司冬梅)

参考文献

[1]徐发林. 新生儿重症医学[M]. 郑州：郑州大学出版社，2014.

[2]胡月圆,高喜容,占彩霞,李贵南,彭小明,黄瑞文. 新生儿不同病原菌化脓性脑膜炎临床分析[J]. 临床儿科杂志，2015(01)：13—16.

[3]邵肖梅,叶鸿瑁,邱小汕. 实用新生儿学[M]. 北京：人民卫生出版社，2010.

[4]王亮,刘平元,崔洁,陈贝贝,刘立正,唐文. 儿童气道异物取出术围术期发生呼吸系统严重并发症的危险因素分析[J]. 临床儿科杂志，2015(01)：48—51.

[5]马燕兰,曾伟. 儿科疾病护理指南[M]. 北京：人民军医出版社，2014.

[6]庞程程,张智伟,钱明阳,李渝芬. 儿童常见先天性心脏病介入治疗的并发症分析[J]. 临床儿科杂志，2014(10)：956—960.

[7]罗小平,刘铜林. 儿科疾病诊疗指南[M]. 北京：科学出版社，2014.

[8]党西强. 儿童难治性尿路感染诊断与治疗策略[J]中国实用儿科杂志，2015(04)：269—273.

[9]孙献梅. 实用新生儿危重症监护学[M]. 济南：山东科学技术出版社，2011.

[10]代苗英,李少兵,胡金绘,查丽,武荣. 两岁以下儿童肺炎支原体肺炎临床特点分析[J]. 临床儿科杂志，2014(07)：644—648.

[11]胡亚美. 儿科药物治疗学[M]. 北京：中国医药科技出版社，2011.

[12]陈植,刘小荣,沈颖,彭文婧,孟群,张桂菊. 血浆置换治疗儿科危重症 87 例分析[J]中国实用儿科杂志，2015(04)：300—302.

[13]韩小梅,崔喜英,杨英伟. 儿科疾病病例解析[M]. 上海：第二军医大学出版社，2010.

[14]文建国,贾亮花. 重视小儿排尿功能障碍的诊治[J]中国实用儿科杂志，2015(04)：241—244.

[15]黄星原,夏光. 儿科疾病并发症鉴别诊断与治疗[M]. 北京：科技文献出版社，2009.

[16]陈蒙,杨军,赵德育. 两岁以下儿童肺炎支原体肺炎临床特点分析[J]. 临床儿科杂志，2014(12)：1135—1137.

[17]额尔敦高娃,王朝卿,杨顺海. 新生儿疾病治疗技术[M]. 西安：第四军医大学出版社，2012.

[18]闫红,胡宛如,张乾忠,董国凤,何莉. 培门冬酶治疗儿童急性淋巴细胞白血病的临床观察[J]中国实用儿科杂志，2015(05)：387—390.

[19]朱宗涵,申昆玲. 小儿内科学[M]. 北京：人民卫生出版社，2009.

[20]朱兴旺. 极低胎龄早产儿低血压研究进展[J]. 临床儿科杂志，2015(01)：83—86.

[21]龚四堂.小儿内科疾病诊疗流程[M].北京:人民军医出版社,2013.

[22]余时娟,李禄全.新生儿真菌性败血症 23 例临床分析[J].临床儿科杂志,2014(09):816—820.

[23]薛征.儿科疾病[M].北京:科学出版社,2011.

[24]陈国兵,吴谨准,杨运刚,陈幼芬.儿童急性呼吸窘迫综合征 21 例临床分析[J]中国实用儿科杂志,2015(03):230—232.

[25]孙锟,实用小儿内科学[M].北京:人民卫生出版社,2009.